KB184551

東醫寶鑑

第三卷 雜病篇 一

동의보감 잡병편 I

東醫寶鑑

第三卷 雜病篇 一

동의보감 잡병편 I

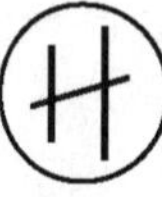

동의과학연구소 『동의보감』 편찬위원회

편찬위원-발표, 토론, 교정

곽노규(서울 강남동일한의원장, 세명대 외래교수. 저서에 『음양승강으로 해석하는 사상의학』 1, 2, 3권이 있다)
김병삼(고양 원당한의원 원장, 한의학박사. 저서에 『잔병치레하는 아이를 위한 한방 육아』 등이 있다)
김정현(김포 봄한방병원 진료원장)
김진욱(송악 서울동의보감한의원 원장)
박석준(괴산 흙살림 동일한의원 원장)
백정흠(서울 소마한의원장. 저서에 『아픈 사람의 99%는 목이 뭉쳐 있다』, 번역서에 『임상 고금 복증 신람』, 『정신과 치료의 진실』 등이 있다)
오영제(서울 오영제한의원 원장)
이응래(서산 한서한의원 원장)
이창우(산본 예인한의원 원장)

발표

염성환(영월 장수한의원 원장)
위효선(서울 위효선한의원 원장)
이동섭(서울 해와달한의원 원장)
이지영(서울 시원한의원 원장)
정민영(원주 지선당한의원 원장)

동의과학연구소

고문
고故 맹화섭(孟華燮, 전 맹화섭한의원 원장), 고故 박인상(朴寅商, 전 경희대 한의대 교수), 최용태(崔容泰, 전 경희대 한의대 교수), 문준전(文濬典, 전 동국대 한의대 교수), 안규석(安圭錫, 전 경희대 한의대 교수)

동의과학연구소(東醫科學研究所, Institute of East Asian Medicine & Science)는 1992년 창립된 의철학연구소醫哲學研究所를 모태로 1995년 창립된 단체로, 의학은 물론 자연과학과 인문과학 등 다양한 연구를 해오고 있다. 동의과학연구소에 대한 자료는 네이버 블로그 https://blog.naver.com/kyoin99 중 '동의과학연구소 소개' 항목에서 찾아볼 수 있다.
옮긴 책으로 가노우 요시미츠, 『몸으로 본 중국사상』(소나무, 1999), 『동의보감』 제1권 「내경편」(휴머니스트, 2002), 『동의보감』 제2권 「외형편」(휴머니스트, 2008) 등이 있고, 편찬한 책으로 조헌영 외, 『한의학의 비판과 해설』(소나무, 1997), 박인상, 『우천임상요결』(소나무, 2014) 등이 있다.

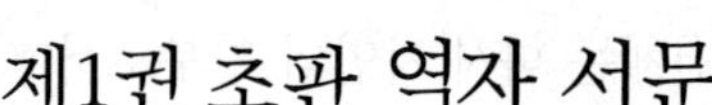

제1권 초판 역자 서문

의학을 하는 사람들은 늘 허준許浚과 『동의보감東醫寶鑑』을 이야기한다. 『동의보감』은 발간된 이래 수많은 의가醫家의 이론과 임상에 기준이 되어왔으나 오늘날 본래의 모습을 찾기는 어렵다. 오히려 허준과 '동의보감'이라는 이름에 헛되이 의지해 『동의보감』 본래의 뜻은 희미해지고 나아가 진정한 한의학의 모습도 찾기 어렵게 되었다.

1. 번역은 시대의 흐름을 엮어가는 창조적 진화이다

『동의보감』이 본래의 모습을 찾기 위해서는 무엇보다 먼저 우리말로 된 번역이 이루어져야 한다. 그리하여 『동의보감』에서 말하고자 했던 바를 정확히 보아야 한다.

번역飜譯이란 말 그대로 뒤집는 것[飜]이며, 내 뜻을 갖고 가려서 고르는 것[譯]이다. 번역이 반역反逆이 될 수밖에 없는 것은 바로 이러한 점 때문이다. 그러므로 글과 말이 다른 원전 번역일 경우 번역과 원전 사이에 숨겨진 괴리가 있을 수밖에 없다. 특히 뜻글자인 한문 원전일 경우에는 더욱 그러하다. 그래서 원전의 말뜻과 사유 구조를 우리말의 뜻과 사유 구조 속에 녹여내는 번역이 요구된다.

어떤 글을 원문으로 읽는다는 것은 그 원문의 사유 구조를 받아들이는 것이며, 마찬가지로 어떤 글을 우리말로 읽는다는 것은 우리말의 사유 구조를 받아들이는 것이다. 이 두 사유 구조는 같은 내용을 가지면서도 그것이 표현되고 전개되는 방식은 다를 수밖에 없다. 우리는 우리말로 의사가 소통되는 사회에 살고 있다. 그러므로 한문으로 이해한 글이 바로 현실에 적용될 수 있다고 생각하는 것은 착각이며, 우리말로 표현하지 못하는 글읽기는 원전의 내용을 제대로 이해하지 못하는 것과 다름없다.

언어적 소통인 말과 글에서 그러하거늘 몸의 소통이 이루어지는 의료 임상을 다루는 한문 원전에서는 그 뜻의 번역이 더더욱 어려울 수밖에 없다. 한의학에서는 몸을 열린 체계로 간주한다. 몸 안의 여러 장부나 기관들이 경락을 통해 서로 열려 있을 뿐만 아니라 그것은 몸 안의 여러 구조들과 유기적으로 연관되어 겉으로 드러나게 된다. 더 나아가 몸

전체는 다시 자연의 일부로서 자연과 열린 방식으로 소통되고 있다. 그리고 똑같은 자연의 일부로서 환자와 의사가 열린 체계 속에서 서로 소통하고 있다. 그러나 오늘날 우리가 사용하는 말과 글 그리고 사유 구조는 단절적이고 폐쇄적으로 구성되어 있거나 그렇게 이해되고 있다.

이런 경우 열린 체계와 폐쇄적인 체계 사이를 이어주는 번역어 선택은 불가능해 보인다. 그러나 그렇게 어렵기 때문에 원문의 뜻을 이해할 수 있도록 살아 있는 글로 풀어내는 번역이 더욱더 절실히 요구된다.

원래의 모습을 이어가기 위해서는 무엇보다도 수많은 인용으로 편찬된 『동의보감』의 인용문 출전을 밝히는 것이 중요하다. 모든 글에는 그 글이 쓰인 시대적 배경과 문맥상의 의미가 담겨져 있다. 그래서 인용문은 단순히 인용의 정확도를 가리기 위해서만이 아니라 글을 인용하는 의도와 의미를 알기 위해서도 반드시 출전을 확인해야 한다. 그러나 불행히도 지금까지 인용문의 출전을 밝힌 『동의보감』 번역본은 없었다. 출전은 차치하고라도 번역의 저본底本이 되는 원문의 판본을 확정하고 교감校勘을 거친 『동의보감』이 없는 것은 말할 필요도 없다. 이런 작업은 어떤 고전이든 그것을 이해하는 첫 번째 작업이어야 함에도 불구하고 『동의보감』에 대해 이런 작업이 이루어지지 않았다는 것을 되새겨볼 때 지금까지 우리가 이해한 『동의보감』이 과연 무엇인지를 반문하지 않을 수 없다.

과거의 사유 구조를 오늘의 사유 구조로 옮기는 과정에는 반드시 해결해야 할 문제가 생기기 마련이다. 그 해결 방법의 하나는 주注를 엄밀하게 다는 일이다. 말 그대로만 옮겨서는 그 뜻이 제대로 이해되기 어려운 부분을 풀어주고, 원문과 우리말의 서로 다른 사유 구조를 밝히기 위해서는 반드시 주가 있어야 한다. 주를 다는 작업은 새로운 물길을 내는 것[注]이다. 그러므로 주에는 어떤 의미에서든 그 주를 단 사람의 주관적인 생각이 반영될 수밖에 없다. 이런 점에서 우리는 매우 조심스러울 수밖에 없었지만 그것이 불가피할 뿐만 아니라 필요한 것이라는 점에서 『동의보감』에 주를 달게 되었다.

의학은 시대의 산물이다. 또한 의학은 사회의 권력이다. 『동의보감』이 조선이라는 사회의 정치적 장치['仁政', '中和位育'(『東醫寶鑑』 「序」)]로서 기능했다면, 우리가 내놓는 역주본 『동의보감』은 오늘의 우리에게 어떤 의미가 있는 것일까? 오늘의 우리 사회는 더 이상 『동의보감』의 세계관과 방법으로 구성되어 있지 않다. 따라서 『동의보감』을 번역한다는 것은 『동의보감』의 모든 것을 그대로 오늘에 적용하기 위한 것은 아니다. 오히려 어떤 방식으로든 『동의보감』의 번역에는 피할 수 없는 시대적 탈태와 변용이 있을 수밖에 없다. 그리고 이것은 일차적으로는 역자의 몫이지만 넓게는 모든 독자의 몫이기도 하다. 다만 탈태와 변용을 위해서는 먼저 그 원래의 모습을 제대로 알아야 하며, 이를 바탕으로 오늘의 변화된 의료 현실을 보아야 비로소 미래를 위한 탈태와 새로운 변용이 가능해진다. 옛날의 『동의보감』 내용과 오늘의 『동의보감』 읽기 사이에는 현실적인 괴리가 크기는 하지만, 그럼에도 여전히 옛날의 『동의보감』에 매달리는 이유는 바로 한의학-동의학의 본질에 대한 이해와 더불어 그런 이해의 진보를 통해 세계 속의 우리 의학을 만들기 위해서이다.

2. 『동의보감』의 독자성과 보편성

『동의보감』의 가장 큰 특징은 첫 번째로 그것이 '동의東醫'라는 점이다. 비록 「집례」에서 우리나라가 동쪽에 '치우쳐 있다'는 지리적 이유로 '동의'라고 이야기했지만, 그것은 당시 우리나라를 지칭해야 할 '본조本朝'라는 말이 명明나라를 지칭할 수밖에 없었던 국제정치의 역학 관계를 고려한 표현에 불과하다. '조선'이라는 나라의 이름조차 명나라의 허락을 받아야 했던 당시의 역학 관계를 생각해볼 때 허준이 위험을 무릅쓰고 '동의'라고 표현한 것은 단순한 민족적 자존심의 발로에 그치는 일이 아니었다. 그것은 그때까지의 모든 의서가 너무 허번虛繁했던 것을 '정기신精氣神'이라는 일관된 관점으로 정리해 단순한 지리적 차이에서 오는 변종이 아니라 기존의 모든 의학 이론을 통일한다는 보편성의 발로였다. 이는 도교의 전통 속에서 『내경內經』의 정신을 이어 발전시킨 것이며, 보편성을 획득하지 못하고 지역적 혹은 개별적 임상 경험의 총괄 수준에 머물러 있던 금원사대가金元四大家의 논의를 더 높은 수준의 의학 이론으로 정립한 것이다.

이러한 일이 가능했던 것은 『동의보감』이 의학사醫學史에서 유례를 찾아보기 힘든 독자적인 편제를 가지고 있기 때문이다. 이는 『동의보감』이 단순한 지역적 의학이 아니라 보편성을 내재한 의학 이론으로 발전할 수 있는 결정적인 계기를 부여한 것이기도 하다. 그것은 바로 '정기신'이라고 하는 인체의 기본 구성 요소를 축으로 몸의 안을 비춰보고〔內景〕, 밖을 갈라서〔外形〕 이해함으로써 몸의 다양한 병적 변화를 일목요연하게 정리한〔雜病〕 편제이다. 이런 편제는 병증을 중심으로 본 중국의 기존 의서와는 달리 정기신에 기초해 사람의 몸을 중심으로 보는 것이다. 이 같은 시도는 의학 역사상 단 한 번도 없었다. 오로지 『동의보감』에서만 최초로 시도되었다.

'내외잡內外雜'이라는 편제는 저 유명한 『장자莊子』의 편제를 떠올리게 한다. 그러나 『장자』의 '내외잡'은 『동의보감』과 같이 '내'를 통해 '외'가 가려지고, 이를 기초로 '잡'이 전개되는 형식은 아니다. 이렇게 본다면 『동의보감』의 편제는 과거의 어떤 저술에서도 시도되지 않았던 독자적인 편제라고 할 수 있다. 『동의보감』은 이 편제를 택함으로써 "가리지〔취사 선택하지〕 않으면 정교하지 못하게 되고, 가려 뽑되 그것이 넓지 못하면 이치가 분명하지 않으며, 널리 전하지 못하면 혜택이 널리 미치지 못"(『동의보감』「서序」)할지도 모르는 일반적인 의서의 한계를 초월할 수 있었다. 그래서 "이 책은 옛날과 오늘의 것을 두루 갖추어 묶고 여러 사람의 말을 절충해 근원을 탐구하고 원칙과 요점을 잡았으니,

상세하되 산만하지 않고 간결하되 포괄하지 않음이 없다"(『동의보감』「집례」)는 평가를 할 수 있었던 것이다. 이는 오로지 '정기신'과 '내외잡'이라는 편제를 따랐기 때문에 가능했던 것이다.

두 번째로 『동의보감』은 보편성 속에서 다시 우리의 특수성을 고려하고 있다. 고려 때부터 정리되어온 우리의 향약이 제시되어 있을 뿐만 아니라 처방도 우리의 기품氣稟에 꼭 맞게 가감되어 있다. 처방을 고르는 것에서도 지나치게 차가운 약이나 뜨거운 약, 강하게 깎아내리는 약을 피하면서도 효과가 분명하고 빠른 처방만을 실었다. 이는 충분한 임상 경험이 있지 않고서는, 또 그러한 임상 경험을 하나로 꿸 수 있는 이론 없이는 불가능한 일이다.

향약이 제시되어 있다는 것은 우리의 유구한 의약 전통을 보여주는 것이다. 다시 말해서 이름이 같은 '사삼沙參'이라도 『동의보감』에서는 '더덕'을 쓰고 있다. 이는 사삼을 우리의 약으로 다시 '번역'한 것으로 고려 이래로 수많은 임상과 연구를 통해 정착된 우리의 선택이었다. 이런 점에서 이제 사삼을 잔대로 바꾸어야 한다는 요즘의 논란은 우리의 의약 수준을 고려 이전으로 되돌리려는 것에 불과하다. 우리는 고려 이후 더덕인 사삼으로 처방을 구성, 가감해왔다. 고려 이후의 모든 임상 경험을 되돌릴 수 있는 근거가 있다면 우리는 지금이라도 사삼을 잔대로 써야 할 것이다. 그러나 그런 근거는 어디에서도 찾아볼 수 없다.

세 번째로 『동의보감』은 『내경』의 전통을 이었지만 더욱 중요하게는 『내경』의 여러 측면 중에서 특히 외형과 신神의 관계에 주목하고 있다는 점, 그리고 병을 보는 시각에서 각 개별적인 몸의 허실에 기준을 두고 있다는 점이다(특히 「오장육부」). 변증에서 허실에 기초한다는 것은 개체를 중시한다는 것이다. 이는 자연스럽게 각 개체의 체질을 기준으로 변증을 하는 사상의학四象醫學이 생길 수 있는 시원을 미리 마련한 것이다.

선조가 허준에게 내린 하교下敎는 이런 점을 잘 보여준다. "요즈음 중국의 의서를 보면 모두 용렬하고 조잡한 것만 모아놓아 볼 만한 것이 없다. 마땅히 여러 의서를 널리 모아 하나의 책으로 편집하라. 또한 사람의 질병은 모두 조리와 섭생의 잘못에서 생기는 것이므로 수양修養을 우선하고 약물은 그다음이어야 한다. 여러 의서가 너무 방대하고 번잡하니 그 요점을 고르기에 힘쓸 것이다(『동의보감』「서」)." 모든 질병이 각 개인의 조리와 섭생의 잘못에서 생긴다는 관점은 병을 볼 때 개별적인 몸에 기준을 둔다는 말이다.

또한 더욱 중요한 것은 몸의 형체와 장부를 제시하고 나서 사람마다 "형체와 색이 이미 다르고 장부도 역시 다르니, 비록 겉으로 보이는 증상이 같을지라도 치료법은 확연히 다르게 된다(形色旣殊, 藏府亦異, 外證雖同, 治法逈別)"(「身形藏府圖」)는 말은 단순히 개별만을 강조하는 것에서 그치지 않고 '형색形色'을 기준으로 각 개인의 장부의 차이를 구분했으며, 나아가 그것을 장부의 차이를 갖는 개개인의 몸을 중심으로 의학을 재구성하려는 첫 시도로 볼 수 있다. 이는 바로 체질의학의 관점이다.

400년 후 이제마의 『동의수세보원東醫壽世保元』이 『상한론傷寒論』의 조문이나 『내경』의 내용을 거의 전적으로 『동의보감』에 의지하고 있다는 사실은 결코 우연이 아니다. 이 같은 『동의보감』의 시도가 있었기에 이제마는 수많은 의서를 물리치고 『동의보감』에 의지해 자신의 이론을 구성할 수 있었던 것이다. 다만 이제마는 『동의보감』에 인용되지 않은 『내경』의 일부 조문(사상의학과 연관이 깊은 『靈樞』「陰陽二十五人篇第六十四」와 「通天論第七十二」)을 더 인용하고 있다. 이는 『동의보감』의 개체를 중시하는 관점을 더욱 발전시킨 것이다.

이제마가 책의 이름에 '동의'를 붙인 것도 주목해야 할 부분이다. 그때까지 그리고 그 이후에도 오랜 기간 동안 한국의 의서에 '동의'라는 이름을 붙인 책이 없었다는 점은 쉽게 간과해서는 안 될 부분이다. 『동의보감』이 '동의'라는 말을 씀으로써 독자성과 더불어 보편성을 겨냥하고 있으며, 『동의수세보원』 역시 '동의'라는 말을 통해 보편적 체질의학을 지향하고 있다는 점을 고려해보면 두 책의 연관성은 더욱 커진다. 또한 이제마가 의학사醫學史의 주요 저작으로 『상한론』, 『활인서活人書』 그리고 『동의보감』을 들고 있는 것, 성리학에 기초했다는 점에서 거리가 더 가까운 『의학입문』을 『동의보감』 다음으로 치고 있는 것(『東醫壽世保元』「醫源論」)도 의미 있는 부분이다. 다만 문제는 『동의수세보원』이 가지고 있는 성리학적인 색채와 『동의보감』의 도교적 색채 사이의 거리이다. 이 문제는 좀더 검토되어야 하겠지만 아마도 『동의수세보원』이 성리학의 틀을 가지고 있음에도 보편성〔性〕보다는 개별성〔情〕을 더 강조하고 이에 기초해 이론을 전개하고 있다는 사실에 주목한다면 어느 정도 해결될 수 있지 않을까 생각된다. '정情'은 바로 도교의 핵심적인 개념이기 때문이다. 이렇게 본다면 『동의보감』은 정기신에 기초한 의학 이론의 보편성을 획득하면서 사상의학이라고 하는 독자적인 이론 체계를 성립하게 한 연원淵源으로 평가할 수 있다.

네 번째로 『동의보감』은 '술이부작述而不作' 전통을 따르면서도 수많은 인용을 통해 오히려 자신의 관점과 틀을 명확하게 제시하고 있다는 점이다. 이런 과정을 통해 개별적인 경험 수준의 의론이나 처방들이 상호 유기적인 관계를 갖게 된다. 이 점을 놓치면 『동의보감』은 그저 지금은 전하지 않는 의서들의 외형적인 정보만을 알게 해주는 참고자료 혹은 지루할 정도로 수많은 의서들의 인용문을 열거한 '잡지雜誌'로밖에는 보이지 않게 된다. 『동의보감』을 '죽은 개' 정도로 치부하는 사람들은 바로 이런 점을 보지 못하고 있다. 『동의보감』은 『내경』과 여러 의서를 함께 인용함으로써 『내경』의 뜻을 분명히 하고 그 현실적 의미, 즉 임상적인 가치를 알게 해준다. 나아가 개별적으로 흩어져 있어 그저 '어떤 병증에 어떤 처방'이라는 식으로 처리될 여러 의서의 논의나 처방에도 이론과 임상의 관점에서 새로운 의미를 부여하고 있다. 개별적인 의론이나 처방이 『동의보감』에 인용됨으로써 비로소 전체와 연관을 갖는 유기적인 부분으로 변하는 것이다.

이런 목적을 위해 『동의보감』은 인용에서 여러 변용을 시도하고 있다. 번잡한 문장을 요약하기도 하고 설명을 구체적으로 바꾸기도 하며, 심지어는 의미가 정반대로 될 수 있는 '음陰'이나 '양陽'을 '양'이나 '음'으로 바꾸기도 한다. 따라서 『동의보감』의 인용은 원문 그 자체보다 그것이 어떤 맥락에서 그리고 어떤 의미로 인용되었는지를 보아야 할 것이다. 그렇기에 교감 작업에서도 원문과의 일치 여부를 확인하는 일은 당연히 필요한 것이지만, 더욱 중요한 것은 『동의보감』이라는 틀 속에서 그대로 혹은 변용되어 인용된 문장이 갖는 상호 연관된 의미를 인지하는 것이다.

『동의보감』이 양생을 중요시하고 있다는 점은 『동의보감』만의 독자적인 특징으로 여겨지지 않았다. 이는 그 이전에도 양생에 관한 전문 서적이 많이 있었으며 또 본초나 침구, 처방집과 같이 특정 분야의 전문서가 아닌 대부분의 종합성 의서에는 거의 양생 부분이 실려 있다는 사정을 감안해보면 그럴 수도 있을 것이다.

『동의보감』이 질병 자체가 아니라 병든 사람의 몸에 초점을 맞추고 있다는 점에서 '양생'을 강조한 것은 당연한 일일 수 있다. 그리고 앞에서도 언급했지만 『동의보감』의 편찬 동기 중 하나가 바로 양생을 강조하기 위한 것이었다.

그러나 『내경』과 양생 전문서를 제외하고는 양생의 문제를 책의 첫머리에서 제기하고 이를 오장육부 등의 양생과 연관시켜 서술한 저작은 『동의보감』이 최초이다. 『동의보감』 이전의 의서는 아예 양생에 대한 언급 없이 곧바로 병증이나 변증에 관한 서술로 들어가거나 음양, 오행, 장부, 진단과 치료 등의 원리만 언급하는 경우가 대부분이었다. 『의학입문醫學入門』의 경우 양생에 관한 언급이 일부 나오기도 하지만 그것은 양생 자체일 뿐 다른 항목들과 직·간접적 또는 유기적으로 연관되지 않는다. 그러나 『동의보감』은 처음 제시한 양생의 원리가 이를테면 간장肝臟의 도인법(내경편)이나 코의 수양법(외형편) 등으로 이어지고 있다.

하지만 이러한 『동의보감』의 특징이 오늘의 현실에서도 모두 그러하다는 의미는 아니다. 『동의보감』 이후 실용성과 전문성, 간편성 등에서 『동의보감』의 성과를 뛰어넘는 많은 저서가 국내외에서 출판되었을 뿐만 아니라 오늘날은 당시에 비해 자연적 혹은 사회적 환경에 많은 변화가 생기기도 했다. 『동의보감』의 성과와 한계를 분명히 하고 그것을 발전적으로 극복하는 작업, 그래서 오늘날의 변화된 환경에 맞는 의서를 저술하는 일은 우리에게 남겨진 과제이기도 하다.

3. 『동의보감』의 현재성

우리에게 중요한 것은 『동의보감』이 갖는 현재성이다. 오늘날 한의학은 많은 변화를 하고 있다. 의학이 시대의 산물인 이상 그러한 변화는 당연한 것이고, 또 반드시 필요한 것이기도 하다. 다만 그 변화가 한의학의 본질과 어떤 관계인지를 분명히 해야 한다. 이는 다양한 경험과 기술의 축적에 따른 이론의 변화 및 발전 과정에서 나타날 수 있는 혼란과 방향성의 상실을 철학적으로 반성해 현실과 더욱 밀착된 새로운 이론을 창조하기 위한 필수적인 작업이다. 그렇기 때문에 한의학에서 새로운 기법으로 도입되고 있는 다양한 것들, 예를 들면 이침耳鍼의 원리는 무엇인지, 약침에서 말하는 경락經絡과 경혈經穴이 무엇인지, 카이로프랙틱은 어떤 원리에 의해 추나推拿로 환원될 수 있는 것인지, 인진茵蔯을 '간염' 치료의 주약主藥으로 본다는 것은 무슨 뜻인지, 향기요법이나 테이핑요법과 같은 여러 신기법新技法들은 과연 기존의 한의학韓醫學 이론과 같은 것인지, 다르다면 어떤 점이 어떻게 다른 것인지, 동씨침법董氏鍼法은 그저 대증요법에 불과한 것인지, 아니면 독자적인 경락이나 변증 체계를 갖춘 것인지, 그것이 독자적이라면 서양 근대의학의 해부학과는 어떤 관계가 있는지, 서양 근대과학에 의한 실험실적인 연구는 한의학의 어떤 측면을 실험하는 것인지, 통계적인 방법으로 간과되는 부분은 어떤 것인지, 진단과 병증의 표준화는 무엇을 표준화하는 것인지 등에 대한 반성적인 사고 없이는 한밤중에 배를 젓는 것과 같으며, 나아가 한의학의 핵심적 본질을 파괴하는 일이 될 수도 있다. 또한 일반적인 상품 생산과 마찬가지로 개별성을 무시하고 보편성을 추구할 수밖에 없는 병원과 같은 대규모 의료 서비스라는 생산 체계가 가져올 문제점은 없는지, 이론과 임상을 분리함으로써 본질적으로는 도제식徒弟式 교육으로 이루어질 수밖에 없는 한의학의 교육 체계와 현재의 대학 교육 사이에 필연적으로 나타나는 괴리는 어떻게 해소되어야 하는지, 기본적으로 국가의 책임일 수밖에 없는 의료가 개인적인 차원에서 연구되고 임상이 이루어짐으로써 나타나는 문제를 해결하기 위한 노력은 어떠해야 하는지 등에 대한 고려 없이 한의학의 이론과 임상이 실천된다면 한의학은 영원히 제자리를 찾을 수 없게 될 것이다.

우리는 이러한 모든 문제를 해결하기 위한 이론적 시도로서 우선적으로 『동의보감』으로 돌아가야 한다고 믿는다. 『동의보감』을 통해 오늘의 임상 현실을 돌이켜보며 미래의 한의학을 엿볼 수 있어야 한다. 또 그럴 때만이 의료 현실의 변용과 탈태 역시 가능할 것으로 믿는다. 『동의보감』을 우리말로 이해하고 그곳에 인용된 문장들이 어떤 맥락에서 인용되었는지를 헤아리는 것은 한의학과 현실을 바라보려는 출발점이다. 그 첫걸음으로 우리는 『동의보감』을 번역하고 또 자세한 주를 달아 그 결과물을 세상에 내놓는다.

4. 새로운 의학, 새로운 사회

지난 10년 동안 지속적인 토론과 방대한 검색 작업을 함께 해온 동료 연구원들의 노력으로 이루어진 역주본 『동의보감』의 출간은 끝이 아니라 오히려 시작일 뿐이다. 이는 역주본 『동의보감』(제1권 및 제2권)이 나왔을 뿐이라는 점에서의 시작이 아니라 임상은 물론이고 철학 사상과 의학사의 통합을 지향하는 방식의 역주본이 『동의보감』에 그치지 않고 다른 고전에도 적용되어야 하며, 이러한 작업이 한의학의 발전, 나아가 우리 사회의 발전으로 이어져야 한다는 의미에서의 시작이기도 하다.

지금까지 한의학은 주로 서양의 근대 자연과학적인 관심의 대상이었다. 수많은 약과 침에 관한 서양의 근대과학적 연구는 괄목할 만한 것이며, 또 일정한 성과를 거둔 것으로 보인다. 그러나 서로 궤를 달리하는 두 학문 체계를 어느 하나의 관점에서 재단하거나 연구하는 태도는 매우 편협한 것이다. 그것은 서로를 살리는 상생의 길이 아니라 서로를 죽이는 상극相克의 길인 것이다. 진정한 상생의 길을 걸을 때 비로소 건강한 사회를 만드는 출발점이 될 수 있다. 이를 위해서는 서양의 근대과학뿐만 아니라 동서양의 인문학이 한의학의 연구에 참여해야 한다. 푸코를 비롯한 서양의 여러 연구자들이 서양의 근대의학에 바친 열정과 노력이 이제 한의학에도 기울여져야 한다. 우리는 한의학 임상 자체의 발전과 함께 서양의 근대의학, 약학, 물리학 등 제반 과학과 철학 그리고 동양의 철학과 과학이 한의학에 결합될 때 새로운 사회를 위한 새로운 의학의 기틀이 마련될 것으로 믿는다. 이것이 우리가 역주본 『동의보감』을 세상에 내놓는 이유이다. 우리가 미처 찾지 못한 인용의 출전에 대한 여러분의 많은 지적에 의해 우리는 다시 책을 만들어야 할 의무가 있음을 밝히고 싶다.

『동의보감』의 번역본을 출간하면서 감사의 말씀을 드려야 할 분들이 있다. 무엇보다도 동의과학연구소(이하 동과연)의 정신적 지주이자 한의학의 길을 일러주시는 우천又川 박인상朴寅商 선생님께 감사드린다. 우리는 선생님께 구체적인 임상을 배웠을 뿐만 아니라 어떻게 살아야 하는지에 대한 삶의 지침도 함께 배웠다. 또한 실질적으로 동과연의 모든 재정을 지원해주시기도 한다. 역주자의 한 사람인 박석준이 임상을 뒤로하고 1년 이상 오로지 원고에만 매달릴 수 있었던 것도 선생님의 배려와 지원 때문이었다. 우천 선생님이 아니었다면 이 책은 세상에 나올 수 없었을 것이며, 또한 동과연 자체도 없었을 것이다.

또한 동과연의 초대 소장(1995년 9월~1999년 9월)을 맡아 초창기의 어려움을 함께 나누고, '동의보감 강독회'의 위원장을 맡아보신 안규석 교수(경희대 한의대 학장)께 감사의 말씀을 전한다.

김교빈, 최종덕, 이현구, 황희경, 조남호 선생은 동과연의 학문적인 길잡이이자 동과연의 기쁨과 슬픔을 함께한 고마운 분들이다. 구태환, 김시천 선생은 교열 과정에 적극 참여해 이 책의 값어치를 더해주었다. 특히 구태환 선생은 동과연 연구실에 나와 하루 종일 원고와 씨름하기도 했다. 구태환 선생의 꼼꼼한 교열이 없었다면, 그리고 김시천 선생의 격格 높은 안목이 없었다면 아마도 이 번역본의 출간은 더 오랜 시간이 걸렸을 것이다.

'동의보감 강독회' 일원이기도 하지만 특별히 다음 회원들에게는 감사의 말을 전해야겠다. 백근기 선생은 오랫동안 『동의보감』을 연구한 성과와 학문에 대한 진지한 태도로 우리의 이해 수준을 높여주었다. 김병삼 선생은 성실한 자세와 우리말에 대한 애정을 가지고 늘 탐구하는 자세를 보여주어 다른 강독회 회원들에게 모범이 되었으며, 김주영 선생은 늘 부지런하면서 본초 등에 탁월한 견해를 제시해주었다. 곽노규 선생은 『동의보감』의 수많은 출전을 찾으면서 이제는 『동의보감』에 인용된 주요 문헌에 대해서는 거의 전문가 수준에 이르렀다. 권보형, 이은용, 박양춘 선생은 학교에 몸담고 있으면서 방학을 이용해 바쁜 틈을 내어 발표를 맡고 있다. 그리고 이동관 선생은 우리가 지치고 힘들 때마다 활력을 불어넣어주었다. 이들의 동과연에 대한 관심과 애정에 깊이 감사한다.

이 책은 소나무출판사에서 처음 편집 작업을 시작했으나 여러 가지 사정으로 휴머니스트에서 작업을 마무리하게 되었다. 초기 편집 작업에서 기존 원본인 『동의보감』의 아름다움을 따르기 위해 수많은 가안을 만들며 토론하고 의견을 모았던 소나무출판사의 유재현 사장님과 꼼꼼한 교정을 보아준 안혜련, 임혜선 편집자에게도 감사의 말씀을 전한다.

2001년 12월, 휴머니스트에서 새롭게 작업하면서 편집에 근본적인 변화가 있었다. 6개월 동안 새로운 편집 체제 연구와 세 번의 교정, 다양한 장정과 판형의 디자인 작업에 몰두한 휴머니스트의 선완규 편집장과 이준용 디자인 팀장, 그리고 박민애 씨께도 감사의 말씀을 전한다. 박민애 씨의 정성스런 교정이 아니었다면 놓쳤을 수많은 오자와 착오를 떠올리면 다시 한 번 감사의 말을 전하고 싶다. 이외에도 동과연 활동을 같이하거나 지켜보면서 격려와 지원을 아끼지 않은 많은 분들께 감사드린다.

마지막으로 외람됨을 무릅쓰고 덧붙일 말이 있다. 가정을 지켜준 집사람에게 감사하며, 아이들에게는 미안한 마음을 전한다.

2001년 9월 17일 동의과학연구소 창립 기념일에 박석준은 삼가 쓰다.
2002년 6월 15일 박석준이 다시 고쳐 쓰다.

2008년 2월, 『동의보감』「내경편」을 발간한 지 6년 만에 「외형편」을 발간하게 되었다. 「내경편」을 만드는 데 힘써준 사람들이 고맙게도 여전히 함께했다. 감사드린다. 시간만큼이나 그들도 달라졌다. 선완규 편집장은 편집주간으로, 박민애 씨는 편집장으로 위치가 바뀌었다. 특히 박민애 편집장은 2006년부터 2008년까지 2년 동안 정성을 다해 까다로운 교정을 마다하지 않았다. 고마운 마음을 어찌 다 전할 수 있을까.

2008년 9월 4일 「외형편」을 발간하며 박석준이 첨가하다.

東醫寶鑑 전체 목차

1권 內景篇 내경편

2권 外形篇 외형편

3권 雜病篇 一 잡병편 Ⅰ

4권 雜病篇 二 잡병편 Ⅱ

5권 雜病篇 三 잡병편 Ⅲ

6권 湯液篇 탕액편·鍼灸篇 침구편

東醫寶鑑 第三卷 雜病篇 一

동의보감 제3권 잡병편 I 목차

잡병편 제일권 세부 목차

天地運氣 하늘과 땅의 운기

審病 심병

辨證 변증

用藥 용약

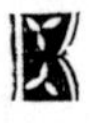

吐 토법

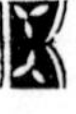

잡병편 제이권 세부 목차

風 풍

 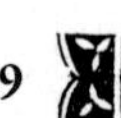

일러두기 1

1. 이 책의 저본과 참고한 판본은 제일권과 같으며, 추가된 부분만을 보이면 다음과 같다.
   許浚 撰, 高光震 等 校釋, 『東醫寶鑑校釋』, 人民衛生出版社, 2001
   郭靄春 等 校注, 『東醫寶鑑』, 中國中醫藥出版社, 1996

2. 우리가 참고한 번역본은 북한의 동의학연구소에서 번역한 『동의보감』(여강출판사, 1992년 재편집판)과 원진희 譯, 『精校註釋 東醫寶鑑』(신우문화사, 內景篇, 2004, 雜病篇 上, 2004, 雜病篇 下, 2005, 탕액침구편, 2005)이다.

3. 원문의 전산 입력은 처음에는 자체적으로 하였으나 뒤에 경희대학교 한의과대학 제43기 졸업준비위원회에서 1996년에 입력한 『동의보감』 파일이 공개되면서 이 판의 도움을 받았다. 이 판은 남산당에서 나온 『동의보감』을 저본으로 하여 입력하였으며, 많은 노력이 들어간 뛰어난 판이다. 그리고 한의계 발전을 위해 자료를 공개하고 공유하려는 노력 역시 높이 평가해야 할 것이다. 다만 번역과 교정 작업을 통하여 의외로 오자를 많이 발견하게 되었고, 검증되지 않은 자료를 공개하는 일이 반드시 긍정적인 것만은 아니라는 점도 배울 수 있게 되었다. 우리도 이 판본을 참고하였지만 역시 위의 여러 판본에 기초하여 교정, 보완하였다(『東醫寶鑑』 번역이 진행되어 원문 입력이 정리되는 대로 우리가 교정한 원문을 다시 공개할 예정이다). 그러나 이후 『東醫寶鑑』 이외의 여러 중요한 원문을 공개하는 일이 빈번하게 이루어져서 이들의 노력이 학문 발전에 큰 몫을 담당하였다고 평가하고 싶다. 이 자리에서 원문을 입력한 경희대 학생들의 노고에 다시 한 번 감사드린다.

4. 인용문과 원문이 다른 경우 내용상 큰 차이가 없거나 번역하는 과정에서 처리할 수 있는 사소한 차이는 무시하였으나 명백한 오자는 교정한 문장에 따라 번역하였다. 다만 글자가 달라지면서 뜻에 차이가 있을 수 있지만 『東醫寶鑑』 편자가 의도적으로 바꾼 것으로 생각되는 경우 최대한 『東醫寶鑑』의 원문을 존중하였다. 그리고 이런 내용은 독자가 알 수 있도록 주를 달았다. 그러므로 주에 인용문이 실려 있는 것은 대부분 내용상의 차이가 있을 수 있는 구절들이므

로 반드시 주를 참조하기 바란다.

5. 俗字나 略字, 譌字 등은 注를 통해 正字를 밝혔다. 약물 명은 가능하면 현재 통용되는 한자로 수정하였다. 人名은 字나 號로 표기된 경우 원문은 그대로 두되 번역문에서는 모두 인명으로 수정하였다.

6. 판본의 비교와 교감
판본의 비교와 교감은 郭靄春 等 校注, 『東醫寶鑑』(中國中醫藥出版社, 1996)에 많이 의존하였다. 이 번역본에서 '嘉慶一本'처럼 어떤 판본을 지칭한 주는 모두 위의 책에서 인용한 것이다. 다만 위의 책에서 교감을 한 경우에도 모두 그 출전을 확인하여 의미가 없는 부분(예를 들어 어떤 판본에서 '各一錢'이 '各二錢'으로 되어 있는 경우, 출전에 '各一錢'으로 되어 있는 경우)은 밝히지 않았다. 이 밖에 우리가 출전을 확인할 수 없는 경우는 위의 책에서 교감한 내용을 반영하였으며, 우리가 사용한 『동의보감』 판본의 원문과 출전 내용이 같아도 다른 판본에서 바뀐 내용이 의미가 있다고 판단되면 이를 밝혔다.

7. 구두점의 표기는 郭靄春 等 校注, 『東醫寶鑑』(中國中醫藥出版社, 1996)을 참고하였으나 역자의 견해를 우선시하였다.

8. 원문에는 없으나 문장을 이해할 때 도움이 되는 내용과 원문을 대조할 필요가 있는 경우에는 〔 〕속에 넣었다.

9. 한자 표기가 필요한 경우 한글과 한자를 병기하였고, 뜻을 풀어 쓴 경우에는 〔 〕속에 한자를 넣었다. 각주에서는 국한문을 혼용하였다.

10. 책의 이름은 가능하면 원제목을 모두 표기하였다. 예를 들어 『삼인방』은 『삼인극일병증방론』으로 적었다.

11. 원문에는 없지만 본문을 이해할 때 필요한 그림을 일부 삽입하였다.

12. 郭靄春 等 校注, 『東醫寶鑑』에서 참고한 판본 목록
郭靄春 等이 校注한 『東醫寶鑑』은 1982년에 淸 嘉慶 十九年 完營重刊本을 縮影한 人民衛生出版社本을 저본으로 하고, 여러 판본을 비교하여 교감한 것이다. 이 책에서 교감에 사용한 판본은 다음과 같다.
1) 1694년 朝鮮 內醫院 校正 完營重刊本('完營一本'으로 簡稱)
2) 1814년 朝鮮 純祖 十四年 完營重刊本('完營二本'으로 간칭)
3) 1754년 朝鮮 內醫院 校正 嶺營開刊本('嶺營本'으로 간칭)

4) 1724년 日本 享保 九年 京都刻本('享保本'으로 간칭)

5) 1763년 清 乾陵 二十八年 癸未刊本('乾陵一本'으로 간칭)

6) 1766년 清 乾陵 三十一年 丙戌刊本('乾陵二本'으로 간칭)

7) 1796년 清 嘉慶 元年 英德堂刻本('嘉慶一本'으로 간칭)

8) 1797년 清 嘉慶 二年 丁巳刻本('嘉慶二本'으로 간칭)

9) 1831년 清 道光 十一年 富春堂刻本('道光本'으로 간칭)

10) 1991년 韓國 南山堂 重版發行 新增版('南山堂本'으로 간칭)[1]

1 남산당본은 남산당 편집국의 權基周가 「刊行記」에서 純祖 十四年(1814) 完營重刊 木板本을 저본으로 하여 간행한 것이라고 밝히고 있다. 원서는 四六倍版 各册 平均 一二六面, 二十五册, 總三一 四六面으로 되어 있는데, 편집하면서 원서의 四面을 一面에 발라 縱橫 2분의 1로 축소하여 七八七面으로 줄이고, 글자가 선명하지 않은 부분은 수정하거나 改書하여 補正하였다고 한다. 또한 약간의 편차를 바꾸었다고 한다. 그러나 약간의 차이를 무시한다면 실질적으로 郭靄春 등이 간칭한 '完營二本'에 해당한다.

■ 자字를 기준으로 한 길이 계산

치	자	간	리	미터
0.1	1	0.167		0.303
0.6	6	1		1.818
129.6	1,296	216	1	392.7
0.33	3.3	0.55		1
330.0	3,300	550	2.546	1,000
100.6	1,006	0.168		0.305
300.6	3,006	0.503		0.914
531.08	5,310.8	1,010.23	4.719	1,853

■ 돈[錢]을 기준으로 한 무게 계산

돈	근	관	그램
1	0.006	0.001	3.75
160	1	0.16	600
1,000	6.25	1	3,750
0.267	0.002	–	1
266.67	1.667	0.267	1,000
266.666	1,666.7	266.67	1,000.000
7.56	0.047	0.008	28.35
120.96	0.756	0.121	453.59

■ 넓이 계산

평	제곱미터
1	3.306
300	991.74
3,000	9,917.36
0.303	1
30.25	100
3.025	1,000
0.253	0.836
1,224.13	4,046.7

■ 홉[合]을 기준으로 한 용량 계산

홉	되	말	섬	제곱미터	리터
1	0.1	0.01	0.001	–	0.18
10	1	0.1	0.01	–	1.804
100	10	1	0.1	0.018	18.039
1,000	100	10	1	0.18	180.39
5,543.52	544.35	55.435	5.544	1	1,000
5.543	0.554	0.055		0.001	1

■ 환약 크기 계산

환약 크기	열매 크기					열매 크기로 환약을 만들었을 때			환약의 평균 질량(g)
	10개당 질량(g)	1개당 질량(g)	길이 (mm)	너비 (mm)	두께 (mm)	10개당 질량(g)	1개당 질량(g)	직경 (mm)	
감실대 (가시연밥)	3.2065	0.3206	8.52	8.10	8.10	3.8634	0.3863	7.90	0.4~0.5
계자황대 (달걀 노른자)	32.9500	3.2900	33.34	30.20	29.80	18.0000	180.0000	29.50	15~20
녹두대 (녹두)	0.4094	0.0409	4.60	3.70	3.60	0.3940	0.0394	4.20	0.02~0.04
대두대 (큰콩)	3.7190	0.3719	8.90	8.20	6.90	4.1610	0.4161	8.10	0.4~0.5
대조대 (대추)	20.8309	2.0830	24.26	16.72	16.72	64.9240	6.4924	22.60	5~7
마인대 (삼씨)	0.2494	0.0249	4.82	4.15	3.46	0.3348	0.03348	3.70	0.02~0.04
맥대 (밀)	0.2193	0.0219	6.30	3.10	2.90	0.4886	0.0488	4.60	0.05~0.08
산조인대 (메대추씨)	2.1600	0.2160	10.20	7.00	7.00	2.1053	0.2105	7.70	0.4~0.5
연자대 (연씨)	10.9707	1.0970	18.10	11.10	11.10	14.8708	1.4870	1.26	1~2
오매대 (매화열매)	31.5515	3.1551	24.50	20.80	16.60	33.7340	3.3734	19.00	3~4
오미자대 (오미자)	0.9542	0.0954	6.60	6.14	4.90	2.0450	0.2045	6.70	0.1~0.2
오자대 (벽오동씨)	0.6010	0.0601	6.80	6.80	6.80	3.1143	0.3114	7.10	0.3~0.4
적소두대 (팥)	1.6568	0.1656	4.90	6.40	4.70	1.5300	0.1530	5.70	0.1~0.2

• 탄자대 : 『동의보감』에서 탄자대는 오자대 열 개와 같다고 하였다. 『동의학사전』에서는 약의 종류에 따라 다르지만 보통 탄자대 한 알의 질량을 15~20g으로 보았다.

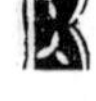

■ 중국 역대 도제 간표(中國歷代度制簡表)

時代	商	戰國	秦·西漢·新	東漢	三國·西晉	東晉·十六國·南北朝	南北朝·隋	唐
度制	1尺=10寸 1寸=10分	1丈=10尺 1尺=10寸 1寸=10分	1引=10丈 1丈=10尺 1尺=10寸 1寸=10分	1引=10丈 1丈=10尺 1尺=10寸 1寸=10分	1丈=10尺 1尺=10寸 1寸=10分	1丈=10尺 1尺=10寸 1寸=10分	1丈=10尺 1尺=10寸 1寸=10分	1丈=10尺 1尺=10寸 1寸=10分
換算(cm)	1尺=15.8 1寸=1.58 1分=0.158	1丈=231 1尺=23.1 1寸=2.31 1分=0.231	1引=2310 1丈=231 1尺=23.1 1寸=2.31 1分=0.231	1引=2375 1丈=237.5 1尺=23.75 1寸=2.375 1分=0.2375	1丈=242 1尺=24.2 1寸=2.42 1分=0.242	1丈=245 1尺=24.5 1寸=2.45 1分=0.245	1丈=296 1尺=29.6 1寸=2.96 1分=0.296	小尺: 1丈=300 1尺=30 1寸=3 1分=0.3 大尺: 1丈=360 1尺=36

時代	宋·元	明	清	中華民國	中華人民共和國
度制	1丈=10尺 1尺=10寸 1寸=10分	1丈=10尺 1尺=10寸 1寸=10分	1丈=10尺 1尺=10寸 1寸=10分	甲: 1里=18引 1引=10丈 1丈=2步 1步=5尺 1尺=10寸 1寸=10分 1分=10厘 1厘=10毫 1米=3尺 乙: 1公里=10公引 1公引=1公丈 1公丈=10公尺 1公尺=10公寸 1公寸=10公分 1公分=10公厘	市制: 1市里=150市引 1市引=10市丈 1市丈=10市尺 1市尺=10市寸 1市寸=10市分 1市分=10市厘 1市厘=10市毫 公制: 1公里=1000米 1米=10分米 1分米=10厘米 1厘米=10毫米 1毫米=10絲米 1絲米=10忽米 1忽米=10微米 1米=3市尺
換算(cm)	1丈=312 1尺=31.2 1寸=3.12 1分=0.312	裁衣尺: 1丈=340 1尺=34 1寸=3.4 1分=0.34 量地尺: 1丈=327 1尺=32.7 1寸=3.27 1分=0.327 營造尺: 1丈=320 1尺=32 1寸=3.2 1分=0.32	裁衣尺: 1丈=355 1尺=35.5 1寸=3.55 1分=0.355 量地尺: 1丈=345 1尺=34.5 1寸=3.45 1分=0.345 營造尺: 1丈=320 1尺=32 1寸=3.2 1分=0.32	1丈=333.3 1尺=33.33 1寸=3.33 1分=0.33 1公尺=100 1公寸=10 1公分=1	1市丈=333.3 1市尺=33.33 1市寸=3.33 1市分=0.33 1米=100

■ 중국 역대 양제 간표(中國歷代量制簡表)

時代	戰國								
	齊	秦	楚	魏	趙	韓	燕	中山	東周
量制	1鐘=10釜 1釜=5區 1區=5豆 1豆=5升 (1區=2鉶)	1桶(斛) =10斗 1斗=10升	1箭=5升	1鼐 1斛=10斗 1斗=10益	1鼐 1斛=10斗 1斗=10升 1升=10益	1鼐 1斛=10斗 1斗=10升	1觳 =10鴇	1斗=10升	1斛=10斗 1斗=10升
換算 (mL)	1鐘 =205800 1釜 =20580 1區 =4116 1鉶 =2070 1豆=820 1升 =205.8	1桶(斛) =20000 1斗 =2000 1升=200	1箭 =1110 1升=225	1鼐 =7200 1斛 =22500 1斗 =2250 1益=225	1斛 =17500 1斗 =1750 1益=175	1鼐 =7200	1觳 =1776 1鴇 =177.6	1斗 =1800 1升=180	1斛 =19840 1斗 =1984 1升 =198.4

時代	秦	西漢	三國·兩晉	南北朝	隋·唐	宋	元
量制	1斛=10斗 1斗=10升	1斛=10斗 1斗=10升 1升=10合 1合=2龠 1龠=5撮 1撮=4圭	1斛=10斗 1斗=10升 1升=10合	1斛=10斗 1斗=10升 1升=10合	1斛=10斗 1斗=10升 1升=10合	1石=2斛 1斛=5斗 1斗=10升 1升=10合	1石=2斛 1斛=5斗 1斗=10升 1升=10合
換算 (mL)	1斛 =20000 1斗=2000 1升=200	1斛 =20000 1斗=2000 1升=200 1合=20 1龠=10 1撮=2 1圭=0.5	1斛 =20450 1斗=2045 1升=204.5 1合=20.5	1斛 =30000 1斗=3000 1升=300 1合=30 ― 1斛 =20000 1斗=2000 1升=200 1合=20 ― 1斛 =60000 1斗=6000 1升=600 1合=60	大: 1斛 =60000 1斗=6000 1升=600 1合=60 小: 1斛 =20000 1斗=2000 1升=200 1合=20	1石 =67000 1斛 =33500 1斗=6700 1升=670 1合=67	1石 =95000 1斛 =47500 1斗=9500 1升=950 1合=95

時代	明·清	中華民國		中華人民共和國	
量制	1石=2斛 1斛=5斗 1斗=10升 1升=10合	甲: 1石=2斛 1斛=5斗 1斗=10升 1升=10合 1合=10勺 1公升=1升	乙: 1公秉=10公石 1公石=10公斗 1公斗=10公升 1公升=10公合 1公合=10公勺 1公勺=10公撮	市制: 1市石=10市斗 1市斗=10市升 1市升=10市合 1市合=10市勺 1市勺=10市撮	公制: 1升=10分升 1分升=10厘升 1厘升=10毫升 1升=1市升
換算 (mL)	1石=100000 1斛=50000 1斗=10000 1升=1000 1合=100	1斗=10000 1升=1000 1合=100 1公升=1000		1市斗=10000 1市升=1000 1升=1000 1分升=100 1厘升=10	

■ 중국 역대 형제 간표(中國歷代衡制簡表)

時代	戰國						秦
	楚	趙	魏·韓	中山	秦	東周	
衡制	1斤=16兩 1兩=24銖 (鎰·銖는 고증이 필요하다)	1石=120斤 1斤=12兩 1兩=24銖	1鎰=10斤 1斤=20兩	1石=800刀	1石=4鈞 1鈞=30斤 1斤=16兩 1兩=24銖	1寽 =100冢	1石=4鈞 1鈞=30斤 1斤=16兩 1兩=24銖
換算(g)	1斤=250 1兩=15.6 1銖=0.65	1石=30000 1斤=250 1兩=15.6 1銖=0.65	1鎰=315 1斤=31.5 1斤=250 1兩=15.6 1銖=0.65	1石=9600 1刀=12	1石=30360 1鈞=7590 1斤=253 1兩=15.8 1銖=0.69	1寽=1260 1冢=12.6	1石=30360 1鈞=7590 1斤=253 1兩=15.8 1銖=0.69

時代	西漢	新	東漢·三國·西晉	南北朝	隋	唐	宋(遼·金·西夏)·元
衡制	1石=4鈞 1鈞=30斤 1斤=16兩 1兩=24銖	1石=4鈞 1鈞=30斤 1斤=16兩 1兩=24銖	1石=4鈞 1鈞=30斤 1斤=16兩 1兩=24銖	1石=4鈞 1鈞=30斤 1斤=16兩 1兩=24銖	1石=4鈞 1鈞=30斤 1斤=16兩 1兩=24銖	1石=120斤 1斤=16兩 1兩=10錢 1錢=10分	1石=120斤 1斤=16兩 1兩=10錢 1錢=10分
換算(g)	1石=29760 1鈞=7740 1斤=248 1兩=15.5 1銖=0.65	1石=28560 1鈞=7140 1斤=238 1兩=14.9	1石=26400 1鈞=6600 1斤=220 1兩=13.8 1銖=0.57	梁·陳 1斤=220 南齊 1斤=330 北魏·北齊 1斤=440 北周 1斤=660	大: 1石=79320 1鈞=19830 1斤=661 1兩=41.3 小: 1石=26400 1鈞=6600 1斤=220 1兩=13.8 1銖=0.57	1石=79320 1斤=661 1兩=41.3 1錢=4.13 1分=0.413	1石=75960 1斤=633 1兩=40 1錢=4 1分=0.4

時代	明	清	中華民國		中華人民共和國	
衡制	1石=120斤 1斤=16兩 1兩=10錢 1錢=10分	1石=120斤 1斤=16兩 1兩=10錢 1錢=10分	甲: 1斤=16兩 1兩=10錢 1錢=10分 1分=10厘 1厘=10毫 1公斤=2斤	乙: 1公　=10公石 1公石=10公衡 1公衡=10公斤 1公斤=10公兩 1公兩=10公錢 1公錢=10公分 1公分=10公厘 1公厘=10公毫 1公毫=10公絲	市制: 1市担 =100市斤 1市斤 =10市兩 (1959년 6월 이전에는 옛 제도대로 1市斤=16市兩이었으나 7월, 지금의 제도로 고침) 1市兩=10市錢 1市錢=10市分 1市分=10市厘 1市厘=10市毫 1市毫=10市絲	公制: 1吨=10公担 1公担=100公斤 1公斤=1000克 1克=10分克 1分克=10厘克 1厘克=10毫克 1公斤=2市斤
換算(g)	1石=70800 1斤=590 1兩=36.9 1錢=3.69 1分=0.37	1石=71616 1斤=596.3 1兩=37.3 1錢=3.7 1分=0.37	1斤=500 1兩=31.25 1錢=3.13 1公斤=1000		1市斤=500 1市兩=50 1市錢=5	

일러두기 3

인용된 문장의 출전을 밝힌 것으로, 이 책에서는 별도의 색으로 표시하여 구분하였다.

『동의보감』의 '항項'에 해당하는 제목을 보여준다.

글자 바로 위의 숫자는 그 글자 혹은 앞의 구절과 연관된 주注의 번호이다.

작은 글자는 인용된 원문에 대한 주注로, 『동의보감』 원문에는 두 줄의 할주割注로 편집되어 있으나 이 책에서는 작은 글자로 표기하였다.

이 숫자는 본문에 붙어 있는 번호에 대한 주注의 번호이다.

風病須防再發

風病雖愈, 必再發, 再發則必重, 常須服藥以防之(類取). ○小續命湯, 風人宜常服, 以防瘖瘂 方見上(丹心)[378]. ○愈風湯, 如覺風動, 便服此, 不致倒仆(易老)[379]. ○宜服定風餠子. ○最忌房室, 如道釋修養可也(資生)[380].

定風餠子

治中風面喎, 鼻淵, 痰厥頭痛, 眩暈嘔吐.

天麻, 川烏, 南星, 半夏, 白殭, 川芎, 白茯苓, 甘草 生[381].

右等分爲末, 薑汁和丸, 芡實大, 作餠子, 朱砂爲衣, 每一餠, 細嚼薑湯下. 預防風疾, 爽慧神志(本事)[382].

378 『世醫得效方』 卷十三 風科 「虛證」 '加減續命湯'(앞의 책, 217쪽).

379 『素問病機氣宜保命集』 卷中 「中風論第十」(앞의 책, 428쪽).

380 『鍼灸資生經』 第四 「偏風(偏枯半身不遂)」(앞의 책, 349쪽). "最忌房室, 或能如道釋修養, 方能保其無他."

381 『類證普濟本事方』에는 '生'이 '並生'으로 되어 있다.

382 『類證普濟本事方』 卷第一 「中風肝膽筋骨諸風」 '定風餠子'(앞의 책, 382쪽). "治風客陽經, 邪傷腠

『동의보감』에서는 내용이 바뀌거나 인용된 서적이 바뀔 때 '○'을 사용하였다. 원문에는 하나의 항에서는 모든 문장이 이어져 있으나, 이 책에서는 내용의 변화나 편집의 필요에 따라 문단을 나누었다.

인용된 문장의 출전이 책인 경우 『 』로 표기하였고, 줄인 말을 모두 풀었다. 출전을 확인할 수 없는 경우는 그대로 두었다.

풍병은 재발을 막아야 한다

풍병風病은 나았다가도 반드시 재발하는데, 재발하면 반드시 심해지므로 늘 약을 먹어 재발을 막아야 한다(유취). ○ 소속명탕은 풍을 앓는 사람이 늘 먹으면 말을 하지 못하게 되는 것을 막을 수 있다(처방은 앞에 있다)(단심). ○ 풍기風氣가 느껴질 때 유풍탕을 바로 먹으면 쓰러지지 않는다(『소문병기기의보명집』). ○ 정풍병자를 먹는 것이 좋다. ○ 성생활을 절대로 삼가고, 도사나 스님처럼 수양하는 것이 좋다(『침구자생경』).

정풍병자

중풍으로 얼굴이 비뚤어진 것과 비연鼻淵, 담궐두통痰厥頭痛, 어지럽고 토하는 것을 치료한다.

천마·천오·남성·반하·건강〔껍질을 벗겨 말린 것〕·천궁·백복령·감초(날것).

위의 약들을 각 같은 양으로 가루내어 생강즙으로 반죽하여 감실대의 떡을 만들어 주사로 옷을 입힌다. 떡 한 덩어리씩 꼭꼭 씹어서 생강 달인 물로 넘긴다. 풍병을 예방하고 정신을 맑게 한다(『유증보제본사방』).

理, 背膂強直, 口眼喎斜, 體熱惡寒, 痰厥頭痛, 肉瞤筋惕, 辛頞鼻淵, 及酒飮過多, 嘔吐涎沫, 頭目眩暈, 如坐車船. 常服解五邪傷寒, 辟霧露瘴氣, 爽慧神志, 諸風不生. 天麻川烏(去皮尖)南星半夏川薑川芎白茯苓甘草各等分(並生). 右細末, 生薑汁爲丸, 如龍眼大作餅子, 生朱爲衣. 每服一餅, 細嚼, 熱生薑湯下, 不拘時候, 熙豊間王丞相常服, 預防風疾神驗."

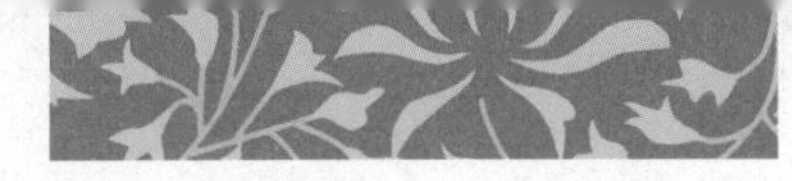

東醫寶鑑

雜病篇

卷之一

동의보감 잡병편 제일권

御醫忠勤貞亮扈聖功臣 崇祿大夫 陽平君 臣 許浚 奉教撰

어의 충근정량호성공신 숭록대부 양평군 신하 허준이 하교를 받들어 짓다.

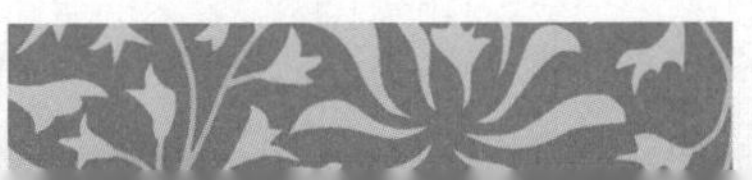

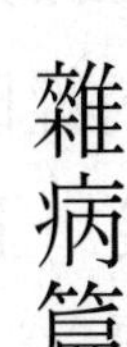

雜病篇

天地運氣

하늘과 땅의 운기

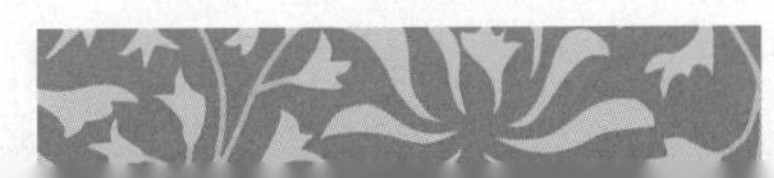

醫當識天地間運氣

○ 內經曰, 不知年之所加[1], 氣之盛衰, 虛實之所起, 不可以爲工矣[2]. 王氷以爲天眞氣運尙未該通[3], 人病之由, 安能精達, 卽古聖之深戒也, 醫工之流不可不知[4].

1 '加'는 歲運과 在泉之氣가 일치하는 것으로, 馬蒔는 客主加臨(五運六氣 중 매년 돌아가면서 객기가 고정적인 週期 위에 가해지는 것)에서의 '加'라고 하였다. 곧 '年之所加'는 각 년의 주기에 객기가 더해져 작용하는 정황을 말한다.

2 『素問』「六節藏象論第九」.

3 『素問』「六節藏象論第九」의 해당 구절에 대한 王氷의 注이다.

4 劉溫舒, 『素問入式運氣論奧』「論四時氣候第六」(裘沛然 主編, 『中國醫學大成三編』 第一冊, 岳麓出版

의사는 하늘과 땅 사이의 운기를 알아야 한다

◯ 『내경』에서 "〔어떤〕 해에 〔그해의 주기主氣에 객기客氣가〕 마주대하여 그 기가 더해지는 것〔加〕과 〔태과, 불급에 따른〕 기의 성쇠와 〔기가 남거나 부족함에 따른〕 허실虛實이 일어나는 까닭을 알지 못하면 훌륭한 의사가 될 수 없다"고 하였다. 왕빙王氷은 "천진天眞의 기운을 잘 알지 못하면서 어찌 사람의 병의 원인에 대해 정밀하게 알 수 있겠는가"라고 하였다. 이는 옛 성인들이 깊이 경계한 말이니 의사들은 이것을 반드시 알아야 한다.

社, 1994 所收, 782-783쪽). 張立平 校注, 『素問入式運氣論奧 校注』(學苑出版社, 2008, 54쪽)에는 이 구절이 없다.

論一元十二會三十運

○ 邵子皇極經世書，一元統十二會，一會統三十運，一運統十二世．猶一歲有十二月，一月有三十日，一日有十二時[5]．故西山蔡氏[6]曰，一元之數，卽一歲之數，一元有十二會，三百六十運，四千三百二十世，猶一歲十二月三百六十日四千三百二十辰也．前六會爲息，後六會爲消[7]．卽一歲自子至巳爲息，自午至亥爲消也．開物於寅[8]，猶歲之驚蟄也．閉藏於戌[9]，猶歲之立冬也．一元有十二萬九千六百歲，一會有十二萬九千六百月，一運有十二萬九千六百日，一世有十二萬九千六百辰，皆自然之數，非有所牽合[10]也．

5 '元會運歲'에 대하여 明代 黃畿는 『皇極經世書傳』에서 "日은 乾이 되고 月은 兌가 되며 星은 離가 되고 辰은 震이 되는데, 이것이 天의 四象이다. 日이 하늘을 따라 돌면 한 바퀴를 돌아 다시 시작하는데[始] 이것이 一歲이다. 그러므로 元이란 시작이라는 뜻이다. 月이 日을 따라가서 해와 서로 만나면[交] 반드시 合朔이 되어 한 달이 된다. 그러므로 會는 만난다는 뜻이다. 星이 月을 따라 나타나면 밤에 주행하여[行] 이를 재면 하루가 된다. 그러므로 運이란 주행한다는 뜻이다. 辰은 日月星이 모인 것으로 12개의 차례가 있어서 자리를 돌아가면서 차례로 바뀌어 한 계절이 된다. 그러므로 世는 번갈음[代]이다"라고 하였다. 이창일, 『소강절의 철학』(심산, 2007), 330쪽에서 재인용. 인용하면서 일부를 수정하였다.

일 원 십이 회 삼십 운을 논하다

◯ 소강절邵康節은 『황극경세서』에서 "1원元은 12회會를 통괄하고, 1회는 30운運을 통괄하며, 1운은 12세歲를 통괄한다. 이는 1년이 12개월이고, 1개월이 30일이며, 1일이 12시인 것과 같다"고 하였다. 그러므로 채원정蔡元定이 "1원의 수는 곧 1세의 수이고 1원은 12회, 360운, 4,320세가 된다. 이는 1년이 12개월이고 360일, 4,320시간인 것과 같다. 앞의 6회는 〔양기가〕 자라나고, 뒤의 6회는 〔양기가〕 줄어든다. 곧 1년은 12월〔子〕부터 4월〔巳〕까지 자라나고, 5월〔午〕부터 10월〔亥〕까지는 줄어든다. 생물들은 정월〔寅〕에 활동하기 시작하므로 1년 중의 경칩과 같은 것이고, 9월〔戌〕에 감추고 숨기 시작하니 1년 중의 입동과 같은 것이다. 1원은 12만 9,600년이고 1회는 12만 9,600개월이며, 1운은 12만 9,600일이고 1세는 12만 9,600시간이다. 이는 모두 자연적인 숫자이지 억지로 꿰맞춘 것이 아니다"라고 하였다.

6 '西山蔡氏'는 蔡元定(1135-1198)을 말한다. 建陽縣(지금의 福建) 사람으로 字는 季通이며, 西山先生이라고 불렸다. 南宋시대의 저명한 理學·律呂학자였으며, 朱熹 理學의 주요 창시자 중 한 사람이다. 象数·易學의 전통을 계승하였다.

7 '前六會爲息, 後六會爲消'에서 '息'은 陽氣가 자란다는 뜻이고, '消'는 陽氣가 줄어든다는 뜻이다.

8 원문에는 '寅'이 '星之七十六'으로 되어 있다.

9 원문에는 '戌'이 '三百一十五'로 되어 있다.

10 邵雍, 노영균 옮김, 『皇極經世書』 ─ 「纂圖之要上」(대원출판, 2002, 62-64쪽).

天地之形

○先儒之論，天地之初，混沌鴻濛[11]，淸濁未判，但一氣耳．及其久也，運轉於外者，漸漸輕淸．其凝聚於中者，漸漸重濁，輕淸者積氣，成象而爲天．重濁者積氣，成形而爲地．天之成象者，日月星辰是也．地之成形者，水火土石是也．天包地外，旋繞不停，地處天內，安靜不動．天之旋繞，其氣急勁，故地浮載其中，不墮不墜〔正理〕[12]．

11 '混沌'과 '鴻濛'은 모두 하늘과 땅이 아직 갈라지지 않은 모양을 말한다. 즉 마구 뒤섞여 있어 갈피를 잡을 수 없는 상태, 아직 모든 것이 불분명한 상태, 모든 가능성의 母胎를 말한다. 『莊子』「應帝王」에는 七竅가 없는 中央의 神인 混沌이 나온다.

12 宋 俞琰 撰, 『金丹正理大全玄學正宗』 卷之上(『藏外道書』 第二十五册 所收. 巴蜀書社 1994年 影印本, 7-8쪽). 앞에서 인용한 邵康節의 말부터 여기까지 모두 이 책에서 인용한 것으로 보인다.

하늘과 땅의 모양

◯ 옛 성현이 말하기를 "하늘과 땅이 처음 생길 때 〔하늘과 땅이〕 뒤섞여 나뉘지 않았고, 맑은 기氣와 탁한 기도 아직 나뉘지 않아 오직 하나의 기일 뿐이었다. 그것이 오래되어 밖에서 돌던 것은 점차 가벼워지면서 맑아지고, 안에서 엉겨 뭉친 것은 점차 무겁고 탁해졌다. 가볍고 맑은 것은 그 기가 쌓여 상象을 이루어 하늘이 되고, 무겁고 탁한 것은 그 기가 쌓여 형形을 이루어 땅이 되었다. 하늘에서 상을 이룬 것은 해·달·별이고, 땅에서 형을 이룬 것은 물·불·흙·돌이다. 하늘은 땅을 둘러싸고 있으면서 끊임없이 돌고, 땅은 하늘 안쪽에 있어서 안정되고 고요하여 움직이지 않는다. 하늘은 〔땅을〕 둘러싸고 돌아가는데, 그 기세가 급하고 굳세기 때문에 땅이 떠서 그 안에 실려 있지만 결코 떨어지지 않는다"고 하였다(『금단정리대전현학정종』).

南北極

○ 緣督趙氏[13]曰, 古人仰觀天象, 遂知夜久而星移斗轉, 漸漸不同. 昏暮東出者, 曉則西墜, 昏暮不見者, 曉則東升. 天星雖然旋轉有甚窄者, 以衡[14]管窺之, 衆星無有不轉, 但有一星旋轉最密, 循環不出於管中, 名曰紐星[15]者是也. 古人以旋磨比天, 則磨臍爲天之不動處, 此天之不動, 卽紐星旋轉之所, 名曰北極, 亦猶車輪之中軸, 瓜瓣之攢[16]頂也. 復覩南天, 雖無徹夜見者, 但比東西星宿旋轉則不甚遠. 由是而推, 乃是南北俱各有極. 北極在地平之上, 南極在地平之下. 今北極爲瓜之聯蔓處, 南極爲瓜之有花處. 東西旋轉最廣之所, 比乎瓜之腰圍. 北極邊傍雖有旋轉, 常在於天. 南極側近雖然旋轉, 不出於地. 如是則知, 地在天內, 天如雞子, 地如中黃, 然雞子形不正圓, 古今非以天形相肖而比之. 但於天包地外而已. 以此觀之, 天如蹴毬, 內盛半毬之水, 水上浮一木板, 比似人間地平, 板上雜置細微之物, 比如萬類. 蹴毬雖圓轉不已, 板上之物俱不覺知. 謂天體旋轉者, 天非可見其體, 因衆星出沒於東西, 管轄於兩極, 有常度無停機, 遂卽星所附麗, 擬以爲之體耳〔正理〕[17].

---

13 '緣督趙氏'는 南宋의 鄱陽 사람으로 호는 敬, 字는 子恭 혹은 友欽이다. 태어난 해는 미상이며 元初에 죽었다. 송나라가 망한 뒤 自晦에 은둔하였으며 이름은 알 수 없다. 天文學, 数學, 物理學 등에 조예가 깊어 『革象新書』 五卷을 저술하였다.

14 '衡'은 渾天儀(둥근 거죽에 日, 月, 星 등의 천체를 그려 천체의 운행을 관측하던 기계)의 굴대 구실을 하는 횡목을 말한다. 굴대는 수레바퀴 등의 한가운데 뚫린 구멍에 끼우는 긴 막대, 곧 軸이다.

15 '紐星'은 일반적으로 북극성을 가리키는데 여기에

남극과 북극

◯ 연독緣督 조씨趙氏가 말하기를 "옛사람들은 하늘의 상을 우러러 살펴보고 마침내 밤이 깊어질수록 별이 옮겨가고, 북두칠성의 머리가 돌아서 위치가 조금씩 달라진다는 것을 알게 되었다. 해가 질 무렵 동쪽에서 뜬 것은 새벽에 서쪽으로 지고, 해가 질 무렵 보이지 않던 것은 새벽에 동쪽에서 뜬다. 하늘의 별들이 비록 돌기는 하나 매우 작게 도는 것도 있어서 형관衡管으로 보면 모든 별이 돌지 않는 것이 없지만 단 하나의 별만은 회전반경이 매우 작아서 형관을 벗어나지 않는데, 유성紐星이 바로 그것이다. 옛사람들은 하늘을 맷돌에 비유하였는데, 맷돌중쇠에 해당하는 곳을 하늘의 움직이지 않는 곳으로 보았다. 이 하늘의 움직이지 않는 곳이 바로 유성이 도는 곳으로, 북극北極이라고 하여 수레바퀴의 가운데 축이나 참외의 꼭지 같은 것이라고 하였다. 다시 남쪽 하늘을 살펴보면 비록 밤새도록 보이는 것은 없으나 동쪽과 서쪽의 별자리들이 도는 것에 비하면 궤도가 크지 않다. 이것으로 미루어보면 남쪽과 북쪽에 모두 각각의 극이 있는데, 북극은 지평선 위에 있고 남극은 지평선 아래에 있다. 북극은 참외가 덩굴에 붙어 있는 곳에 해당하고, 남극은 참외의 꽃이 핀 곳에 해당한다. 동서로 돌아가는 가장 넓은 곳은 참외의 허리통과 같다. 북극 근처의 별들은 비록 돌기는 하나 항상 하늘에 있고, 남극 근처의 별들은 돌기는 하나 땅 위로 나오지는 않는다. 이로써 땅은 하늘 안에 있고 하늘은 달걀 같으며 땅은 달걀의 가운데 노른자와 같다는 것을 알 수 있다. 그러나 달걀 모양이 완전히 동그랗지는 않으므로 옛날이나 지금이나 하늘 모양이 〔달걀을〕 닮았다고 비유하지는 않는다. 다만 하늘이 땅의 겉을 감싸고 있다는 것만을 비유했을 뿐이다. 이것으로 살펴보면 하늘은 축구공 같은데 그 안에 절반쯤 물을 채우고 그 물 위에 널빤지를 띄워놓으면 그 널빤지를 인간이 사는 땅에 비유할 수 있다. 널빤지 위에 자질구레한 것들을 늘어놓으면 그것은 세상 만물에 비유할 수 있다. 축구공이 비록 계속 돈다고 하여도 널빤지 위의 것들은 〔공이 도는 것을〕 깨닫지 못한다. 천체가 돈다고 하는데 하늘 그 자체〔體〕를 볼 수 있는 것은 아니다. 뭇별들이 동쪽과 서쪽에서 뜨고 지며 북극과 남극이 관장하는 일정한 궤도를 따라 쉼없이 별이 하늘에 붙어서 빛나는 것을 보고 그것이 하늘의 실체인 것〔體〕으로 여겼을 뿐이다(『금단정리대전현학정종』).

서는 북극성좌의 제5성, 작은곰자리 알파(α)를 가리킨다.

16 '攢', 모일 찬. 여기저기 모여 있는 모양, 뚫다.

17 『金丹正理大全玄學正宗』(앞의 책, 9쪽).

黃赤道

○ 先儒之說曰, 天形至圓如虛毬, 地隔其中. 人物生於地上, 形正方如博骰[18]. 日月星辰旋繞其外, 自左而上, 自上而右, 自右而下, 自下而復左. 天形如勁風[19]之旋, 其兩端不動處, 曰極. 上頂不動處謂之北極, 下臍[20]不動處謂之南極. 南北二極相去之中, 天之腰也, 謂之赤道, 日所行之道, 謂之黃道[21]〔正理〕.

18 '骰', 주사위 투.
19 '勁風'은 매우 거센 바람을 말한다.
20 '臍', 배꼽 제. 과실의 꼭지 반대쪽 오목한 곳을 말한다.
21 『金丹正理大全玄學正宗』(앞의 책, 9쪽).

황도와 적도

◯ 옛 성현들은 "하늘의 모양은 속이 텅 빈 공과 같이 매우 둥글고, 땅은 그 가운데에 떠 있다. 사람과 만물은 땅 위에서 사는데 그 땅의 모양은 큰 주사위처럼 네모반듯하다. 해·달·별이 그 바깥에서 도는데, 왼쪽에서 위로 올라가며 올라가고 난 뒤에는 오른쪽으로 내려가고 오른쪽에서 아래로, 아래에서 다시 왼쪽으로 올라간다. 하늘의 모양은 마치 회오리바람이 도는 것과 같은데 그 양 끝의 움직이지 않는 곳을 극極이라고 한다. 맨 위의 움직이지 않는 곳을 북극이라 하고, 아래쪽의 오목한 움직이지 않는 곳을 남극이라고 한다. 남극과 북극에서 같은 거리에 있는 한가운데는 하늘의 허리에 해당하는데, 이를 적도赤道라 하고, 해가 지나가는 길을 황도黃道라고 한다"고 하였다(『금단정리대전현학정종』).

天地依附

○ 邵子曰, 天何依, 曰依乎地. 地何附, 曰附乎天. 曰然則天地何所依附, 曰自然依附. 天依形, 地依氣, 其形也有涯, 其氣也無涯〔正理〕[22]. ○ 天地無外, 所以其形有涯, 而其氣無涯也. 爲其氣極緊, 故能扛[23]得地住, 不然則墜矣. 外更須有軀殼[24]甚厚, 所以固此氣也. 若夫地動, 只是一處動, 動亦不至遠也〔正理〕[25]. ○ 邵子論六合[26]之外, 恐無外否. 朱子曰, 理無內外, 六合之形須有內外, 日月東升西沒, 又從東升, 這上面許多, 豈不是六合之外. 今曆家只筭[27]到日月星辰運行處, 上去更筭不得, 安得是無內外〔正理〕[28].

22 『金丹正理大全玄學正宗』(앞의 책, 8쪽).
23 '扛', 들 강. 두 손으로 들어올리다, 메다, 지다.
24 '軀殼'은 몸, 육체, 단단한 겉껍질을 말한다.
25 『金丹正理大全玄學正宗』(앞의 책, 8쪽). 이 구절은 앞의 邵康節의 문장에 대한 朱喜의 注이다.
26 '六合'은 天地와 東西南北 四方을 말한다.
27 '筭', 산가지 산. 셈, 수효를 세다.
28 『金丹正理大全玄學正宗』(앞의 책, 8쪽).

하늘과 땅은 서로 의존한다

◯ 소강절邵康節은 "하늘은 무엇에 의존하는가? 땅에 의존한다. 땅은 무엇에 의존하는가? 하늘에 의존한다. 그러면 하늘과 땅은 무엇에 의존하는가? 저절로 서로 의존하는데 하늘은 형形에 의존하고, 땅은 기氣에 의존한다. 형은 끝이 있으나 기는 끝이 없다"라고 하였다(『금단정리대전현학정종』). ◯ 하늘과 땅에 바깥이 없는〔무한한〕 이유는 형은 끝이 있으나 기는 끝이 없기 때문이다. 그 기는 매우 팽팽하여 땅을 떠받들 수 있다. 그렇지 않다면 〔땅은〕 떨어질 것이다. 〔땅의〕 바깥은 그 껍데기〔軀殼〕가 매우 두터워서 그 기를 견고하게 한다. 그런데 〔지진처럼〕 땅이 움직인다고 하여도 단지 한 부분에서 움직일 뿐이며, 그 움직임 역시 멀리까지 이르지 못한다(『금단정리대전현학정종』). ◯ 소옹은 "육합六合은 그 바깥이 없을 것이다"라고 하였다. 주희朱熹는 "이理에는 안과 밖이 없지만 육합의 형形에는 안과 밖이 있어야 한다. 해와 달은 동쪽에서 떠서 서쪽으로 지고 다시 동쪽으로 떠오른다. 이 위에 있는 수많은 것들이 어찌 육합의 바깥이 아니겠는가? 오늘날 천문학자들이 단지 해·달·별이 운행하는 곳만을 계산하고 그 밖의 것은 계산하지 못하는 것일 뿐이지 어찌 안팎이 없겠는가?"라고 하였다(『금단정리대전현학정종』).

天氣流行

○胡用之[29]曰, 易云乾一而實, 故以質言而曰大. 坤二而虛, 故以量言而曰廣. 朱子曰, 此兩句說得極分曉, 所以說乾一而實, 地雖堅實然却虛, 天之氣流行乎地之中, 皆從裏面發出來. 又云, 地如肺, 形質雖硬而中本虛, 故陽氣升降乎其中, 無所障礙, 雖金石也透過去, 地便承受得這氣發育萬物. 今曆家用律呂[30]候氣, 其法最精. 氣之至也, 分寸不差, 便是這氣都在地中透出來也〔正理〕[31].

29 胡用之는 北宋 때의 사람으로 字는 从光 또는 希顔이며, 號는 可齋이다.

30 十二律의 陽律인 六律과 陰呂인 六呂를 통틀어 일컫는 말이다. 六律은 黃鐘, 太簇, 姑洗(고선), 蕤賓(유빈), 夷則(이칙), 無射(무역)이고 각각 冬至, 驚蟄, 淸明, 夏至, 處暑, 霜降에 해당한다. 六呂는 大呂, 夾鐘, 中呂, 林鐘, 南呂, 應鐘이고 각각 大寒, 春分, 小滿, 大暑, 秋分, 小雪에 해당한다.

31 『金丹正理大全玄學正宗』(앞의 책, 8쪽).

하늘의 기의 운행

◯ 호용지胡用之는 "『주역』에서 '건乾은 하나이면서 실實하다'고 한 것은 그 질質이라는 측면에서 크다고 한 것이며, '곤坤은 둘이면서 허虛하다'고 한 것은 양量이라는 측면에서 넓다고 한 것이다"라고 하였다. 주희는 "이 두 구절은 명확하게 깨달은 바가 있는 말이다. 건은 하나이면서 실하다 하고, 땅은 비록 견실하지만 도리어 허하다고 한 것은 하늘의 기는 땅속으로 운행하여 모두 땅속에서부터 뻗어 나오기 때문이다"라고 하였다. 또한 "땅은 폐肺와 같아서 형과 질이 비록 단단하지만 속은 본래 비어 있기 때문에 양기가 그 속에서 아무런 장애 없이 오르내려 비록 쇠붙이나 돌이라고 할지라도 뚫고 지나갈 수 있다. 땅은 이 기를 받아서 만물을 키운다. 요즈음의 천문학자들은 율려律呂를 이용하여 기를 살피는데 그 방법이 매우 정교하다. 기가 〔절기라는 때에 맞춰〕 도달함이 한 치의 오차도 없으니 이는 그 기가 모두 땅속에서 뚫고 나오는 것이기 때문이다"라고 하였다(『금단정리대전현학정종』).

陰陽之氣升降盈虛

○訣曰, 天地盈虛自有時, 審能消息始知機. 註曰, 天地相去八萬四千里, 冬至之日, 地中有一陽氣上升, 一日升四百六十里二百四十步[32], 至後五日爲一候, 三候爲一氣, 三氣爲一節, 二節爲一時, 卽春分也, 計九十日. 陽氣共升至天四萬二千里, 正到天地之中, 此時陰中陽半, 爲泰卦[33]. 其氣變寒爲溫, 萬物發生之時, 故爲春也. 自此以後, 陽氣升入陽位, 亦如前, 漸漸升至夏至之日, 並前計一百八十日, 共升八萬四千里, 乃到天也. 此時陽中又有陽, 爲純陽乾卦. 其氣變溫爲熱, 曰夏, 萬物茂盛之時, 故曰盈也. 夫熱極則陰生, 故夏至之日, 一陰自天而降, 亦一日降四百六十里二百四十步, 亦五日爲一候, 三候爲一氣, 三氣爲一節, 二節爲一時, 卽秋分日也, 計九十日. 陰氣共降四萬二千里, 正到天地之中, 此時陽中陰半爲否卦[34], 其氣變熱爲凉, 萬物結實之時, 故爲秋也. 自此以後, 陰氣降入陰位亦如時, 漸漸降至冬至之日, 共前計一百八十日, 共降八萬四千里, 乃到地也. 此時陰中又有陰, 爲純陰坤卦. 其氣變凉爲寒, 曰冬, 萬物收藏之時, 故曰虛也〔悟眞〕[35].

32 '步'는 360步를 一里라고 한다.

33 '泰卦(䷊)'는 육십사괘 중 하나로, 坤卦(☷)가 위에 있고 乾卦(☰)가 아래에 있어 陰陽이 화합하여 하나로 뭉쳐짐을 상징하는 괘이다.

34 '否卦(䷋)'는 육십사괘 중 하나로, 乾卦가 위에 있고 坤卦가 아래에 있어 天地의 기가 소통되지 못하고 막혀 있는 괘이다.

35 이상의 문장은 張伯端 撰, 葆光 注, 戴起宗 疏, 『紫

음양의 기가 오르내리는 것과 차고 비는 것

○『오진편』의 한 시에서 "하늘과 땅의 〔기가〕 차고 비는 데는 제때가 있으니, 줄어들고 자라는 것을 잘 살펴야 〔천지의〕 기틀을 알 수 있다"고 하였다. 주註에서는 "하늘과 땅의 거리가 8만 4,000리이다. 동짓날 땅속에서 양기陽氣 하나가 올라오는데 하루에 460리 240보를 오른다. 동지冬至 이후 5일이 1후一候가 되고 3후가 1기一氣, 3기가 1절一節, 2절이 1시一時가 되니 곧 춘분春分이며 이날을 모두 더하면 90일이다. 양기가 함께 하늘로 4만 2,000리를 올라가면 바로 하늘과 땅의 한가운데에 이르니, 이때가 음 중에 양이 반이 되며 괘로는 태괘泰卦가 된다. 그 기는 찬 기운을 따뜻하게 하여 만물이 발생하는 때가 되니 봄이다. 이때부터 양기가 올라가서 양의 자리로 들어가고, 이와 같이 점점 올라가서 하짓날에 이른다. 앞의 날과 더하면 모두 180일이고 총 8만 4,000리를 올라서 하늘에 도달한 것이다. 이때에는 양 중에 또 양이 있어 괘로는 순양純陽의 건괘乾卦가 된다. 그 기는 따뜻한 기운을 뜨겁게 하니 여름이며, 만물이 무성한 때이므로 〔기가 꽉〕 찼다〔盈〕고 한다. 일반적으로 열이 극에 달하면 음이 생기므로 하짓날 음기陰氣 하나가 하늘에서 내려오는데 〔올라갈 때와 마찬가지로〕 하루에 460리 240보씩 내려온다. 역시 5일이 1후가 되고 3후가 1기, 3기가 1절, 2절이 1시가 되니 곧 추분秋分이며 이날을 모두 더하면 90일이다. 음기가 함께 4만 2,000리를 내려가면 하늘과 땅의 한가운데에 이른다. 이때가 양 중에 음이 반이어서 비괘否卦가 된다. 그 기는 뜨거운 기운을 서늘하게 하여 만물이 결실을 맺게 하는 때가 되니 가을이다. 이때부터 음기가 내려가서 음의 자리로 들어가 전과 같이 점점 내려가 동지에 이른다. 앞의 날과 모두 더하면 180일이고 총 8만 4,000리를 내려가서 땅에 도달한 것이다. 이때에는 음 중에 또 음이 있어 순음純陰의 곤괘坤卦가 된다. 그 기는 서늘한 것을 차게 만드니 겨울이다. 만물을 거두어 갈무리하는 때이므로 〔기가 텅〕 비었다〔虛〕고 한다"라고 하였다(『오진편』).

陽眞人悟眞篇注疎』 卷之六(『中華道藏』 第十九册, 華夏出版社, 2004, 331쪽)에서 인용한 것이다. 원문과 들고남이 있다.

天地不足之方

○黃帝曰, 天不足西北, 左寒而右凉, 地不滿東南, 右熱而左溫, 其故何也. 岐伯曰, 陰陽之氣, 高下之理, 大小之異也. 東南方陽也, 陽者其精[36]降於下, 故右熱而左溫. 西北方陰也, 陰者其精奉於上, 故左寒而右凉. 是以地有高下, 氣有溫凉, 高者氣寒, 下者氣熱. 故適寒凉者脹, 之[37]溫熱者瘡, 下之則脹已, 汗之則瘡已, 此腠理開閉之常, 大小之異耳〔內經〕[38].

36 '精'은 여기에서 '德' 또는 '氣'의 의미로 보인다. "天氣, 淸淨光明者也. 藏德不止, 故不下也"(『素問』「四氣調神大論篇第二」).

37 '之'에 대해 張介賓은 "之도 역시 適의 뜻이다. 溫熱한 땅에 가면 腠理가 많이 열려 陽邪가 쉽게 들어오므로 瘡瘍이 된다"고 하였다("之, 亦適也. 適寒凉之地, 則腠理閉密. 氣多不達, 故作內脹. 之溫熱之地, 則腠理多開. 陽邪易入, 故爲瘡瘍. 脹在裏, 故下之則已." 『類經』 二十五卷 運氣類 十六「天不足西北地不滿東南陰陽高下壽夭治法」, 下册, 888쪽).

38 『素問』「五常政大論篇第七十」.

하늘과 땅의 방위에 따른 기의 부족

◯ 황제가 "하늘은 서북쪽의 기가 부족하여 왼쪽은 춥고 오른쪽은 서늘하며, 땅은 동남쪽의 기가 가득 차지 못하여 오른쪽은 덥고 왼쪽은 따뜻한데 그 이유가 무엇인가?"라고 물었다. 기백岐伯이 "음양陰陽의 기는 〔땅의〕 높고 낮음에 따라 〔그 기의〕 크고 작은 차이가 있다. 동남쪽은 양陽인데, 양은 그 정精이 아래로 내려오므로 오른쪽이 덥고 왼쪽이 따뜻하다. 서북쪽은 음陰인데, 음은 그 정이 위를 떠받들므로 왼쪽이 춥고 오른쪽이 서늘하다. 그러므로 땅에는 높고 낮음이 있고, 기에는 〔춥고 덥고〕 따뜻하고 서늘함이 있으니 높은 곳은 기가 차갑고 낮은 곳은 기가 뜨겁다. 그래서 차거나 서늘한 곳에 가면 창만〔脹〕이 생기고 따뜻하거나 더운 곳에 가면 창양〔瘡〕이 생기는데, 설사를 시키면 창만이 그치고 땀을 내면 창양이 낫는다. 이것이 주리腠理를 열고 닫는〔하법下法이나 한법汗法을 쓰는〕 일반적인 원칙이니 〔이는 음양의 기의〕 크고 작음의 차이일 뿐이다"라고 답하였다(『내경』).

四方異宜

○ 內經曰, 東方之域, 天地之所始生, 魚鹽之地, 海濱傍水, 其民食魚而耆鹹, 安其處, 美其食. 西方者, 金玉之域, 沙石之處, 天地之所收引[39], 其民陵居而多風, 水土剛強, 其民不衣而褐薦[40], 其民華食[41]而脂肥. 北方者, 天地所閉藏之域, 其地高陵居, 風寒氷冽, 其民樂野處而乳食. 南方者, 天地所長養, 陽之所盛處, 其地下水土弱, 霧露之所聚, 其民嗜酸而食䏽[42]. 中央者, 其地平以濕, 天地所以生萬物也衆, 其民食雜而不勞. 故聖人雜合以治, 各得其宜也[43].

39 '引'에 대하여 王冰은 "引謂牽引, 使收斂也"라고 하여 기를 수렴시키는 것이라고 하였다.

40 '褐薦'은 털로 된 모포나 거친 천과 풀로 엮은 자리를 말한다. '褐', 털옷 갈. '薦', 천거할 천, 거적.

41 '華食'은 맛있거나 맛이 진한 음식을 먹는 것을 말한다.

42 『內經』에는 '䏽'가 '胕'로 되어 있다. '胕'는 '腐'의 音借子로, 발효시킨 음식을 가리킨다. 張介賓은 "'胕'는 腐이다. 물질이 썩었다는 것은 메주, 생선 젓갈, 누룩, 장 같은 것을 말한다"고 하였다. 張介賓, 『類經』 十二卷 論治類 九 「五方病治不同」(앞의 책, 341쪽). "胕, 腐也. 物之腐者. 如豉鮓麵醬之屬是也."

43 『素問』 「異法方宜論篇第十二」.

지역에 따라 치료법을 달리해야 한다

◯『내경』에서 "동쪽 지역은 하늘과 땅의 기가 처음 생겨나는 곳으로 물고기와 소금이 나는 지역이며, 바다와 물을 접하고 있어서 그곳 사람들은 물고기를 먹으며 짠 것을 좋아한다. 자신이 사는 곳을 편안하게 여기고, 자신이 먹는 음식을 맛있다고 여긴다. 서쪽 지역은 금과 옥이 나고 모래와 돌이 많은 곳이며, 하늘과 땅의 기가 수렴되는 곳이다. 그곳 사람들은 언덕에 사는데, 바람이 많이 불고 풍토가 드세어 사람들이 천으로 된 옷을 입지 않고 가죽으로 된 옷을 입으며 풀로 엮은 자리를 깔고 지내며 기름진 음식을 먹어 비만하고 기름기가 돈다. 북쪽 지역은 하늘과 땅의 기가 닫히고 갈무리되는 곳으로, 땅이 높아 사람들은 언덕에 살며 바람이 차고 얼음이 언다. 그곳 사람들은 유목생활을 즐기며 젖으로 만든 음식을 먹는다. 남쪽 지역은 하늘과 땅의 기가 길러지는 곳이며 양기가 왕성한 곳이다. 땅이 낮고 수토水土가 무르며 안개와 이슬이 잘 생기는 곳이다. 그곳 사람들은 신맛을 좋아하고 발효시킨 음식을 먹는다. 중앙 지역은 땅이 평평하고 습하여 하늘과 땅에서 나는 산물이 풍부하다. 그곳 사람들은 이것저것 잡다하게 먹고 힘들게 일하지 않는다. 그러므로 성인聖人이 〔위와 같은〕 여러 가지 사정을 고려해 치료한 것은 〔지역의 기와 그곳에 사는 사람의 기가〕 서로 마땅해야 하기 때문이다"라고 하였다.

地理有壽夭之異

○黃帝曰, 其於壽夭何如. 岐伯曰, 陰精[44]所奉其人壽, 陽精所降其人夭.[45] 註曰,[46] 陰精所奉, 高之地也. 陽精所降, 下之地也. 陰方之地, 陽不妄泄, 寒氣外持, 邪不數中, 而正氣堅守, 故壽延. 陽方之地, 陽氣耗散, 發泄無度, 風濕數中, 眞氣傾竭, 故夭折. 卽事驗之, 今中原之境, 西北方衆人壽, 東南方衆人夭, 此壽夭之大異也. ○帝曰, 一州之氣, 生化壽夭不同, 其故何也. 岐伯曰, 高下之理, 地勢使然也. 崇高則陰氣治之, 汚下則陽氣治之, 陽勝者先天, 陰勝者後天. 帝曰, 其有壽夭乎. 岐伯曰, 高者其氣壽, 下者其氣夭, 地之小大異也, 小者小異, 大者大異[47]〔內經〕.

44 '陰精'은 일반적으로 精의 두 측면, 곧 陰精과 陽精이라고 할 때의 陰精을 말하거나 陰液을 말하지만 여기에서는 자연계의 찬 기운을 가리킨다. 뒤에 나오는 '陽精'도 마찬가지로 더운 기운을 말한다.

45 『素問』「五常政大論篇第七十」.

46 『素問』「五常政大論篇第七十」의 해당 구절에 대한 王冰의 注이다.

47 『素問』「五常政大論篇第七十」. 원문에는 이 뒤에 '故治病者, 必明天道地理, 陰陽更勝, 氣之先後, 人之壽夭, 生化之期, 乃可以知人之形氣矣'라는 구절이 더 있다.

지역에 따라 오래 살고 일찍 죽는 차이가 있다

◯ 황제가 "〔지역의 차이에 따라〕 사람이 오래 살고 일찍 죽는 것은 어째서인가?"라고 물었다. 이에 기백岐伯이 "〔찬 기운인〕 음정陰精이 위로 오르는 곳에서는 사람들이 오래 살고, 〔더운 기운인〕 양정陽精이 아래로 내리는 곳에서는 사람들이 일찍 죽는다"라고 답하였다. 왕빙王冰의 주註에서 "음정이 위로 오르는 곳은 높은 지역이고, 양정이 아래로 내리는 곳은 낮은 지역이다. 음이 많은 지역은 양기가 헛되이 새어나가지 않고 한기가 밖에서 지키고 있으므로 사기가 자주 침범하지 못하고 정기正氣가 굳게 지켜지므로 오래 산다. 양이 많은 지역은 양기가 소모되고 땀을 무시로 흘리며 풍과 습이 자주 침범하여 진기眞氣가 다 빠져나가므로 일찍 죽는다. 실제의 사례로 검증해보면 오늘날 중원中原의 서북쪽에는 오래 사는 사람이 많고, 동남쪽에는 일찍 죽는 사람이 많다. 이것이 오래 살고 일찍 죽는 가장 중요한 차이이다"라고 하였다. ◯ 황제가 "같은 지역의 기氣인데도 〔사람마다〕 태어나 자라는 것과 오래 살고 일찍 죽는 것이 같지 않은 까닭은 무엇 때문인가?"라고 물었다. 이에 기백이 "땅이 높거나 낮음에 따른 지세 때문에 그러한 것이다. 〔지세가〕 높으면 음기가 다스리고 낮으면 양기가 다스리는데, 양기가 우세한 곳에서는 〔생성과 변화가〕 천시天時〔절기〕보다 앞서고 음기가 우세한 곳에서는 천시보다 뒤진다"라고 답하였다. 황제가 "그러면 〔땅이 높고 낮음에 따라서〕 오래 살고 일찍 죽는 차이가 있는가?"라고 물었다. 이에 기백이 "높은 곳에 사는 사람은 오래 살고, 낮은 곳에 사는 사람은 일찍 죽는다. 그 지역의 크기에 따라서도 차이가 있어 지역의 크기가 작으면 〔그곳에 사는 사람들 사이의〕 오래 살고 일찍 죽는 차이도 작고, 지역의 크기가 크면 오래 살고 일찍 죽는 차이도 크다"라고 답하였다(『내경』).

南北病治法

○ 東南山谷, 地氣濕熱, 病多自汗. 西北高燥, 地氣寒凉, 病多無汗. 中原土鬱, 病多膨脹. 飮食居處, 各各不同〔入門〕[48]. ○ 北方土厚水深, 水性沈下, 人體多實而少虛[49], 若有所治, 則宜多用淸凉之劑[50]. 南方屬火, 火性輕炎, 人體多虛而少實[51], 須[52]投以溫和之藥以調之〔得效〕[53].

48 『醫學入門』 外集 卷三 傷寒 「痓爲死證及婦人傷寒」(앞의 책, 290쪽). 이 뒤에 '故麻黃桂枝, 自西北二方居人四時服之, 無不應驗. 自江淮間, 惟冬及春可行之'라는 구절이 더 있다.

49 원문에는 이 뒤에 '且所餐无非肉穀, 寒則衣重裘坐煖炕'이라는 구절이 더 있다.

50 원문에는 이 뒤에 '如南方用大黃, 巴豆之屬, 其分兩皆當倍而用之. 或用水漬法, 或尋甜水一二甌飮之卽蘇. 間有所稟稍弱, 不自保惜, 勞役致虛, 則亦但當潤補之, 無有不愈'라는 구절이 더 있다.

51 원문에는 이 뒤에 '况所食不過蔬食而已'라는 구절이 더 있다.

남쪽과 북쪽에서 병을 치료하는 법

◯ 동남 지역은 산과 골짜기가 많아서 땅의 기가 습하고 열이 많아 병이 들면 저절로 땀이 많이 난다. 서북 지역은 높고 건조하며 땅의 기가 차갑고 서늘하므로 병이 들면 땀을 흘리지 않는 경우가 많다. 중원 지역은 땅이 비옥하여 배가 불러 오르는 병이 많다. 이렇듯 먹는 것과 사는 곳에 따라 병이 서로 다르다(『의학입문』). ◯ 북쪽 지역은 땅이 높고 물이 깊다. 물의 성질은 아래로 내려가므로 사람의 몸은 실한 경우가 많고 허한 경우는 적다. 그러므로 치료할 때에는 청량한 약제를 써야 한다. 남쪽 지역은 화火에 속하는데, 화의 성질은 가볍고 타오르기 때문에 사람의 몸이 허한 경우가 많고 실한 경우는 적다. 그러므로 치료할 때에는 온화한 약으로 조절하여야 한다(『세의득효방』).

52 '湏, 낯 씻을 회.

53 『世醫得效方』 卷第一 大方脈雜醫科 「集治說」(앞의 책, 6쪽).

五行生剋順逆

○五行者, 金木水火土也. 相生者[54], 水生木, 木生火, 火生土, 土生金, 金生水也. 相剋者[55], 水剋火, 火剋金, 金剋木, 木剋土, 土剋水也. 木主於東, 應春. 火主於南, 應夏. 金主於西, 應秋. 水主於北, 應冬. 土主於中央, 應於長夏. 在天則爲氣, 寒暑燥濕風也. 在地則成形, 金木水火土也. 互能相生, 乃其始也. 互能相剋, 乃其終也. 皆出乎天之性也. 其相剋者, 子皆能爲母復讎[56]也. 木剋土, 土之子金反剋木. 木之子火反剋金, 金之子水反剋火. 火之子土反剋水. 水之子木反剋土也. 強可攻弱, 土得木而達. 實可勝虛, 水得土而絶. 陰可消陽, 火得水而滅. 烈可敵剛, 金得火而缺. 堅可制柔, 木得金而伐也〔入式〕[57].

54 '相生'이란 서로 상대의 氣를 보태주거나 낳고 기르게 하며 자라남을 도와주는 것을 말한다.

55 '相剋'이란 서로 상대의 氣를 制約하거나 억누르는 것, 排斥하는 것을 말한다.

56 '讎', 짝, 원수 수.

57 『素問入式運氣論奧』 卷上 「論五行生死順逆第一」. 원문과 들고남이 있다. "五行相生相剋, 其理昭然. 十干十二支五運六氣歲月日時. 皆自此立, 更相爲用. 在天則爲氣, 寒暑燥濕風, 在地則成形, 金木水火土, 形氣相感而化生萬物, 此造化生成之大紀也, 原其妙用可謂無窮矣. 木主於東, 應春, 木之爲言, 觸也冒也. 陽氣觸動冒地而生. 水流趨東, 以生木也. 木上發而覆下, 乃自然之質也. 火主於南, 應夏, 火之爲言, 化也燬也. 陽在上, 陰在下, 燬然盛而變化萬物也. 鑽木作火, 木所生也. 然火無正體, 體本木焉. 出以應物, 盡而復入, 乃自然之理也. 金主於西, 應秋, 金之爲言, 禁也. 陰氣始, 禁止萬物而揫斂. 披沙揀金, 土所生也. 生於土而別於土, 乃自然之形也. 水主於北,

오행의 상생상극과 순역

◯ 오행은 금金·목木·수水·화火·토土이다. 상생相生이란 수가 목을 생生하고 목이 화를, 화가 토를, 토가 금을, 금이 수를 생하는 것이다. 상극相剋이란 수가 화를 극剋하고 화가 금을, 금이 목을, 목이 토를, 토가 수를 극하는 것이다. 목은 동쪽을 주관하고 봄[의 기]에 상응한다. 화는 남쪽을 주관하고 여름[의 기]에 상응한다. 금은 서쪽을 주관하고 가을[의 기]에 상응한다. 수는 북쪽을 주관하고 겨울[의 기]에 상응한다. 토는 중앙을 주관하고 늦여름[의 기]에 상응한다. 하늘에서는 기가 되니 한寒·서暑·조燥·습濕·풍風이고, 땅에서는 형체[形]를 이루니 금·목·수·화·토이다. 서로 상생하는 것이 그 시작이고 서로 상극하는 것이 그 끝인데, 모두가 하늘의 성性에서 나오는 것이다. 상극이란 아들이 어미를 위하여 원수를 갚는 것이다. 목이 토를 극하면 토의 아들인 금이 [어미인 토를 위하여] 도리어 목을 극하고, 목의 아들인 화는 [어미인 목을 위하여] 도리어 금을 극하며, 금의 아들인 수는 도리어 화를 극하고, 화의 아들인 토는 도리어 수를 극하며, 수의 아들인 목은 도리어 토를 극한다. 강한 것이 약한 것을 공격하므로 토는 목을 만나면 [나무에] 뚫린다. 실한 것은 허한 것을 이기므로 수가 토를 만나면 [물길이] 끊어진다. 음은 양을 없애므로 화는 수를 만나면 꺼진다. 뜨거운 것은 굳센 것을 칠 수 있으므로 금이 화를 만나면 이지러진다. 굳센 것은 무른 것을 자를 수 있으므로 목이 금을 만나면 베인다(『소문입식운기론오』).

應冬, 水之爲言, 潤也, 陰氣濡潤, 任養萬物也. 水西而東, 金所生也. 水流曲折, 順下而達, 乃自然之性也. 土主於中央, 兼位西南, 應於長夏. 土之爲言, 吐也, 含吐萬物, 將生者出將死者歸, 爲萬物家, 故長於夏末, 火所生也. 土或勝水, 水乃反一, 自然之義也. 其相剋者子, 皆能爲母復讎也. 木剋土, 土之子金, 反尅木, 木之子火, 反尅金, 金之子水, 反尅火, 火之子土, 反尅水, 水之子木, 反尅土也. 互能相生, 乃其始也. 互能相尅, 乃其終也. 皆出乎天之性也. 強可攻弱, 土得木而達. 實可勝虛, 水得土而絶. 陰可消陽, 火得水而滅. 烈可敵剛, 金得火而缺. 堅可制柔, 木得金而伐. 故五者流行而更轉, 順則相生, 逆則相剋, 如是則各各爲用, 以成其道而已." 劉完素·張立平 校注, 『素問運氣論奥』(學苑出版社, 2008, 11-15쪽).

五行盛衰圖

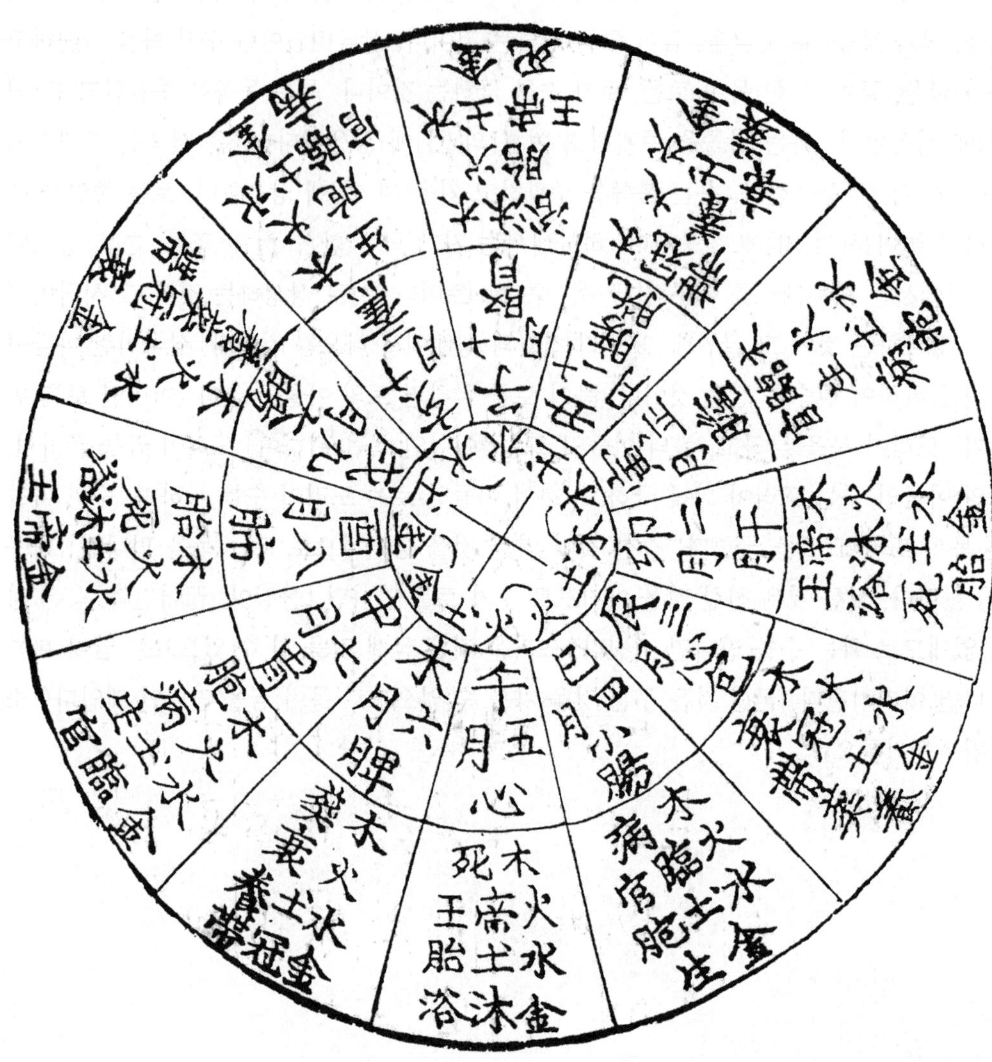

六氣之化

○ 六氣化者, 謂寒暑燥濕風火也. 然行有五, 而氣有六者, 以分君火相火之化也. 木之化曰風, 主於春, 君火之化曰熱, 主春末夏初. 相火之化曰暑, 主於夏. 金之化曰燥, 主於秋. 水之化曰寒, 主於冬. 土之化曰濕, 主於長夏. 長夏謂六月也〔入式〕[58].

58 『素問入式運氣論奧』 卷上 「論六氣化第五」(앞의 책, 35-39쪽). 원문과 들고남이 있다. "神機之樞達之於天, 則寒暑運而爲生化之原, 由是上聖造其微, 而內經作. 故論曰, 在地成形, 在天爲氣也. 然行有五而氣有六, 以分君火相火之化. 六氣化者, 謂寒暑燥濕風火也, 乃天之元氣, 然後三陰三陽上奉之, 謂之標. 標本之論, 具在下文. 六氣皆有一化, 擧大槩也. 尋文攷之, 則土之化曰濕曰雨, 金之化曰燥曰淸, 各所以明其性而已. 木之化風主於春, 春之爲言蠢也, 陽氣蠢動, 故風所以鼓舞萬物, 爲天號令. 君火之化熱, 主春末夏初, 行暄淑之令而, 不行炎, 暑應君之德也. 相火之化暑, 主於夏, 夏之爲言大也, 與午同意, 炎暑乃行. 金之化淸與燥, 主於秋, 秋之爲言揫也, 與金同意, 淸凉乃行. 白露, 淸氣也. 金屬庚辛, 辛爲丙, 婦帶火之氣, 故燥. 難經曰, 辛, 商也. 丙之柔, 則金燥之化可明矣. 久雨霖霪, 西風而晴燥之兆也. 西風而雨, 燥濕爭也, 而乃自晴水之化. 寒主於冬, 冬之爲言終也, 嚴凜乃行. 土之化濕與雨, 主於

육기의 변화

◯ 육기六氣의 변화는 한寒·서暑·조燥·습濕·풍風·화火〔의 변화〕를 말한다. 행行은 다섯 가지이나 기氣는 여섯 가지인 것은 〔화를〕 군화君火와 상화相火로 나누었기 때문이다. 목木의 변화를 풍이라고 하며 이는 봄을 주관한다. 군화의 변화는 〔습기가 없는〕 열熱이라고 하며 늦봄부터 초여름까지를 주관한다. 상화의 변화는 〔습기가 있는〕 더위〔暑〕라고 하며 여름을 주관한다. 금金의 변화는 조라고 하며 가을을 주관한다. 수水의 변화는 한이라고 하며 겨울을 주관한다. 토土의 변화는 습이라고 하며 늦여름을 주관한다. 늦여름은 음력 6월을 말한다(『소문입식운기론오』).

長夏, 長夏謂六月也. 土生於火, 長在夏中, 旣長而王, 土潤溽暑, 濕化行也. 盖濕則土生, 乾則土死, 泉出地中, 濕化信矣. 經曰, 地氣上爲雲, 天氣下爲雨, 雨出地氣. 雲出天氣, 則土雨之化見矣. 同爲一歲之令, 巡環而治之也.”

氣候差異

○ 夫四時寒暄之序, 加以六氣司化之令, 則歲歲各異. 凡春溫夏暑秋凉冬寒, 皆天地之正氣. 其客行於主位, 則自有逆順淫勝之異, 由是氣候不一, 豈可一定而論之. 陰陽四時之氣候, 則始於仲月[59]而盛於季月[60], 故經曰, 差三十度而有奇[61]. 又言氣令盛衰之用, 其在四維[62]. 故陽之動始於溫而盛於暑, 陰之動始於淸而盛於寒, 春夏秋冬各有差其分者, 此之謂也[63].

59 '仲月'은 仲朔이라고도 하며 각 계절의 가운데 달로, 곧 仲春, 仲夏, 仲秋, 仲冬에 해당하는 음력 2월, 5월, 8월, 11월을 말한다.

60 '季月'은 각 계절의 마지막 달로, 곧 季春, 季夏, 季秋, 季冬에 해당하는 음력 3월, 6월, 9월, 12월을 말한다.

61 『素問』「六微旨大論篇第六十八」. "帝曰, 何謂初中. 岐伯曰, 初凡三十度而有奇, 中氣同法. 帝曰, 初中何也. 岐伯曰, 所以分天地也." 여기에서 '度'는 日을 말하며, '奇'는 43과 4분의 3을 말한다. "度, 卽日也. 一步之數, 凡六十日八十七刻半, 而兩分之, 則前半步始於初, 是爲初氣. 凡三十度而有奇. 奇, 謂四十三刻, 又四分刻之三也. 後半步始於中, 是爲中氣, 其數如初, 故曰同法"이라고 하였다(『類經』 二十四卷 運氣類 九「上下升降氣有初中神機氣立生化爲用」, 下册, 837-838쪽).

기후의 차이

◯ 일반적으로 사계절에 차고 따뜻해지는 순서가 있는데, 거기에 변화를 담당하는 육기六氣라는 시령이 더해지면 해마다 〔기후가〕 각각 달라진다. 대체로 봄은 따뜻하고 여름은 덥고 가을은 서늘하고 겨울은 추우니, 모두 하늘과 땅의 바른 기〔正氣〕이다. 객기客氣가 주기主氣의 자리에 가게 되면 저절로 질서가 뒤바뀌거나 사기가 정기를 이기는 일이 생기게 된다. 이 때문에 기후가 한결같지 않은 것이니 어찌 일률적으로 말할 수 있겠는가? 음양의 사계절 기후는 중월仲月에 시작하여 계월季月에 왕성해진다. 그러므로 『소문』에서 "30일 남짓의 차이가 있다"라고 하였다. 또한 "한서온량寒暑溫涼〔氣令〕이 왕성해지거나 쇠약해지는 변화는 사유四維에 따라 달라진다. 그러므로 양기는 따뜻할 때 움직이기 시작하여 무더울 때 왕성해지고, 음기는 서늘할 때 움직이기 시작하여 추울 때 왕성해진다. 봄·여름·가을·겨울이 각각 그 맡은 역할에 차이가 있다는 것은 이를 두고 한 말이다"라고 하였다.

62 '四維'는 辰戌丑未, 곧 음력 3월, 6월, 9월, 12월을 말한다.

63 『素問』「至眞要大論篇第七十四」. "寒暑溫涼, 盛衰之用, 其在四維. 故陽之動始於溫盛於暑. 陰之動始於淸盛於寒. 春夏秋冬, 各差其分. 故大要曰, 彼春之暖, 爲夏之暑, 彼秋之忿, 爲冬之怒, 謹按四維, 斥候皆歸, 其終可見, 其始可知, 此之謂也."

四維者, 辰戌丑未四季月也. 盖春氣始於二月, 盛溫於三月. 夏氣始於五月, 盛暑於六月. 秋氣始於八月, 盛凉於九月. 冬氣始於十一月, 盛寒於十二月. 以此見之, 則氣差明矣. 然五月夏至, 陰氣生而反大熱, 十一月冬至, 陽氣生而反大寒者, 盖氣自下生, 則推而上之也. 故陰生則陽上, 而愈熱, 陽生則陰上, 而愈寒, 以今驗之, 夏井淸凉, 冬井溫和, 則可知矣〔入式〕.[64]

64 『素問入式運氣論奧』 卷上 「論六氣化第五」(앞의 책, 39-40쪽). 원문과 들고남이 있다. "凡春溫夏暑秋凉冬寒, 皆天地之正氣. 其客行於主位, 則自有逆順淫勝之異. 由是氣候不一, 豈可一定而論之. 陰陽四時之氣候, 則始於仲月而盛於季月. 故經曰, 差三十度而有奇. 又言, 氣令盛衰之用, 具在四維. 故陽之動始於溫而盛於暑, 陰之動始於淸而盛於寒, 春夏秋冬各有差其分者, 此之謂也. 四維者, 辰戌丑未四季月也. 盖春氣始於二月, 盛溫於三月. 夏氣始於五月, 盛暑於六月. 秋氣始於八月, 盛凉於九月. 冬氣始於十一月, 盛寒於十二月. 以此見之, 則氣差明矣. 然五月夏至, 陰氣生而反大熱, 十一月冬至陽氣生而反大寒者, 盖氣自下生, 則推而上之, 相錯而萬物生以其無窮也. 故聖人指物以候之其六氣終始, 早晏五運大少盈虛原之, 以至理考之, 以至數而垂示, 萬古無有差忒也. 經曰, 五日謂之候, 三候謂之氣, 六氣謂之時, 四時謂之歲. 又曰, 日爲陽月爲陰, 行有分紀, 周有道里. 日行一度, 月行十三度而有奇焉. 故大小月三百六十五日, 而成歲積氣, 餘而盈閏矣. 經云, 日常於晝夜行天之一度, 則一日也, 共三百六十五日四分之一, 而周天度乃成一歲, 常五日一候應之, 故三候成一氣, 卽十五日也. 三氣成一節, 節謂立春春分立夏夏至立秋秋分立冬冬至, 此八節也. 三八二十四氣, 而分主四時一歲成矣. 春秋言分者, 以六氣言之, 則

사유는 음력 3월〔辰〕·6월〔戌〕·9월〔丑〕·12월〔未〕로, 각 계절의 마지막 달이다. 대개 봄의 기운은 음력 2월에 시작하여 3월에 가장 따뜻하고, 여름의 기운은 음력 5월에 시작하여 6월에 가장 무더우며, 가을의 기운은 음력 8월에 시작하여 9월에 가장 서늘하고, 겨울의 기운은 음력 11월에 시작하여 12월에 가장 춥다. 이것으로 볼 때 〔각 계절의〕 기후의 차이가 있다는 것이 분명하다. 그런데 음력 5월 하지에는 음기陰氣가 〔처음〕 생기는데도 도리어 매우 무덥고, 음력 11월 동지에는 양기陽氣가 생기는데도 도리어 매우 추운 것은 기라는 것이 대개 아래에서 생기면 〔다른 기를〕 위로 밀어 올라가기 때문이다. 그러므로 음이 생기면 양이 〔밀려〕 올라가기 때문에 더욱 덥고, 양이 생기면 음이 〔밀려〕 올라가기 때문에 더욱 춥다. 이를 증명하자면 여름에 우물이 시원하고 겨울에 우물이 따뜻한 것을 보면 알 수 있다(『소문입식운기론오』).

二月半初氣終, 而交二之氣. 八月半四氣盡, 而交五之氣. 若以四時之令言之, 則陰陽寒暄之氣, 到此可分之時也. 晝夜分五十刻, 亦陰陽之中分也. 故經曰, 分則氣異, 此之謂也. 冬夏言至者, 以六氣言之, 則五月半司天之氣至其所在, 十一月半在泉之氣至其所在. 以四時之令言之, 則陰陽至此極至之時也. 夏至日長不過六十刻, 陽至此而極. 冬至日短不過四十刻, 陰至此而極, 皆天候之未變. 故經曰, 至則氣同, 此之謂也. 天自西而東轉, 其日月五星循天從東而西轉. 故白虎通曰, 天左旋, 日月五星右行. 日月五星在天爲陰, 故右行, 猶臣對君也. 日則晝夜行天之一度, 月則晝夜行天之十三度有奇者, 謂復行一度之中, 作十九分, 分之得七. 大率月行疾速, 終以二十七日月行一周天. 是將十三度及十九分之七數, 總之則二十九日, 計行天三百八十七度有奇. 計月行疾之數比日行遲之數, 則二十九日日方行天二十九度, 月已先行一周天, 三百六十五度, 外又行天之二十二度, 反少七度而不及日也. 陰陽家說謂日月之行, 自有前後, 遲速不等, 固無常準, 則有大小月盡之異也. 本三百六十五日四分度之一, 卽二十五刻, 當爲一歲. 自除歲外之餘, 則有三百六十也. 故陰生則陽上而愈熱, 陽生則陰上而愈寒. 以今驗之, 夏井清凉, 冬井溫和, 則可知也, 是所謂歲之常矣.”

十干[65]

○ 十干者, 東方甲乙南方丙丁西方庚辛北方壬癸中央戊己, 五行之位也. 盖甲乙其位木, 行春之令. 丙丁其位火, 行夏之令. 戊己其位土, 行周四季. 庚辛其位金, 行秋之令. 壬癸其位水, 行冬之令. 經曰, 天有十日, 日六竟而周甲者[66]此也, 乃天地之數也. 故甲丙戊庚壬爲陽, 乙丁己辛癸爲陰. 五行各一陰一陽, 故有十日也〔入式〕[67].

65 十干과 十二支의 기원은 알기 어려우나 이미 殷代의 갑골문에 이런 명칭이 나오고 있다. 모로하시 데쓰지諸橋轍次는 『史記』「律書」, 『漢書』「律曆書」, 『白虎通』, 『釋名』 등을 참고하여 약간의 유보를 달면서 十干의 뜻에 대해 다음과 같이 이야기하고 있다. 甲은 갑옷, 껍데기로 만물이 처음으로 씨앗을 깨고 나오는 것, 乙은 軋(다툼, 삐걱거림)로 만물이 다투어 뻗어나가는 것, 丙은 炳(밝음, 빛남)으로 밝게 드러나는 것, 丁은 만물이 壯丁처럼 되는 것, 戊는 茂(무성함)로 만물이 무성하게 우거지는 것, 己는 起(일어남)로 지금까지 움츠리고 있던 사물이 무성하게 일어나는 것, 庚은 更(고침)으로 만물이 숙연하게 자신을 가다듬어 고치는 것, 辛은 新(새로움)으로 음기가 새로워져서 거두어들이는 것, 壬은 任(맡음)으로 양기가 만물을 그 아래에 두고 맡아 기르는 것, 癸는 揆(헤아림, 법도)로 만물이 법칙에 맞추어 싹트는 것이라고 하였다(모로하시 데쓰지, 최수빈 옮김, 『십이지 이야기』, 바오, 2004, 29-30쪽).

66 『素問』「六節藏象論篇第九」.

67 『素問入式運氣論奧』 卷上 「論十干第二」(앞의 책, 17-18쪽). 원문과 들고남이 있다. "是以東方甲乙南

십간

◯ 십간十干이란 동쪽의 갑을甲乙, 남쪽의 병정丙丁, 서쪽의 경신庚申, 북쪽의 임계壬癸, 중앙의 무기戊己를 말하는 것으로, 이것이 오행五行의 방위이다. 갑을의 자리는 목木에 해당하며 봄의 시령時令을 행한다. 병정의 자리는 화火에 해당하며 여름의 시령을 행한다. 무기의 자리는 토土에 해당하며 사계절에 두루 〔시령을〕 행한다. 경신의 자리는 금金에 해당하며 가을의 시령을 행한다. 임계의 자리는 수水에 해당하며 겨울의 시령을 행한다. 『소문』에서 "하늘에는 10일이 있으니 10일을 여섯 번 마치면 갑으로 돌아온다〔주갑周甲〕"고 한 것이 이것이며, 이는 하늘과 땅의 수數이다. 그러므로 갑·병·무·경·임은 양陽이 되고, 을·정·기·신·계는 음陰이 된다. 오행이 각기 한 번은 음이 되고, 한 번은 양이 되기 때문에 10일이 된다(『소문입식운기론오』).

方丙丁西方庚辛北方壬癸中央戊己, 五行之位也. 盖甲乙其位木, 行春之令. 甲乃陽內而陰尙包之, 草木始甲而出也. 乙者陽過中, 然未得正方, 尙乙屈也. 又云, 乙軋也, 萬物皆解孚甲, 自抽軋而出之. 丙丁其位火, 行夏之令. 丙乃陽上而陰下, 陰內而陽外, 丁陽其強, 適能與陰氣相丁. 又云, 丙炳也, 萬物皆炳然著見而強也. 戊己其位土, 行周四季, 戊陽土也, 萬物生而出之, 萬物伐而入之. 己陰土也, 無所爲而得己者也. 又云戊, 茂也, 己, 起也. 土行四季之末, 萬物含秀者, 抑屈而起也. 庚辛其位金, 行秋之令, 庚乃陰干, 陽更而續者也. 辛乃陽在下陰在上, 陰干陽極於此. 庚, 更故也, 而辛, 新也. 庚辛皆金, 金味辛, 物成而後有味. 又云, 萬物肅然, 更茂實新成. 壬癸其位水, 行冬之令. 壬乃陽, 旣受胎, 陰壬之, 乃陽生之位. 壬而爲胎, 與子同意. 癸者, 揆也. 天令至此, 萬物閉藏. 懷妊於其下, 揆然萌芽, 天之道也, 以爲日名焉. 故經曰, 天有十日, 日六竟而周甲者此也, 乃天地之數. 故甲丙戊庚壬爲陽, 乙丁巳辛癸爲陰, 五行各一陰一陽, 故有十日也."

十二支

○ 十二支者, 子丑寅卯辰巳午未申酉戌亥也.[68] 子者, 一陽肇[69]生之始, 十一月之辰也. 丑者十二月之辰也. 寅者, 正月之辰也. 卯者, 日升之時, 二月之辰也. 辰者, 三月之辰也. 巳者, 四月之辰也. 午者, 一陰肇生之始, 五月之辰也. 未者, 六月之辰也. 申者, 七月之辰也. 酉者, 日入之時, 八月之辰也. 戌者, 九月之辰也. 亥者, 十月之辰也. 甲之干, 乃天之五行, 一陰一陽言之. 子之支, 以地方隅言之. 故子寅午申爲陽, 卯巳酉亥爲陰, 土居四維, 旺[70]在四季之末. 土有四, 辰戌爲陽, 丑未爲陰, 故其數不同也. 合而言之, 十配十二, 共成六十日, 復六六而成歲. 故經曰, 天以六六之節, 以成一歲,[71] 此之謂也〔入式〕[72].

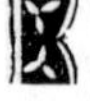

68 諸橋轍次는 십이지의 뜻에 대하여 다음과 같이 이야기하였다. 子는 滋(번식, 번성함)로서 만물이 번성하게 될 싹이 움튼다. 丑은 紐(끈)로서 애써 싹튼 것이 아직은 끈에 묶여 있어 충분히 성장하지 못한 상태, 寅은 演(펼침, 자라남)으로 만물이 자신을 드러내 처음으로 땅 위에 돋아나는 것, 卯는 茂(무성함)로서 만물이 무성하게 우거지는 것, 辰은 伸(늘어남, 자라남)으로 만물이 자라나는 것, 巳는 已(생장이 완료됨)로서 이미 만물의 무성함이 지극하여 이때부터는 열매를 맺는 시기가 된다. 이상의 여섯 자는 모두 양기가 점차 왕성해지는 모양이다. 이하의 여섯 자는 음기가 아래에서부터 발생해 올라가는 모양을 나타낸 것이다. 午는 伍(섞임)로서 음기가 아래에서부터 올라와 양기와 서로 섞이는 것, 未는 味(맛)로서 만물이 이루어져 자양분이 많고 좋은 맛이 나게 되는 것, 申은 身(몸)으로 만물의 본체가 완성되는 것, 酉는 老(늙음) 혹은 飽(물림, 싫증남, 배부름)로서 만물이 충분하게 완성되면 노쇠하는 것, 戌은 脫(벗음, 떨어짐) 또는 滅(소멸함)로서 사물이 떨어져 나가거나 혹은 소멸하는 것, 亥는 核(씨앗)으로 만물이 다음 대의 씨앗이 되는 것이라고 말한다(모로하시 데쓰지, 『십이지 이야기』, 29-30쪽).

69 '肇', 칠 조. 시작하다, 꾀하다.

70 亨保本에는 '旺'이 '王'로 되어 있다.

71 『素問』「六節藏象論篇第九」.

72 『素問入式運氣論奧』 卷上 「論十二支第三」(앞의 책, 19-26쪽). 원문과 들고남이 있다. "淸陽爲天, 五行彰而十干立. 濁陰爲地, 八方定而十二支分. 運移氣遷, 歲歲而盈虛應紀. 上升下降, 物物而變化可期. 所以支干配合, 共臻妙用矣. 子者, 北方至陰, 寒水之位, 而一陽肇生之始, 故陰極則陽生, 壬而爲胎, 子之

십이지

◯ 십이지十二支는 자子·축丑·인寅·묘卯·진辰·사巳·오午·미未·신申·유酉·술戌·해亥이다. 자는 일양一陽이 처음 생기는 11월의 지지地支이고, 축은 12월의 지지이다. 인은 정월의 지지이고, 묘는 해가 뜨는 때로 2월의 지지이다. 진은 3월의 지지이고, 사는 4월의 지지이다. 오는 일음이 처음 생기는 5월의 지지이고, 미는 6월의 지지이다. 신은 7월의 지지이고, 유는 해가 지는 때로 8월의 지지이다. 술은 9월의 지지이고, 해는 10월의 지지이다. 갑甲을 비롯한 십간十干은 하늘의 오행이므로 한 번은 음이 되고, 한 번은 양이 되는 이치로 말한 것이며 자子를 비롯한 십이지는 땅의 방위로 말한 것이다. 그러므로 자·인·오·신은 양이 되고, 묘·사·유·해는 음이 된다. 토土는 사유四維에 있으면서 사계절의 마지막 달에 〔그 기가〕 왕성해진다. 토에는 〔진·술·축·미〕 네 개가 있는데, 〔그중〕 진술辰戌은 양이 되고 축미丑未는 음이 된다. 그러므로 그 수가 〔천간과〕 같지 않다. 합해서 말하면 십간은 십이지와 배합되어 모두 60일을 이루고 다시 육육〔6×6〕 360일로 한 해를 이룬다. 『소문』에서 "하늘은 육육을 마디로 하여 한 해를 이룬다"고 하였는데, 이를 두고 한 말이다(『소문입식운기론오』).

爲子, 此十一月之辰也. 至丑, 陰尙執而紐之. 又丑, 陰也, 助也, 謂十二月終始之際, 以結紐爲名焉. 寅, 正月也, 陽巳在上, 陰巳在下, 人始見之時, 故律管飛灰以候之, 可以述事之始也. 又寅, 演也, 津也, 謂物之津塗. 卯者, 日升之時也. 又卯, 茂也, 言二月陽氣盛而孳茂. 辰者, 陽巳過半, 三月之時, 物盡震而長, 又謂辰言震也. 巳者, 四月, 正陽而無陰也. 自子至巳, 陽之位, 陽於是當. 又巳, 起也, 物畢盡而起. 午者, 陽尙未屈, 陰始生而爲王. 又云, 午, 長也, 大也, 物至五月皆滿長大矣. 未, 六月, 木已重而成矣. 又云, 未, 味也, 物成而有味, 與辛同意. 申者, 七月之辰, 申陽所爲而已, 陰至於申, 則上下通, 而人始見白露, 葉落乃其候也. 可以述陰事以成之. 又云, 申, 身也, 言物體皆成. 酉者, 日入之時, 乃陰正中, 八月也. 又云, 酉, 緬也, 萬物皆緬縮收斂. 九月戌, 陽未旣也, 然不用事, 潛藏於戌土中, 乃乾位, 戌爲天門故也. 又云, 戌, 滅也, 萬物皆衰滅矣. 十月亥, 純陰也. 又亥, 劾也, 言陰氣劾殺萬物, 此地之道也, 故以此名月焉. 甲之干, 乃天之五行, 一陰一陽言之. 子之支以地方隅言之. 故子寅午申爲陽, 卯巳酉亥爲陰. 土居四維, 王在四季之末. 土有四, 辰戌爲陽, 丑未爲陰, 故其數不同也. 合而言之, 十配十二, 共成六十日, 復六六而成歲. 故經曰, 天以六六之節, 以成一歲, 此之謂也. 十二支亦曰十二律, 亦曰十二辰. 其辰有屬者, 乃位中所臨二十八宿之主星禽也, 故當其生與宿之禽同爲所屬故也. 而星禽又有正副焉, 如尾火虎箕水豹皆在寅, 亢金龍角木蛟皆在辰, 虎龍爲正, 餘皆此例. 火虎金龍者, 又以七曜紀之. 今所謂密日者, 乃七曜之名號. 以大陽直日, 則日密, 是隨日宿而言也. 二者雖於素問無所明, 亦陰陽之奧義, 故隨文畧以擧之爾."

四時氣候

○ 經曰，五日謂之候，三候謂之氣，六氣謂之時，四時謂之歲也.[73] 常五日一候應之，故三候成一氣，卽十五日也. 三氣成一節，節謂立春春分立夏夏至立秋秋分立冬冬至，此八節也. 三八二十四氣而分主四時，一歲成矣. 春秋言分者，陰陽寒暄之氣到此可分之時也. 冬夏言至者，陰陽至此極至之時也. 夏至日長，不過六十刻，陽至此而極. 冬至日短，不過四十刻，陰至此而極. 故經曰，分則氣異，至則氣同，此之謂也[74]〔入式〕[75].

73 『素問』「六節藏象論篇第九」.

74 『素問』「至眞要大論篇第七十四」.

75 『素問入式運氣論奧』 卷上 「論四時氣候第六」(앞의 책, 44-51쪽). 원문과 들고남이 있다. "經曰, 五日謂之候, 三候謂之氣, 六氣謂之時, 四時謂之歲. 又曰, 日爲陽, 月爲陰, 行有分紀, 周有道里. 日行一度, 月行十三度, 而有奇焉. 故大小月三百六十五日而成歲, 積氣餘而盈閏矣. 經云, 日常於晝夜行天之一度, 則一日也. 共三百六十五日四分之一, 而周天度, 乃成一歲. 常五日一候應之, 故三候成一氣, 卽十五日也. 三氣成一節, 節謂立春春分立夏夏至立秋秋分立冬冬至, 此八節也, 三八二十四氣而分主四時, 一歲成矣.

사계절의 기후

◯『소문』에서 "5일이 1후候가 되고 3후는 1기氣가 되며, 6기는 1시時가 되고 사시는 1년이 된다"고 하였다. 항상 5일이 1후에 대응하므로 3후는 1기를 이루니 곧 15일이다. 3기는 1절을 이루는데 절은 입춘, 춘분, 입하, 하지, 입추, 추분, 입동, 동지를 말하며 이것이 팔절八節이다. 8에 3을 곱하면 24기가 되는데 이것이 나뉘어 사계절을 주관하며 1년을 이룬다. 봄과 가을에 '분分'이라고 한 것은 음양의 차고 따뜻한 기가 이때에 이르러 나뉘는 시기가 되기 때문이다. 여름과 겨울에 '지至'라고 한 것은 음양이 이때에 이르러 극에 달하는 시기가 되기 때문이다. 하지에는 해가 길지만 60각刻을 넘지 않으니 양은 이때에 이르러 극에 달하기 때문이다. 동지에는 해가 짧으나 40각을 넘지 않으니 음이 이때에 이르러 극에 달하기 때문이다. 그러므로『소문』에서 "춘분이나 추분에서는 기가 달라지고, 하지나 동지에서는 기가 같아진다"라고 하였는데 이를 두고 한 말이다(『소문 입식운기론오』).

春秋言分者, 以六氣言之, 則二月半初氣終, 而交二之氣, 八月半, 四氣盡而交五之氣. 若以四時之令言之, 則陰陽寒暄之氣, 到此可分之時也. 晝夜分五十刻, 亦陰陽之中分也. 故經曰, 分則氣異, 此之謂也. 冬夏言至者, 以六氣言之, 則五月半司天之氣至其所在, 十一月半在泉之氣至其所在. 以四時之令言之, 則陰陽至此極至之時也. 夏至日長不過六十刻, 陽至此而極. 冬至日短不過四十刻, 陰至此而極. 皆天候之未變. 故經曰, 至則氣同, 此之謂也."

論天地六氣

○ 經曰, 天地合氣, 六節[76]分而萬物化生矣[77]. 地之氣靜而常, 天之氣動而變, 其六氣之源則同, 六氣之緒則異, 何哉. 盖天之氣始於少陰, 而終於厥陰. 經曰, 少陰所謂標, 厥陰所謂終[78], 是也. 地之氣始於厥陰木, 而終於太陽水. 經曰, 顯明[79]之右, 君火之位[80]者, 其緒是也. 其不同之緒, 乃天眞坤元二氣相因而成焉. 故天之六元氣, 反合地十二支, 以五行正化對化[81]爲其緒, 則少陰司子午, 太陰司丑未, 少陽司寅申, 陽明司卯酉, 太陽司辰戌, 厥陰司巳亥, 天氣始終之因, 如是而已. 地之六氣, 反合天之四時, 風熱暑濕燥寒爲其緒, 則厥陰風木主春, 少陰君火主春末夏初, 少陽相火主夏, 太陰濕土主長夏, 陽明燥金主秋, 太陽寒水主冬, 地氣終始之因, 如是而已〔入式〕[82].

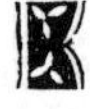

76 '六節'은 運氣에서의 六氣를 말한다. 곧 厥陰風木, 少陰君火, 太陰濕土, 陽明燥金, 少陽相火 등을 말한다.

77 『素問』「至眞要大論篇第七十四」.

78 『素問』「天元紀大論第六十六」.

79 '顯明'에 대하여 王冰은 "日出謂之顯明"이라고 하였다. 위치로는 卯에 해당한다.

80 『素問』「六微旨大論第六十八」.

81 '正化'와 '對化'는 雲氣 용어로, '正化'는 六氣가 자신이 주관하는 時의 위치에 있을 때의 변화를 말하며, 이때는 腹氣나 勝氣가 나타나지 않는다. '對化'는 육기가 자신이 주관하는 때의 對가 되는 위치에 있을 때의 변화를 말한다. 예를 들어 巳亥는 厥陰을 化生하고 厥陰은 風木에 속하는데, 木은 亥에서 生하기 때문에 亥에서는 正化하는데 亥의 상대가 되는 巳에서는 對化하게 된다. 『素問入式運氣論奧』卷中「論客氣第十六」(앞의 책, 97쪽). "六氣司於十二支者, 有正對之化也. 然厥陰所以司於己亥者, 何也. 謂厥陰木也, 木生於亥, 故正化於亥, 對化於巳也. 雖有卯爲正木之分, 乃陽明金對化也. 所以從生而順於巳也. 少陰所以司於子午者, 何也. 謂少陰爲君火尊位, 所以正得南方離位, 故正化於午, 對化於子也. 太陰所以司於丑未者, 何也. 謂太陰爲土, 土屬中宮, 寄於坤位, 西南居未分也, 故正化於未, 對化於丑也. 少陽所以司於寅申者, 何也. 謂少陽相火位卑於君火也, 雖有午位, 君火居之, 火生於寅, 故正化於寅, 對化於申也. 陽明所以司於卯酉者, 何也. 謂陽明爲金, 酉爲西方, 西方屬金, 故正化於酉,

하늘과 땅의 육기를 논한다

◯『소문』에서 "하늘과 땅의 기운이 합하여 육절六節로 나누어지면 만물이 변화하여 생겨난다"고 하였다. 땅의 기운은 고요하여 일정하며, 하늘의 기운은 움직여 변한다. 육기六氣의 근원은 같으나 육기의 순서가 다른 것은 어째서인가? 〔그것은〕 하늘의 기운은 소음少陰에서 시작하여 궐음厥陰에서 끝나기 때문이다. 『소문』에서 "소음이 처음이고 궐음이 마지막이다"라고 하였는데 바로 이것을 말한 것이다. 땅의 기는 궐음목厥陰木에서 시작하여 태양수太陽水에서 끝난다. 『소문』에서 "해가 뜨는 동쪽의 오른쪽이 군화君火의 자리이다"라고 하였는데 이는 그 순서를 말한 것이다. 그 순서가 같지 않은 것은 천진天眞과 곤원坤元의 두 기가 서로에 의거해서 이루어지기 때문이다.

그러므로 하늘의 여섯 원기六元氣는 〔짝이 되는〕 반대쪽의 땅의 십이지十二支와 합쳐져 오행의 정화正化와 대화對化로 그 순서를 잡으니 소음은 자오子午를 담당하고〔司〕, 태음太陰은 축미丑未, 소양少陽은 인신寅申, 양명陽明은 묘유卯酉, 태양은 진술辰戌, 궐음은 사해巳亥를 담당하는데, 천기의 시작과 끝의 이어지는 이치는 이와 같을 따름이다. 땅의 육기는 〔짝이 되는〕 반대쪽 하늘의 사시四時와 합해져 풍風·열熱·서暑·습濕·조燥·한寒이 그 순서가 된다. 궐음풍목厥陰風木은 봄을 주관하고, 소음군화少陰君火는 늦봄에서 초여름까지를 주관하며, 소양상화少陽相火는 여름을 주관하고, 태음습토太陰濕土는 늦여름을 주관하며, 양명조금陽明燥金은 가을을 주관하고, 태양한수太陽寒水는 겨울을 주관하니 땅의 기운의 시작과 끝의 이어지는 이치가 이와 같을 따름이다(『소문입식운기론오』).

對化於卯也. 太陽所以司於辰戌者, 何也. 謂太陽爲水, 雖有子位, 以居君火對化. 水乃伏土中, 卽六戊, 天門戌是也. 六巳, 地户辰是也. 故水雖土用, 正化於戌, 對化於辰也."

82 『素問入式運氣論奧』 卷中 「論天地六氣第十四」(앞의 책, 88-89쪽). 원문과 들고남이 있다. "經曰, 天地合氣, 六節分而萬物化生矣. 然地列五行者, 言其用也. 分支於十二, 自五行陰陽之氣, 以布八方. 盖天氣降而下, 則地氣遷而上, 咸備五行之化氣, 然後合其用. 觀萬物未嘗不因天地之氣而化生之也. 地之氣靜而常, 天之氣動而變. 其六氣之源則同, 六氣之緒則異, 何哉. 盖天之氣, 始於少陰, 而終於厥陰. 經曰, 少陰所謂標, 厥陰所謂終, 是也. 地之氣始於厥陰木, 而終於太陽水. 經曰, 顯明之右, 君火之位者, 其緒是也. 然不同之緒, 乃天眞神元二氣, 相因而成焉. 故天之六元氣, 反合地十二支, 以五行正化對化爲其緒. 則

少陰司子午　太陰司丑未

少陽司寅申　陽明司卯酉

太陽司辰戌　厥陰司己亥

天氣始終之因, 如是而已.

地之六氣, 反合天之四時, 風熱暑濕燥寒爲其緒, 則

厥陰風木主春　少陰君火主春末夏初

少陽相火主夏　太陰濕土主長夏

陽明燥金主秋　太陽寒水主冬

地氣終始之因, 如是而已."

交六氣時日

○ 內經曰, 顯明之右, 君火之位[83]. 顯明謂之日[84], 卽卯位也. 君火之右, 退行[85]一步, 相火治之, 復行一步, 土氣治之, 復行一步, 金氣治之, 復行一步, 水氣治之, 復行一步, 木氣治之[86]者, 乃六氣之主位也. 自十二月中氣大寒日, 交木之初氣, 次至二月中氣春分日, 交君火之二氣, 次至四月中氣小滿日, 交相火之三氣, 次至六月中氣大暑日, 交土之四氣, 次至八月中氣秋分日, 交金之五氣, 次至十月中氣小雪日交, 水之六氣. 每氣 氣, 卽步也 各主六十日八十七刻半[87], 總之乃三百六十五日二十五刻, 共周一歲也. 此乃地之陰陽, 所謂靜而守位者也, 常爲每歲之主氣, 乃主氣之常紀也. 氣應之不同者, 又有天之陰陽, 所謂動而不息, 自司天[88]在泉[89], 左右四間[90]是也. 輪行而居其上, 名之曰客氣. 客氣乃行歲中之天命, 天命所至, 則又有寒暑燥濕風火之化. 主氣則當祗奉客之天命, 客勝則從, 主勝則逆, 二者有勝而無復矣[91]〔入式〕.

83 『素問』「六微旨大論篇第六十八」.

84 王冰은 "日出謂之顯明"이라고 하였다.

85 '退行'이란 주기가 六步를 운행할 때 오른쪽에서 왼쪽으로 옮겨가는 것과 반대로 왼쪽에서 오른쪽으로 옮겨가는 것을 말한다.

86 '君火之右'에서부터 여기까지는 『素問』「六微旨大論篇第六十八」의 문장인데, 원문에는 이 뒤에 '復行一步, 君火治之'라는 구절이 더 있다.

87 '六十日八十七刻半'은 오늘날의 시간으로 60일 21시간 52분 30초이다.

육기가 바뀌는 때

○『소문』에서 "현명顯明의 오른쪽이 군화君火의 자리이다"라고 하였다. '현명'은 해가 뜨는 곳을 말하는데 바로 묘卯의 자리이다. "군화가 〔자기 자리를 넘겨주고 물러나〕 오른쪽으로 일보 물러난 곳은 상화相火가 다스리고, 다시 일보 물러나면 토기土氣가 다스리며, 또 일보 물러나면 금기金氣가, 다시 일보 물러나면 수기水氣가, 또 일보 물러나면 목기木氣가 다스리는데 이것이 육기六氣가 주관하는 자리이다. 12월의 중기中氣인 대한大寒부터 목의 초기初氣와 교류하고, 다음 2월의 중기인 춘분에 이르러 군화의 이기二氣와 교류한다. 다음 4월의 중기인 소만小滿에 이르러 상화의 삼기三氣와 교류하고, 다음 6월의 중기인 대서大暑에 이르러 토의 사기四氣와 교류한다. 다음 8월의 중기인 추분秋分에 이르러 금의 오기五氣와 교류하고, 다음 10월의 중기인 소설小雪에 이르러 수의 육기와 교류한다. 육기(여기에서의 '기'는 보步이다)는 각각 60일 87각 반을 주관하며 모두 365일 25각이다. 육기가 한 번 돌면 1년이다. 이것이 곧 땅의 음양陰陽으로, '땅은 움직이지 않고 제자리를 지키는 것'이어서 항상 매년의 〔변하지 않는〕 주기主氣가 되는데 이것이 주기의 정상적인 규율이다. 주기에 응하여 〔매년의 기후 변화가〕 같지 않은 것은 하늘에는 음양이 있기 때문인데, '하늘은 움직여 멈추지 않는 것'이어서 사천司天과 재천在泉, 좌우에 있는 사간기四間氣로 변화하기 때문이다. 이와 같이 수레바퀴처럼 돌면서 〔주기〕 위에 머무는 것을 객기客氣라고 한다. 객기는 한 해의 천명天命을 행한다. 천명이 이르는 곳에 또한 한寒·서暑·조燥·습濕·풍風·화火의 변화가 있게 된다. 주기는 당연히 객기의 천명을 공경하고 받든다. 객기가 주기를 이기면〔勝〕 〔기후 변화가〕 정상적이며〔從〕, 주기가 이기면 비정상적이다〔逆〕. 이 둘 사이에 이기는 경우는 있으나 보복하는 경우〔復〕는 없다(『소문입식운기론오』).

88 '司天'은 매년 上半期의 기후 변화를 주관하는 客氣를 司天之氣라고 한다. 상반기의 육기와 五運의 상태를 말한다. 예를 들면 子午年에는 少陰君火가 司天하고, 卯酉年에는 陽明燥金이 司天한다.

89 '在泉'은 매년 下半期의 기후 변화를 주관하는 客氣를 在泉之氣라고 한다. 하반기의 육기와 오운의 상태를 말한다.

90 '四間'은 司天과 在天의 각 좌우에 있는 氣를 말한다.

91 『素問入式運氣論奧』 卷上 「論交六氣時日第七」(앞의 책, 56-58쪽).

主氣

○ 地氣靜而守位，則春溫夏暑秋凉冬寒，爲歲歲之常令．厥陰木爲初氣者，方春氣之始也．木生火，故少陰君火，少陽相火次之．火生土，故太陰土次之．土生金，故陽明金次之．金生水，故太陽水次之．木爲初氣，主春分前六十日有奇，自斗建[92]丑正至卯之中．天度至此，風氣乃行也．君火爲二氣，主春分後六十日有奇，自斗建卯正至巳之中．天度至此，暄淑[93]乃行也．相火爲三氣，主夏至前後各三十日有奇．自斗建巳正至未之中．天度至此，炎熱乃行也．土爲四氣，主秋分前六十日有奇．自斗建未正至酉之中．天度至此，雲雨乃行，濕蒸乃作也．金爲五氣，主秋分後六十日有奇．自斗建酉正至亥之中．天度至此，清氣乃行，萬物皆燥也．水爲六氣，主冬至前後各三十日有奇．自斗建亥正至丑之中．天度至此，寒氣乃行也〔入式〕[94]．

92 '斗建'은 고대 농사에서 쓰던 역법으로, 북두칠성의 운행으로 月令을 정하는 방법이다. 북두칠성의 자루가 가리키는 辰을 두건이라고 하는데, 예를 들어 자루가 正月에는 寅을 가리키므로 建寅之月이라 하고, 二月에는 卯를 가리키므로 建卯之月이라고 한다.

93 '暄淑'은 온화하고 따뜻한 기후를 말한다. '暄', 따뜻할 훤. "淑, 和也."

94 『素問入式運氣論奧』 卷中 「論主氣第十五」(앞의 책, 93-94쪽). 원문과 들고남이 있다. "地氣靜而守位, 則春温夏暑秋凉冬寒, 爲歲歲之常令. 四時爲六氣之所主也. 厥陰木爲初氣者, 方春氣之始也. 木生火, 故少陰君火少陽相火次之. 火生土, 故太陰土次之. 土生金, 故陽明金次之. 金生水, 故太陽水次之.

주기

◯ 땅의 기氣가 움직이지 않고 제자리를 지키면 봄은 따뜻하고 여름은 더우며 가을은 서늘하고 겨울은 추운 매해의 정상적인 시령時令이 시행된다. 궐음목厥陰木이 초기初氣가 되는 것은 바야흐로 봄의 기가 시작되기 때문이다. 목木이 화火를 생生하므로 소음군화少陰君火와 소양상화少陽相火가 다음에 온다. 화가 토土를 생하니 태음토太陰土가 다음에 오고, 토가 금金을 생하니 양명금陽明金이 다음에 오고, 금이 수水를 생하니 태양수太陽水가 다음에 온다. 목은 초기가 되어 춘분 전 60일과 그 나머지(87각 반)를 주관하는데, 두건斗建이 축丑을 가리키는 12월의 중간인 대한에서부터 입춘, 우수, 경칩을 거쳐 2월의 중간인 춘분 전까지에 이르는 기간이다. 이때가 되면 날씨는 바람이 많이 분다. 군화君火는 이기二氣가 되어 춘분 후 60일과 그 나머지(87각 반)를 주관하는데, 두건이 묘卯를 가리키는 2월의 중간인 춘분에서부터 청명, 곡우, 입하를 거쳐 4월의 중간인 소만 전까지에 이르는 기간이다. 이때가 되면 날씨는 따뜻하고 온화하다. 상화相火는 삼기三氣가 되어 하지 전후 30일과 그 나머지(43각과 나머지)를 주관하는데, 두건이 사巳를 가리키는 4월의 중간인 소만에서부터 망종, 하지, 소서를 거쳐 6월의 중간인 대서 전까지에 이르는 기간이다. 이때가 되면 날씨가 뜨겁다. 토土는 사기四氣가 되어 추분 전 60일과 그 나머지(87각 반)를 주관하는데, 두건이 미未를 가리키는 6월의 중간인 대서에서부터 입추, 처서, 백로를 거쳐 8월의 중간인 추분 전까지에 이르는 기간이다. 이때가 되면 날씨는 안개가 끼고 비가 내려 습하면서 후덥지근하다. 금金은 오기五氣가 되어 추분 후 60일과 그 나머지를 주관하는데, 두건이 유酉를 가리키는 8월의 중간인 추분에서부터 한로, 상강, 입동을 거쳐 10월의 중간인 소설 전까지에 이르는 기간이다. 이때가 되면 날씨는 서늘해지고 만물이 모두 마른다. 수水는 육기六氣가 되어 동지 전후 30일과 그 나머지(47각과 나머지)를 주관하는데, 두건이 해亥를 가리키는 10월의 중간인 소설에서부터 대설, 동지. 소한을 거쳐 12월의 중간인 대한 전까지에 이르는 기간이다. 이때가 되면 날씨는 춥다(『소문입식운기론오』).

皆相生而布其令, 莫不咸有緖焉. 木爲初氣, 主春分前六十日有奇, 自斗建丑正至卯之中. 天度至此, 風氣乃行也. 君火爲二氣, 主春分後六十日有奇. 自斗建卯正至巳之中. 天度至此, 暄淑乃行也. 相火爲三氣, 主夏至前後各三十日有奇. 自斗建巳正至未之中. 天度至此, 炎熱乃行也. 土爲四氣, 主秋分前六十日有奇. 自斗建未正至酉之中. 天度至此, 雲雨乃行, 濕蒸乃作也. 金爲五氣, 主秋分後六十日有奇. 自斗建酉正至亥之中. 天度至此, 淸氣乃行, 萬物皆燥也. 水爲六氣, 主冬至前後各三十日有奇. 自斗建亥正至丑之中. 天度至此, 寒氣乃行也." 원문에는 이 뒤에 '六位旋相主氣, 以成一歲, 則天之六氣, 每歲轉居於其上, 以行天令者也. 其交日時, 前已具載矣'라는 구절이 더 있다.

客氣

○ 少陰太陰少陽陽明太陽厥陰，爲天之六氣[95]. 六氣者，客也. 將此客氣布於地之六氣步位[96]之上，則有氣化之異矣. 六氣分上下左右[97]而行天令，十二支分節令[98]時日[99]，而司地化. 上下相召，而寒暑燥濕風火與四時之氣不同者，盖相臨不一，而使然也. 少陰司子午，太陰司丑未，少陽司寅申，陽明司卯酉，太陽司辰戌，厥陰司巳亥. 但將年律[100]起當年司天，數至者爲司天，相對一氣爲在泉，餘氣爲左右間用. 在泉後一氣爲初之氣，主六十日餘八十七刻半. 至司天爲三之氣，主上半年，自大寒日後，通主上半年也. 至在泉爲六氣，主下半年，自大暑日後，通主下半年也〔入式〕[101].

95 여기까지의 내용은 원문에 없다.

96 '步位'는 1년을 6으로 나누어 初之氣에서 六之氣까지의 각각을 步라고 하며, 그 위치를 步位라고 한다.

97 '上下左右'는 각각 司天之氣, 在天之氣, 左右四間氣를 말한다.

98 '節令'이란 月令이 매월의 기후와 物候를 말하는 것처럼 24절기의 기후와 物候를 말한다.

99 '時日'은 하루 12시간을 말한다.

100 '年律'은 十二支, 곧 十二律이다.

101 『素問入式運氣論奧』 卷中 「論客氣第十六」(앞의 책, 96-99쪽). 원문과 들고남이 많다. "六氣分上下左右而行天令, 十二支分節令時日, 而司地化上下相召, 而寒暑燥濕風火與四時之氣不同者, 盖相臨不一, 而使然也. 六氣司於十二支者, 有正對之化也. 然厥陰所以司於巳亥者, 何也. 謂厥陰, 木也. 木生於亥, 故正化於亥, 對化於巳也. 雖有卯爲正木

객기

◯ 소음, 태음, 소양, 양명, 태양, 궐음은 하늘의 육기六氣이다. 육기란 〔손님처럼 찾아오는〕 객기客氣이다. 이 객기가 땅의 육기가 작용하는 곳〔步位〕 위에 펼쳐지면 기후 변화의 차이가 생긴다. 육기가 상하좌우로 나뉘어 하늘의 시령時令을 행하고 십이지十二支가 절령節令과 시일時日로 나뉘어 땅의 변화를 주관한다. 천지 상하의 기는 서로 상응하는데도 한寒·서暑·조燥·습濕·풍風·화火와 사시四時의 기가 같지 않은 것은 서로 이르러 더해지는〔臨〕 곳이 한결같지 않아서 그러한 것이다. 소음은 자오子午를 주관하고, 태음은 축미丑未, 소양은 인신寅申, 양명은 묘유卯酉, 태양은 진술辰戌, 궐음은 사해巳亥를 주관한다. 그러나 각 해의 12지支로 사천司天을 세우는데, 이렇게 계산하여 나온 수가 사천이 되고 그와 상대되는 하나의 기가 재천在泉이 된다. 나머지 기들은 좌우 간기間氣가 된다. 재천 다음의 일기가 초기初氣가 되어 60일과 나머지 87각 반을 주관한다. 사천에 이르면 삼기三氣가 되어 상반년을 주관하는데 대한일大寒日부터 뒤로 두루 상반년을 주관한다. 재천에 이르면 육기六氣가 되어 하반년을 주관하는데, 대서일大暑日부터 뒤로 두루 하반년을 주관한다(『소문입식운기론오』).

之分, 乃陽明金對化也, 所以從生而順於巳也. … 但將年律起當年司天, 數至者爲司天, 相對一氣爲在泉, 餘氣爲左右間用. 在泉後一氣爲初之氣, 主六十日餘八十七刻半. 至司天爲三之氣, 主上半年, 自大寒日後, 通主上半年也. 至在泉爲六氣, 主下半年, 自大暑日後, 通主下半年也. … 天之六氣, 客也. 將此客氣布於地之六氣步位之上, 則有氣化之異矣. 經曰, 上下有位左右, 有紀者, 謂司天曰上, 位在南方. 則面北立, 左右乃左西右東也. 在泉曰下, 位在北方. 則面南立, 左右乃左東右西也. 故上下異, 而左右殊. 六微旨論曰, 少陽之右, 陽明治之之緒者, 乃南面而立, 以閱氣之至也. 非論上下左右之位, 而與顯明之右, 君火治之之意同. 謂面南視之, 指位而言也."

十干起運圖

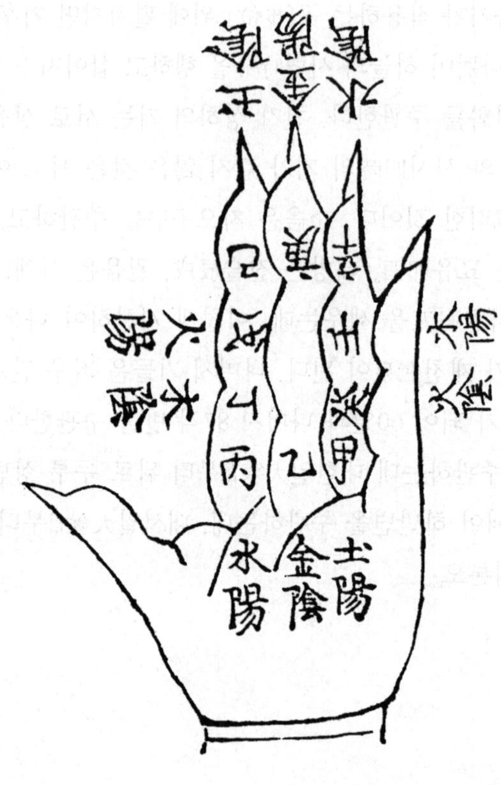

십간기운도

十二支司天訣

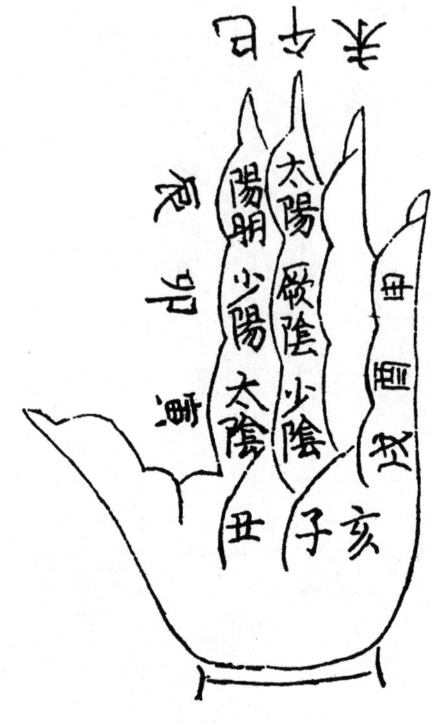

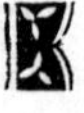

論標本

○三陰三陽，天之六氣，標也．水火木金土，地之五行，本也．蓋太陰濕土少陽相火爲標本同，至於少陰君火太陽寒水則陰陽寒熱互相不同，非人意之所能名耶．古今之論，陽則順行，又以進爲盛，故自先太陽而後少陽也．陰則逆行，又以退爲盛，故自先少陰而後太陰也．

君火司於午，午者一陰生之位，火本熱，而其氣當陰生之初，故標本異而君火屬少陰也．水居北方子，而子者一陽生之位，水本寒，而其氣當陽生之初，故標本異而寒水屬太陽也．土者乃西南維，未之位，應於長夏之月，未乃午之次，故土曰太陰也．相火者司於寅，寅乃丑之次，故相火曰少陽也．木者位居東方震，在人主於肝，肝者陰未退干之而出，雖陽藏居膈下處陰之位，木必待陰而後生，故屬厥陰也．金者位居西方兌，在人主肺，肺爲華盖，雖陰藏居膈上處陽之位，金必待陽而後發，故屬陽明也〔入式〕[102].

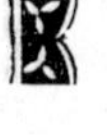

102 『素問入式運氣論奧』 卷上「論標本第九」(앞의 책, 64-67쪽). "三陰三陽, 天之六氣, 標也. 水火木金土, 地之五行, 本也. 生長化收藏, 故陽中有陰, 陰中有陽, 動靜相召, 上下相臨, 陰陽相錯, 而變所由生也. 是道也, 非特徒然而書之, 各有至道至理存焉. 詳素問篇論. 交相而言標本, 則莫測其源. 太陰濕土少陽相火爲標本同, 至於少陰君火大陽寒水, 則陰陽寒熱, 互相不同. 義從何來, 豈不知出於自然, 而非人意之所能名邪. 古今之論, 陽則順行, 又以進爲盛, 自先太陽而後少陽也. 陰則逆行, 又以退爲盛, 自先少陰而後太陰也, 此易爻卜筮之所同. 是以君火司於午, 午者, 一陰生之位. 火本熱而其氣當陰生之初, 故標本異而君火屬少陰也. 水居北方子, 而子者, 一陽生之位. 水本寒, 而其氣當陽生之初,

표와 본을 논한다

◯ 삼음삼양三陰三陽은 하늘의 육기로 표標이다. 수水·화火·목木·금金·토土는 땅의 오행으로 본本이다. 태음습토太陰濕土와 소양상화少陽相火는 표와 본이 같지만 소음군화少陰君火와 태양한수太陽寒水는 음양과 한열이 서로 맞지 않는데, 사람들이 제멋대로 이름을 붙인 것이 아니다. 옛날이나 지금이나 양陽이 〔태양이 제 길로 나아가듯〕 순행하여 앞으로 나아가면 〔그 기가〕 왕성해진다고 하였다. 그러므로 태양이 먼저 나오고 소양이 뒤에 오는 것이다. 반면에 음陰이 역행하여 뒤로 물러나면 〔그 기가〕 왕성해진다고 하였으니 소음이 먼저 나오고 태음이 뒤에 오는 것이다.

군화는 오午를 주관하는데 오는 일음一陰이 생기는 자리이다. 화는 본래 열熱하지만 그 기는 음이 처음 생기는 곳에 해당하므로 표와 본이 다르지만 군화는 소음에 속하게 된다. 수는 북방인 자子에 자리하는데, 자는 일양一陽이 생기는 자리이다. 수는 본래 한寒하지만 그 기는 양이 처음 생기는 곳에 해당하므로 표와 본이 다르지만 한수寒水는 태양에 속하게 된다. 토는 서남사유西南四維인 미未에 자리하고 늦여름 달과 상응한다. 미는 오 다음에 오므로 토를 태음太陰이라고 한다. 상화는 인寅을 주관하고 인은 축丑 다음에 오므로 상화를 소양이라고 한다. 목은 동방인 진震에 자리하고 사람에게서는 간肝을 주관한다. 간은 음이 아직 물러나지 않았는데도 이를 막고 나온 것이어서 비록 양의 장기이지만 횡격막 아래 음의 자리에 있다. 목은 반드시 음을 기다린 뒤에 생겨나므로 궐음厥陰에 속한다. 금은 서방 태兌에 자리하고 사람에게서는 폐肺를 주관한다. 폐는 덮개〔화개〕가 된다. 비록 음의 장기이지만 횡격막 위 양의 자리에 있다. 금은 반드시 양을 기다린 뒤에 생겨나므로 양명에 속한다(『소문입식운기론오』).

故標本異, 而寒水屬太陽也. 土者, 乃西南維未之位, 應於長夏之月, 未乃午之次, 故土曰太陰也. 相火者, 司於寅, 寅乃丑之次, 故相火曰少陽也. 木者, 位居東方震, 在人主於肝. 肝者, 陰未退干之而出, 雖陽藏居鬲下, 處陰之位. 木必待陰而後生, 故屬厥陰也. 金者, 居西方兌. 在人主肺, 肺爲華盖, 雖陰藏居鬲上, 處陽之位. 金必待陽而後發, 故屬陽明也. 然六氣之不同, 標本之義盖由此."
이 구절은『素問』「六微旨大論第六十八」과「至眞要大論第七十四」와 매우 밀접한 관계에 있지만『素問』에서는 標本中氣論에 입각하여 논의하고 있는 점이 다르다.『素問』의 원문 참조.

陰陽相錯

○經曰, 天有陰陽, 地亦有陰陽者, 上下相臨也. 天氣動而不息, 故五歲而右遷, 地氣靜而守位, 故六朞而還[103]會[104]. 天氣不加於君火, 則五歲餘一氣, 右遷相火之上, 以君火不立歲故也. 地之氣五歲一周, 天之紀六朞一備, 五歲一周則五行之氣遍[105]. 六朞一備則六氣之位周. 與干加支之緖小同. 取陰陽相錯, 上下相乘, 畢其紀之之意也. 以五六相合, 故三十年, 一紀之則六十年也[106]〔入式〕.

103 『內經』에는 '還'이 '環'으로 되어 있다.

104 『素問』「天元紀大論第六十六」. 원문과 들고남이 많다. "帝曰, 上下相召奈何. 鬼臾區曰, 寒暑燥濕風火, 天之陰陽也, 三陰三陽上奉之. 木火土金水火, 地之陰陽也, 生長化收藏下應之. 天以陽生陰長, 地以陽殺陰藏. 天有陰陽, 地亦有陰陽. 木火土金水火, 地之陰陽也, 生長化收藏. 故陽中有陰, 陰中有陽. 所以欲知天地之陰陽者, 應天之氣, 動而不息, 故五歲而右遷. 應地之氣, 靜而守位, 故六朞而環會. 動靜相召, 上下相臨, 陰陽相錯, 而變由生也."

105 『素問』「天元紀大論第六十六」. "帝曰, 上下周紀, 其有數乎. 鬼臾區曰, 天以六爲節, 地以五爲制. 周天氣者, 六朞爲一備. 終地紀者, 五歲爲一周. 君火

음양이 서로 뒤섞인 것

◯『내경』에서 "하늘에 음양이 있고 땅에도 음양이 있다"고 한 것은 하늘과 땅의 기가 서로 더해지기〔加臨〕 때문이다. 하늘의 기는 쉬지 않고 움직이므로 5년을 주기로 오른쪽으로 옮겨가고, 땅의 기는 움직이지 않고 제자리를 지키므로 〔하늘과 땅의 기는〕 6년을 주기로 되돌아와 만난다. 하늘의 기는 군화君火에는 더해지지 않아서 5년마다 하나의 기가 남게 되어 〔하늘의 기는〕 오른쪽 상화相火의 위로 옮겨가게 되는데, 이는 군화가 세기歲氣를 주관하지 않기 때문이다. 땅의 기는 5년에 '일주一周'하고 하늘의 순환〔紀〕은 6년에 '일비一備'한다. 〔땅의 기가〕 5년에 한 번 돌면〔一周〕 오행의 기운이 다 돌게 되고, 〔하늘의 기가〕 6년에 한 번 완비되면〔一備〕 육기六氣의 위치를 다 거치게 된다. 그런데 천간天干이 지지地支에 더해지는 순서는 대략 비슷하다. 이는 음양이 서로 섞이고 위아래가 서로 올라타기도 하여서 그 순환을 끝낸다는 뜻이다. 5와 6을 서로 배합하면 30년이 되니 1기紀는 60년이 된다(『소문입식운기론오』).

以明, 相火以位."

106『素問入式運氣論奧』卷中「論天地六氣第十四」(앞의 책, 91쪽). 원문과 들고남이 많다. "經曰, 天有陰陽, 地亦有陰陽者, 乃上下相臨也. 天氣動而不息, 故五歲而右遷, 應地氣靜而守位. 天氣不加於君火, 則五歲而餘一氣, 右迁相火之上, 以君火不立歲故也. 地之紀, 五歲一周, 天之紀, 六朞一備. 五歲一周, 則五行之氣遍. 六朞一備, 則六氣之位周. 與干加支之緒小同. 取陰陽相錯, 上下相乘, 畢其紀之之意也. 以五六相合, 故三十年一紀之, 則六十年矣."

五音大小[107]

○五行之運，甲己土乙庚金丙辛水丁壬木戊癸火也．甲丙戊庚壬爲陽，乙丁己辛癸爲陰[108]．遇陽年則氣旺而太過，遇陰年則氣衰而不及．大角，謂六壬年也．大徵，謂六戊年也．大宮，謂六甲年也．大商，謂六庚年也．大羽，謂六丙年也．五運各主六年，乃五六三十陽年也．少角，謂六丁年也．少徵，謂六癸年也．少宮，謂六己年也．少商，謂六乙年也．少羽，謂六辛年也．五運各主六年，乃五六三十陰年也．如君火相火寒水，常爲陽年司天．濕土燥金風木，常爲陰年司天．其五大五少歲，所紀不同者，盖遇不遇也〔入式〕[109]．

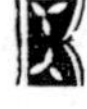

107 원문에는 '大小'가 '太少'로 되어 있다. 일반적으로 '太少'라고 하므로 '태소'로 번역하였다. 본문에 나오는 '大角' 역시 일반적으로 '太角'이라고 하므로 '태각'으로 번역하였다. 나머지 宮商角徵羽에 대해서도 마찬가지이다.

108 여기까지의 문장은 원문에 없다.

109 『素問入式運氣論奧』 卷下 「論大少氣運相臨同化第二十一」(앞의 책, 123-127쪽). 원문과 들고남이 많다. "遇陽年則氣王而大過, 遇陰年則氣衰而不及. 太過已勝, 則欲齊其所勝之化. 不及已弱, 則勝者來兼其化. 太過歲謂木齊金化, 金齊火化, 火齊水化, 水齊土化, 土齊木化也. 不及歲謂木兼金同化, 金兼火同化, 火兼水同化, 水兼土同化, 土兼木同化也. 其司天與運相臨, 間有逆順相刑相佐司, 天則同其正, 抑運則反其平, 如是五氣平正, 則無相陵犯也. 大過之歲, 五運各主六年, 乃五六三十陽年也. 大角, 謂六壬年. 逢子午寅申二火司天, 則木運爲逆者, 火, 木之子也, 居其上爲逆. 大徵, 謂六戊年. 內

오음의 크고 작은 것

◯ 오행의 운은 갑기토甲己土, 을경금乙庚金, 병신수丙辛水, 정임목丁壬木, 무계화戊癸火이다. 갑甲·병丙·무戊·경庚·임壬은 양년陽年이고, 을乙·정丁·기己·신辛·계癸는 음년陰年이다. 양년을 만나면 기가 왕성하여 태과太過하고, 음년을 만나면 기가 쇠하여 불급不及한다. 태각太角은 여섯 개의 임년壬年이고, 태치太徵는 여섯 개의 무년戊年이며, 태궁太宮은 여섯 개의 갑년甲年이고, 태상太商은 여섯 개의 경년庚年이며, 태우太羽는 여섯 개의 병년丙年이다. 오운五運은 각각 6년을 주관하므로 5에 6을 곱하면 30양년이 된다. 소각少角은 여섯 개의 정년丁年이고, 소치少徵는 여섯 개의 계년癸年이며, 소궁少宮은 여섯 개의 기년己年이고, 소상少商은 여섯 개의 을년乙年이며, 소우少羽는 여섯 개의 신년辛年이다. 오운이 각각 6년을 주관하므로 5에 6을 곱하면 30음년이 된다. 군화君火, 상화相火, 한수寒水는 항상 양년의 사천司天이 되고, 습토濕土, 조금燥金, 풍목風木은 항상 음년의 사천이 된다. 5대五大와 5소五少의 세歲의 기紀가 다른 것은 〔양년과 음년을〕 만나기도 하고 만나지 못하기도 하기 때문이다(『소문입식운기론오』).

逢寒水司天, 正抑其火, 復爲平氣之歲. 上羽與正徵同也. 大宮, 謂六甲年也. 大商, 謂六庚年也. 內逢子午寅申二火司天, 正抑其金, 復爲平氣之歲. 上徵與正商同也. 逢辰戌, 水, 司天爲逆者, 水金之子也, 居上爲逆. 大羽, 謂六丙年也. 不及歲五運各主六年, 乃五六三十陰年也. 少角, 謂六丁年也. 逢己亥木, 司天與運氣得助, 上角同正角也. 逢卯酉金司天, 以木不及, 金兼化, 則土得其政, 上宮同正宮也. 少徵, 謂六癸年也. 內逢卯酉金, 司天以火不及水, 兼化則金得其政. 上商同正商也. 少宮, 謂六巳年也. 內逢丑未土, 司天與運合, 得其助, 上宮同正宮也. 逢己亥木, 司天與運兼化, 上角同正角也. 少商, 謂六乙年也. 內逢卯酉金, 司天與運氣合, 得其助, 上商同正商也. 逢己亥木, 司天以金不及火, 兼化則木得其政, 上角同正角也. 少羽, 謂六辛年也. 逢丑未土, 司天與運兼化, 上宮同正宮也.”

五運紀運[110]

○ 十干之中, 五陰五陽也. 立爲五運, 太過不及, 互相乘之. 所謂甲己合[111], 乙庚合, 丙辛合, 丁壬合, 戊癸合, 是也. 陽年曰太過, 陰年曰不及, 平氣[112]之歲, 不可預紀之, 須以當年之辰日時干依法推之 詳見本文. 木運大角歲曰發生 太過, 少角歲曰委和 不及, 正角歲曰敷和 平氣, 火運大徵歲曰赫曦 太過, 少徵歲曰伏明 不及, 正徵歲曰升明 平氣, 土運大宮歲曰敦阜 太過, 少宮歲曰卑監 不及, 正宮歲曰備化 平氣, 金運大商歲曰堅成 太過, 少商歲曰從革 不及, 正商歲曰審平 平氣, 水運大羽歲曰流衍 太過, 少羽歲曰涸流 不及, 正羽歲曰順靜 平氣, 各以紀之也. 氣之平, 則同正化, 無過與不及也〔入式〕[113].

110 '紀運'이란 오행과 오음, 오운의 변화에서 나타나는 세 가지 상황, 곧 太過와 不及 이 둘이 결합하여 나타나는 상황을 파악하여 서술하는 것, 자리를 잡는 것을 말한다.

111 '合'이란 표리관계를 이루어 서로 배합되는 것을 말한다.

112 '平氣'는 태과와 불급 없이 운기가 정상인 해의 氣를 말한다.

113 『素問入式運氣論奧』 卷下 「論紀運第二十二」(앞의 책, 132-137쪽). 원문과 들고남이 많다. "十干之中, 五陰五陽也, 立爲五運. 大過不及, 互相乘之. 其不及之歲, 則所勝者來尅, 蓋運之虛故也. 則其間自有歲會, 同歲會, 亦氣之平. 外有年辰相合及交氣日時干相合, 則得爲巳助, 號曰平氣. 乃得歲氣之平, 其物生脈應皆必合期, 無先後也. 聖人立名以紀之. 假令辛亥歲水運, 當云平氣何也. 辛爲水運陰年, 遇亥屬北方水, 相佐則水氣乃平. 假令癸巳年火運, 亦曰平氣何也. 癸爲火運陰年, 巳屬南方火, 相佐則火氣乃平. 又每年交初氣於年前大寒日, 假令丁亥交司之日, 遇日朔與壬合, 名曰干德符. 符者,

오운의 기운

◯ 십간十干 중 다섯은 음이고 다섯은 양이다. 〔다섯 개의 음과 다섯 개의 양을〕 세워서 오운이 되니 태과太過와 불급不及이 서로 번갈아 들어선다. 갑甲과 기己가 합하고, 을乙과 경庚이 합하고, 병丙과 신辛이 합하고, 정丁과 임壬이 합하고, 무戊와 계癸가 합하는 것이 이것이다. 양년陽年은 태과하고 음년陰年은 불급하며, 평기平氣의 해는 미리 정할 수 없다. 마땅히 당년의 지지地支, 일시日時, 천간天干으로 법대로 따져야 한다(자세한 것은 본문에 있다). 목운木運의 태각년太角年을 발생發生(태과太過)이라 하고, 소각년少角年을 위화委和(불급不及)라고 하며, 정각년正角年을 부화敷和(평기平氣)라고 한다. 화운火運의 태치년太徵年을 혁희赫曦(태과)라 하고, 소치년少徵年을 복명伏明(불급)이라고 하며, 정치년正徵年을 승명升明(평기)이라고 한다. 토운土運의 태궁년太宮年을 돈부敦阜(태과)라 하고, 소궁년少宮年을 비감卑監(불급)이라고 하며, 정궁년正宮年을 비화備化(평기)라고 한다. 금운金運의 태상년太商年을 견성堅成(태과)이라 하고, 소상년少商年을 종혁從革(불급)이라고 하며, 정상년正商年을 심평審平(평기)이라고 한다. 수운水運의 태우년太羽年을 유연流衍(태과)이라 하고, 소우년少羽年을 학류涸流(불급)라고 하며, 정우년正羽年을 순정順靜(평기)이라고 한다. 이처럼 각각 뼈대를 잡는다. 기가 평하면 정화正化와 같아서 태과와 불급이 없다(『소문입식운기론오』).

合也, 便爲平氣. 若交司之時遇壬, 亦日干德符. 除此交初氣日時之後, 相遇皆不相濟也. 餘皆倣此. 所謂甲巳合, 乙庚合, 丙辛合, 丁壬合, 戊癸合是也. 又陰年中若逢月干, 皆符合相濟. 若未逢勝而見之干合者, 亦爲平氣. 若行勝已後行復已畢, 逢月干者, 卽得正位. 則大過不及平氣紀歲者, 當推而紀之, 故平氣之歲, 不可預紀之. 十干之下, 列以陰陽年而紀者, 此乃大槩設此, 庶易知也. 平氣紀, 須以當年之辰日時干依法推之. 是以木運, 大角歲曰發生, 少角歲曰委和, 正角歲曰敷和. 火運, 大徵歲曰赫曦, 少徵歲曰伏明, 正徵歲曰升明. 土運大宮歲曰敦阜, 少宮歲曰卑監, 正宮歲曰備化. 金運, 太商歲曰堅成, 少商歲曰從革, 正商歲曰審平. 水運, 大羽歲曰流衍, 少羽歲曰涸流, 正羽歲曰順靜, 各以紀之也. 氣之平則同正化, 無過與不及也. 又詳大過運中, 有爲司天之氣所抑者, 亦爲平氣. 則赫曦之紀, 寒水司天二年, 堅成之紀, 二火司天四年, 皆平氣之歲也."

歲中五運

○ 地之六位, 則分主於四時, 天之五運, 亦相生而終歲度. 每運各主七十三日零五刻, 總五運之數, 則三百六十五日二十五刻, 共成一歲, 大運爲主. 將歲之主運, 上下因之, 而名大小五音也. 若當年是木, 合自大角而下生之, 故曰初正. 大角木生少徵火, 少徵火生六宮土, 大宮土生少商金, 少商金生大羽水, 則爲終. 若當年少宮爲大運, 則上下因之, 少宮土上乃見火, 故曰大徵, 大徵火上乃見木, 故曰少角, 則主運自少角起故初, 而至少羽水爲終矣. 木爲初之運, 大寒日交, 火爲二之運, 春分後十三日交, 土爲三之運, 小滿後二十五日交, 金爲四之運, 大暑後三十七日交, 水爲五之運, 秋分後四十九日交. 此乃一歲之主運, 有大少之異也〔入式〕[114].

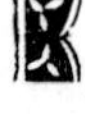

114『素問入式運氣論奧』卷下「論歲中五運第二十三」(앞의 책, 138-141쪽). 원문과 들고남이 많다. "地之六位, 則分主於四時, 天之五運, 亦相生而終歲度. 在素問篇中, 止見於六元正紀大論, 每十歲一司天, 文中云初終正而已. 此則是一歲主運也. 每運各主七十三日零五刻, 總五運之數, 則三百六十五日二十五刻共成一歲. 蓋將當年年干起, 一歲中通主三百六十五日, 大運爲主. 將歲之主運, 上下因之, 而名大少五音也. 若當年是木, 合自大角而下生之, 故曰初正. 太角木生少徵火, 少徵火生大宮土, 大宮土生少商金, 少商金生大羽水, 則爲終. 若當年少宮爲大運, 則上下因之, 少宮土上乃見火, 故曰大徵,

한 해의 오운

◯ 땅의 육위六位〔주기〕는 나뉘어 사계절을 주관하고, 하늘의 오운五運〔주운〕 또한 서로 생生하면서 한 해의 궤도를 끝마친다. 매 운은 각기 73일 5각을 주관하며 오운의 수를 모두 합치면 365일 25각이 되고 오운이 한 번 돌면 1년으로, 대운이 한 해의 주운主運을 주관한다. 〔한 해의 세운歲運은 아래위로 나뉘어 낳는 것은 위에 있고, 낳아지는 것은 아래에 있어서 대소가 서로를 낳기 때문에〕 이로써 위아래에 태소오음太小五音의 이름을 붙인다. 예를 들어 당년이 목木이라면〔목운이 태과한 해라면〕 태각太角에서부터 아래로 생하므로 이를 초정初正이라고 한다. 태각목太角木은 소치화少徵火를 생하며, 소치화는 태궁토太宮土를 생하고, 태궁토는 소상금少商金을 생하고, 소상금은 태우수太羽水를 생하여 한 해를 끝마치게 된다. 당년에 소궁少宮이 대운이라면〔토운이 불급한 해라면〕 위아래가 이것으로 인하여 〔이름이 정해지는데〕 소궁토少宮土의 위에 화火가 나타나기 때문에 이를 태치太徵라 하고, 태치화太徵火 위에는 목이 나타나므로 이를 소각少角이라고 하니, 주운이 소각에서부터 처음 시작되어 소우수少羽水에 이르러 끝나게 된다. 목은 첫째 운이 되니 대한일大寒日에 바뀌고, 화는 둘째 운이 되어 춘분 후 13일에 바뀌며, 토土는 셋째 운으로 소만 후 25일에 바뀌고, 금金은 넷째 운으로 대서 후 37일에 바뀌며, 수水는 다섯째 운으로 추분 후 49일에 바뀐다. 이처럼 한 해의 주운은 태소의 차이가 있다(『소문입식운기론오』).

大徵火上乃見木, 故曰少角, 則主運自少角起故初, 而至少羽水爲終矣. 木爲初之運, 大寒日交, 火爲二之運, 春分後十三日交. 土爲三之運, 小滿後二十五日交. 金爲四之運, 大暑後三十七日交. 水爲五之運, 秋分後四十九日交. 此乃一歲之主運, 有大少之異也."

論南北政[115]

○ 六氣以君火爲尊[116]. 五運以濕土爲尊, 故甲己土運爲南政. 蓋土以成數[117], 貫金木水火, 位居中央, 君尊南面而行令, 餘四運以臣事之, 面北而受令, 所以有別也, 而人脈亦應之. 甲己之歲土運, 面南論脈, 則寸在南, 而尺在北. 少陰司天兩寸不應, 少陰在泉兩尺不應. 乙丙丁戊庚辛壬癸之歲四運, 面北論脈, 則寸在北而尺在南. 少陰司天, 兩尺不應. 少陰在泉, 兩寸不應. 乃以南爲上, 北爲下. 正如男子面南受氣, 尺脈常弱. 女子面北, 尺脈常盛之理同, 以其陰氣沈下, 故不應耳[118]. 六氣之位, 則少陰在中, 而厥陰居右, 太陰居左, 此不可易也. 其少陰則主兩寸尺, 厥陰司天, 在泉當在右, 故右不應. 太陰司天, 在泉當在左, 故左不應, 依南政而論尺寸也. 若覆其手診之, 則陰沈於下, 反沈爲浮, 細爲大, 以此別之〔入式〕[119].

115 '南北政'이란 각각 군주는 남쪽을 보고 정치를 하고 신하는 북쪽을 보고 정치를 한다는 말로, 歲化를 근거로 하여 사람의 맥을 추론하는 방법이다. 『素問』「至眞要大論」에 나온다. 일반적으로 甲己의 해에는 南政이 되고, 나머지 8년은 北政이 된다. 甲己는 土運이 되는데, 토는 中宮에 머물면서 金·木·水·火를 관통하기 때문이다. 토의 지위가 높기 때문에 土運의 歲化를 군주에 비유한 것이다. 군주는 남면하고[남쪽을 바라보고] 정치를 하므로 甲己土運의 해가 '남정'이 되는 것이고, 나머지 司天在泉의 방위로 보면 司天은 항상 남쪽에 있으므로 在泉은 항상 북쪽에 있게 된다. 張志聰(戊癸를 남정으로 본다)이나 黃元御(亥子丑寅卯辰을 남정으로 본다) 등의 다른 견해가 있으나 여기에서는 『東醫寶鑑』의 관점에 따랐다.

116 원문에는 이 앞에 '運用十干起, 則君火不當其運也'라는 구절이 더 있다.

117 '成數'는 6, 7, 8, 9, 10을 말하고, 生數는 1, 2, 3, 4, 5를 말한다. 生數는 五行의 기가 처음으로 생겨난 것을 숫자로 나타낸 것이고, 成數는 오행의 기가 완성된 것을 숫자로 나타낸 것이다. 예를 들어 '天一生水'라고 하면 하늘의 기운이 처음으로 一이라는 水를 낳았다는 의미인데, 여기에 땅의 기운이 더해져[五를 더한다] 水라는 기가 완성된 것을 6이

남정과 북정을 논한다

◯ 육기六氣에서는 군화君火를 높이 보고 오운五運에서는 습토濕土를 높이 본다. 그러므로 갑기토운甲己土運이 남정南政이 된다. 토土는 성수成數로서 금金·목木·수水·화火를 꿰고 있다. 중앙에 위치하여 임금은 남면하여 명령하고, 나머지 네 운이 신하가 되어 군주를 섬겨 북쪽을 바라보고 명령을 따르니 〔토와 나머지 네 운은〕 구분이 있고 사람의 맥 또한 이에 상응한다. 갑기甲己의 해는 토운土運으로, 〔토운이 남쪽을 향하므로 사람의 기도〕 남쪽으로 향하는데 맥으로 말하면 촌맥寸脈은 남쪽에, 척맥尺脈은 북쪽에 있게 된다. 소음이 사천司天하면 양 촌맥이 응하지 않고, 소음이 재천在泉하면 양 척맥이 응하지 않는다. 을·병·정·무·경·신·임·계의 해는 나머지 네 운으로, 〔그 기가〕 북쪽을 향하니 〔사람의〕 맥으로 말하면 촌맥은 북쪽에, 척맥은 남쪽에 있게 된다. 소음이 사천하면 양 척맥이 응하지 않고 소음이 재천하면 양 촌맥이 응하지 않는다. 이는 남쪽이 위가 되고 북쪽이 아래가 되기 때문으로 남자는 남면하여 기를 받기 때문에 척맥이 항상 약하며, 여자는 북면하여 기를 받기 때문에 척맥이 항상 성盛한 이치와 같다. 음기는 아래로 가라앉기 때문에 응하지 않는 것이다. 육기의 위치는 소음이 가운데, 궐음이 오른쪽, 태음이 왼쪽에 있으며 이는 바뀔 수 없다. 소음은 양 촌맥과 척맥을 주관하므로 궐음이 사천하면 재천이 당연히 오른쪽에 있기 때문에 오른쪽이 응하지 않고, 태음이 사천하면 재천이 당연히 왼쪽에 있기 때문에 왼쪽이 응하지 않는다. 〔이는〕 남정에 의거하여 척맥과 촌맥을 논한 것이다. 만약 손을 뒤집어서 관찰하면 음이 아래로 가라앉으므로 침맥은 반대로 부맥浮脈이 되고 세맥細脈은 대맥大脈이 되니 이것으로 구별하게 된다(『소문입식운기론오』).

라는 숫자로 나타낸 것이며, 이를 그림으로 보여 주는 것이 河圖이다. 1은 北方水, 2는 南方火, 3은 東方木, 4는 西方金, 5는 中央土이다.
다음은『周易本義』에 실려 있는 그림이다

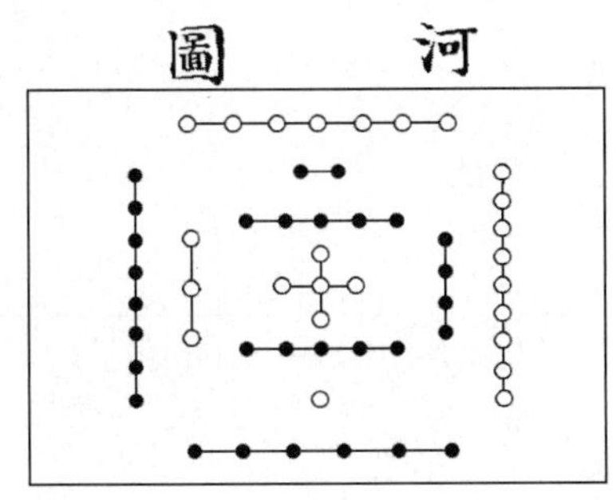

118 원문에는 이 뒤에 '六氣之位, 則以別其反, 詳其交, 而後造死生之微也. 正如男子面南受氣, 尺脈常弱. 女子面北受氣, 尺脈常盛之理同'이라는 구절이 더 있다.

119『素問入式運氣論奧』卷中「論南北政第二十」(앞의 책, 111-114쪽).

○南政甲己所臨之歲, 司天在泉, 但見君火在上者上不應, 在下者下不應. 北政但見君火在上, 則下不應, 在下則上不應, 在左則右不應, 在右則左不應. 當沈而浮, 當浮而沈也. ○南政以前爲左, 以後爲右, 君也. 北政以前爲右, 以後爲左, 臣也[120]〔東垣〕.

120 『此事難知』 卷下 「諸經皆言大則病進者何也」(앞의 책, 604쪽).

◯ 남정은 갑기가 마주 대해 더해지는〔加臨〕 해이다. 사천과 재천에서 단지 군화가 위에 있으면 위가 응하지 않고, 군화가 아래에 있으면 아래가 응하지 않는다. 북정北政에서 단지 군화가 위에 있으면 아래가 응하지 않고, 군화가 아래에 있으면 위가 응하지 않는다. 왼쪽에 있으면 오른쪽이 응하지 않고, 오른쪽에 있으면 왼쪽이 응하지 않는다. 당연히 침맥沈脈이어야 하는데 부맥이 나타나고, 당연히 부맥이어야 하는데 침맥이 나타난다. ◯ 남정이 앞을 왼쪽으로, 뒤를 오른쪽으로 삼는 것은 남정이 임금이기 때문이다. 북정이 앞을 오른쪽으로, 뒤를 왼쪽으로 삼는 것은 북정이 신하이기 때문이다(동원).

六氣承制

○內經曰，相火之下，水氣承之，水位之下，土氣承之．土位之下，風氣承之．風位之下，金氣承之．金位之下，火氣承之．君火之下，陰精承之．帝曰，何也．岐伯曰，亢則害，承迺制，制生則化，外列盛衰，害則敗亂，生化大病.[121]

121 『素問』「六微旨大論第六十八」．"帝曰，善．願聞地理之應六節，氣位何如．岐伯曰，顯明之右，君火之位也．君火之右，退行一步，相火治之，復行一步，土氣治之．復行一步，金氣治之．復行一步，水氣治之，復行一步，木氣治之，復行一步，君火治之．相火之下，水氣承之．水位之下，土氣承之．土位之下，風氣承之．風位之下，金氣承之．金位之下，火氣承之．君火之下，陰精承之．帝曰，何也．岐伯曰，亢則害，承迺制，制生則化，外列盛衰，害則敗亂，生化大病."

육기가 이어받아 억제한다

○『내경』에서 "〔상화相火가 지나치게 항진되면〕 상화의 아래에서 수기水氣가 상화를 이어받아 이를 억제하고, 〔수기가 지나치게 항진되면〕 수기의 아래에서 토기土氣가 수기를 이어받아 이를 억제하며, 〔토기가 지나치게 항진되면〕 토기의 아래에서 풍기風氣가 토기를 이어받아 이를 억제하고, 〔풍기가 지나치게 항진되면〕 풍기의 아래에서 금기金氣가 풍기를 이어받아 이를 억제하며, 〔금기가 지나치게 항진되면〕 금기의 아래에서 화기火氣가 금기를 이어받아 이를 억제하고, 〔군화君火가 지나치게 항진되면〕 군화의 아래에서 음정陰精이 군화를 이어받아 이를 억제한다. 황제가 '왜 그러한가?'라고 물었다. 기백岐伯이 대답하였다. '〔어느 하나의 기가〕 지나치게 항진되면 해害가 생기므로 〔아래에서〕 이어받는 것이 이를 억제하게 되고 억제하게 되면 생화生化하여 밖으로 성쇠가 드러나는데, 해로움이 생기면 〔이어받는 것이 이를 억제하지 못하게 되면〕 어지러워져 큰 병이 생긴다'라고 하였다."

○王安道[122]曰, 自顯明之右, 止君火治之十五句, 言六節所治之位也. 自相火之下, 止陰精承之十二句, 言地理之應乎歲氣也. 亢則害, 承迺制二句, 言抑其過也. 制生則化, 止生化大病四句, 言有制之常與無制之變也. 承, 猶隨也, 以下奉上, 故曰承, 而有防之之義存焉. 亢者過極也, 害者害物也, 制者克勝之也. 然所承也, 其不亢則隨之而已, 旣亢則克勝以平之, 承斯見之. 求之於人, 則五藏更相平也. 一歲[123]不平, 所不勝平之, 五藏更相平, 非不亢而防之乎. 一歲不平, 所不勝平之, 非旣亢而克勝之乎. 姑以心火而言, 其不亢則腎水隨之而已, 一或有亢, 卽起而克勝之矣. 餘藏皆然. 制生則化, 當作制則生化, 盖傳寫之誤也〔此事〕[124].

122 '安道'는 元明시기의 王履(1332-1391)의 字이다. 朱震亨을 스승으로 삼았고, 古來의 이론에 구애받지 않고 『傷寒論』과 『黃帝內經』 등에 독자적인 견해를 제시하였다. 저서에 『醫經溯回集』이 있으며, 『百病鉤玄』 二十卷과 『醫韵統』 一百卷은 모두 전하지 않는다.

123 원문에는 '歲'가 '臟'으로 되어 있다. 이어 나오는 '歲'도 마찬가지이다.

124 원문은 『醫經溯回集』 卷上 「亢則害承乃制論」이다. 이 문장은 『此事難知』가 아니라 『玉機微義』 卷之十 火門 「論火豈君相五志俱有」(앞의 책, 85-86쪽)에서 인용한 것으로 보인다. 원문과 들고남이 있다. "夫自顯明之右, 止君火治之十五句, 言六節所治之位也. 自相火之行下, 止陰精承之十二句, 言地理之應乎歲氣也. 亢則害, 承乃制二句, 言抑其過也. 制生則化, 止生化大病四句, 言有制之常與無制之變也. 承, 猶隨也. 然不曰隨, 而曰承者, 以下言之, 則有上奉之象, 故曰承. 雖謂之承, 而有防之之義存焉. 亢者, 過極也. 害者, 害物也. 制者, 克勝之也. 然所承也, 其不亢則隨之而已, 故雖承

◯ 왕리王履는 "'현명지우顯明之右'부터 '군화치지君火治之'까지의 열다섯 구절은 육기六氣가 다스리는 자리를 말한 것이다. '상화지하相火之下'부터 '음정승지陰精承之'까지의 열두 구절은 지리地理가 한 해의 기에 상응하는 것에 대하여 말한 것이다. '항즉해亢則害, 승내제承迺制(지나치면 해가 되니 이어받아 억제한다)'라는 두 구절은 그 지나침을 억제하는 것을 말한 것이고, '제생즉화制生則化'에서 '생화대병生化大病(억제하면 생화하게 되고 〔억제하지 못하면〕 큰 병이 생긴다)'까지의 네 구절은 억제하였을 때의 정상적인 변화와 억제하지 못했을 때의 병적인 변화를 말한 것이다. '승承'은 '수隨'와 같다. 〔그런데 '수'라고 하지 않고 '승'이라고 한 것은〕 아래에서 위를 받들기 때문에 '승'이라고 한 것인데, 〔비록 '승'이라고 하였지만〕 여기에는 〔좇아가서〕 위를 막는다는 의미도 있다. '항亢'은 극에 달한다는 뜻이고, '해害'는 사물을 해친다는 뜻이며, '제制'는 억눌러 이긴다는 뜻이다. 그러므로 이어받는 데 있어 지나치지 않으면 그것을 따를 뿐이고, 이미 지나쳤으면 그것을 이겨서 고르게 하니 '승'이라는 말은 바로 이런 뜻을 보여주는 것이다. 이를 사람에게 적용하면 오장五臟의 기는 다시 서로 고르게 되어야 하는데, 한 해의 기가 고르지 못하면 이기지 못하는 것이 〔지나친 것을〕 고르게 하여 오장의 기가 다시 서로 고르게 된다. 지나치지 않으면 억제하지 않는다. 한 해의 기가 고르지 못하면 이기지 못하는 것이 지나친 것을 고르게 하니 지나친 것을 억제하지 않는 것이 있겠는가? 심화心火를 예를 들어 이야기하면 〔심화가〕 지나치지 않으면 신수腎水는 이를 따를 뿐이다. 한 번이라도 지나침이 있으면 〔신수가〕 일어나서 〔심화를〕 억제한다. 다른 장기도 마찬가지이다. '제생즉화'는 당연히 '제즉생화制則生化'라고 하여야 한다. 옮겨 쓸 때 착오가 있었던 것이다"라고 하였다(『옥기미의』).

而不見. 旣亢, 則克勝以平之, 承斯見矣. 然而, 迎之不知其所来, 迹之不知其所止, 固若有不可必者, 然可必者, 常存乎杳冥恍惚之中, 而莫之或欺之. 河間曰, 已亢過極, 則反似勝己之化. 似也者, 其可以形質求哉. 故後篇厥陰所至爲風生, 終爲肅, 少陰所至爲熱生, 終爲寒之類, 其爲風生, 爲熱生者, 亢也. 其爲肅, 爲寒者, 制也. 又水發而爲雹雪, 土發而飄驟之類, 其水發土發者, 亢也. 其雹雪飄驟者, 制也. 若然者, 蓋造化之常, 不能以無亢, 亦不能以無制焉耳. 夫前後二篇所主, 雖有歲氣運氣之殊, 然亢則害, 承乃制之道. 蓋無往而不然也. 惟其無往而不然, 故求之於人, 則五臟更相平也. 一臟不平, 所不勝平之, 五臟更相平, 非不亢而防之乎. 一臟不平, 所不勝平之, 非旣亢而克勝之乎. 姑以心火而言, 其不亢, 則腎水雖心火之所畏, 亦不過防之而已. 一或有亢, 卽起而克勝之矣, 餘臟皆然. 制生則化, 當作制則生化. 蓋傳寫之誤."

五運之歲太過不及

甲丙戊庚壬爲陽年太過, 乙丁己辛癸爲陰年不及〔運氣〕.[125]

125『素問入式運氣論奧』卷上「論十干第二」(앞의 책, 17쪽).

오운으로 본 해의 태과와 불급

갑甲·병丙·무戊·경庚·임壬은 양년陽年으로 태과太過하고, 을乙·정丁·기己·신辛·계癸는 음년陰年으로 불급不及한다(『소문입식운기론오』).

六甲年[126]敦阜[127]之紀

○歲土太過，雨濕流行，腎水受邪，民病腹痛，淸厥[128]意不樂，肌肉痿足痿，脚下痛，中滿食減，四肢不擧[129]，宜附子山茱萸湯〔三因〕[130].

附子山茱萸湯

附子 炮，山茱萸 各一錢半，半夏，肉豆蔲 各一錢二分半，木瓜，烏梅 各一錢，丁香，藿香 各七分半.
右剉作一貼，入薑七片棗二枚，水煎服〔三因〕[131].

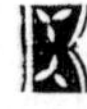

126 '六甲年'은 甲子, 甲寅, 甲辰, 甲午, 甲申, 甲戌의 여섯 해를 말한다.

127 '敦阜'는 두터운 언덕이라는 뜻으로, 土運이 태과한 것을 말한다. "土曰敦阜."『素問』「五常政大論篇第七十」.

128 '靑厥'은 궐증의 하나로, 손가락과 발가락 끝이 싸늘한 증상을 말한다. 어떤 곳에서는 손가락 끝 또는 발가락 끝만 싸늘한 것이라고 하였다(『雜病源流犀燭』). 手足厥冷과 같은 뜻으로도 쓰인다.

129 원문과 들고남이 있다. "敦阜之紀, 是謂廣化, 厚德淸靜, 順長以盈, 至陰內實, 物化充成, 煙埃朦鬱, 見於厚土, 大雨時行, 濕氣乃用, 燥政乃辟. 其化圓, 其氣豐, 其政靜, 其令周備, 其動濡積幷稸, 其德柔潤重淖, 其變震驚飄驟崩潰, 其穀稷麻, 其畜牛犬, 其果棗李, 其色黅玄蒼, 其味甘鹹酸, 其象長夏, 其經足太陰陽明, 其藏脾腎, 其蟲倮毛, 其物肌核, 其病腹滿, 四支不擧, 大風迅至, 邪傷脾也."『素問』「氣交變大論篇第六十九」.

육갑년, 돈부의 해

◯ 이해〔돈부敦阜〕에는 토기土氣가 태과太過하여 비와 습기가 많다. 〔이럴 때〕 신수腎水가 사기邪氣를 받으면 사람들은 배가 아프고 손가락과 발가락 끝이 싸늘하며 모든 일이 귀찮고 짜증나며 살과 다리가 위축되고 약해지며 무릎과 발목 아래가 아프고 뱃속이 그득하며 입맛이 떨어지고 팔다리를 쓰지 못하는 병이 생긴다. 부자산수유탕을 쓴다(『삼인극일병증방론』).

부자산수유탕

부자(싸서 굽는다)·산수유 각 한 돈 반, 반하·육두구 각 한 돈 두 푼 반, 모과·오매 각 한 돈, 정향·곽향 각 일곱 푼 반.

위의 약들을 썰어 한 첩으로 하여 생강 일곱 쪽, 대추 두 개를 넣고 물에 달여 먹는다(『삼인극일병증방론』).

130 『三因極一病證方論』 卷之五 「五運時氣民病證治」 '附子山茱萸湯'(앞의 책, 48쪽). "凡遇六甲年, 敦阜之紀, 歲土太過, 雨濕流行, 腎水受邪, 民病腹痛淸厥, 意不樂, 體重煩冤, 甚則肌肉痿, 足痿不收, 行善瘈, 脚下痛, 中滿食減, 四肢不擧. 爲風所復, 則反腹脹, 溏泄腸鳴. 甚則大溪絶者死. 甚則大淵絶者死."

131 "附子山茱萸湯, 治腎經受濕, 腹痛寒厥, 足溏不收, 腰脽痛, 行步艱難. 甚則中滿, 食不下, 或腸鳴溏泄. 附子(炮去皮臍)山茱萸各一兩, 木瓜乾烏梅各半兩, 半夏(湯洗去滑)肉豆蔻各三分, 丁香藿香各一分. 上剉散. 每服四錢, 水盞半, 薑錢七片棗一枚, 煎七分, 去滓, 食前服. 凡遇六庚年, 堅成之紀, 歲金太過, 燥氣流行, 肝木受邪, 民病脇小腹痛, 目赤眥癢, 耳無聞, 體重煩冤, 胸痛引背, 脇滿引小腹. 甚則喘咳逆氣, 背肩尻陰股膝髀腨䯒足痛. 爲火所復, 則暴痛, 胠脇不可反側, 咳逆甚而血溢, 太冲絶者死."

六丙年[132]漫衍[133]之紀

○歲水太過, 寒氣流行, 心火受邪, 民病身熱, 心躁陰厥[134], 上下中寒, 譫妄心痛, 喘咳寢汗[135], 宜黃連茯苓湯〔三因〕[136].

黃連茯苓湯

黃連, 赤茯苓 各一錢二分半, 麥門冬, 車前子, 通草, 遠志 各七分半, 半夏, 黃芩, 甘草 各五分半.

右剉作一貼, 入薑七片棗二枚, 水煎服〔三因〕[137].

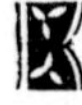

132 '六丙年'은 丙子, 丙寅, 丙辰, 丙午, 丙申, 丙戌의 여섯 해를 말한다.

133 『素問』에는 '漫衍'이 '流衍'으로 되어 있다. 모두 물이 풍성하게 흘러넘친다는 뜻으로, 水運이 太過한 것을 말한다. "水曰流衍." 『素問』「五常政大論篇第七十」.

134 '陰厥'은 厥症의 하나로, 양기가 허하고 음기가 왕성해서 생긴 병증을 말한다. 손발이 싸늘해지고 오한이 나며 소화되지 않은 대변을 보고 배가 아프다.

135 『素問』「氣交變大論篇第六十九」. "歲水太過, 寒氣流行, 邪害心火. 民病身熱, 煩心躁悸, 陰厥上下中寒, 譫妄心痛."

136 『三因極一病證方論』 卷之五 「五運時氣民病證治」 '川連茯苓湯'(앞의 책, 48쪽). "凡遇六丙年, 流衍之紀, 歲水太過, 寒氣流行, 邪害心火, 民病身熱煩心,

육병년, 만연의 해

◯ 이해〔만연漫衍〕에는 수기水氣가 태과太過하여 찬 기운이 유행한다. 〔이럴 때〕 심화心火가 사기邪氣를 받으면 사람들은 몸에 열이 나고 가슴이 벌렁거리며 손발이 싸늘해지고, 위아래로 한사를 맞으면 헛소리를 하며 가슴이 아프고 숨이 차며 기침을 하고 잠잘 때 식은땀을 흘리는 병이 생긴다. 황련복령탕을 쓴다(『삼인극일병증방론』).

황련복령탕

황련·적복령 각 한 돈 두 푼 반, 맥문동·차전자·통초·원지 각 일곱 푼 반, 반하·황금·감초 각 다섯 푼 반.

위의 약들을 썰어 한 첩으로 하여 생강 일곱 쪽, 대추 두 개를 넣고 물에 달여 먹는다(『삼인극일병증방론』).

躁悸陰厥, 上下中寒, 譫妄心痛, 甚則腹大, 脛腫喘咳, 寢汗憎風. 爲土所復, 則反腹滿, 腸鳴溏泄, 食不化, 渴而妄冒. 甚則神門絶者死."

137 『三因極一病證方論』 卷之五 「五運時氣民病證治」 '川連茯苓湯'(앞의 책, 48쪽). "治心虛爲寒冷所中, 身熱心躁, 手足反寒, 心腹腫痛, 喘咳自汗. 甚則大腸便血. 黃連, 茯苓一兩, 麥門冬(去心), 車前子(炒), 通草, 遠志(去心, 姜汁制炒) 各半兩, 半夏(湯洗去滑), 黃芩, 甘草(炙) 各一分. 上剉散. 每服四錢, 水盞半, 薑錢七片棗一枚, 煎七分, 去滓, 食前服. 遇六丁年, 委和之紀, 歲木不及, 燥乃盛行, 民病中淸, 胠脇小腹痛, 腸鳴溏泄. 爲火所復, 則反寒熱, 瘡瘍痤疿癰腫, 咳而鼽."

六戊年[138]赫曦[139]之紀

○歲火太過, 火暑流行, 肺金受邪, 民病瘧, 少氣咳喘, 血溢血泄[140], 身熱骨痛, 爲浸淫[141]. 宜麥門冬湯〔三因〕[142].

麥門冬湯

麥門冬, 白芷, 半夏, 竹葉, 鍾乳粉, 桑白皮, 紫菀茸, 人蔘 各一錢, 甘草 五分.

右剉作一貼, 入薑三片棗二枚, 水煎服〔三因〕[143].

138 '六戊年'은 戊子, 戊寅, 戊辰, 戊午, 戊申, 戊戌의 여섯 해를 말한다.

139 '赫曦'는 붉게 타오르는 불이라는 뜻으로, 火運이 太過한 것이다. "火曰赫曦."『素問』「五常政大論篇第七十」. '曦', 햇빛 희.

140 '血溢血泄'은 눈, 코, 입, 귀 등 위로 피가 나오는 것을 血溢이라 하고, 아래로 피가 나오는 것을 血泄(痢疾)이라고 한다.

141 '浸淫'은 헌데가 점점 번지면서 커지거나 심해지는 것을 말한다. 浸淫瘡이라고도 한다. 원문에는 이 구절이 아래 '麥門冬湯' 처방의 注에 나오는 것처럼 되어 있다.

142『三因極一病證方論』卷之五「五運時氣民病證治」'麥門冬湯'(앞의 책, 48쪽). "凡遇六戊年, 赫曦之紀, 歲火太過, 炎暑流行, 肺金受邪, 民病瘧, 少氣咳喘, 血溢泄瀉, 嗌燥耳聾, 中熱, 肩背熱甚, 胸中

육무년, 혁희의 해

◯ 이해[혁희赫曦]에는 화기火氣가 태과太過하여 불볕더위가 기승을 부린다. [이럴 때] 폐금肺金이 사기邪氣를 받으면 사람들은 학질에 걸리고 말소리에 힘이 없으며 기침을 하고 숨이 차며 위아래로 피가 나오고 몸에 열이 나며 뼈가 아프고 헌데가 점점 심해지는 병이 생긴다. 맥문동탕을 쓴다(『삼인극일병증방론』).

맥문동탕

맥문동·백지·반하·죽엽·종유분·상백피·자완용·인삼 각 한 돈, 감초 다섯 푼.

위의 약들을 썰어 한 첩으로 하여 생강 세 쪽, 대추 두 개를 넣고 물에 달여 먹는다(『삼인극일병증방론』).

痛, 脇支滿, 背髀幷兩臂痛, 身熱骨痛, 而爲浸淫. 爲水所復, 則反譫妄狂越, 咳喘息鳴, 血溢泄瀉不已. 甚則大淵絶者死."

143 『三因極一病證方論』 卷之五 「五運時氣民病證治」 '麥門冬湯'(앞의 책, 48쪽). "治肺經受熱, 上氣咳喘, 咯血痰壅, 嗌乾耳聾, 泄瀉, 胸脇滿, 痛連肩背, 兩臂膊疼, 息高. 麥門冬(去心), 香白芷, 半夏(湯洗去滑), 竹葉, 甘草(灸), 鐘乳粉, 桑白皮, 紫菀(取茸), 人蔘等分. 上剉散, 每服四錢, 水盞半, 薑兩片棗一枚, 煎七分, 去滓, 食前服. 凡遇六甲年, 敦阜之紀, 歲土太過, 雨濕流行, 腎水受邪, 民病腹痛淸厥, 意不樂, 體重煩寃, 甚則肌肉痿, 足痿不收, 行善瘈, 脚下痛, 中滿食減, 四肢不擧. 爲風所復, 則反腹脹, 溏泄腸鳴. 甚則大溪絶者死."

六庚年[144]堅成[145]之紀

○歲金太過, 燥氣流行, 肝木受邪, 民病脇與小腹痛, 耳聾目赤, 胸脇痛引小腹, 尻陰股膝髀腨䯒足皆痛, 宜牛膝木瓜湯〔三因〕[146].

牛膝木瓜湯

牛膝, 木瓜 各一錢, 白芍藥, 杜冲, 枸杞子, 黃松節, 兎絲子, 天麻 各七分半, 甘草 五分.
右剉作一貼, 入薑三片棗二枚, 水煎服〔三因〕[147].

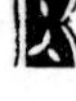

144 '六庚年'은 庚子, 庚寅, 庚辰, 庚午, 庚申, 庚戌의 여섯 해이다.

145 '堅成'은 단단하다는 뜻으로, 金運이 太過한 것이다. "金曰堅成."『素問』「五常政大論篇第七十」.

146『三因極一病證方論』卷之五「五運時氣民病證治」'牛膝木瓜湯'(앞의 책, 48쪽). "凡遇六庚年, 堅成之紀, 歲金太過, 燥氣流行, 肝木受邪, 民病脇, 小腹痛, 目赤眥癢, 耳無聞, 體重煩寃, 胸痛引背, 脇滿引小腹. 甚則喘咳逆氣, 背肩尻陰股膝髀腨䯒足痛. 爲火所復, 則暴痛, 胠脇不可反側, 咳逆甚而血溢, 太冲絶者死."

147『三因極一病證方論』卷之五「五運時氣民病證治」'牛膝木瓜湯'(앞의 책, 48쪽). "治肝虛遇歲氣, 燥濕更勝, 脇連小腹拘急疼痛, 耳聾目赤, 咳逆, 肩背連

육경년, 견성의 해

◯ 이해〔견성堅成〕에는 금기金氣가 태과太過하여 매우 건조하다. 〔이럴 때〕 간목肝木이 사기邪氣를 받으면 사람들은 옆구리와 아랫배가 아프고 귀가 먹으며 눈이 벌겋고 가슴과 옆구리가 아프면서 아랫배까지 당기며 꽁무니, 사타구니, 허벅지, 무릎, 넓적다리, 장딴지, 정강이, 발 등이 모두 아픈 병이 생긴다. 우슬모과탕을 쓴다(『삼인극일병증방론』).

우슬모과탕

우슬·모과 각 한 돈, 백작약·두충·구기자·황송절·토사자·천마 각 일곱 푼 반, 감초 다섯 푼.

위의 약들을 썰어 한 첩으로 하여 생강 세 쪽, 대추 두 개를 넣고 물에 달여 먹는다(『삼인극일병증방론』).

尻陰股膝髀腨胻皆痛, 悉主之. 牛膝(酒浸), 木瓜各一兩, 芍藥, 杜冲(去皮, 薑制, 炒絲斷), 枸杞子, 黃松節, 兎絲子(酒浸), 天麻各三分, 甘草(灸)半兩. 上剉散, 每服四錢, 水盞半, 薑三片棗一个, 煎七分, 去滓, 食前服.”

六壬年[148]發生[149]之紀

○歲木太過, 風氣流行, 脾土受邪, 民病飱泄, 食減體重, 煩寃[150]腸鳴, 脇痛支滿, 宜苓朮湯[三因][151].

苓朮湯

白茯苓, 白朮, 厚朴, 靑皮, 乾薑 炮, 半夏, 草果, 甘草 各一錢.

右剉作一貼, 入薑三片棗二枚, 水煎服[三因][152].

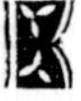

---

148 '六壬年'은 壬子, 壬寅, 壬辰, 壬午, 壬申, 壬戌의 여섯 해를 말한다.

149 '發生'은 없던 것에서 새로운 것이 나온다는 뜻으로, 木運이 太過하다는 말이다. "木曰發生."『素問』「五常政大論篇第七十」.

150 '煩寃'은 번민과 같은 뜻으로, 마음속으로 부대끼며 안타깝게 괴로워하는 것을 말한다.

151『三因極一病證方論』卷之五「五運時氣民病證治」'苓朮湯'(앞의 책, 47쪽). "凡遇六壬年, 發生之紀, 歲木太過, 風氣流行, 脾土受邪, 民病飱泄, 食減體重, 煩寃腸鳴, 脇支滿. 甚則忽忽善怒, 眩冒巓疾. 爲金所復, 則反脇痛而吐, 甚則沖陽絶者死."

152『三因極一病證方論』卷之五「五運時氣民病證治」'苓朮湯'(앞의 책, 47쪽). "治脾胃感風, 飱泄注下,

육임년, 발생의 해

◯ 이해〔발생發生〕에는 목기木氣가 태과太過하여 바람이 많이 분다. 〔이럴 때〕 비토脾土가 사기邪氣를 받으면 사람들은 음식이 삭지 않은 설사를 하고 입맛이 떨어지며 몸이 무겁고 속이 답답하여 괴로우며 뱃속에서 꾸르륵 소리가 나고 옆구리가 아프며 속이 치받치는 것처럼 그득한 병이 생긴다. 영출탕을 쓴다(『삼인극일병증방론』).

영출탕

백복령·백출·후박·청피·건강(싸서 굽는다)·반하·초과·감초 각 한 돈.

위의 약들을 썰어 한 첩으로 하여 생강 세 쪽, 대추 두 개를 넣고 물에 달여 먹는다(『삼인극일병증방론』).

腸鳴腹滿, 四肢重滯, 忽忽善怒, 眩冒顚暈, 或左脇偏疼. 白茯苓, 厚朴(薑汁制炒), 白朮, 靑皮, 乾薑(炮), 半夏(湯泡去滑), 草果(去皮), 甘草(炙) 各等分. 上剉散, 每服四錢, 水盞半, 薑三片棗兩枚, 煎七分, 去滓, 食前服之."

六乙年[153]從革[154]之紀

○ 歲金不及, 炎火盛行, 民病肩背瞀重, 鼽嚏咳喘, 血便注下, 宜紫菀湯〔三因〕[155].

紫菀湯

紫菀茸, 白芷, 人蔘, 黃芪, 地骨皮, 杏仁, 桑白皮, 甘草 各一錢.

右剉作一貼, 入薑三片棗二枚, 水煎服〔三因〕[156].

153 '六乙年'은 乙丑, 乙卯, 乙巳, 乙未, 乙酉, 乙亥의 여섯 해를 말한다.

154 '從革'은 어떤 틀에 따르거나 뒤바꾼다는 말로, 金運이 不及한 해를 말한다. "金曰從革." 『素問』「五常政大論篇第七十」.

155 『三因極一病證方論』 卷之五 「五運時氣民病證治」 '紫菀湯'(앞의 책, 49쪽). "凡遇六乙年, 從革之紀, 歲金不及, 火乃盛行, 民病肩背瞀重, 鼽嚏便血注下. 爲水所復, 則反頭腦户痛, 延及腦頂, 發熱口瘡, 心痛."

156 『三因極一病證方論』 卷之五 「五運時氣民病證治」 '紫菀湯'(앞의 책, 49쪽). "治肺虛感熱, 咳嗽喘滿,

육을년, 종혁의 해

◯ 이해[종혁從革]에는 금기金氣가 불급不及하여 불볕더위가 기승을 부린다. 사람들은 어깨와 등이 찌뿌듯하게 무겁고 코가 막히면서 재채기를 하고 기침을 하며 숨이 차고 물을 쏟듯이 피똥을 싸는 병이 생긴다. 자완탕을 쓴다(『삼인극일병증방론』).

자완탕

자완용·백지·인삼·황기·지골피·행인·상백피·감초 각 한 돈.

위의 약들을 썰어 한 첩으로 하여 생강 세 쪽, 대추 두 개를 넣고 물에 달여 먹는다(『삼인극일병증방론』).

自汗衄血, 肩背瞀重, 便血注下. 或腦户連腦頂痛, 發熱口瘡, 心痛. 紫茸白芷人蔘甘草(炙)黃芪地骨皮杏仁(去皮, 炙)桑皮各等分. 右剉散. 每服四錢, 水盞半, 棗一枚薑三片, 煎七分, 去滓, 空心服."

六丁年[157]委和[158]之紀

○ 歲木不及, 燥乃盛行, 民病中淸, 胠脇小腹痛, 腸鳴溏泄, 宜蓯蓉牛膝湯〔三因〕[159].

蓯蓉牛膝湯

肉蓯蓉, 牛膝, 木瓜, 白芍藥, 熟地黃, 當歸, 甘草 各一錢.
右剉作一貼, 入薑三片烏梅一箇, 水煎服〔三因〕[160].

157 '六丁年'은 丁丑, 丁卯, 丁巳, 丁未, 丁酉, 丁亥의 여섯 해를 말한다.

158 '委和'는 陽和의 氣가 萎縮되어 있다는 말로, 木運이 不及한 해를 말한다. "木曰委和." 『素問』「五常政大論篇第七十」.

159 『三因極一病證方論』 卷之五 「五運時氣民病證治」 '蓯蓉牛膝湯'(앞의 책, 48쪽). "凡遇六丁年, 委和之紀, 歲木不及, 燥乃盛行, 民病中淸, 胠脇小腹痛, 腸鳴溏泄. 爲火所復, 則反寒熱, 瘡瘍痤疿癰腫, 咳而鼽."

160 『三因極一病證方論』 卷之五 「五運時氣民病證治」 '蓯蓉牛膝湯'(앞의 책, 48쪽). "治肝虛爲燥熱所傷, 胠脇並小腹痛, 腸鳴溏泄. 或發熱偏體, 瘡瘍咳嗽, 肢滿鼻鼽. 肉蓯蓉(酒浸), 牛膝(酒浸), 乾木瓜, 白

육정년, 위화의 해

◯ 이해〔위화委和〕에는 목기木氣가 불급不及하여 매우 건조하다. 사람들은 속이 차고 겨드랑이와 옆구리, 아랫배가 아프며 뱃속에서 꾸르륵 소리가 나면서 묽은 설사를 하는 병이 생긴다. 종용우슬탕을 쓴다(『삼인극일병증방론』).

종용우슬탕

육종용·우슬·모과·백작약·숙지황·당귀·감초 각 한 돈.

위의 약들을 썰어 한 첩으로 하여 생강 세 쪽, 오매 한 개를 넣고 물에 달여 먹는다(『삼인극일병증방론』).

芍藥, 熟地黃, 當歸, 炙甘草 各等分. 右剉作, 每服四錢, 水盞半, 薑三片, 烏梅半個, 煎七分, 去滓, 空心服. 筋痿脚弱, 鎊鹿角屑同煎.

六己年[161]卑監[162]之紀

○ 歲土不及, 風氣盛行, 民病飧泄, 霍亂體重腹痛, 筋骨繇併[163], 肌肉瞤痠, 善怒. 宜白朮厚朴湯〔三因〕[164].

白朮厚朴湯

白朮, 厚朴, 半夏, 桂心, 藿香, 靑皮 各一錢, 乾薑 炮, 甘草 炙 各五分.

右剉作一貼, 入薑三片棗二枚, 水煎服〔三因〕[165].

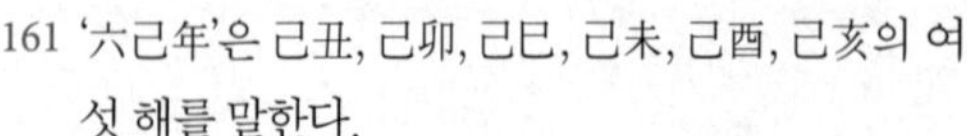

161 '六己年'은 己丑, 己卯, 己巳, 己未, 己酉, 己亥의 여섯 해를 말한다.

162 '卑監'은 낮고 아래로 내려간다[下]는 뜻으로, 土運이 不及한 해를 말한다. "土曰卑監." 『素問』「五常政大論篇第七十」.

163 '筋骨繇併'은 경련이 심하여 근과 골이 함께 묶어 놓은 것처럼 흔들리는 것을 말한다. '繇', 역사 요, 부역, 따르다, 흔들리다.

164 『三因極一病證方論』 卷之五 「五運時氣民病證治」 '白朮厚朴湯'(앞의 책, 49쪽). "凡遇六已年, 卑監之紀, 歲土不及. 風氣盛行, 民病飧泄, 霍亂體重腹痛, 筋骨繇併, 肌肉瞤酸, 喜怒. 爲金所復, 則反胸脇暴痛, 下引小腹, 善太息, 氣客於脾, 食少失味."

165 『三因極一病證方論』 卷之五 「五運時氣民病證治」 '白朮厚朴湯'(앞의 책, 49쪽). "治脾虛風冷所傷, 心腹脹滿疼痛, 四肢筋骨重弱, 肌肉瞤動酸䐡, 善怒,

육기년, 비감의 해

◯ 이해〔비감卑監〕에는 토기土氣가 불급不及하여 바람이 심하게 분다. 사람들은 음식이 삭지 않은 설사를 하고 갑자기 토하고 설사하며 몸이 무겁고 배가 아프며 근골에 힘이 없고 근육에 쥐가 나며 저리고 화를 잘 내는 병이 생긴다. 백출후박탕을 쓴다(『삼인극일병증방론』).

백출후박탕

백출·후박·반하·계심·곽향·청피 각 한 돈, 건강(싸서 굽는다)·감초(굽는다) 각 다섯 푼.

위의 약들을 썰어 한 첩으로 하여 생강 세 쪽, 대추 두 개를 넣고 물에 달여 먹는다(『삼인극일병증방론』).

霍亂吐瀉, 或胸脇暴痛, 下引小腹, 善太息, 食少失味. 白朮, 厚朴(薑炒), 半夏(湯洗), 桂心, 藿香, 青皮 各三兩, 乾薑(炮), 炙甘草 各五錢. 右剉作, 每服四錢, 水盞半, 薑三片棗一枚, 煎七分, 去滓, 食前服.”

六辛年[166]涸流[167]之紀

○ 歲水不及, 濕乃盛行, 民病腫滿身重, 濡泄足痿, 清厥脚下痛, 宜五味子湯〔三因〕[168].

五味子湯

五味子, 附子 炮, 巴戟, 鹿茸, 山茱萸, 熟地黃, 杜冲 炒 各一錢.

右剉作一貼, 入薑七片鹽少許, 水煎服〔三因〕[169].

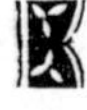

166 '六辛年'은 辛丑, 辛卯, 辛巳, 辛未, 辛酉, 辛亥의 여섯 해를 말한다.

167 '涸流'는 물이 말랐다는 뜻으로, 水運이 不及한 해를 말한다. "水曰涸流." 『素問』「五常政大論篇第七十」.

168 『三因極一病證方論』 卷之五 「五運時氣民病證治」 '五味子湯'(앞의 책, 49쪽). "凡遇六辛年, 涸流之紀, 歲水不及, 濕乃盛行, 民病腫滿身重, 濡泄寒瘍, 腰膕踹股膝痛不便, 煩冤足痿, 清厥脚下痛. 甚則跗腫, 腎氣不行. 爲木所復, 則反面色時變, 筋骨並辟, 肉瞤瘛, 目視䀮䀮, 肌肉胗發, 氣並膈中, 痛干心腹."

169 『三因極一病證方論』 卷之五 「五運時氣民病證治」 '五味子湯'(앞의 책, 49쪽). "治腎氣虛坐卧濕地, 腰膝重着疼痛, 腹脹濡泄無度, 行步艱難, 足痿清厥.

육신년, 학류의 해

◯ 이해〔학류涸流〕에는 수기水氣가 불급不及하여 습기가 많다. 사람들은 몸이 붓고 배가 불러 오르며 몸이 무겁고 멀건 물 같은 설사를 하며 다리가 마르고 힘이 없으며 손발이 싸늘하고 발바닥이 아픈 병이 생긴다. 오미자탕을 쓴다(『삼인극일병증방론』).

오미자탕

오미자·부자(싸서 굽는다)·파극·녹용·산수유·숙지황·두충(볶는다) 각 한 돈.

위의 약들을 썰어 한 첩으로 하여 생강 일곱 쪽, 소금 조금을 넣고 물에 달여 먹는다(『삼인극일병증방론』).

甚則浮腫, 面色不常, 或筋骨並辟, 目視䀮䀮, 膈中咽痛. 五味子, 附子(炮去皮臍), 巴戟(去心), 鹿茸(燎去毛, 酥炙), 山茱萸, 熟地, 杜冲(制炒) 各等分. 右剉散, 每服四錢, 水一盞, 薑七片鹽少許, 煎七分, 去滓, 食前服.”

六癸年[170]伏明[171]之紀

○歲火不及, 寒乃盛行, 民病胸痛脇滿, 膺背肩胛兩臂內痛, 鬱冒, 心痛暴瘖, 宜黃芪茯神湯〔三因〕[172].

黃芪茯神湯

黃芪, 茯神, 遠志, 紫河車, 酸棗仁 炒 各一錢.
右剉作一貼, 入薑三片棗二枚, 水煎服〔三因〕[173].

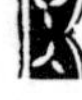

170 '六癸年'은 癸丑, 癸卯, 癸巳, 癸未, 癸酉, 癸亥의 여섯 해를 말한다.

171 '伏明'은 陽氣(炎熱)가 엎드려 숨어 있다는 뜻으로, 火運이 不及한 해를 말한다. "火曰伏明." 『素問』「五常政大論篇第七十」.

172 『三因極一病證方論』 卷之五 「五運時氣民病證治」 '黃芪茯神湯'(앞의 책, 49쪽). "凡遇六癸年, 伏明之紀, 歲火不及, 寒乃盛行, 民病胸痛, 脇支滿, 膺背肩髀兩臂肉痛, 鬱冒矇昧, 心痛暴瘖. 甚則屈不能伸, 寬髀如別. 爲土所復, 則反鶩溏, 食飮不下, 寒中腸鳴, 泄注腹痛, 暴攣痿痺, 足不能任身."

173 『三因極一病證方論』 卷之五 「五運時氣民病證治」 '黃芪茯神湯'(앞의 책, 49쪽). "治心虛挾寒, 心胸中痛, 兩脇連肩背肢滿噎塞, 鬱冒矇昧, 寬髀攣痛, 不

육계년, 복명의 해

◯ 이해〔복명伏明〕에는 화기火氣가 불급不及하여 매우 춥다. 사람들은 가슴이 아프고 옆구리가 그득하며 가슴, 등, 어깨뼈, 양팔 안쪽이 아프고 속이 답답하며 어지럽고 심장이 아프며 갑자기 목이 쉬고 말을 하지 못하는 병이 생긴다. 황기복신탕을 쓴다(『삼인극일병증방론』).

황기복신탕

황기·백복신·원지·자하거·산조인(볶는다) 각 한 돈.

위의 약들을 썰어 한 첩으로 하여 생강 세 쪽, 대추 두 개를 넣고 물에 달여 먹는다(『삼인극일병증방론』).

能屈伸. 或下利溏泄, 飮食不進腹痛, 手足痿痺, 不能任身. 黄芪, 茯苓, 遠志(去心, 薑汁淹炒), 紫河車, 酸棗仁(炒) 各等分. 右剉散, 每服四錢, 水盞半, 薑三片棗一枚, 煎七分, 去滓, 食前服.”

六十歲運氣主客及民病

子午之歲[174]

○ 少陰司天[175], 陽明在泉[176]. ○ 氣化運行先天. ○ 宜正陽湯(三因)[177].

初之氣

○ 太陽加臨厥陰, 主春分前六十日有奇[178], 民病關節禁固[179], 腰脽痛, 中外瘡瘍[180].

二之氣

○ 厥陰加臨少陰, 主春分後六十日有奇, 民病淋[181], 目赤, 氣鬱而熱.

三之氣

○ 少陰加臨少陽, 主夏至前後各三十日有奇, 民病熱厥[182], 心痛, 寒熱更作, 咳喘目赤.

174 '子午之歲'는 甲子, 甲午, 丙子, 丙午, 戊子, 戊午, 壬子, 壬午, 丙子, 丙午의 열 해를 말한다.

175 '司天'은 天氣가 위에서 한 해의 歲氣를 주관하는 것을 말한다.

176 '在泉'은 地氣가 아래에서 사천하는 기와 마주하여 잠복하고 있는 것을 말한다.

177 『三因極一病證方論』 卷之五 「六氣時行民病證治」 '正陽湯'(앞의 책, 51-52쪽).

178 『三因極一病證方論』에는 '主春分前六十日有奇'의 구절이 없다. 이하 마찬가지이다.

179 '禁固'에서 '禁'은 '緊'과 뜻이 통하며, '固'는 不利의 뜻이다. 관절이 오그라들고 땅기어 굴신이 불리한 것을 말한다(『精校 譯註 東醫寶鑑』 '雜病篇', 30쪽의 역주).

180 '瘡瘍'은 몸의 겉에 생기는 여러 가지 외과적 질병과 피부질병을 통틀어 말한다. 창양에는 腫瘍과

육십 년간 운기의 주기와 객기 및 사람들이 잘 걸리는 병

자오년

◯ 이해에는 소음少陰이 사천司天하고 양명陽明이 재천在泉한다. ◯ 이때에는 기후변화가 절기에 앞선다. ◯ 정양탕을 쓴다(『삼인극일병증방론』).

첫째 기

◯ 태양한수太陽寒水의 객기가 궐음풍목厥陰風木의 주기와 마주해 작용한다. 춘분 전 60일과 그 나머지를 주관한다. 사람들은 관절이 땅기어 움직이기 어렵고 허리와 꽁무니뼈가 아프며 속과 겉이 허는 병이 생긴다.

둘째 기

◯ 궐음풍목의 객기가 소음군화少陰君火의 주기와 마주해 작용한다. 춘분 후 60일과 나머지를 주관한다. 사람들은 임증淋症과 눈이 벌겋고 기가 몰려 열이 나는 병이 생긴다.

셋째 기

◯ 소음군화의 객기가 소양상화少陽相火의 주기와 마주해 작용한다. 하지 전후 각 30일과 그 나머지를 주관한다. 사람들은 열궐熱厥이나 가슴이 아프고 한열이 번갈아 나며 기침을 하고 숨이 차며 얼굴이 벌건 병이 생긴다.

潰瘍, 癰, 疽, 疔瘡, 瘤腫, 流注, 流痰, 瘰癧 등이 포함되며 임상에서 자주 본다. 창양은 흔히 邪毒이 침범하고 邪熱이 血을 상하여 氣血이 몰려서 생긴다(『동의학사전』).

181 '淋'은 오줌을 자주 누려고 하나 잘 나오지 않으면서 방울방울 떨어지며 요도와 아랫배가 켕기면서 아픈 병증을 말한다. 하초의 濕熱이 방광에 몰리거나 腎氣가 허하여 방광의 氣化작용이 장애되어 생긴다(『동의학사전』).

182 '熱厥'은 厥症의 하나로, 邪熱로 陰液이 줄어들어서 생긴다. 손바닥과 발바닥이 달아오르고 몸에 열이 나며 오줌이 벌겋고 변비가 있다(『동의학사전』).

四之氣

○ 太陰加臨太陰, 主秋分前六十日有奇, 民病黃疸, 衄衂, 嗌乾吐飮.

五之氣

○ 少陽加臨陽明, 主秋分後六十日有奇, 民乃康.

終之氣

○ 陽明加臨太陽, 主冬至前後各三十日有奇, 民病上腫, 欬喘, 甚則血溢.

正陽湯

白薇, 玄參, 川芎, 桑白皮, 當歸, 白芍藥, 旋覆花, 甘草 炙 各一錢.

右剉, 入薑五片, 水煎服〔三因〕[183].

183 『三因極一病證方論』 卷之五 「六氣時行民病證治」 '正陽湯'(앞의 책, 51-52쪽). "初之氣, 太陽寒水加厥陰風木, 民病關節禁固, 腰椎痛, 中外瘡瘍. 二之氣, 厥陰風木加少陰君火, 民病淋, 目赤, 氣鬱而熱. 三之氣, 少陰君火加少陽相火, 民病熱厥心痛, 寒熱更作, 咳喘目赤. 四之氣, 太陰濕土加太陰濕土, 民病黃疸鼽衄, 嗌乾吐飮. 五之氣, 少陽相火加陽明燥金, 民乃安康. 終之氣, 陽明燥金加太陽寒水, 民病上腫咳喘, 甚則血溢, 下連小腹, 而作寒中. 治法宜鹹以平其上, 苦熱以治其內, 鹹以軟之, 苦以發之, 酸以收之. 正陽湯, 治子午之歲, 少陰君火司天, 陽明燥金在泉, 民病關節禁固, 腰痛, 氣鬱熱, 小便淋, 目赤心痛, 寒熱更作, 咳喘或鼽衄, 嗌咽吐飮黃疸, 甚則連小腹而作寒中, 悉主之. 白薇, 玄參,

넷째 기

◯ 태음습토太陰濕土의 객기가 태음습토의 주기와 마주해 작용한다. 추분 전 60일과 나머지를 주관한다. 사람들은 황달이나 코가 막히면서 코피가 나고 목 안이 마르며 토하는 병이 생긴다.

다섯째 기

◯ 소양상화의 객기가 양명조금陽明燥金의 주기와 마주해 작용한다. 추분 후 60일과 나머지를 주관한다. 사람들은 건강하다.

마지막 기

◯ 양명조금의 객기가 태양한수의 주기와 마주해 작용한다. 동지 전후 각 30일과 나머지를 주관한다. 사람들은 〔몸의〕 상체가 붓고 기침을 하며 숨이 차고 심하면 귀·눈·코·입 등 위의 구멍으로 피가 나온다.

정양탕

백미·현삼·천궁·상백피·당귀·백작약·선복화·감초(굽는다) 각 한 돈.
위의 약들을 썰어 생강 다섯 쪽을 넣고 물에 달여 먹는다(『삼인극일병증방론』).

川芎, 桑皮(炙), 當歸, 芍藥, 旋覆花, 甘草, 生薑 各五錢. 右爲剉散, 每服四錢, 水盞半, 煎七分, 去滓, 空心服. 自大寒至春分, 加杏仁升麻各五錢. 自春分至小滿, 加茯苓車前子各五錢. 自小滿至大暑, 加杏仁麻仁各一分. 自大暑至秋分, 加荊芥茵陳各一分. 自秋分至小雪, 依正方. 自小雪至大寒, 加蘇子五錢."

丑未之歲[184]

○ 太陰司天, 太陽在泉. ○ 氣化運行後天. ○ 宜備化湯[185](三因).

初之氣

○ 厥陰加臨厥陰, 主春分前六十日有奇, 民病血溢, 筋絡拘強[186], 關節不利, 身重筋痿.

二之氣

○ 少陰加臨少陰, 主春分後六十日有奇, 民病瘟癘, 盛行遠近咸若.

三之氣

○ 太陰加臨少陽, 主夏至前後各三十日有奇, 民病身重, 胕腫[187], 胸腹滿.

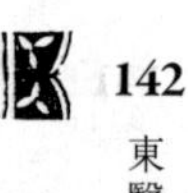

184 '丑未之歲'는 己丑, 己未, 乙丑, 乙未, 丁丑, 丁未, 辛丑, 辛未, 癸丑, 癸未의 열 해를 말한다.

185 『三因極一病證方論』 卷之五 「六氣時行民病證治」 '備化湯'(앞의 책, 51쪽).

186 '拘強'은 힘살이 오그라들어 뜬뜬하고 뻣뻣해진 것으로, 拘急과 같은 뜻으로 쓰인다(『동의학사전』).

187 '胕腫'은 온몸의 피부가 붓는 것을 말한다.

축미년

◯ 이해에는 태음太陰이 사천司天하고 태양太陽이 재천在泉한다. ◯ 이때에는 기후변화가 절기에 뒤진다. ◯ 비화탕을 쓴다(『삼인극일병증방론』).

첫째 기

◯ 궐음풍목厥陰風木의 객기가 궐음풍목의 주기와 마주해 작용한다. 춘분 전 60일과 그 나머지를 주관한다. 사람들은 귀·눈·코·입 등 위로 피가 넘쳐 나오고 힘줄과 낙맥絡脈이 오그라들면서 뻣뻣해지며 관절을 제대로 놀리지 못하고 몸이 무거우며 힘줄이 시드는 병이 생긴다.

둘째 기

◯ 소음군화少陰君火의 객기가 소음군화의 주기와 마주해 작용한다. 춘분 후 60일과 나머지를 주관한다. 사람들은 온역瘟疫과 역려疫癘를 앓는데 멀거나 가까운 곳 할 것 없이 모두 앓는다.

셋째 기

◯ 태음습토太陰濕土의 객기가 소양상화少陽相火의 주기와 마주해 작용한다. 하지 전후 각 30일과 나머지를 주관한다. 사람들은 몸이 무겁고 온몸이 부으며 가슴과 배가 그득해지는 병이 생긴다.

四之氣

○ 少陽加臨太陰, 主秋分前六十日有奇, 民病腠理熱, 血暴溢, 心腹䐜脹, 浮腫.

五之氣

○ 陽明加臨陽明, 主秋分後六十日有奇, 民病皮膚寒氣及體.

終之氣

○ 太陽加臨太陽, 主冬至前後各三十日有奇, 民病關節禁固, 腰顀[188]痛.

備化湯

木瓜, 茯神 各一錢半, 牛膝, 附子 炮 各一錢二分半, 熟地黃, 覆盆子 各一錢, 甘草 七分.

右剉, 入薑五片, 水煎服〔三因〕[189].

188 '顀', 튀어나온 이마, 뒤통수, 등뼈.

189 『三因極一病證方論』 卷之五 「六氣時行民病證治」 '備化湯'(앞의 책, 51-52쪽). "初之氣, 厥陰風木加厥陰風木, 民病血溢, 筋絡拘強, 關節不利, 身重筋痿. 二之氣, 少陰君火加少陰君火, 民病溫癘盛行, 遠近咸若. 三之氣, 太陰濕土加少陽相火, 民病身重胕腫, 胸腹滿. 四之氣, 少陽相火加太陰濕土, 民病腠裏熱, 血暴溢瘧, 心腹䐜脹, 甚則浮腫. 五之氣, 陽明燥金加陽明燥金, 民病皮膚寒氣及體. 終之氣, 太陽寒水加太陽寒水, 民病關節禁固, 腰顀痛. 治法, 用酸以平其上, 甘溫以治其下, 以苦燥之溫之, 甚則發之泄之, 贊其陽火, 令禦其寒. 備化湯, 治丑未之歲, 太陰濕土司天, 太陽寒水在泉, 病者關節不利, 筋脈拘急, 身重痿弱, 或溫癘盛行, 遠近

넷째 기

◯ 소양상화의 객기가 태음습토太陰濕土의 주기와 마주해 작용한다. 추분 전 60일과 나머지를 주관한다. 사람들은 살갗에 열이 나고 갑자기 피가 귀·눈·코·입 등 위로 넘쳐 나오며 명치 밑이 붓고 그득하며 몸이 붓는 병이 생긴다.

다섯째 기

◯ 양명조금陽明燥金의 객기가 양명조금의 주기와 마주해 작용한다. 추분 후 60일과 나머지를 주관한다. 사람들은 피부의 찬 기운이 뼛속까지 미치는 병이 생긴다.

마지막 기

◯ 태양한수太陽寒水의 객기가 태양한수의 주기와 마주해 작용한다. 동지 전후 각 30일과 나머지를 주관한다. 사람들은 관절을 움직이지 못하고 허리와 등뼈가 아픈 병이 생긴다.

비화탕

모과·백복신 각 한 돈 반, 우슬·부자(싸서 굽는다) 각 한 돈 두 푼 반, 숙지황·복분자 각 한 돈, 감초 일곱 푼.

위의 약들을 썰어 생강 다섯 쪽을 넣고 물에 달여 먹는다(『삼인극일병증방론』).

咸若, 或胸腹滿悶, 甚則浮腫, 寒瘧血溢, 腰傾痛. 乾木果, 茯神(去木) 各一兩, 牛膝(酒浸), 附子(炮, 去皮臍) 各三分, 熟地黃, 覆盆子 各五錢, 甘草 一分, 生薑 三分. 右剉散, 每服四錢, 水盞半, 煎七分, 去滓, 食前服. 自大寒至春分, 依正方. 自春分至小滿, 去附子加天麻防風各五錢. 自小滿至大暑, 加澤瀉三分. 自大暑直至大寒, 並依正方."

寅申之歲[190]

○少陽司天厥陰在泉. ○氣化運行先天. ○宜升明湯〔三因〕[191].

初之氣

○少陰加臨厥陰, 主春分前六十日有奇, 民病溫, 氣怫於上, 血溢目赤, 頭痛血崩, 膚瘡.

二之氣

○太陰加臨少陰, 主春分後六十日有奇, 民病熱鬱咳逆, 嘔吐頭痛, 身熱昏憒[192], 膿瘡.

三之氣

○少陽加臨少陽, 主夏至前後各三十日有奇, 民病熱中[193]聾瞶[194], 血溢膿瘡, 喉痺目赤, 善暴死.

190 '寅申之歲'는 甲寅, 甲申, 丙寅, 丙申, 戊寅, 戊申, 壬寅, 壬申, 丙寅, 丙申의 열 해를 말한다.

191 『三因極一病證方論』 卷之五 「六氣時行民病證治」 '升明湯'(앞의 책, 51쪽).

192 '昏憒'는 정신이 흐리멍덩해져 주위에서 벌어지는 일을 분간하지 못하는 것을 말한다. '憒', 심란할 궤. 어둡다, 어리석다.

193 '熱中'은 中消와 같은 뜻으로 쓰인다. 또한 눈이 누

인신년

◯ 이해에는 소양少陽이 사천司天하고 궐음厥陰이 재천在泉한다. ◯ 이때에는 기후변화가 절기에 앞선다. ◯ 승명탕을 쓴다(『삼인극일병증방론』).

첫째 기

◯ 소음군화少陰君火의 객기가 궐음풍목厥陰風木의 주기와 마주해 작용한다. 춘분 전 60일과 나머지를 주관한다. 사람들은 온병溫病이 들어 기가 위로 발끈 올라가 피가 귀·눈·코·입 등 위로 넘쳐 나오며 눈이 벌겋고 머리가 아프며 아래로 피가 갑자기 쏟아지고 피부가 허는 병이 생긴다.

둘째 기

◯ 태음습토太陰濕土의 객기가 소음군화의 주기와 마주해 작용한다. 춘분 후 60일과 나머지를 주관한다. 사람들은 열이 몰리고 기침하면서 기가 치밀어오르며 구토하고 머리가 아프며 몸에 열이 나고 정신이 흐리멍덩해지며 짓무르고 허는 병이 생긴다.

셋째 기

◯ 소양상화少陽相火의 객기가 소양상화의 주기와 마주해 작용한다. 하지 전후 각 30일과 나머지를 주관한다. 사람들은 열이 나서 답답해하고 소리를 잘 듣지 못하며 귀·눈·코·입 등 위로 피가 넘쳐 나오고 짓무르며 헐고 목 안이 붓고 아프며 눈이 벌겋고 종종 갑자기 죽는다.

렇게 되는 것이 주요 증상인 병증을 말하기도 한다. 風邪가 胃經에 침습한 것이 열로 변하여 생긴다(『동의학사전』).

194 '聾瞶'는 耳聾의 다른 말로, 소리를 잘 듣지 못하는 증상, 곧 難聽을 말한다(『동의학사전』).

四之氣

○陽明加臨太陰, 主秋分前六十日有奇, 民病腹滿身重.

五之氣

○太陽加臨陽明, 主秋分後六十日有奇, 民避寒邪, 君子周密.

終之氣

○厥陰加臨太陽, 主冬至前後各三十日有奇, 民病心痛, 陽氣不藏而咳.

升明湯

紫檀香, 車前子 炒, 青皮, 半夏, 酸棗仁, 薔薇, 甘草 各一錢. 右剉, 入薑五片, 水煎服〔三因〕[195].

195『三因極一病證方論』卷之五「六氣時行民病證治」'升明湯'(앞의 책, 51쪽). "寅申之歲, 少陽相火司天, 厥陰風木在泉, 氣化運行先天. 初之氣, 少陰君火加厥陰木, 民病溫, 氣拂於上, 血溢目赤, 咳逆頭痛, 血崩脇滿, 膚腠中瘡. 二之氣, 太陰土加少陰火, 民病熱郁, 咳逆嘔吐, 胸臆不利, 頭痛身熱, 昏憒膿瘡. 三之氣, 少陽相火加相火, 民病熱中, 聾瞑, 血溢膿瘡, 咳嘔鼽衄, 渴嚏欠, 喉痺目赤, 善暴死. 四之氣, 陽明金加太陰土, 民病滿, 身重. 五之氣, 太陽水加陽明金, 民避寒邪, 君子周密. 終之氣, 厥陰木加太陽水, 民病開閉不禁, 心痛, 陽氣不藏而咳. 治法, 宜咸寒平其上, 辛溫治其內, 宜酸滲之, 泄之, 漬之, 發之. 升明湯, 治寅申之歲, 少陽相火司天, 厥陰風木在泉, 病者氣郁熱, 血溢目赤, 咳逆頭痛, 脇滿嘔吐, 胸臆不利, 聾瞑渴, 身重心痛, 陽氣不藏, 瘡瘍煩躁. 紫檀香, 車前子(炒), 青皮, 半夏(湯洗), 酸棗仁, 薔蘼,

넷째 기

◯ 양명조금陽明燥金의 객기가 태음습토의 주기와 마주해 작용한다. 추분 전 60일과 나머지를 주관한다. 사람들은 배가 그득하고 몸이 무거운 병이 생긴다.

다섯째 기

◯ 태양한수太陽寒水의 객기가 양명조금의 주기와 마주해 작용한다. 추분 후 60일과 나머지를 주관한다. 사람들은 한사寒邪를 피하고 군자君子는 단단히 단속하여야 한다.

마지막 기

◯ 궐음풍목의 객기가 태양한수의 주기와 마주해 작용한다. 동지 전후 각 30일과 나머지를 주관한다. 사람들은 가슴이 아프고 양기陽氣를 갈무리하지 못하여 기침이 나는 병이 생긴다.

승명탕

자단향·차전자(볶는다)·청피·반하·산조인·장미·감초 각 한 돈.

위의 약들을 썰어 생강 다섯 쪽을 넣고 물에 달여 먹는다(『삼인극일병증방론』).

生薑, 甘草(炙) 各半兩. 上爲剉散. 每服四錢, 水盞半, 煎七分, 去滓, 食前服. 自大寒至春分, 加白薇玄參各半兩. 自春分至小滿, 加丁香一錢. 自小滿至大暑, 加漏芦升麻赤芍藥各半兩. 自大暑至秋分, 加茯苓半兩. 自秋分至小雪, 依正方. 自小雪至大寒, 加五味子半兩.

卯酉之歲[196]

○陽明司天少陰在泉. ○氣化運行後天. ○宜審平湯〔三因〕.

初之氣

○ 太陰加臨厥陰, 主春分前六十日有奇, 民病中熱腹脹, 面目浮腫, 善鼽衄.

二之氣

○ 少陽加臨少陰, 主春分後六十日有奇, 民病疫癘大至, 善暴死.

三之氣

○陽明加臨少陽, 主夏至前後各三十日有奇, 民病寒熱.

196 '卯酉之歲'는 丁卯, 丁酉, 己卯, 己酉, 乙卯, 乙酉, 辛卯, 辛酉, 癸卯, 癸酉의 열 해를 말한다.

묘유년

◯ 이해에는 양명陽明이 사천司天하고 소음少陰이 재천在泉한다. ◯ 이때에는 기후 변화가 절기에 뒤진다. ◯ 심평탕을 쓴다(『삼인극일병증방론』).

첫째 기

◯ 태음습토太陰濕土의 객기가 궐음풍목厥陰風木의 주기와 마주해 작용한다. 춘분 전 60일과 나머지를 주관하다. 사람들은 속에서 열이 나고 배가 불러 오르며 얼굴과 눈이 붓고 코가 막히면서 코피가 잘 나는 병이 생긴다.

둘째 기

◯ 소양상화少陽相火의 객기가 소음군화의 주기와 마주해 작용한다. 춘분 후 60일과 나머지를 주관한다. 사람들은 돌림병이 크게 일어나 갑자기 종종 죽는다.

셋째 기

◯ 양명조금의 객기가 소양상화의 주기와 마주해 작용한다. 하지 전후 각 30일과 나머지를 주관한다. 사람들은 한열이 번갈아 일어나는 병이 생긴다.

四之氣

○ 太陽加臨太陰, 主秋分前六十日有奇, 民病暴仆譫妄, 咽乾心痛, 癰瘍[197]便血.

五之氣

○ 厥陰加臨陽明, 主秋分後六十日有奇, 民氣和.

終之氣

○ 少陰加臨太陽, 主冬至前後各三十日有奇, 民病溫.

審平湯

遠志, 紫檀香 各一兩半, 天門冬, 山茱萸 各一錢二分半, 白朮, 白芍藥, 甘草 各一錢.

右剉, 入薑五片, 水煎服〔三因〕[198].

197 '癰'은 몸의 겉층과 장부 등이 곪는 병증으로, 外感六淫, 內傷七情, 食傷, 外傷 등으로 氣血에 熱毒이 뭉쳐서 생긴다. '癰'은 좁은 의미에서 외옹을 말하기도 한다. '옹'의 일반적인 특징은 疽에 비하여 옅은 곳에 생기며 그 범위가 좁고 병의 경과가 빠르며 곪아터진 다음 쉽게 아무는데, 증상에 따라서 차이가 있다. 외옹은 병변이 몸의 겉층에 있으면서 국소가 벌겋게 붓고 피부가 엷어지면서 번들번들해지고 열이 나면서 아프다. 내옹은 병변이 장부에 있으면서 피부 증상은 없거나 가볍고 옹이 생긴 장부에 따라 흉통, 숨쉬기 장애, 기침, 혈담, 복통, 메스꺼움, 구토, 혈뇨, 고름오줌, 대변 장애 등 여러 가지 증상이 있다.
'瘍'은 瘡瘍의 하나로, 피부 겉면에 있는 瘡과는 달리 주로 피부 안의 기육, 뼈 등에 생긴 것을 말한다. 癰疽, 癤疔, 종양 등이 여기에 속한다(『동의학사전』).

198 『三因極一病證方論』 卷之五 「六氣時行民病證治」 '審平湯'(앞의 책, 50-51쪽). "卯酉之歲, 陽明司天, 少陰在泉, 氣化運行后天. 初之氣, 太陰濕土加厥陰

넷째 기

◯ 태양한수太陽寒水의 객기가 태음습토의 주기와 마주해 작용한다. 추분 전 60일과 나머지를 주관한다. 사람들은 갑자기 쓰러지고 헛소리를 하며 목 안이 마르고 가슴이 아프며 옹저와 창양이 생기고 변에 피가 섞여 나오는 병이 생긴다.

다섯째 기

◯ 궐음풍목의 객기가 양명조금의 주기와 마주해 작용한다. 추분 후 60일과 나머지를 주관한다. 사람들은 기氣가 화평하다.

마지막 기

◯ 소음군화의 객기가 태양한수의 주기와 마주해 작용한다. 동지 전후 각 30일과 나머지를 주관한다. 사람들은 온병에 걸린다.

심평탕

원지·자단향 각 한 냥 반, 천문동·산수유 각 한 돈 두 푼 반, 백출·백작약·감초 각 한 돈.

위의 약들을 썰어 생강 다섯 쪽을 넣고 물에 달여 먹는다(『삼인극일병증방론』).

風木, 此下克上, 民病中熱脹, 面目浮腫, 善眠, 鼽衄嚏欠, 嘔吐, 小便黃赤, 甚則淋. 二之氣, 少陽相火加少陰君火, 此臣居君位, 民病癘大至, 善暴死. 三之氣, 陽明燥金加少陽相火, 燥熱交合, 民病寒熱. 四之氣, 太陽寒水加太陰濕土, 此下土克上水, 民病暴僕, 振栗譫妄, 少氣, 咽乾引飮, 心痛, 癰腫瘡瘍, 寒瘧骨痿, 便血. 五之氣, 厥陰風木加陽明燥金, 民氣和. 終之氣, 少陰君火加太陽寒水, 此下克上, 民病溫. 治法, 宜咸寒以抑火, 辛甘以助金, 汗之, 清之, 散之, 安其運氣. 審平湯, 治卯酉之歲, 陽明司天, 少陰在泉, 病者中熱, 面浮鼻鼽, 小便赤黃, 甚則淋, 或癘氣行, 善暴僕, 振栗譫妄, 寒瘧癰腫, 便血. 遠志(去心, 薑制炒), 紫檀香 各一兩, 天門冬(去心), 山茱萸 各三分, 白朮, 白芍藥, 甘草(炙), 生薑 各半兩. 上剉散. 每服四錢, 水盞半, 煎七分, 去滓, 食前服. 自大寒至春分, 加白茯苓, 半夏(湯洗去滑)紫蘇生姜各半兩. 自春分至小滿, 加玄參, 白薇 各半兩. 自小滿至大暑, 去遠志, 山茱萸, 白朮, 加丹參, 澤瀉 各半兩. 自大暑至秋分, 去遠志, 白術, 加酸棗仁, 車前子 各半兩. 自秋分直至大寒, 并依正方.”

辰戌之歲[199]

○ 太陽司天太陰在泉. ○ 氣化運行先天. ○ 宜靜順湯〔三因〕[200].

初之氣

○ 少陽加臨厥陰, 主春分前六十日有奇, 民病身熱頭痛嘔吐, 肌腠瘡瘍.

二之氣

○ 陽明加臨少陰, 主春分後六十日有奇, 民病氣鬱中滿.

三之氣

○ 太陽加臨少陽, 主夏至前後各三十日有奇, 民病寒反熱中, 癰疽注下, 心熱瞀悶.

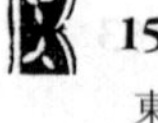

199 '辰戌之歲'는 戊辰, 戊戌, 庚辰, 庚戌, 壬辰, 壬戌, 甲辰, 甲戌, 丙辰, 丙戌의 열 해를 말한다.

200 『三因極一病證方論』 卷之五 「六氣時行民病證治」 '靜順湯'(앞의 책, 50쪽).

진술년

◯ 이해에는 태양太陽이 사천司天하고 태음太陰이 재천在泉한다. ◯ 이때에는 기후변화가 절기에 앞선다. ◯ 정순탕을 쓴다(『삼인극일병증방론』).

첫째 기

◯ 소양상화少陽相火의 객기가 궐음풍목厥陰風木의 주기와 마주해 작용한다. 춘분 전 60일과 나머지를 주관한다. 사람들은 몸에 열이 나고 머리가 아프며 토하고 살갗에 부스럼이 생긴다.

둘째 기

◯ 양명조금陽明燥金의 객기가 소음군화少陰君火의 주기와 마주해 작용한다. 춘분 후 60일과 나머지를 주관한다. 사람들은 기가 뭉치고 속이 그득한 병이 생긴다.

셋째 기

◯ 태양한수太陽寒水의 객기가 소양상화의 주기와 마주해 작용한다. 하지 전후 각 30일을 주관한다. 사람들은 한증寒證이 열증熱證으로 바뀌어 옹저가 생기고 물을 쏟듯이 설사하며 가슴에서 열이 나고 정신이 흐릿하면서 답답한 병이 생긴다.

四之氣

○ 厥陰加臨太陰，主秋分前六十日有奇，民病大熱少氣，肌肉痿足痿，注下赤白[201].

五之氣

○ 少陰加臨陽明，主秋分後六十日有奇，民氣乃舒.

終之氣

○ 太陰加臨太陽，主冬至前後各三十日有奇，民病慘悽孕死.

靜順湯

白茯苓，木瓜 各一錢二分半，附子 炮，牛膝 各一錢，防風，訶子，乾薑 炮，甘草 炙 各七分半.

右剉作一貼，水煎服〔三因〕[202].

201 '注下赤白'은 赤白痢의 다른 말로, 피와 흰 곱이 섞인 대변을 자주 설사한다는 뜻에서 붙여진 이름이다.

202 『三因極一病證方論』 卷之五 「六氣時行民病證治」 '靜順湯'(앞의 책, 50쪽). "辰戌之歲，太陽司天，太陰在泉，氣化運行先天. 初之氣，乃少陽相火加臨厥陰風木，民病瘟，身熱頭疼，嘔吐，肌腠瘡瘍. 二之氣，陽明燥金加臨少陰君火，民病氣郁中滿. 三之氣，太陽寒水加臨少陽相火，民病寒，反熱中，癰疽注下，心熱瞀悶. 四之氣，厥陰風木加臨太陰濕土，風濕交爭，民病大熱少氣，肌肉痿，足痿，注下赤白. 五之氣，少陰君火加臨陽明燥金，民氣乃舒. 終之氣，太陰濕土加臨太陽寒水，民乃慘淒孕死. 治法，用甘溫以平水，酸苦以補火，抑其運氣，扶其不勝.

넷째 기

◯ 궐음풍목의 객기가 태음습토太陰濕土의 주기와 마주해 작용한다. 추분 전 60일과 나머지를 주관한다. 사람들은 열이 심하게 나고 힘이 없어 말하기가 힘들며 몸이 여위고 다리에 힘이 없으며 피와 흰 곱이 섞인 설사를 자주 하는 병이 생긴다.

다섯째 기

◯ 소음군화의 객기가 양명조금의 주기와 마주해 작용한다. 추분 후 60일과 나머지를 주관한다. 사람들은 기氣가 잘 펴져서 편안해진다.

마지막 기

◯ 태음습토의 객기가 태양한수의 주기와 마주해 작용한다. 동지 전후 각 30일과 나머지를 주관한다. 사람들은 임신부가 죽어 처참해진다.

정순탕

백복령·모과 각 한 돈 두 푼 반, 부자(싸서 굽는다)·우슬 각 한 돈, 방풍·가자·건강(싸서 굽는다)·감초(굽는다) 각 일곱 푼 반.

위의 약들을 썰어 한 첩으로 하여 물에 달여 먹는다(『삼인극일병증방론』).

靜順湯, 治辰戌歲, 太陽司天, 太陰在泉, 病身熱頭痛, 嘔吐氣郁, 中滿瞀悶, 少氣足痿, 注下赤白, 肌腠瘡瘍, 發爲癰疽. 白茯苓, 木瓜乾 各一兩, 附子(炮去皮臍), 牛膝(酒浸) 各三分, 防風(去叉), 訶子(炮去核), 甘草(炙), 乾薑(炮) 各半兩. 上爲剉散, 每服四大錢, 水盞半, 煎七分, 去滓, 食前服. 其年自大寒至春分, 宜去附子, 加枸杞半兩. 自春分至小滿, 依前入附子枸杞. 自小滿至大暑, 去附子木瓜乾薑, 加人蔘枸杞地榆香白芷生薑各三分. 自大暑至秋分, 依正方, 加石榴皮半兩. 自秋分至小雪, 依正方. 自小雪至大寒, 去牛膝, 加當歸芍藥阿膠炒各三分."

巳亥之歲[203]

○厥陰司天少陽在泉. ○氣化運行後天. ○宜敷和湯[204]〔三因〕.

初之氣

○陽明加臨厥陰, 主春分前六十日有奇, 民病寒於右胠下.

二之氣

○太陽加臨少陰, 主春分後六十日有奇, 民病熱中[205].

三之氣

○厥陰加臨少陽, 主夏至前後各三十日有奇, 民病淚出耳鳴, 掉眩[206].

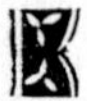

203 '巳亥之歲'는 乙巳, 乙亥, 己巳, 己亥, 丁巳, 丁亥, 辛巳, 辛亥, 癸巳, 癸亥의 열 해를 말한다.

204 『三因極一病證方論』 卷之五 「六氣時行民病證治」, '敷和湯'(앞의 책, 71쪽).

205 '熱中'은 '內熱'이라고도 한다. 中消와 같은 뜻으로 쓰이기도 하고, 눈이 누렇게 되는 것을 주증상으로 하는 병증(風邪가 胃經에 침습한 것이 열로 변하여 생긴다), 음식, 勞倦 등으로 脾胃가 손상되어 기가 허하고 화가 왕성해진 병증(열이 나서 답답해하며 숨이 차고 머리가 아프며 오한이 있거나 갈증이 난다) 등을 뜻하기도 한다(『동의학사전』).

사해년

○ 이해에는 궐음厥陰이 사천司天하고, 소양少陽이 재천在泉한다. ○ 이때에는 기후 변화가 절기에 뒤진다. ○ 부화탕을 쓴다(『삼인극일병증방론』).

첫째 기

○ 양명조금陽明燥金의 객기가 궐음풍목厥陰風木의 주기와 마주해 작용한다. 춘분 전 60일과 나머지를 주관한다. 사람들은 오른쪽 옆구리가 차가워지는 병이 생긴다.

둘째 기

○ 태양한수太陽寒水의 객기가 소음군화少陰君火의 주기와 마주해 작용한다. 춘분 후 60일과 나머지를 주관한다. 사람들은 열중熱中 병이 생긴다.

셋째 기

○ 궐음풍목의 객기가 소양상화의 주기와 마주해 작용한다. 하지 전후 각 30일과 나머지를 주관한다. 사람들은 눈물이 나고 귀에서 소리가 나며 어지러워 머리를 흔들거나 몸을 떠는 병이 생긴다.

206 '掉眩'은 현훈의 하나로, 주로 肝風이 動해서 생긴다. 어지럼증이 있으면서 머리를 흔들거나 몸을 떤다(『동의학사전』).

四之氣

○少陰加臨太陰, 主秋分前六十日有奇, 民病黃疸胕腫.

五之氣

○太陰加臨陽明, 主秋分後六十日有奇, 民病寒氣及體.

終之氣

○少陽加臨太陽, 主冬至前後各三十日有奇, 民病瘟癘.

敷和湯

半夏, 五味子, 枳實, 白茯苓, 訶子, 乾薑 炮, 陳皮, 甘草 炙 各一錢.

右剉, 入棗二枚, 水煎服〔三因〕.[207]

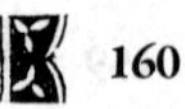

207『三因極一病證方論』卷之五「六氣時行民病證治」'敷和湯'(앞의 책, 71쪽). "巳亥之歲, 厥陰風木司天, 少陽相火在泉, 氣化運行后天. 初之氣, 陽明金加厥陰木, 民病寒於右脇下. 二之氣, 太陽水加少陰火, 民病熱中. 三之氣, 厥陰木加少陽火, 民病淚出, 耳鳴掉眩. 四之氣, 少陰火加太陰土, 民病黃癉胕腫. 五之氣, 太陰土加陽明金, 燥濕相勝, 寒氣及體. 終之氣, 少陽火加太陽水, 此下水克上火, 民病瘟癘. 治法, 宜用辛涼平其上, 咸寒調其下, 畏火之氣, 無妄犯之. 敷和湯, 治巳亥之歲, 厥陰風木司天, 少陽相火在泉, 病者中熱, 而反右脇下寒, 耳鳴, 淚出掉眩, 燥濕相搏, 民病黃癉浮腫, 時作瘟癘. 半夏(湯洗), 棗子, 五味子, 枳實(麩炒), 茯苓, 訶子(炮去核), 乾薑(炮), 橘皮, 甘草(炙) 各半兩. 上爲剉散, 每服

넷째 기

◯ 소음군화의 객기가 태음습토太陰濕土의 주기와 마주해 작용한다. 추분 전 60일과 나머지를 주관한다. 사람들은 황달과 온몸이 붓는 병이 생긴다.

다섯째 기

◯ 태음습토의 객기가 양명조금의 주기와 마주해 작용한다. 추분 후 60일과 나머지를 주관한다. 사람들은 찬 기운이 뼛속까지 미치는 병이 생긴다.

마지막 기

◯ 소양상화의 객기가 태양한수의 주기와 마주해 작용한다. 동지 전후 각 30일과 나머지를 주관한다. 사람들은 온역과 역려를 앓는다.

부화탕

반하·오미자·지실·백복령·가자·건강(싸서 굽는다)·진피·감초(굽는다) 각 한 돈.

위의 약들을 썰어 대추 두 개를 넣고 물에 달여 먹는다(『삼인극일병증방론』).

四錢, 水盞半, 煎七分, 去滓, 食前服. 自大寒至春分, 加鼠粘子一分. 自春分至小滿, 加麥門冬去心, 山藥各一分. 自小滿至大暑, 加紫菀一分. 自大暑至秋分, 加澤瀉山梔仁各一分. 自秋分直至大寒, 並依正方."

六十年客氣旁通圖[208]

○ 司天在泉四間氣紀步[209], 各主六十日八十七刻半, 客行天令, 居於主氣之上, 故有溫凉寒暑矇[210]暝明晦風雨霜雪電雹[211]雷霆[212]不同之化, 其春溫夏暑秋凉冬寒四時之正令, 豈能全爲運與氣所奪, 則當其時自有微甚之變矣. 布此六十年客氣旁通, 列於主位之下者, 使知其氣之所在大法也〔入式[213]〕.

208 '旁通圖'는 가로세로로 참조하여 보는 그림이나 도표를 말한다.

209 '步'는 운기 용어로, 六十日 八十七刻半을 一步라고 하며, 一年은 六步이다. 初之氣에서 終之氣까지 각각 一步를 이룬다.

210 '矇', 어두울 몽, 청맹과니, 눈이 어둡다.

211 '雹', 누리 박, 우박.

212 '霆', 천둥소리 정, 벼락, 번개.

213 『素問入式運氣論奧』 卷下 「論六十年客氣第二十七」 (앞의 책, 168쪽).

육십 년간 객기의 방통도

◯ 사천·재천과 네 간기間氣의 기보紀步는 각기 60일 87각刻 반半을 주관한다. 객기客氣는 하늘의 시령時令을 행하는데 주기主氣 위에 위치한다. 그러므로 따뜻하고 서늘하고, 춥고 덥고, 희미하고, 밝고 어둡고, 바람이 불고 비가 오고, 서리가 내리고 눈이 오고, 번개가 치고 우박이 내리고, 천둥이 치는 등 다양한 변화가 일어난다. 그러므로 봄에는 따뜻하고 여름에는 더우며 가을에는 서늘하고 겨울에는 추운 사계절의 정상적인 시령이 어찌 온전할 수 있겠는가. 운기運氣가 작동하여 〔정상적인 시령의 실현을〕 빼앗기 때문에 그때그때 〔운기의 변화에 따라〕 저절로 덜하거나 심한 변화가 있는 것이다. 뒤에 60년 객기를 두루 통하도록 나열해놓았는데, 이를 주기 자리 아래에 나열해놓은 것은 그 기가 있는 곳의 큰 줄기를 알게 하려는 뜻이 있기 때문이다(『소문입식운기론오』).

少陰	子午
太陰	丑未
少陽	寅申
陽明	卯酉
太陽	辰戌
厥陰	巳亥

자오子午의 해에는 소음이 하늘을 주관하고[사천司天],

축미丑未의 해에는 태음이 하늘을 주관하고,

인신寅申의 해에는 소양이 하늘을 주관하고,

묘유卯酉의 해에는 양명이 하늘을 주관하고,

진술辰戌의 해에는 태양이 하늘을 주관하고,

사해巳亥의 해에는 궐음이 하늘을 주관한다.

	厥陰主初氣 궐음은 초기를 주관한다.	少陰主二氣 소음은 이기를 주관한다.	少陽主三氣 소양은 삼기를 주관한다.	太陰主四氣 태음은 사기를 주관한다.	陽明主五氣 양명은 오기를 주관한다.	太陽主終氣 태양은 육기를 주관한다.
子午年 少陰	太陽客	厥陰客	少陰客	太陰客	少陽客	陽明客
	寒氣切冽, 霜雪水氷 태양이 객기가 되어 찬 기운이 살을 에는 것처럼 차며, 서리와 눈이 내리고 물이 언다.	爲風溫雨,[215] 雨生羽虫 궐음이 객기가 되어 바람이 불고 따뜻한 비가 내리기 때문에 비가 오면 깃이 달린 벌레가 생긴다.	大暑炎光 소음이 객기가 되어 매우 무덥고 불볕더위가 온다.	大雨霪注, 雩雨雷雹 태음이 객기가 되어 큰비와 장마가 지며, 이슬비가 내리다 천둥과 번개가 친다.	溫風乃至, 萬物乃榮 소양이 객기가 되어 따스한 바람이 불고 만물이 무성해진다.	燥寒勁切 양명이 객기가 되어 건조하고 찬 기가 매우 세다.
丑未年 太陰	厥陰客	少陰客	太陰客	少陽客	陽明客	太陽客
	大風發榮, 雨生毛虫[214] 궐음이 객기가 되어 큰바람이 불어 꽃이 피며 비가 와서 털이 있는 벌레가 생긴다.	天下疵疫,[216] 以正得位 소음이 객기가 되어 온 세상에 돌림병이 돈다. 〔정기를〕 바로 잡아 제자리를 보존한다.	雷雨電雹 태음이 객기가 되어 천둥이 치며 비가 내리고 번개와 우박이 내린다.	炎熱沸騰 소양이 객기가 되어 뜨거운 열기가 끓어오른다.	大涼燥疾 양명이 객기가 되어 너무 서늘해서 건조한 것으로 인한 병이 생긴다.	大寒凝冽 태양이 객기가 되어 몹시 춥고 다 얼어붙는다.
寅申年 少陽	少陰客	太陰客	少陽客	陽明客	太陽客	厥陰客
	熱風傷人, 時氣流行 소음이 객기가 되어 뜨거운 바람에 사람이 상하고 돌림병이 돈다.	時雨 태음이 객기가 되어 때맞추어 비가 내린다.	大暑炎光, 草萎河乾 소양이 객기가 되어 매우 무덥고 불볕더위로 풀이 시들고 강물이 마른다.	淸風霧露 양명이 객기가 되어 맑은 바람이 불고 안개가 끼며 이슬이 내린다.	早寒 태양이 객기가 되어 일찍 추워진다.	寒風飄揚, 雨生鱗虫 궐음이 객기가 되어 비바람이 세차게 불고 이슬비가 내리다가 천둥과 번개가 친다.

214 '毛虫'은 몸에 털이 있는 짐승 또는 털이 있는 벌레의 총칭이다.

215 『仁齋直指』에는 '爲風溫雨'가 '風與時寒'으로 되어 있다. 『仁齋直指』 卷三 附運氣證治 「十二支年分運氣」(앞의 책, 744쪽).

216 '疵', 흠 비. 병, 사마귀.

	厥陰主初氣 궐음은 초기를 주관한다.	少陰主二氣 소음은 이기를 주관한다.	少陽主三氣 소양은 삼기를 주관한다.	太陰主四氣 태음은 사기를 주관한다.	陽明主五氣 양명은 오기를 주관한다.	太陽主終氣 태양은 육기를 주관한다.
卯酉年 陽明	太陰客	少陽客	陽明客	太陽客	厥陰客	少陰客
	風雨凝陰, 不散 태음이 객기가 되어 바람이 불고 비가 내려 얼기 시작하며 서리가 내리고 찬 기운이 흩어지지 않는다.	大熱早行, 疫癘乃行 소양이 객기가 되어 뜨거운 더위가 일찍 찾아오고 돌림병이 돈다.	凉風間發 양명이 객기가 되어 서늘한 바람이 간간이 분다.	寒雨害物 태양이 객기가 되어 찬비가 내려 만물을 해친다.	凉風大作, 雨生介虫[218] 궐음이 객기가 되어 서늘한 바람이 몹시 불고 비가 내려 껍질이 있는 벌레가 생긴다.	蟄虫出見, 流水不氷 소음이 객기가 되어 겨울잠을 자는 벌레가 나오고 흐르는 물이 얼지 않는다.
辰戌年 太陽	少陽客	陽明客	太陽客	厥陰客	少陰客	太陰客
	爲瘟疫至 소양이 객기가 되어 돌림병이 돈다.	溫凉不時 양명이 객기가 되어 때에 맞지 않게 따뜻하거나 서늘해진다.	寒氣間至, 熱爭氷雹 태양이 객기가 되어 찬 기운이 간간이 이르고 열기와 우박이 다투어 온다.	風雨摧拉[217], 雨生倮虫 궐음이 객기가 되어 비바람이 세차게 불고 이슬비가 내리다가 천둥과 번개가 친다.	秋氣濕熱, 熱病時行 소음이 객기가 되어 가을의 기후가 무더워 열병이 돈다.	凝陰寒雪, 地氣濕 태음이 객기가 되어 얼고 음침하며 춥고 눈이 내린다. 땅이 습하다.
巳亥年 厥陰	陽明客	太陽客	厥陰客	少陰客	太陰客	少陽客
	淸風, 霧露蒙昧 양명이 객기가 되어 시원한 바람이 불고 안개와 이슬이 내려 어둡다.	寒雨間熱 태양이 객기가 되어 찬비가 내리며 간간이 덥다.	熱風大作, 雨生羽虫 궐음이 객기가 되어 뜨거운 바람이 크게 불고, 비가 내려 깃이 있는 벌레가 생긴다.	山澤浮雲, 暴雨溽濕 소음이 객기가 되어 산과 못에 구름이 끼고 폭우가 내려 무덥고 축축하다.	時雨沈陰 태음이 객기가 되어 때맞추어 비가 오고 음침하다.	冬溫蟄虫, 流水不氷 소양이 객기가 되어 겨울에 따뜻하여 겨울잠을 자던 벌레가 나오고 흐르는 물이 얼지 않는다.

217 '摧拉'은 꺾는다는 뜻으로, 여기에서는 나뭇가지를 부러뜨릴 정도로 세차게 바람이 부는 것을 말한다.

218 '介虫'은 개똥벌레, 딱정벌레, 풍뎅이 등의 초시류鞘翅類에 속하는 곤충의 총칭 또는 갑각甲殼이 있는 동물을 말한다.

運氣之變成疫

○夫五運六氣, 乃天地陰陽運行, 升降之常道也. 五運流行, 有太過不及之異, 六氣升降, 則有逆從勝復之差. 凡不合於德化政令[219]者, 則爲變眚[220], 皆能病人. 故謂之時氣[221]也〔三因〕[222]. ○一歲之中, 病證相同者, 五運六氣所爲之病也〔綱目〕[223].

219 '德化政令'은 덕행으로 교화하는 모든 정치상의 명령을 말한다. 여기에서는 오운육기의 정상적인 운행을 정치에 비유한 것이다.

220 '眚', 눈에 백태 낄 생, 재앙, 허물.

221 '時氣'는 계절과 관련된 邪氣를 말한다. 돌림병이 이것에 해당한다.

222『三因極一病證方論』卷之五「五運論」(앞의 책, 47쪽).

223『醫學綱目』卷之二 陰陽臟腑部「診一歲病證相同」(앞의 책, 37쪽).

운기의 비정상적인 변화가 돌림병을 만든다

◯ 오운육기五運六氣는 하늘과 땅의 음양이 돌고 오르내리는 일정한 법칙이다. 오운이 도는 데는 태과太過와 불급不及의 차이가 있고, 육기의 오르내림에는 거스르고 따르며 이기고 보복하는 차이가 있다. 무릇 덕화정령德化政令에 맞지 않으면 재앙으로 변하게 되고 모든 사람을 병들게 한다. 그러므로 시기時氣라고 말한 것이다(『삼인극일병증방론』). ◯ 1년 중에 병증이 서로 같은 것〔같은 병이 도는 것〕은 오운육기에 의하여 병이 생기기 때문이다(『의학강목』).

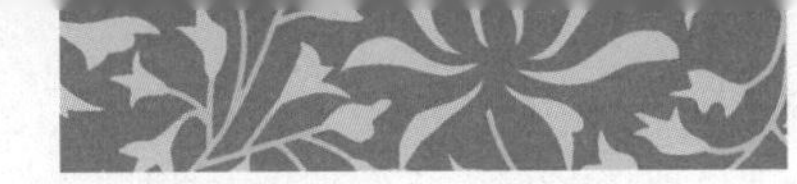

雜病篇

審病[1]

심병

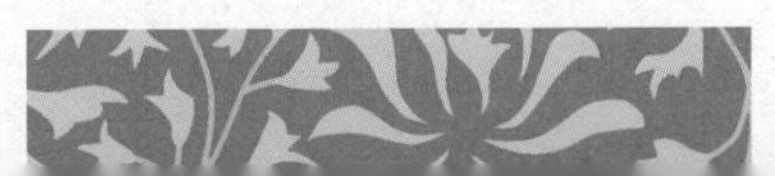

神聖工巧

靈樞曰[2], 望[3]而知之謂之神, 聞[4]而知之謂之聖, 問而知之謂之工[5], 切[6]脈而知之謂之巧. 以內知之曰神, 以外知之曰聖. 神聖工巧, 謂之四象[7]. ○神聖工巧, 何謂也. 曰, 望而知之者, 望見[8]其五色[9], 以知其病也. 聞而知之者, 聞其五音, 以別其病也. 問而知之者, 問其所欲五味, 以知其病所起所在也. 切脈而知之者, 診其寸口, 視[10]其虛實, 以知其病在何藏府也. 經曰, 以內知之曰神, 以外知之曰聖〔難經〕[11].

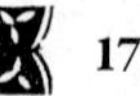

1 '審病'은 병을 자세히 알아내는 것을 말한다. 여기에는 診法과 辨證, 辨病이 포함된다. 흔히 診斷이라고도 하는데, 사실 '진단'이라는 말은 근대 서양의학의 'diagnosis'를 번역한 것으로 심병과는 대조되는 용어이다. '진단'은 대상을 관찰하는 주체로부터 분리하고 질병을 환자로부터 분리하여[dia] 보는 방법이다. 이에 비해 심병은 대상과 하나가 되어[主客一體] 보는 방법이다. 그래서 『영추』에서는 침을 놓으려면 반드시 먼저 '本神', 곧 환자의 神에 바탕을 두어야 한다고 하였다. 『靈樞』「本神」 참조.

2 이 문장은 『靈樞』가 아니라 『難經』「第六十一難」에 나온다.

3 '望'은 望診으로, 四診의 하나이다. '望'은 구름에 가려 드러나지 않은[亡] 달[月]을 높은 대[王]에 올라 본다는 뜻이다. 그러므로 '望'은 구체적으로 드러난 것을 자세히 보는 것이 아니라 멀리 희미하게 보이는 조짐을 엿보는 것이다. '망을 본다'고 할 때의 '망'이 바로 이것에 해당한다. 이에 비해서 '視'는 구체적인 것을 자세히 살피는 것이다. 그래서 구체적인 것을 객관적으로 자세히 살펴본다는 의미에서 근대 서양의학에서는 망진이라 하지 않고 視診(inspection)이라고 한다.

망진을 통해 관찰하는 것은 神色形態이며 이를 환자의 전신, 국소, 동작, 분비물, 배설물 등을 통해서 살펴본다. 여기에서 神色形態라고 하였지만 사실은 色·形·態를 통해 神을 보는 것이다.

4 '聞'은 聞診으로, 四診의 하나이다. 소리를 들어보거나 냄새를 맡아보는 진찰법을 말한다. 주로 환자의 말소리, 숨소리, 기침소리, 트림소리 딸꾹질소리, 신음소리 등을 들어보고 입냄새, 방귀냄새와 대변, 소변, 가래, 고름, 이슬 등 여러 가지 배설물과 분비물의 냄새를 맡아보아서 한열허실을 구분하는 데 참고로 한다(『동의학사전』).

5 '工'은 원래 工人, 手工을 하는 노동자를 가리킨다. 『說文解字』에서 "工, 巧飾也"라고 하였다. 여기에서는 정교하다는 뜻으로 쓰였다.

6 '切'은 切診으로, 四診의 하나이다. 손으로 환자의 몸을 만져보면서 병적 증상을 찾아내는 진찰법을 말한다. 맥을 짚어보는 방법과 몸의 겉면을 만져보는 방법이 여기에 속한다. 切診으로 맥상의 변화와 몸

신성공교

『영추』에서는 "바라보기만 하여도 아는 것〔望〕을 신神이라 하고, 소리를 듣거나 냄새를 맡아서 아는 것〔聞〕을 성聖이라 하며, 물어보고 아는 것〔問〕을 공工이라 하고, 맥 등을 짚어보고 아는 것〔切〕을 교巧라고 한다. 드러나지 않은 것〔內〕으로 아는 것을 신神이라 하고, 드러난 것〔外〕으로 아는 것을 성聖이라고 한다. 이 신성공교神聖工巧를 사상四象이라고 한다"라고 하였다. ◯ 신성공교란 무엇인가? "바라보기만 하여도 안다는 것은 오색五色을 보고 그 병을 아는 것이고, 듣거나 맡아보고 안다는 것은 오음五音을 듣고서 그 병을 판별한다는 것이며, 물어보고 안다는 것은 좋아하는 오미五味를 물어보고 그 병이 〔처음〕 생겨난 곳과 〔지금〕 있는 곳을 안다는 것이고, 맥 등을 짚어보고 안다는 것은 촌구맥寸口脈을 짚어서 그 허실을 살펴보고 그 병이 어느 장부臟腑에 있는지를 아는 것이다." 어떤 경전에서는 "드러나지 않은 것까지 아는 것을 신이라 하고, 드러난 것으로 아는 것을 성이라고 한다"라고 하였다(『난경』).

의 겉면이 차가운가 더운가, 가슴과 배 등 몸의 일정한 부위에 생긴 여러 가지 종기의 형태와 크기 및 움직임 정도, 아픈 부위, 부은 상태 등 여러 가지 증상을 가려낼 수 있다(『동의학사전』).

7 '四象'은 원래 동서남북에 배속된 青龍, 白虎, 朱雀, 玄武를 뜻한다. 여기에서는 '法', 곧 방법의 뜻으로 쓰였다. "設象以爲民紀, 式權以相應"(『國語』).

8 '見'은 단순히 보는 것이 아니라 본 것을 이렇게 저렇게 생각해보고 돌이켜본 뒤의 결과를 말한다. 대상과의 일정한 관계를 전제로 한다.

9 여기에서의 '色'은 겉으로 보이는 색이 아니라 피부 밑에서 올라온 색이다. 周學海는 "색이라고 하는 것은 피부 아래에 감추어져 있어서 마치 감추어진 듯도 하고 드러난 듯도 한 것이다. 피부 위로 떠오른 것은 색이 아니다. 때가 끼었거나 바람과 햇빛에 노출되었거나 피부가 건조해져 하얗게 일어난 것은 그 문제가 피부 겉에만 있는 것이지 몸 안의 장부와는 관계가 없다"고 하였다. 『素問』「五臟生成」에서는 "마치 물오리 깃과 같이 푸르면서도 윤택하면 살고, 마치 닭의 볏처럼 붉으면서도 윤택하면 살고, 마치 게의 복부와 같이 누러면서도 윤택하면 살고, 마치 돼지기름처럼 희면서도 윤택하면 살고, 마치 까마귀 깃처럼 검으면서도 윤택하면 사니 이는 五色에서 생명력이 드러나는 것이다. 心에 생기가 있으면 얼굴이 마치 흰 비단으로 朱砂를 싸고 있는 듯하고, 肺에 생기가 있으면 얼굴빛이 마치 흰 비단으로 紅玉을 싸고 있는 듯하고, 肝에 생기가 있으면 얼굴빛이 마치 흰 비단으로 紺青石을 싸고 있는 듯하고, 脾에 생기가 있으면 얼굴빛이 마치 흰 비단으로 栝樓實을 싸고 있는 듯하고, 腎에 생기가 있으면 얼굴빛이 마치 흰 비단으로 紫色을 싸고 있는 듯하다. 이들은 五臟의 氣가 生하는 바가 밖으로 드러난 것이다(青如翠羽者生, 赤如雞冠者生, 黃如蟹腹者生, 白如豚膏者生, 黑如烏羽者生, 此五色之見生也. 生于心, 如以縞裹朱, 生于肺, 如以縞裹紅. 生于肝, 如以縞裹紺. 生于脾, 如以縞裹栝樓實. 生于腎, 如以縞裹紫, 此五臟所生之外榮也)"라고 하였다.

10 '視'는 대상과 관계를 갖지 않고 살펴보는 것, 조사하는 것이다.

11 『難經』「第六十一難」. 원문과 들고남이 있다.

診病之道

內經曰, 善診者, 察[12]色按脈, 先別陰陽, 審淸濁而知部分[13], 視喘息, 聽[14]音聲[15], 而知所苦[16]. ○診病之道, 觀人勇怯, 骨肉皮膚, 能知其情, 以爲診法也〔內經〕[17]. ○五藏之象, 可以類推. 五藏相音[18], 可以意[19]識. 五色微診, 可以目察. 能合脈色, 可以萬全〔內經〕[20]. ○切脈動靜而視精明, 察五色, 觀五藏有餘不足, 六府強弱, 形之盛衰, 以此參伍, 決死生之分. 精明, 穴名也. 在明堂左右, 兩目內眥也[21]〔內經〕[22]. ○是故聲合五音, 色合五行, 脈合陰陽〔內經〕[23]. ○色之與脈, 當參相應也〔難經〕[24].

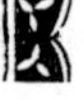

12 '察'은 상세히 따져보고 세세하게 살펴본다(詳究細審)는 뜻이다.

13 '部'는 거느리는 부분을 말하며, '分'은 맡은 부분(몫)을 말한다.

14 '聽'은 자세히 듣는 것을 말한다.

15 '音'과 '聲'은 같이 쓰이기도 하지만 '音'은 일정한 운율을 갖춘 사람의 마음에서 나오는 소리를 말하고, '聲'은 악기나 자연물에서 나는 소리를 말하기도 한다. "音, 聲也. 生於心, 有節於外, 謂之音. 宮商角徵羽, 聲. 絲竹金石匏土革木, 音也. 從言含一. 凡音之屬皆從音."『說文解字』卷三「音部」. 여기에서는 목소리와 그 밖의 몸에서 나는 소리를 모두 가리킨다.

16『素問』「陰陽應象大論篇第五」.

17『素問』「經脈別論篇第二十一」.

병을 진찰하는 법

『내경』에서 "진찰을 잘하는 사람은 얼굴빛〔色〕을 살피고 맥을 짚어보아 먼저 음양陰陽을 분별하고, 〔기의〕 청탁淸濁을 살펴 〔병의〕 부部와 분分을 알며, 숨쉬는 상태를 보고 목소리와 몸에서 나는 소리를 들어 아픈 곳을 안다"라고 하였다. ◯ 병을 진찰하는 방법은 그 사람이 용감한지 겁이 많은지, 뼈와 살과 피부를 살펴서 그 정황을 아는 것으로 이를 진찰하는 방법으로 삼는다(『내경』). ◯ 오장의 상象은 여러 가지 유類로 나누어 미루어볼 수 있고, 오장에 상응하는 소리〔音〕는 의意로 판별할 수 있으며, 오색五色의 미묘한 징후는 눈으로 관찰할 수 있으니 맥과 색을 종합하여 볼 수 있어야 만전을 기할 수 있다(『내경』). ◯ 맥의 상태를 짚어보고 정명精明을 살피며, 오색을 관찰하고 오장의 기가 넘치는지 부족한지, 육부六腑의 기가 강한지 약한지, 형체가 왕성한지 쇠약한지를 관찰하여 이것들을 참고하고 종합하여 죽고 사는 것을 가릴 수 있다. '정명'은 혈자리 이름으로, 명당明堂의 좌우 두 눈 안쪽 가장자리에 있다(『내경』). ◯ 그러므로 목소리〔聲〕는 오음五音과 부합하고, 얼굴빛은 오행과 부합하며, 맥은 음양과 부합한다(『내경』). ◯ 얼굴빛이 맥과 더불어 서로 상응하는지를 마땅히 참조하여야 한다(『난경』).

18 '相'을 형상으로 보는 해석도 있다. 張介賓, 『類經』 六卷 脈色類 「能合脈色可以萬全」.

19 '意'는 다른 것과 비교하거나 재기 위하여 마음속에 품고 있는 생각이다. "心有所憶, 謂之意." 『靈樞』 「本神第八」.

20 『素問』 「五藏生成篇第十」.

21 『素問』 「脈要精微論篇第十七」.

22 이 문장은 해당 구절에 대한 王冰의 注이다.

23 『素問』 「脈要精微論篇第十七」.

24 『難經』 「第十三難」.

明堂察色

雷公問曰, 五色獨決于明堂[25], 小子未知其所謂也. 黃帝曰, 明堂者, 鼻也. 闕[26]者, 眉間也. 庭[27]者, 顔也 卽額也, 蕃[28]者, 頰側也, 蔽[29]者, 耳門[30]也. 其間欲方大, 去之十步, 皆見于外, 如是者, 壽必中百歲〔靈樞〕[31]. ○庭者, 額中也. 闕中者, 兩眉之間也. 下極[32]者, 兩目之間也. 直下[33]者, 兩鼻而下[34]也. 方[35]者, 鼻隧也. 面王[36]者, 鼻柱之端也〔靈樞〕[37]. ○自額而下闕上屬首咽喉之部分也, 自闕中循鼻而下鼻端屬肺心肝脾腎五藏之部分也, 自目內眥挾鼻而下至承漿 穴名 屬膽胃大小腸膀胱六府之部分也, 自顴而下頰則屬肩臂手之部分也, 自牙車[38]而斜下頤屬股膝脛足之部分也〔綱目〕[39]. ○ 額[40]爲心之部, 鼻爲脾之部, 左頰肝之部, 右頰肺之部, 頤爲腎之部〔丹心〕[41].

25 '明堂'은 고대의 제왕이 앉아 정치를 하던 곳을 말한다. "黃帝坐明堂, 召雷公而問之曰, 子知醫之道乎"(著至教論篇 第七十五). 『孟子』에서는 "夫明堂者, 王者之堂也"라고 하였다(梁惠王章句下). 코를 명당과 같은 지위에 있는 것으로 비유한 표현이다.

26 '闕'은 대궐로, 양 눈썹이 나 있는 모양을 대궐이 늘어선 것에 비유한 것이다. "闕上者, 咽喉也. 闕中者, 肺也"(『靈樞』「五色第四十九」).

27 '庭'은 정원으로, 이마가 궁궐의 정원에 해당함을 비유한 것이다.

28 '蕃'은 울타리로, 양쪽 뺨이 궁궐의 울타리에 해당함을 비유한 것이다.

29 '蔽'는 덮는다, 가려 막는다는 뜻으로 울타리라는 뜻도 있다. 耳門이 귀를 가려 막는 역할을 비유한 것이다.

30 '耳門'은 耳屛, 곧 귀구슬을 말한다. 귓구멍 앞의 뺨 쪽에 붙은 작은 판을 말한다.

31 『靈樞』「五色第四十九」.

32 '下極'은 두 눈썹 사이, 곧 미간에서 아래로 가장 깊이 내려간다는 말이다. 장기로는 심장에 해당한다. "下極者, 心也"(『靈樞』「五色第四十九」).

33 '直下'는 미간에서 곧바로 내려간다는 말이다. 장기로는 간肝에 해당한다. "直下者, 肝也"(『靈樞』「五色第四十九」). 鼻柱, 곧 콧마루를 가리킨다.

34 '兩鼻而下'는 콧등을 따라 아래로 내려간다는 말로, 콧등의 마루가 진 부분, 곧 콧마루를 말한다. 鼻梁

명당의 색을 살핀다

뇌공雷公이 "오색五色은 오로지 명당明堂을 보고 판단한다고 하는데, 저는 무엇을 말하는지 모르겠습니다"라고 물었다. 황제가 "명당은 코이고, 궐闕은 눈썹 사이이며, 정庭은 얼굴(곧 이마이다)이고, 번蕃은 양쪽 뺨의 바깥이며, 폐蔽는 귀구슬이다. 이 부위들 사이는 반듯하고 뚜렷이 구분되어야 하는데, 열 걸음 떨어져서 보았을 때 모두 드러나 보이는 사람은 반드시 100세까지 산다"고 하였다(『영추』). ◯ 정庭은 이마 한가운데이고, 궐중闕中은 두 눈썹 사이이며, 하극下極은 두 눈 사이이고, 직하直下는 콧마루이며, 방方은 콧방울이고, 면왕面王은 콧날의 끝이다(『영추』). ◯ 이마에서 미간까지는 머리와 인후 부분에 속하고, 미간〔闕中〕에서 코를 따라 코끝까지는 폐肺, 심心, 간肝, 비脾, 신腎 등 오장 부분에 속하며, 눈 안쪽 구석에서부터 코를 끼고 아래로 승장承漿(혈자리 이름이다)에 이르는 곳까지는 담膽, 위胃, 대장, 소장, 방광 등 육부 부분에 속한다. 광대뼈 아래에 있는 뺨은 곧 어깨, 팔, 손 부분에 속한다. 아거牙車에서 비스듬히 아래로 턱까지는 넓적다리, 무릎, 정강이, 발 부분에 속한다(『의학강목』). ◯ 이마는 심心, 코는 비, 왼쪽 뺨은 간, 오른쪽 뺨은 폐, 턱은 신腎의 〔상태가 드러나는〕 부위이다(『단계심법』).

이라고도 한다.

35 '方'은 양쪽 콧방울을 말한다. "下者, 脾也. 方上者, 胃也"(『靈樞』「五色第四十九」).

36 '面王'은 鼻準, 準頭, 鼻尖, 面玉이라고도 한다. 코끝 앞쪽 밑동 부분이 몽톡하게 솟아오른 꼭대기 부위를 가리킨다. 이곳이 얼굴에서 왕과 같은 지위에 있음을 비유한 말이다. "面王以上者, 小腸也. 面王以下者, 膀胱子處也"(『靈樞』「五色第四十九」).

37 여기 인용된 문장은 『靈樞』가 아니라 뒤에 이어지는 『醫學綱目』과 같은 곳이다.

38 '牙車'는 치조(이틀)를 달리 부른 이름이다(『동의학사전』). 치조는 치근이 박혀 있는 上下顎骨의 공간, 곧 치아와 턱뼈가 맞닿아 있는 부분을 말한다.

39 『醫學綱目』 卷之二 陰陽臟腑部 「診法通論」(앞의 책, 23쪽). 여기 인용된 『靈樞』의 「五色」 원문에 대한 樓英의 注이다.

40 원문에는 '額'이 '顔'으로 되어 있다.

41 『丹溪心法』 「能合色脈可以萬全」(앞의 책, 197쪽). 원문과 들고남이 많다. "左頰者肝之部, 以合左手關位, 肝膽之分, 應於風木爲初之氣, 顔爲心之部, 以合於左手寸口, 心與小腸之分, 應於君火爲二之氣, 鼻爲脾之部, 合於右手, 關脈脾胃之分, 應於濕土爲四之氣, 右頰肺之部, 合於右手寸口, 肺與大腸之分, 應於燥金爲五之氣, 頤爲腎之部, 以合於左手尺中, 腎與膀胱之分, 應於寒水爲終之氣."

○ 五藏六府固[42]盡有部，視其五色，黃赤爲熱，白爲寒，青黑爲痛，此所謂視而可見者也〔內經〕[43]. ○ 明堂之色，沈濁爲內，浮澤[44]爲外，黃赤爲風[45]，青黑爲痛，白爲寒，黃而膏潤爲膿，赤甚爲血，痛甚爲攣，寒甚爲皮不仁，五色各見其部，察其浮沈，以知淺深，察其澤夭，以觀成敗〔靈樞〕[46]. ○ 目赤色者，病在心，白在肺，青在肝，黃在脾，黑在腎，黃色不可名者，病在胸中〔靈樞〕[47]. ○ 視其顏色，黃赤者，多熱氣[48]，青白者，少熱氣[49]，黑色者，多血少氣〔靈樞〕[50]. ○ 五藏已敗，其色必夭，夭必死矣. 註曰，夭，謂死生[51]異常之候也. 色者，神之旗，藏者，神之舍，故神去則藏敗，藏敗則色見異常之候也〔內經〕[52].

42 『素問』 明抄本에는 '固'가 '面'으로 되어 있다(『精校 東醫寶鑑』).

43 『素問』「擧痛論篇第三十九」.

44 『甲乙經』과 『千金方』에는 '澤'이 '淸'으로 되어 있다(『精校 東醫寶鑑』).

45 『難經本義』에는 '風'이 '熱'로 되어 있다(『精校 東醫寶鑑』).

46 『靈樞』「五色第四十九」.

47 『靈樞』「論疾診尺第七十四」.

48 『醫統』과 『證治準繩』에는 '多熱氣'가 '多熱多氣'로 되어 있다. '多熱'은 '多血'로 바꾸어야 할 것 같다(『精校 東醫寶鑑』).

49 '少熱氣'는 '少血'로 바꾸어야 할 것 같다(『精校 東醫寶鑑』).

◯ 오장육부는 본디 모두 〔각각의 상태가 어떠한지〕 드러나는 부위가 있다. 그 오색을 보아서 누렇고 벌건 것은 열증熱證이고, 허연 것은 한증寒證이며, 검푸른 것은 아픈 것이니 보아서 〔오장의 상태를〕 알 수 있다고 하는 것이 이것이다(『내경』). ◯ 명당의 색이 가라앉고〔沈〕 탁한 것〔濁〕은 속에 병이 있는 것이고, 떠 있고〔浮〕 윤택한 것〔澤〕은 겉에 병이 있는 것이다. 누렇고 벌건 것은 풍風이고, 검푸른 것은 아픈 것이며, 허연 것은 한寒이고, 누러면서 기름기가 도는 것은 고름이 있는 것이다. 심하게 벌건 것은 혈병血病이다. 통증이 심하면 경련이 일고, 한寒이 심하면 살갗의 감각이 둔해진다. 오색은 각기 그 해당하는 부위에 나타나므로 떠 있는지 가라앉아 있는지를 살펴서 병이 겉에 있는지 속에 있는지를 알 수 있고, 윤택한지 아닌지를 살펴서 치료할 수 있는지 없는지를 알 수 있다(『영추』). ◯ 눈이 벌거면 병이 심에 있고 허여면 폐에 있으며, 퍼러면 간에 있고 누러면 비에 있으며, 검으면 신腎에 있다. 누렇기는 하나 〔다른 색이 섞여 있어〕 분명하지 않으면 병이 가슴속에 있다(『영추』). ◯ 얼굴빛을 살펴서 누렇고 벌건 것은 열기熱氣가 많은 것이고, 퍼렇고 허연 것은 열기가 적은 것이며, 검은 것은 혈이 많고 기氣가 적은 것이다(『영추』). ◯ 오장의 기가 이미 무너졌으면 얼굴빛은 반드시 윤택하지 않고〔夭〕, 윤택하지 않으면 반드시 죽는다. 왕빙王冰의 주에서 "'요夭'란 죽을지 살지를 알 수 있는 이상 징후이다. 색은 신神의 표상이고, 장臟은 신神이 머무는 곳이므로 신이 떠나면 장이 무너지고, 장이 무너지면 이상 징후의 색이 나타난다"고 하였다(『소문』).

50 『靈樞』「五音五味第六十五」.

51 王冰의 注에는 '生'이 '色'으로 되어 있다.

52 『素問』「三部九候論篇第二十」.

五色占吉凶

夫心者，五藏之專[53]精也，目者，其竅也，華色者，其榮也〔內經〕.[54] ○夫精明五色者，氣之華也．赤欲如帛裹朱，不欲如赭[55]，白欲如鵝羽，不欲如鹽，青欲如蒼璧之澤，不欲如藍，黃欲如羅裹雄黃，不欲如黃土，黑欲如重漆色，不欲如地蒼[56] 一本地蒼作炭．註曰，精明，穴名也，在明堂左右兩目內眥也．五氣之精華者，上見爲五色，變化於精明之間也〔內經〕[57]．○五藏之氣，色見青如草滋[58]者死，黃如枳實者死，黑如炲[59]者死，赤如衃血者死，白如枯骨者死，此五色之見死也〔內經〕[60]．○青如翠[61]羽者生，赤如雞冠者生，黃如蟹腹者生，白如豕膏者生，黑如烏羽者生，此五色之見生也〔內經〕[62]．○生於心，如以縞[63]裹朱，生於肺，如以縞裹紅，生於肝，如以縞裹紺[64]，生於脾，如以縞裹瓜蔞[65]實，生於腎，如以縞裹紫，此五藏所生之外榮也〔內經〕[66].

53 '專', 오로지 전. 독차지하다, 제 마음대로 하다.

54 『素問』「解精微論篇第八十一」.

55 '赭', 붉은 흙 자.

56 '地蒼'에 대해 張介賓은 "地之蒼黑, 枯暗如塵"이라 하였고(『類經』 六卷 脈色類 三十 「精明五色」), 『內經講義』(四版)에서는 地蒼을 청흑색의 흙이라고 하였다.

57 『素問』「脈要精微論篇第十七」.

58 원문에는 '滋'가 '兹'(무성할 자, 이 자. 검다, 흐리다)로 되어 있다.

오색으로 예후가 좋고 나쁨을 판단한다

심心은 오장의 정精을 통괄한다. 눈은 정의 구멍〔외부의 기와 상호작용하는 기관〕이며, 얼굴의 다양한 색깔은 그 상태를 드러내는 것이다(『내경』). ◯ 정명精明의 오색五色은 기氣의 상태를 나타내는 것〔華〕이다. 붉은색은 비단으로 주사朱砂를 감싼 것 같아야지 검붉어서는 안 된다. 흰색은 거위의 깃털처럼 희어야지 소금의 빛과 같아서는 안 된다. 푸른색은 파란 옥처럼 윤택해야지 쪽빛 같아서는 안 된다. 누런색은 비단으로 웅황雄黃을 감싼 것 같아야지 누런 흙 같아서는 안 된다. 검은색은 여러 번 옻칠을 한 것 같아야지 지창地蒼(어떤 판본에는 '地蒼'이 '炭'으로 되어 있다) 같아서는 안 된다. 왕빙王冰의 주에서 "정명은 혈자리의 이름으로, 명당明堂의 좌우 두 눈 안쪽 가장자리에 있다. 오장 기의 정화精華는 다섯 가지 색깔로 위로 드러나는데, 정명 사이에서 〔다양한 색으로〕 변화한다"고 하였다(『내경』). ◯ 오장의 기가 나타날 때 그 색깔이 풀 거적처럼 퍼렇게 나타나면 죽는다. 지실枳實처럼 누렇게 나타나도 죽고, 그을음같이 검게 나타나도 죽으며, 엉긴 피처럼 붉어도 죽고 마른 뼈처럼 허옇게 나타나도 죽는다. 이런 다섯 가지 색깔은 죽음을 예견하는 색이다(『내경』). ◯ 물총새의 깃털처럼 푸르면 살고, 닭 볏처럼 붉어도 살며, 게의 배딱지처럼 누러도 살고, 돼지비계처럼 희어도 살며, 까마귀 깃처럼 검어도 산다. 이러한 다섯 가지 색깔은 살아날 것을 예견하는 색이다(『내경』). ◯ 심心에 생기가 돌아 나오는 색깔은 명주로 주사를 싼 것 같고, 폐肺에 생기가 돌아 나오는 색깔은 명주로 홍옥을 싼 것 같으며, 간肝에 생기가 돌아 나오는 색깔은 명주로 감주紺珠를 싼 것 같고, 비장에 생기가 돌아 나오는 색깔은 명주로 과루실瓜蔞實을 싼 것 같으며, 신장에 생기가 돌아 나오는 색깔은 명주로 자수정을 싼 것 같다. 이는 오장에 생기가 돌아 밖으로 나타나는 것이다(『내경』).

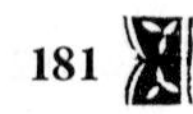

59 '炲', 그을음 태. '炱'(그을음 태)와 같은 자이다.
60 『素問』「五藏生成篇第十」.
61 '翠', 물총새 취. 비취색.
62 『素問』「五藏生成篇第十」.
63 '縞', 명주 호. 흰빛.
64 '紺', 감색 감. 반물, 야청빛, 검은빛을 띤 푸른빛.
65 원문에는 '瓜'가 '栝'(노송나무 괄)로 되어 있다.
66 『素問』「五藏生成篇第十」.

○面黃目青，面黃目赤，面黃目白，面黃目黑，皆不死也．面青目赤，面赤黃白，面青目黑，面黑目白，面赤目青，皆死也〔內經〕[67]．○病人面青目白者，死．面青目黃者，五日死．面赤目白者，十日死．面赤目青者，六日死．面黑目白者，八日死．面白目黑者，死．面黑，目直視，惡風者，死．赤色出兩顴，大如拇指者，病雖少愈，必卒死〔華佗〕．○病人耳目及頰顴赤者，死．黑色出於天庭[68]天中[69]者，死．耳目鼻黑色起入口者，死．面黑唇青者，面青唇黑者，亦死〔華佗〕[70]．○病人面皝白，直視，肩息者，一日死〔扁鵲〕[71]．○鼻頭色靑，腹中痛，舌冷者，死．鼻頭色微黑者，有水氣，色黃者，胸上有寒，色白者，亡血也．設微赤非時者，死[72]．色青爲痛，色黑爲勞，色赤爲風，色黃者，便難也，色鮮明者，有留飮也〔仲景〕[73]．○人有病，面上忽見紅點者，多死〔丹心〕[74]．○臍下忽大痛，人中如墨色者，多死〔丹心〕[75]．

67 『素問』「五藏生成篇第十」.

68 '天庭'은 이마 가운데 또는 이마를 가리킨다. 天中 아래 부위이다.

69 '天中'은 이마 위쪽이다.

70 이상 華陀의 말로 인용된 내용은 『華陀觀形察色三部脈經』의 내용을 재구성한 것이다. 『三國兩晉南北朝醫學總集』(人民衛生出版社, 2009, 7쪽), 『中藏經』 卷中 「察聲色形證決死法第四十九」, 『備急千金要方』 卷第 二十八 「扁鵲華陀察聲色要訣第十」에도 유사한 내용이 인용되어 있다.

71 『備急千金要方』 卷第二十八 「扁鵲華陀察聲色要訣第十」에 유사한 내용이 인용되어 있다.

◯ 얼굴이 누러면서 눈이 퍼렇거나, 얼굴이 누러면서 눈이 벌겋거나, 얼굴이 누러면서 눈이 허옇거나, 얼굴이 누러면서 눈이 검으면 모두 죽지 않는다. 얼굴이 퍼러면서 눈이 벌겋거나, 얼굴이 벌거면서 눈이 허옇거나, 얼굴이 퍼러면서 눈이 검거나, 얼굴이 검으면서 눈이 허옇거나, 얼굴이 벌거면서 눈이 퍼러면 모두 죽는다(『내경』). ◯ 환자가 얼굴이 퍼러면서 눈이 허여면 죽는다. 얼굴이 퍼러면서 눈이 누러면 닷새 만에 죽는다. 얼굴이 벌거면서 눈이 허여면 열흘 만에 죽는다. 얼굴이 벌거면서 눈이 퍼러면 엿새 만에 죽는다. 얼굴이 검으면서 눈이 허여면 여드레 만에 죽는다. 얼굴이 허여면서 눈이 검으면 죽는다. 얼굴이 검으면서 눈을 곧추뜨며 바람을 싫어하면 죽는다. 양쪽 광대뼈에 엄지손가락만하게 붉은색이 나타나면 병이 조금 나아지는 듯하다가도 반드시 갑자기 죽는다(『화타관형찰색삼부맥경』). ◯ 환자가 귀, 눈과 뺨, 광대뼈가 붉으면 죽는다. 천정天庭과 천중天中에 검은색이 나타나면 죽는다. 귀, 눈, 코에서 검은색이 나타나 입까지 들어가면 죽는다. 얼굴이 검으면서 입술이 퍼렇거나 얼굴이 퍼러면서 입술이 검으면 역시 죽는다(『화타관형찰색삼부맥경』). ◯ 환자가 얼굴이 허여면서 눈을 곧추뜨고, 어깨를 들썩이면서 숨을 쉬면 하루 만에 죽는다(편작). ◯ 코끝이 퍼렇고 뱃속이 아프면서 혀가 차가우면 죽는다. 코끝이 약간 검은 것은 수기水氣가 있는 것이고, 누런 것은 가슴 위에 찬 기운이 있는 것이며, 허연 것은 망혈증亡血證인데 설령 약간 붉더라도 계절과 맞지 않으면 죽는다. 퍼런 것은 통증이 있는 것이고, 검은 것은 허로虛勞이며, 붉은 것은 풍風이고, 누런 것은 변을 보기가 어려운 것이며, 색이 선명한 것은 유음留飮이다(『금궤요략』). ◯ 병을 앓는 사람의 얼굴에 갑자기 붉은 점이 나타나면 대개 죽는다(『단계심법』). ◯ 배꼽 아래가 갑자기 몹시 아프고 인중人中이 먹빛과 같은 사람은 대개 죽는다(『단계심법』).

72 원문에는 이 뒤에 '其目正圓者痓, 不治'라는 구절이 더 있다.

73 『金匱要略方論』「臟腑經絡先後病脈證第一」(『金匱要略譯釋』, 27쪽, 『金匱要略精解』, 17쪽).

74 『丹溪心法』「腰痛七十三」(앞의 책, 388쪽).

75 『丹溪心法』「腹痛七十二」(앞의 책, 387쪽).

察病玄機

靈樞曰, 五藏爲紀, 陰陽定矣. 陰者主藏, 陽者主府, 陽受氣于四末, 陰受氣于五藏.[76] ○帝曰, 何以知皮肉氣血筋骨之病也. 岐伯曰, 色起兩眉薄澤者, 病在皮, 唇靑黃赤白黑者, 病在肌肉, 榮衛[77]濡然者, 病在血氣, 目色靑黃赤白黑者, 病在筋, 耳焦枯受塵垢者, 病在骨〔靈樞〕.[78] ○帝曰, 獨調[79]其尺, 以言其病, 奈何. 岐伯曰, 尺膚滑而澤脂者, 風也, 尺膚濇者, 風痺也, 尺膚麤如枯魚之鱗者, 水溢[80]飮也.[81] 尺膚熱甚, 脈盛躁者, 病溫也. 尺膚寒, 其脈小者,[82] 泄, 少氣也.[83] 肘後麤[84]以下三四寸熱者, 腸中有虫也. 掌中熱者, 腹中熱, 掌中寒者, 腹中寒. 魚上[85]白肉有靑血脈者, 胃中有寒〔靈樞〕.[86]

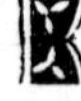

76 『靈樞』「終始第九」.

77 원문에는 '榮衛'가 '榮氣'로 되어 있다. 『醫學綱目』에는 '榮衛'로 되어 있다(『醫學綱目』 卷之二 「診法通論」, 23쪽). 營氣와 衛氣의 관계에 대해 張志聰은 "營者, 血之氣也, 血之液爲汗, 汗出而濡然者, 知衛氣之病在血氣也"라고 하였다(『古今圖書集成醫部全錄』 卷六十三에서 재인용).

78 『靈樞』「衛氣失常第五十九」. 원문에는 '岐伯'이 '伯高'로 되어 있다.

79 '調'는 보통 '診'의 의미로 풀이한다. "欲診尺以知藏府, 故曰從外知內"(『類經』 卷五 脈色類 十八 「診尺論疾」).

80 『靈樞』에는 '溢'이 '泆'로 되어 있고, 『脈經』 卷四 第一에는 '淡'으로 되어 있다. '淡'은 '痰'과 통한다.

81 『類經』 五卷 脈色類 十八 「診尺論疾」에서 "如枯魚之鱗, 乾濇甚也. 以脾土衰而肌肉消, 水得乘之, 是爲泆飮. 又下篇肝脈濇甚爲溢飮. 泆, 溢同"이라고 하였다(앞의 책, 151쪽).

병을 진찰하는 현묘한 방법

『영추』에서 "오장을 기준으로 하여 음양陽陰을 정한다. 음은 오장을 주관하고, 양은 육부를 주관한다. 양은 팔다리에서 기를 받고, 음은 오장에서 기를 받는다"고 하였다. ◯ 황제가 "피皮와 육肉, 기氣, 혈血, 근筋, 골骨에 병이 생긴 것을 무엇으로 알 수 있는가?"라고 물었다. 기백岐伯이 "양 눈썹 사이에 나타나는 색깔이 엷으면서 윤택한 것은 병이 피에 있는 것이고, 입술이 퍼렇거나 누렇거나 벌겋거나 허옇거나 검은 것은 기육肌肉에 병이 있는 것이며, 영위榮衛가 축축한 것〔피부가 축축하고 땀이 많이 나는 것〕은 병이 혈과 기에 있는 것이고, 눈이 퍼렇거나 누렇거나 벌겋거나 허옇거나 검은 것은 병이 힘줄〔筋〕에 있는 것이며, 귀가 마르고 때가 낀 것은 병이 뼈에 있는 것이다"라고 하였다(『영추』). ◯ 황제가 "척尺 부위만 살펴보고 병을 알리려면 어떻게 하여야 하는가?"라고 물었다. 기백이 "척 부위의 피부가 매끄럽고 번지르르한 것은 풍증風證이고, 척 부위의 피부가 꺼칠한 것은 풍비風痺이며, 척 부위의 피부가 마른 물고기 비늘처럼 거친 것은 수水가 넘쳐 일음溢飮이 된 것이며, 척 부위의 피부가 매우 뜨겁고 맥이 성盛하며 조躁한 것은 온병溫病이고, 척 부위의 피부가 차갑고 맥이 소小한 것은 설사와 소기증少氣症이며, 팔꿈치 뒤 주름진 곳에서부터 서너 치 아래가 뜨거운 것은 장腸 속에 벌레〔虫〕가 있는 것이다. 손바닥이 뜨거운 것은 뱃속에 열이 있는 것이고, 손바닥이 차가운 것은 뱃속에 찬 기운이 있는 것이다. 어제魚際 부위의 흰 살에 퍼런 핏줄이 일어서는 것은 위胃 속에 찬 기운이 있는 것이다"라고 하였다(『영추』).

'溢飮'은 담음의 하나로, 脾가 水濕運化를 하지 못하여 水飮이 皮에 몰려 생긴 병증을 말한다. 몸이 무겁고 아프며 팔다리가 부으며 혹 숨이 차고 기침을 한다.

82 『太素』 卷十五 「尺診」과 『脈經』 卷四 第一, 『甲乙經』 卷四 第二上에는 '尺膚寒, 其脈小者'가 모두 '尺膚寒甚, 脈小者'로 되어 있다. 『甲乙經』에는 '小'가 '急'으로 되어 있다.

83 원문에는 이 뒤에 '尺膚炬然先熱後寒者, 寒熱也. 尺膚先寒, 久大之而熱者, 亦寒熱也. 肘所獨熱者, 腰以上熱. 手所獨熱者, 腰以下熱. 肘前獨熱者, 膺前熱. 肘後獨熱者, 肩背熱. 臂中獨熱者, 腰腹熱'이라는 구절이 더 있다.

84 '臝'는 『甲乙經』 卷四 第二上에 따라 '廉'으로 바꾸어야 한다.

85 『甲乙經』 卷四 第二上에는 '魚上'이 '魚際'로 되어 있다.

86 『靈樞』 「論疾診尺第七十四」.

○ 形盛脈細, 少氣不足以息者, 危. 形瘦脈大, 胸中多氣者, 死. 形氣相得者, 生. 參伍不調者, 病. 目內陷者, 死. 形肉已脫, 九候[87]雖調, 猶死. 七診[88]雖見, 九候皆從者, 不死〔內經〕[89]. ○ 頸脈動喘疾[90]咳[91]曰水. 目裏[92]微腫如臥蠶之狀曰水. 尿黃赤安臥者[93], 黃疸. 已食如飢者, 胃疸. 面腫曰風[94]. 足脛腫曰水. 目黃者曰黃疸〔內經〕[95]. ○ 言遲[96]者, 風也. 搖頭言者, 其裏痛也. 行遲者, 表強[97]也. 坐而伏者, 短氣也. 坐而下一膝者, 必腰[98]痛也. 裏實護腹如懷卵者, 必心痛也. 息搖肩者, 心中堅[99]也. 息引胸中上氣者, 咳也. 息張口短氣者, 肺痿吐沫也〔仲景〕[100].

87 '九候'는 온몸의 맥을 보는 아홉 개 부위를 말하는데, 머리(상), 팔(중), 다리(하) 세 부위를 각각 상(天), 중(人), 하(地) 세 부위로 나눈 아홉 개 부위를 말하기도 하고(즉 태양혈 부위, 이문혈 부위, 대영혈 부위, 촌구 부위, 신문혈 부위, 합곡혈 부위, 오리혈 부위, 기문혈 부위, 태계혈 부위), 촌구맥 진법에서 맥상을 아홉 가지로 나누어보는 방법을 말하기도 한다(촌구 부위를 촌, 관, 척 세 부위로 나누고, 매 부위에서 부, 중, 침의 세 가지로 맥을 보는 것).

88 뒤에 나오는 「七診死候」에서는 "陰盛陽盛寒熱熱中病風病水脈䟽數爲七診"이라고 하였다. 吳崑은 "'七診'이란 獨大, 獨小, 獨遲, 獨疾, 獨寒, 獨熱, 獨陷下한 맥이다. 이들 맥이 비록 나타난다고 하더라도 九候脈이 모두 순조로우면 죽지 않는다. '從'은 順함이니, 四時에 順함을 말한다"고 하였다. 張志聰은 "'七診'이란 맥이 沈細懸絶함과 盛躁喘數함과 寒熱, 熱中, 病風, 病水, 土氣가 四季에 걸쳐서 끊어짐이다"라고 하였다.

89 『素問』「三部九候論篇第二十」.

90 『太素』卷第十五 診候之二 「尺診」에는 '喘疾'이 '疾喘'으로 되어 있다.

91 王冰은 "水氣上溢, 則肺被熱熏, 陽氣上逆, 故頸脈盛鼓而咳喘也. 頸脈, 謂耳下及結喉傍人迎脈者也"라고 하였다.

◯ 몸집〔形〕은 듬직해 보이나 맥이 세細하며 숨이 차서 숨쉬기도 어려우면 목숨이 위태롭고, 몸집은 여위었으나 맥이 대大하며 가슴속에 숨이 가득 차 있으면 죽는다. 몸집과 〔맥의〕 기가 서로 조화로우면 살고, 서로 조화롭지 않으면 병든 것이며, 눈이 안으로 꺼지면 죽는다. 〔살이 다 빠져서〕 몸집과 육肉이 어긋나면 구후九候가 비록 고르다고 하여도 도리어 죽는다. 비록 칠진맥七診脈이 나타나더라도 구후가 모두 고르면 죽지 않는다(『내경』). ◯ 목 부위의 맥〔인영맥人迎脈〕이 벌렁거리며 뛰면서 숨이 차고 기침이 나는 것은 수병水病이고, 눈꺼풀이 약간 부어서 잠자는 누에 같은 것도 수병이다. 소변이 누러면서 벌겋고 누워 있으려고만 하는 것은 황달이다. 음식을 먹었는데도 배고픈 듯한 것은 위달胃疸이며, 얼굴이 붓는 것은 풍증風證이고, 발과 정강이가 붓는 것은 수병이며, 눈이 누렇게 되는 것도 황달이다(『내경』). ◯ 말이 느리며 더듬는 것은 풍증이고, 머리를 흔들면서 말하는 것은 머릿속이 아픈 것이며, 걸음이 느린 것은 겉이 뻣뻣한 것이다. 앉아서 몸을 앞으로 수그리고 있는 것은 단기증短氣症이고, 앉아서 한쪽 무릎을 내리는 것은 반드시 허리가 아픈 것이다. 속이 그득하여 알을 품듯이 배를 감싸는 것은 반드시 가슴이 아픈 것이다. 숨쉴 때 어깨를 들썩이는 것은 가슴속이 딴딴한 것이고, 숨쉴 때 가슴이 결리고 숨을 끌어올리는 것은 해증咳症이다. 숨쉴 때 입을 벌리고 가쁘게 쉬는 것은 폐위肺痿로 거품을 토한다(『상한론』, 『금궤요략』).

92 '裏'는 '裹'(쌀 과)의 誤字이다.

93 '水'는 水氣로, 부종 또는 水腫과 같은 뜻으로 쓰인다. 병인으로 볼 때는 水氣라 하고, 증상으로 볼 때는 水腫이라고 한다. 水飮 또는 痰飮의 뜻으로도 쓰인다.

94 '胃疸'은 황달의 하나로, 흔히 위에 열이 있어 생긴다. 음식을 많이 먹으며 얼굴과 눈이 누렇고 몸이 여위며 가슴과 옆구리가 뻐근하고 소변이 붉으면서 잘 나오지 않는다.

95 『素問』「平人氣象論篇第十八」.

96 '言遲'에 대하여 成無已는 "風客於中, 則經絡急, 舌強難運用也"라고 하였다.

97 '表強'에 대하여 成無已는 "表強者, 由筋絡引急, 而行步不利也"라고 하였다.

98 '坐而下一膝者'에 대하여 成無已는 "內經曰, 腰者身之大關節也, 腰痛爲大關節不利, 故坐不能正, 下一脚以緩腰中之痛也"라고 하였다.

99 여기까지의 문장은 『傷寒論』에 나오는 문장이다. 『傷寒論』 卷第一 「平脈法第二」(39條), 『傷寒論譯釋』(169-170쪽).

100 『金匱要略方論』 「臟腑經絡先後病脈證第一」(『金匱要略譯釋』, 30쪽, 『金匱要略精解』, 18쪽).

○聲嘶者, 死. 舌卷卵縮者, 死. 面腫蒼黑者, 死. 尸臭不可近者, 死〔仲景〕[101]. ○陽病, 瞋目而動, 輕. 陰病, 閉目而靜, 重〔綱目〕[102]. ○凡病[103], 眼無魂朦朧, 白雲如外障, 不治〔直指〕[104]. ○心肺損而色斃, 肝腎損而形痿〔保命〕[105]. ○上虛則眩, 下虛則厥[106]. 肥人多濕, 瘦人多熱〔入門〕[107].

101 『中藏經』 卷中 「察聲色形證決死法第四十九」에 유사한 문장이 나온다.

102 『醫學綱目』 卷之十二 肝膽部 「着痺」(앞의 책, 212쪽). "陽盛瞑目而動, 輕. 陰病閉目而靜, 重." 이 문장은 『蘭室秘藏』 卷中 婦人門 半産誤用寒凉之藥論 「補氣升陽和中湯」에도 나온다(앞의 책, 217쪽). 다만 '陽病', '陰病'이 각각 '陽盛', '陰盛'으로 되어 있다. 李杲는 이 문장을 『內經』에서 인용했다고 하였다. 『靈樞』 「寒熱病第二十一」에는 "陽氣盛則瞋目, 陰氣盛則瞑目"으로 되어 있다.

103 원문에는 '病' 뒤에 '人'이 더 있다.

104 『仁齋直指』 卷之一 五臟所主論 「脈病逆順論」(앞의 책, 12쪽).

105 『素問病機氣宜保命集』 卷下 「虛損論第二十二」

◯ 쉰 소리를 내면 죽는다. 혀가 말리고 고환이 오그라들면 죽는다. 얼굴이 붓고 검푸르면 죽는다. 가까이 갈 수 없을 만큼 송장 썩는 냄새가 나면 죽는다(중경). ◯ 양병陽病일 때에 눈을 부릅뜨고 〔몸을〕 움직이면 병이 가볍고, 음병陰病일 때에 눈을 감고 〔몸을〕 움직이지 않으면 병이 중한 것이다(『의학강목』). ◯ 모든 병에 환자의 눈이 넋이 빠진 듯이 흐릿하고 외장外障처럼 흰 구름 같은 것이 끼면 치료할 수 없다(『인재직지』). ◯ 심心과 폐肺의 기가 손상되면 얼굴빛이 나빠지고, 간肝과 신腎의 기가 손상되면 몸이 여윈다(『소문병기기의보명집』). ◯ 상초上焦가 허하면 어지럽고, 하초下焦가 허하면 팔다리가 싸늘해진다. 살찐 사람은 습濕이 많고, 마른 사람은 열熱이 많다(『의학입문』).

(앞의 책, 477쪽).

106 『靈樞』「衛氣第五十二」.

107 『醫學入門』 外集 卷四 雜病提綱 內傷「調理脾胃」(앞의 책, 337쪽).

內經病機

黃帝曰, 願問病機[108]何如. 岐伯曰, 諸風掉眩, 皆屬[109]於肝. ○諸寒收引, 皆屬於腎. ○諸氣膹鬱, 皆屬於肺. ○諸濕腫滿, 皆屬於脾. ○諸熱瞀瘈[110], 皆屬於火. ○諸痛痒瘡, 皆屬於心. ○諸厥固泄, 皆屬於下. ○諸痿喘嘔, 皆屬於上. ○諸禁鼓慄, 如喪神守, 皆屬於火. ○諸痓項強, 皆屬於濕. ○諸逆衝上, 皆屬於火. ○諸腹脹大, 皆屬於熱. ○諸躁狂越, 皆屬於火. ○諸暴強直, 皆屬於風. ○諸病有聲, 鼓之如鼓, 皆屬於熱. ○諸病胕腫, 疼痠驚駭, 皆屬於火. ○諸轉反戾, 水液渾濁, 皆屬於熱.

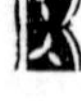

108 '病機'는 병의 원인, 발생 부위, 경과 과정에 변화되는 기전 등 병의 발생과 발전에 대한 이치를 통틀어 이르는 말이다.

109 '屬'은 '連'이다(『說文解字』). 段玉裁의 注에서 "凡異而同者曰屬"이라고 하였다. 사람이 끄는 수레처럼(負車) 사람과 마차는 서로 다르지만 같은 무리로 연계되어 있다는 뜻이다.

110 '瞀瘈'는 중풍 증상의 하나로, '瞀'는 눈앞이 어른어

『내경』의 병기

황제가 "병기病機란 어떠한 것인지 알고 싶다"고 하였다. 기백岐伯이 "여러 가지 풍風으로 흔들리고 어지러운 것은 모두 간肝의 병에 속한다. ◯ 여러 가지 한寒으로 오그라들고 당기는 것은 모두 신腎의 병에 속한다. ◯ 여러 가지 기氣로 치밀어오르고 막히는 것은 모두 폐肺의 병에 속한다. ◯ 여러 가지 습濕으로 붓고 그득해지는 것은 모두 비脾의 병에 속한다. ◯ 여러 가지 열熱로 눈이 흐릿하고 〔근맥이〕 당기는 것은 모두 화火의 병에 속한다. ◯ 여러 가지로 아프고 가려우며 부스럼이 나는 것은 모두 심心의 병에 속한다. ◯ 여러 가지 궐증厥證과 변비, 설사는 모두 하초下焦의 병에 속한다. ◯ 위증痿症과 천식, 구토는 모두 상초上焦의 병에 속한다. ◯ 입을 꽉 다물거나 떨면서 정신이 나간 듯한 것은 모두 화병에 속한다. ◯ 경증痓症과 목덜미가 뻣뻣해지는 것은 모두 습병濕病에 속한다. ◯ 여러 가지 기가 거꾸로 치받아 오르는 것은 모두 화병에 속한다. ◯ 여러 가지 배가 크게 불러 오르는 것은 모두 열병熱病에 속한다. ◯ 여러 가지 조증躁症과 미쳐서 날뛰는 것은 모두 화병에 속한다. ◯ 갑자기 뻣뻣하게 굳는 것은 모두 풍병風病에 속한다. ◯ 여러 가지 병이 들어 소리가 나는데 북을 두드리듯 소리가 나는 것은 모두 열병에 속한다. ◯ 여러 가지 병으로 붓고 아프며 시큰거리고 놀라는 것은 모두 화병에 속한다. ◯ 여러 가지 근육이 뒤틀리는 것과 소변〔水液〕이 흐리고 뿌연 것은 모두 열병에 속한다.

큰하고 정신이 혼미하며 안정되지 못한 것이고, '瘈'는 팔다리에 경련이 이는 것을 말한다. 화열火熱이 心神에 작용하거나 간풍이 동해서 생기는데 牛黃定志丸이나 牛黃淸心丸을 쓴다.

○諸病水液, 澄澈淸冷, 皆屬於寒. ○諸嘔吐酸, 暴注下迫, 皆屬於熱. 註云[111], 心盛則生熱, 腎盛則生寒, 腎虛則寒動於中, 心虛則熱收於內. 又熱不得寒, 是無火也. 寒不得熱, 是無水也.[112] 夫寒之不寒, 責其無水, 熱之不熱, 責其無火, 熱之無久, 責心之虛, 寒之無久, 責腎之少〔內經〕[113].

111 이 문장은 해당 구절에 대한 王冰의 注이다.

112 王冰의 원문에는 '熱不得寒, 是無火也. 寒不得熱, 是無水也'가 '熱不得寒, 是無水也. 寒不得熱, 是無火也'로 水火가 바뀌어 있다. 이 구절 다음의 설명을 보면 착오로 보인다. 번역에서는 [ ] 안에서 水와 火를 바꾸어 번역하였다. 윤창렬·이남구·김선호·현토 해석, 『懸吐完譯 黃帝內經素問 王氷注』下(주민, 2004, 535쪽) 역주 469, 470 참조.

113 『素問』「至眞要大論篇第七十四」.

◯ 여러 가지 병으로 소변이 맑으면서 차가운 것은 모두 한병寒病에 속한다. ◯ 여러 가지 구역질과 신물을 토하고 갑자기 심하게 설사를 하는 것은 모두 열병에 속한다"고 하였다. 왕빙王冰의 주에서는 "심心의 기가 지나치게 왕성하면 열熱이 〔속에서〕 나오고, 신腎의 기가 지나치게 왕성하면 찬 기운〔寒〕이 〔속에서〕 나온다. 신의 기가 허하면 찬 기운이 속에서 요동치고〔動〕, 심의 기가 허하면 열이 속으로 들어간다〔收〕. 또 열이 찬 기운을 얻지 못하는 것은 화火〔신腎의 수水가〕가 없기 때문이고, 찬 기운이 열을 얻지 못하는 것은 수水〔심心의 화火〕가 없기 때문이다. 그러므로 〔찬약으로〕 차게 하여도 차가워지지 않는 것은 수가 없는 탓이고, 〔더운약으로〕 덥게 하여도 더워지지 않는 것은 화가 없는 탓이다. 덥게 하였는데도 오래 가지 못하는 것은 심기心氣가 허한 탓이고, 차게 하였는데도 오래 가지 못하는 것은 신기腎氣가 적은 탓이다(『내경』).

五臟者中之守

五藏者，中之守也，中盛藏滿[114]，氣勝傷恐者[115]，聲如從室中言[116]，是中氣之濕也，言而微，終日乃復言者，此奪氣也．衣被不斂，言語善惡，不避親疎者，此神明之亂也．倉廩不藏者，是門戶不要也．水泉不止者，是膀胱不藏也．得守者生，失守者死．註曰，要，謂禁要也[117]〔內經〕．

114 '中盛藏滿'에서 王冰은 '中'을 '腹中'으로 보았고, 張景岳은 '胸腹'으로 보았다. 혹은 中焦나 脾胃로 보기도 한다. 또한 王冰은 '藏'을 '肺臟'으로 보았고, 張景岳은 '臟腑'로 보았다. 뒤의 내용과 연관하여 脾胃로 보기도 한다.

115 '氣勝傷恐者'에서 '氣'는 邪氣를 가리키고, '恐'은 腎의 志이므로 사기가 성하여 腎을 상한 것이라고 보기도 한다. 또는 '氣'를 脾胃의 기로 보아 脾氣의 土氣가 水氣를 이긴 것으로 보기도 한다. 『三因極一病證方論』에는 이 문장이 없으므로 이 문장을 衍文으로 생각하는 사람도 있다(張琦). "所謂觀五臟有餘不足者, 候之五聲. 五聲者, 臟之音, 中之守也. 中盛則氣勝, 中衰則氣弱, 故聲如室中言者, 是氣之溢也"(『三因極一病證方論』 卷一 「總論脈式」, 2쪽).

오장은 속을 지키는 것이다

오장五臟은 몸속을 지키는 것이다. 속이 실하고 오장의 기氣가 〔막혀〕 그득하고 〔비위의〕 기가 승勝하여 〔신腎의 지志인〕 두려움에 손상되면 목소리가 방 안에서 나오는 것같이 되는데, 이것은 중기中氣가 습하기 때문이다. 목소리가 작고 하루 종일 했던 말을 또 하고 또 하는 것은 기가 모두 없어졌기 때문이다. 옷을 여미지 않고 아무 말이나 막 하는데, 친한 사람과 모르는 사람을 가리지 못하는 것은 신명神明이 어지럽기 때문이다. 비위〔倉廩〕가 〔수곡水穀의 정기精氣를〕 저장하지 못하는 것은 〔비위가〕 문호門戶를 잘 단속하지〔要〕 못하기 때문이다. 소변〔水泉〕이 멈추지 않는 것은 방광이 저장하지 못하기 때문이다. 〔오장이 속을〕 지키면 살고, 지키지 못하면 죽는다. 왕빙王冰의 주에서 "요要라는 것은 삼가서 단속하는 것을 말한다"고 하였다(『내경』).

116 '목소리가 방 안에서 나오는 것 같다'는 말은 소리가 뻗어나가지 못하여 마치 아무것도 없는 빈방에서 말을 하여 분명하지 않으면서 웅성대는 것 같고, 무거우면서 탁한 것을 말한다.

117 『素問』「脈要精微論篇第十七」.

五臟者身之強

五藏者[118], 身之強也. 頭者精明[119]之府, 頭傾視深[120], 精神將奪矣. 背者胸中之府, 背曲肩隨, 胸將壞矣. 腰者腎之府, 轉腰[121]不能, 腎將憊矣. 膝者筋之府, 屈伸不能, 行則僂俯, 筋將憊矣. 骨者髓之府, 不能久立, 行則振掉, 骨將憊矣[122]. 得強則生, 失強則死〔內經〕[123].

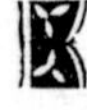

118 많은 注家들은 '藏'을 '府'로 바꾸어야 한다고 본다. 여기에서 '府'는 무엇을 저장하거나 품고 있다는 의미이다. 그렇다면 '五藏者, 身之強也'라는 문장은 "오부는 [소라 껍데기가 소라를 품어 소라를 지키는 것처럼] 몸을 굳건히 지키는 것이다"로 번역해야 한다.

119 '精明'이란 瞳神(瞳孔), 넓게는 眼睛을 말한다. "夫精明者, 所以視萬物, 別白黑, 審短長. 以長爲短, 以白爲黑, 如是則精衰矣"(『素問』「脈要精微論篇第十七」). "是故瞳子黑眼法於陰, 白眼赤脈法於陽也, 故陰陽合傳而精明也"(『靈樞』「大惑論第八十」).

120 '視深'에 대하여 張景岳은 "視深者, 目陷無光也"라고 하였다. 『類經』 十八卷 疾病類 九十一「失守失強者死」(앞의 책, 616쪽).

오장은 몸을 굳건하게 하는 것이다

오장은 몸을 굳건하게 하는 것이다. 머리는 정명精明이 있는 곳〔府〕으로, 머리가 기울어지고 눈이 꺼져 초점이 없어 보이는 것은 정精과 신神이 빠져나가려는 것이다. 등〔背〕은 가슴〔胸中〕이 있는 곳〔府〕으로, 등이 굽으면서 어깨가 처지는 것은 가슴이 무너지려는 것이다. 허리는 신腎이 있는 곳〔府〕으로, 허리를 돌리지 못하는 것은 신에 병이 들려고 하는 것이다. 무릎은 힘줄이 있는 곳〔府〕으로, 굽혔다 폈다 할 수 없고 걸을 때 구부러지는 것은 힘줄에 병이 들려고 하는 것이다. 뼈〔骨〕는 골수〔髓〕가 있는 곳〔府〕으로, 오래 서 있지 못하고 걸을 때 〔몸이〕 흔들리는 것은 뼈에 병이 들려고 하는 것이다. 〔오부가〕 굳건하면 살고 그러지 못하면 죽는다(『내경』).

121 『內經』에는 '腰'가 '搖'(흔들릴 요)로 되어 있다.

122 『太素』에는 이 문장이 "髓者骨之府也, 不能久立, 行則掉慄, 骨將憊"로 되어 있다. 『黃帝內經太素』 卷第十六 診候之三 「雜診」. 그러나 骨은 髓를 저장하고 있는 곳이므로 『內經』의 문장이 맞는 것으로 보인다. 다만 뒤의 '骨將憊'를 '髓將憊'로 바꾸어야 할 것으로 보인다. 왜냐하면 머리나 등, 허리, 무릎과 마찬가지로 뼈는 밖에서 보아 알 수 있는 것이고, 髓는 속에 있는 것이어서 뼈의 움직임을 통해 髓의 상태를 알 수 있기 때문이다. 여기에서는 『東醫寶鑑』의 원문에 따라 번역하였다.

123 『素問』 「脈要精微論篇第十七」.

占新久病

脈小弱以澁[124]者, 謂之久病, 脈滑浮而疾者, 謂之新病.[125] ○ 徵[126]其脈小, 色不奪者, 新病也. 徵其脈不奪, 其色奪者, 久病也. ○ 徵其脈與五色俱奪者, 久病也. 徵其脈與五色俱不奪者, 新病也〔內經〕[127].

124 『千金要方』에는 '以'가 '而'로 되어 있다.

125 『素問』「平人氣象論篇第十八」.

126 '徵'은 징험하다(징조를 경험하다), 조사하다는 뜻으로, 여기에서는 진맥한다는 의미로 쓰였다.

127 『素問』「脈要精微論篇第十七」.

갓 생긴 병인지 오래된 병인지를 알아내는 법

맥이 소약小弱하면서 삽澁한 것은 오래된 병이고, 맥이 활부滑浮하면서 질疾한 것은 갓 생긴 병이다. ◯ 맥이 소小하지만 색色이 아직 윤택함을 잃지 않은[不奪] 것은 갓 생긴 병이고, 맥이 꺼지지 않았지만 색色이 윤택함을 잃은[奪] 것은 오래된 병이다. ◯ 맥도 꺼지고 오색도 윤택함을 잃은 것은 오래된 병이고, 맥도 꺼지지 않고 오색도 윤택함을 잃지 않은 것은 갓 생긴 병이다(『내경』).

可治難治證

凡治病, 察其形氣色澤, 脈之盛衰, 病之新故, 乃治之, 無後其時. 形氣相得[128], 謂之可治. 色澤以浮[129], 謂之易已. 脈從四時[130], 謂之可治. 脈弱以滑, 是有胃氣, 命曰易治, 取之以時. ○形氣相失, 謂之難治, 色夭不澤, 謂之難已, 脈實以堅, 謂之益甚, 脈逆四時, 爲不可治, 必察四難, 而明告之, 所謂逆四時者, 春得肺脈, 夏得腎脈, 秋得心脈, 冬得脾脈, 其至皆懸絶沈濇者, 名曰逆四時〔內經〕[131].

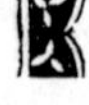

128 '形'은 몸의 집이고, '氣'는 몸을 채우고 있는 것이다. 그러므로 形과 氣가 모두 왕성하거나 모두 쇠약한 것은 서로 맞는 것이다("王冰曰, 氣盛形盛, 氣虛形虛, 是相得也"). 이는 비유하자면 몸과 옷이 잘 맞는 것과 같다. 반면 形은 왕성한데 氣는 쇠약하거나 반대로 形은 쇠약한데 氣는 왕성한 것은 서로 맞지 않는 것이다(王冰曰, "形盛氣虛, 氣盛形虛, 皆相失也"). 이는 비유하자면 몸은 큰데 작은 옷을 입고 있거나, 몸은 작은데 큰 옷을 입는 것과 같다.

129 "澤, 潤也. 浮, 明也. 顔色明潤者, 病必易已也." 張介賓, 『類經』 五卷, 脈色類 「逆從四時無胃逆死」(앞의 책, 140쪽).

130 王冰은 "脈春弦夏鉤秋浮冬營, 謂順四時從順也"라

고칠 수 있는 병과 고치기 어려운 병

일반적으로 병을 치료할 때는 형形, 기氣, 색色, 택澤과 맥의 성쇠, 병이 갓 생긴 것과 오래된 것을 살펴서 치료해야 치료할 때를 놓치지 않는다. 형과 기가 서로 맞으면 치료할 수 있다. 색이 윤택하고 밝게 떠오르면〔浮〕 쉽게 낫는다. 맥이 사계절에 맞게 나타나면 치료할 수 있다. 맥이 약弱하고 활滑한 것은 위기胃氣가 있는 것이어서 쉽게 치료할 수 있다. 그러므로 때를 잘 맞추어 치료해야 한다. ◯ 형과 기가 서로 맞지 않으면 치료하기 어렵고, 색이 어둡고 윤택하지 않으면 낫기 어렵다. 맥이 실實하고 견堅하면 더욱 심해지고, 맥이 사계절에 거슬러 나타나면 치료할 수 없다. 이 네 가지 치료하기 어려운 경우를 살펴서 명확히 밝혀야 한다. 맥이 사계절에 거스른다는 것은 봄에 〔상극인〕 폐肺의 맥이 나타나고, 여름에 신腎의 맥이 나타나며, 가을에 심心의 맥이 나타나고, 겨울에 비脾의 맥이 나타나는 것으로, 그 맥이 모두 툭 끊어지거나 침沈하고 삽澁하게까지 된 것을 사계절에 거슬렀다고 한다(『내경』).

고 하였다.

131 『素問』「玉機眞藏論篇第十九」. 『素問』에는 이 뒤에 "未有藏形, 於春夏而脈沈濇, 秋冬而脈浮大, 名曰逆四時也. 病熱脈靜, 泄而脈大, 脫血而脈實, 病在中脈實堅, 病在外脈不實堅者, 皆難治"라는 구절이 더 있다.

病有五邪

何謂五邪. 有中風, 有傷暑, 有飮食勞倦, 有傷寒, 有中濕〔難經〕[132].

肝主色 五色
心主臭 五臭
脾主味 五味
肺主聲 五聲
腎主液 五液

五色者, 靑赤黃白黑. 五臭者, 臊焦香腥腐. 五味者, 酸苦甘辛鹹. 五聲者, 呼言歌哭呻. 五液者, 泣汗涎涕唾也〔難經〕[133].

132『難經』「第四十九難」.

133『難經』「第四十九難」.

병에는 오사가 있다

오사五邪란 무엇인가? 중풍中風, 상서傷暑, 음식노권飮食勞倦, 상한傷寒, 중습中濕이다(『난경』).

간肝은 색을 주관한다(여기서 색은 다섯 가지 색이다).
심心은 냄새를 주관한다(여기서 냄새는 다섯 가지 냄새이다).
비脾는 맛을 주관한다(여기서 맛은 다섯 가지 맛이다).
폐肺는 소리를 주관한다(여기서 소리는 다섯 가지 소리이다).
신腎은 액液을 주관한다(여기서 액은 다섯 가지 액이다).

다섯 가지 색이란 푸른색, 붉은색, 누런색, 흰색, 검은색이다. 다섯 가지 냄새란 누린내, 탄내, 향기로운 냄새, 비린내, 썩은내이다. 다섯 가지 맛이란 신맛, 쓴맛, 단맛, 매운맛, 짠맛이다. 다섯 가지 소리란 외치는 소리, 중얼거리는 소리, 노랫소리, 울음소리, 신음소리이다. 다섯 가지 액이란 눈물, 땀, 군침, 콧물, 느침이다(『난경』).

青色 自入爲青[134]
臊臭 入肝爲臊
酸味 入肝爲酸
呼聲 入肝爲呼
泣液 入肝爲泣

赤色 入心爲赤
焦臭 自入爲焦
苦味 入心爲苦
言聲 入心爲言
汗液 入心爲汗

黃色 入脾爲黃
香臭 入脾爲香
甘味 自入爲甘
歌聲 入脾爲歌
涎液 入脾爲涎

白色 入肺爲白
腥臭 入肺爲腥
辛味 入肺爲辛
哭聲 自入爲哭
涕液 入肺爲涕

黑色 入腎爲黑
腐臭 入腎爲腐
鹹味 入腎爲鹹
呻聲 入腎爲呻
唾液 自入爲唾

134 이 문장은 『難經』과는 배열이 다른데, 『難經』 원문에서는 각 장부의 병이 五邪 중의 어떤 邪에 의해 생긴 것인지를 예를 들어 설명하고 있다. 『東醫寶鑑』은 이를 다시 나누어 도표 형식으로 배열하였다. 肝心脾肺腎의 五臟이 각각 色, 臭, 味, 聲, 液을 주관하는데 자신이 주관하는 것에 해당하면 自入이라 하였고(正經自病), 그 외의 경우에는 入肝, 入心, 入脾, 入肺, 入腎이라고 하였다(五邪所傷).

푸른색 〔중풍의 경우 간肝의 사기邪氣가〕 자신에게 들어가면 푸른색이 된다.
누린내 간에 들어가면 누린내가 된다.
신맛 간에 들어가면 신맛이 된다.
외치는 소리 간에 들어가면 외치는 소리가 된다.
눈물 간에 들어가면 눈물이 된다.

붉은색 심心에 들어가면 붉은색이 된다.
탄내 자신에게 들어가면 탄내가 된다.
쓴맛 심에 들어가면 쓴맛이 된다.
중얼거리는 소리 심에 들어가면 중얼거리는 소리가 된다.
땀 심에 들어가면 땀이 된다.

누런색 비脾에 들어가면 누런색이 된다.
향기로운 냄새 비에 들어가면 향기로운 냄새가 된다.
단맛 자신에게 들어가면 단맛이 된다.
노랫소리 비에 들어가면 노랫소리가 된다.
군침 비에 들어가면 군침이 된다.

흰색 폐肺에 들어가면 흰색이 된다.
비린내 폐에 들어가면 비린내가 된다.
매운맛 폐에 들어가면 매운맛이 된다.
울음소리 자신에게 들어가면 울음소리가 된다.
콧물 폐에 들어가면 콧물이 된다.

검은색 신腎에 들어가면 검은색이 된다.
썩은내 신에 들어가면 썩은내가 된다.
짠맛 신에 들어가면 짠맛이 된다.
신음소리 신에 들어가면 신음소리가 된다.
느침 자신에게 들어가면 느침이 된다.

假令心病, 何以知中風得之. 其色當赤, 肝爲心邪[135], 故知當赤色也. ○何以知傷暑得之. 當惡臭也[136]. ○何以知飮食勞倦得之. 當喜苦味也. ○何以知傷寒得之. 當譫言妄語也. ○何以知中濕得之. 爲[137]汗出不可止也〔難經〕[138]. ○又曰, 病有虛邪, 有實邪, 有賊邪, 有微邪, 有正邪, 何以別之. 曰, 從後來者爲虛邪, 從前來者爲實邪, 從所不勝來者爲賊邪, 從所勝來者爲微邪, 自病者爲正邪. 何以言之. 假令心病, 中風得之爲虛邪 母乘子, 傷暑得之爲正邪 自己病, 飮食勞倦得之爲實邪 子乘母, 傷寒得之爲微邪 妻乘夫, 中濕得之爲賊邪 夫乘妻, 餘倣此〔難經〕[139].

135 '肝爲心邪'는 대개 '肝邪入心'으로 고쳐 읽는다.

136 '當惡臭'는 『難經古義』에 따라 '當惡焦臭'로 본다(『難經』, 88쪽의 역주 4). 『東醫寶鑑』에 따르면 여기서 '臭'는 五臭 전체를 의미할 수도 있고, 焦臭를 의미할 수도 있다.

137 『難經』에는 '爲'가 '當喜'로 되어 있다.

138 『難經』「第四十九難」. "假令心病, 何以知中風得之. 然, 其色當赤. 何以言之. 肝主色. 自入爲靑, 入心爲赤, 入脾爲黃, 入肺爲白, 入腎爲黑. 肝爲心邪, 故知當赤色. 其病身熱, 脇下滿痛, 其脈浮大而弦. 何以知傷暑得之. 然, 當惡臭. 何以言之. 心主臭. 自入爲焦臭, 入脾爲香臭, 入肝爲臊臭, 入腎爲腐

예를 들어 심병心病의 경우 중풍으로 인한 것임을 무엇으로 알 수 있는가? 이 같은 경우에는 그 색이 반드시 붉게 나타나는데, 간사肝邪가 심에 들어간 것이므로 당연히 붉은 색이 나타나는 것을 보고 알 수 있다. ◯〔심병의 경우〕 상서로 인한 것임을 무엇으로 알 수 있는가? 당연히 〔탄〕 냄새 맡기를 싫어하는 것을 보고 알 수 있다. ◯〔심병의 경우〕 음식노권에 의한 것임을 무엇으로 알 수 있는가? 당연하 쓴맛을 좋아하는 것을 보고 알 수 있다. ◯〔심병의 경우〕 상한으로 인한 것임을 무엇으로 알 수 있는가? 당연히 헛소리나 미친 소리를 하는 것을 보고 알 수 있다. ◯〔심병의 경우〕 중습으로 인한 것임을 무엇으로 알 수 있는가? 당연히 땀이 나면서 그치지 않는 것을 보고 알 수 있다(『난경』). ◯ 또한 "병에는 허사虛邪, 실사實邪, 적사賊邪, 미사微邪, 정사正邪가 있는데, 무엇으로 구별하는가? 〔오행으로 보아〕 자기를 생生한 곳의 사기로 병든 것을 허사라 하고, 자기가 생한 곳의 사기로 병든 것을 실사라고 하며, 자기가 이기지 못하는 곳의 사기로 병든 것을 적사라 하고, 자기가 이기는 곳의 사기로 병든 것을 미사라고 하며, 자기 자체의 사기로 병든 것을 정사라고 한다. 무슨 말인가? 예를 들어 심병의 경우 풍사風邪로 인한 것은 허사가 되고(어미가 자식을 누른 것이다), 서사暑邪로 인한 것은 정사가 되며(자기의 병이다), 음식노권으로 인한 것은 실사가 되고(자식이 어미를 누른 것이다), 한사寒邪로 인한 것은 미사가 되며(지어미가 지아비를 누른 것이다), 습사濕邪로 인한 것은 적사가 된다(지아비가 지어미를 누른 것이다). 나머지도 이와 마찬가지이다"라고 하였다(『난경』).

臭, 入肺爲腥臭. 故知心病傷暑得之, 當惡臭. 其病身熱而煩, 心痛, 其脈浮大而散. 何以知飮食勞倦得之. 然, 當喜苦味也. 虛爲不欲食, 實爲欲食. 何以言之. 脾主味. 入肝爲酸, 入心爲苦, 入肺爲辛, 入腎爲鹹, 自入爲甘. 故知脾邪入心爲喜苦味也. 其病身熱而體重, 嗜臥, 四肢不收, 其脈浮大而緩. 何以知傷寒得之. 然. 當譫言妄語. 何以言之. 肺主聲. 入肝爲呼, 入心爲言, 入脾爲歌, 入腎爲呻, 自入爲哭. 故知肺邪入心爲譫言妄語也. 其病身熱, 洒洒惡寒, 甚則喘咳, 其脈浮大而濇"(앞의 책, 86-87쪽).

139 『難經』「第五十難」.

辨氣血痰火

氣證飮水, 血證不飮水〔海藏〕[140]. ○熱在上焦氣分則渴, 熱在下焦血分則不渴. 盖血中有濕, 故不渴也. 熱在下焦, 多不渴〔東垣〕[141]. ○血之外證, 常以湯水漱口〔直指〕[142]. ○氣病則痲, 血病則痛〔海藏〕[143]. ○血之爲病, 上焦瘀血, 小便必難, 下焦瘀血, 小便必自利〔直指〕[144]. ○一切血證, 日輕夜重. 一切痰證, 食少, 肌色如故. 一切火證, 性急潮盛. 一切水證. 脇硬, 心下怔忡〔入門〕[145]. ○無陽則厥, 無陰則嘔〔直指〕[146].

140 『醫學綱目』 卷之二 陰陽臟腑部 「診法通論」(앞의 책, 18쪽)에 王好古의 말을 인용하여 나온다.

141 『醫學綱目』 卷之十四 肝膽部 閉癃遺溺 「小便不通」(앞의 책, 258쪽)에서 李杲의 말을 인용한 부분에 유사한 구절이 나온다. "小便不利, 在氣在血之異. … 二者之病, 一居上焦, 在氣分而必渴. 一居下焦, 在血分而不渴. 血中有濕, 故不渴也. 二者之殊, 至易分別耳."

142 『仁齋直指』 卷二 證治提綱 「血滯」(앞의 책, 38쪽). "血之外證, 痰嘔燥渴, 昏潰迷忘, 常喜湯水漱口."

143 『醫學綱目』 卷之二 陰陽臟腑部 「診法通論」(앞의 책, 18쪽)에 王好古의 말을 인용하여 나온다.

144 『仁齋直指』 卷一 五臟所生病 「男女氣血則一論」(앞의 책, 38쪽).

145 『醫學入門』 外集 卷四 雜病提綱 內傷 「沈寒痼冷」(앞의 책, 345쪽).

기, 혈, 담, 화를 구별한다

기병氣病에서는 〔환자가〕 물을 마시지만, 혈병血病에서는 물을 마시지 않는다(해장). ◯ 열이 상초上焦의 기분氣分에 있으면 목이 마르고, 열이 하초下焦의 혈분血分에 있으면 목이 마르지 않는다. 일반적으로 혈 속에 습이 있기 때문에 목이 마르지 않는 것이다. 열이 하초에 있으면 대개 목이 마르지 않는다(동원). ◯ 혈병이 겉으로 나타나는 증상에는 늘 끓인 물로 입을 헹구기만 한다(『인재직지』). ◯ 기병이면 감각이 둔해지고, 혈병이면 아프다(해장). ◯ 혈에 병이 들어 상초에 어혈瘀血이 있으면 소변 보기가 반드시 어렵고, 하초에 어혈이 있으면 소변이 반드시 잘 나온다(『인재직지』). ◯ 모든 혈병은 낮에는 가벼우나 밤에는 심해진다. 모든 담병痰病은 적게 먹지만 살색은 그대로이다. 모든 화병火病은 성질이 급해지고 조열潮熱이 밀려온다. 모든 수병水病은 옆구리가 딴딴하고 명치가 벌렁거린다(『의학입문』). ◯ 양기가 없으면 팔다리가 싸늘해지고, 음기가 없으면 구역질이 난다(직지).

146 『醫學綱目』 卷之二 陰陽臟腑部 「診法通論」(앞의 책, 18쪽)에 王好古의 말을 인용하여 나온다. 이 문장은 원래 『活人書』에 나오는 것이다. 『增注類證活人書』 卷八 「七十七問」(앞의 책, 226쪽).

凡病晝夜輕重

凡病晝則增劇，夜則安靜，是陽病有餘，乃氣病而血不病也．夜則增劇，晝則安靜，是陰病有餘，乃血病而氣不病也〔東垣〕[147]．○晝則發熱，夜則安靜，是陽氣自旺於陽分也[148]．夜則惡寒，晝則安靜，是陰血自旺於陰分也〔東垣〕[149]．○晝則安靜，夜則發熱煩躁，是陽氣下陷入陰中也，名曰熱入血室．夜則安靜，晝則惡寒，是陰氣上溢於陽中也〔東垣〕[150]．○晝則發熱煩燥，夜亦發熱煩躁，是重陽無陰，當亟瀉其陽，峻補其陰．夜則惡寒，晝亦惡寒，是重陰無陽，當亟瀉其陰，峻補其陽〔東垣〕[151]．○晝則惡寒，夜則煩燥，飮食不入，名曰陰陽交錯者，死〔東垣〕[152]．

147 『普濟方』卷四「病分氣血晝夜衰旺」.

148 『玉機微義』卷九「論熱在氣在血之分」에 李杲의 말을 인용하여 나온다(앞의 책, 175쪽).

149 『玉機微義』卷十四「論陰陽虛盛惡寒與傷寒不同」에 李杲의 말을 인용하여 나온다(앞의 책, 210쪽).

150 『玉機微義』卷九「論熱在氣在血之分」에 李杲의 말을 인용하여 나온다(앞의 책, 175쪽).

151 『玉機微義』卷九「論熱在氣在血之分」에 李杲의 말을 인용하여 나온다(앞의 책, 175쪽).

152 이상의 문장은 『醫學綱目』卷之二 陰陽臟腑部

병이 낮과 밤에 따라 더하고 덜한 것

병이 낮에 더욱 심해지고 밤에 안정되는 것은 양병陽病으로 양기陽氣가 넘치는 것이다. 이는 기氣에 병이 든 것이지 혈血에 병이 든 것은 아니다. 밤에 더욱 심해지고 낮에 안정되는 것은 음병陰病으로 음기가 넘치는 것이다. 이는 혈에 병이 든 것이지 기에 병이 든 것은 아니다(동원). ◯ 낮에 열이 나다가 밤에 안정되는 것은 양기가 양분陽分에서 왕성해진 것이다. 밤에 오한이 나다가 낮에 안정되는 것은 음혈陰血이 음분陰分에서 왕성해진 것이다(동원). ◯ 낮에는 안정되었다가 밤에 열이 나고 가슴이 뛰면서 답답한 것〔煩燥〕은 양기가 음분 속으로 꺼져 들어간 것으로, 열입혈실熱入血室이라고 한다. 밤에는 안정되었다가 낮에 오한이 나는 것은 음기가 양분으로 넘쳐나간 것이다(동원). ◯ 낮에도 열이 나고 가슴이 뛰면서 답답하고, 밤에도 열이 나고 가슴이 뛰면서 답답한 것은 양기가 거듭되어 음이 없어진 것이다. 마땅히 빨리 그 양기를 사瀉하고 그 음기를 강하게 보補하여야 한다. 밤에도 오한이 나고 낮에도 오한이 나는 것은 음기가 거듭되어 양기가 없어진 것이다. 그 음기를 빨리 사하고 그 양기를 강하게 보하여야 한다(동원). ◯ 낮에는 오한이 나고 밤에는 가슴이 뛰면서 답답하며 음식을 먹지 못하는 것을 음양이 서로 뒤섞인 것〔陰陽交錯〕이라고 하는데, 죽는다(동원).

「診法通論」에 李杲의 말을 인용하여 나온다(앞의 책, 17쪽).

病愈日時

凡病欲知何時得，何時愈．答曰，假令夜半得病，明日日中愈，日中得病，夜半愈．何以言之．日中得病，夜半愈者，以陽得陰則解也．夜半得病，日中愈者，以陰得陽則解也〔仲景〕[153].

153 方有執,『傷寒論條辨』(1592) 卷一「辨脈法第一」. 이 문장은『醫學綱目』卷之三十 傷寒部「傷寒通論」에도 나오는데(671-672쪽) 원문과 다르다.『醫學綱目』의 문장은 다음과 같다. "問曰, 凡病欲知何時得, 何時愈. 答曰, 假令日中得病, 夜半愈者, 以陽得陰則解也. 夜半得病, 日中愈者, 以陰得陽則解也. 病家人請云, 病人苦發熱, 身體疼, 病人自臥, 師到診其脈, 沈而遲者, 知其瘥也. 何以知之. 表有病者, 脈當浮大, 今反沈遲, 故知愈也. 假令病人云, 腹內卒痛, 病人自坐, 師到脈之, 浮而大者, 知其瘥也. 何以知之. 若里有病者, 脈當沈而細, 今脈浮大, 故知愈也."

병이 낫는 때

"병은 언제 생기고 언제 낫는지 알고 싶다"고 묻자, "예를 들어 한밤중에 병을 얻으면 다음 날 한낮에 낫고, 한낮에 병을 얻으면 한밤중에 낫는다"고 답하였다. "어째서 그러한가?" "한낮에 병을 얻었는데 한밤중에 낫는 것은 양기가 〔한밤중의〕 음기를 얻어 풀어졌기 때문이다. 한밤중에 병을 얻었는데 한낮에 낫는 것은 음기가 〔한낮의〕 양기를 얻어 풀어졌기 때문이다"(중경).

七診死候

九候之脈, 皆沈細懸絶者,[154] 爲陰主冬, 故以夜半死. ○盛躁喘數[155]者, 爲陽主夏, 故以日中死. ○是故寒熱病者, 以平朝[156]死. ○熱中及熱病者, 以日中死. ○病風者, 以日夕死. ○病水者, 以夜半死. ○其脈乍疎乍數, 乍遲乍疾者, 日乘四季[157]死〔內經〕[158]. ○陰盛陽盛寒熱熱中病風病水脈踈數, 爲七診〔內經〕[159].

154 '懸絶'에 대한 견해가 엇갈린다. 王冰은 "懸絶謂如懸物之絶去也"라고 하여 뿌리가 없이 끊어지는 맥이라고 하였다. 高世栻은 "懸絶無根, 或沈濇不起者, 是無胃氣"라고 하여 뿌리가 없다는 것을 胃氣가 없다는 뜻으로 보았다. 楊上善도 "深按得之, 曰沈. 動猶引線, 曰細. 來如斷繩, 故曰懸絶"이라고 하였다. 반면 森立之는 "蓋懸絶者, 弦緊甚之義. 絶字, 虛字也"라고 하여 심하게 弦緊한 맥으로 보고 "懸絶者, 謂結代不至"라고 하였다. 元秦喜는 正常脈에 비해 차이가 현저한 맥이라고 하였다 (『정교 동의보감』 잡병편 상, 54쪽의 역주).

155 森立之는 "喘數者, 謂動數連屬. 懸絶與喘數, 共爲脈動之遲速之象. 喘卽蝡, 叚借"라고 하였다.

156 『內經』에는 '朝'가 '旦'으로 되어 있다. 平旦은 아침 해가 떠오를 무렵, 寅時에 해당한다.

157 하루 중에서 土氣가 왕성하여 乘하는 四季, 곧 하

칠진과 죽는 시기

구후九候의 맥이 모두 침세沈細한데 마치 줄이 끊어지는 듯한 경우는 음기가 겨울을 주관하므로 〔음기가 성한〕 한밤중에 죽는다. ◯ 맥이 성盛하고 조躁한데 마치 헐떡이듯 빠른 경우는 양기가 여름을 주관하므로 〔양기가 성한〕 한낮에 죽는다. ◯ 그러므로 한열寒熱이 왕래하는 병은 〔음양의 기가 교차하는〕 새벽에 죽는다. ◯ 열중熱中이나 열병은 한낮에 죽는다. ◯ 풍병風病은 〔금기가 성한〕 해질녘에 죽는다. ◯ 수병水病은 한밤중에 죽는다. ◯ 그 맥이 성겼다〔踈〕 잦았다〔數〕 하거나 느렸다〔遲〕 빨랐다〔疾〕 하면 하루 중의 사계四季에 죽는다(『내경』). ◯ 음기가 성한 것, 양기가 성한 것, 한열이 왕래하는 것, 열중, 풍병, 수병, 성겼다 잦았다 하는 맥이 칠진七診이다(『내경』).

루 중 四時가 교대하는 때인 辰·戌·丑·未·時를 말한다.

158 『素問』「三部九候論篇第二十」.

159 『素門』「三部九候論篇第二十」에 '七診'이라는 말이 나온다. "其脈乍踈乍數, 乍遲乍疾者, 日乘四季死. 形肉已脫, 九候雖調, 猶死. 七診雖見, 九候皆從者, 不死."

五臟及陰陽絶候

脈浮而洪, 身汗如油, 喘而不休, 水漿不下, 體形不仁, 乍靜乍亂, 此爲命絶也.[160] ○又未知何藏先受其災, 若汗出髮潤, 喘不休者, 此爲肺先絶也.[161] ○陽反獨留, 形體如烟熏, 直視搖頭者, 此爲心絶也. ○唇吻反青, 四肢漐習[162]汗出者, 此爲肝絶也 漐習者, 爲振動若搐搦, 手與足時時引縮也. ○環口黧黑, 柔汗, 發黃者, 此爲脾絶也 油汗, 粘汗也. 柔汗, 冷汗也. ○溲便遺失, 狂言目反, 直視者, 此爲腎絶也. ○又未知何藏陰陽前絶. 若陽氣前絶, 陰氣後竭者, 其人死, 身色必青. 陰氣前絶, 陽氣後竭者, 其人死, 身色必赤, 腋下溫, 心下熱也〔仲景〕.[163]

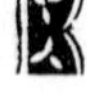

160『傷寒明理論』「不仁第三十九」.

161『傷寒明理論』「自汗第六」.

162 '漐', 땀날 칩. '漐習'은 마치 새가 자주 날갯짓을 하듯 손발을 떠는 모습을 말한다.『醫學綱目』에는 '習'이 '漐'으로 되어 있다. '漐漐'은 땀이 매우 적게 나지만 계속 나서 피부를 촉촉하게 적시는 정도를 말한다.

163 이상의 문장은『醫學綱目』卷之二 陰陽臟腑部「診生死」(앞의 책, 33쪽)에서 張機의 말을 인용하여 나온다.

오장의 기와 음양이 끊어진 징후

맥이 부浮하면서 홍洪하고 몸에 기름 같은 땀이 나며, 쉴새없이 숨이 차고 마실 것이 넘어가지 않으며, 몸이 뻣뻣하고 잠시 안정되었다 날뛰었다 하는 것은 목숨이 끊어질 징후이다. ◯ 또한 어떤 장기가 먼저 해를 입었는지 알 수 없는데, 만약 땀이 나서 머리카락이 번들거리고 쉴새없이 숨이 차는 것은 폐肺의 기가 먼저 끊어진 것이다. ◯ 양기陽氣만 홀로 남아 몸뚱이가 연기에 그을린 것같이 시커멓고, 눈을 곧추뜨며 머리를 흔드는 것은 심心의 기가 먼저 끊어진 것이다. ◯ 입술이 퍼렇고 팔다리가 떨리면서[칩습漐習] 땀이 조금씩 계속 나는 것은 간肝의 기가 먼저 끊어진 것이다('칩습'은 경련하듯이 떨리는 것으로, 팔다리가 때때로 당기며 오그라든다). ◯ 입 주위가 검고 유한柔汗이 흐르며 몸이 누렇게 되는 것은 비脾의 기가 먼저 끊어진 것이다('유한油汗'은 끈끈한 땀이고, '유한柔汗'은 식은땀이다). ◯ 소변을 지리고 미친 소리를 하며, 눈을 뒤집고 곧추뜨는 것은 신腎의 기가 먼저 끊어진 것이다. ◯ 또 어떤 장기의 음기陰氣나 양기가 먼저 끊어졌는지 알 수 없을 때 만약 양기가 먼저 끊어지고 음기가 나중에 다 없어진 사람은 죽는데, 몸이 반드시 퍼렇게 된다. 음기가 먼저 끊어지고 양기가 나중에 다 없어진 사람은 죽는데, 몸이 반드시 벌겋게 되고 겨드랑이가 따뜻해지며 명치 부위에서 열이 난다(중경).

雜病占死候

欲愈之病目眥黃 胃氣行也, 眼胞忽陷定知亡 五藏絶也, 耳目口鼻黑色起, 入口十死七難當 腎乘胃也, 面黃目靑酒亂頻, 邪風[164]在胃衮其身 木克土也, 面黑目白命門敗, 困極八日死來侵 神去也, 面色忽然望之靑, 進之如黑卒難當 肝腎絶也, 面赤目白怕喘氣,[165] 待過十日定存亡[166] 火克金也, 黃黑白色起入目, 更兼口鼻[167]有災殃 水乘脾也, 面靑目黃中時[168]死, 餘候須看兩日[169]強 木克土也, 目無精光齒齦黑, 面白目黑亦災殃 肺腎絶也, 口如魚口不能合[170] 脾絶, 氣出不返命飛揚[171] 肝腎絶也, 妄語錯亂及不語, 尸臭元知壽不高 心絶,

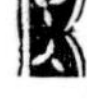

164 원문에는 '風'이 '氣'로 되어 있다.

165 원문에는 '怕喘氣'가 '憂息氣'로 되어 있다. '息氣'는 喘逆을 말한다.

166 원문에는 이 뒤에 '面赤目青衆惡傷, 營衛不通立須亡'이라는 구절이 더 있다.

167 원문에는 '鼻'가 '臭'로 되어 있다.

168 '中時'는 午時를 말한다.

169 '兩日'은 賊日과 旺日을 말한다.

170 원문에는 '合'이 '開'로 되어 있다. 그러나 『脈訣刊誤』 卷下 「察色觀病人生死候歌」에는 '閉'로 되어

잡병으로 죽을 때를 예측한다

병이 나으려고 할 때에는 눈초리가 누렇게 된다(위기胃氣가 돌기 때문이다). 눈꺼풀이 갑자기 푹 꺼지면 반드시 죽을 것임을 알 수 있다(오장五臟의 기가 끊어졌기 때문이다). 귀, 눈, 입, 코에서 시작하여 입까지 검어지면 열에 일곱은 죽으니 감당하기 어렵다(신腎이 위胃를 눌렀기 때문이다). 얼굴이 누렇고 눈이 퍼러면서 술을 마시고 난리치는 일이 잦은 것은 풍사風邪가 위胃에 있어서 온몸을 뒤덮은 것이다(목木이 토土를 극克하였기 때문이다). 얼굴이 검고 눈이 허여면 명문命門이 무너진 것으로, 심하게 앓은 지 여드레가 되면 죽음이 찾아온다(신神이 떠났기 때문이다). 얼굴빛이 언뜻 볼 때는 푸른데 다가가서 볼 때는 검으면 졸지에 〔생사를〕 감당하기 어렵다(간肝과 신腎의 기가 끊어졌기 때문이다). 얼굴빛이 벌겋고 눈이 허여면서 겁이 날 정도로 숨이 차면 열흘이 지나야 살지 죽을지를 정할 수 있다(화火가 금金을 克하였기 때문이다). 누렇고 검고 허연색이 나타나기 시작하여 눈으로 들어가고, 다시 입과 코로까지 들어가면 위험하다(수水가 비脾를 눌렀기 때문이다). 얼굴빛이 퍼렇고 눈이 누러면 죽는데, 나머지 증상은 이틀 동안 지켜보아야 〔생사를〕 정할 수 있다(목木이 토土를 극克하였기 때문이다). 눈에 정기精氣가 없고 잇몸이 검으며, 얼굴이 창백하고 눈이 검어도 역시 위험하다(폐肺와 신腎의 기가 끊어졌기 때문이다). 입이 물고기 입처럼 되어 다물지 못하고(비기脾氣가 끊어졌기 때문이다), 숨을 내쉬기만 하고 들이쉬지 못하면 목숨이 날아가버린다(간과 신腎의 기가 끊어졌기 때문이다). 헛소리를 하면서 정신이 나가 말을 하지 못하며 송장 썩는 냄새가 나면 오래 살지 못할 것임을 확실히 알 수 있다(심기心氣가 끊어졌기 때문이다).

있다. 『備急千金要方』 卷八十五 「扁鵲華陀察聲色要訣第十」에는 "病人口如魚口不能復閉, 而氣出多不返者, 死"로 되어 있다.

171 원문에는 이 뒤에 '肩息直視及脣焦, 面腫蒼黑也難逃'라는 구절이 더 있다.

人中盡滿兼背[172]青，三日須知命必傾 木克土也，兩頰顴赤心病久，口張氣直命難停 脾肺絶也，足趺趾腫[173]膝如斗，十日須知難保守 脾絶，項筋舒展定知殂 督脈絶也，掌內無紋也不久 心包絶也，脣青體冷及遺尿 膀胱絶也，背面飮食四日期 肝絶，手足爪甲皆青黑，更過八日定難醫 肝腎絶也，脊痛腰重[174]反覆難，此是骨絶五日看 腎絶，體重尿赤[175]時不止，肉絶六日便高拚 脾絶，手足甲青呼罵多，筋絶九日定難過 肝絶，髮直如麻半日死 小腸絶，尋衣語死十知[176]麽[177] 心絶〔脈訣〕[178].

172 원문에는 '背'가 '脣'으로 되어 있다.
173 원문에는 '腫'이 '踵'으로 되어 있다.
174 원문에는 '脊痛腰重'이 '脊疼腰痛'으로 되어 있다.
175 원문에는 '尿赤'이 '溺出'로 되어 있다.
176 원문에는 '知'가 '日'로 되어 있다.
177 '麽'는 무엇, 어찌, 그런가 등의 뜻인 어조사이므로 '知'가 '日'의 誤字라면 '十日麽'는 '열흘일까?'로 번역할 수 있을 것이다. 여기에서는 '尋衣語死十知麽'를 '尋衣譫語十日死'로 보고 번역하였다. 참고로 이 구절에 대해 淸代 王邦傅 纂注의 『脈訣乳海』 卷六 「察色觀病生死候歌」에서는 다음과 같이 이야기하였다. "張世賢日, 尋衣語死, 神不守舍也.

인중이 부풀어 평평해지고 입술을 뒤집었을 때 퍼러면 사흘이면 반드시 목숨이 위태로워질 것임을 알 수 있다(목木이 토土를 극克하였기 때문이다). 양쪽 빰과 광대뼈 부위가 붉은 것은 심병心病이 오래된 것인데, 입을 크게 벌리고 밭은 숨을 쉬면 목숨을 부지하기 어렵다(비와 폐의 기가 끊어졌기 때문이다). 발등과 발가락이 붓고 무릎이 많이 붓는 것은 열흘 안에 〔목숨을〕 지탱하기 어려운 것임을 알 수 있다(비기가 끊어졌기 때문이다). 목 뒤의 힘줄이 늘어지면 죽을 것임을 알 수 있다(독맥督脈의 기가 끊어졌기 때문이다). 손금이 없어지면 오래 살지 못한다(심포心包의 기가 끊어졌기 때문이다). 입술이 퍼렇고 몸이 싸늘하면서 소변을 지리고(방광의 기가 끊어졌기 때문이다), 음식을 마다하면 나흘이면 죽는다(간기肝氣가 끊어졌기 때문이다). 손발톱이 모두 검푸른데 여드레가 지나면 치료하기 어렵다(간과 신腎의 기가 끊어졌기 때문이다). 척추뼈가 아프고 허리가 무거워서 뒤척이기 어려우면 골骨의 기가 끊어진 것으로 닷새면 죽는다(신기腎氣가 끊어졌기 때문이다). 몸이 무겁고 소변이 벌거면서 시도 때도 없이 누는 것은 육肉의 기가 끊어진 것으로 엿새 만에 죽는다(비기가 끊어졌기 때문이다). 손발톱이 퍼렇고 욕지거리를 많이 하면 힘줄〔筋〕의 기가 끊어진 것으로 아흐레를 넘기기 어렵다(간기가 끊어졌기 때문이다). 머리카락이 삼처럼 뻣뻣해지면 한나절 만에 죽는다(소장의 기가 끊어졌기 때문이다). 옷깃을 더듬으면서 헛소리를 하면 열흘 만에 죽을 것이다(심기가 끊어졌기 때문이다)(『맥결』).

愚謂若根據死在十日, 當是腎衰水涸, 不能上榮於目, 致目虛眩, 視物不眞, 故循衣語死. 至十日則爲土之成數, 水見土而絕矣. 按脈經云, 病患循衣縫譫語者, 不可治.".

178 『脈訣』 卷之四 「察色觀病生死候歌」(『국역 왕숙화 맥결』, 223-232쪽). 『校正圖注脈訣』 卷之四 「諸雜病生死歌」(앞의 책, 16-19쪽). 이 문장은 『醫學入門』에서 재인용한 것으로 보인다. 『醫學入門』 內集 卷一 觀形察色問證 「附王叔和觀病生死候歌」(앞의 책, 75쪽).

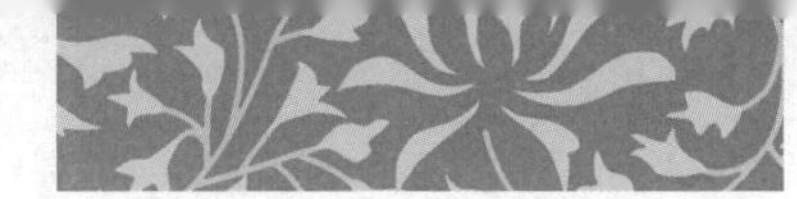

雜病篇

辨證

변증

五實五虛

黃帝曰, 願聞五實五虛. 岐伯對曰, 脈盛, 皮熱, 腹脹, 前後不通, 悶瞀[1], 此謂五實. 脈細, 皮寒, 氣少, 泄利前後[2], 飮食不入, 此謂五虛. 帝曰, 其時有生者, 何也. 岐伯曰, 漿粥入胃, 泄注止, 則虛者活, 身汗得後利, 則實者活, 此其候也〔內經〕[3]. ○ 五虛之證, 予嘗治數人, 在下則泄瀉不止, 在上則吐痰不止者, 皆死. 盖氣脫無所管攝故也. 早用蔘朮膏救之, 十活一二. 五實之證, 大承氣湯 方見寒門 加麻黃救之〔綱目〕[4].

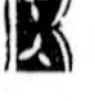

1 '悶瞀'는 가슴속이 그득하고 답답하여 괴롭고 눈이 뿌여면서 잘 보이지 않는 증상을 말한다. 痰熱濕濁이 속에 몰리거나 혹은 열독이 몹시 성해서 생긴다.

2 '泄利前後'는 대소변이 그치지 않고 참을 수 없는 것을 말한다. 설사를 하면서 소변의 양이 많아진다.

3 『素問』「玉機眞藏論篇第十九」.

다섯 가지 실증과 허증

황제가 "다섯 가지 실증〔五實〕과 허증〔五虛〕에 대해 듣고 싶다"고 하였다. 기백岐伯이 "맥이 성盛한 것, 피부가 뜨거운 것, 배가 불러 오르는 것, 대소변이 나오지 않는 것, 가슴이 답답하고 어지러운 것〔悶瞀〕을 다섯 가지 실증이라고 한다. 맥이 세細한 것, 피부가 차가운 것, 기氣가 적어 말하기 힘든 것, 대소변을 참을 수 없는 것, 음식을 먹지 못하는 것을 다섯 가지 허증이라고 한다"라고 대답하였다. 황제가 "이런 때에도 사는 사람이 있는 것은 어떤 경우인가?"라고 물었다. 기백이 "미음이나 죽이 위胃에 들어가 설사가 쏟아지는 것이 멎는 경우는 허증이라도 살 수 있고, 몸에 땀이 나고 대변이 나오는 경우는 실증이라도 살 수 있는 경우가 있는데, 이것이 사는 징후이다"라고 대답하였다(『내경』).

◯ 내가 오허증五虛證을 여러 사람 치료해본 적이 있는데, 〔사기邪氣가〕 아래에 있어 그치지 않고 설사를 하거나, 위에 있어 그치지 않고 가래를 토하는 사람은 모두 죽었다. 대개 기운이 빠지는 것을 통제하지 못하기 때문이다. 빨리 삼출고를 써서 치료하면 열에 한두 명은 살 수 있다. 오실증五實證에는 대승기탕(처방은 「상한문」에 있다)에 마황을 더 넣어서 치료한다(『의학강목』).

4 『醫學綱目』 卷之二十三 脾胃部 「泄瀉滯下」(앞의 책, 502쪽). 실증의 처방으로 대승기탕에 마황을 더 넣은 것은 『醫學綱目』에 나오지 않는다.

陰陽生病

內經曰, 夫邪之生也, 或生於陰, 或生於陽, 其生於陽者, 得之風雨寒暑, 其生於陰者, 得之飮食居處, 陰陽喜怒.[5] ○ 風雨寒熱不得虛, 邪不能獨傷人. 此必因虛邪之風, 與其身形, 兩虛相得, 乃客其形. 虛邪之中人也, 始於皮膚, 皮膚緩則腠理開, 開則邪從毛髮入, 入則抵深, 深則毛髮立, 毛髮立則淅然, 故皮膚痛. 留而不去, 則傳舍[6]於絡脈, 時痛肌肉. 留而不去, 傳舍於經, 洒淅善驚. 留而不去, 傳舍於輸[7], 六經不通四肢, 肢節痛, 腰脊乃強. 留而不去, 傳舍於伏衝之脈[8], 體重身痛. 留而不去, 傳舍於腸胃, 賁響腹脹, 多寒則腸鳴飱泄, 食不化, 多熱則溏出麋[9]〔靈樞〕.

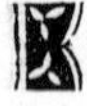

5 『素問』「調經論篇第六十二」.

6 '傳舍'는 고대에 행인에게 숙식을 제공하던 곳을 말한다. 오늘날의 여관이나 호텔에 해당한다.

7 黃元御는 "腧, 十二經之腧穴, 地在四肢分節之間, 邪客腧穴, 格阻經脈, 故六經不通, 肢節痛而腰脊強"이라고 하였다(『靈樞懸解』卷八「疾病」).

8 脊部를 循行하는 冲脈으로 가장 깊은 곳에 있으므로 伏衝脈이라고 하였다. 張介賓, 『類經』 十三卷 疾病類二 「百病始生邪分三部」(앞의 책, 378쪽). "伏衝之脈, 卽衝脈之在脊者, 以其最深, 故曰伏衝. 歲露篇曰, 入脊內注於伏衝之脈是也. … 邪自經輸, 留而不去, 深入於此, 故爲體重身痛等病." 『동의학사전』에

음과 양에서 병이 생긴다

『내경』에서 "대개 사기邪氣는 음陰에서 생기기도 하고 양陽에서 생기기도 하는데, 양에서 생기는 것은 바람과 비, 찬 기운, 더위로 인해 생기고 음에서 생기는 것은 음식, 기거, 성생활, 기뻐하거나 성내는 것으로 인해 생긴다"고 하였다. ◯ 바람과 비, 찬 기운, 열은 허사虛邪를 만나지 못하면 그 자체만으로는 사람을 상하게 하지 못한다. 반드시 허사인 풍風이 침범할 때 그 사람의 〔정기가 허한 상태와〕 맞아떨어져야 몸에 침범하게 된다. 허사가 사람을 상하게 하는 것은 피와 부로부터 시작하는데, 피와 부가 느슨해지면 주리腠理가 열리고 주리가 열리면 사기가 터럭을 따라 들어가며, 들어가면 깊이 들어가고 깊이 들어가면 터럭이 곤두서고, 곤두서면 으슬으슬하므로 피부가 아프다. 사기가 머물러 떠나지 않아 낙맥絡脈으로 전해져 머물면 때때로 기肌와 육肉이 아프다. 〔사기가〕 머물러 떠나지 않아 경經으로 전해져 머물면 으슬으슬 떨리고 잘 놀란다. 〔사기가〕 머물러 떠나지 않아 수輸로 전해져 머물면 여섯 경락이 사지로 통하지 않아 사지 관절이 아프며, 허리와 척추뼈가 뻣뻣해진다. 〔사기가〕 머물러 나가지 않고 복충맥伏衝脈으로 전해져 자리를 잡으면 온몸이 무겁고 아프다. 〔사기가〕 머물러 나가지 않고 장위腸胃로 전해져 자리를 잡으면 부글거리면서 배가 불러 오르는데, 찬 기운이 심하면 배에서 소리가 나고 삭지 않은 설사를 하며 먹은 것이 소화되지 않고, 뜨거운 기운이 심하면 죽 같은 설사를 한다(『영추』).

서는 배에서 손가락으로 척추뼈에 닿도록 꾹 눌렀을 때 느껴지는 맥을 말한다고 하였다.

9 『靈樞』「百病始生第六十六」.

○ 風雨之傷人也, 先客於皮膚, 傳入於孫脈, 孫脈滿, 則傳入于絡脈, 絡脈滿, 則輸于大經脈, 血氣與邪, 並客於分腠之間, 其脈堅大, 故曰實. 實者, 外堅充滿, 不可按之, 按之則痛〔內經〕[10]. ○ 寒濕之中人也, 皮膚不[11]收, 肌肉堅緊, 榮血澁, 衛氣去, 故曰虛. 虛者, 聶辟 聶謂皺, 辟謂疊 氣不足, 按之則氣足以溫之, 故快然而不痛〔內經〕[12]. ○ 其生於陰者, 憂思傷心, 重寒傷肺, 忿怒傷肝, 醉以入房, 汗出當風, 傷脾, 用力過度, 若入房汗出浴水, 則傷腎〔靈樞〕[13].

10 『素問』「調經論篇第六十二」.

11 '不'은 어조사로서 뜻이 없는 것으로 본다. 『太素』와 『甲乙經』에는 '不' 자가 없다.

12 『素問』「調經論篇第六十二」.

13 『靈樞』「百病始生第六十六」.

◯ 바람과 비가 〔사람을〕 상하게 하는 것은 먼저 피부에 머물러 있다가 손맥孫脈으로 옮아간다. 손맥에 〔풍우風雨의 사기가〕 가득 차면 낙맥으로 옮아가고, 낙맥에 가득 차면 큰 경맥經脈으로 옮아간다. 혈기血氣와 사기가 함께 분육分肉과 주리 사이에 머무르면 그 맥이 견堅하고 대大하므로 실實하다고 한다. 실한 것은 겉은 단단하고 〔속은〕 가득 차서 누를 수 없고, 누르면 아프다(『내경』). ◯ 한과 습이 사람을 치면 피부가 당겨서〔不收〕 기육이 단단하고 팽팽해지며 영혈榮血이 잘 돌지 않고 위기가 사라지므로 허하다고 한다. 허하다는 것은 피와 부가 쭈글쭈글해지고('섭聶'은 주름을 말하고, '벽辟'은 겹치는 것을 말한다) 기가 부족하다는 것인데, 누르면 〔부족한〕 기가 채워져 따뜻해지므로 시원하면서 아프지 않다(『내경』). ◯ 음에서 생기는 것에는 근심하거나 골똘히 생각하여 심心이 상하는 것, 찬 기운에 거듭 맞아 폐肺가 상하는 것, 화를 내어 간肝이 상하는 것, 술에 취한 채 성교를 하거나 땀을 흘리고 바람을 쏘여 비脾가 상하는 것, 지나치게 힘을 쓰거나 성교를 하여 땀을 흘린 상태에서 목욕을 하여 신腎이 상하는 것이 있다(『영추』).

陰陽虛盛

內經曰, 陽虛則外寒, 陰虛則內熱, 陽盛則外熱, 陰盛則內寒.[14] ○ 陽虛生外寒者, 陽[15]受氣於上焦, 以溫皮膚分肉之間. 今寒氣在外, 則上焦不通, 上焦不通, 則寒氣獨留於外, 故寒慄〔內經〕.[16] ○ 陰虛生內熱者, 有所勞倦, 形氣衰少,[17] 穀氣不盛, 上焦不行, 下脘不通, 胃氣熱, 熱氣熏胸中, 故內熱〔內經〕.[18] ○ 陽盛生外熱者, 上焦不通利, 則皮膚緻密, 腠理閉塞, 玄府不通, 衛氣不得泄越, 故外熱〔內經〕.[19] ○ 陰盛生內寒者, 厥氣上逆, 寒氣積於胸中而不瀉, 不瀉則溫氣去, 寒獨留, 則血凝, 血凝則脈不通, 其脈盛大以濇, 故內寒〔內經〕.[20]

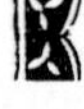

14 『素問』「調經論篇第六十二」.

15 여기에서 '陽'은 衛氣를 가리킨다. 馬蒔는 "陽者, 衛氣也"라고 하였다.

16 『素問』「調經論篇第六十二」.

17 '形氣衰少'에 대하여 張介賓은 "形氣, 陰氣也. 上焦之氣, 水穀精微之所化也. 今勞倦不愼, 而形氣衰少, 傷脾陰也, 故穀氣不盛則上焦不行. 上不行則下脘不通, 以致胃府鬱熱, 熏於胸中, 此陰虛生內熱也"라고 하였다. 『類經』 十四卷 疾病類十九 「氣血以幷有者爲實無者爲虛」(앞의 책, 444쪽).

음과 양이 허하거나 성한 것

『내경』에서 "양陽이 허하면 겉이 차갑고, 음陰이 허하면 속이 뜨겁다. 양이 성盛하면 겉이 뜨겁고, 음이 성하면 속이 차갑다"고 하였다. ◯ 양이 허하면 겉이 차가운 이유는 양은 상초上焦에서 기를 받아 피부와 분육分肉 사이를 따뜻하게 하는데, 찬 기운이 겉에 있으면 상초가 통하지 않고, 상초가 통하지 않으면 찬 기운만 겉에 머물러 있기 때문에 춥고 떨리는 것이다(『내경』). ◯ 음이 허하면 속이 뜨거운 이유는 힘들게 일해 피곤하여 형形이 쇠하고 기氣가 적어지며 곡기가 채워지지 못하여 상초의 기가 돌지 못하고, 하완下脘의 기가 통하지 않아 위기胃氣가 뜨거워져서 그 뜨거운 기운이 가슴을 찌기 때문에 속이 뜨거운 것이다(『내경』). ◯ 양이 성하면 겉이 뜨거운 이유는 상초가 잘 통하지 않아 피부가 치밀緻密해지고 주리腠理가 막혀 땀구멍이 열리지 않아서 위기衛氣가 빠져나가지 못하기 때문에 겉이 뜨거운 것이다(『내경』). ◯ 음이 성하면 속이 차가운 이유는 궐기厥氣가 위로 거슬러 오르면 찬 기운이 가슴에 쌓여 빠져나가지 못하는데, 〔찬 기운이〕 빠져나가지 못하면 따뜻한 기운이 사라지고 찬 기운만 머무르게 되어 피가 엉기고, 피가 엉기면 맥이 통하지 않아 그 맥이 성대盛大하면서 색濇〔잘 돌지 못〕하기 때문에 속이 차가운 것이다(『내경』).

18 『素問』「調經論篇第六十二」.

19 『素問』「調經論篇第六十二」.

20 『素問』「調經論篇第六十二」.

內傷精神

內經曰, 故貴脫勢, 雖不中邪, 精神內傷, 身必敗亡. 始富後貧, 雖不傷邪, 皮焦筋屈, 痿躄爲攣, 暴樂暴苦, 始樂後苦, 皆傷精氣. 精氣竭絶, 形體毁沮.[21]

21『素問』「疏五過論篇第七十七」.

안에서 정과 신을 상하게 하는 것

『내경』에서 "예전에는 귀한 신분이었다가 권세를 잃으면 비록 사기邪氣에 맞지 않았다고 하더라도 정精과 신神이 안에서 상하고 몸이 반드시 망가지게 된다. 처음에는 부유하다가 나중에 가난해지면 비록 사기에 손상되지 않았다고 하더라도 피부가 초췌해지고 근筋이 당겨 굽혀지며 팔다리가 시들어서 떨리게 된다. 갑자기 즐거워지거나 괴로워지는 것, 처음에는 즐거워하다가 나중에 괴로워지는 것 모두 정과 기氣를 상하게 한다. 정과 기가 모두 없어지면 몸이 망가진다"라고 하였다.

寒熱傷形氣

內經曰，寒傷形，熱傷氣，氣傷痛，形傷腫．故先痛而後腫者，氣傷形也．先腫而後痛者，形傷氣也.[22] 註曰，氣傷則熱結於肉分，故痛．形傷則寒薄於皮腠，故腫也.[23] ○喜怒傷氣，寒暑傷形〔內經〕.[24]

22 『素問』「陰陽應象大論篇第五」.
23 해당 구절에 대한 王冰의 注이다.
24 『素問』「陰陽應象大論篇第五」.

한열은 형形과 기를 상하게 한다

『내경』에서 "한寒은 형形을 상하게 하고, 열熱은 기氣를 상하게 한다. 기가 상하면 아프고 형이 상하면 붓는다. 그러므로 먼저 아프고 나중에 붓는 것은 기가 형을 상하게 한 것이고, 먼저 붓고 나중에 아픈 것은 형이 기를 상하게 한 것이다"라고 하였다. 왕빙王冰의 주에서 "기가 상하면 열이 살결〔肉分〕에 맺히기 때문에 아프고, 형이 상하면 찬 기운이 피부와 주리를 치기 때문에 붓는다"고 하였다. ◯ 기뻐하거나 성내면 기를 상하게 하고, 추위와 더위는 형을 상하게 한다"라고 하였다(『내경』).

求屬法

黃帝曰, 有病熱者, 寒之而熱, 有病寒者, 熱之而寒, 二者皆在, 新病[25]復起, 奈何? 岐伯對曰, 諸寒之而熱者, 取之陰, 熱之而寒者, 取之陽, 所謂求其屬也. 註曰, 言益火之源, 以消陰翳[26], 壯水之主, 以鎭[27]陽光[28], 故曰求其屬也[29]〔內經〕[30].

25 '新病'은 새로 생긴 병이라고 보는 해석도 있고, 차게 하였는데 열이 나는 경우, 뜨겁게 하였는데 추운 경우에서 나중에 나타나는 증상, 곧 열이 나거나 추운 증상을 가리킨다고 보는 해석도 있다.

26 '陰翳'는 나무나 숲이 우거져 생긴 그늘인데, 여기에서는 거짓으로 드러난 그늘을 말한다. 빛이 비쳐도 거짓으로 그림자가 생기는 것[熱之而寒]을 빛과 그늘로 비유한 것이다.

27 王冰의 注에는 '鎭'이 '制'로 되어 있다.

28 '陽光'은 거짓으로 드러난 빛을 말한다. 王冰은 '陰翳'와 '陽光'을 心腎의 문제로 보았고, 張介賓은 腎의 陰陽의 문제로 보았다. 張介賓은 六味地黃湯과

병이 본래 속한 근원을 찾는 법

황제가 "병이 들어 열이 날 때 차게 하여도 열이 나는 경우가 있고, 병이 들어 추울 때 뜨겁게 하여도 추운 경우가 있다. 두 가지 모두 있는데 새로운 병이 또 생기면 어떻게 하여야 하는가?"라고 물었다. 기백岐伯이 "차게 하여도 열이 나는 경우는 음을 보해야 하고, 뜨겁게 하여도 추운 경우는 양을 보해야 하니 이것이 그 병이 본래 속한 근원을 찾는 것이다"라고 대답하였다. 왕빙王冰의 주에서 "화火의 근원〔源〕을 더 보태서 〔거짓으로 드러난〕 음의 그림자〔寒〕를 사라지게 하고, 수水의 근원〔主〕을 북돋아 〔거짓으로 드러난〕 양의 빛〔熱〕을 억누르는 것을 말한 것이므로 그 병이 본래 속한 근원을 찾는다고 한 것이다"라고 하였다(『내경』).

八味地黃湯의 문제로 본 것이다. 반면에 李杲는 脾의 陰陽의 문제로 보았다.

29 해당 구절에 대한 王冰의 注이다.

30 『素問』「至眞要大論篇第七十四」.

療病式

欲療病, 先察其源, 先候病機. 五藏未虛, 六府未竭, 血脈未亂, 精神未散, 服藥必活. 若病已成, 可得半愈. 病勢已過, 命將難痊〔本草〕[31].

31『證類本草』「梁陶隱居序」(政和本 11쪽, 四庫本 14쪽).

병을 치료하는 방식

병을 치료하려면 먼저 병의 근원을 자세히 살펴보고 병의 기전을 미리 따져보아야 한다. 오장이 아직 허하지 않고 육부가 아직 고갈되지 않았으며, 혈맥血脈이 아직 어지러워지지 않고 정精과 신神이 아직 흩어지지 않았을 때 약을 먹으면 반드시 살 수 있다. 만약 병이 이미 다 진행되었어도 절반은 나을 수 있다. 병세가 이미 심하면 목숨을 보전하기 어렵다(『증류본초』).

三不治六不治

倉公有言曰, 病不肯服藥, 一死也. 信巫不信醫, 二死也. 輕身薄命, 不能將愼, 三死也〔本草〕.[32] ○扁鵲曰, 病有六不治. 驕恣不倫[33]於理, 一不治也. 輕身重財, 二不治也. 衣食不能適, 三不治也. 陰陽並[34]藏氣不定, 四不治也. 形羸不能服藥, 五不治也. 信巫不信醫, 六不治也〔入門〕.[35]

32 『證類本草』「梁陶隱居序」(政和本 11쪽, 四庫本 14쪽).

33 『史記』에는 '倫'이 '論'으로 되어 있다.

34 『醫學入門』에는 '並'이 없다. 『素問』에는 "血氣未並, 五藏安定"이라는 구절이 있다(「調經論篇第六十二」).

35 『醫學入門』 卷首 歷代醫學姓氏 明醫 「扁鵲」(앞의 책, 15쪽). 이 문장은 원래 『史記』 列傳 「倉公扁鵲列傳」에 나오는 것이다.

세 가지 치료할 수 없는 경우와 여섯 가지 치료할 수 없는 경우

순우의淳于意가 "병이 들었는데 약을 먹으려고 하지 않는 것이 첫 번째 죽는 경우이고, 무당을 믿고 의사를 믿지 않는 것이 두 번째 죽는 경우이며, 몸을 가벼이 여기고 생명을 소홀히 여겨 삼가지 않는 것이 세 번째 죽는 경우이다"라고 하였다(『증류본초』). ◯ 편작扁鵲이 "병에 여섯 가지 치료할 수 없는 경우가 있다. 〔태도가〕 교만하고 〔말하는 것이〕 방자하여 이치에 맞지 않는 것이 첫 번째 치료할 수 없는 경우이고, 몸을 가벼이 여기고 재물을 소중히 여기는 것이 두 번째 치료할 수 없는 경우이며, 의식주를 알맞게 하지 못하는 것이 세 번째 치료할 수 없는 경우이고, 음양陰陽과 장臟의 기氣가 서로 어우러지지 않는 것이 네 번째 치료할 수 없는 경우이며, 몸이 너무 쇠약하여 약을 먹을 수 없는 것이 다섯 번째 치료할 수 없는 경우이고, 무당을 믿고 의사를 믿지 않는 것이 여섯 번째 치료할 수 없는 경우이다"라고 하였다(『의학입문』).

醫貴三世

論語云, 人而無恒, 不可以作巫醫[36], 明此二法[37], 不可以權飾[38]妄造. 所以醫不三世[39], 不服其藥, 九折臂[40]者, 乃成良醫, 盖謂學功須深故也[41]〔本草〕.

36 『論語』「子路第十三」"子曰, 南人有言曰, 人而無恒, 不可而作巫醫, 善夫."

37 여기에서 '二法'이라고 한 것은 어떤 것을 판단할 때 경솔하게 하여서는 안 된다는 것과 여기에 인용된 공자의 말 두 가지를 이야기하는 것이다. 『證類本草』에는 이 앞에 "昔許太子侍藥不嘗, 招弑君之惡. 季孫饋藥, 仲尼有未達之辭, 知其藥性之不可輕信也, 晉時有一才人, 欲刊正周易及諸藥方, 先與祖訥異論, 祖云, 辨釋經典, 縱有異同, 不足以傷風教. 至於湯藥, 小小不達, 便致壽夭所由, 則後人受弊不少, 何可輕以裁斷. 祖之此言, 可爲仁識, 足爲龜鏡矣"라는 구절이 더 있다. 『論語』에서 공자가 약을 사양한 것은 "康子饋藥, 拜而受之, 曰, 丘未達, 不敢嘗"(「鄕黨」 第十)이라는 글에서 온 것이다.

38 '飾', 꾸밀 희. 飾(꾸밀 식)과 같은 字이다.

39 이 말은 『禮記』「曲禮下第二」에서 나온 말이다. 일반적으로는 '三世'를 三代로 보지만 달리 보기도 한다. 곧 黃帝鍼灸, 神農本草, 素女脈訣(夫子脈訣)을

삼대를 내려온 의사를 귀하게 여긴다

『논어』에서 “그 사람에게 한결같은 마음이 없으면 무당이나 의사가 되어서는 안 된다” 라고 하였다. 이 두 가지〔신중함과 한결같음〕를 잘 알아 멋대로 꾸며서 함부로 지어내서는 안 된다. 그러므로 삼대를 이어 내려오지 않은 의사의 약은 먹지 않고, 팔을 아홉 번 부러뜨려보아야 좋은 의사가 된다는 말은 모두 공부를 깊이 하여야 하기 때문에 이렇게 말한 것이다(『증류본초』).

말한다고 한다. 그러나 당시의 의사는 세습되는 것이 일반적이었고, 『禮記』가 성립될 당시에는 이런 책들이 경전으로 한정되어 있지 않았으므로 삼대로 보는 것이 타당한 듯하다.

40 『楚辭』 九章 「惜誦」. “九折臂而成醫兮, 吾至今而知其信然.”

41 『證類本草』 「梁陶隱居序」(政和本 11쪽, 四庫本 14쪽).

四時生病

靈樞曰, 冬傷於寒, 春生癉熱[42]. 春傷於風, 夏生飱泄腸澼. 夏傷於暑, 秋生痎瘧. 秋傷於濕, 冬生咳嗽[43]. ○內經曰, 春傷於風, 夏生飱泄. 夏傷於暑, 秋爲痎瘧. 秋傷於濕, 冬生咳嗽. 冬傷於寒, 春必病溫[44]. ○又曰, 春傷於風, 邪氣留連, 乃爲洞泄[45]. 夏傷於暑, 秋爲痎瘧. 秋傷於濕, 上逆而咳, 發爲痿厥. 冬傷寒, 春必病溫〔內經〕[46]. ○脈盛身寒, 得之傷寒. 脈虛身熱, 得之傷暑〔仲景〕[47].

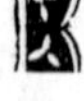

42 '癉熱'은 溫病일 때 나는 심한 열을 말한다. 『漢書』 嚴助傳 '南方暑濕, 近夏癉熱'에 대한 師古의 注("癉, 黃病也")나 『急就篇』 등에서 '黃病'이라고 한 것을 근거로 이를 황달로 보기도 하지만 이는 잘못된 것이다. 『素問』「脈要精微論篇第十七」에서 "帝曰, 病成而變何謂. 岐伯曰, 風成爲寒熱, 癉成爲消中"이라고 한 것처럼 癉病이 消中으로 전변될 수는 있지만 황달은 아니다. 『素問攷注』에서도 "王注奇病論云, 癉, 謂熱也, 此章冠濕字, 非是, 誤. … 左傳荀偃癉疽哀三年, 史記風癉肺消癉, 及本經消癉癉瘧之類, 皆單爲熱之義. 熊音, 癉. 多滿反, 俗作疸也. 尤誤"라고 하였다. 한편 『說文解字』에서는 勞病이라고 하였다.

43 『靈樞』「論疾診尺第七十四」.

사계절에 따라 생기는 병

『영추』에서 "겨울에 추위에 상하면 봄에 단열癉熱이 생기고, 봄에 바람에 상하면 여름에 삭지 않은 설사를 하고 장벽腸澼이 생기며, 여름에 더위에 상하면 가을에 학질瘧疾이 생기고, 가을에 습기에 상하면 겨울에 해수咳嗽가 생긴다"고 하였다. ◯『내경』에서 "봄에 바람에 상하면 여름에 삭지 않은 설사를 하고, 여름에 더위에 상하면 가을에 학질이 생기며, 가을에 습기에 상하면 겨울에 해수가 생기고, 겨울에 추위에 상하면 봄에 반드시 온병溫病을 앓는다"고 하였다. ◯ 또한 "봄에 바람에 상하면 사기邪氣가 계속 머물러 있다가 물설사를 하고, 여름에 더위에 상하면 가을에 학질이 생기며, 가을에 습기에 상하면 위로 치밀어올라 기침이 나며 팔다리가 시들고 싸늘해지는 병이 생긴다. 겨울에 추위에 상하면 봄에 반드시 온병을 앓는다"고 하였다(『내경』). ◯ 맥이 왕성하고 몸이 찬 것은 추위에 상한 것이고, 맥이 허하고 몸에 열이 나는 것은 더위에 상한 것이다(『상한론』).

44 『素問』「陰陽應象大論篇第五」.

45 '洞泄'은 물을 기울여 쏟아붓는 것처럼 나오는 설사를 말한다.

46 『素問』「生氣通天論篇第二」.

47 『傷寒論』 卷第二 「傷寒例第三」(108條). 『傷寒論譯釋』(앞의 책, 275쪽).

百病始生

靈樞曰, 夫百病之始生也, 皆生風雨寒暑, 清濕[48]喜怒. 喜怒不節則傷藏, 風雨則傷上, 清濕則傷下, 藏傷則病起於陰, 清濕襲虛, 則病起於下, 風雨襲虛, 則病起於上[49]. ○內經曰, 凡消癉[50]仆擊[51], 偏枯[52]痿厥[53], 氣滿發逆[54], 肥貴人則膏粱之疾也. ○隔則閉絶[55], 上下不通, 則暴憂之病也. ○暴厥而聾, 偏塞閉不通, 內氣暴薄也. ○不從內外, 中風之病[56], 故瘦留着也. ○蹠跛, 寒風濕之病也. ○黃疸暴痛, 癲疾厥狂, 久逆之所生也. ○五藏不平, 六府閉塞之所生也[57]. ○頭痛耳鳴, 九竅不利, 腸胃之所生也[58]〔內經〕.

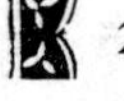

48 "清氣在下者, 言清濕地氣之中人也, 必從足始, 故曰清氣在下也"(『靈樞』「小鍼解第三」).

49 『靈樞』「百病始生第六十六」. 원문은 "百病之始生也, 皆生於風雨寒暑, 清濕喜怒. 喜怒不節則傷藏, 風雨則傷上, 清濕則傷下. 三部之氣, 所傷異類, 願聞其會. 岐伯曰, 三部之氣各不同, 或起於陰, 或起於陽, 請言其方. 喜怒不節, 則傷藏, 藏傷則病起於陰也. 清濕襲虛, 則病起於下. 風雨襲虛, 則病起於上, 是謂三部"로 되어 있다.

50 '消癉'은 消渴의 熱邪가 안에서 왕성하여 多飮多食하지만 肌肉消瘦하는 것을 말한다. 혹은 肝腎心 三經의 陰虛로 속에 열이 생겨 살이 여위는 증, 곧 熱中을 가리키기도 한다. 여기에서 '癉'은 伏熱을 뜻한다. 張介賓은 內熱病이라고 하였다.

51 '仆擊'은 中風 등으로 갑자기 정신을 잃고 넘어지는 것을 말한다.

52 '偏枯'는 한쪽이 마르는 것으로, 반신불수를 말한다.

53 '痿厥'은 손발이 마르면서 힘이 없고 싸늘해지는 것

모든 병이 비롯되는 바

『영추』에서 "일반적으로 모든 병은 처음에 다 바람, 비, 추위, 더위, 서늘한 것, 습기, 기뻐하고 성내는 것에서 비롯된다"고 하였다. 기뻐하고 성내는 것을 절제하지 못하면 장臟이 상하고, 바람과 비는 위〔상초〕를 상하게 하며, 서늘하거나 습한 것은 아래〔하초〕를 상하게 한다. 장이 상하면 병이 음陰에서 생기고, 서늘하거나 습한 기운이 허한 틈을 타서 들어오면 병이 아래에서 생기며, 바람과 비가 허한 틈을 타서 들어오면 병이 위에서 생긴다. ◯『내경』에서 "소단消癉, 부격仆擊, 편고偏枯, 위궐痿厥과 기가 가득 차서 거슬러 올라 기침을 하는 것은 살찌고 신분이 높은 사람인 경우에는 기름지고 맛이 진한 음식을 먹어서 생긴 것이다"라고 하였다. ◯ 흉격이 막혀서 기가 끊어져 위아래가 잘 통하지 않는 것은 몹시 근심하여 생긴 병이다. ◯ 갑자기 기가 치밀어올라 귀가 들리지 않고, 한쪽이 막혀 통하지 않는 것은 안에 있는 기〔內氣〕가 갑자기 치받은 것이다. ◯ 내상內傷이나 외감外感에 관계없이 중풍이라는 병은 몸이 여위고 〔병이〕 붙어서 떨어지지 않는다. ◯ 다리를 저는 것은 찬 기운〔寒〕, 바람〔風〕, 습기〔濕〕로 인해 생긴 병이다. ◯ 황달, 몹시 아픈 것, 전질癲疾, 궐광厥狂은 거슬러 오르는 것이 오래되어 생긴 병이다. ◯ 오장의 기가 고르지 않은 것은 육부의 기가 막혔기 때문이다. ◯ 머리가 아프고 귀에서 소리가 나며, 아홉 구멍〔九竅〕의 기능이 원활하지 않은 것은 장위腸胃 때문이다(『내경』).

을 말한다.

54 '氣滿發逆'은 숨이 가쁘고 거칠며 기침이 나는 것을 말한다. 吳崑은 "氣滿, 氣急而粗也. 發逆, 發爲上逆也"라 하였고, 森立之는 "氣滿, 謂飮結. 發逆, 謂欬逆也"라고 하였다.

55 『素問』에는 '隔則閉絶'이 '隔塞閉絶'로 되어 있다.

56 일반적으로 이 구절은 '不從內, 外中風之病'으로 보는데, 張景岳이 그러하다. "有病不從內, 而外中風寒, 藏蓄不去則伏而爲熱, 故致燔爍消瘦. 此以表邪留薄, 著於肌肉筋骨之間也"(『類經』 十七卷 疾病類 七十八 「雜病所由」, 586쪽). 그러나 內因이 이니리 外因이기 때문에 병이 더욱 固着된다는 주장은 무리가 있다고 본다.

57 楊上善은 "六府受穀氣, 傳五藏, 故六府閉塞, 藏不平也"라고 하였다.

58 이상의 문장은 모두 『素問』「通評虛實論篇第二十八」에서 인용한 것이다.

○五邪[59]中人, 各有法度, 風中於前 口眼喎斜, 寒中於後[60] 頭項強痛, 霧傷於上, 濕傷於下, 風令脈浮, 寒令脈急, 霧傷皮腠, 濕流關節, 食傷脾胃, 極寒傷經, 極熱傷絡〔難經〕[61]. ○無痰不成瘧, 無積不成痢〔直指〕.

59 여기에서 '五邪'는 風寒濕霧飮食을 말한다.

60 『金匱要略』에는 '後'가 '暮'로 되어 있다. 원래 『金匱要略』에서 風은 午前, 寒은 午後에 사람을 傷하게 한다는 의미로 쓰였다. 『東醫寶鑑』에서는 이를 몸의 앞뒤로 바꾸었다.

61 『金匱要略方論』「臟腑經絡先後病脈證第一」(『金匱要略譯釋』, 39쪽, 『金匱要略精解』, 21쪽).

◯ 다섯 가지 사기邪氣가 사람을 상하게 하는 데에는 각각의 규칙이 있는데, 바람은 앞을 상하게 하고(입과 눈이 비뚤어진다), 찬 기운은 뒤를 상하게 한다(머리와 목 뒤가 뻣뻣하고 아프다). 안개는 위를 상하게 하고 습기는 아래를 상하게 하며, 바람은 맥을 부浮하게 하고 찬 기운은 맥을 급하게 하며, 안개는 피부와 주리腠理를 상하게 하고 습기는 관절로 흐르며, 음식은 비위脾胃를 상하게 하고 매우 찬 기운은 경맥經脈을 상하게 하며, 심한 열은 낙맥絡脈을 상하게 한다(『난경』). ◯ 담痰이 없으면 학질이 생기지 않고, 적積이 없으면 이질痢疾이 생기지 않는다(직지).

百病朝慧夕加

黃帝問曰, 百病, 朝慧晝安, 夕加夜甚, 何也. 岐伯對曰, 朝則人氣始生, 衛氣始行, 故朝慧. 日中人氣長, 長則勝邪, 故安. 夕則人氣始衰, 邪氣始生, 故加. 夜半人氣入藏, 邪氣獨居於身, 故甚也[62]〔靈樞〕.

62 『靈樞』「順氣一日分爲四時第四十四」. 원문과 들고남이 있다. "黃帝曰, 夫百病之所始生者, 必起於燥濕寒暑風雨陰陽喜怒飮食居處, 氣合而有形, 得藏而有名, 余知其然也. 夫百病者, 多以旦慧晝安, 夕加夜甚, 何也. 岐伯曰, 四時之氣使然. 黃帝曰, 願聞四時之氣. 岐伯曰, 春生夏長, 秋收冬藏, 是氣之常也, 人亦應之, 以一日分爲四時, 朝則爲春, 日中爲夏, 日入爲秋, 夜半爲冬. 朝則人氣始生, 病氣衰, 故旦慧, 日中人氣長, 長則勝邪, 故安, 夕則人氣始衰, 故加, 夜半人氣入藏, 邪氣獨居於身, 故甚也."

모든 병은 아침에 덜하고 밤에 더하다

황제가 "많은 병이 아침에 덜했다가 낮에 편안하고, 저녁에 더했다가 밤에 심해지는 것은 어째서인가?"라고 물었다. 기백岐伯이 "아침에는 사람의 기氣가 생겨나기 시작하고 위기衛氣가 돌기 시작하므로 아침에는 덜하다. 낮에는 사람의 기가 자라나고, 자라나면 사기邪氣를 이기므로 편안하다. 저녁에는 사람의 기가 약해지기 시작하고 사기가 생기기 시작하므로 병이 더하다. 밤에는 사람의 기가 오장으로 들어가고 사기만 몸에 남아 있으므로 병이 심해진다"라고 대답하였다(『영추』).

反常爲病

內經曰, 氣實形實, 氣虛形虛, 此其常也, 反此者病. ○穀盛氣盛, 穀虛氣虛, 此其常也, 反此者病. ○脈實血實, 脈虛血虛, 此其常也, 反此者病. ○氣虛身熱[63], 此謂反也. 穀入多而氣少, 此謂反也. 穀不入而氣多, 此謂反也. 脈盛血少, 此謂反也. 脈少血多, 此謂反也. ○穀入多而氣少者, 得之有所奪血, 濕居下也. 穀入少而氣多者, 邪在胃及與肺也〔內經〕[64].

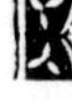

63 『鍼灸甲乙經』에는 이 앞에 '氣盛身寒'이라는 구절이 더 있다.

64 이상의 문장은 『素問』「刺志論篇第五十三」에서 인용한 것이다. 원문에는 이 뒤에 '脈小血多者, 飮中熱也. 脈大血少者, 脈有風氣, 水漿不入, 此之謂也'라는 구절이 더 있다.

늘 그런 법에서 어긋나면 병이 된다

『내경』에서 "기氣가 실하면 형形도 실하고 기가 허하면 형도 허한 법인데, 이에 어긋나는 것은 병이다"라고 하였다. ◯〔밥을 많이 먹어 몸에〕 곡기穀氣가 왕성하면 〔사람의〕 기도 왕성하고 〔굶어서〕 곡기가 허하면 기도 허한 법인데, 이와 어긋나는 것은 병이다. ◯ 맥이 실하면 혈血도 실하고 맥이 허하면 혈도 허한 법인데, 이와 어긋나는 것은 병이다. ◯ 기는 허한데 몸에서 열이 나는 것, 음식은 많이 먹는데 기가 적은 것, 음식을 먹지 못하는데 기가 많은 것, 맥은 왕성한데 혈이 적은 것, 맥은 약한데 혈이 많은 것 등은 모두 어긋나는 것이다. ◯ 음식은 많이 먹는데 기가 적은 것은 피를 많이 흘렸거나 아래〔하초〕에 습濕이 있는 것이다. 음식은 적게 먹는데 기가 많은 것은 위胃와 폐肺에 사기邪氣가 있는 것이다(『내경』).

便寒便熱

黃帝曰, 臨病人問所便[65], 奈何. 岐伯對曰, 夫中熱消癉則便寒, 寒中之屬則便熱, 胃中熱則消穀, 令人懸心善飢, 臍以上皮熱. 腸中熱, 則出黃如糜, 臍以下皮寒[66]. 胃中寒, 則腹脹. 腸中寒, 則腸鳴飧泄. 胃中寒腸中熱, 脹而且泄. 胃中熱腸中寒, 則疾飢, 小腹痛脹〔靈樞〕[67].

65 무엇을 좋아하는지를 묻는다는 것에 대하여 張景岳은 다음과 같이 이야기하였다. "便者, 相宜也. 有居處之宜否, 有動靜之宜否, 有陰陽之宜否, 有寒熱之宜否, 有情性之宜否, 有氣味之宜否. 臨病人而失其宜, 施治必相左矣. 故必問病人之所便, 是皆取順之道也"(『類經』 十二卷 論治類二 「爲治之道順而已矣」, 324쪽).

66 '臍以下皮寒'에서 劉衡如는 '寒'을 '熱'로 고쳐야 한다고 하였는데, 타당한 주장으로 보인다. 번역에서는 이를 따랐다. 注家에 따라서는 이 다섯 자를 아래에 붙여 읽거나 앞의 '上'을 '下'로 고치기도 한다.

67 『靈樞』「師傳第二十九」.

차가운 것을 좋아하거나 뜨거운 것을 좋아하는 것

황제가 "환자를 대할 때 무엇을 좋아하는지를 물어보는데 그것은 무엇 때문인가?"라고 물었다. 기백岐伯이 "중열中熱과 소단消癉은 찬 것을 좋아하고, 한중寒中에 속하는 여러 병증은 뜨거운 것을 좋아한다. 위胃 속에 열이 있으면 음식이 잘 소화되어 명치 아래가 비어 있는 듯하고 쉽게 배가 고프게 되며 배꼽 위의 피부가 뜨겁다. 장腸 속에 열이 있으면 죽같이 누런 대변이 나오고 배꼽 아래의 피부가 뜨겁다. 위 속에 찬 기운이 있으면 배가 불러 오른다. 장 속에 찬 기운이 있으면 배에서 소리가 나면서 삭지 않은 설사를 한다. 위 속에 찬 기운이 있고 장 속에 열이 있으면 배가 불러 오르고 설사를 한다. 위 속에 열이 있고 장 속에 찬 기운이 있으면 배가 빨리 고프고 아랫배가 아프면서 불러 오른다"라고 대답하였다(『영추』).

肥瘦辨病候

靈樞曰，肥而澤者，血氣有餘．肥而不澤者，氣有餘，血不足．瘦而無澤者，血氣俱不足．審察其形氣有餘不足而調之，可以知逆順矣[68]．○人黑瘦者，易治，肥大肉厚赤白者，難愈．黑人耐風濕，赤白者，不耐風濕．瘦人肉硬，肥人肉軟，肉軟則受病，難愈〔千金〕[69]．○氣衰則身冷，血衰則膚硬〔入門〕[70]．○肥人氣虛生寒，寒生濕，濕生痰．瘦人血虛生熱，熱生火，火生燥．故肥人多寒濕，瘦人多熱燥也〔丹心〕[71]．

68 『靈樞』「陰陽二十五人第六十四」．

69 『備急千金要方』卷第七「論風毒狀第一」(앞의 책, 265쪽).

70 『醫學入門』內集 卷一 脈診「臟腑六脈診法」(앞의 책, 88쪽). 원문에는 이 앞에 '浮絶膚硬冷如氷．無胃脈者'라는 구절이 더 있다.

71 이 문장은 朱震亨의 책에는 나오지 않고 『仁齋直指』卷一「火温分治論」(앞의 책, 26쪽)에 나온다.

살찌고 마른 것으로 병의 예후를 구분한다

『영추』에서 "살이 찌고 윤기가 있는 것은 혈血과 기氣가 넉넉한 것이고, 살은 쪘으나 윤기가 없는 것은 기는 넉넉하지만 혈이 부족한 것이다. 마르고 윤기가 없는 것은 혈과 기가 모두 부족한 것이다. 형形과 기의 넉넉하고 부족함을 자세히 살펴서 맞추어보면 역증逆證인지 순증順證인지를 알 수 있다"고 하였다. ◯ 검고 마른 사람은 치료하기 쉽고, 뚱뚱하고 살집이 많으면서 붉거나 흰 사람은 잘 낫지 않는다. 검은 사람은 풍風과 습濕을 견디지만 붉거나 흰 사람은 풍과 습을 견디지 못한다. 마른 사람은 살이 단단하고 살찐 사람은 살이 무른데, 살이 무르면 병들었을 때 낫기 어렵다(『비급천금요방』). ◯ 기가 쇠하면 몸이 차고, 혈이 쇠하면 피부가 단단하다(『의학입문』). ◯ 살찐 사람은 기가 허하여 한기寒氣가 생긴다. 한기는 습을 생기게 하고, 습은 담痰을 생기게 한다. 마른 사람은 혈이 허하여 열이 생긴다. 열은 화火를 생기게 하고, 화는 조燥를 생기게 한다. 그러므로 살찐 사람은 한과 습이 많고, 마른 사람은 열과 조가 많다(단심).

勇怯異形

黃帝曰, 願聞勇怯之所由然, 少兪曰, 勇士者, 目深以固, 長衡[72]直揚, 三焦理[73]橫[74], 其心端直, 其肝大以堅, 其膽滿以傍[75]. 怒則氣盛而胸脹, 肝擧而膽橫, 眥裂而目揚, 毛起而面蒼, 此勇士之由然也. ○帝曰, 願聞怯士之所由然. 少兪曰, 怯士者, 目大而不深, 陰陽[76]相失, 三焦理縱, 䯏骬短而小, 肝系緩, 其膽不滿而縱, 腸胃挺, 脇下空[77], 雖方大怒, 氣不能滿其胸, 肝肺雖擧[78], 氣衰復下, 故不能久怒, 此怯士之由然也. ○帝曰, 怯士之得酒, 怒不異勇士者, 何藏使然. 少兪曰, 酒者, 水穀之精, 熟穀之液也, 其氣慓悍, 其入于胃中, 則胃脹, 氣上逆, 滿于胸中, 肝浮膽橫. 當是之時, 固比于勇士, 氣衰則悔. 與勇士同類, 不知避[79]之, 名曰酒悖也(靈樞)[80].

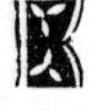

---

72 '衡'에 대하여 森立之는 "據楊注, … 衡謂眉上橫平處"라고 하였고, 또 "王莽傳, 盱衡厲色, 振揚武怒. 注, 眉上曰衡, 盱衡, 擧目揚眉也"라고 하였다(『素問考注』). '衡'은 얼굴에서 마치 저울처럼 펼쳐져 있는 두 눈썹의 산처럼 솟아 있는 윗부분, 곧 눈썹산을 말한다.

73 '三焦理'는 몸의 세 부위, 곧 몸의 상중하의 腠理를 말한다.

74 張介賓은 "凡剛急者肉必橫, 柔緩者肉必縱也"라고 하였다. 『類經』 四卷 藏象類 二十一 「堅弱勇怯受病忍痛不同」(앞의 책, 78쪽).

75 '傍'은 보통 '旁'(두루 방)으로 보아 기가 盛하다는

용감한 사람과 겁이 많은 사람은 형形이 다르다

황제가 "용감하거나 겁이 많게 되는 까닭에 대해 듣고 싶다"고 하였다. 소유少兪가 "용감한 사람은 눈이 깊어서 굳세게 보이고, 긴 눈썹산은 곧고 위로 올라가 있으며, 온몸의 살결은 가로로 나 있고 심장은 단정하고 바르게 놓여 있으며, 간肝은 크고 단단하며 담〔즙〕이 가득 차 있다. 성을 내면 기氣가 왕성해져서 가슴이 커지며 간은 들리고 담은 가로로 놓이며, 눈초리가 찢어질 듯 눈이 치켜 올라가며 털이 곤두서고 얼굴빛이 퍼렇게 된다. 이것이 용감한 사람이 그렇게 되는 까닭이다"라고 하였다. ◯ 황제가 "겁이 많은 사람이 그렇게 되는 까닭에 대해 듣고 싶다"고 하였다. 소유가 "겁이 많은 사람은 눈이 크지만 깊지 않고 음양陰陽이 서로 조화되지 않으며, 살결이 세로로 나 있고 칼돌기〔髑骬〕가 짧고 작으며, 간계肝系가 느슨하게 달려 있고 담이 가득 차지 않아 세로로 늘어지고 장腸과 위胃가 늘어져 옆구리 아래가 텅 빈 것 같으며, 몹시 성을 내더라도 기가 가슴에 가득 차지 못한다. 간과 폐肺가 들렸다가도 기가 쇠하여 다시 내려가므로 오랫동안 성을 내지 못한다. 이것이 겁이 많은 사람이 그렇게 되는 까닭이다"라고 하였다. ◯ 황제가 "겁이 많은 사람도 술을 마시면 용감한 사람처럼 성을 내는 것은 어느 장臟이 그렇게 하는 것인가?"라고 물었다. 소유가 "술이란 수곡의 정精이며 곡식이 발효되어 생긴 액인데, 그 기운이 날쌔고 사나워서 위胃 속에 들어가면 위가 불러 오르고 기가 거꾸로 치밀어올라 가슴속에 가득 차며 간은 들뜨고〔浮〕 담은 가로로 놓이게 되기 때문이다. 이때에는 진실로 용감한 사람과 별 차이가 없으나 술기운이 약해지면 곧 후회한다. 용감한 사람과 비슷하지만 가릴 때를 모르니 이를 술주정〔酒悖〕이라고 한다"고 대답하였다(『영추』).

뜻으로 본다. 한편 張介賓은 "傍卽傍開之謂, 過於人之常度也"라고 하여 형태의 문제로 보았다. 馬蒔는 이를 '橫'으로 바꾸어야 한다고 하였다.

76 '陰陽'을 보통 血氣로 본다.

77 張介賓은 "脇下空者, 肝氣不實也"라고 하였다. 『類經』 四卷 藏象類 二十一 「堅弱勇怯受病忍痛不同」(앞의 책, 78쪽).

78 '肺'를 '膽'으로 바꾸어야 한다고도 한다(『靈樞經校釋』 下册, 107쪽).

79 '避'가 '爲'로 되어 있는 판본도 있다.

80 『靈樞』「論勇第五十」.

臟腑病緩傳

內經曰，五藏相通，移皆有次．五藏有病，則各傳其所勝．不治，法三月若六月[81]，三日若六日[82]，傳五藏而當死[83]．註曰，病有緩傳者，有急傳者，緩者或一歲二歲三歲而死，其次或三月若六月而死．急者一日二日三日四日或五六日而死[84]．○今風寒客於人，使毫毛畢直，皮膚閉而爲熱，當是之時，可汗而發也．不治，病入舍於肺，名曰肺痺，發咳上氣．不治，肺卽傳而行之肝，病名曰肝痺，脇痛出食，當是之時，可按若刺耳．不治，肝傳之脾，病名曰脾風，發癉，腹中熱，煩心，出黃[85]，當此之時，可按可藥可浴．不治，脾傳之腎，病名曰疝瘕，小腹寃熱而痛，出白[86]，當此之時，可灸可藥．不治，腎傳之心，筋脈相引而急，病名曰瘈，當此之時，可灸可藥．不治，滿十日，法當死．腎因傳之心，心卽復反傳而行之肺，發寒熱，法當三歲死[87]，此病之次也[88]．○此邪初入表，傳之緩也〔內經〕[89]．

81 『內經』에는 이 앞에 '若'이 더 있다.

82 "三月者, 謂一臟氣之遷移. 六月者, 謂至其所勝之位. 三日者, 三陽之數, 以合日也. 六日者, 謂兼三陰以數之爾. 熱論曰, 傷寒一日巨陽受, 二日陽明受, 三日少陽受, 四日太陰受, 五日少陰受, 六日厥陰受, 則義也"(王冰).

83 『素問』「玉機眞藏論篇第十九」.

84 이 문장은 『醫學綱目』에서 인용한 것이다. 樓英은 이를 王冰의 注라고 하였지만 王冰의 注는 아니다.

85 '出黃'에 대하여 王冰은 "出黃色於便瀉之所也"라고 하여 대변 혹은 소변에서의 누런색을 말하였다. 반면 張介賓은 "在外則肌體出黃"이라고 하여 몸에서

장부의 병이 완만하게 전해지는 것

『내경』에서 "오장의 기氣는 서로 통하는데, 〔그 기가〕 옮겨가는 데는 모두 순서가 있다. 그래서 오장에 병이 있으면 각각 〔그 장이〕 이기는 장으로 전해진다. 치료하지 않으면 석 달이나 여섯 달 또는 사흘이나 엿새에 걸쳐 오장에 전해져 죽게 된다"고 하였다. 어떤 주에서 "병은 완만하게 전해지는 것도 있고 빠르게 전해지는 것도 있는데, 완만하게 전해지는 것은 1년이나 2년, 3년 만에 죽는다. 그다음으로 혹은 석 달이나 여섯 달 만에 죽는다. 빠르게 전해지는 것은 하루, 이틀, 사흘, 나흘 혹은 대엿새 만에 죽는다"고 하였다. ◯ 풍한風寒이 사람에게 침범하면 솜털이 모두 곤두서고 피皮와 부膚가 닫혀 열이 난다. 이때에는 땀을 내서 발산시키는 것이 좋다. 치료하지 않으면 병이 폐肺로 들어가 머무는데 이를 폐비肺痺라고 하며, 기침이 나고 기가 치밀어오른다. 이때에도 치료하지 않으면 폐에서 곧장 간肝으로 전해지는데 이를 간비肝痺라고 하며, 옆구리가 아프고 먹은 것을 토한다. 이때에는 안마를 하거나 침을 놓는 것이 좋다. 이때에도 치료하지 않으면 병이 간에서 비脾로 전해지는데 이를 비풍脾風이라고 하며, 황달이 생기고 뱃속이 뜨거우며 가슴이 답답하고 몸에서 누런 것이 나온다. 이때에는 안마를 하거나 약을 쓰거나 목욕을 하는 것이 좋다. 이때에도 치료하지 않으면 병이 비에서 신腎으로 전해지는데 이를 산가疝瘕라고 하며, 아랫배가 답답하면서 열이 나고 아프며 〔대소변으로〕 허연 것이 나온다. 이때에는 뜸을 뜨거나 약을 쓰는 것이 좋다. 이때에도 치료하지 않으면 병이 신에서 심心으로 전해져 근맥이 서로 당겨 팽팽해지는데 이를 계瘈라고 한다. 이때에는 뜸을 뜨거나 약을 쓰는 것이 좋다. 이때에도 치료하지 않으면 열흘 만에 죽게 된다. 병이 신에서 심으로 전해졌는데 곧바로 심에서 다시 폐로 전해지면 한열寒熱이 생기는데 3년 만에 죽게 된다. 이것이 병이 전해지는 순서이다. ◯ 이것은 사기邪氣가 처음에 표表에 들어갔다가 완만하게 전해지는 것이다(『내경』).

의 누런색을 말하였다. 『鍼灸甲乙經』 卷八 第一에는 '汗出黃痺'로 되어 있다.

86 '出白'에 대하여 王冰은 "溲出白液也"라고 하여 대변 혹은 소변에서의 흰색을 말하였다. 張介賓도 白濁이라고 하였다. 『鍼灸甲乙經』 卷八 第一에는 '出汗'으로 되어 있다.

87 滑壽는 '歲'를 '日'로 바꾸어야 한다고 하였다.

88 『素問』「玉機眞藏論篇第十九」.

89 이 문장은 樓英의 注이다.

臟腑病急傳

夫病傳者，心病先心痛，一日而咳 心傳肺[90]，三日脇支滿[91] 肺傳肝，五日閉塞不通，身痛體重 肝傳脾[92]，三日不已死，冬夜半，夏日中. ○肺病喘咳，三日而脇支滿 肺傳肝，一日身重體痛，五日而脹 肝傳脾胃[93]，十日不已死. 冬日入，夏日出. ○ 肝病頭目眩脇支滿. 三日體重身痛，五日而脹 肝傳脾胃[94]，三日腰脊小腹痛脛痠 脾傳腎，三日不已死. 冬日入，夏早食. ○脾病身重體痛，一日而脹 脾自傳胃，二日小腹腰脊痛脛痠，三日背膂筋痛，小便閉 脾傳腎膀胱[95]，十日不已死. 冬人定，夏晏食[96].

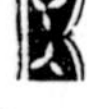

90 이하 원문에 있는 注는 모두 樓英의 注이다.

91 『內經』에는 '滿'이 '痛'으로 되어 있다.

92 『醫學綱目』에는 '脾'가 '肺'로 되어 있으나 『東醫寶鑑』이 맞다.

93 『醫學綱目』에는 이 구절이 "肝木一日傳脾土，脾五日傳胃也"로 되어 있다. 『醫學綱目』 卷之二 陰陽臟腑部 「診病愈劇」(앞의 책, 30쪽).

94 『醫學綱目』에는 이 구절이 "肝木三日傳脾土，脾五日傳胃也"로 되어 있다. 『醫學綱目』(앞의 책, 30쪽).

95 『醫學綱目』에는 이 구절이 "脾土三日傳腎水，腎三日傳膀胱也"로 되어 있다. 『醫學綱目』(앞의 책, 31쪽).

96 王冰은 "人定謂申後二十五刻. 晏食謂寅後二十五刻"이라 하였고, 馬蒔는 "蓋冬之人定在亥，以土不勝水也. 夏之晏食在寅，以木來剋土也"라고 하였다.

장부의 병이 빠르게 전해지는 것

병이 전해진다는 것은 심병心病의 경우에는 먼저 가슴이 아프다가 하루가 지나면 기침이 나고(심心에서 폐肺로 전해진 것이다), 〔이로부터〕 사흘째에는 옆구리가 그득하며(폐에서 간肝으로 전해진 것이다), 〔이로부터〕 닷새가 지나면 〔대소변이〕 막혀서 나오지 않고 온몸이 아프면서 무겁다(간에서 비脾로 전해진 것이다). 〔이로부터〕 사흘이 지나도 낫지 않으면 죽는데 겨울에는 한밤중에, 여름에는 한낮에 죽는다. ◯ 폐병肺病의 경우에는 숨이 차고 기침이 나다가 사흘째에는 옆구리가 그득하다(폐에서 간으로 전해진 것이다). 〔이로부터〕 하루가 지나면 온몸이 무거우면서 아프고, 〔이로부터〕 닷새가 지나면 〔배가〕 불러 오른다(간에서 비위脾胃로 전해진 것이다). 〔이로부터〕 열흘이 지나도 낫지 않으면 죽는데 겨울에는 해질 무렵에, 여름에는 해 뜰 무렵에 죽는다. ◯ 간병肝病의 경우에는 머리와 눈이 어지럽고 옆구리가 그득하다가 사흘이 지나면 온몸이 무거우면서 아프고, 〔이로부터〕 닷새가 지나면 〔배가〕 불러 오른다(간에서 비위로 전해진 것이다). 〔이로부터〕 사흘이 지나면 허리뼈와 아랫배가 아프고 정강이가 시큰거린다(비에서 신腎으로 전해진 것이다). 〔이로부터〕 사흘이 지나도 낫지 않으면 죽는데 겨울에는 해질 무렵에, 여름에는 아침 먹을 무렵에 죽는다. ◯ 비병脾病의 경우에는 온몸이 무거우면서 아프다가 하루가 지나면 배가 불러 오른다(비에서 위胃로 전해진 것이다). 〔이로부터〕 이틀이 지나면 아랫배와 허리뼈가 아프고 정강이가 시큰거리며, 〔이로부터〕 사흘이 지나면 등골에 있는 힘줄이 아프고 소변이 막혀 나오지 않는다(비에서 신과 방광으로 전해진 것이다). 〔이로부터〕 열흘이 지나도 낫지 않으면 죽는데 겨울에는 인정人定에, 여름에는 안식晏食에 죽는다.

人定은 사람들이 잠들어 조용한 시간을 말하는데, 보통 밤 9시 반에서 11시 반 사이를 말한다. 晏食은 보통 저녁 7시 반에서 9시 반 사이를 말한다.

○ 腎病小腹腰脊痛，䯒痠，三日背膂筋痛，小便閉 腎傳膀胱，三日腹脹 膀胱傳小腸，三日兩脇[97]支痛 小腸傳心，二[98]日不已死．冬大晨，夏晏晡[99]．○胃病脹滿，五日小腹腰脊痛，䯒痠 胃傳腎，三日背膂筋痛，小便閉 腎傳膀胱，五日身體重[100] 膀胱傳心，六日不已死．冬夜半後，夏日昳．○ 膀胱病，小便閉，五日小腹脹，腰脊痛，䯒痠 膀胱傳腎，一日腹脹 腎傳小腸，二[101]日身體痛[102] 小腸傳心，二日不已死．冬雞鳴，夏下晡[103]．○謂大氣[104]入藏，盖傳之急者也[105]〔內經〕[106]．

---

97 樓英은 '兩脇'을 錯簡으로 보았다.

98 『素問』에는 '二'가 '三'으로 되어 있다.

99 馬蒔는 "冬之大明在寅，木旺水衰也．夏之晏晡以向昏，土能剋水"라고 하였고，吳崑은 "冬大晨，辰也．夏晏晡，戌也．土主四季，水之畏也"라고 하였다. 晏晡는 晏食과 같은 말이다.

100 樓英은 '身體重'을 錯簡으로 보았다.

101 『素問』에는 '二'가 '一'로 되어 있다.

102 樓英은 '身體痛'을 錯簡으로 보았다.

103 馬蒔는 "冬之雞鳴在丑，土剋水也．夏之下晡在申，金衰不能生水也"라고 하였다. 보통 오후 3시 반에서 5시 반 사이를 말한다.

◯ 신병腎病의 경우에는 아랫배와 허리뼈가 아프고 정강이가 시큰거리다가 사흘이 지나면 등골에 있는 힘줄이 아프고 소변이 막혀 나오지 않는다(신에서 방광으로 전해진 것이다). 〔이로부터〕 사흘이 지나면 배가 불러 오른다(방광에서 소장으로 전해진 것이다). 〔이로부터〕 사흘이 지나면 양 옆구리가 아프다(소장에서 심心으로 전해진 것이다). 〔이로부터〕 이틀이 지나도 낫지 않으면 죽는데 겨울에는 새벽에, 여름에는 늦은 저녁에 죽는다. ◯ 위병胃病의 경우에는 배가 불러 오르고 그득하다가 닷새가 지나면 아랫배와 허리뼈가 아프고 정강이가 시큰거린다(위에서 신으로 전해진 것이다). 〔이로부터〕 사흘이 지나면 등골에 있는 힘줄이 아프고 소변이 막혀서 나오지 않는다(신에서 방광으로 전해진 것이다). 〔이로부터〕 닷새가 지나면 온몸이 무겁다(방광에서 심으로 전해진 것이다). 〔이로부터〕 엿새가 지나도 낫지 않으면 죽는데 겨울에는 한밤중이 지나서, 여름에는 해가 기울 무렵에 죽는다. ◯ 방광병膀胱病의 경우에는 소변이 막혀 나오지 않다가 닷새가 지나면 아랫배가 불러 오르고 허리뼈가 아프며 정강이가 시큰거린다(방광에서 신으로 전해진 것이다). 〔이로부터〕 하루가 지나면 배가 불러 오르고(신에서 소장으로 전해진 것이다), 〔이로부터〕 이틀이 지나면 온몸이 아프다(소장에서 심으로 전해진 것이다). 〔이로부터〕 이틀이 지나도 낫지 않으면 죽는데 겨울에는 닭이 울 때, 여름에는 해질 무렵에 죽는다. ◯ 〔『영추』에서〕 "대기大氣가 장臟에 들어갔다"고 하였는데, 이는 모두 〔강한 사기邪氣가 장으로〕 빠르게 전해졌다는 것을 말한 것이다(『내경』).

104 '大氣'는 강한 邪氣를 말한다. 王冰은 「離合眞邪篇」의 注에서 "大氣謂大邪之氣, 錯亂陰陽者也"라고 하였다.

105 이 문장은 樓英의 注이다.

106 『素問』「標本病傳論篇第六十五」.

邪精虛實

內經曰, 邪之所湊, 其氣必虛.[107] 許學士[108]云, 留而不去, 其病則實.[109] ○ 邪氣盛則實, 精氣奪則虛〔內經〕.[110] ○ 重實重虛者, 言大熱病, 氣熱脈滿, 是謂重實也. 脈虛氣虛尺虛, 是謂重虛也〔內經〕.[111]

107 『素問』「評熱病論篇第三十三」.

108 '許學士'는 宋代의 醫家인 許叔微를 말한다.

109 『普濟本事方』 卷第三 「膀胱疝氣小腸精漏」 '茴香散'(앞의 책, 403쪽).

110 『素問』「通評虛實論篇第二十八」.

111 『素問』「通評虛實論篇第二十八」. "帝曰, 何謂重實. 岐伯曰, 所謂重實者, 言大熱病, 氣熱脈滿, 是謂重實. … 帝曰, 何謂重虛. 岐伯曰, 脈氣上虛尺虛, 是謂重虛." 『鍼灸甲乙經』과 明抄本에는 '脈氣上虛尺虛'가 『東醫寶鑑』 원문처럼 되어 있다.

사기와 정기가 허하고 실한 것

『내경』에서 "사기邪氣가 모이는 곳은 그 정기正氣가 반드시 허虛하다"고 하였다. 허숙미許叔微는 "〔사기가〕 머물러 있어 나가지 않으면 실증實證이 된다"고 하였다. ◯ 사기가 성하면 실증이고, 정기가 부족하면 허증이다(『내경』). ◯ 중실重實과 중허重虛라는 것은 열이 심한 병으로, 기가 〔성하여〕 열이 나고 맥이 가득 찬 것을 중실이라 하고, 맥이 허하고 기가 허하며 척맥尺脈이 허한 것을 중허라고 한다(『내경』).

三虛三實

人有三虛三實, 何謂也. 然, 有脈之虛實, 有病之虛實, 有診之虛實. 脈之虛實者, 濡者爲虛, 緊牢者爲實. 病之虛實者, 出者爲虛, 入者爲實, 言者爲虛, 不言者爲實, 緩者爲虛, 急者爲實. 診之虛實者, 濡者爲虛, 牢者爲實, 痒者爲虛, 痛者爲實, 外痛內快爲外實內虛, 內痛外快爲內實外虛〔難經〕[112].

112 『難經』「第四十八難」.

세 가지 허한 것과 세 가지 실한 것

사람에게 세 가지 허虛한 것과 세 가지 실實한 것이 있다는 것은 무엇을 말하는가? 그것은 맥에 허실虛實이 있고, 병에 허실이 있으며, 진찰하는 데 허실이 있다는 것이다. 맥의 허실의 경우 유맥濡脈은 허한 것이고, 긴맥緊脈과 뇌맥牢脈은 실한 것이다. 병의 허실의 경우 〔속에서 겉으로〕 나오는 것은 허한 것이고 〔밖에서 안으로〕 들어가는 것은 실한 것이며, 말을 할 수 있는 것은 허한 것이고 말을 할 수 없는 것은 실한 것이며, 완만한 것은 허한 것이고 급박한 것은 실한 것이다. 진찰하는 데의 허실의 경우 유맥은 허한 것이고 뇌맥은 실한 것이며, 가려운 것은 허한 것이고 아픈 것은 실한 것이며, 겉이 아프고 속이 편안한 것은 겉이 실하고 속이 허한 것이며, 속이 아프고 겉이 편안한 것은 속이 실하고 겉이 허한 것이다(『난경』).

脈從病反

黃帝曰，脈從而病反者，何如．岐伯曰，脈至而從，按之不鼓，諸陽皆然．帝曰，諸陰之反，何如．岐伯曰，脈至而從，按之鼓甚而盛也．註[113]曰，病熱而脈數，按之不鼓動，乃寒盛格陽而致之，非熱也．形證皆寒，按之而脈氣鼓擊，於指下而盛，此爲熱盛拒陰而生病，非寒也〔內經[114]〕．○證似陽者，脈亦從證似陽，而其病反是寒也．證似陰者，脈亦從證似陰，而其病反是熱也．皆反其脈證施治．如身熱，煩躁，面赤，其脈沈而微，是陰證似陽也．身熱者，裏寒故也．煩躁者，陰盛故也．面戴陽者，下虛故也．若誤謂實熱，反與凉藥，則氣消成大病矣．四逆湯 方見寒門 加葱白治之．如手足逆冷，大便秘，小便赤，脈沈而滑者，陽證似陰也．輕者白虎湯，重者承氣湯 二方並見寒門 下之[115]．○此二節言證似陽而脈病屬陰，證似陰而脈病屬陽，故反其證而治之．盖證似陽而脈病屬陰者，世尙能辨．若脈證俱是陰而病獨屬陽者，擧世莫辨，而致夭折者，滔滔皆是〔綱目[116]〕．

113 王冰의 注를 말한다.

114『素問』「至眞要大論篇第七十四」.

115『醫學綱目』卷之五 陰陽臟腑部「治寒熱法」(앞의 책, 73쪽). '如手足逆冷' 이하의 문장은『增注類證活人書』에서 인용한 것이다.『增注類證活人書』卷八「問手足逆冷而大便秘小便赤或大便黑色脈沈而滑」(앞의 책, 133쪽).

116『醫學綱目』卷之五 陰陽臟腑部「治寒熱法」(앞의 책, 73쪽).

맥은 〔증상과〕 일치하는데 병은 반대되는 것

황제가 "맥은 〔증상과〕 일치하는데 병은 반대된다는 것은 무엇인가?"라고 물었다. 기백岐伯이 "맥을 살짝 잡으면 〔증상과〕 일치하나 꾹 눌러 잡으면 뛰지 않는 것으로, 모든 양증陽證이 다 그렇다"라고 대답하였다. 황제가 "모든 음증陰證에서 맥이 반대된다는 것은 무엇인가?"라고 물었다. 기백이 "맥을 살짝 잡으면 〔증상과〕 일치하나 꾹 눌러 잡으면 더 세고 왕성하게 뛰는 것이다"라고 대답하였다. 왕빙王冰의 주에서는 "병에 걸려 열이 나면서 맥이 삭數한데 꾹 누르면 뛰지 않는 것은 찬 기운이 왕성하여 양기를 막아서 그러한 것으로 열로 인한 것이 아니다. 형形과 증證이 모두 한증寒證인데, 누르면 손 밑에서 세게 뛰는 것은 열이 성해서 음을 막아 생긴 병으로 한寒으로 인한 것이 아니다"라고 하였다(『내경』). ◯ 병증이 양증과 비슷한 것은 맥도 역시 일치하여 양증과 비슷하지만 병은 오히려 한으로 인한 것이다. 병증이 음증과 비슷한 것은 맥도 역시 일치하여 음증과 비슷하지만 병은 오히려 열熱로 인한 것이다. 모두 그 맥과 병증과는 반대로 치료하여야 한다. 가령 몸에 열이 나고 가슴이 답답하면서 뛰고 얼굴이 벌거며 맥이 침沈하고 미微한 것은 음증인데 양증과 비슷한 것이다. 몸에 열이 나는 것은 속이 차기 때문이고, 가슴이 답답하면서 뛰는 것은 음이 왕성하기 때문이며, 얼굴이 벌건 것은 아래가 허하기 때문이다. 만약 실열증實熱證으로 잘못 알고 도리어 서늘한 약을 쓰면 기가 소모되어 큰 병이 된다. 사역탕(처방은 「상한문」에 있다)에 파흰밑을 넣어서 치료한다. 만일 손발이 싸늘해지고 대변이 잘 나오지 않으며 소변이 벌겋고 맥이 침하면서 활滑한 것은 양증인데 음증과 비슷하게 나타난 것이다. 가벼운 사람은 백호탕을 쓰고, 심한 사람은 승기탕(두 처방 모두 「상한문」에 있다)으로 설사시켜야 한다. ◯ 이 두 구절은 증상이 양증과 비슷하나 맥과 병은 음에 속하는 것과 증상이 음증과 비슷하나 맥과 병은 양에 속하는 것을 말하는 것이므로 그 병증과 반대로 치료하여야 한다는 것을 말한 것이다. 대개 증상이 양증과 비슷하나 맥과 병이 음에 속하는 것은 세상 사람들이 가려낼 수 있지만, 맥과 증상이 모두 음증 같은데 병만 양에 속하는 것은 세상 사람들이 가려내지 못하여 요절하는 사람이 많은 것은 모두 이 때문이다(『의학강목』).

標本相反

六氣之病，標本相反者，惟太陽少陰之病爲最．盖太陽標陽而本寒，少陰標陰而本熱．按之不鼓爲寒盛格陽者，太陽寒水之本與標相反也．按之鼓甚爲熱甚拒陰者，少陰君火之本與標相反也．不知相反者，逆標氣之陰陽而正治，則順本氣之寒熱而病加．知相反者，順標氣之陰陽而反治，則逆本氣之寒熱而病愈矣〔綱目〕.[117]

117 『醫學綱目』卷之五 陰陽臟腑部「治寒熱法」(앞의 책, 73쪽).

표와 본이 서로 반대되는 것

육기六氣의 병에서 표標와 본本이 서로 반대되는 것은 태양과 소음의 병에서 가장 분명하다. 태양의 표는 양陽이고 본은 한寒이며, 소음의 표는 음陰이고 본은 열熱이다. 맥을 더 꾹 눌렀을 때 뛰지 않는 것은 한기寒氣가 왕성하여 양기를 가로막고 있는 것으로, 태양한수太陽寒水의 본과 표가 서로 반대되기 때문이다. 맥을 꾹 눌렀을 때 더욱 세게 뛰는 것은 열기熱氣가 심하여 음기를 가로막고 있는 것으로, 소음군화少陰君火의 본과 표가 서로 반대되기 때문이다. 서로 반대되는 것을 알지 못하는 사람은 표의 기氣인 음이나 양에 거슬러서 정치법正治法을 쓰는데, 그러면 본의 기氣인 한이나 열을 더욱 부추기기 때문에 병이 심해진다. 서로 반대되는 것을 아는 사람은 표의 기인 음이나 양을 따라 반치법反治法을 쓰는데, 그러면 본의 기인 한이나 열을 맞받아치기 때문에 병이 낫는다(『의학강목』).

惡寒惡熱

發熱惡寒者, 發於陽. 無熱惡寒者, 發於陰〔仲景〕[118]. ○惡寒非寒, 明是熱證. 惡熱非熱, 明是虛證〔丹心〕[119]. ○久病非寒, 暴病非熱〔綱目〕[120].

118 『醫學綱目』 卷之十三 傷寒部 「傷寒通論」 '續傷寒通論'(앞의 책, 674쪽). 여기에서 陰陽은 각각 陰經과 陽經을 말한다.

119 이 문장은 아마도 『格致餘論』 「惡寒非寒病惡熱非熱病論」(앞의 책, 33-34쪽)을 재구성한 것 같다. "予曰, 古人遇戰慄之證, 有以大承氣下燥糞而愈者. 惡寒戰慄, 明是熱證, 但有虛實之分耳. 經曰, 陰虛則發熱. 夫陽在外爲陰之衛, 陰在内爲陽之守, 精神外馳, 嗜慾無節, 陰氣耗散, 陽無所附, 遂致浮散於肌表之間, 而惡熱也, 實非有熱, 當作陰虛治之, 而用補養之法可也. 或曰, 惡寒非寒, 宜用寒藥. 惡熱非熱, 宜用補藥, 甚駭耳目, 明示我之法可乎."

오한과 오열

열이 나면서 찬 기운을 싫어하는 것〔惡寒〕은 양陽에서 생긴 병이고, 열이 없으면서 찬 기운을 싫어하는 것은 음陰에서 생긴 병이다(중경). ◯ 찬 기운을 싫어하지만 이는 한증寒證이 아니라 열증熱證이 분명하다. 열을 싫어하지만 이는 열증이 아니라 허증虛證이 분명하다(단심). ◯ 오래된 병은 한증이 아니고, 갑자기 생긴 병은 열증이 아니다(『의학강목』).

120 『醫學綱目』 卷之十六 心小腸部 「心痛」(앞의 책, 299쪽) "寒厥心痛者, 手足逆, 而通身冷汗出, 便利溺清, 或大便利而不渴, 氣微力弱, 急宜以朮附湯溫之. 汗厥暴痛, 非久病也, 朝發暮死, 宜急救之, 是知久病非寒, 暴病非熱也."

榮衛生病

黃帝問曰, 榮衛寒痺之爲病, 奈何. 伯高答曰, 榮之所生也, 寒熱少氣, 血上下行. 衛之生病也, 氣痛[121]時來時去, 怫愾賁響[122], 風寒客于腸胃之中. 寒痺之爲病也, 留而不去, 時痛而皮不仁也〔靈樞〕[123].

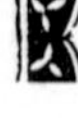

121 '氣痛'은 기가 통하지 못해서 아픈 병증을 말한다. 七情, 濕痰, 飮食, 허로손상 등으로 기가 막혀서 생긴다. 흔히 가슴, 배, 허리, 옆구리 등에 생긴다.

122 『類經』 鍼刺類 「刺有三變營衛寒痺」. "怫, 鬱怒也. 愾, 大息也. 賁響腹鳴如奔也"(앞의 책, 715쪽).

123 『靈樞』 「壽天剛柔第六」.

영위에 병이 생긴 것

황제가 "영기榮氣와 위기衛氣에서 생긴 병과 한비寒痺라는 병은 어떤 것인가?"라고 물었다. 백고伯高가 "영기에서 병이 생기면 추웠다 더웠다 하고 기운이 없어 말하기 싫으며 피가 위아래로 〔멋대로〕 나온다. 위기에서 병이 생기면 기통氣痛으로 때때로 아팠다 안 아팠다 하며 답답하고 한숨을 쉬며 배가 불러 오르고 배에서 요란하게 소리가 나는데, 이는 풍한風寒이 장위腸胃 속에 침범한 것이다. 한비라는 병은 〔사기邪氣가〕 머물러 있고 떠나지 않아 때때로 아프고 피부에 감각이 없는 것이다"라고 대답하였다(『영추』).

能食不能食

中風能食, 傷寒不能食(丹心)[124].

124 이 문장은 李杲의 『內外傷辨惑論』 卷上 「辯外傷不惡食」(앞의 책, 14쪽)에서 인용한 것이다. 원문에서는 張機의 『傷寒論』에서 인용했다고 하였다. 『傷寒論』에 "陽明病, 若能食, 名中風. 不能食, 名中寒"이라는 구절이 있다. 成無己는 "陽明病, 以飮食別受風寒者, 以胃爲水穀之海, 風爲陽邪, 陽殺穀, 故中風者能食. 寒爲陰邪, 陰邪不殺穀, 故傷寒者不能食"이라고 하였다.

음식을 먹을 수 있는 경우와 먹을 수 없는 경우

풍사風邪에 상한 경우에는 음식을 먹을 수 있고, 한사寒邪에 상한 경우에는 음식을 먹을 수 없다(단심).

凡病辨有餘不足

凡病來潮作之時，病氣精神增添者，是爲病氣有餘，乃邪氣勝也，急瀉之，以寒凉酸苦之劑．○若病來潮作之時，神氣困弱者，爲病氣不足，乃眞氣不足也，急補之，以辛甘溫熱之劑．○如病人形氣不足，病來潮作之時，病氣亦不足，此乃陰陽俱不足也，禁用鍼，宜補之以甘藥．又灸臍下氣海穴．○夫氣[125]謂口鼻中氣息也，形謂皮肉筋骨血脈也．形勝者[126]爲有餘，消瘦者爲不足也．氣者，審口鼻中氣，勞役如故，爲氣有餘也．若喘息氣促氣短，或不足以息者，爲不足也．故曰形氣也〔東垣〕[127].

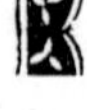

125 『醫學綱目』에는 '夫氣'가 "夫形氣者, 氣"로 되어 있다. 『醫學綱目』 卷之四 陰陽臟腑部 「治虛實法」(앞의 책, 50쪽).

126 '形勝者'는 形이 氣를 이긴 것으로, 여기에서는 몸의 골격에 비해 살이 찐 것을 말한 것으로 보인다.

127 『內外傷辨惑論』 卷下 「說形氣有餘不足當補當瀉之理」(앞의 책, 48-49쪽). 원문을 재구성하였다. 이 문장은 『醫學綱目』에서도 변형되어 인용되어 있다.

모든 병은 넘침과 부족함을 가려야 한다

병이 조수처럼 밀려올 때 병의 기세가 심해도 정精과 신神이 또렷한 것은 병의 기가 넘치기 때문으로, 이는 곧 사기邪氣가 〔정기를〕 이긴 것이므로 빨리 차고 서늘하며 맛이 시고 쓴 약으로 사瀉하여야 한다. ◯ 만일 병이 조수처럼 밀려올 때 신神이 흐릿해지는 것은 병의 기가 부족하기 때문으로, 이는 곧 진기眞氣가 부족한 것이므로 이때는 빨리 맛이 맵고 달며 성질이 따뜻하고 뜨거운 약으로 보補하여야 한다. ◯ 만일 환자의 형形과 기가 부족하고 병이 조수처럼 밀려올 때 병의 기세 또한 부족하면 이는 음양이 모두 부족한 것이다. 그러므로 이때는 침을 써서는 안 되고, 마땅히 맛이 단 약으로 보하고 또 배꼽 아래에 있는 기해혈氣海穴에 뜸을 뜬다. ◯〔형기形氣에서〕'기'는 입과 코로 쉬는 숨을 말하고, 형은 피皮, 육肉, 근筋, 골骨, 혈맥血脈을 말한다. 형이 〔기를〕 이긴 것을 넘친다〔有餘〕고 하고, 살이 빠지고 여윈 것을 부족不足하다고 한다. 기는 입과 코로 숨쉬는 것을 살펴보아 힘써 일해도 〔숨쉬는 것이〕 여전하면 기가 넘치는 것이고, 숨이 차고 헐떡이거나 숨쉬기가 어려운 것은 기가 부족한 것이다. 그래서 형기라고 하는 것이다(『내외상변혹론』).

凡病有形無形

靈樞曰, 有形[128]而不痛者, 陽之類也, 無形而痛者, 陰之類也. 無形而痛者, 陽完而陰傷之也, 急治其陰, 無攻其陽. 有形而不痛者, 其陰完而陽傷之也, 急治其陽, 無攻其陰. 陰陽俱動, 乍有形, 乍無形, 加以煩心, 命曰陰勝其陽, 此謂不表不裏, 其形[129]不久也.[130]

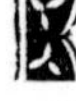

128 '有形'은 형태의 변화가 있는 것을 말한다. 예를 들면 붓는다거나 튀어나오는 등의 병적 변화를 말한다. 뒤의 '無形'은 그런 변화가 없는 것을 말한다.

129 '其形'은 환자의 몸을 가리키는 것으로 보인다.

130 『靈樞』「壽夭剛柔第六」.

병에 형形이 있는 것과 없는 것

『영추』에서 "형形은 있는데 〔눌러서〕 아프지 않은 것은 양陽에 속하고, 형은 없는데 〔눌러서〕 아픈 것은 음陰에 속한다. 형이 없으면서 아픈 것은 양은 온전한데 음이 상한 것이므로 빨리 음을 치료하고 양은 치지 말아야 한다. 형이 있으면서 아프지 않은 것은 음은 온전한데 양이 상한 것이므로 빨리 양을 치료하고 음은 치지 말아야 한다. 음양이 모두 요동하여 형이 있다가 없다가 하면서 거기에다 가슴까지 답답한 것을 음이 양을 이겼다고 하는데, 이를 표表도 아니고 이裏도 아니라고 하며 그 〔환자의〕 형이 오래가지 못할 것이다"라고 하였다.

三焦不歸

寸口脈微而澁, 微者衛氣不行, 澁者榮氣不逮, 榮衛不能相將, 三焦無所仰, 身體痺不仁. 榮氣不足, 則煩疼, 口難言. 衛氣虛, 則惡寒, 數欠. 三焦不歸其部, 上焦不歸者, 噫而呑酢, 中焦不歸者, 不能消穀引食, 下焦不歸者, 則遺尿〔仲景〕.

삼초가 제자리로 돌아가지 못하는 것

촌구맥이 미微하고 색濇한 경우 미한 것은 위기衛氣가 돌지 못하는 것이고, 색한 것은 영기榮氣가 〔가야 할 곳에〕 미치지 못하는 것이다. 영기와 위기가 서로 이끌어주지 못하면 삼초三焦가 기댈 곳이 없게 되어 몸이 저리고 감각이 없게 된다. 영기와 위기가 부족하면 답답하면서 아프고 말을 하기가 어렵다. 위기가 허하면 으슬으슬 추우면서 자주 하품을 한다. 삼초가 각자의 자리로 돌아가지 못하는 경우 상초上焦의 기가 제자리로 돌아가지 못하면 트림이 나면서 신물이 올라오고, 중초中焦의 기가 제자리로 돌아가지 못하면 음식을 소화시키지 못하여 먹지 못하며, 하초下焦의 기가 제자리로 돌아가지 못하면 자신도 모르게 소변을 지린다(중경).

二尸四異四奇

小兒魃[131]病[132], 生者爲相繼, 死者爲傳尸也. 有脈而無氣, 謂之尸厥. 有氣而無脈, 謂之行尸. ○丁奚[133], 哺露[134], 客忤[135], 無辜[136], 四異病也. ○陽易[137], 陰易[138], 百合[139], 狐惑[140], 四奇病也〔海藏〕.

131 '魃'(아이귀신 기)가 '魃'(가물귀신 발)로 되어 있는 판본도 있으나 誤字이다.

132 '魃病'은 아우 타는 병으로, 젖먹이 어린이가 임신한 자기 어머니의 젖을 먹어서 생긴다. 얼굴색이 누렇고 몸이 몹시 여위며 맥이 없어 하고 배가 커지며 다리는 가늘고 머리칼이 빠지며 추웠다 열이 났다 하면서 설사를 한다(『동의학사전』).

133 '丁奚'는 감병疳病의 하나로, 비위가 허약하거나 기혈이 허하여 생긴다. 얼굴이 창백하거나 누르무레하며 조열이 있고 목이 가늘며 배가 커지고 온몸이 여위며 때로 게우거나 설사한다. 심하면 살이 빠져 꽁무니뼈가 앙상하고 배꼽이 도드라져 올라오며 생쌀, 흙 등을 먹기 좋아한다(『동의학사전』).

134 '哺露'는 疳病의 하나로, 선천적으로 체질이 약하거나 비위가 허약하여 생긴다. 얼굴이 누렇게 되면서 미열이 나고 번갈이 있으면서 때없이 게우고 몸이 몹시 여위어 뼈가 앙상해진다. 배가 불러오르고 소화가 안 되며 자주 설사하고 회충을 게우기도 한다(『동의학사전』).

135 '客忤'는 어린이가 갑자기 놀란 것이 원인이 되어 생긴 병증으로, 얼굴이 창백하고 거품이 있는 침을 게우며 숨차하고 배 아파하며 온몸에 경련이 이는 것이 전간과 비슷하다(『동의학사전』).

136 '無辜'는 疳病의 하나로, 음식섭생을 잘못하거나 충이 살갗에 침범하여 생긴다. 목에 달걀노른자만한 멍울이 생겨서 밀면 이동하나 아프지는 않다. 얼굴은 위황색萎黃色이고 때로 열이 나며 몸이 여윈다. 심하면 팔다리에 헌데가 생기고 피 곱이 섞인 대변을 누며 열이 몹시 나고 뼈만 앙상해진다(『동의학사전』).

137 '陽易'과 '陰易'은 상한을 앓은 뒤 건강이 회복되기 전에 성생활을 하여 생긴 병증으로, 남자가 앓으면 陽易이고, 여자가 앓으면 陰易이라고 한다. 몸이 무겁고 맥이 없으며 아랫배가 켕기는데, 때로는 그것이 음부까지 미치며 열기가 가슴에 치밀어오르고 머리가 무거우며 눈앞이 아찔해진다(『동의학사전』).

두 가지 시병과 네 가지 이병과 네 가지 기병

어린이가 아우 타는 병을 앓았는데 사는 경우를 상계相繼라 하고, 죽는 경우를 전시傳尸라고 한다. 맥은 뛰는데 숨을 쉬지 않는 것을 시궐尸厥이라 하고, 숨은 쉬는데 맥이 뛰지 않는 것을 행시行尸라고 한다. ◯ 정해丁奚, 포로哺露, 객오客忤, 무고無辜를 네 가지 이병異病이라고 한다. ◯ 양역陽易, 음역陰易, 백합百合, 호혹狐惑을 네 가지 기병奇病이라고 한다(해장).

138 '百合'은 심폐의 음이 허한 병증으로, 칠정울결이나 중병을 앓고 난 뒤 심폐의 음허로 내열이 생겨서 온다. 『醫方類聚』에 백합병일 때 멍청해 있으면서 먹고 싶으나 먹지 못하고 눕고 싶으나 눕지 못하며 걷고 싶으나 걷지 못하고 음식 맛이 좋을 때도 있고 때로는 추운 것 같으면서도 춥지 않으며 열이 있는 것 같으면서도 열은 없으며 입이 쓰다고 하였다. 음을 보하고 열을 내리는 방법으로 백합지황탕百合地黃湯이나 백합지모탕百合知母湯을 쓴다. 백합·지황 등 자음약滋陰藥으로 치료 효과를 본 것에서 붙인 이름이라고 한 데도 있다. 신경쇠약, 히스테리, 열병을 앓은 뒤 몸이 허약할 때 볼 수 있다(『동의학사전』).

139 '狐惑'은 인후와 음부, 항문이 허는 병증(궤양)을 말한다. 습사가 침범하거나 열독이 몰려서 생긴다. 정신이 흐리멍덩하고 눕거나 일어나거나 늘 불안하며 의심을 잘한다. 청열화습淸熱化濕, 해독하는 방법으로 인후에 생겨 목이 쉴 때는 감초사심탕甘草瀉心湯을 쓰고, 前陰에 생겼을 때는 苦參湯으로 국부를 씻고, 후음에 생겼을 때는 石雄黃을 태운 연기를 쏘인다. 일부 동의고전에는 下疳을 '狐'라 하고, 牙疳을 '惑'이라고 한 데도 있다(『동의학사전』).

140 이 문장은 『證治準繩』 幼科 集之九 「魃病」(『王肯堂醫學全書』, 中國中醫藥出版社, 1999, 1,945쪽)에서 '海藏'의 말을 인용한 것이다. 『證治準繩』에서 魃病에 대한 설명은 다음과 같다. "魃, 小鬼也, 乳下嬰兒未能行, 而母更有娠, 其兒病微微下利, 寒熱去來, 毛髮鬇鬡, 以爲有惡神導其腹中胎, 妬嫉而爲此, 故名曰魃病也. 以他人相近, 亦能相繼, 亦曰繼病, 妊娠婦人不必悉能致魃, 亦時有此爾. 女子榮血上爲乳汁, 下爲經水, 小兒飮交乳且病, 況其大分已榮於胎, 而乳汁之漓可知, 能無使兒病乎, 則又何鬼神之咎爲也. 千金炙伏翼熱嚼哺兒, 而懷妊者帶伯勞鳥毛白馬眼, 不能滋榮氣血, 乃徒剝裂禽獸."

男女病因

凡病, 男子必審房勞, 女人先問經孕〔入門〕.[141]

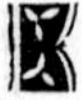

141 『醫學入門』 外集 卷四 雜病提綱 「沈寒痼冷」(앞의 책, 345쪽).

남자와 여자의 병인

병이 났을 때 남자는 반드시 성생활이 지나쳤는지를 살펴야 하고, 여자는 먼저 월경과 임신에 대해 물어보아야 한다(『의학입문』).

升降失常爲病

凡頭面上病，皆百邪上攻，胸膈間病，皆百邪上衝，腸胃間病，皆百邪下流而傳入，不然則血氣失升降之常，陽當升而不升，陰當降而不降，識病機括，盡於此矣〔入門〕[142]. ○陽病者，上行極而下，陰病者，下行極而上. 上下必于中焦，於是三焦溷亂，內外氣塞〔靈樞〕[143]. ○手之三陽，從手走頭，足之三陽，從頭走足，是高能接下也. 足之三陰，從足走腹，手之三陰，從腹走手，是下能趨上也. 故上下升降而爲和. 易曰[144]，天道下濟而光明，地道卑而上行. 難經曰，氣主煦之，升也，血主濡之，潤也[145]. 夫唱則婦隨，血隨氣而上行. 氣也者，寄于辛[146]，用于寅[147]，平朝始從中焦，注循天之紀，左旋，至丑而終，晝夜通行五十度，周流八百一十丈〔東垣〕[148].

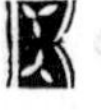

142 『醫學入門』 外集 卷三 傷寒 傷寒初證 「往來寒熱」(앞의 책, 271쪽).

143 『靈樞』 「太陰陽明論篇第二十九」.

144 『周易』 「謙卦彖辭」.

145 『難經』 「第二十二難」. "氣主呴之, 血主濡之"(앞의 책, 44쪽).

146 '辛'은 十干의 하나이다.

147 '寅'은 十二支의 하나이다.

오르고 내리는 것이 마땅하지 않으면 병이 된다

대개 머리와 얼굴의 병은 모두 온갖 사기邪氣가 〔바로〕 위를 친 것이고, 흉격 사이의 병은 모두 온갖 사기가 〔아래에서〕 위로 치받은 것이며, 장위腸胃 사이의 병은 모두 온갖 사기가 아래로 흘러 들어간 것이다. 그렇지 않은 경우는 혈과 기가 오르내리는데 마땅함을 잃어 양陽이 마땅히 올라가야 하는데 올라가지 못하거나, 음陰이 마땅히 내려가야 하는데 내려가지 못하는 것이다. 병의 기전에 대한 개괄적인 이해는 이것이 전부이다(『의학입문』). ◯ 양병陽病은 머리끝까지 올라갔다가 내려오고, 음병陰病은 발끝까지 내려갔다가 올라온다. 오르내릴 때에는 반드시 중초中焦를 지나므로 삼초三焦가 어지러워지면 안과 밖의 기가 막힌다(『영추』). ◯ 수삼양경手三陽經은 손에서 머리로 가고, 족삼양경足三陽經은 머리에서 발로 간다. 그래서 높은 데 있는 것이 아래에 있는 것과 이어질 수 있는 것이다. 족삼음경足三陰經은 발에서 배로 가고, 수삼음경手三陰經은 배에서 손으로 간다. 그래서 아래에 있는 것이 위에 있는 것을 좇을 수 있다. 그러므로 위아래가 오르내리면서 서로 조화를 이룬다. 『주역』에서 "하늘의 도는 아래로 내려와 〔만물을〕 구제하지만 밝게 빛나고, 땅의 도는 낮지만 위로 올라간다"고 하였다. 『난경』에서 "기는 따뜻하게 하는 것을 주관하여 올리고, 혈은 적시는 것을 주관하여 눅여준다"고 하였다. 남편이 노래를 부르면 아내가 맞장구치는 것처럼 혈은 기를 따라 위로 올라간다. 기라는 것은 신(辛, 肺)에 자리잡고 있으면서 인시(寅時, 오전 3시 반에서 5시 반)에 작용하는데, 이른 아침 중초에서 시작하여 하늘의 법칙을 따라 흐르는 것처럼 왼쪽으로 돌아 축시(丑時, 오전 1시 반에서 3시 반)에 이르러 끝난다. 밤낮으로 50번을 돌아 모두 810장丈을 돈다(동원).

148 『此事難知』 卷一 「經脈終始」(앞의 책, 575-576쪽). 원문을 재구성하였다.

辨陰陽二證

凡病陰證，則身靜重，語無聲，氣難布息，目睛不了了，鼻中呼不出，吸不入，往來口與鼻中氣冷，水漿不入，大小便不禁，面上惡寒，有如刀刮〔東垣〕[149]．○陽證，則身動輕，語有聲，目睛了了，鼻中呼吸出入，能往而能來，口與鼻中氣皆然〔東垣〕[150]．○身表涼，知在陰經也，名曰陰證．身表熱，知在陽經也，名曰陽證〔入門〕[151]．○陽勝則身熱，腠理閉，喘麄爲之俛仰，汗不出而熱，齒乾，以煩寃腹滿死，能冬不能夏 能與耐同．陰勝則身寒，汗出身常淸，數慄而寒，寒則厥，厥則腹滿死，能夏不能冬〔內經〕[152]．○凡病人開目喜見人者，屬陽也，閉目不欲見人者，屬陰也．○多睡者，陽虛陰盛也，無睡者，陰虛陽盛也．○喜明者，屬陽，元氣實也．喜暗者，屬陰，元氣虛也．○睡向壁者，屬陰，元氣虛也．睡向外者，屬陽，元氣實也〔回春〕．

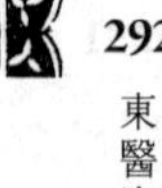

149『此事難知』卷一「辨陰陽二證」(앞의 책, 582쪽).

150『此事難知』卷一「辨陰陽二證」(앞의 책, 582쪽).

151『此事難知』卷一「辨表傷陰陽二證」(앞의 책, 582쪽).

152『素問』「陰陽應象大論篇第五」.

음증과 양증을 분별한다

음증陰證의 병을 앓으면 가만히 있으려 하고 몸이 무거우며, 말을 하여도 소리가 나오지 않고 숨쉬기가 힘들며, 눈동자가 맑지 않고 코로 숨을 쉴 수가 없으며, 입과 코로 드나드는 숨이 차고 마실 것을 넘기지 못하며, 대소변을 참지 못하고 얼굴에 찬바람 맞기를 싫어하며, [찬바람을 맞으면] 칼로 에이는 듯하다(동원). ◯ 양증陽證의 병을 앓으면 가만히 있으려 하지 않고 몸이 가벼우며, 말을 하면 소리가 잘 나오고 눈동자가 맑으며, 코로 숨을 쉴 수 있는데 입과 코로 드나드는 숨이 모두 여느 때와 같다(동원). ◯ 몸의 겉이 서늘한 것을 보면 [병사가] 음경陰經에 있는 것을 알 수 있으므로 음증이라 하고, 몸의 겉이 뜨거운 것을 보면 [병사가] 양경陽經에 있는 것을 알 수 있으므로 양증이라고 한다(입문). ◯ 양기陽氣가 우세하면 몸에 열이 나고 주리腠理가 닫히며, 숨이 차고 거칠어 몸을 굽혔다 폈다 하게 되고 땀은 나오지 않으면서 열이 나며, 이가 건조하고 가슴이 답답하며 배가 그득해져 죽는데, 겨울에는 견딜 수 있으나 여름에는 견디지 못한다('能'은 '耐'와 같은 뜻이다). 음기陰氣가 우세하면 몸이 차고 땀이 나며, 몸이 늘 싸늘하고 자주 떨리면서 춥다. 추우면 팔다리가 싸늘해지고 싸늘해지면 배가 그득해져 죽는데, 여름에는 견딜 수 있으나 겨울에는 견디지 못한다(『내경』). ◯ 환자가 눈을 뜨고 사람 보기를 좋아하는 것은 양병에 속하고, 눈을 감고 사람 보기를 싫어하는 것은 음병에 속한다. ◯ 잠이 많은 것은 양이 허하고 음이 왕성한 것이며, 잠이 없는 것은 음이 허하고 양이 왕성한 것이다. ◯ 밝은 것을 좋아하는 것은 양병에 속하고 원기가 실한 것이며, 어두운 곳을 좋아하는 것은 음병에 속하고 원기가 허한 것이다. ◯ 벽을 향해 자는 것은 음병에 속하고 원기가 허한 것이며, 밖을 향해 자는 것은 양병에 속하고 원기가 실한 것이다(회춘).

辨內傷外傷

祥見內傷.

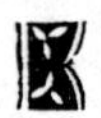

내상과 외상을 분별한다

「내상문」에 자세히 나와 있다.

八虛候五臟

黃帝問曰, 人有八虛, 各何以候. 岐伯對曰, 以候五藏也. 肺心有邪, 其氣流于兩肘, 肝有邪, 其氣流于兩胁 一作腋. 脾有邪, 其氣流于兩髀[153] 一作股. 腎有邪, 其氣流于兩膕, 凡此八虛者, 皆機關[154]之室, 眞氣之所過, 血絡之所遊. 邪氣惡血, 固不得留住. 留住則傷經絡骨節, 機關不得屈伸, 故病[155]攣也〔靈樞〕[156].

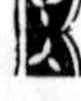

153 '髀'는 일반적으로 넓적다리를 뜻하지만 넓적다리뼈, 곧 大腿骨을 뜻하기도 하므로 여기에서 '髀'는 股關節을 포함한 것으로 보인다.

154 '機關'은 動作의 관건이 되는 중요한 기관이라는 뜻으로, 관절 중에서도 크고 중요한 관절을 가리킨다. 『類經』「十四卷第十五注」"機, 樞機也. 關, 要會處也."

155 『鍼灸甲乙經』에는 '病'이 '拘'로 되어 있다.

156 『靈樞』「邪客第七十一」.

팔허로 오장을 살핀다

황제가 “사람에게 팔허八虛가 있는데 각각 어떤 병을 살필 수 있는가?”라고 물었다. 기백岐伯이 “〔팔허로〕 오장의 병을 살필 수 있다. 폐肺와 심心에 사기邪氣가 있으면 그 사기는 양쪽 팔꿈치로 흘러가고, 간肝에 사기가 있으면 그 사기는 양쪽 옆구리(어떤 곳에는 겨드랑이〔腋〕로 되어 있다)로 흘러가며, 비脾에 사기가 있으면 그 사기는 바깥쪽 넓적다리(어떤 곳에는 안쪽 허벅지〔股〕로 되어 있다)로 흘러가고, 신腎에 사기가 있으면 그 사기는 양쪽 오금으로 흘러간다. 이 팔허라는 것은 모두 기관機關의 자리로서 진기眞氣가 지나는 곳이며 혈락이 들고 나는 곳으로, 참으로 사기와 악혈惡血이 머물러 있어서는 안 된다. 머물러 있으면 경락과 뼈마디가 상하여 기관을 굽혔다 폈다 하지 못하므로 경련이 일어 오그라들게 된다”라고 대답하였다(『영추』).

人不食七日死

黃帝曰, 願聞人之不食, 七日而死, 何也. 伯高對曰, 腸胃之中, 常留穀二斗, 水一斗五升, 故平人日再後, 後二升半, 一日中五升, 七日則五七三斗五升, 而留水穀盡矣, 故平人不食飮七日而死者, 水穀精氣津液皆盡故也〔靈樞〕[157].

157『靈樞』「平人絶穀第三十二」.

사람은 칠 일 동안 먹지 않으면 죽는다

황제가 "사람은 7일 동안 먹지 않으면 죽는데 그 이유에 대해 듣고 싶다"고 하였다. 백고伯高가 "장위腸胃 속에는 항상 음식 두 말과 물 한 말 닷 되가 들어 있다. 그러므로 보통 사람은 하루에 두 번 대변을 보는데, 한 번에 두 되 반을 내보낸다. 하루에 닷 되를 내보내어 7일이면 5에 7을 곱하여 서 말 닷 되를 내보내므로 들어 있던 물과 음식이 모두 빠져나가게 된다. 그러므로 보통 사람이 7일 동안 먹고 마시지 않으면 죽는 것은 음식물의 정기精氣와 진액津液이 모두 없어졌기 때문이다"라고 대답하였다(『영추』).

病有五逆

黃帝曰, 何謂五逆. 岐伯曰, 熱病脈靜, 汗已出, 脈盛躁, 是一逆也. 病泄, 脈洪大, 是二逆也. 着痺不移, 䐃肉破, 身熱, 脈偏絶, 是三逆也. 淫而奪形, 身熱, 色夭白, 及後下血衃, 血衃篤重, 是謂四逆也. 寒熱奪形, 脈堅搏, 是謂五逆也〔靈樞〕[158]. ○ 帝曰, 諸病皆有逆順, 可得聞乎. 岐伯曰, 腹脹, 身熱, 脈大, 是一逆也. 腹鳴而滿, 四肢淸, 泄, 其脈大, 是二逆也. 衄而不止, 脈大, 是三逆也. 咳且溲血脫形, 其脈小勁, 是四逆也. 咳脫形, 身熱, 脈小以疾, 是謂五逆也. 如是者, 不過十五日而死矣〔靈樞〕[159]. ○ 腹大脹, 四末淸, 脫形, 泄甚, 是一逆也. 腹脹便血, 其脈大, 時絶, 是二逆也. 咳溲血, 形肉脫, 脈搏, 是三逆也. 嘔血, 胸滿引背, 脈小而疾, 是四逆也. 咳嘔, 腹脹且飧泄, 其脈絶, 是五逆也. 如是者, 不及一時而死矣〔靈樞〕[160].

158 『靈樞』「五禁第六十一」.
159 『靈樞』「玉版第六十」.
160 『靈樞』「玉版第六十」.

병에는 다섯 가지 역증이 있다

황제가 "다섯 가지 역증逆證이란 무엇을 말하는가?"라고 물었다. 기백岐伯이 "열병 때 맥이 〔도리어〕 가라앉아 있다가 땀이 난 뒤에 맥이 왕성하고 조급하게 뛰는 것이 첫 번째 역증이고, 병들어 설사하는데 맥이 홍대洪大한 것이 두 번째 역증이며, 착비着痺가 낫지 않아 큰 살덩어리가 여위고 몸에 열이 나면서 한쪽 맥이 잡히지 않는 것이 세 번째 역증이고, 색을 밝혀 살이 빠지고 열이 나며 안색이 생기가 없이 허옇고 뒤로 심하게 핏덩어리를 쏟는 것이 네 번째 역증이며, 추웠다 더웠다 하고 살이 빠지면서 맥이 견堅하며 세게 뛰는 것이 다섯 번째 역증이다"라고 대답하였다(『영추』). ◯ 황제가 "모든 병에는 다 순증順證과 역증이 있는데 들려줄 수 있겠는가?"라고 하였다. 기백이 "배가 불러 오르고 몸에 열이 나면서 맥이 대大한 것이 첫 번째 역증이고, 배에서 소리가 나면서 그득하고 팔다리가 싸늘하며 설사가 나면서 맥이 대한 것이 두 번째 역증이며, 코피가 멎지 않으면서 맥이 대한 것이 세 번째 역증이고, 기침이 나며 소변에 피가 섞여 나오면서 살이 빠지고 맥이 소小하면서 세게 뛰는 것이 네 번째 역증이며, 기침이 나고 살이 빠지며 열이 나고 맥이 소하지만 빠른 것이 다섯 번째 역증이다. 이와 같은 사람은 15일을 넘기지 못하고 죽는다"라고 하였다(『영추』). ◯ 배가 크게 불러 오르고 팔다리가 싸늘하며 살이 빠지고 설사가 심한 것이 첫 번째 역증이고, 배가 불러 오르고 대변에 피가 섞여 나오며 맥이 대하면서 때때로 끊어지는 것이 두 번째 역증이며, 기침이 나고 소변에 피가 섞여 나오며 형체가 망가지고 살이 빠지며 맥이 세게 뛰는 것이 세 번째 역증이고, 피를 토하고 가슴이 그득하면서 등이 당기며 맥이 소하지만 빠른 것이 네 번째 역증이며, 기침이 나고 구역질이 나며 배가 불러 오르고 삭지 않은 설사를 하며 맥이 끊어지는 것이 다섯 번째 역증이다. 이와 같은 사람은 2시간을 넘기지 못하고 죽는다(『영추』).

五味所入

酸入肝, 辛入肺, 苦入心, 鹹入腎, 甘入脾, 是謂五入〔內經〕.[161]

161 『素問』「宣明五氣篇第二十三」.

다섯 가지 맛이 들어가는 곳

신맛은 간肝으로 들어가고, 매운맛은 폐肺로 들어가며, 쓴맛은 심心으로 들어가고, 짠맛은 신腎으로 들어가며, 단맛은 비脾로 들어간다. 이것이 다섯 가지 맛이 들어가는 곳〔五入〕이다(『내경』).

五氣所病

心爲噫[162], 肺爲咳, 肝爲語, 脾爲呑, 腎爲欠爲嚏, 胃爲氣逆爲噦爲恐, 大腸小腸爲泄, 下焦溢爲水, 膀胱不利爲癃, 不約爲遺尿, 膽爲怒, 是謂五病〔內經[163]〕.

162 심장의 기가 잘못되어 병이 생겼을 때에는 트림을 한다는 뜻이다. 번역에서는 번거로움을 피하기 위해 그냥 '심병'이라고 하였다. 이하 마찬가지이다.

163 『素問』「宣明五氣篇第二十三」.

오장의 기가 병드는 경우

심병心病일 때에는 트림이 나고, 폐병肺病일 때에는 기침이 나며, 간병肝病일 때에는 말을 많이 하고, 비병脾病일 때에는 〔신물이 넘어와〕 삼키며, 신병腎病일 때에는 하품과 재채기를 한다. 위병胃病일 때에는 기가 치밀어오르고 딸꾹질이 나며 두려워한다. 대장과 소장의 병일 때에는 설사를 하고 하초下焦가 넘쳐서 수종水腫이 된다. 방광의 기가 잘 통하지 않으면 융癃이 되고, 잘 묶이지 못하면 유뇨遺尿가 된다. 담병膽病일 때에는 성을 낸다. 이것을 오병五病이라고 한다(『내경』).

五精所幷

精氣幷於心則喜, 幷於肺則悲, 幷於肝則憂, 幷於脾則畏, 幷於腎則恐, 是謂五幷, 虛而相幷者也. 註曰[164], 精氣, 謂火之精氣也. 肺虛而心精幷之則爲喜. 他藏倣此〔內經〕[165].

164 王冰의 注를 말한다.

165 『素問』「宣明五氣篇第二十三」.

정기가 몰려가는 다섯 가지 경우

〔심화心火의〕 정기精氣가 심心에서 〔폐肺로〕 몰려가면 기뻐하고, 〔폐금肺金의 정기가〕 폐에서 〔간肝으로〕 몰려가면 슬퍼하며, 〔간목肝木의 정기가〕 간에서 〔비脾로〕 몰려가면 근심하고, 〔비토脾土의 정기가〕 비에서 〔신腎으로〕 몰려가면 무서워하며, 〔신수腎水의 정기가〕 신에서 〔심으로〕 몰려가면 두려워한다. 이것을 오병五并이라고 하는데, 〔몰려간 곳의 장기의 기가〕 허해서 〔相克하는 기가〕 그곳으로 몰리는 것이다. 왕빙王冰의 주에서 "정기는 화火의 정기를 말한다. 폐가 허해서 심의 정기가 몰려가면 기뻐한다. 다른 장기도 마찬가지이다"라고 하였다(『내경』).

五臟所惡

心惡熱, 肺惡寒, 肝惡風, 脾惡濕, 腎惡燥, 是謂五惡〔內經〕.[166]

166『素問』「宣明五氣篇第二十三」.

오장이 싫어하는 것

심心은 뜨거운 것을 싫어하고, 폐肺는 찬 것을 싫어하며, 간肝은 바람〔風〕을 싫어하고, 비脾는 습濕을 싫어하며, 신腎은 메마른 것〔燥〕을 싫어한다. 이것을 오오五惡라고 한다(『내경』).

五臟化液

心爲汗, 肺爲涕, 肝爲淚, 脾爲涎, 腎爲唾, 是謂五液〔內經〕.[167]

167 『素問』「宣明五氣篇第二十三」.

오장의 기가 액으로 변화되는 것

심心의 기는 땀〔汗〕이 되고, 폐肺의 기는 콧물〔涕〕이 되며, 간肝의 기는 눈물〔淚〕이 되고, 비脾의 기는 군침〔涎〕이 되며, 신腎의 기는 느침〔唾〕이 된다. 이것을 오액五液이라고 한다(『내경』).

五味所禁

辛走氣, 氣病無多食辛. 鹹走血, 血病無多食鹹. 苦走骨, 骨病無多食苦. 甘走肉, 肉病無多食甘. 酸走筋, 筋病無多食酸. 是謂五禁, 無令多食〔內經[168]〕.

168 『素問』「宣明五氣篇第二十三」.

삼가야 할 다섯 가지 맛

매운맛은 기氣로 가므로 기병氣病일 때에는 매운 것을 많이 먹지 말아야 하고, 짠맛은 혈血로 가므로 혈병血病일 때에는 짠 것을 많이 먹지 말아야 하며, 쓴맛은 뼈로 가므로 뼈에 병이 들었을 때에는 쓴 것을 많이 먹지 말아야 하고, 단맛은 살로 가므로 살에 병이 들었을 때에는 단것을 많이 먹지 말아야 하며, 신맛은 근筋으로 가므로 근의 병일 때에는 신 것을 많이 먹지 말아야 한다. 이것을 오금五禁이라고 하며, 많이 먹게 하여서는 안 된다(『내경』).

五病所發

陰病發於骨, 陽病發於血, 陰病發於肉, 陽病發於冬, 陰病發於夏, 是謂五發[169]〔內經〕.

169 『素問』「宣明五氣篇第二十三」.

병이 생기는 다섯 곳

음병陰病은 뼈〔骨〕에서 생기고, 양병陽病은 혈血에서 생기며, 음병은 살〔肉〕에서도 생긴다. 양병은 겨울에 생기고, 음병은 여름에 생긴다. 이것을 오발五發이라고 한다(『내경』).

五邪所亂

邪入於陽則狂, 邪入於陰則痺, 搏陽則爲巓疾, 搏陰則爲瘖, 陽入之陰則靜, 陰出之陽則怒, 是謂五亂〔內經〕[170].

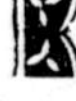

170 『素問』「宣明五氣篇第二十三」.

사기로 어지러워지는 다섯 가지 경우

사기邪氣가 양분陽分에 들어가면 광병狂病이 생기고, 사기가 음분陰分에 들어가면 비병痺病이 생긴다. [사기가] 양분을 치면 전질巓疾이 생기고, 음분을 치면 말을 하지 못하게 된다. 양분의 사기가 음분으로 들어가면 가만히 있고, 음분의 사기가 양분에서 나오면 성을 낸다. 이것을 오란五亂이라고 한다(『내경』).

五邪所見

春得秋脈, 夏得冬脈, 長夏得春脈, 秋得夏脈, 冬得長夏脈, 是謂五邪, 皆同命死不治[171]〔內經〕.

171『素問』「宣明五氣篇第二十三」.

오사가 드러난 맥

봄에 가을의 맥脈이 드러나고, 여름에 겨울의 맥이 드러나며, 장하長夏에 봄의 맥이 드러나고, 가을에 여름의 맥이 드러나며, 겨울에 장하의 맥이 드러나는 것, 이것을 오사五邪라고 하는데 모두 다 죽으며 치료할 수 없다(『내경』).

五臟所藏

心藏神, 肺藏魄, 肝藏魂, 脾藏意, 腎藏志, 是謂五藏所藏〔內經〕[172].

172『素問』「宣明五氣篇第二十三」.

오장이 간직하는 것

심心은 신神을 간직하고, 폐肺는 백魄을 간직하며, 간肝은 혼魂을 간직하고, 비脾는 의意를 간직하며, 신腎은 지志를 간직한다. 이것이 오장五臟이 간직하고 있는 것이다(『내경』).

五臟所主

心主脈, 肺主皮, 肝主筋, 脾主肉, 腎主骨, 是謂五主〔內經〕[173].

173 『素問』「宣明五氣篇第二十三」.

오장이 주관하는 것

심心은 맥脈을 주관하고, 폐肺는 피부를 주관하며, 간肝은 근筋을 주관하고, 비脾는 살〔肉〕을 주관하며, 신腎은 뼈〔骨〕를 주관한다. 이것을 오주五主라고 한다(『내경』).

五勞所傷

久視傷血，久臥傷氣，久坐傷肉，久立傷骨，久行傷筋，是謂五勞所傷〔內經〕[174].

174 『素問』「宣明五氣篇第二十三」.

노勞로 상하는 다섯 가지 경우

오래 보면 혈血이 상하고, 오래 누워 있으면 기氣가 상하며, 오래 앉아 있으면 살〔肉〕이 상하고, 오래 서 있으면 뼈〔骨〕가 상하며, 오래 걸으면 근筋이 상한다. 이것이 오로五勞로 상하는 경우이다(『내경』).

五脈應象

肝脈弦，心脈鉤，脾脈代，肺脈毛，腎脈石，是謂五藏之脈〔內經〕[175].

175『素問』「宣明五氣篇第二十三」.

상象에 상응하는 다섯 가지 맥

간맥肝脈은 현弦에 상응하고, 심맥心脈은 구鉤에 상응하며, 비맥脾脈은 대代에 상응하고, 폐맥肺脈은 모毛에 상응하며, 신맥腎脈은 석石에 상응한다. 이것을 오장五臟의 맥이라고 한다(『내경』).

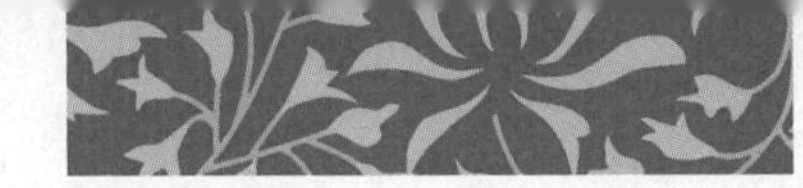

雜病篇

診脈

진맥

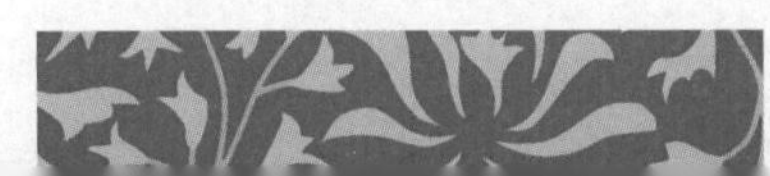

天和六脈

內經曰, 必先歲氣, 毋伐天和.[1] 註曰,[2] 歲有六氣, 分主有南面北面之政.[3] 先知此六氣所在, 人脈至尺寸應之. 太陰所在, 其脈沈. 少陰所在, 其脈鉤. 厥陰所在, 其脈弦. 太陽所在, 其脈大而長. 陽明所在, 其脈短而澁. 少陽所在, 其脈大而浮. 如是六脈則謂天和. 不識不知, 呼爲寒熱, 攻寒令熱, 脈不變而熱疾已生, 制熱令寒, 脈如故, 而寒病又起, 夭枉之來, 率由於此也〔內經〕.

1 『素問』「五常政大論篇第七十」. '天和'는 사람과 자연의 조화를 뜻하는 말로, 『莊子』 外篇 「天道第十三」과 『淮南子』「俶眞訓」 등에 나온다. 『莊子』에서는 "與天和者也, 所以均調天下, 與人和者也"라고 하였다.

2 王冰의 注이다.

3 '政'에는 변하지 않는 法規라는 뜻이 있다.

자연의 기와 어울리는 여섯 가지 맥

『내경』에서 "반드시 그해의 기氣를 우선〔고려〕하여 사람과 자연의 기와의 조화를 해치지 말아야 한다"라고 하였다. 왕빙王冰의 주에서는 "한 해의 운기에는 육기六氣가 있는데, 남면南面과 북면北面의 다스림을 나누어 주관한다"고 하였다. 그러므로 먼저 이러한 육기의 소재와 그 기가 사람의 맥에 이르러 척尺과 촌寸에 서로 상응하는 것을 알아야 한다. 〔그해에〕 태음太陰이 있을 때에는 맥이 침沈하고, 소음少陰이 있을 때에는 맥이 구鉤하며, 궐음厥陰이 있을 때에는 맥이 현弦하고, 태양太陽이 있을 때에는 맥이 장長하면서 대大하며, 양명陽明이 있을 때에는 맥이 단短하면서 삽澁하고, 소양少陽이 있을 때에는 맥이 대하면서 부浮하다. 이와 같은 여섯 가지 맥을 '자연의 기와 어울린다'고 말한다. 이것을 알지 못하고 한寒이니 열熱이니 하면서 한을 공격하여 뜨겁게 하니 맥은 변하지 않았어도 이미 열병이 생기게 되고, 열을 제압하여 차갑게 하니 맥은 여전하나 한병이 다시 생긴다. 〔잘못 치료하여〕 요절하게 되는 것은 모두 이 때문이다(『내경』).

脈當有神

脈之不病, 其神不言, 當自有也. 脈之旣病, 當求其神之有與無焉. 謂如六數七極, 熱也, 脈中[4]有力[5], 卽有神也. 三遲二敗, 寒也, 脈中有力, 卽有神也. 熱而有神, 當泄其熱, 則神在焉. 寒而有神, 當去其寒, 則神在焉. 寒熱之脈, 無力無神, 將何藥而泄熱去寒乎. 苟不知此, 而遽泄去之, 將何依以生. 所以十亡八九矣〔海藏〕[6]. ○氣血食積痰飮, 一有留滯於其間, 脈必因之而止節矣. 但當求其有神, 何害之有. 夫有神者, 卽經所謂有中氣也, 卽脈有力也〔樞要〕[7].

4 여기에서의 '中'은 맥을 잡는 부위인 浮中沈의 中이다('東垣'의 말을 인용한 곳에 단 滑壽의 注). 이 구절은 滑壽, 『診家樞要』(王國辰 主編, 『滑壽醫學全書』, 中國中醫藥出版社, 2006, 209쪽)에 나온다.

5 '有力'은 胃氣를 말한다. 滑壽(앞의 책, 209쪽).

6 『此事難知』 卷二 「脈當有神」(앞의 책, 607쪽).

7 『醫學正傳』 卷之二 鬱證 「脈法」(앞의 책, 97쪽). '樞要'는 滑壽의 『診家樞要』를 말하는데, 여기에는 이 구절이 없다.

맥에는 신기가 있어야 한다

맥이 병들지 않았을 때에는 따로 신神을 말하지 않아도 그 맥에는 신이 있기 마련이다. 그러나 이미 병들었을 때에는 마땅히 맥의 중中 부위에 신이 있는지 없는지를 찾아보아야 한다. 예를 들면 〔한 호흡에〕 맥이 여섯 번 뛰면 삭맥數脈이라 하고, 일곱 번 뛰면 극맥極脈이라고 하는데, 이는 열증熱證으로 맥의 중 부위에 힘이 있으면 신이 있는 것이다. 〔한 호흡에〕 맥이 세 번 뛰면 지맥遲脈이라 하고, 두 번 뛰면 패맥敗脈이라고 하는데, 이는 한증寒證으로 맥의 중 부위에 힘이 있으면 신이 있는 것이다. 열증이면서 신이 있으면 그 열을 내보내도 신이 남아 있고, 한증이면서 신이 있으면 그 한寒을 없애도 신이 남아 있게 된다. 한증과 열증의 맥에 힘도 없고 신도 없다면 어떤 약으로 열을 내보내고 한을 물리치겠는가. 진실로 이것을 알지 못하고 급히 열을 내보내고 한을 몰아내니 〔환자가〕 무슨 힘으로 살 수 있겠는가. 이 때문에 십중팔구가 죽는다(해장). ◯ 기혈氣血, 식적食積, 담음痰飮 중 한 가지라도 그 사이에 머물러 막히게 되면 맥은 반드시 그로 인하여 절도를 잃는다. 다만 신이 있는지를 찾아야 어떤 해도 없을 것이다. 신이 있다는 것은 『내경』에서 말한 '중기中氣가 있다'는 것이니, 곧 맥에 힘이 있는 것이다(추요).

脈以胃氣爲本

胃氣者, 中氣也. 不大不細, 不長不短, 不浮不沈, 不滑不澁, 應手冲和, 難以名狀者, 爲胃氣. 有胃氣則有力, 有力則有神. 無胃氣則無力, 無力則無神[8]. 有神則生, 無神則死〔入門〕. ○人以水穀爲本, 故人絶水穀則死, 脈無胃氣亦死. 所謂無胃氣者, 但得眞藏脈, 不得胃氣也〔內經〕[9].

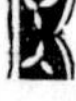

8 『醫學入門』 內集 卷一 總看三部脈法 「四時胃氣爲之本」(앞의 책, 95쪽). 원문에는 이 뒤에 '神卽胃氣也'라는 구절이 더 있다.

9 『素問』 「平人氣象論篇第十八」.

맥은 위기를 근본으로 한다

위기胃氣는 중기中氣이다. 대大, 세細, 장長, 단短, 부浮, 침沈, 활滑, 색濇하지 않고 맥을 잡으면 온화하여 무엇이라고 말하기 어려운 것이 위기이다. 위기가 있으면 힘이 있고, 힘이 있으면 신神이 있는 것이다. 위기가 없으면 힘이 없고, 힘이 없으면 신이 없다. 신이 있으면 살고, 신이 없으면 죽는다(『의학입문』). ◯ 사람은 수곡을 근본으로 하기 때문에 수곡을 끊으면 죽고, 맥에 위기가 없어도 죽는다. 위기가 없다고 하는 것은 단지 진장맥眞臟脈만 있고 위기가 없는 것이다(『내경』).

眞臟脈

眞肝脈至, 中外急,[10] 如循刀刃責責然,[11] 如按琴瑟絃. 眞心脈至, 堅而搏, 如循薏苡子, 累累然.[12] 眞肺脈至, 大而虛, 如以毛羽中人膚. 眞腎脈至, 搏而絶, 如指彈石辟辟然.[13] 眞脾脈至, 弱而乍數乍踈. 諸眞藏脈見, 皆死不治也〔內經〕.[14] ○ 楊上善云, 無餘物和雜, 故名曰眞也. 如弦是肝脈也, 微弦爲平和, 微弦謂二分胃氣一分弦氣, 俱動爲微弦, 三分並是弦而無胃氣,[15] 爲見眞藏, 餘四藏準此〔太素〕.[16] ○ 黃帝曰, 見眞藏曰死, 何謂也. 岐伯曰, 五藏者, 皆稟氣於胃, 胃者五藏之本也. 藏氣者, 不能自致于手太陰, 必因於胃氣, 乃至于手太陰也. 故五藏各以其時自爲[17] 而至于手太陰也. 邪氣勝者, 精氣衰也. 病甚者, 胃氣不能與之俱至于手太陰, 故眞藏之氣獨見, 獨見者病勝藏也, 故曰死〔內經〕.[18]

10 '中外'는 三候인 浮中沈 모두를 가리킨다. 『太素』에는 '中'이 '內'로 되어 있다.

11 '責責'은 急勁, 곧 굳세고 날카로운 모양이다.

12 '累累然'은 주렁주렁 달려 있는 모양을 말하며, 고리처럼 둥글게 연속되어 그침이 없는 맥상을 비유한 것이다.

13 '辟辟然'은 손가락으로 돌을 튕기는 소리를 형용한 것이며, 王冰은 "辟辟如彈石, 言促又堅也"라고 하였다.

14 『素問』「玉機眞藏論篇第十九」.

15 원문에는 '微弦謂二分胃氣一分弦氣, 俱動爲微弦, 三分並是弦而無胃氣'가 '微弦, 謂弦之少也, 三分有

진장맥

간肝의 진장맥眞臟脈이 뛰는 것은 안과 밖이 급하여 〔켕겨서〕 칼날을 어루만지는 듯하고, 팽팽하고 굳센 것이 거문고의 줄을 누르는 것 같다. 심心의 진장맥이 뛰는 것은 단단하고 툭툭 치는 것이 율무 씨를 어루만지는 듯한데, 연이어 계속 뛴다. 폐肺의 진장맥이 뛰는 것은 대大하지만 허虛하여 깃털로 사람의 피부를 건드리는 것 같다〔부딪쳤다 푹 꺼져 마치 텅 빈 것 같다〕. 신腎의 진장맥이 뛰는 것은 툭툭 치다가 끊어지는 것이 마치 손가락으로 돌을 튕기는 것 같다. 비脾의 진장맥이 뛰는 것은 약하면서 빨리 뛰다가 느리게 뛰다가 한다. 이러한 진장맥이 나타나면 모두 죽으며 치료할 수 없다(『내경』). ◯ 양상선楊上善은 "다른 것과 섞이지 않았으므로 '진眞'이라고 한다. 예를 들어 현맥弦脈은 간맥肝脈인데, 미현微弦하여 고르고 조화로운 맥이다. 미현한 맥이란 3분의 2는 위기胃氣, 3분의 1은 현기弦氣가 뛰는 것을 말하는데, 〔이 두 맥이〕 같이 뛰는 것을 미현한 맥이라고 한다. 3분의 3이 모두 다 현하여 위기가 없으면 진장맥이 나타난다. 나머지 네 장부도 이와 마찬가지이다"라고 하였다(『황제내경태소』). ◯ 황제가 "진장맥이 나타나면 죽는다고 하는 것은 무엇을 말하는가?"라고 물었다. 기백岐伯이 "오장은 모두 위胃에서 기운을 받는데, 위는 오장의 근본이다. 장의 기는 스스로 수태음手太陰〔촌구〕까지 이르지 못하고 반드시 위기에 의지하여야 수태음〔촌구〕에 이를 수 있다. 그러므로 오장은 각각 〔자신의 기가 왕성한〕 그때가 되어야 스스로 수태음〔촌구〕에 이르게 된다. 사기邪氣가 성하다는 것은 정기精氣가 쇠약하다는 것이다. 병이 심해졌을 때에는 위기가 그와 더불어 수태음〔촌구〕까지 이르지 못하게 되므로 진장의 기가 홀로 나타나게 된다. 〔진장의 기가〕 홀로 나타나는 것은 병의 사기가 장의 기운을 이긴 것이므로 죽는다"라고 대답하였다(『내경』).

一分爲微, 二分胃氣與一分弦氣俱動, 爲微弦也. 三分並是弦氣, 竟無胃氣'로 되어 있다.

16 '問曰, 見眞臟曰死, 何也'에 대한 楊上善의 注이다.

17 吳崑은 이 구절에 대해 "五臟失其胃氣, 則不能者致其氣於寸口, 乃各以其時自爲而至於寸口, 是其眞藏脈獨見, 無復沖和胃氣者如此也"라고 하였다. 張介賓은 '以其時自爲'에 대해 "如春而但弦, 夏而但鉤之類, 皆五藏不因於胃氣, 卽眞藏之見也"라고 하였다.

18 『素門』「玉機眞藏論篇第十九」.

損至脈

脈有損至[19], 何謂也. 然, 至之脈, 一呼再至曰平, 三至曰離經, 四至曰奪精, 五至曰死[20], 六至曰命絶, 此至之脈也. 何謂損. 一呼一至曰離經, 二呼一至曰奪精, 三呼一至曰死, 四呼一至曰命絶, 此損之脈也. 至脈從下上[21], 損脈從上下[22]〔難經〕[23]. ○脈來一呼再至, 一吸再至, 不大不小曰平. 一呼三至, 一吸三至爲得病[24]. 一呼四至, 一吸四至, 病欲甚[25]. 一呼五至, 一吸五至, 其人當困. 脈有大小, 則難治[26]. 一呼六至, 一吸六至, 爲死脈, 沈細夜死, 浮大晝死〔難經〕[27].

19 '損至'는 '損脈'과 '至脈'을 말한다. 損脈은 맥상의 하나로, 陰氣가 성해서 지나치게 느리게 뛰는 맥을 말한다. 遲脈, 結脈 등을 損脈이라고 하는데 주로 병이 중할 때 나타난다. 至脈은 맥상의 하나로, 陽氣가 성해서 지나치게 빨리 뛰는 맥을 말한다. 數脈, 疾脈 등을 지맥이라고 하는데 주로 병이 중할 때 나타난다.

20 『太平聖惠方』 卷一 「辨損至脈法」에 '死'는 '困'으로 되어 있다(『太平聖惠方』, 13쪽). 이 구절 뒤에서 "一呼五至, 一吸五至, 其人當困, 雖困可治"라고 하였으므로 이것이 맞는 것으로 보인다. 損脈에서의 '死'도 마찬가지이다. 위급하다는 뜻이다.

21 '從下上'이란 병이 骨에서 筋, 肌肉, 血脈, 皮毛로 올라간다는 뜻이다(『難經校注』의 해당 구절에 대한

손맥과 지맥

맥에는 손맥損脈과 지맥至脈이 있다고 하는데 무엇을 말하는가? 지맥이란 숨을 한 번 내쉬는 동안 맥이 두 번 뛰면 고르다〔평맥平脈〕 하고, 세 번 뛰면 제 경맥을 벗어났다〔이경離經〕고 하며, 네 번 뛰면 정精이 다 없어졌다〔탈정奪精〕고 하고, 다섯 번 뛰면 죽게 될 맥〔곤困〕이라고 하며, 여섯 번 뛰면 목숨이 끊어질 맥〔명절맥命絶脈〕이라고 하는데, 이런 것들이 지맥이다. 무엇을 손맥이라고 말하는가? 숨을 한 번 내쉬는 동안 맥이 한 번 뛰면 이경이라 하고, 숨을 두 번 내쉬는 동안 한 번 뛰면 탈정이라고 하며, 숨을 세 번 내쉬는 동안 한 번 뛰면 죽게 될 맥이라 하고, 숨을 네 번 내쉬는 동안 한 번 뛰면 목숨이 끊어질 맥이라고 하는데, 이런 것들이 손맥이다. 지맥은 〔병이〕 아래에서 위로 올라가고, 손맥은 위에서 아래로 내려간다(『난경』). ◯ 맥이 오는데, 숨을 한 번 내쉬는 동안 두 번 뛰고, 숨을 한 번 들이쉬는 동안 두 번 뛰면서 크지도 작지도 않은 것을 평맥이라고 한다. 숨을 한 번 내쉬는 동안 세 번 뛰고, 숨을 한 번 들이쉬는 동안 세 번 뛰는 것은 병이 생긴 것이다. 숨을 한 번 내쉬는 동안 네 번 뛰고, 숨을 한 번 들이쉬는 동안 네 번 뛰는 것은 병이 심해지려는 것이다. 숨을 한 번 내쉬는 동안 다섯 번 뛰고, 한 번 숨을 들이쉬는 동안 다섯 번 뛰면 위태롭게 되는데, 맥이 커졌다 작아졌다 하면 치료하기 어렵다. 숨을 한 번 내쉬는 동안 여섯 번 뛰고, 숨을 한 번 들이쉬는 동안 여섯 번 뛰면 죽을 맥인데, 맥이 침세沈細하면 밤에 죽고 부대浮大하면 낮에 죽는다(『난경』).

注. 앞의 책, 23쪽).

22 '從上下'란 '從下上'과 반대로 병이 진행되는 것을 말한다.

23 『難經』「第十四難」(앞의 책, 22쪽).

24 『難經』에는 이 뒤에 '前大後小, 卽頭痛, 目眩, 前小後大, 卽胸滿短氣'라는 구절이 더 있다(앞의 책, 24-25쪽).

25 『難經』에는 이 뒤에 '脈洪大者, 苦煩滿, 沈細者, 腹中痛, 滑者傷熱, 濇者中霧露'라는 구절이 더 있다(앞의 책, 25쪽).

26 『難經』에는 이 뒤의 구절이 "沈細夜加, 浮大晝加, 不大不小, 雖困可治, 其有小大者, 爲難治"로 되어 있다(앞의 책, 25쪽).

27 『難經』「第十四難」(앞의 책, 22쪽).

○ 一呼一至, 一吸一至, 名曰損, 人雖能行, 猶當着床, 盖血氣皆不足也. 再呼一至, 再吸一至, 名曰無魂, 無魂者當死, 人雖能行, 名曰行屍〔難經〕[28]. ○ 上部有脈, 下部無脈, 其人當吐, 不吐者死. 上部無脈, 下部有脈, 雖困無能爲害. 所以然者, 人之有尺, 比如樹之有根, 枝葉雖枯槁, 根本將自生, 脈有根本, 人有元氣, 故知不死〔難經〕[29].

28 『難經』「第十四難」(앞의 책, 25쪽).
29 『難經』「第十四難」(앞의 책, 26쪽).

◯ 숨을 한 번 내쉬는 동안 한 번 뛰고, 숨을 한 번 들이쉬는 동안 한 번 뛰는 맥을 손맥이라고 한다. 걸을 수 있는데도 침대에 누워만 있으려고 하는 것은 혈血과 기氣가 모두 부족하기 때문이다. 숨을 두 번 내쉬는 동안 한 번 뛰고, 숨을 두 번 들이쉬는 동안 한 번 뛰는 것을 무혼無魂이라고 한다. 무혼이면 당연히 죽는데, 비록 걸어다니더라도 산송장〔행시行屍〕이라고 한다(『난경』). ◯ 위쪽〔촌부寸部〕에는 맥이 뛰고 아래쪽〔척부尺部〕에는 맥이 뛰지 않는 사람은 토해야 하는데, 토하지 않으면 죽는다. 촌부에는 맥이 뛰지 않고 척부에만 맥이 뛰는 사람은 비록 위태롭기는 하지만 죽지는 않을 것이다. 왜냐하면 사람에게 척맥이 뛴다는 것은 마치 나무의 뿌리가 있으면 가지나 잎이 마르더라도 뿌리는 스스로 살아나는 것과 같아서, 맥에 근본이 있으면 사람의 원기元氣가 있는 것이므로 죽지 않는다는 것을 알 수 있다(『난경』).

離經脈

一呼六至曰離經，一呼一至亦曰離經．經者，常也．經脈周而復始，從初起之經再起，今因胎墜，胃脈已離常絡之處，不從所起之經再起，故曰離經〔入門〕.[30] ○ 一呼一至曰損脈離經，一呼六至曰至脈離經，離經二脈，惟將產婦及陰陽易病有之〔活人〕.

30 『醫學入門』 內集 診脈 「臨産」(앞의 책, 103쪽).

이경맥

숨을 한 번 내쉬는 동안 맥이 여섯 번 뛰는 것을 이경離經이라 하고, 숨을 한 번 내쉬는 동안 맥이 한 번 뛰는 것도 이경이라고 한다. '경經'이란 늘 그러하다〔변함없다〕는 뜻이다. 경맥經脈은 한 바퀴를 돌고 다시 시작하는데, 처음 시작했던 경맥을 따라 다시 일어난다. 그런데 태아가 뱃속에서 나오면 이미 위맥胃脈이 늘 매여 있던 곳에서 떨어져 시작했던 경을 따라서는 다시 일어나지 못하므로 이경〔경을 떠났다〕이라고 한다(『의학입문』). ○ 숨을 한 번 내쉬는 동안 맥이 한 번 뛰는 것을 손맥損脈의 이경이라 하고, 숨을 한 번 내쉬는 동안 맥이 여섯 번 뛰는 것을 지맥至脈의 이경이라고 한다. 이 두 이경맥은 오직 산부와 음양역병陰陽易病에서만 나타난다(활인).

南北政脈

詳見運氣.

남정과 북정의 맥

「운기문」에 자세히 나와 있다.

止代脈[31]定死期

所謂五十營[32]者, 五藏皆受氣, 持其寸口, 數其至也. 五十動而不一代者, 五藏皆受氣也. 四十動一代者, 一藏無氣. 三十動一代者, 二藏無氣. 二十動一代者, 三藏無氣. 十動一代者, 四藏無氣. 不滿十動一代者, 五藏無氣, 予之短期〔靈樞〕[33]. ○人吸者隨陰入, 呼者因陽出, 今吸不能至腎, 至肝而還, 故知一藏無氣者, 腎氣先盡也〔靈樞〕[34]. ○太衍[35]以五十數爲極, 滿五十動而一止, 或不止者, 無病也. 四十動後一止者, 是腎先絶, 四年而死. 三十動後一止, 腎肝無氣, 三年而死. 二十動後一止, 腎肝心無氣, 二年而死. 十五動後一止, 腎肝心脾無氣, 一年而死〔入門〕[36]. ○一動一止, 兩日死. 兩動一止, 四日死. 三動一止, 六日死. 四動一止, 八日死. 五動一止, 十日死. 十動一止, 一年死〔入門〕[37]. ○代者, 止也[38]. 一藏絶, 他藏代至, 眞死脈也〔三因〕[39].

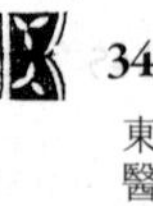

31 '止代脈'은 代脈의 다른 이름이다.

32 '五十營'에는 두 가지 뜻이 있다. 하나는 경맥의 기는 규칙적으로 온몸을 하루 동안 50번 돌면서 정기를 골고루 퍼지게 하고 유기체의 정상적인 상태가 유지되도록 한다는 뜻이다. 다른 하나는 營氣가 하루 동안 온몸을 50번 돈다는 뜻이다.

33 『靈樞』「根結第五」.

34 『難經』「第十一難」(앞의 책, 18쪽). 『難經』「第四難」에는 "呼出心與肺, 吸入腎與肝"이라는 문장이 있다. 같은 뜻이다.

35 '太衍'은 大衍과 같다. 『周易』 筮演卦의 大數이다. '衍'은 '演'과 통용한다. 대연의 수를 50으로 보기도 하고 55 또는 49로 보기도 한다. 「繫辭」에서는 "大衍之數五十, 其用四十有九"라고 하였다. 宋나라 王應麟이 編한 『周易鄭康成註』에서는 "大衍之數五十, 天地之數五十有五, 以五行氣通. 凡五行減五, 大衍又減一, 故四十九也"라고 하였다.

36 『醫學入門』 內集 卷一 診脈 總看三部脈法「大衍五十

지대맥으로 죽을 때를 정한다

50영五十營이란 오장 모두가 기氣를 받았을 때 촌구맥寸口脈을 잡아서 그 뛰는 수를 세어본 것이다. 50번 뛰는 동안 한 번도 거르지 않는 것은 오장 모두가 기를 받은 것이다. 40번 뛰는 동안 한 번 거르는 것은 〔기를 받지 못한〕 하나의 장臟에 기가 없는 것이다. 30번 뛰는 동안 한 번 거르는 것은 두 개의 장에 기가 없는 것이다. 20번 뛰는 동안 한 번 거르는 것은 세 개의 장에 기가 없는 것이다. 10번 뛰는 동안 한 번 거르는 것은 네 개의 장에 기가 없는 것이다. 10번을 채우지 못하고 한 번 거르는 것은 오장 모두에 기가 없는 것이므로 오래 살지 못할 것임을 알 수 있다(『영추』). ◯ 들이마시는 숨은 음기陰氣를 따라 들어가고 내쉬는 숨은 양기陽氣를 따라 나가는데, 들이마시는 숨이 신장에 이르지 못하고 간肝에 이르러 되돌아가므로 하나의 장에 기가 없다면 신장의 기가 먼저 다한 것임을 알 수 있다(『영추』). ◯ 태연太衍의 수는 50을 끝으로 운행을 마치므로 맥이 50번을 다 채우고 한 번 거르거나 거르지 않기도 하는 것은 병이 없는 것이다. 40번 뛴 다음 한 번 거르는 것은 신기腎氣가 먼저 끊어진 것으로 4년 만에 죽는다. 30번 뛴 다음 한 번 거르는 것은 신腎과 간에 기가 없는 것으로 3년 만에 죽는다. 20번 뛴 다음 한 번 거르는 것은 신, 간, 심心에 기가 없는 것으로 2년 만에 죽는다. 15번 뛴 다음 한 번 거르는 것은 신, 간, 심, 비脾에 기가 없는 것으로 1년 만에 죽는다(『의학입문』). ◯ 한 번 뛰고 한 번 거르면 이틀 만에 죽는다. 두 번 뛰고 한 번 거르면 나흘 만에 죽는다. 세 번 뛰고 한 번 거르면 엿새 만에 죽는다. 네 번 뛰고 한 번 거르면 여드레 만에 죽는다. 다섯 번 뛰고 한 번 거르면 열흘 만에 죽는다. 10번 뛰고 한 번 거르면 1년 만에 죽는다(입문). ◯ 거른다는 것은 〔맥이 뛰다가〕 멈춘다는 뜻이다. 하나의 장의 기가 끊어지면 다른 장의 대맥代脈이 뛰는데 이것은 진짜로 죽을 맥이다(『삼인극일병증방론』).

爲至數, 主位先天見聖靈」(앞의 책, 94쪽). 문장을 재구성하였다.

37 『脈經』 卷四 「診脈動止投數踈數死期年月第六」(앞의 책, 195-196쪽). 여기에는 죽는 날이 다르게 되어 있다. "脈一動一止, 二日死. 二動一止, 三日死. 三動一止, 四日死, 或五日死. 四動一止, 六日死. 五動一止, 五日死, 或七日死. 六動一止, 八日死. 七動一止, 九日死. 八動一止, 十日死. 九動一止, 九日死, 又云十一日死. 十動一止, 立夏死."

38 『三因極一病證方論』에는 '止也'가 없다.

39 『三因極一病證方論』 卷之一 「九道病脈」(앞의 책, 14쪽). 원문에는 이 구절에 대한 주석이 더 있다. "釋曰, 代, 眞死脈, 不分三部, 隨應皆是." 이 문장은 『醫學綱目』 卷之二 陰陽臟腑部 「諸脈診病雜法」에도 나온다(앞의 책, 36쪽).

澁促結代脈皆中止

澁脈細而遲, 往來難, 時一止,[40] 然三秋[41]診得澁, 爲秋正脈. 右手寸口浮短而澁, 爲肺正脈, 非病脈也[42]〔脈訣〕. ○脈來緩, 時一止復來, 名曰結, 脈來數, 時一止復來, 名曰促. 陽盛則促, 陰盛則結, 此皆病脈[43]〔仲景〕. ○其促有五. 一曰氣, 二曰血, 三曰飮, 四曰食, 五曰痰. 但藏熱則脈促, 以氣血痰飮留滯不行故也. 促結非惡脈也[44]〔三因〕. ○促結二脈, 爲邪碍而歇止也. 脈促手足厥逆者, 可灸之.[45] 脈乍結, 手足厥冷者, 當吐之, 宜瓜蔕散[46] 方見吐門. 灸之吐之, 所以逐去其邪也[47]〔仲景〕. ○不因病而羸瘦, 脈有止曰代, 其脈往來緩, 動而中止, 不能自還, 因而復動, 名曰代. 代, 眞死脈也[48]〔活人〕. ○代者, 脾絶之脈. 脾脈者, 平和不可得見, 衰乃見耳, 如雀之啄, 如屋漏水之下滴, 是脾之衰見也[49]〔難經〕. ○傷寒脈結代, 心動悸, 灸甘草湯主之[50] 方見下. 若暴損氣血, 以至元氣不續而止, 可治之, 以人蔘黃芪湯[51] 方見脈部〔脈訣〕.

40 『脈經』 卷第一 「脈形狀指下秘訣第一」. "澁脈, 細而遲, 往來難且散, 或一止復來"(앞의 책, 2쪽).

41 '三秋'는 가을을 뜻한다. 또한 음력 9월만을 뜻하기도 한다.

42 '然三秋' 이하는 『脈訣刊誤』에 유사한 문장이 있다. 汪石山, 『脈訣刊誤』(『汪石山醫學全書』, 中國中醫藥出版社, 1999 所收) 卷上 「八裏」(앞의 책, 24쪽). 문장에 들고남이 있다. "澁者, 三五不調, 如雨沾沙, 爲精血不足之候. 與代相似, 然三秋診得澁, 而有胃氣爲平脈. 右手寸口, 浮短而澁, 爲肺正脈."

43 『傷寒論』 卷第一 「辨脈法第一」, 劉渡舟 主編, 『傷寒論校注』(앞의 책, 4쪽).

44 『三因極一病證方論』 卷之一 「九道病脈」(앞의 책, 13쪽). "釋曰, 其促有五. 一曰氣, 二曰血, 三曰飮, 四曰食, 五曰痰. 但臟熱則脈數, 以氣血痰飮留滯不行則止促, 止促非惡脈也."

45 『傷寒論』 卷六 「辨厥陰病脈證幷治第十二」(앞의 책, 200쪽). "傷寒脈促, 手足厥逆者, 可灸之."

46 『傷寒論』 卷六 「辨厥陰病脈證幷治第十二」(앞의 책, 202쪽). "病人手足厥冷, 脈乍緊者, 邪結在胸中. 心中滿而煩, 饑不能食者, 病在胸中, 當須吐之, 宜瓜蔕散."

색맥, 촉맥, 결맥, 대맥은 모두 중간에 거른다

색맥澁脈은 가늘면서 느리고, 오가는 것이 어려우며 때때로 한 번씩 거른다. 그러나 가을에 진맥하여 나타나는 색맥은 가을의 정상적인 맥이다. 오른손의 촌구에서 부浮하고 단短하면서 색澁한 것은 폐肺의 정상적인 맥으로, 병든 맥이 아니다(『맥결』). ◯ 맥이 완만하게 오면서 때로 걸렸다 다시 맥이 뛰는 것을 결맥結脈이라 하고, 맥이 삭數하게 뛰는데 때로 그쳤다 다시 뛰는 것을 촉맥促脈이라고 한다. 양陽이 성한 것이 촉맥이고, 음陰이 성한 것이 결맥이다. 이것은 모두 병든 맥이다(『상한론』). ◯ 촉맥〔의 원인〕에는 다섯 가지가 있는데, 첫째는 기氣이고, 둘째는 혈血이며, 셋째는 음飮이고, 넷째는 식食이며, 다섯째는 담痰이다. 다만 장臟에 열이 있으면 맥이 촉促한데, 기혈이나 담음이 머물러 막혀 흐르지 못하기 때문이다. 촉맥이나 결맥은 아주 나쁜 맥은 아니다(『삼인극일병증방론』). ◯ 촉맥과 결맥의 두 맥은 사기邪氣가 막기 때문에 뛰다가 거르는 것이다. 맥이 촉하면서 손과 발이 싸늘할 때에는 뜸을 뜨는 것이 좋다. 맥이 이따금 결結하면서 손과 발이 싸늘할 때에는 토하게 하여야 한다. 과체산(처방은 「토문」에 있다)을 쓴다. 뜸을 뜨거나 토하게 하는 것은 사기를 몰아내기 위한 것이다(중경). ◯ 병이 들지 않았는데도 몸이 마르고 맥이 그치기도 하는 것이 대맥代脈이다. 맥이 오가는 것이 완만한데, 뛰다가 도중에 멈추어 〔끊어진 장기의〕 스스로의 힘으로는 돌아오지 못하고 〔다른 장기의 기에〕 의지하여 다시 뛰는 것을 대맥이라고 한다. 대맥은 진짜 죽을 맥이다(『증주유증활인서』). ◯ 대맥은 비기脾氣가 끊어진 맥이다. 비맥脾脈은 비기가 고르고 조화로울 때에는 나타나지 않다가 쇠약해지면 비로소 나타난다. 참새가 쪼는 것 같고, 처마에서 물이 방울져 떨어지는 것 같은데 이는 비기의 쇠약함이 드러난 것이다(『난경』). ◯ 상한병에 결맥이나 대맥이 나타나고 가슴이 두근거리는 데에는 구감초탕(처방은 뒤에 있다)이 주치한다. 만약 기혈이 몹시 손상되어 원기가 이어지지 못하고 맥이 멈추는 지경에까지 이르면 인삼황기탕(처방은 「맥문」에 있다)으로 치료할 수 있다(『맥결』).

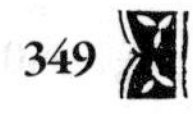

47 『醫學綱目』 卷之三十一 傷寒部 厥陰病 「厥」(앞의 책, 723쪽)에 연관된 문장이 있다. "病人手足厥冷, 脈乍緊者, 邪結在胸中, 心中滿而煩, 飢不能食者, 病在胸中, 當吐之, 宜瓜蒂散(脈緊, 一作脈結者, 有理). 脈來數, 時一止復來曰促. 脈來緩, 時一止復來曰結. 結促二脈者, 脈爲邪碍而歇止也, 灸之吐之, 所以逐去其邪也."

48 『增注類證活人書』 卷二 「十二問脈按之來緩, 時一止復來, 又脈來動而中止不能自還因而復動」(앞의 책, 99쪽). 문장에 들고남이 있다. "大抵結促之脈, 雖時一止, 爲病脈, 非死脈也. 惟代脈者, 眞死矣. 往來緩動而中止, 不能自還, 因而復動, 名曰代也. 代者, 死也. 仲景傷寒, 脈結代, 心動悸, 炙甘草湯主之."

49 『難經』 「第十五難」(앞의 책, 30쪽). 문장에 들고남이 있다. "脾者, 中州也, 其平和不可得見, 衰乃見耳. 來如雀之啄, 如水之下漏, 是脾衰見也."

50 『傷寒論』 卷第四 「辨太陽病脈證并治中一」(앞의 책, 140쪽).

51 『普濟方』 卷四 「九道脈主治」. 文淵閣 四庫全書 電子版, 上海人民出版社, 欽定四庫全書 子部五 醫家類 『普濟方』.

陰陽脈

凡脈大浮數動滑, 此名陽也. 沈濇弱弦微, 此名陰也. 凡陰病見陽脈者生, 陽病見陰脈者死[52](仲景).

52 『傷寒論』卷第一「辨脈法第一」(앞의 책, 1-2쪽).

음양맥

대大, 부浮, 삭數, 동動, 활滑한 맥은 양맥陽脈이고, 침沈, 색濇, 약弱, 현弦, 미微한 맥은 음맥陰脈이다. 음병일 때 양맥이 나타나면 살지만 양병일 때 음맥이 나타나면 죽는다(『상한론』).

殘賊脈

脈有殘賊，何謂也．師曰，脈有弦緊浮滑沈濇，此六者名曰殘賊，能爲諸經作病也[53]〔仲景〕．

53『傷寒論』卷第一「辨脈法第二」(앞의 책, 19쪽).

잔적맥

잔적맥殘賊脈이라는 것이 있는데 무엇을 말하는가? 스승이 "현弦, 긴緊, 부浮, 활滑, 침沈, 색濇한 여섯 가지 맥을 잔적맥이라고 하는데, 여러 경맥經脈에 병을 일으킬 수 있다"라고 하였다(『상한론』).

互脈

人有寸關尺三部之脈，按之絶無形跡，而移於手陽明經，陽谿與合谷之地動者，何歟．曰，手太陰肺與手陽明大腸，一藏一府，相爲表裏，其列缺穴乃二經之絡脈，故脈從絡而出於陽明之經，此爲妻乘夫位[54]，地天交泰，生成無病之脈，名曰互脈[55]〔正傳〕[56]．

54 "小畜，亨，乾下巽上. 象曰，夫妻反目，不能正室也. 九家易曰，四互體離，離爲目也，離旣不正，五引而上，三引而下，故反目也. 輿以輪成車，夫以妻成室，今以妻乘夫，其道逆，故不能正室." 欽定四庫全書 經部一 易類，(唐)李鼎祚 撰，『周易集解』(文淵閣 四庫全書 電子版).

55 '互脈'이라는 이름은 互卦에서 따온 것이다. 호괘는 한 괘의 여섯 爻 중에서 첫째 효와 여섯째 효를 제외하고 볼 때 둘째 효에서 넷째 효까지가 괘를 이루고 있고, 또 셋째 효에서 다섯째 효까지도 괘를 이루고 있다. 이 두 괘를 모두 호괘라고 한다(김승동 편저, 『역사상사전』, 부산대학교출판부, 1998,

호맥

사람에게 촌관척寸關尺 삼부三部의 맥이 있는데, 맥을 잡으면 끊어져서 잡히지 않지만 수양명대장경의 양계陽谿와 합곡合谷 부위로 옮겨 맥을 잡으면 뛰는 것은 무엇 때문인가? 수태음폐경과 수양명대장경은 각각 장臟과 부腑로서 서로 표리表裏관계를 이루는데, 열결혈列缺穴은 두 경맥의 낙맥絡脈이 되기 때문에 맥이 낙絡을 따라 양명경에 나타나는 것이다. 이것은 처가 남편의 자리에 올라간 것인데, 땅과 하늘의 기가 교류하여 태괘泰卦가 된 것처럼 병이 없는 맥이며 호맥互脈이라고 한다(『의학정전』).

1,317쪽).

56 『醫學正傳』 卷之一 「醫學或問」(앞의 책, 18쪽).

淸高無脈

淸高貴人, 有兩手俱無脈者, 有左小右大, 左大右小者, 有反關脈者[57], 當審辨之〔入門〕[58].

57 '反關脈'은 反關이라고도 하는데, 이는 생리적으로 맥 뛰는 위치가 달라진 맥을 말한다. 보통 사람과는 달리 맥이 촌구 부위에서는 뛰지 않고 관부 반대쪽 열결혈 부근에서 뛰는 것을 말한다. 반관맥은 요골동맥의 위치 이상으로 오는 것으로서, 병적인 것은 아니다. 반관맥을 짚어보는 방법은 촌구맥 진법과 같다. 측관맥과 같은 뜻으로 쓰인다(『동의학사전』).

58 『醫學入門』 內集 卷一 總看三部脈法「一脈二變尤堪怪」(앞의 책, 94쪽).

지나치게 청렴하고 고상하면 맥이 없다

지나치게 청렴하고 고상한 사람 가운데 양손의 맥이 다 뛰지 않는 사람, 왼쪽은 작게 뛰고 오른쪽은 크게 뛰는 사람, 왼쪽은 크게 뛰고 오른쪽은 작게 뛰는 사람, 반관맥反關脈이 있는 사람도 있으니 잘 살펴 구별하여야 한다(『의학입문』).

凡病革[59]必診太谿衝陽

傷寒賦云，有根有本，必診太谿衝陽[60]．蓋太谿是足少陰腎之經．男子以右腎爲命門，女子以左腎爲命門，主生死之要．病人有命門脈卽活，無卽死[61]．○ 衝陽是足陽明胃之經．人受氣於穀，穀入於胃，乃傳與五藏六府，藏府皆受氣於胃，胃爲水穀之海，主稟四時，皆以胃氣爲本，是謂四時之變病，生死之要會，故必診之以察胃之有無也〔活人〕[62]．

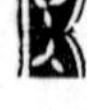

59 '革'은 '亟'(빠를 극)과 통용된다.『禮記』 檀弓上의 '夫子之病革'에 대한 鄭玄의 注에서 "革, 急也"라고 하였다.

60『普濟方』 卷一百二十二 傷寒賦「第七韻」(文淵閣四庫全書 電子版).

61『增註類證活人書』 卷二 脈穴圖「太谿脈」(앞의 책, 85쪽).

62『增註類證活人書』 卷二 脈穴圖「衝陽脈」(앞의 책, 86-87쪽). 문장에 들고남이 있다.

병이 급하면 반드시 태계와 충양을 진맥한다

「상한부」에서 "뿌리〔신기〕와 바탕〔위기〕이 있는지를 알려면 반드시 태계혈太谿穴과 충양혈衝陽穴에서 진맥해야 한다"고 하였다. 태계는 족소음신경이다. 남자는 오른쪽 신腎을 명문命門이라 하고, 여자는 왼쪽 신을 명문이라고 하는데, 이는 생사를 주관하는 요체이다. 그래서 환자에게 명문맥이 있으면 살고 없으면 죽는다. ◯ 충양은 족양명위경이다. 사람은 곡식에서 기를 받고, 곡식은 위胃로 들어가 오장육부로 전해진다. 장부는 모두 위에서 기를 받는데, 위는 수곡의 기가 모이는 바다가 되어 〔수곡이 품고 있는〕 사계절의 기를 받는 것을 주관하므로 〔오장은〕 모두 위기胃氣를 근본으로 삼는다. 〔충양맥은〕 사계절에 따른 병의 변화와 생사를 결정하는 중요한 지점이므로 반드시 진맥하여 위기가 있는지 없는지를 살펴보아야 한다(『증주유증활인서』).

脈大病進

內經曰, 大則病進.[63] 盖大者, 洪之別名, 火之象也. 其病得之於內傷者, 陰虛爲陽所乘, 故脈大, 當作陰[64]虛治之. 其病得之於外傷者, 邪客於經絡[65]亦大, 當作邪勝治之. 合二者而觀, 則皆病證方長之勢也, 謂之病進, 不亦宜乎〔東垣〕.[66]

63 『素問』「脈要精微論篇第十七」.

64 원문에는 '陰'이 없다.

65 『格致餘論』에는 '絡'이 '脈'으로 되어 있다.

66 『格致餘論』「脈大必病進論」(앞의 책, 35쪽).

맥이 대하면 병이 진행되는 것이다

『내경』에서 "〔맥이〕 대大하면 병이 진행되는 것이다"라고 하였다. 대맥大脈은 홍맥洪脈의 다른 이름으로, 화火의 상징이다. 내상으로 생긴 병은 음陰이 허한 틈을 타서 양陽이 올라탄 것이므로 맥이 대하면 음허陰虛로 보고 치료하여야 한다. 외상으로 생긴 병은 사기邪氣가 경락에 침범하여 맥이 역시 대하므로 사기가 〔정기를〕 이긴 것으로 보고 치료하여야 한다. 두 가지를 함께 놓고 보면 모두 병증이 막 자라나는 것으로, 이를 병이 진행한다고 한 것은 참으로 적절하다(동원).

寸口脈平猶死

難經曰, 寸口脈平而死者, 何謂也. 然[67], 十二經脈者, 皆係於生氣之原. 所謂生氣之原者, 謂十二經脈之根本也, 謂腎間動氣也. 此五藏六府之本, 十二經脈之根, 呼吸之門, 三焦之原, 一名守邪之神. 故氣者, 人之根本也. 根絶則莖葉枯矣. 寸口脈平而死者, 生氣獨絶於內也[68]. ○ 腎間動氣, 謂臍下氣海丹田之地也. 丹田氣海與腎脈相通, 爲腎之根也. 或曰寸口旣平, 奚疑其死乎. 曰此爲病劇形脫者論耳. 內經曰, 形肉已脫, 九候[69]雖調, 猶死[70]. 凡人病劇, 大肉已脫, 雖六脈平和, 尤當診候足陽明之衝陽, 足少陰之太谿. 二脈或絶, 更候臍下腎間之動氣, 其或動氣未絶, 猶有可生之理. 動氣已絶, 雖三部脈平和, 其死無疑矣〔正傳〕[71].

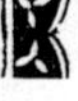

67 '然'은 是, 對, 唉(그래 애)의 뜻으로, 응답하는 말이다. 『廣雅』에서 "然, 譍也"라고 하였다. '譍(대답할 응)'은 '應'과 통한다.

68 『難經』「第八難」(앞의 책, 12쪽).

69 '九候'에는 두 가지 뜻이 있다. 첫째는 온몸의 맥을 보는 아홉 개 부위, 곧 머리(上)·팔(中)·다리(下) 세 부위를 각각 상(天)·중(人)·하(地) 세 부위로 나눈 아홉 개 부위, 곧 太陽穴·耳門穴·大迎穴·寸口·神門穴·合谷穴·五里穴·期門穴·太谿穴 부위를 말한다. 둘째는 寸口脈診法에서 脈象을 아홉 가지로 갈라보는 방법을 말한다. 寸口 부위를 寸關尺 세 부위로 나누고 각 부위에서 浮, 中, 沈의 세 가지 세

촌구맥이 평해도 죽을 수 있다

『난경』에서 "촌구맥이 평平한데도 죽는 것은 무슨 까닭인가? 그렇다. 십이경맥은 모두 생기의 근원에 연계되어 있다. 생기의 근원이란 십이경맥의 근본으로 신간동기腎間動氣를 말한다. 이것은 오장육부의 바탕이며, 십이경맥의 뿌리이고 호흡의 문이며 삼초三焦의 근원으로, '사기邪氣를 막는 신神'이라고 한다. 그러므로 기氣는 사람의 근본이다. 마치 뿌리가 끊어지면 줄기와 잎이 마르는 것처럼 촌구맥이 평한데도 죽는 것은 생기가 안에서 홀로 끊어졌기 때문이다"라고 하였다. ◯ 신간동기는 배꼽 아래의 기해氣海, 곧 단전丹田이 있는 곳을 말한다. 단전, 곧 기해는 신맥腎脈과 상통하여 신腎의 뿌리가 된다. 어떤 사람이 "촌구맥이 평한데 어찌 죽을 것이라고 의심하는가?"라고 물었다. 이것은 병이 심하여 형形이 다 무너진〔살이 다 빠진〕 사람을 두고 한 말일 뿐이다. 『내경』에서 "형과 육이 무너지면 구후九候의 맥이 고르더라도 죽는다"고 하였다. 병이 심하여 큰 살이 다 빠지면 비록 여섯 가지 맥이 고르고 조화롭더라도 족양명맥의 충양과 족소음맥의 태계 두 맥을 진맥해보고 혹시 끊어졌으면 다시 배꼽 아래의 신간동기를 살피는데, 신간동기가 혹시 끊어지지 않았으면 살아날 수도 있지만, 신간동기가 이미 끊어졌으면 삼부맥이 고르고 조화롭더라도 분명히 죽을 것이다(『의학정전』).

기로 맥을 보아 脈象을 아홉 가지로 갈라보는 것을 말한다(『동의학사전』).

70 『內經』「三部九候論篇第二十」.

71 『醫學正傳』 卷之一 「醫學或問」(앞의 책, 13쪽). 문장을 재구성하였다.

脈從病反

黃帝曰, 脈從而病反者, 其診何如. 岐伯曰, 脈至而從, 按之不鼓, 諸陽皆然.[72] 註曰,[73] 病熱而脈數, 按之不動, 乃寒盛格陽而致之, 非熱也. ○ 帝曰, 諸陰之反, 其脈何如. 岐伯曰, 脈至而從, 按之鼓甚而盛也.[74] 註曰,[75] 形證是寒, 按之而脈氣鼓擊於指下盛者, 此謂熱盛拒陰而生病, 非寒也〔內經〕.

72 『素問』「至眞要大論篇第七十四」.
73 王冰의 注를 말한다.
74 『素問』「至眞要大論篇第七十四」.
75 王冰의 注를 말한다.

맥은 〔증상과〕 일치하는데 병은 반대되는 것

황제가 "맥은 〔증상과〕 일치하는데 병은 반대가 되는 경우는 어떻게 진찰하는가?"라고 물었다. 기백岐伯이 "맥을 살짝 잡았을 때는 〔증상과〕 일치하는 맥이 나오지만 꾹 눌러 잡으면 뛰지 않는 것으로, 모든 양증陽證이 다 그렇다"라고 대답하였다. 왕빙王冰의 주에서는 "병으로 열이 나면서 맥이 삭數한데 꾹 눌러 잡으면 뛰지 않는 것은 찬 기운이 왕성하여 양기를 막아서 그렇게 된 것으로, 열로 인한 것이 아니다"라고 하였다. ○ 황제가 "모든 음증陰證에서 맥이 반대된다는 것은 무엇인가?"라고 물었다. 기백이 "맥을 살짝 잡았을 때는 〔증상과〕 일치하지만 꾹 눌러 잡으면 더 세고 왕성하게 뛰는 것이다"라고 대답하였다. 왕빙의 주에서는 "형形과 증證이 모두 한증인데 누르면 손 밑에서 세게 뛰는 것은 열이 성盛해서 음기를 막아 생긴 것으로, 한寒으로 인하여 생긴 병이 아니다"라고 하였다(『내경』).

脈絶不見

脈絶者，陽[76]入于地中也．脈者，如地中溝渠也，通達諸經，灌漑一體，陽氣鼓舞而行之，陽不行則脈不動矣．是乃陰離而不守，故大小便皆爲之不禁．內溫之，外灸之，並行而不可緩．溫之，四逆湯輩 方見寒門，灸之，臍[77]下氣海穴是也〔海藏〕[78]．○病人或無脈，若有痛處，當知痛甚者脈必伏，如無痛證，而脈不來者死．傷寒陰證無脈，薑酒半盞服之〔入門〕[79]．○ 一手無脈，謂之單伏，兩手無脈，謂之雙伏，雜病得之則危．傷寒[80]脈伏，因寒邪鬱閉其脈，冬月麻黃湯，三時羌活冲和湯以汗之，不可誤爲陽得陰脈〔入門〕[81]．

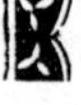

76『醫學綱目』에는 '陽'이 '陰'으로 되어 있다.

77 원문에는 이 뒤에 '臉穴一寸五分'이라는 구절이 더 있다.

78『醫學綱目』卷之四 陰陽臟腑部「治虛實法」(앞의 책, 54쪽). '海藏'을 인용하여 나온다.

79『醫學入門』外集 卷三 傷寒 傳陽變證「陰證」(앞의 책, 285쪽). 원문을 재구성하였다. "陰證無脈者，薑酒半盞服之，或吞四順丸．又病人有痛處，當知痛甚者脈必伏，如無痛證用此法，脈不來者死."

80 원문에는 '傷寒'이 '傷寒表證'으로 되어 있다.

맥이 끊어져 나타나지 않는 경우

맥이 끊어진 것은 양기陽氣가 땅속으로 들어간 것과 같다. 맥은 땅속에 있는 도랑과 같아서 모든 경맥經脈에 두루 통하여 온몸에 기를 보내주는데, 양기가 이를 부추겨 돌게 하므로 양기가 돌지 않으면 맥도 뛰지 않는다. 이렇게 되면 음기陰氣가 떨어져 나와 자기 자리를 지키지 못하므로 대소변을 모두 가리지 못하게 된다. 속을 따뜻하게 해주고 겉에는 뜸을 떠야 하는데, 두 가지를 병행해야 하며 더디게 해서는 안 된다. 따뜻하게 하는 데는 사역탕(처방은 「한문」에 있다)을 쓰며, 뜸은 배꼽 아래에 있는 기해혈氣海穴에 뜬다(해장). ◯ 병든 사람이 맥이 뛰지 않으면서 아픈 곳이 있을 경우 통증이 심한 사람은 맥이 반드시 숨는다는 것을 알아야 한다. 만약 통증이 없고 맥도 뛰지 않으면 죽는다. 상한음증傷寒陰證에 맥이 뛰지 않으면 생강술 반 잔을 먹는다(『의학입문』). ◯ 한쪽 손에만 맥이 뛰지 않는 것을 단복單伏이라 하고, 양쪽 손에 맥이 뛰지 않는 것을 쌍복雙伏이라고 한다. 잡병에 이런 맥이 나타나면 위험하다. 상한傷寒에 맥이 숨어 있는 것은 한사寒邪가 몰려가 그 맥을 막았기 때문이다. 겨울철에는 마황탕으로, 나머지 세 계절에는 강활충화탕으로 땀을 낸다. 이를 양증陽證에 음맥陰脈이 나타난 것으로 잘못 생각해서는 안 된다(『의학입문』).

81 『醫學入門』 外集 卷三 傷寒 傳陽變證 「陽盛拒陽, 陰盛拒陰」(앞의 책, 287쪽).

診有輕重

凡診脈以指按之，如三菽之重，與皮膚[82]相得者，肺氣也．如六菽之重，與血脈相得者，心氣也．如九菽之重，與肌肉相得者，脾氣也．如十二菽之重，與筋平者，肝氣也．如十五菽之重，按之至骨者，腎氣也〔仲景〕[83].

82 원문에는 '皮膚'가 '皮毛'로 되어 있다.

83 『傷寒論』 卷第一 「平脈法二」(앞의 책, 18-19쪽). 『傷寒論』에는 骨을 제외하면 皮膚나 血脈 등의 부위가 나오지 않는다. 이 문장은 『難經』을 인용한 것으로 보인다. "初持脈如三菽之重, 與皮毛相得者, 肺部也. 如六菽之重, 與血脈相得者, 心部也. 如九菽之重, 與肌肉相得者, 脾部也. 如十二菽之重, 與筋平者, 肝部也, 按之至骨, 擧指來疾者, 腎部也" (『難經』「第五難」, 9쪽).

진맥에는 가볍게 누르는 것과 세게 누르는 것이 있다

손가락으로 눌러 진맥하는데, 콩 세 알의 무게로 눌러 피부에서 얻는 것은 폐기肺氣이다. 콩 여섯 알의 무게로 눌러 혈맥血脈에서 얻는 것은 심기心氣이다. 콩 아홉 알의 무게로 눌러 기육肌肉에서 얻는 것은 비기脾氣이다. 콩 열두 알의 무게로 눌러 힘줄〔筋〕의 깊이에서 얻는 것은 간기肝氣이다. 콩 열다섯 알의 무게로 뼈까지 눌러야 잡히는 것은 신기腎氣이다(『상한론』).

老少男女異脈

老者之脈, 陽羸陰強爲順, 陰弱陽強爲逆. 陰陽謂左右也〔直指〕[84]. ○ 大人得小兒脈, 不治〔直指〕[85]. ○ 小兒之脈, 一息六七至爲平和, 八九至爲熱, 四五至爲寒〔丹心〕[86]. ○ 男左女右者, 地之定位也, 盖人立形於地, 故從地化也. 男子左脈強而右脈弱, 女子右脈強而左脈弱. 男子得陽氣多, 故左脈盛. 女子得陰氣多, 故右脈盛. 男以左尺爲精府, 女以右尺爲血海, 此天地之神化也〔入門〕[87]. ○肺主氣, 居右, 男以氣爲主, 男子病右脈充於左者, 有胃氣也, 病雖重可治. 心主血居左, 女以血爲主, 女子病左脈充於右者, 有胃氣也, 病雖重可治〔丹心〕[88]. ○ 室女尼冠, 脈當濡而弱〔東垣〕[89].

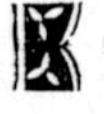

84『仁齋直指』卷一「脈病逆順論」(앞의 책, 12쪽).

85『仁齋直指』卷一「脈病逆順論」(앞의 책, 12쪽).

86『醫學綱目』卷之三十六 小兒部「小兒通治」(앞의 책, 819쪽). '本'을 인용했다고 하였다. "候兒脈, 當以大指按三部, 一息六七至爲平和, 八九至爲發熱, 五至爲內寒."『類證普濟本事方』에는 "候小兒脈, 當以大指按三部, 一息六七至爲平和, 十至爲發熱, 五至爲內脹"으로 되어 있다(卷十「小兒病方」, 文淵閣四庫全書 電子版).

87『醫學入門』內集 卷一 診脈 總看三部脈法「男女寅申莫浪驚」(앞의 책, 94쪽). 원문과 들고남이 있다. "男左女右者, 地之定位也. 蓋人立形於地, 故從地化. 楚人尙左者, 夷道也. 故男子左脈強而右脈弱, 女子則右脈強而左脈弱. 天以陰爲用, 故人之左耳目明於右耳目. 地以陽爲用, 故人之右手足強於左手足. 陰陽互用也, 非反也. 凡男子診脈必先伸左手, 女子

노인과 젊은이, 남자와 여자의 맥이 다르다

노인의 맥은 양맥陽脈은 약하고 음맥陰脈은 강한 것이 순증順證이며, 음맥이 약하고 양맥이 강한 것은 역증逆證이다. 여기서 음양은 왼쪽과 오른쪽을 말한다(『인재직지』). ◯ 어른에게서 어린아이의 맥이 나타나면 치료할 수 없다(『인재직지』). ◯ 어린아이의 맥은 한 번 호흡하는 동안 여섯 번에서 일곱 번 뛰는 것이 고르고 조화로운 것이다. 여덟 번에서 아홉 번 뛰는 것은 열증熱證이며, 네 번에서 다섯 번 뛰는 것은 한증寒證이다(단심). ◯ 남자는 왼쪽, 여자는 오른쪽이라는 것은 땅을 중심으로 위치를 정한 것이다. 사람은 땅에 서 있으므로 땅을 따라서 변화한다. 남자는 왼쪽 맥이 강하고 오른쪽 맥이 약하며, 여자는 오른쪽 맥이 강하고 왼쪽 맥이 약하다. 남자는 양기를 많이 얻었기 때문에 왼쪽 맥이 성하고, 여자는 음기를 많이 얻었기 때문에 오른쪽 맥이 성하다. 남자는 왼쪽 척맥尺脈이 정精의 창고가 되고, 여자는 오른쪽 척맥이 혈血의 바다가 된다. 이것이 하늘과 땅의 신묘한 변화이다(『의학입문』). ◯ 폐肺는 기氣를 주관하며 오른쪽에 자리한다. 남자는 기가 위주이므로, 남자가 병에 걸렸을 때 오른쪽 맥이 왼쪽 맥보다 센 것은 위기胃氣가 있는 것으로 병이 비록 중하더라도 치료할 수 있다. 심心은 혈을 주관하며 왼쪽에 자리한다. 여자는 혈이 위주이므로, 여자가 병에 걸렸을 때 왼쪽 맥이 오른쪽 맥보다 센 것은 위기가 있는 것으로 병이 비록 중하더라도 치료할 수 있다(『격치여론』). ◯ 처녀나 젊은 비구니의 맥은 유맥濡脈이거나 약맥弱脈이어야 한다(동원).

眞麥必先伸右手. 男子得陽氣多, 故左脈盛. 女子得陰氣多, 故右脈盛. 男子以左尺爲精府, 女子以右尺爲血海. 此天地之神化也, 所以別男女, 決死生."

88 『格致餘論』「左大順男右大順女論」(앞의 책, 26쪽). 문장을 재구성하였다. "肺主氣, 其脈居右寸, 脾胃命門三焦, 各以氣爲變化運用, 故皆附焉. 心主血, 其脈居左寸, 肝膽腎膀胱, 皆精血之隧道筦庫, 故赤附焉. 男以氣成胎則氣爲之主, 女挾血成胎則血爲之主. 男子久病, 右脈充於左者, 有胃氣也, 病雖重可治. 女子久病, 左脈充於右者, 有胃氣也, 病雖重可治. 反此者, 虛之甚也."

89 齊德之 撰, 『外科精義』 卷上 「論持手訣消息法」(『中華醫書集成』 第十三冊 外科類一, 中醫古籍出版社, 1999 所收, 1쪽).

肥瘦長短異脈

凡脈肥人責[90]浮, 瘦人責沈. 肥人當沈, 今反浮. 瘦人當浮, 今反沈, 故責之[91]. 盖肥人肌膚厚, 故脈沈. 瘦人肌膚薄, 故脈浮[92]〔仲景〕[93]. ○ 肥人肉厚, 脈宜沈結. 瘦人肉薄, 脈宜浮長〔入門〕. ○ 人形短脈亦短, 形長脈亦長, 反此則凶〔入門〕[94]. ○ 人性緩脈亦緩, 性急脈亦急, 反則病〔正傳〕[95].

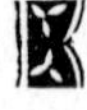

---

90 '責'은 求한다는 뜻이다. 病因을 찾는 것이다(『傷寒論校注』, 21쪽의 注). 여기에서는 맥이 浮한 것에서 병의 원인을 찾는다는 뜻이다.

91 『傷寒論』 卷第一 「平脈法二」(앞의 책, 21쪽).

92 이 문장은 成無己의 注이다(『정교 동의보감』).

93 『醫學綱目』 卷之二 陰陽臟腑部 「診法通論」(앞의 책, 17쪽).

94 『醫學入門』 內集 診脈 「形色脈相應總訣」(앞의 책, 105쪽). 원문과 들고남이 있다. "肥人肉厚, 脈宜沈結. 雖人肉薄, 脈宜浮長. 人形矮則脈宜短促, 人形長則脈宜踈長. 相違相反而又不和者皆死."

95 『醫學正傳』 卷之一 「醫學或問」(앞의 책, 17쪽).

살이 찌고 마르고, 키가 크고 작음에 따라 맥이 다르다

살찐 사람은 맥이 부浮하면 병이 있는 것이고, 마른 사람은 맥이 침沈하면 병이 있는 것이다. 살찐 사람의 맥은 당연히 침해야 하는데 반대로 부하고, 마른 사람의 맥은 당연히 부해야 하는데 반대로 침하므로 병이 있다고 하는 것이다. 대체로 살찐 사람은 살갗이 두껍기 때문에 맥이 침하고, 마른 사람은 살갗이 얇기 때문에 맥이 부하다(『상한론』). ◯ 살찐 사람은 살갗이 두꺼워 맥이 침하고 결結해야 하며, 마른 사람은 살갗이 얇아 맥이 부하고 장長해야 한다(『의학입문』). ◯ 키가 작은 사람은 맥도 단短하고, 키가 큰 사람은 맥도 장하다. 이와 반대가 되면 나쁘다(『의학입문』). ◯ 성질이 느긋한 사람은 맥도 느리고, 성질이 급한 사람은 맥도 급하다. 이와 반대가 되면 병든 것이다(『의학정전』).

諸脈綱領

凡脈，博之則二十七種，約之則浮沈遲數滑澁細大爲八要，又約之則爲浮沈遲數，又至約則爲浮中沈，是知浮沈遲數四脈，眞千古要妙也〔入門〕[96].

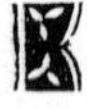

96 『醫學入門』 內集 卷一 總看三部脈法 「約哉四脈千古訣」(앞의 책, 95쪽). 원문과 들고남이 있다. "博之二十七種, 約之則爲浮沈遲數滑濇緩大八要, 又約之則爲浮沈遲數, 又至約則爲浮中沈. 蓋浮兼數, 沈兼遲, 中則浮沈之間, 故所集六部脈訣, 每以浮沈二字貫之. 難曰, 浮者陽也, 沈者陰也, 陰陽辨而脈無餘蘊矣. 是知浮沈遲數四脈, 眞千古要訣也."

모든 맥의 강령

맥은 넓게 보면 스물일곱 종이지만 요약하면 부浮, 침沈, 지遲, 삭數, 활滑, 삽澁, 세細, 대大맥 등 여덟 가지가 된다. 더 줄이면 부, 침, 지, 삭이 되고, 또다시 줄이면 부, 중中, 침이 된다. 그러므로 부, 침, 지, 삭 네 가지 맥이 참으로 천고에 중요한 것임을 알 수 있다(『의학입문』).

諸脈病證

內經曰, 脈者, 血之府也. 長則氣治, 短則氣病, 數則煩心, 大則病進, 上盛則氣高[97], 下盛則氣脹[98], 代則氣衰[99], 細則氣少[100], 濇則心痛. ○麤大[101]者, 陰不足陽有餘, 爲熱中[102]也〔內經〕[103]. ○風熱而脈靜, 泄而脫血脈實, 病在中脈虛, 病在外脈濇堅者, 皆難治〔內經〕[104]. ○寸口脈沈而堅者, 曰病在中. 浮而盛者, 曰病在外. 脈盛滑堅者, 病在外. 脈小實而堅者, 病在內〔內經〕[105]. ○靈樞曰, 血脫者, 脈空虛[106], 氣虛則脈弦, 血虛則脈大[107]. ○脈病人不病, 名曰行尸, 以無正氣, 卒眩仆不識人, 短命則死. 人病脈不病, 名曰內虛, 以有正氣[108], 雖困無苦[109]〔仲景〕[110]. ○寸口脈, 諸微亡陽, 諸濡亡血, 緊則爲寒[111], 浮則爲風, 數則爲熱, 動則爲痛〔仲景〕[112].

97 '氣高'는 기가 가슴으로 치밀어올라 숨이 찬 것을 말한다. 全元起本에는 '高'가 '鬲'으로 되어 있는데, 이것이 맞는 듯하다. 氣鬲은 噎膈의 하나로, 가슴과 옆구리로 기가 치밀어서 그득하고 목이 막혀 음식물이 잘 내려가지 않으며, 썩은 냄새가 나는 트림을 하는 것이다(『동의학사전』).

98 '氣脹'은 창만의 하나로, 七情으로 기가 몰려서 생긴다. 배가 몹시 불러 오르고 두드려보면 속이 빈 소리가 나며, 트림이나 방귀가 나온 뒤에는 속이 좀 편안해지고 팔다리가 여위며 입맛이 없다(『동의학사전』).

99 '氣衰'는 원기가 쇠약한 것으로, 氣不足이나 氣虛와 같은 뜻으로도 쓰인다.

100 '氣少'는 숨쉬는 기운이 약하고, 얕은 숨을 쉬면서 숨차하는 것을 말한다. 氣短과 같은 뜻으로 쓰인다(『동의학사전』).

101 王冰은 '麤大'를 洪大한 맥이라고 하였다.

102 '熱中'은 음식, 노권 등으로 비위가 손상되어 기가 허하고 화가 왕성해진 병증이다. 열이 나서 답답해하며 숨이 차고 머리가 아프며 오한이 나거나 갈증이 난다. 中消와 같은 뜻으로 쓰이기도 하고, 눈이 누렇게 되는 主症狀의 병증을 말하기도 하는데, 이는 風邪가 胃經에 침습한 것이 열로 변하여 생긴다(『동의학사전』).

103 『素問』「脈要精微論篇第十七」.

104 『素問』「脈要精微論篇第十七」.

여러 맥이 가리키는 병증

『내경』에서 "맥脈은 혈血이 들고나는 창고 같은 곳이다. 〔맥이〕 장長하면 기氣가 다스려진 것이고, 단短하면 기가 병든 것이며, 삭數하면 가슴이 답답한 것이고, 대大하면 병이 진행되는 것이며, 위쪽〔촌맥〕이 성하면 가슴으로 기가 치밀어 숨이 찬 것이고, 아래쪽〔척맥〕이 성하면 기창氣脹한 것이며, 대代하면 기가 쇠약해진 것〔氣衰〕이고, 세細하면 힘이 없으면서 숨이 얕은 것이며, 색濇하면 가슴이 아픈 것이다"라고 하였다. ◯ 맥이 거칠고 대大한 것은 음이 부족하고 양은 넘치는 것으로 열중熱中이다(『내경』). ◯ 풍열증風熱證인데 맥이 도리어 안정되어 있고, 설사하거나 피를 많이 흘렸는데도 맥이 실實하며, 병이 속에 있는데도 맥이 허虛하고, 병이 겉에 있는데도 맥이 색하면서 견堅한 것은 모두 치료하기 어렵다(『내경』). ◯ 촌구맥寸口脈이 침沈하면서 견한 것은 병이 속에 있는 것이고, 부浮하면서 성盛한 것은 병이 겉에 있는 것이다. 맥이 성하고 활滑하면서 견한 것은 병이 겉에 있는 것이고, 맥이 소小하고 실하면서 견한 것은 병이 속에 있는 것이다(『내경』). ◯ 『영추』에서는 "피를 많이 흘리면 맥이 텅 비게 되고, 기가 허하면 맥이 현弦하며, 혈이 허하면 맥이 대大하다"라고 하였다. ◯ 병든 맥이 나타나지만 사람은 멀쩡해 보이는 것을 산송장〔행시行尸〕이라고 하는데, 정기가 없기 때문에 갑자기 어지러워 쓰러지면 사람을 알아보지 못하고 오래 살지 못하니 곧 죽는다. 사람은 병들었는데도 맥에는 병이 나타나지 않는 것을 내허內虛라고 하는데, 정기가 있기 때문에 〔마음이〕 괴롭기는 하지만 아프지는 않다(『상한론』). ◯ 촌구맥이 모두 미微하면 망양증亡陽證이고, 모두 유濡하면 망혈증亡血證이며, 긴緊하면 한증이고, 부하면 풍증이며, 삭하면 열증이고, 동動하면 통증이다(『상한론』).

105 『素問』「脈要精微論篇第十七」.

106 『靈樞』「決氣篇第三十」. "血脫者, 色白, 夭然不澤, 其脈空虛, 此其候也." 『鍼灸甲乙經』에는 『靈樞』의 '其脈空虛' 앞에 '脈脫者'라는 구절이 더 있다. 여기에서는 『鍼灸甲乙經』에 따라 번역하였다. 『精校註譯 東醫寶鑑』에서는 '脈脫者'에서의 '脈'을 營氣로 보았다(『精校註譯 東醫寶鑑』 雜病篇 上, 103쪽의 注 136).

107 『醫學綱目』 卷之四 陰陽臟腑部 「治虛實法」(앞의 책, 51쪽).

108 『傷寒論』에는 '正氣'가 '穀神'으로 되어 있으나 『醫學綱目』에는 '正氣'로 되어 있다.

109 『史記』「扁鵲倉公列傳」에 '無苦'의 용례가 나온다. "所以至夏死者, 脈法曰, 病重而脈順清者曰內關, 內關之病, 人不知其所痛, 心急然無苦."

110 『傷寒論』 卷第一 「平脈法二」(앞의 책, 22쪽). "師曰, 脈病人不病, 名曰行尸, 以無王氣, 卒眩仆不識人者, 短命則死. 人病脈不病, 名曰內虛, 以無穀神, 雖困無苦."

111 『傷寒論』 卷第一 「平脈法二」(앞의 책, 28쪽). 成無己는 "衛, 陽也. 微爲衛氣微, 故云亡陽. 榮, 血也. 濡爲榮氣弱, 故云亡血"이라고 하였다. 成無己·張立平 注解, 『注解傷寒論』(學苑出版社, 2009) 卷二 「平脈法二」, 31쪽.

112 『傷寒論』 卷第四 「辨太陽病脈證并治法下第七」(앞의 책, 120쪽).

○風則浮虛，寒則牢堅，沈潛水蓄[113]，支飮急弦，動則爲痛，數則熱煩〔仲景〕[114]. ○脈大而堅者血氣俱實，脈小者血氣俱虛. 脈大者血氣俱多，脈細微者血氣俱虛〔脈經〕[115]. ○寸口脈瞥瞥如羹上肌[116]者，陽[117]氣微 言浮[118]而無力也[119]. 縈縈如蜘蛛絲者，陰氣衰 言細而無力也[120]，綿綿如瀉漆之絶者，亡其血也[121]〔脈經〕[122]. ○寸口脈微而濇，微者衛氣不足，濇者榮[123]血不足[124]. 脈滑者多血少氣，脈濇者少血多氣[125]〔脈經〕[126]. ○緊則傷寒，虛因傷暑，濇因傷燥，細緩傷濕，浮則傷風，弱爲傷火[127]〔醫鑑〕.

113 '水蓄'은 水가 몸 안에 모여 머물러 있는 것[停聚]을 말한다.

114 『傷寒論』 卷第一 「平脈法二」(앞의 책, 15쪽).

115 『脈經』 卷一 「遲疾短長雜脈法第十三」(앞의 책, 39쪽).

116 乾本에는 '肌'가 '肥'로 되어 있다(『東醫寶鑑校釋』, 456쪽). 『脈經』에도 '肥'로 되어 있다. 『東醫寶鑑』의 誤記로 보인다.

117 『醫學綱目』에는 '陽'이 '陰'으로 되어 있다. 『醫學綱目』 卷之四 陰陽臟腑部 「治虛實法」(앞의 책, 51쪽).

118 『醫學綱目』에는 '浮'가 '浮大'로 되어 있다. 『醫學綱目』 卷之四 陰陽臟腑部 「治虛實法」(앞의 책, 51쪽).

119 이 문장에서 '言'에 이어지는 글은 『脈經』에 없는 것으로, 『醫學綱目』에서 注로 인용한 것이다. 여기에서도 이 두 구절을 모두 注로 보고 번역하였다.

120 『脈經』 卷四 「辨三部九候脈證第一」(앞의 책, 158쪽). "寸口脈, 瞮瞮如羹上肥, 陽氣微. 連連如蜘蛛

◯ 풍증風證의 맥은 부하면서 허하고, 한증의 맥은 뇌牢하면서 견하다. 〔맥이〕 가라앉은 것은 축수증蓄水證이며, 지음支飮은 급急하고 현하며 동한 것은 통증이 있는 것이고, 삭한 것은 번열증이 있는 것이다(『상한론』). ◯ 맥이 대大하면서 견한 것은 혈과 기가 모두 실한 것이고, 맥이 소한 것은 혈과 기가 모두 허한 것이다. 맥이 대한 것은 혈과 기가 모두 많은 것이고, 맥이 세하면서 미한 것은 혈과 기가 모두 허한 것이다(『맥경』). ◯ 촌구맥이 끓는 국 속의 고기처럼 언뜻언뜻 나타나는 것은 양기가 미약한 것이다(부하면서 무력한 맥을 말하는 것이다). 얼기설기 얽혀 있어 마치 거미줄 같은 것은 음기가 쇠약해진 것이다(세하면서 무력한 맥을 말하는 것이다). 옻을 흘렸을 때처럼 끊어졌다 이어졌다 하면서 면면히 이어지는 맥은 혈을 많이 잃은 것이다(『맥경』). ◯ 촌구맥이 미하면서 색한 경우 미한 것은 위기衛氣가 부족한 것이고, 색한 것은 영혈榮血이 부족한 것이다. 맥이 활한 것은 혈이 많고 기가 적은 것이고, 맥이 색한 것은 혈이 적고 기가 많은 것이다(『맥경』). ◯ 〔맥이〕 긴한 것은 한寒에 상한 것이고, 허한 것은 서暑에 상한 것이며, 색한 것은 조燥에 상한 것이고, 세하면서 완緩한 것은 습濕에 상한 것이며, 부한 것은 풍風에 상한 것이고, 약한 것은 화火에 상한 것이다(『고금의감』).

絲, 陰氣衰."

121 『傷寒論』 卷第一 「平脈法一」(앞의 책, 4쪽).

122 이 문장은 『醫學綱目』 卷之四 陰陽臟腑部 「治虛實法」에도 나온다. 『醫學綱目』(앞의 책, 51쪽).

123 『脈經』에는 '榮血'이 '血氣'로 되어 있고, 『傷寒論』에는 '榮氣'로 되어 있다. "微者衛氣不行, 澁者榮氣不逮"(『傷寒論』 「平脈法第二」, 27쪽).

124 『脈經』 卷九 「平帶下絶産無子亡血居經證第四」(앞의 책, 618쪽).

125 『脈經』 卷一 「遲疾短長雜脈法第十三」(앞의 책, 39쪽).

126 이 문장은 『醫學綱目』 卷之四 陰陽臟腑部 「治虛實法」에도 나온다. 『醫學綱目』(앞의 책, 51쪽).

127 『古今醫鑑』 卷一 脈訣 「外因脈」(앞의 책, 13쪽). "緊則傷寒腎不移, 虛因傷暑向胞推, 澁緣傷燥須觀肺, 細緩傷濕要觀脾, 浮則傷風肝部應, 弱爲傷火察心知."

諸死脈

內經曰, 人一呼, 脈四動以上曰死, 脈絶不至曰死, 乍踈乍數曰死.[128] ○人一呼五六至,[129] 其形肉不脫,[130] 眞藏雖不見, 猶死也〔內經〕.[131] ○脈不往來者死〔內經〕.[132] ○肥人脈細小, 如絲欲絶者死. 羸人脈躁者死.[133] 諸浮脈無根者皆死〔仲景〕.[134] ○寸脈下不至關爲陽絶, 尺脈上不至關爲陰絶, 皆決死〔仲景〕.[135] ○脈四損, 三日死. 平人四至, 病人脈一至, 名曰四損脈. 五損一日死, 平人五至, 病人脈一至, 名曰五損脈. 六損一時死, 平人六至, 病人脈一至, 名曰六損也.[136] 四藏氣絶, 脈爲四損. 五藏氣絶, 脈爲五損. 五藏六府俱絶, 脈爲六損也〔仲景〕. ○病人脈絶, 口張足腫, 五日死〔扁鵲〕.[137]

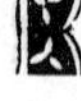

128 『素問』「平人氣象論篇第十八」.

129 『內經』에는 '呼'가 '息'으로 되어 있다. 新校正에서는 '息'을 '呼'로 바꾸어야 한다고 하였다. "新校正云, 按人一息脈五六至, 何得爲死, 必息字誤, 息當作呼乃是."

130 『精校註譯 東醫寶鑑』에서는 于鬯의 注를 인용하여 '不'이 衍文이 아닌가 하였다. 그 근거로 「三部九候論篇第二十」에서 "形肉已脫, 九候雖調, 猶死"라고 한 구절을 들었다(앞의 책, 105쪽의 注 157 참조).

131 『素門』「玉機眞藏論篇第十九」.

132 『素門』「三部九候論篇第二十」.

133 『脈經』 卷五 「扁鵲診諸反逆死脈要訣第五」(앞의 책, 250쪽).

여러 가지 죽는 맥

『내경』에서 "숨을 한 번 내쉬는 동안 맥이 네 번 이상 뛰면 죽고, 맥이 끊어져 다시 이르지 않아도 죽고, 드물게 뛰다가 자주 뛰다가 하여도 죽는다"고 하였다. ◯ 숨을 한 번 내쉬는 동안 다섯 번에서 여섯 번 뛰면 그 형체와 살이 무너지지 않고 진장맥眞臟脈이 나타나지 않아도 죽을 것이다(『내경』). ◯ 맥이 왕래하지 않으면 죽는다(『내경』). ◯ 살찐 사람의 맥이 세소細小하여 마치 실이 끊어질 것 같으면 죽게 되고, 마른 사람의 맥이 조躁하면 죽는다. 모든 부맥浮脈에 뿌리가 없으면 다 죽는다(중경). ◯ 촌맥寸脈이 〔뛰는데〕 아래로 관關 부위에까지 이르지 못하는 것은 양기가 끊어진 것이고, 척맥尺脈이 〔뛰는데〕 위로 관 부위에까지 이르지 못하는 것은 음기가 끊어진 것으로 모두 반드시 죽는다(중경). ◯ 맥이 사손四損이면 사흘 만에 죽는다. 건강한 사람의 맥이 네 번 뛰는 동안 환자의 맥이 한 번 뛰는 것을 사손맥이라고 한다. 맥이 오손五損이면 하루 만에 죽는다. 건강한 사람의 맥이 다섯 번 뛰는 동안 환자의 맥이 한 번 뛰는 것을 오손맥이라고 한다. 맥이 육손六損이면 2시간 이내에 죽는다. 건강한 사람의 맥이 여섯 번 뛰는 동안 환자의 맥이 한 번 뛰는 것을 육손맥이라고 한다. 네 장기의 기가 끊어지면 사손맥이 되고, 다섯 장기의 기가 끊어지면 오손맥이 되며, 오장육부의 기가 모두 끊어지면 맥은 육손맥이 된다(중경). ◯ 환자의 맥이 끊어졌는데 입이 벌어지고 다리가 부으면 닷새 만에 죽는다(편작).

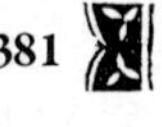

134 『脈經』 卷五 「診五臟六腑氣絶證候第三」(앞의 책, 173쪽).

135 『脈經』 卷第四 「辨三部九候脈證第一」(앞의 책, 148쪽).

136 『傷寒論』 卷第二 「傷寒例第三」(앞의 책, 40쪽). 『脈經』 卷七 「熱病損脈死日證第二十四」(앞의 책, 485쪽)에도 같은 내용이 나오는데, 여기에서는 熱病의 경우 죽게 되는 맥으로 서술하고 있다.

137 『醫學綱目』 卷之二 陰陽臟腑部 「診生死」(앞의 책, 33쪽).

十怪脈

者[138], 一曰釜沸, 二曰魚翔, 三曰彈石, 四曰解索, 五曰屋漏, 六曰鰕遊, 七曰雀啄, 八曰偃刀, 九曰轉豆, 十曰麻促[139]〔得效〕.

釜沸[140]

脈在皮肉, 有出無入, 如湯涌沸, 息數俱無, 乃三陽數極, 無陰之候, 朝見夕死, 夕見朝死〔得效〕.

魚翔[141]

脈在皮膚, 頭定而尾搖, 浮浮泛泛. 三陰數極, 又曰亡陽, 當以死斷[142]. ○魚翔脈, 似有似無〔得效〕.

彈石

脈在筋肉間, 辟辟湊指, 急促而堅. 乃腎經眞藏脈見, 遇戊己日則不治. ○彈石硬來[143], 尋卽散[144]〔得效〕.

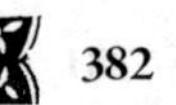

138 '者'는 '十怪脈'에 이어지는 '者'이다.

139 이하의 내용은 『世醫得效方』 卷第一 「集脈說」(앞의 책, 2쪽)에서 인용한 것으로, 『醫學入門』 內集 診脈 「死脈總訣」(앞의 책, 104쪽)의 내용을 더하여 재구성하였다. "釜沸, 如湯湧沸, 息數俱無, 乃三陽數極, 無陰之候. 旦見夕死, 夕見旦死"(『世醫得效方』). "釜沸, 脈在皮肉, 有出無入, 湧湧如羹上之肥, 死脈也. 若用若餌, 剋伐暴見者, 急宜參芪歸附救之, 多有復生者"(『醫學入門』). 다른 맥에 대한 서술도 마찬가지이다.

140 '釜沸'는 가마솥에서 물이 펄펄 끓는 모양을 말한다.

141 '魚翔'은 얕고 맑은 물속에서 물고기 떼가 꼬리를 흔들며 이리저리 노니는 모습을 말한다.

142 "脈浮膚泛泛, 三陰數極, 又曰亡陽, 當以死斷"(『世醫得效方』). "魚翔, 似有又似無. 魚翔, 脈在皮膚, 其本不動而末, 強搖, 如魚之在水中, 身首帖然而尾獨颺之狀, 腎絶也"(『醫學入門』).

열 가지 괴이한 맥

열 가지 괴이한 맥은 첫째는 부비, 둘째는 어상, 셋째는 탄석, 넷째는 해삭, 다섯째는 옥루, 여섯째는 하유, 일곱째는 작탁, 여덟째는 언도, 아홉째는 전두, 열째는 마촉이다(『세의득효방』).

부비맥

맥이 피부와 살 부위에 있고, 나가는 것은 있으나 들어오는 것은 없는 것이 마치 물이 펄펄 끓[어오르기만 하고 아래로 내려가는 물은 없]는 것과 같아서 맥이 뛰는 수를 헤아릴 수 없다. 이는 곧 삼양三陽의 기가 극에 달하고 음陰이 없는 증후인데 아침에 나타나면 저녁에 죽고, 저녁에 나타나면 아침에 죽는다(『세의득효방』).

어상맥

맥이 피부 부위에 있는데, [물고기가 물 위에 떠서] 머리는 가만히 있고 꼬리만 흔드는 것처럼 둥둥 떠 있는 맥이다. 이는 삼음三陰의 기가 극에 달한 것으로 망양亡陽이라고도 하는데 반드시 죽는다. ◯ 어상맥魚翔脈은 맥이 있는 듯도 하고 없는 듯도 하다(『세의득효방』).

 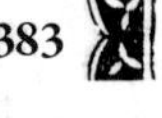

탄석맥

맥이 근筋과 육肉 사이에 있는데, 기운차게 손가락을 탁탁 치는 것이 매우 빠르면서 단단하다. 이는 신경腎經의 진장맥眞臟脈이 나타난 것으로, 무기일戊己日이 되면 치료하지 못한다. ◯ 탄석맥彈石脈은 올 때는 굳세게 오지만 심법으로 찾으면 바로 없어진다(『세의득효방』).

---

143 '尋'은 맥을 짚을 때 손가락의 힘을 필요에 따라 변화시키거나 손가락을 옮겨가면서 脈을 찾아 뚜렷한 감각을 얻는 것을 말한다. 맥을 볼 때 손가락으로 누르는 세기를 달리하는 방법으로는 '擧按尋'이 있다. '擧'는 손가락 끝을 가볍게 대고 맥을 보는 것이고, '按'은 손가락 끝에 힘을 세게 주고 꼭 눌러서 맥을 보는 것이며, '尋'은 손가락 끝에 중등도의 힘을 주고 눌러서 맥을 보는 것이다. '擧'로는 浮脈, '按'으로는 沈脈, '尋'으로는 中脈(浮하지도 沈하지도 않는 맥)을 본다(『동의학사전』).

144 "彈石, 脈來辟辟湊指, 急促而堅, 乃腎經真臟脈現, 遇戊己日則不治"(『世醫得效方』). "彈石, 硬來尋卽散. 彈石, 脈在筋肉間, 擧按劈劈然, 肺絶也"(『醫學入門』).

解索

脈如解亂繩之狀，散散無序．腎與命門之氣皆亡，戊己日篤，辰巳日不治〔得效〕.[145]

屋漏[146]

脈在筋肉間，如殘雷[147]之下，良久一滴，濺起無力．○如水滴濺池貌，胃氣榮衛俱絶，七八日死〔得效〕.[148]

鰕遊

脈在皮膚，如鰕遊水面，杳然不見，須臾又來，隱隱然不動，依前又去．醒者七日死，困者三日死〔得效〕.[149]

雀啄[150]

脈在筋肉間，連連湊指，忽然頓無，如雀啄食之狀．盖來三而去一也．脾元穀氣已絶於內，醒者十二日死，困者六七日亡〔得效〕.[151]

145 "解索, 脈散散無序, 腎與命門之氣皆亡, 戊己日篤, 辰巳日不治"(『世醫得效方』). "搭指散亂, 眞解索. 解索, 脈如解亂繩之狀, 指下散散無復, 次第五臟絶也"(『醫學入門』).

146 '屋漏'는 지붕이 새는 것을 말한다.

147 『醫學入門』에는 '雷'가 '溜'로 되어 있다.

148 "屋漏之脈, 如水下滴濺地貌, 胃氣營衛俱絶, 七八日間危矣"(『世醫得效方』). "屋漏, 半日一滴落. 屋漏, 脈在筋肉間, 如殘溜之下, 良久一滴, 起無力. 雀啄屋漏, 皆脾胃衰絶之脈, 心肺絶也"(『醫學入門』).

149 "蝦遊, 狀如蝦遊水面, 杳然不見, 須臾又來, 隱隱然不動, 依前又去, 醒者七日死, 沈困者三日不治"

해삭맥

노끈을 풀어 헤쳐놓은 것처럼 어지러이 흩어져 질서가 없다. 이는 신腎과 명문의 기가 모두 없어진 것으로 무기일戊己日에 나타나면 위독해지고, 진사일辰巳日에 나타나면 치료하지 못한다(『세의득효방』).

옥루맥

맥이 근筋과 육肉 사이에 있는데, 〔처마 밑에〕 맺힌 물이 한참 만에 한 방울씩 떨어져 힘없이 튀는 것과 같다. ◯ 물방울이 땅에 떨어져 〔힘없이〕 다시 튀어오르는 모양과 같은데, 이는 위기胃氣와 영위營衛의 기가 모두 끊어진 것으로 이레나 여드레 만에 죽는다(『세의득효방』).

하유맥

맥이 피부 부위에서 뛰는데, 마치 새우가 물 위에서 노는 것과 같이 아득히 보이지 않다가 잠깐 사이에 다시 오고, 숨은 듯 움직이지 않다가 이전과 같이 나타났다가 다시 사라진다. 정신이 있는 사람은 이레 만에 죽고, 정신이 없는 사람은 사흘 만에 죽는다(『세의득효방』).

작탁맥

맥이 근筋과 육肉 사이에서 뛰는데, 연이어서 손가락에 부딪히다가 갑자기 사라지는 것이 참새가 〔부지런히〕 먹이를 쪼아 먹〔다 휙 날아가〕는 모습과 같다. 세 번 뛰고 한 번 쉬는데, 이는 비脾의 곡기가 이미 안에서 끊어진 것이다. 정신이 있는 사람은 12일 만에 죽고, 정신이 없는 사람은 엿새나 이레 만에 죽는다(『세의득효방』).

(『世醫得效方』). "鰕遊靜中跳一躍. 鰕遊, 脈在皮膚, 始則苒苒不動, 少焉瞥然而去, 久之倏爾來, 脾胃絶也"(『醫學入門』).

150 '雀啄'은 참새가 부리로 모이를 쪼아 먹는 모습을 말한다.

151 "雀啄之脈, 指下來三去一, 如雀啄食之狀. 脾元谷氣已絶於內, 醒者十二日死, 困者六七日亡"(『世醫得效方』). "雀啄連來三五啄. 雀啄, 脈在筋肉間, 如雀之啄食, 連連輳指, 忽然頓絶, 良久復來"(『醫學入門』).

偃刀[152]

脈如手循刀刃, 無進無退, 其數無准. 由心元血枯, 衛氣獨居, 無所歸宿, 見之四日難療[153]〔得效〕.

轉豆[154]

脈形如豆, 周旋展轉, 並無息數. 藏府空虛, 正氣飄[155]散, 象曰行尸, 其死可立待[156]也[157]〔得效〕.

痲促

脈如痲子之紛亂, 細微至甚, 盖衛枯榮血獨濇. 輕者三日死, 重者一日殂矣[158]〔得效〕.

152 '偃刀'는 언월도偃月刀로, 반달같이 생긴 칼을 말한다.

153 "偃刀之脈, 尋之如手循刀刃, 無進無退, 其數無準, 由心元血枯, 衛氣獨居, 無所歸宿, 見之四日難療"(『世醫得效方』).

154 '轉豆'는 둥근 콩이 굴러다니는 모양을 말한다.

155 '飄'는 낙엽이 떨어지듯 가볍게 팔랑팔랑 나부끼거나 날아오르는 모양 또는 아무 미련 없이 정처 없이 떠도는 모양을 말한다.

156 '待'는 期待하다, 期約하다는 뜻이다.

언도맥

손으로 칼날을 어루만지는 듯하여 오는 것도 없고 나가는 것도 없으며, 그 맥박의 수도 셀 수 없다. 심心의 근원인 혈이 말라 위기衛氣만 홀로 남아 돌아가 머무를 곳이 없는 것과 같다. 〔맥이〕 나타난 지 나흘이 지나면 치료하기 어렵다(『세의득효방』).

전두맥

맥이 마치 콩이 이리저리 굴러다니는 것 같은데다가 쉴 틈 없이 움직인다. 이는 장부의 기가 텅 비고 정기正氣가 흩연히 흩어진 것이다. '상'에서 '산송장〔행시行尸〕'이라고 하였는데, 바로 죽게 될 것이다(『세의득효방』).

마촉맥

맥이 마치 삼씨가 어지럽게 널려 있는 듯하면서 매우 가늘고 작은데, 이는 위기衛氣가 말라 영혈榮血이 홀로 돌지 못하는 것이다. 병이 가벼운 경우는 사흘 만에 죽고, 위중한 경우는 하루 만에 죽는다(『세의득효방』).

157 "轉豆, 形如豆周旋展轉, 並無息數, 臟腑空虛, 正氣飄散, 象曰行屍, 其死可立待也"(『世醫得效方』).

158 "麻促之脈, 應指如麻子之紛亂, 細微至甚, 蓋衛枯榮血獨澁, 輕者三日, 重者一日殂矣"(『世醫得效方』).

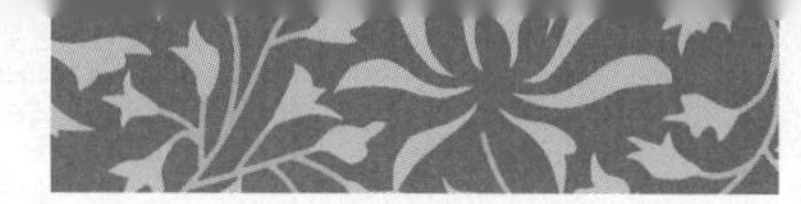

雜病篇

用藥

용약

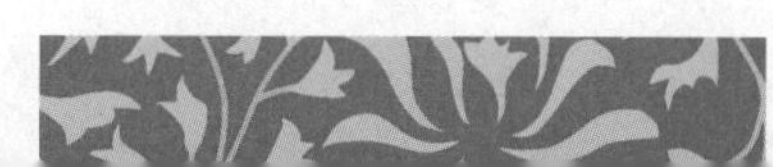

近世論醫

近世論醫, 有主河間劉氏者 劉完素, 有主易州張氏者 張元素. 張氏用藥, 依準四時陰陽升降, 而增損之, 正內經四氣調神之義. 醫而不知此, 是妄行也. 劉氏用藥, 務在推陳致新, 不使少有怫鬱, 正造化新新不停之義. 醫而不知此, 是無術也. 然主張氏者, 或未盡張氏之妙, 則瞑眩之藥, 終莫敢投, 至失期[1]後時而不救者多矣. 主劉氏者, 或未極劉氏之妙[2], 則取[3]效目前, 陰損正氣, 遺害於後日者多矣. 能用二子[4]之長, 而無二子[5]之弊, 則治病[6]其庶幾乎〔海藏〕[7].

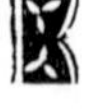

1 『此事難知』에는 '期'가 '機'로 되어 있다. '失期'와 '後時'는 모두 때를 놓친 것을 말하고, '失機'는 기회를 놓친 것을 말한다.

2 『此事難知』에는 '或未極劉氏之妙'가 '未悉劉氏之蘊'으로 되어 있다.

3 『此事難知』에는 '取'가 '却'으로 되어 있다.

4 『此事難知』에는 '子'가 '家'로 되어 있다.

5 『此事難知』에는 '子'가 '家'로 되어 있다.

6 『此事難知』에는 '病'이 '法'으로 되어 있다.

7 『此事難知』 卷下 「許先生論關中梁寬甫證」(四庫本

요즘의 의학에 관한 논의

요즘의 의학에 대한 논의는 하간 유씨(유완소劉完素를 말한다)를 위주로 하는 사람과 역주의 장씨(장원소張元素를 말한다)를 위주로 하는 사람이 있다. 장씨는 약을 쓸 때 사계절에 따라 음양陰陽이 오르내리는 법칙에 의거하여 약의 양을 늘리거나 줄였는데, 이는 바로 『내경』에서 말한 사계절의 기氣에 따라 신神을 조절한다는 뜻이다. 의사이면서 이것을 알지 못한다면 그것은 제멋대로 치료하는 것이다. 유씨는 약을 쓸 때 옛것을 받들어 새것을 만드는 데 힘써 조금이라도 막힘이 없도록 하였는데, 이것이 바로 늘 새로운 것을 만들어내어 정체되지 않는다는 뜻이다. 의사이면서 이것을 알지 못한다면 이는 의술이 없는 것이다. 그러나 장씨의 약 쓰는 법을 위주로 하는 자 중에도 간혹 장씨의 오묘한 이치를 다 알지 못하면 끝내 명현瞑眩을 일으키는 약을 감히 쓰지 못하여 기회와 때를 놓쳐 살리지 못하는 경우가 많다. 유씨의 약 쓰는 법을 위주로 하는 자 중에도 간혹 유씨의 오묘한 이치를 다 알지 못하면 눈앞의 효과만을 얻으려다 은연중에 정기正氣를 손상시켜 나중에 해를 남기는 경우가 많다. 이 두 선생의 장점을 활용하고 단점을 없앨 수 있다면 병을 거의 치료할 수 있지 않겠는가(『차사난지』).

628쪽). 『王好古醫學全書』(中國中醫藥出版社, 2004 所收, 131쪽)(앞으로 인용할 때는 이 책을 기준으로 한다). 『醫學綱目』 卷之三 陰陽臟腑部 「治法通論」에도 같은 내용이 나온다(앞의 책, 42쪽).

形氣用補瀉

靈樞曰, 形氣不足, 病氣有餘, 是邪勝也, 急當瀉之. 形氣有餘, 病氣不足, 急當補之. 形氣不足, 病氣不足, 此陰陽俱不足也, 不可刺之, 刺之則重不足, 重不足則陰陽俱竭, 血氣皆盡, 五藏空虛, 筋骨髓枯, 老者絶滅, 壯者不復矣. 形氣有餘, 病氣有餘, 此謂陰陽俱有餘也, 急瀉其邪, 調其虛實.[8] ○ 夫疾病之生也, 皆因外感內傷, 生火生濕, 濕而生熱, 火而生痰, 四者而已, 審其爲少壯新病, 是濕則燥之, 是火則瀉之, 是濕而生熱, 則燥濕而兼清熱, 是火而生痰, 則瀉火而兼豁痰, 無餘蘊矣. 審其爲老衰久病, 又當半攻半補焉.[9] 故曰, 少壯新病, 攻邪爲主, 老衰久疾, 補虛爲先〔丹心〕[10].

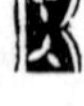

8 『靈樞』「根結篇第五」.

9 『丹溪心法附餘』에는 이 뒤에 '但氣虛而有濕熱痰火, 則以四君子湯補氣而兼燥濕清熱豁痰瀉火. 如血虛而有痰火濕熱, 則以四物湯補血而兼瀉火豁痰清熱燥濕. 如此則攻補兼施, 庶乎可也'라는 구절이 더 있다.

10 『丹溪心法附餘』 卷之二十四 雜治門「醫略」虛實分治(앞의 책, 935쪽). 『仁齋直指』 卷一 「虛實分治論」(앞의 책, 26-27쪽)에도 같은 내용이 나온다.

형形과 기에 따라 보하거나 사한다

『영추』에서 "형形〔몸〕의 기氣가 부족하고 병의 기가 넘치면 사기邪氣가 〔정기를〕 이긴 것이니 급히 사瀉하여야 한다. 형의 기가 넘치고 병의 기가 부족하면 급히 보補하여야 한다. 형의 기가 부족하고 병의 기도 부족한 것은 음과 양이 모두 부족한 것이므로 침을 놓아서는 안 된다. 침을 놓으면 부족한 것을 더욱 부족하게 하고, 더욱 부족해지면 음과 양이 모두 고갈되고 혈血과 기가 모두 다하여 오장의 기가 텅 비게 되며 근筋과 골수가 말라 노인은 죽고 젊은이도 회복할 수 없게 된다. 형의 기가 넘치고 병의 기도 넘치면 음과 양이 모두 넘치는 것이므로 급히 그 사기를 사하여 허실虛實을 조절하여야 한다"라고 하였다. ◯ 일반적으로 질병이 생기는 것은 모두 외감과 내상으로 인하여 화火가 생기거나 습濕이 생기는 경우, 습으로 열이 생기거나 화로 담痰이 생기는 네 가지뿐이다. 환자가 젊은지 건강한지, 새로 생긴 병인지를 살펴서 〔병의 원인이〕 습이면 습을 말리고, 화이면 화를 사하여야 한다. 습으로 열이 생겼으면 습을 말리면서 열을 식혀주고, 화로 담이 생겼으면 화를 사하면서 담을 삭여 조금도 남아 있는 것이 없도록 한다. 환자가 늙었는지 쇠약한지, 오래된 병인지를 살펴서 치는〔攻〕 것과 보하는 것을 반반씩 하여야 한다. 그러므로 "젊거나 건강하거나 새로 생긴 병이라면 치는 것을 위주로 하고, 늙거나 쇠약하거나 오래된 병이라면 허한 것을 보하는 것을 우선하여야 한다"라고 한 것이다(『단계심법부여』).

用藥大體

內經曰，病之始起也，可刺而已．其盛，可待衰而已[11]．故因其輕而揚之[12]，因其重而減之[13]，因其衰而彰之[14]．其高者，因而越之[15]，其下者，引而竭之[16]，中滿者，瀉之於內[17]．其有邪者，漬形以爲汗[18]．其在皮者，汗而發之[19]．其慓悍者，按而收之[20]．其實者，散而瀉之[21]．

11 『素問』「逆順第五十五」에서 "兵法曰，無迎逢逢之氣，無擊堂堂之陳．刺法曰，無刺熇熇之熱，無刺漉漉之汗，無刺渾渾之脈，無刺病與脈相逆者"라고 하였다．『素問』「瘧論篇第三十五」에서도 "至病之發也，如火之熱，如風雨，不可當也．故經言曰，方其盛時，必毁．因其衰也，事必大昌，此之謂也"라고 하였다．

12 張介賓은 "輕者浮於表，故宜揚之．揚者，散也"라고 하였다．『類經』 十二卷 論治類 八「邪風之至治之宜早諸變不同治法亦異」(앞의 책，338쪽)．

13 張介賓은 "重者實於內，故宜減之．減者，瀉也"라고 하였다．『類經』 十二卷 論治類 八「邪風之至治之宜早諸變不同治法亦異」(앞의 책，338쪽)．

14 『素問』에는 이 뒤에 '形不足者，溫之以氣．精不足者，補之以味'라는 구절이 더 있다．張介賓은 "衰者氣血虛，故宜彰之．彰者，補之益之，而使氣血復彰也"라고 하였다．『類經』 十二卷 論治類 八「邪風之至治之宜早諸變不同治法亦異」(앞의 책，338쪽)．馬蒔는 衰하게 되는 것을 邪氣로 보아 "於末後，則病勢旣衰，當因其邪氣之衰，而使正氣之彰"한다고 하였다．

15 馬蒔는 "病之在高者，因而越之，謂吐之使上越也"라고 하였다．

16 張介賓은 "竭，袪除也．爲滌蕩之，踈利之，可以治其下之前後也"라고 하였다(『類經』 十二卷 論治類 八「邪風之至治之宜早諸變不同治法亦異」(앞의 책，339쪽)．喜多村直寬(1804-1876，江湖시대의 醫官)은 "引而竭之，謂利水道也"라고 하였다(龍伯堅·龍武昭 編著，『黃帝內經集解』，天津科學技術出版社，2004，100쪽의 注 2)．

17 張介賓은 "中滿二字，最宜詳察，卽痞滿大實堅之謂，故當寫之於內．若外見浮腫而脹不在內者，非中滿也．妄行攻寫，必至爲害．此節之要，最在一中字"라고 하였다．『類經』 十二卷 論治類 八「邪風之至治之宜早諸變不同治法亦異」(앞의 책，339쪽)．

약을 쓰는 큰 틀

『내경』에서 "병이 처음 생겼을 때에는 침만 놓아도 낫지만, 병이 성하면 〔사기邪氣가〕 쇠약해지기를 기다렸다가 침을 놓아야 낫는다. 그러므로 병이 가벼울 때에는 〔사기를 발산시켜〕 흩날려버리고 무거울 때에는 덜어내며, 〔기혈 등이〕 쇠약하면 잘 보태준다. 〔병이〕 위에 있으면 위로 넘겨버리고, 아래에 있으면 끌어내려 없애며, 뱃속이 그득하면 안에서 흘러나가게 한다. 사기가 안에 있으면 몸이 젖도록 땀을 내고, 피부에 있으면 〔몸이 젖도록 내는 것과 촉촉하게 내는 것의 중간 정도로 약간〕 땀을 내어 발산시킨다. 성질이 날래고 사나운 것은 눌러서 거두어들이고, 실한 것은 흩어 쏟아버린다"라고 하였다.

 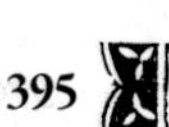

18 張志聰은 "漬, 浸也. 古者用湯液浸漬取汗, 以去其邪, 此言有邪之在表也. 邪在皮毛, 取汗而發散之"라고 하여 湯液에 몸을 담가 땀을 내는 것으로 보았다. 馬蒔는 "其有邪者, 當從而汗之, 而其汗頗多, 其形似漬也"라고 하여 땀을 많이 내는 것으로 보았다. 徐春甫는 『古今醫統大全』 卷之二 內經要旨 「論治篇第四」에서 "此言熱邪內郁, 宜於汗解, 因其腠理幹燥而汗不得出者, 以溫水微漬形體, 使之腠理滋潤, 以接其汗之出也. 今用熱湯圍浴而出汗者是也"라고 하여 張志聰과 같은 견해를 보였다.

19 張介賓은 "前言有邪者, 兼經絡而言, 言其深也. 此言在皮者, 言其淺也. 均爲表證, 故皆宜汗"이라고 하였다(앞의 책, 339쪽).

20 '按而收之'에 대해 徐春甫는 『古今醫統大全』 卷之二 內經要旨 「論治篇第四」에서 "疾悍暴, 按降收斂也. 蓋謂陰虛火炎上而爲喘嗽等證, 宜以滋陰降火之劑, 如四物湯加柏知五味子之類. 故曰, 按而收之"라고 하였다. 그러나 吳崑은 "慓悍, 卒暴也. 按, 謂按摩也. 言卒然暴痛慓悍之疾, 則按摩而收之. 收, 謂定其慓悍也"라고 하였고(『黃帝內經素問吳注』), 馬蒔와 張志聰 등도 按摩로 보았다. 한편 楊上善은 "其氣不散, 以手按取, 然後投針也"라고 하여 鍼法으로 보았고, 王玉川은 '慓悍'을 腠理가 견고하지 못하여 땀이 그치지 않는 것으로 보고 陽氣를 어루만져[按撫] 肌表로 수렴시켜 땀을 그치게 하는 것으로 보았다(이경우 역주, 『譯解編註 黃帝內經素問』 1, 여강출판사, 1994, 188쪽의 注 9).

21 『素問』 「陰陽應象大論篇第五」. '其實者, 散而瀉之'에 대해 王冰은 "陽實則發散, 陰實則宣瀉也"라고 하여 陰陽의 虛實로 보았다. 張志聰은 "實者邪氣實, 而虛者正氣虛也"라고 하여 邪氣와 正氣의 허실로 보았다.

○ 寒者熱之，熱者寒之，微者逆之[22]，甚者從之[23]，堅者削之[24]，客[25]者除之，勞者溫之[26]，結者散之，留者攻之[27]，燥者濡之[28]，急者緩之[29]，散者收之[30]，損者益之，逸者行之[31]，驚者平之[32]，上之下之[33]，摩之浴之，薄之劫之[34]，開之發之[35]，適事爲故[36]〔內經〕. ○ 衰者補之，強者瀉之，各安其氣，必淸必靜，則病氣衰去，歸其所宗. 此治之大體也〔內經〕[37]. ○ 上盛不已，吐而脫之，下盛不已，下而奪之〔王冰〕[38].

22 '逆之'는 逆治를 말한다. 逆治는 병증의 성질이나 사기의 성질과 반대되는 성질의 약물이나 방법으로 치료하는 것을 말한다. 正治라고도 한다.

23 '從之'는 從治를 말한다. 從治는 병증에 따라 치료하는 방법이다. '微者逆之, 甚者從之'에 대해 王冰은 "夫病之微小者, 猶水火也, 遇草而焫, 得木而燔, 可以濕伏, 可以水滅, 故逆其性氣以折之攻之. 病之大甚者, 猶龍火也. 得濕而焰, 遇水而燔, 不知其性以水濕折之, 適足以光焰詣天, 物窮方止矣"라고 하여 작은 불은 물로 끌 수 있지만 큰 불에 물을 더하면 오히려 더 타오르는 것에 비유하였다. 인용문 중 '猶水火也'는 원문에 '猶人火也'로 되어 있으나 착오이므로 바로잡았다(張登本 等 主編,『王冰醫學全書』, 中國中醫藥出版社, 2006, 433쪽의 注 5). 張介賓은 "病之微者, 如陽病則熱, 陰病則寒, 眞形易見, 其病則微, 故可逆之. 逆卽上文之正治也. 病之甚者, 如熱極反寒, 寒極反熱, 仮證難辨, 其病則甚, 故當從之, 從卽下文之反治也"라고 하였다.『類經』十二卷 論治類 四「氣味方制治法逆從」(앞의 책, 329쪽).

24 '削之'는 복부에 癥瘕나 積聚, 痞塊 등 움직이지 않는 단단한 것이 있을 때 약으로 이를 쳐서 깎아내는 치료 방법을 말한다.『儒門事親』卷三「五積六聚治同鬱斷二十二」에서는 "內經曰, 堅者削之, 今人言塊癖是也"라고 하였다(앞의 책, 96쪽).

25 '客'은 외부에서 온 병을 가리킨다. 方藥中은 과음이나 과식, 음식이나 약물 중독 등으로 腹痛吐瀉 등의 증상이 나타날 때 催吐 또는 通便시켜 밖으로 빼내는 방법이라고 하였다. 方藥中,『黃帝內經 運氣七篇講解』(人民衛生出版社, 2007, 880쪽).

26 '溫之'는 정기가 모손된 병에 溫補하여 調養하는 치료 방법을 말한다. 張介賓은 "溫之, 溫養之也"라고

◯ 찬 것은 뜨겁게 하고 뜨거운 것은 차게 하며, 병이 미약하면 역치逆治하고 병이 심하면 종치從治하며, 단단한 것은 깎아내고 밖에서 침범한 것은 몰아내며, 노곤한 것은 따뜻하게 보補해주고 뭉친 것은 흩어주며, 머물러 있는 것은 쳐버리고 마른 것은 적셔주며, 팽팽하면 느슨하게 하고 흩어진 것은 거두어들이며, 손상된 것은 채워넣고 어지러워진 것은 잘 돌게 하며, 놀란 것은 진정시킨다. 올리거나 내리고, 문지르거나 목욕하고, 쳐내거나 몰아내고, 열어주거나 발산시키는 것을 상황에 맞게 하여야 한다(『소문』). ◯ 쇠약해진 것은 보하고 강한 것은 사瀉하여 각각의 기氣를 편안하게 하면 반드시 맑고 고요하게 되어 병의 기운이 약해져 물러나 근본으로 돌아갈 것이니 이것이 치료의 큰 틀이다(『소문』). ◯ 상초上焦의 기가 너무 성해졌을 때에는 토하여 벗어나게 하고, 하초下焦의 기가 너무 성해졌을 때에는 설사를 시켜서 없어지게 한다(왕빙).

하였다.

27 '攻之'는 病邪가 留滯되어 없어지지 않는 병, 예를 들어 宿食이나 水飮, 痰飮, 蓄血 등에 瀉下하거나 滌飮, 攻瘀와 같이 邪氣를 치는 방법을 말한다.

28 '燥者'는 便乾이나 口乾 등을 말하며, '濡之'는 滋潤하는 치료법을 말한다.

29 '急者'를 方藥中은 痙攣이나 拘急이라고 하였다. 方藥中(앞의 책, 881쪽).

30 '散者'를 方藥中은 汗出, 虛脫, 正氣欲散이라고 하였다. 方藥中(앞의 책, 881쪽).

31 張介賓은 "逸者, 奔逸潰亂也. 行之, 行其逆滯也"라고 하였다(앞의 책, 329쪽).

32 張介賓은 "平之, 安之也"라고 하였다(앞의 책, 329쪽).

33 張介賓은 "上之, 吐之也"라고 하였다(앞의 책, 329쪽). 그러나 方藥中은 「至眞要大論」 앞에 나온 病機 중 '諸痿喘嘔, 皆屬於上'이라는 구절이 있으므로 이에 대응하여 '上之'를 '上者'로 보아야 한다고 하였다(앞의 책, 881쪽).

34 張介賓은 "薄之, 追其隱藏也. 刼之, 奪其降盛也"(앞의 책, 329쪽)라고 하였다. '薄'을 薄貼으로 보는 견해도 있다.

35 '開之'는 막힌 것을 뚫어준다(疎導, 宣通)는 뜻이다. '發之'와 같은 뜻으로 보는 견해도 있는데 '發之'는 發泄, 發汗을 뜻한다.

36 『素問』「至眞要大論篇第七十四」.

37 『素問』「至眞要大論篇第七十四」.

38 『素問』「五常政大論篇第七十」의 "上取下取, 內取外取, 以求其過"에 대한 王冰의 注이다.

水火分治歌

歌曰，肝膽由來從[39]火治，三焦包絡都無異 火[40]．脾胃常[41]將濕處求，肺與大腸同濕類 水．腎與膀胱心小腸，寒熱臨時旋商議 水火各半．惡寒表熱小膀濕[42]，惡熱[43]表寒心腎熾．十二經最端的，四經屬火四經濕 肝膽三焦包絡屬火，脾胃肺大腸屬濕．四經有熱有寒時，攻裏解表細消息 心小腸腎膀胱，寒熱相半．裏熱裏寒[44]宜越竭，表熱表寒宜汗釋．濕同寒火同熱，寒熱到頭[45]無兩說．六分分來一分寒[46]，寒熱中停眞浪舌．熱寒格拒病機深，亢則害兮承乃制．緊寒數熱脈正邪，標本治之眞妙訣．休治風休治燥，治得火時風燥了．當解表時莫攻裏，當攻裏時莫解表．表裏如或兩可攻，後先內外分多少．治濕無過似決川，此箇筌蹄[47]最分曉[48]．感謝軒岐萬世恩，爭奈醯雞[49]笑天小〔子和〕[50]．

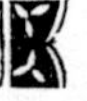

39 여기에서 '從'은 어떤 원칙을 택한다는 뜻이다. 그래서 '從火治'라고 하면 원칙적으로 화를 치료하는 방법을 택한다는 뜻이 된다.

40 이 항목의 注는 모두 『東醫寶鑑』 편찬자의 것이다.

41 『東醫寶鑑』 원문에는 '相'으로 되어 있으나 『儒門事親』에는 '常'으로 되어 있다. 『東醫寶鑑』의 다른 판본에도 모두 '常'으로 되어 있어 誤植이므로 고쳤다.

42 『儒門事親』에는 '濕'이 '溫'으로 되어 있다. 『醫學入門』은 본문과 같다.

43 『仁齋直指』에는 '惡熱'이 '發熱'로 되어 있다.

44 『仁齋直指』에는 '裏'가 '表'로 되어 있다.

45 '到頭'는 마침내, 필경, 결국 또는 끝까지, 아주, 철저라는 뜻이다.

46 『仁齋直指』에는 '一分寒'이 '火熱寒'으로 되어 있다. 完營 重刊本과 四庫全書 電子版에도 '火熱寒'으로 되어 있다. 『儒門事親』 원문에는 '半分寒'으로 되어 있다.

47 '筌蹄'는 고기를 잡는 통발과 토끼를 잡는 올가미를

수와 화를 나누어 치료하는 것에 대한 노래

한 노래에서 "간肝과 담膽은 화火를 따라 치료하고, 삼초三焦와 심포락心包絡도 다를 바 없다(화를 따라 치료한다). 비脾와 위胃는 습濕을 따라 치료하고, 폐와 대장도 마찬가지로 습을 따른다(수水로 보아 치료한다). 신腎과 방광, 심心, 소장은 한寒과 열熱이 때에 따라 어떻게 변하는지 곧바로 살펴보아야 하는데(수를 따르는 경우와 화를 따르는 경우가 각각 반씩이다), 오한이 있고 겉에 열이 있는 것은 소장과 방광이 습한 것이고, 열을 싫어하고 겉이 찬 것은 심과 신에 불기운이 성한 것이다. 〔이런 이치는〕 십이경이 가장 분명한데 사경四經은 화에 속하고, 다른 사경은 습에 속하며(간·담·삼초·포락은 화에 속하고, 비·위·폐·대장은 습에 속한다), 나머지 사경은 열에 속할 때와 한에 속할 때가 있다. 그러므로 속을 치거나 겉을 푸는데 변화를 세밀하게 살펴야 한다(심·소장·신·방광은 한과 열이 각각 반이다). 속에 열이 있거나 찬 경우는 토하여 없애고, 겉에 열이 있거나 찬 경우는 땀을 내어 풀어야 한다. 습은 한과 같이 치료하고, 화는 열과 같이 치료하니 결국 한과 열일 뿐 다른 것은 없다. 여섯으로 나누어보아도 화와 열, 한〔습〕뿐이니 한과 열의 중간이라는 말은 참으로 터무니없는 말이다. 한과 열이 서로 막고 있으면 병이 심한 것으로, 〔한 기운이〕 지나치면 해가 되고 〔그러면 다른 기가〕 맞받아서 〔그 기운을〕 제어한다. 〔맥이〕 긴緊한 것은 한에 속하고, 삭數한 것은 열에 속하니 맥으로 정기와 사기邪氣의 상태를 살필 수 있다. 이것이 표標와 본本을 나누어 치료하는 참으로 신묘한 비결이다. 풍風이나 조燥를 치료한다고 하지 말 것이니, 화를 치료하면 풍과 조는 저절로 사라진다. 겉을 풀어줄 때는 속을 공격하지 말고, 속을 공격할 때는 겉을 풀어주지 말아야 한다. 겉과 속을 모두 공격할 때가 있는데 선후와 내외의 정도〔어느 것을 먼저 할지, 겉과 속은 각각 어느 정도로 공격해야 할지〕를 가려야 한다. 습을 치료하는 것은 〔대소변으로〕 물길을 내는 것〔소도疎導〕과 같을 뿐이니 이는 가장 분명한 방법이다. 황제와 기백岐伯의 만대에 걸친 은혜에 감사한다. 어찌 〔우물 안 개구리 같은〕 초파리가 세상이 작다고 비웃는가"라고 하였다(『유문사친』).

말한다. 전하여 목적을 달성하기 위한 방편이라는 뜻으로 쓰인다.

48 '治濕'에서 여기까지의 문장은 원문에 없다. '分曉'는 새벽녘을 말하는데, 여기에서는 훤히 안다는 뜻으로 쓰였다.

49 '醯雞'는 초, 간장, 된장, 술 등에 잘 덤벼드는 파리와 초파리를 말한다. 술이나 초에서 생기는 작은 벌레로 술독이나 醋瓶 안에서만 산다고 한다. 蠛蠓이라고도 한다.

50 『儒門事親』 卷十四 治法心要 「辯十二經水火分治法」(앞의 책, 333쪽). 이 문장은 『儒門事親』이 아니라 『仁齋直指』에서 인용한 것으로 보인다. 『仁齋直指』에는 이와 동일한 문장이 나오는데 '玉匱金鑰'에서 인용한 것이라고 하였다. 『仁齋直指』 卷一 「火濕分治論」(앞의 책, 26쪽).

標本分治歌

歌曰, 少陽從本爲相火,[51] 太陰從中[52]濕土坐.[53] 厥陰從中火是家, 陽明從中濕是我.[54] 太陽少陰標本從, 陰陽二氣相包裹.[55] 風從火斷汗之宜, 燥與濕爭下之可. 萬病能將火濕分, 掣開軒岐無縫鎖〔子和〕.[56] ◯標者, 稍末也. 本者, 根本也〔入門〕.[57]

51 張介賓, 『類經圖翼』 卷四 經絡二 「臟腑應天本標中氣圖」 標本中氣從化解(『類經圖翼』, 人民衛生出版社, 1965, 140쪽) "少陽太陰亦有中氣而不言從中者, 以少陽之中, 厥陰木也. 木火同氣, 木從火化矣, 故不從中也."

52 『精校註譯 東醫寶鑑』에서는 '中'을 '本'으로 바꾸어야 한다고 하였다(앞의 책, 113쪽의 注 77). 「至眞要大論」에서 "少陽太陰從本"이라고 하였기 때문이라고 한다. 『儒門事親』과 『醫學入門』에도 '中'으로 되어 있다.

53 張介賓은 "太陰之中陽明金也, 土金相生燥從濕化矣, 故不從中也"라고 하였다(張介賓, 앞의 책, 140쪽).

54 張介賓은 "至若陽明厥陰不從標本從乎中者, 以陽明之中, 太陰濕土也, 亦以燥從濕化矣. 厥陰之中, 少陽火也, 亦以木從火化矣. 故陽明厥陰不從標本, 而從中氣也"라고 하였다(張介賓, 앞의 책, 140쪽).

55 張介賓은 "少陰太陽從本從標者, 以少陰本熱而標陰, 太陽本寒而標陽, 標本異氣, 故或從本從標, 而治之有先後也"라고 하였다(張介賓, 앞의 책, 140쪽).

56 『儒門事親』 卷十四 治法心要 「標本運氣歌」(앞의 책, 332쪽). 『醫學入門』 卷七 治法 「標本分治」(앞의 책, 630-631쪽)에도 같은 내용이 나온다. 張介賓은 이러한 논의에 대하여 "愚按六經從本從標從中者, 蓋以同類相從, 歸六氣於水火, 總萬病於陰陽

표와 본을 나누어 치료하는 것에 대한 노래

한 노래에서 "소양少陽은 본기本氣를 따라 상화相火가 되고, 태음太陰은 중기中氣를 따라 습토濕土가 되며, 궐음厥陰은 중기를 따라 화火에 속하고, 양명陽明도 중기를 따라 습濕이 되며, 태양太陽과 소음少陰은 표標와 본本을 모두 따르니 음양의 두 기氣가 서로 감싸고 있다. 풍風은 화를 따라가니 땀을 내야 하고, 조燥와 습이 〔같이 있어 서로 다투면〕 설사시키는 것이 좋다. 모든 병은 화와 습으로 나누어지니 황제와 기백岐伯의 뜻에 통하면 막힐 것이 없다"라고 하였다(『유문사친』). ◯ 표는 가지이고, 본은 뿌리이다(『의학입문』).

二者而已. 此誠造化自然之道, 然而經旨深邃, 未易推測, 自啓玄子以來, 註皆未得. 及戴人張子和始發明火濕二字之義, 甚得其要, 意謂標本相從之理, 止於是矣. 繼自劉宗厚而下, 莫不宗之. 愚亦深以爲然, 獨惜其治法之有未盡善者, 謂風從火斷汗之宜, 燥與濕兼下之可也. 此槩指六氣從化, 皆爲有餘, 而欲以汗下二法盡之. 若然, 則諸病之化, 豈盡屬有餘, 而必無不及者耶. 殊失聖經本意矣. 在內經之言, 蓋特舉陰陽所化之理, 本非謂其有余, 而子和之意, 則但見其有余之爲病, 而不知其不及之難化也. 夫六經之氣, 時有盛衰, 氣有余則化生太過, 氣不及則化生不前. 從其化者化之常, 得其常則化生不息. 逆其化者化之變, 値其變則強弱爲災. 如木從火化也, 火盛則木從其化, 此化之太過也. 陽衰則木失其化, 此化之不前也. 燥從濕化也, 濕盛則燥從其化, 此化之太過也. 土衰則金失其化, 亦化之不前也. 五行之氣, 正對俱然, 此本標化生之理所必然者. 化而太過者宜抑, 化而不及者不宜培耶. 治失其當, 又安得謂之善哉. 知乎此, 則可與言化生之妙用矣"라고 하여 太過뿐만 아니라 不及에 따른 문제도 고려해야 함을 말하고 있다(張介賓, 앞의 책, 141쪽).

57 『醫學入門』 卷三 傷寒序 傷寒「六經正病」標本須明後先(앞의 책, 256쪽).

治病必求於本

夫治病者, 當知標本. 以身論之, 則外爲標, 內爲本. 陽爲標, 陰爲本. 故六府屬陽爲標, 五藏屬陰爲本. 各藏府之經絡, 在外爲標在, 內爲本. 更人身之氣爲標, 血爲本. 以病論之, 先受病爲本, 後傳流病爲標. 凡治病者, 必先治其本, 後治其標. 若先治其標, 後治其本, 則邪氣滋甚, 其病益蓄. 若先治其本, 後治其標, 則雖病有十數, 證皆去矣. 謂如先生輕病, 後滋生重病, 亦先治輕病, 後治重病, 如是則邪氣乃伏, 盖先治本故也. 若有中滿, 無問標本, 先治中滿, 謂其急也. 若中滿後有大小便不利, 亦無問標本, 先治大小便, 次治中滿, 謂尤急也.[58] 除大小便不利及中滿三者[59]之外, 其餘皆先治其本, 不可不愼也〔入門〕[60].

58 『醫學入門』에는 이 뒤에 '又如先病發熱, 加之吐利大作, 粥藥難入, 略緩治熱一節, 且先定嘔吐, 漸進飮食, 方兼治瀉. 待元氣稍復, 乃攻熱耳. 此所謂緩則治其本, 急則治其標也. 推其至理, 先治其標, 亦先治其本也'라는 구절이 더 있다.

59 『醫學入門』에는 '三者'가 '吐瀉'로 되어 있다. 『東醫寶鑑』에서 이렇게 바꾼 것은 인용하면서 중간에 吐利에 관한 내용을 생략했기 때문으로 보인다.

60 『醫學入門』 外集 卷七 治法 「標本論」(앞의 책, 631쪽).

병은 반드시 근본을 치료한다

일반적으로 병을 치료할 때에는 표標와 본本을 알아야 한다. 몸으로 따지자면 겉은 표가 되고 속은 본이 되며, 양陽은 표가 되고 음陰은 본이 된다. 따라서 육부는 양에 속해 표가 되고, 오장은 음에 속해 본이 된다. 각 장부의 경락으로 따지자면 겉에 있는 것은 표가 되고, 속에 있는 것은 본이 된다. 또한 사람의 몸에서 기氣는 표가 되고, 혈血은 본이 된다. 병으로 따지자면 먼저 얻은 병이 본이 되고, 나중에 전해진 병이 표가 된다. 무릇 병을 치료할 때에는 반드시 그 본을 먼저 치료한 뒤에 표를 치료해야 한다. 만약 표를 먼저 치료하고 나중에 본을 치료하면 사기邪氣가 더 심해져 병이 더욱 중해진다. 만약 본을 먼저 치료하고 나중에 표를 치료하면 비록 병에 십수 가지의 증상이 나타나더라도 모두 없어질 것이다. 만약 가벼운 병이 먼저 생기고 위중한 병이 나중에 생겼다면 역시 가벼운 병 먼저 치료한 뒤에 위중한 병을 치료해야 한다. 이와 같이 하면 사기가 저절로 사라지는데, 이는 본을 먼저 치료했기 때문이다. 만약 중만中滿의 증상이 있으면 표본을 따지지 말고 먼저 중만을 치료해야 하는데, 〔중만이〕 급한 병이기 때문이다. 만약 중만이 나타난 뒤에 대소변이 잘 나오지 않는 증상이 있다면 역시 표본을 따지지 말고 먼저 대소변이 나오도록 치료한 다음 중만을 치료하는데, 〔대소변이 잘 나오지 않는 것이〕 더욱 급한 증상이기 때문이다. 대소변이 잘 나오지 않는 것과 중만의 세 가지 경우를 제외하고는 모두 본을 먼저 치료해야 하는 것이니 신중해야 한다(『의학입문』).

急則治標緩則治本

如先病發熱，加之吐利，粥藥難入，則略緩治熱一節，且以定嘔進食爲先，方兼治瀉，待元氣稍復，乃攻熱耳．此緩急之宜也〔入門〕[61].

61 『醫學入門』 外集 卷七 治法 「標本論」(앞의 책, 631쪽). 원문과 들고남이 있다.

급한 증상은 표를 치료하고 완만한 증상은 본을 치료한다

만약 먼저 열이 나는 병을 앓았는데, 거기에다 토하고 설사까지 하여 죽이나 약도 먹지 못하면 열을 치료하는 것을 잠시 미루고 먼저 구토를 멈추게 하여 음식을 먹게 하고, 겸하여 설사를 치료하여 원기가 어느 정도 회복되기를 기다린 다음에 열을 쳐야 한다. 이것이 〔치료에서의〕 완만하고 급한 것을 정하는 원칙이다(『의학입문』).

標本用藥先後

內經曰，有其在標而求之於標，有其在本而求之於本．有其在本而求之於標，有其在標而求之於本．故治有取標而得者，有取本而得者，有逆取[62]而得者，有從取[63]而得者．故知逆與從，正行無問[64]，知標本者，萬擧萬當，不知標本，是謂妄行[65]．○ 先病而後逆[66]者，治其本．先逆而後病者，治其本．先寒而後生病者，治其本．先病而後生寒者，治其本．先熱而後生病者，治其本先．熱而後生中滿者，治其標．先病而後泄者，治其本．先泄而後生他病者，治其本．必且[67]調之，乃治其他病．先病而後生中滿者，治其標．先中滿而後煩心者，治其本．人有客氣有同氣[68]，小大不利，治其標．小大利，治其本．病發而有餘，本而標之，先治其本，後治其標．病發而不足，標而本之，先治其標，後治其本．謹察間甚，以意調之，間者並行，甚者獨行〔內經〕[69]．

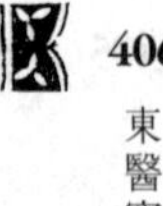

62 '逆取'는 逆治 또는 正治와 같은 뜻이다.

63 '從取'는 從治 또는 反治와 같은 뜻이다.

64 『內經』에는 '問'이 '間'으로 되어 있다.

65 『素問』「標本病傳論篇第六十五」.

66 '先病而後逆'에 대하여 馬蒔는 "凡先生病而後病勢逆者, 必先治其初病之爲本"이라고 하여 逆하는 것을 病勢로 보았다. 이에 비하여 吳崑은 嘔逆으로 보았고, 張介賓은 血氣로 보았다. "有因病而致血氣之逆者, 有因逆而致變生之病者, 有因寒熱而生爲病者, 有因病而生爲寒熱者, 但治其所因之本原, 則後生之標病, 可不治而自愈矣"(張介賓, 『類經』 十卷 標本類五 「標本逆從治有先後」, 312쪽).

표와 본에 따라 약을 쓰는 선후가 있다

『내경』에서 "병이 표標에 있는데 표를 치료하는 경우가 있고, 병이 본本에 있는데 본을 치료하는 경우도 있으며, 병이 본에 있는데 표를 치료하는 경우도 있고, 병이 표에 있는데 본을 치료하는 경우도 있다. 따라서 치료할 때 표를 취하여 낫는 경우도 있고, 본을 취하여 낫는 경우도 있으며, 역치逆治하여 낫는 경우도 있고 종치從治하여 낫는 경우도 있다. 그러므로 역치와 종치를 알면 법도에 맞게 치료하여 어긋남이 없으며, 표본을 알면 어떤 치료를 하여도 다 들어맞지만 표본을 알지 못하면 제멋대로 치료하게 된다"라고 하였다. ◯ 먼저 병을 앓은 뒤에 역증逆證이 나타난 경우는 본을 치료하고, 먼저 역증이 나타난 뒤에 병을 앓는 경우는 본을 치료한다. 먼저 한증寒證이 나타난 뒤에 병이 생긴 경우는 본을 치료하고, 먼저 열증熱證이 나타난 뒤에 병이 생긴 경우는 본을 치료하며, 먼저 열증이 나타난 뒤에 중만中滿이 생긴 경우는 표를 치료한다. 먼저 병이 생긴 뒤에 설사하는 경우에는 본을 치료하는데, 반드시 〔설사를〕 고르게 한 다음 다른 병을 치료한다. 먼저 병을 앓은 뒤에 중만이 생긴 경우는 표를 치료하고, 먼저 중만이 생긴 뒤에 가슴이 답답한 경우는 본을 치료한다. 사람에게는 객기客氣와 동기同氣가 있는데 소변과 대변이 잘 나오지 않으면 표를 치료하고, 소변과 대변이 잘 나오면 본을 치료한다. 병이 생겼는데 〔사기邪氣가〕 유여有餘하면 본을 치료한 뒤에 표를 치료해야 하는데, 이는 본을 먼저 치료하고 나중에 표를 치료하는 것이다. 병이 생겼는데 〔정기正氣가〕 부족하면 표를 치료한 뒤에 본을 치료해야 하는데, 이는 표를 먼저 치료하고 나중에 본을 치료하는 것이다. 신중하게 병의 가볍고 무거운 정도를 살펴서 상황에 맞게 조절해야 하는데 병이 가벼운 경우에는 표와 본을 같이 치료하고, 병이 무거운 경우에는 〔표와 본 중에서 급한 것 먼저〕 하나만 치료한다(『내경』).

67 『鍼灸甲乙經』에는 '且'가 '先'으로 되어 있다.

68 '同氣'는 六淫의 사기가 몸에 침범하여 六經의 기와 합쳐진 것을 말한다. 몸 안에 원래 갖고 있던 病氣로 보기도 한다. 新校正에서는 全元起本을 인용하여 이를 '固氣'로 바꾸어야 한다고 하였다.

69 『素問』「標本病傳論篇第六十五」.

太陽少陰標本異藥

太陽膀胱之經, 標熱本寒, 其脈緊而數, 按之不鼓而空虛, 是外見虛陽[70], 而內有眞寒. 故仲景以薑附湯熟煎, 而冷服之. 薑附熱藥, 治其本寒. 冷服者, 治其標陽也. 是熱因寒用也. 少陰心之經, 標寒本熱, 其脈沈細, 按之洪大, 是外見虛寒[71], 而內有實熱. 仲景以大承氣湯酒製大黃, 而熱服之. 酒製熱服以除標寒, 大黃芒硝以瀉本熱. 可以爲萬世法矣〔綱目〕[72]. ○手足少陰太陽四經, 標本寒熱不定. 標寒本熱者, 宜辛苦大寒入酒熱服, 以瀉其熱, 是寒因熱用也. 標熱本寒者, 宜辛熱大溫而冷飮, 以扶其眞陽, 是熱因寒用也. 陽明厥陰不從標本, 從乎中治. 是中者, 非中外中下之中, 乃隨時以取中也〔入門〕[73].

70 '虛陽'은 '虛陽上浮'를 말한다. 虛陽이 위로 떠오른다는 말로 '孤陽上越, 虛陽不斂'이라고도 한다. '陰盛格陽'과 같은 뜻으로 쓰이기도 한다. 또는 精血이 부족하여 陽氣가 위로 떠오르는 증으로, 潮熱이 나고 얼굴색이 벌겋게 되며 입은 마르지만 갈증은 없고 맥이 虛數한 증상이 나타난다(『동의학사전』).

71 '虛寒'은 正氣가 虛하고 속이 찬 증상이 겸해 나타나는 것을 말한다. 일반적으로 얼굴이 누렇게 되면서 윤기가 적어지고 입맛이 없으며 추워하면서 찬 것을 싫어하고 위완 부위가 불러 오르며 아픈 곳을 덥게 해주면 덜해지며 대변은 묽어지고 맥이 沈遲하다(『동의학사전』).

72 『醫學綱目』 卷之五 陰陽臟腑部 「治寒熱法」(앞의 책, 74쪽). 『醫學綱目』에서 李杲의 글을 인용한 것을 재인용한 것인데 이를 재구성하였다. "足太陽膀胱之經, 乃熱因寒用. 且膀胱本寒, 其經老陽也. 太陽爲標, 有陽之名, 無陽之實, 謂其將變陰也. 其脈緊而數, 按之不鼓而空虛, 是外見虛陽, 而內有眞寒也. 故仲景以薑附湯久久熟煎, 不溫服而寒服之, 亦是寒治也. 薑附氣味俱陽, 加之久久熟煎, 取重陽之熱, 瀉純陰之寒, 是治其本也. 不溫服而寒服, 此以仮寒治太陽標之仮陽也, 故爲眞仮相對之治法. 因藥處治者, 當知其脈之空虛, 則是內伏陰寒之氣, 外顯熱症, 大渴引飮, 目赤口乾, 面赤身熱, 四肢熱如火者, 此浮陽將絶於外, 而內則爲寒所拒也. 手少陰心之經, 乃寒因熱用, 且少陰之經眞陰, 其心病根,

태양과 소음의 표와 본에 따라 약을 다르게 쓴다

족태양방광경의 기는 표標는 열熱이고 본本은 한寒이며 그 맥은 긴삭緊數하여 누르면 뛰는 것이 느껴지지 않고 텅 비어 있으니, 이는 겉으로는 허양虛陽이 나타나고 속으로는 진한眞寒이 있는 것이다. 그래서 장기張機는 강부탕을 오래 달여 차갑게 식혀서 먹도록 하였는데 생강과 부자는 뜨거운 약으로 그 본의 한을 치료하는 것이고, 차갑게 식혀서 먹는 것은 표의 양陽을 치료하는 것이다. 이것이 바로 더운약을 차게 하여 먹는 방법〔열인한용熱因寒用〕이다. 수소음심경의 기는 표는 한이고 본은 열이며 그 맥은 침세沈細하여 누르면 홍대洪大한데, 이는 겉으로는 허한虛寒이 나타나고 속에는 실열實熱이 있는 것이다. 그래서 장기는 술로 법제한 대황을 넣은 대승기탕을 뜨겁게 하여 복용하게 하였는데, 〔대황을〕 술로 법제하고 뜨겁게 하여 먹는 것은 표의 허한을 없애고 대황과 망초로 본의 실열을 사瀉하는 것이다. 이는 만대의 법으로 삼을 만하다(『의학강목』). ◯ 수소음과 족소음, 수태양과 족태양의 네 경맥은 표본의 한열이 정해져 있지 않다. 표가 한이고 본이 열인 경우는 맵고 쓰고 매우 찬 성질의 약을 술에 넣어 뜨겁게 복용하여 그 열을 사하는데, 이것이 찬약을 뜨겁게 하여 먹는 방법〔한인열용寒因熱用〕이다. 표가 열이고 본이 한인 경우는 맵고 뜨겁거나 매우 따뜻한 약을 차갑게 식혀 복용하여 진양眞陽을 돕는데, 이것이 뜨거운 약을 차게 하여 먹는 방법〔열인한용〕이다. 수양명과 수궐음경, 족양명과 족궐음경은 표와 본을 따르지 않고 '중中'에 따라 치료하는데, 여기서 '중'이란 가운데와 겉, 중간과 아래라고 할 때의 '중'이 아니고 때에 따라 딱 들어맞게 하여야 한다는 뜻에서의 '중'이다(『의학입문』).

本是眞火也. 故曰, 少陰經標陰本熱, 是內則心陽爲本, 外則眞陰爲標, 其脈沈細, 按之洪大緊甚而盛者, 心火在內則緊甚洪大, 眞陰爲標, 則得脈之沈細, 寒水之體也. 故仲景以大承氣湯, 酒製大黃煎成熱服之以除標寒, 用大黃芒硝辛苦大寒之氣味, 以瀉本熱. 以此用藥, 可以爲萬世法矣."

73 『醫學入門』 外集 卷七 治法 「雜治賦」(앞의 책, 634쪽). 원문을 재구성하였다. "常考手足少陰太陽四經, 標本寒熱不定, 標寒本熱者, 宜辛苦大寒, 入酒熱服, 以瀉其熱, 是亦寒因熱用也. 本寒表熱者, 宜辛熱大溫而冷飮, 以扶其眞陽, 是亦熱因寒用也. 手足太陰, 主收主藏, 痞滿窒塞, 或苦寒以瀉其滿, 或甘溫以助其氣, 是亦寒因寒用塞因塞用也. 手足少陽風木, 禁汗者恐自汗, 禁下者恐損陰, 禁滲者恐損陽, 宜辛溫上通天氣, 順其春升之令, 是亦通因通用也. 凡標本相反不順者, 故立反治之法. 惟手足陽明厥陰四經, 不從標本, 從乎中治. 蓋厥陰爲生化之源, 其支在卯. 陽明爲肅殺之司, 其支在酉, 卯酉陰陽之分, 內經謂其分則氣異也. 是以手陽明大腸, 喜熱惡淸. 足陽明胃, 喜淸惡熱. 足厥陰肝, 喜潤惡燥. 手厥陰心胞絡, 乃胞絡十二經之總, 不係五行, 乃坤元一正之土, 雖主生長, 喜靜惡燥, 稟乎少陽元氣, 乃能生育. 故曰, 三焦爲元氣之父, 胞絡乃陰血之母. 是四經好惡不同, 法不可泥, 故從中治. 中非中外中下之中, 乃隨時以取中也."

毋伐天和

內經曰, 必先歲氣, 毋伐天和.[74] 又曰, 無失天信, 無逆氣宜.[75] 又曰, 不知年之所加, 氣之盛衰, 虛實之所起, 不可以爲工矣.[76] ○ 諸病四時用藥之法, 不問寒熱溫凉, 如春時則加淸凉風藥, 夏月加大寒之藥, 秋月加溫氣藥, 冬月加大熱藥, 是不絶生化之源也. 錢仲陽醫小兒, 深得此理. 內經曰, 必先歲氣, 毋伐天和, 是爲至治〔東垣〕.[77] ○ 淸平之世, 同水化也, 雖辛熱之藥, 不生他病. 擾攘之世, 同火化也, 若有辛熱之藥, 則發黃出斑, 變壞之病作矣. 盖人內火旣動, 外火又侵, 所以辛熱發汗不如辛溫, 辛溫又不如辛凉藥也〔河間〕.[78]

74 『素問』「五常政大論篇第七十」.

75 『素問』「六元正紀大論篇第七十一」.

76 『素問』「六節藏象論篇第九」.

77 李杲, 『脾胃論』 卷下 脾胃損在調飮食適寒溫 「脾胃將理法」(앞의 책, 130쪽). 문장을 재구성하였다.

78 『醫學入門』 外集 卷三 病機 外感 溫暑 「一十八劑」(앞의 책, 254쪽). 이 문장은 『醫學入門』의 같은 항목인 外集 卷三 病機 外感 溫暑의 「河間劉先生溫暑纂要」에 이어 나온다. 龔廷賢, 『萬病回春』 卷之二 傷寒 「傷寒總論」(앞의 책, 72쪽)에도 같은 내용이 나온다.

천기와의 조화를 해치지 말아야 한다

『내경』에서 "반드시 그 해의 운기를 먼저 살펴서 〔사람과〕 천기天氣와의 조화를 해치지 말아야 한다"라고 하였다. 또 "천기의 법칙에 어긋나지 않고 세기歲氣의 마땅함을 거스르지 말아야 한다"라고 하였으며, "매해의 주기主氣에 더해지는 객기客氣와 〔사람의〕 기의 성쇠와 허실虛實이 일어나는 바를 알지 못하면 제대로 된 의사가 될 수 없다"라고 하였다. ◯ 모든 병에 대해 사계절에 따라 약을 쓰는 방법은 한열온량寒熱溫凉을 가리지 않고 봄에는 서늘한 풍약風藥을 더하고, 여름에는 매우 찬약을 더하며, 가을에는 따뜻한 약을 더하고, 겨울에는 매우 뜨거운 약을 더한다. 이것이 생화生化의 근원을 끊이지 않게 하는 것이다. 전을錢乙은 어린아이를 치료하면서 이러한 이치를 깊이 깨달았다. 『내경』에서 "반드시 그 해의 운기를 먼저 살펴서 천기와의 조화를 해치지 말아야 한다"라고 하였는데, 이것이 가장 좋은 치료 방법이다(『비위론』). ◯ 화평한 시대에는 〔사람들의 마음이〕 물처럼 흘러가므로 비록 맵고 뜨거운 약을 쓰더라도 다른 병이 생기지 않으나, 혼란한 시대에는 〔사람들의 마음이〕 불처럼 타오르므로 만약 맵고 뜨거운 약을 쓰면 황달이 생기고 반점이 나타나는 괴이한 병이 생기게 된다. 이는 사람의 마음이 불처럼 타오른데에다가 외부의 화火가 다시 침범하기 때문에 맵고 뜨거운 약으로 땀을 내는 것보다는 맵고 따뜻한 약을 쓰는 것이 낫고, 맵고 따뜻한 약보다는 맵고 서늘한 약을 쓰는 것이 더 낫다(하간).

用藥大法

大法, 春宜吐,[79] 夏宜汗,[80] 秋宜下,[81] 冬宜溫及灸[82]〔仲景〕.

79 『傷寒論』 卷第九 「辨可吐第十九」(앞의 책, 257쪽).

80 『傷寒論』 卷第七 「辨可發汗脈證幷治第十六」(앞의 책, 228쪽). 『傷寒論』에는 '夏宜汗'이 '春夏宜發汗'으로 되어 있다.

81 『傷寒論』 卷第九 「辨可下病脈證幷治第二十一」(앞의 책, 277쪽).

82 이 문장은 『醫學綱目』 卷之三 陰陽臟腑部 「治法通論」(앞의 책, 39쪽)에서 인용한 것으로 보인다. 龐安時, 『傷寒總病論』 卷第二 「可溫證」(『朱肱 龐安時 醫學全書』, 中國中醫藥出版社, 2006 所收, 168쪽)에서는 "大法, 冬宜溫熱藥"이라고 하였다.

약을 쓰는 중요한 법칙

[약을 쓰는] 중요한 법칙은 봄에는 토하게 하고, 여름에는 땀을 내며, 가을에는 설사시키고, 겨울에는 따뜻하게 하거나 뜸을 뜨는 것이다(『상한론』).

凡用藥必知時禁經禁病禁藥禁

時禁

〔時禁〕者, 必本四時升降之理, 汗下吐利之宜.[83] 升降浮沈則順之, 寒熱溫凉則逆之. 謂春氣溫而宜凉藥, 夏氣熱而宜寒藥, 秋氣凉而宜溫藥, 冬氣寒而宜熱藥. 病在上而宜升, 病在下而宜降, 病在外而宜汗, 病在內而宜下〔東垣〕. ○春宜吐, 象萬物之發生,[84] 使陽氣之鬱者易達也. 夏宜汗, 象萬物之浮而有餘也. 秋宜下, 象萬物之收成,[85] 推陳致新也. 冬宜周密, 象萬物之閉藏, 使陽氣不動也〔東垣〕.[86]

83 『脾胃論』 卷上 「用藥宜禁論」(앞의 책, 74쪽).

84 원문에는 이 뒤에 '耕耨科斫'이라는 구절이 더 있다. '耕耨'는 김을 매고 밭을 가는 것을 말하고, '科斫'은 가지치기를 말한다.

85 원문에는 이 뒤에 '而使陽氣易收也'라는 구절이 더 있다.

86 『脾胃論』 卷上 「用藥宜禁論」(앞의 책, 74쪽).

약을 쓸 때에는 반드시 시금, 경금, 병금, 약금을 알아야 한다

시금

때에 따라 금한다[時禁]는 것은 반드시 사계절의 기가 오르내리는 이치에 따라 땀을 내고 설사시키며 토하게 하고 소변을 보게 하는 것을 마땅하게 하는 것에 바탕을 두어야 한다는 말이다. [병 또는 사기邪氣가] 오르내리거나 뜨거나 가라앉는 경우에는 그 오르내림에 맞추어 치료하고, 한열온량寒熱溫凉인 경우에는 그에 반대로 치료한다. 봄의 기운은 따뜻하므로 서늘한 약을 써야 하고, 겨울의 기운은 차가우니 뜨거운 약을 써야 하며, 가을의 기운은 서늘하므로 따뜻한 약을 써야 하고, 겨울의 기운은 차가우므로 뜨거운 약을 써야 한다. 병이 위쪽에 있으면 올려야 하고, 병이 아래쪽에 있으면 내려야 하며, 병이 겉에 있으면 땀을 내야 하고, 병이 속에 있으면 설사시켜야 하는 것을 말하는 것이다(동원). ◯ 봄에 토하게 하는 것은 [봄에 얼어 울결되어 있던 땅을 뒤집어 갈아엎어서] 만물이 잘 솟아나게 하는 것을 본떠서 양기陽氣가 울결된 것을 쉽게 통하게 하는 것이다. 여름에 땀을 내는 것은 만물[의 기운]이 위로 떠올라 넘치는 것을 본뜬 것이다. 가을에 설사시키는 것은 만물이 이룬 결실을 [창고에 저장하기 위해 묵은 곡식을 내고 새 곡식을 들이는 것처럼] 거두어들이는 것을 본떠서 낡은 것[양기]을 밀어내고 새로운 것[양기]이 이르도록 하는 것이다. 겨울에 [땀구멍 등을] 꼭꼭 막아놓는 것은 만물이 [문을] 닫아걸고 들어박혀 있는 것을 본떠서 양기가 함부로 움직이지 않도록 하는 것이다(『비위론』).

經禁

〔經禁〕者, 足太陽膀胱經爲諸陽之首, 行身之後[87], 風寒所傷則宜汗, 傳入本則宜利小便. 若下之太早, 則變證百出, 此一禁也. ○足陽明胃經, 行身之前, 病主腹脹滿大便難, 宜下之[88]. 若發汗利小便, 爲重損津液, 此二禁也. ○足少陽膽經, 行身之側[89], 病往來寒熱口苦胸脇痛, 只宜和解. 且膽者無出入道, 下則犯太陽, 汗則犯陽明, 利小便則使生發之氣反陷入陰中, 此三禁也〔東垣〕[90].

病禁

〔病禁〕者, 如陽氣不足, 陰氣有餘之病, 則凡飮食及藥, 忌助陰瀉陽〔東垣〕[91].

藥禁

〔藥禁〕者, 如汗多禁利小便, 小便多禁發汗. ○咽痛禁發汗利小便〔東垣〕[92].

87 원문에는 '後'가 '背'로 되어 있고, 뒤에 '表之表'라는 구절이 더 있다.

88 원문에는 이 뒤에 '蓋陽明化燥火, 津液不能停'이라는 구절이 더 있다.

89 원문에는 이 뒤에 '在太陽陽明之間'이라는 구절이 더 있다.

90 『脾胃論』 卷上 「用藥宜禁論」(앞의 책, 74-75쪽). 원문에는 이 뒤에 '三陰非胃實不當下, 爲三陰無傳本, 須胃實得下也. 分經用藥, 有所據焉'이라는 구절이 더 있다.

91 『脾胃論』 卷上 「用藥宜禁論」(앞의 책, 75쪽). 원문에는 이 뒤에 '諸淡食及淡味之藥, 瀉升發以助收斂也. 諸苦藥皆沈, 瀉陽氣之散浮. 諸薑附官桂辛熱之藥, 及濕麵酒大料物之類, 助火而瀉元氣. 生冷硬物損陽氣, 皆所當禁也. 如陰火欲衰而退, 以三焦元氣未盛, 必口淡淡, 如鹹物亦所當禁'이라는 구절이 더 있다.

경금

경락에 따라 금한다〔經禁〕는 것은 족태양방광경은 모든 양陽의 우두머리로서 몸의 뒤〔등〕쪽으로 흐르는데, 풍한風寒에 의해 상하면 땀을 내야 하고, 본本에까지 전해 들어가면 소변을 내보내야 한다는 말이다. 만약 너무 빨리 설사시키면 온갖 증상이 생기므로, 이것이 첫 번째로 금하는 것이다. ◯ 족양명위경은 몸의 앞쪽으로 흐르는데 배가 창만하고 대변보기 어려운 병을 주관하므로 설사시켜야 한다. 만약 땀을 내거나 소변을 내보내면 진액을 거듭 손상시키게 되므로, 이것이 두 번째로 금하는 것이다. ◯ 족소양담경은 몸의 옆쪽으로 흐르는데, 추웠다 더웠다 하는 병과 입이 쓰고 가슴과 옆구리가 아픈 병을 앓게 되므로 화해시켜야 한다. 또한 담膽은 나가고 들어오는 길이 없으므로 설사시키면 태양경을 침범하게 되고 땀을 내면 양명경을 침범하게 되며, 소변을 내보내면 발생하던 기운이 도리어 음경陰經으로 빠져들게 되므로, 이것이 세 번째로 금하는 것이다(『비위론』).

병금

병에 따라 금하는 것〔病禁〕은 예를 들어 양기陽氣가 부족하고 음기陰氣가 남아도는 병에는 음식이나 약을 먹을 때 음을 돕거나 양을 사瀉하지 말아야 한다는 것이다(『비위론』).

약금

약에 따라 금하는 것〔藥禁〕은 예를 들어 땀이 많이 나는 경우에는 소변을 내보내는 약을 금하고, 소변이 많은 경우에는 땀을 나게 하는 약을 금한다는 것이다. ◯ 목구멍이 아플 때에는 땀을 나게 하거나 소변을 내보내는 약을 금한다(『비위론』).

92 『脾胃論』 卷上 「用藥宜禁論」(앞의 책, 75쪽). 원문은 다음과 같다. "藥禁者, 如胃氣不行, 內亡津液而乾涸, 求湯飮以自救, 非渴也, 乃口乾也, 非濕勝也, 乃血病也. 當以辛酸益之, 而淡滲五苓之類, 則所當禁也. 汗多禁利小便, 小便多禁發汗. 咽痛禁發汗利小便. 若大便快利, 不得更利. 大便秘澁, 以當歸桃仁麻子仁郁李仁皂角仁, 和血潤腸, 如燥藥則所當禁者. 吐多不得復吐. 如吐而大便虛輭者, 此上氣壅滯, 以薑橘之屬宣之. 吐而大便不通, 則利大便, 上藥則所當禁也. 諸病惡瘡, 及小兒癍後, 大便實者, 亦當下之, 而薑橘之類, 則所當禁也. 又如脈弦而服平胃散, 脈緩而服黃耆建中湯, 乃實實虛虛, 皆所當禁也."

五鬱治法

木鬱達之，謂吐令條達也．火鬱發之，謂汗令踈散也．土鬱奪之，謂下無壅碍也．金鬱泄之，謂解表利小便也．水鬱折之，謂制其衝逆也〔內經〕[93].

93『素問』「六元正紀大論篇第七十一」.

다섯 가지 막힌 것을 치료하는 방법

목木〔간肝〕의 기운이 막혔을 경우 소통시킨다는 것은 토하게 하여 잘 뻗어나가게 한다는 말이다. 화火〔심心〕의 기운이 막혔을 경우 발산시킨다는 것은 땀을 내게 하여 흩어지게 한다는 말이다. 토土〔비脾〕의 기운이 막혔을 경우 〔습濕을〕 없앤다는 것은 설사시켜 막히지 않게 한다는 말이다. 금金〔폐肺〕의 기운이 막혔을 경우 아래로 빼낸다는 것은 겉을 풀어주고 소변을 내보낸다는 말이다. 수水〔신腎〕의 기운이 막혔을 경우 꺾어준다는 것은 거꾸로 치밀어오르는 것을 억누른다는 말이다(『내경』).

用藥權變[94]

內經曰, 寒者熱之, 熱者寒之, 微者逆之, 甚者從之. 逆者正治. 從者反治. 從少從多, 觀其事也. 帝曰, 何謂反治. 岐伯曰, 熱因寒用[95], 寒因熱用[96], 塞因塞用[97], 通因通用[98], 必伏其所主, 而先其所因, 其始則同, 其終則異. 可使破積, 可使潰堅, 可使氣和, 可使必已[99]. ○ 微者逆之, 甚者從之, 何謂也. 盖治寒以熱, 必凉而行之, 治熱以寒, 必溫而行之[100], 此亦欲其調和也. 盖病有微有甚, 微者逆治, 理之正也. 甚者從治, 理之權也〔東垣〕[101]. ○ 如硝黃大寒之藥熱服, 是寒因熱用也. 如薑附大熱之藥冷服, 是熱因寒用也〔內經〕[102]. ○ 積熱用苦寒藥, 必以薑汁酒製, 沈寒用熱藥, 如附子, 必用童便蜜製, 亦寒因熱用, 熱因寒用也〔入門〕[103]. ○ 塞如腫脹補中, 通如痢疾宜下〔入門〕[104].

94 '權變'은 隨機應變한다는 뜻으로, 저울을 달 때 물건의 무게에 따라 추를 잘 조절해야 하는 것처럼 변화에 맞추어 대응해야 한다는 말이다.

95 '熱因寒用'은 從治法의 하나로, 眞寒假熱症을 성질이 더운약을 主藥으로 하고, 성질이 찬약을 補助藥으로 넣은 처방으로 치료하거나, 성질이 더운약으로 달여서 차게 하여 먹여 치료하는 방법을 말한다(『동의학사전』).

96 '寒因熱用'은 從治法의 하나로, 眞熱假寒症을 성질이 찬약에 성질이 더운약을 補助藥으로 넣은 처방으로 치료하거나, 성질이 찬약을 달여서 덥게 하여 먹여 치료하는 방법을 말한다(『동의학사전』).

97 '塞因塞用'은 從治法의 하나로, 虛症으로 막힌 증상이 나타날 때 補하는 방법으로 치료하는 것을 말하거나 또는 막힌 증상이 나타날 때 막히게 하는 방법으로 치료하는 것을 말한다(『동의학사전』). 예를 들어 앞의 방법은 虛해서 생긴 中滿을 강하게 보하여 치료하는 것이다.

약을 쓸 때의 상황에 따른 임기응변

『내경』에서 "찬 것은 뜨겁게 하고 뜨거운 것은 차게 하며, 병이 가벼우면 역치逆治하고 병이 심하면 종치從治한다"라고 하였다. 역치는 정치법正治法이고 종치는 반치법反治法인데, 어느 것을 적게 하고 많이 할 것인지는 그 상황에 맞게 한다. 황제가 "반치법이란 무엇인가?"라고 물었다. 기백岐伯이 "뜨거운 약은 차게 해서 쓰고, 찬약은 뜨겁게 해서 쓰며, 막힌 것을 막히게 하는 약을 쓰고, 통한 것을 통하게 하는 약을 쓰는데 반드시 주된 증상을 억누르고 원인이 되는 바를 먼저 치료해야 한다. 〔이렇게 하면〕 처음에는 약성과 증상이 똑같은 것 같아 보이지만 결국에는〔본질적으로〕 다른 것이다. 그래서 적취積聚를 깨뜨릴 수 있고 단단한 것을 무너뜨릴 수 있으며, 기를 조화롭게 하여 반드시 낫게 할 수 있다"라고 대답하였다. ◯ 병이 가벼우면 역치하고, 병이 심하면 종치한다는 것은 무슨 뜻인가? 찬 것을 뜨거운 약으로 치료할 때에는 차게 해서 쓰고, 뜨거운 것을 찬약으로 치료할 때에는 따뜻하게 해서 쓰는데, 이것은 약성이 병의 상태와 잘 조화되게 하려는 것이다. 병에는 가벼운 것과 심한 것이 있는데, 가벼운 것을 역치하는 것이 올바른 치료법이고 심한 것을 종치하는 것이 이치를 상황에 따라 임기응변하는 방법이다(『외과정의』). ◯ 망초나 대황과 같이 매우 찬약을 뜨겁게 해서 먹는 것이 한인열용寒因熱用이고, 생강이나 부자와 같이 매우 뜨거운 약을 시원하게 해서 먹는 것이 열인한용熱因寒用이다(『내경』). ◯ 열이 쌓여 있을 때에는 쓰고 찬약을 쓰는데 반드시 생강즙이나 술로 법제하고, 찬 기운이 깊이 가라앉아 머물러 있을 때에는 부자와 같이 뜨거운 약을 쓰는데 반드시 어린아이의 소변이나 꿀로 법제하여 쓴다. 이것 역시 한인열용이며 열인한용이다(『의학입문』). ◯ 막힌 것을 막는다는 것〔색인색용塞因塞用〕은 종창과 같이 막힌 증상에 중기中氣를 보하는 것이고, 통한 것을 통하게 한다는 것〔통인통용通因通用〕은 이질과 같이 통하는 증상에 설사시키는 것이다(『의학입문』).

98 '通因通用'은 從治法의 하나로, 下利와 같이 通하는 병증을 通하게 하는 약으로 치료하는 방법을 말한다(『동의학사전』).

99 『素問』「至眞要大論篇第七十四」.

100 이 구절은 『素問』「五常政大論篇第七十」에 있는 것이다.

101 『外科精義』 卷上 「療瘡腫權變通類法」(앞의 책, 13쪽).

102 이 문장은 「五常政大論篇第七十」의 '治寒以熱, 凉而行之'에 대한 樓英의 注이다. 『醫學綱目』 卷之五 陰陽臟腑部 「治寒熱法」(앞의 책, 74쪽).

103 『醫學入門』 外集 卷四 雜病提綱 內傷 「沈寒痼冷」(앞의 책, 345쪽).

104 『醫學入門』 外集 卷七 治法 「雜治賦」(앞의 책, 634쪽).

汗下之戒

汗多亡陽,[105] 下多亡陰[106]〔仲景〕. ○不當汗而妄汗之, 奪其津液, 枯槁而死. 不當下而強下之, 令人開腸洞泄便尿不禁而死[107]〔仲景〕. ○大汗傷氣, 大下傷血[108]〔得效〕.

105 『傷寒論』卷第三「辨太陽病脈證幷治中第六」大青龍湯(앞의 책, 76쪽). "汗多亡陽遂虛." 『此事難知』에서는 "汗者, 本所以助陽也. 若陽受陰邪, 寒絡無形, 須當發去陰邪, 以復陽氣, 所謂益陽而除風寒客氣也. 陰邪已去, 而復汗之, 反傷陽也. 經曰, 重陽必陰, 故陽氣自亡. 汗多亡陽, 此之謂也"라고 하였다. 『此事難知』卷上 陽明證「汗多亡陽」(盛增秀 主編, 『王好古醫學全書』, 中國中醫藥出版社, 2004, 131쪽).

106 "亡陰者, 謂脾胃水谷之陰亡也"(『醫學綱目』卷之二十一 脾胃部「痞」, 449쪽). 『此事難知』에서는 "下者, 本所以助陰也. 若陰受陽邪, 熱結有形, 須當除去已敗壞者, 以致新陰, 此所謂益陰而除火熱邪氣也. 陽邪已去, 而復下之, 反亡陰也. 經曰, 重陰

땀을 내거나 설사시킬 때 주의할 점

땀을 너무 많이 내면 망양亡陽이 되고, 설사를 너무 많이 시키면 망음亡陰이 된다(중경). ◯ 땀을 내지 말아야 하는데 함부로 땀을 내면 진액이 없어져 말라 죽게 되고, 설사를 시키지 말아야 하는데 억지로 설사를 시키면 장腸이 열려 대변과 소변이 계속 나와 죽게 된다(중경). ◯ 땀을 지나치게 많이 내면 기氣가 상하게 되고, 설사를 너무 심하게 시키면 혈血이 상하게 된다(『세의득효방』).

必陽, 故陰氣自亡. 下多亡陰, 此之謂也"라고 하였다. 『此事難知』 卷上 陽明證 「下多亡陰」(앞의 책, 131-132쪽).

107 이 구절은 『醫學綱目』에서 '羅知悌'의 글을 인용한 부분에서 발췌한 것이다. 『醫學綱目』 卷之九 陰陽臟腑部 「用藥宜禁」(앞의 책, 154-155쪽). 『醫學綱目』에서는 『金匱要略』을 인용했다고 하였다.

108 『世醫得效方』 卷第二 大方脈雜醫科 傷寒遺事 「傷寒別名」(앞의 책, 37쪽).

上工治未病

上工治未病何也. 師曰, 見肝之病, 知肝傳脾, 當先實脾[109]. 中工不曉相傳, 見肝之病, 不解實脾, 惟治肝也. 夫肝之病, 補用酸, 助用焦苦, 益用甘味之藥. 夫酸入肝, 焦苦入心, 甘入脾, 脾能傷腎之氣, 腎氣微弱則水不行, 水不行則心火盛, 心火盛則傷肺, 肺被傷則金氣不行, 金氣不行則肝木自愈. 此治肝補脾之要妙[110]也[111]. 餘藏倣此〔仲景〕[112].

109 원문에는 이 뒤에 '四季脾旺不受邪, 卽勿補之'라는 구절이 더 있다.

110 '要妙'는 精心微妙의 뜻이다.

111 원문에는 이 뒤에 '肝虛則用此法, 實則不在用之. 經曰, 虛虛實實, 補不足, 損有餘, 是其義也'라는 구절이 더 있다.

112 『金匱要略方論』「臟腑經絡先後病脈證第一」(李克光 主編, 『金匱要略譯釋』, 上海科學技術出版社, 1993, 20쪽).

뛰어난 의사는 병들기 전에 치료한다

"뛰어난 의사는 병들기 전에 치료한다고 하는데 이는 무슨 말인가?" 스승이 말하기를 "간肝의 병을 보고 간의 병이 비脾로 전해질 것을 알아 먼저 비를 튼튼하게 하는데, 보통의 의사는 서로 전변하는 것을 알지 못하기 때문에 간의 병을 보고 비를 튼튼히 하여야 한다는 생각을 하지 못하고 오로지 간만 치료한다. 일반적으로 간의 병은 신맛으로 보하면서 쓴맛으로 도와주고 여기에 단맛이 나는 약을 더해준다. 신맛은 간으로 들어가고 쓴맛은 심心으로 들어가며 단맛은 비로 들어가기 때문이다. 비는 신腎의 기를 상하게 할 수 있는데 신기가 약해지면 수기水氣가 잘 돌지 않게 되고, 수기가 돌지 않으면 심화心火가 왕성해지며, 심화가 왕성해지면 폐肺가 상하게 되고, 폐가 상하면 금기金氣가 돌지 않게 되며, 금기가 돌지 않으면 간목肝木은 저절로 낫게 된다. 이것이 간을 치료하고 비를 보하는 정미롭고도 미묘한 방법이다"라고 하였다. 다른 장부도 이와 같다(『금궤요략』).

虛實補瀉

從前來者爲實邪, 從後來者爲虛邪, 此子能令母實, 母能令子虛是也. 治法曰, 虛則補其母, 實則瀉其子. 假令肝受心火之邪, 是從前來者, 爲實邪. 入肝經藥爲引, 用瀉心火藥爲君. 若肝受腎水之邪, 是從後來者, 爲虛邪, 以入腎經藥爲引, 用補肝經藥爲君是也[113]〔東垣〕.

113 『湯液本草』 卷上 「標本陰陽論」(앞의 책, 183-184쪽). 문장을 재구성하였다.

허하고 실한 것에 따라 보하거나 사한다

자식에 해당하는 장臟에서 온 사기邪氣를 실사實邪라 하고, 어미에 해당하는 장에서 온 사기를 허사虛邪라고 하는데, 이는 자식이 어미를 실實하게 할 수도 있고 어미가 자식을 허虛하게 할 수도 있다는 말이다. 어떤 '치료법'에서 "허하면 그 어미를 보하고, 실하면 그 자식을 사瀉한다"고 하였다. 예를 들어 간이 심화心火의 사기를 받았다면 이는 자식에게서 받은 것이므로 실사가 된다. 이때는 간경肝經으로 들어가는 약을 인경약으로 쓰고, 심화를 사하는 약을 군약으로 쓴다. 만약 간이 신수腎水의 사기를 받았다면 이는 어미에게서 받은 것이므로 허사가 된다. 이때에는 신경腎經으로 들어가는 약을 인경약으로 쓰고, 간경을 보하는 약을 군약으로 쓰는 것과 같다(동원).

補瀉妙訣

難經曰, 東方實, 西方虛, 瀉南方, 補北方, 何謂也. 然, 金木水火土, 當更相平. 東方木也, 西方金也. 木欲實, 金當平之. 火欲實, 水當平之. 土欲實, 木當平之. 金欲實, 火當平之. 水欲實, 土當平之. 東方者肝也, 則知肝實. 西方者肺也, 則知肺虛. 瀉南方火, 補北方水. 南方火也, 火者木之子. 北方水也, 水者木之母, 水能勝火, 子能令母實, 母能令子虛. 故瀉火補水, 欲令金得[114]平木也. 經曰, 不能治其虛, 何問其餘, 此之謂也.[115]

114 『難經』과 『醫經溯回集』에는 모두 '得'이 '不得'으로 되어 있다. 滑壽는 "金不得平木, 不字疑衍"이라고 하였다. 滑壽, 『難經本義』 下卷(李玉淸 等 主編, 『滑壽醫學全書』, 中國中醫藥出版社, 2006 所收, 165쪽). 그러나 孫一奎와 楊繼洲 등은 이를 衍文으로 보지 않았다.

115 『難經』「第七十五難」(앞의 책, 128쪽).

보하고 사하는 것에 대한 오묘한 비결

『난경』에서 "동방이 실實하고 서방이 허虛하면 남방을 사瀉하고 북방을 보補하라고 하였는데 이는 무슨 말인가? 그러하다. 금金·목木·수水·화火·토土는 서로를 고르게 균형을 잡아주어야 한다. 동방은 목에 해당하고 서방은 금에 해당하는데, 목이 실해지려고 하면 금이 바로잡아주고, 화가 실해지려고 하면 수가 바로잡아주며, 토가 실해지려고 하면 목이 바로잡아주고, 금이 실해지려고 하면 화가 바로잡아주며, 수가 실해지려고 하면 토가 바로잡아주어야 한다. 〔동방이 실하고 서방이 허하다면〕 동방은 간肝에 해당하므로 간이 실하고, 서방은 폐肺에 해당하므로 폐가 허하다는 것을 알 수 있다. 〔이런 경우는〕 남방의 화를 사하고 북방의 수를 보하는데, 남방은 화에 해당하고 화는 목의 자식에 해당하며, 북방은 수에 해당하고 수는 목의 어미에 해당한다. 수는 화를 이길 수 있고 자식은 어미를 실하게 할 수 있으며, 어미는 자식을 허하게 할 수 있으므로 화를 사하고 수를 보하는 것은 금으로 하여금 목을 바로잡아주려는 것이다. 어떤 경전에서 '허한 것을 치료하지 못하면 나머지는 물어볼 것도 없다'라고 한 것은 이를 말한 것이다"라고 하였다.

夫水者，木之母．子能令母實一句，言病因也．母能令子虛一句，言治法也．其意盖曰，火爲木之子，子助其母，使之過分而爲病．今將何以處之，惟有補水瀉火之治而已．夫補水者，何謂也．盖水爲木之母，若補水之虛，使力可勝火，火勢退而木勢亦退，此則虛子[116]之義，所謂不治之治也[117]．夫火太旺水太虧，苟非滋水以勝之[118]，孰能勝也．水勝火三字，此越人寓意[119]處也．瀉火補水，使金得以平木，正所謂能治其虛也．不補土不補金，乃瀉火補水，使金自平，此法之巧而妙者，苟不曉此法，而不能治其虛，則必是無能之人矣．故曰，不能治其虛，何問其餘也〔東垣〕[120]．○難經曰，欲泄其邪，先補其虛，此之謂也〔東垣〕[121]．

116 『醫經溯回集』에는 '虛子'가 '母能虛子'로 되어 있다.

117 원문에는 이 뒤에 "此虛字與精氣奪則虛之虛不同, 彼虛謂耗其眞而致虛, 此虛謂抑其過而欲虛之也"라는 注가 달려 있다.

118 원문에는 이 뒤에 '求'가 더 있다.

119 '寓意'는 어떤 사물에 가탁하여 은연중에 속내를 비춘다는 뜻이다.

120 王履, 『醫經溯回集』「瀉南方補北方論」(『中華醫書集成』 第二十册 醫論醫話醫案類1, 中醫古籍出版社, 1999 所收, 20-21쪽)의 내용을 재구성한 것이다.

121 『此事難知』 卷下 「虛實」(앞의 책, 144쪽).

"수는 목의 어미이고 자식이 어미를 실하게 할 수 있다"는 구절은 병의 원인을 말한 것이고, "어미가 자식을 허하게 할 수 있다"는 구절은 치료법을 말한 것이다. 그 뜻은 화가 목의 자식이 되고 자식은 그 어미를 돕는데 그것이 필요한 만큼을 넘어서 지나치면 병이 된다는 것이다. 그렇다면 어떻게 대처해야 하는가? 오직 수를 보하고 화를 사하는 치료법이 있을 뿐이다. 무릇 수를 보한다는 것은 무슨 말인가? 수는 목의 어미이므로 만약 수의 허한 것을 보하면 그 힘이 화를 이길 수 있게 된다. 화의 힘이 물러나면 목의 힘도 따라서 물러나게 되니, 이것이 바로 자식을 허하게 한다는 뜻으로 소위 직접 그 장기를 치료하지 않고 치료한다는 말이다. 화가 지나치게 왕성하고 수가 지나치게 쇠약할 때 수를 자양하여 화를 이기지 못한다면 어느 것이 이길 수 있겠는가? 수가 화를 이긴다는 이 한마디에는 편작扁鵲의 깊은 뜻이 담겨 있다. 화를 사하고 수를 보하여 금으로 목을 바로잡게 하는 것은 바로 그 허한 것을 치료한다는 것이다. 토와 금을 보하지 않고 화를 사하며 수를 보하여 금으로 하여금 스스로 균형을 이루도록 하는 것이 치료법의 교묘한 점이다. 이러한 방법을 잘 알지 못하여 허한 것을 치료할 수 없다면 이 사람은 틀림없이 능력이 없는 사람이다. 그러므로 "허한 것을 치료하지 못하면 나머지는 물어볼 것도 없다"라고 한 것이다(동원). ◯『난경』에서 "사기邪氣를 몰아내고자 한다면 먼저 허한 것을 보하여야 한다"고 하였는데 이것을 말한 것이다(동원).

補瀉相兼

程明祐[122]曰, 人皆知補之爲補, 而不知瀉之爲補. 知瀉之爲瀉, 而不知補之爲瀉. 陰陽迭用, 剛柔互體[123], 故補血以益榮, 非順氣則血凝, 補氣以助衛, 非活血則氣滯. 盖脾爲中州, 水火交濟而後能生萬物也〔入門〕[124].

122 『醫學入門』에서 "程明祐, 字良吉, 號岩泉, 歙人, 梁忠公莊公之後. 幼好讀阮理, 後攻醫"라고 하였다. 『醫學入門』 卷首 歷代醫學姓氏 「儒醫」(앞의 책, 15쪽).

123 '互體'는 위와 아래의 두 괘가 서로 뒤섞여 取象됨으로써 새로운 괘를 이루는 것을 말한다. 互卦라고도 한다.

124 『醫學入門』 卷首 歷代醫學姓氏 「儒醫」(앞의 책, 15쪽).

보하는 것과 사하는 것을 겸한다

정명우程明祐가 "사람들이 대개 보補하는 것만을 보하는 것으로 알고, 사瀉하는 것도 보하는 것이 될 수 있음을 알지 못한다. 또한 사하는 것만을 사하는 것으로 알고, 보하는 것도 사하는 것이 될 수 있음을 알지 못한다. 음陰과 양陽은 서로 갈마들어야 쓰임〔用〕이 생기고, 강한 것과 부드러운 것은 서로 뒤섞여야 새로운 것을 만드니 혈을 보하여 영기營氣를 더해줄 때 기氣를 〔사하여〕 잘 돌게 하지 않으면 혈이 뭉치고, 기를 보하여 위기衛氣를 도울 때 혈을 〔사하여〕 잘 돌게 하지 않으면 기가 막혀 흐르지 않는다. 비脾는 중앙의 토土가 되는데 수水와 화火가 깊이 사귄 뒤에야 만물을 생겨나게 할 수 있다"라고 하였다(『의학입문』).

求屬之法[125]

內經曰，微者調之[126]，其次平之[127]，盛者奪之，汗之下之，寒熱溫凉，衰之以屬，隨其攸利[128]．註[129]曰，假如小寒之氣，溫以和之．大寒之氣，熱以取之．甚寒之氣，則下奪之，奪之不已，則逆折之，折之不盡，則求其屬以衰之．小熱之氣，凉以和之．大熱之氣，寒以取之．甚熱之氣，則汗發之，發之不已，則逆制之，制之不盡，則求其屬以衰之〔東垣〕．○求屬之法，是同聲相應，同氣相求[130]．經曰，陷下者衰之[131]．[132]夫衰熱之法，同前所云，火衰于戌，金衰于辰之類，是也〔東垣〕[133]．

125 '求屬之法'은 치료법의 하나로, 병의 증상이 어디에 속하는지를 찾아 치료하는 방법을 말한다.

126 張介賓은 "微者調之, 謂小寒之氣, 和之以溫, 小熱之氣, 和之以凉也"라고 하여 外邪가 미약하다고 보았고(『類經』 十二卷 論治類 六「病之中外治有先後」, 334쪽), 高世栻은 "正氣微者, 調補之"라고 하여 正氣가 미약하다고 보았다(高士宗, 『黃帝內經素問直解』 卷之八「至眞要大論篇第七十四」, 孫國中 外 点校, 學苑出版社, 2001, 685쪽).

127 張介賓은 "其次平之, 謂大寒之氣, 平之以熱, 大熱之氣, 平之以寒也"라고 하였다(張介賓, 같은 책, 334쪽).

128 『素問』「至眞要大論篇第七十四」.

129 王冰의 注이다.

130 『周易』「乾卦」文言에 九五의 飛龍在天에 대한 해석으로 "子曰, 同聲相應, 同氣相求, 水流濕, 火就

병이 있는 곳을 찾아 치료하는 방법

『내경』에서 "증상이 가벼우면 〔기를〕 조절해주고, 조금 더 심하면 〔지나친 기를 눌러〕 고르게 하고 매우 심하면 없애버리는데, 〔병이 겉에 있으면〕 땀을 내거나 〔속에 있으면〕 설사시킨다. 한열온량寒熱溫凉한 약을 각기 병이 속한 바에 따라 써서 〔사기邪氣를〕 쇠약하게 하는데, 이로운 바를 따른다"고 하였다. 왕빙王冰의 주에서 "예를 들어 찬 기운이 조금 있으면 따뜻한 약으로 조화시키고, 찬 기운이 심하면 뜨거운 약으로 없애며, 찬 기운이 매우 심하면 설사시켜 없애버린다. 그래도 낫지 않으면 반대로 그 기운을 꺾는데, 꺾어버려도 완전히 없어지지 않으면 병이 어디에 있는지를 찾아 약하게 한다. 뜨거운 기운이 조금 있으면 시원한 약으로 조화시키고, 뜨거운 기운이 심하면 찬약으로 없애며, 뜨거운 기운이 매우 심하면 땀을 내어 발산시킨다. 그래도 낫지 않으면 반대로 그 기운을 억제하고, 억제하여도 완전히 억제되지 않으면 병이 어디에 있는지를 찾아 약하게 한다"라고 하였다(동원). ◯ 병이 어디에 있는지를 찾는 방법은 '같은 소리는 서로 응하고, 같은 기는 서로 찾는다'는 이치와 같다. 『내경』에서 "아래로 꺼져 내려가면 약하게 한다"고 하였다. 뜨거운 것을 약하게 하는 방법은 앞에서 말한 바와 같이 화火는 술시戌時에 약하게 하고, 금金은 진시辰時에 약하게 하는 것들을 말한 것이다(동원).

燥, 雲從龍, 風從虎"라고 하였다.

131 '衰'가 『靈樞』 「禁服」에는 '灸'로 되어 있다. 『此事難知』에는 '衰'로 되어 있다. 여기에서는 원문대로 번역하였다.

132 『靈樞』 「邪氣臟腑病形第四」.

133 『此事難知』 卷下 「一治各有五五五二十五治如大之屬衰於戌金之屬衰於辰是也」(앞의 책, 149쪽).

治病三法

○治病之道有三焉，初中末也．初治之道，法當猛峻者，謂所用藥勢疾利猛峻也．緣病得之新暴，感之輕，得之重，皆當以疾利猛峻之藥急去之．○中治之道，法當寬[134]猛相濟[135]，爲病得之非新非久，當以緩疾得中[136]，養正去邪，相兼濟而治之[137]．臨時消息，更加鍼灸，其效甚速．○末治之道，法當寬緩．寬者謂藥性平善，廣服無毒，惟能血氣安中[138]，使[139]正氣多而邪氣自去，更加鍼灸，其效必速[140]〔東垣〕．

134 '寬'은 기를 고르게 해서 답답한 것을 시원하게 하고 불러 오른 것을 내리게 하여 편안하게 하는 것이다.

135 『左傳』「昭公二十年」의 "政寬則民慢, 慢則糾之以猛, 猛則民殘, 殘則施之以寬. 寬以濟猛, 猛以濟寬, 政是以和"라는 구절에서 나온 말이다.

136 원문에는 '中' 뒤에 '之'가 더 있다.

137 원문에는 이 구절부터 '末治之道' 전까지의 문장이 "養正去邪者, 假令如見邪氣多, 正氣少, 宜以去邪藥多, 正氣藥少. 凡加減藥法, 如此之類, 更以臨時對證消息, 增減用藥, 仍根據時令行之無忌也. 更加針灸, 其效甚速"으로 되어 있다.

병을 치료하는 세 가지 방법

◯ 병을 치료하는 방법에는 세 가지가 있다. 초기, 중기, 말기가 그것이다. 초기에 치료하는 방법은 마땅히 맹렬하고 준엄하게 하여야 하므로, 이는 〔약효가〕 빠르고 맹렬하며 준엄한 약을 쓰는 것이다. 병이 갑자기 새로 생겼기 때문에 병이 가볍든 심하든 모두 빠르고 맹렬하며 준엄한 약으로 급히 없애야 한다. ◯ 중기에 치료하는 방법은 관寬하게 하는 약과 맹렬하게 하는 약을 서로 조화롭게 쓰는 것이니, 이는 병이 새로 생기거나 오래된 것이 아니기 때문에 관하게 하는 약과 빠른 약을 알맞게 써서 정기正氣를 기르고 사기邪氣를 없애야 하므로, 〔이런 두 가지 약을〕 서로 조화롭게 써서 치료한다. 병의 변화에 따라 적절한 때에 침이나 뜸을 더하면 그 효과가 매우 빠르다. ◯ 말기에 치료하는 방법은 관하게 하는 약과 완화하게 하는 약을 쓰는 것이다. 관하게 하는 약은 약의 성질이 고르고 순해서 널리 써도 독이 없으며 혈血과 기氣를 길러주고 속을 안정시켜주어 정기를 왕성하게 하여 사기가 저절로 물러나게 하므로 여기에 침과 뜸을 더하면 그 효과가 반드시 빠를 것이다(동원).

138 『此事難知』에는 '血氣' 앞에 '養'이 더 있다.
139 원문에는 이 구절 뒤가 "蓋爲病證已久, 邪氣潛伏至深而正氣微少, 故以善藥廣服, 養正多而邪氣自去. 更加以針灸, 其效必速"으로 되어 있다.
140 『此事難知』 卷下 「三法五治論」(앞의 책, 149쪽).

療病五法

○ 療病之道, 有五治法焉. 和取從折屬也. ○ 一治曰和[141]. 假令小熱之病, 當以凉藥和之, 和之不已, 次用取. ○ 二治曰取[142]. 爲熱勢稍大, 當以寒藥取之, 取之不已, 次用從. ○ 三治曰從[143]. 爲勢旣甚, 當以溫藥從之, 爲藥氣溫也[144]. 或以寒因熱用, 或寒以溫用, 或以汗發之, 不已, 次用折. ○ 四治曰折[145]. 爲病勢極甚, 當以逆制之, 逆制之不已, 當以下奪之, 下奪之不已, 次用屬. ○ 五治曰屬[146]. 爲求其屬以衰之. 緣深陷在骨髓間, 無法可出, 鍼藥所不能及, 故求其屬以衰之[147]〔東垣〕.

141 '和'는 和法을 말한다. 和解法이라고도 한다. 일반적으로 邪氣가 半表半裏에 있어서 汗法이나 下法, 吐法을 쓸 수 없는 경우에 사용한다. 예를 들어 傷寒少陽病일 때 小柴胡湯, 溫疫에 達原飮, 학질 비슷하게 앓는 溫病에 蒿芩淸膽湯을 쓰는 것 등이다. 內傷病에서 氣鬱, 肝脾不和, 肝胃不和 등일 때에도 화법을 쓴다. 예를 들어 肝氣鬱結로 오는 月經不調 때 逍遙散, 肝胃不和일 때 左金丸, 肝胃不和일 때 痛瀉要方(白朮芍藥散)을 쓰는 것 등이다(『동의학사전』).

142 '取'는 取法을 말한다. 열이 좀 심할 때 성질이 찬 약으로 치료하거나 邪氣가 있는 부위와 반대되는 부위를 택하여 치료하는 방법을 말한다. 부위에 따라 上取, 下取, 內取, 外取, 彷取 등으로 나눈다(『동의학사전』).

143 '從'은 從法 또는 反治法이라고도 한다.

병을 치료하는 다섯 가지 방법

◯ 병을 치료하는 방법에는 다섯 가지가 있다. 화법和法, 취법取法, 종법從法, 절법折法, 속법屬法이 그것이다. ◯ 첫 번째는 화법이다. 예를 들어 열이 심하지 않은 병에는 서늘한 약으로 화해시키는데, 그래도 낫지 않으면 다음으로 취법을 쓴다. ◯ 두 번째는 취법이다. 열이 약간 세졌기 때문에 찬약으로 취법을 써야 하는데, 그래도 낫지 않으면 다음으로 종법을 쓴다. ◯ 세 번째는 종법이다. 병의 증상이 이미 심해졌기 때문에 따뜻한 약으로 종법을 써야 하는데, 〔따뜻한 약이란〕 약을 따뜻하게 한다는 것이다. 찬약을 뜨겁게 해서 쓰거나 찬약을 따뜻하게 해서 쓰거나 땀을 내어도 낫지 않으면 다음으로 절법을 쓴다. ◯ 네 번째는 절법이다. 병의 증상이 매우 심해졌기 때문에 역치를 하였는데도 낫지 않으면 아래로 내몰아 없애버려야 하는데, 그래도 낫지 않으면 다음으로 속법을 쓴다. ◯ 다섯 번째는 속법이다. 이것은 병이 속해 있는 근원을 찾아서 병의 세력을 약화시키는 방법이다. 열이 골수 사이에 깊이 들어가 빼낼 수 없고 침이나 약으로도 미칠 수 없기 때문에 그 병이 속한 곳을 찾아 약하게 하는 것이다(동원).

144 원문에는 이 뒤에 '味隨所爲, 或以寒因熱用, 味通所用, 或寒以溫用, 或以發汗之. 不已又再折'이라는 구절이 더 있다.

145 '折'은 折法으로, 병의 증상이 몹시 심할 때 병증의 성질과 반대되는 성질의 약으로 치료하는 방법을 말한다. 예를 들어 邪熱이 매우 심할 때 맛이 쓰고 성질이 찬약으로 열기를 억제하는 것 등이다(『동의학사전』).

146 '屬'은 屬法으로, 臟腑 陰陽의 所屬을 찾아서 치료하는 방법을 말한다(『동의학사전』).

147 『此事難知』 卷下 「一治各有五五五二十五治如大之屬衰於戌金之屬衰於辰是也」(앞의 책, 149쪽).

滋化源[148]

○問. 寒病服熱藥而寒不退, 熱病服寒藥而熱不退, 其故何也. 啓玄子曰, 熱不得寒, 是無水也. 寒不得熱, 是無火也. 寒之不寒, 責其無水. 熱之不熱, 責其無火. 經云, 滋其火源. 源既已絶, 藥之假, 不能滋其眞水火也〔東垣〕[149]. ○益火之源, 以消陰翳, 壯水之主, 以制陽光, 亦滋其火源也〔內經〕[150]. ○夫治寒以熱而寒彌甚, 治熱以寒而熱彌熾者, 何也. 盖不知五藏有陰陽之性, 可因其類而取之也. 假如心實生熱者, 當益其腎. 腎水滋, 則熱將自除矣. 腎虛生寒, 當補其心, 心火降, 則寒將自除矣. 此所謂寒之而熱者取之陰, 熱之而寒者取之陽也〔東垣〕[151].

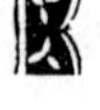

148 '化源'은 生化之源, 化生之源이라고도 한다. 발생과 변화의 근원이라는 뜻으로, 일반적으로 五臟을 가리키거나 脾胃를 가리킨다. 여기에서는 水火之臟, 곧 腎을 말한다. 元陰(腎陰)과 元陽(腎陽), 眞水와 眞火를 가지고 있는 장기라는 뜻에서 붙여진 이름이다.

149 『此事難知』 卷下 「問寒病服熱藥」(앞의 책, 148쪽).

150 『素問』 「至眞要大論篇第七十四」의 "諸寒之而熱

생명의 근원을 길러라

◯ 누군가 이렇게 물었다. 찬 기운으로 인한 병에 뜨거운 약을 복용하여도 찬 기운이 물러나지 않고, 뜨거운 기운으로 인한 병에 찬약을 복용하여도 뜨거운 기운이 물러나지 않는 이유는 무엇인가? 왕빙王冰이 "열이 찬 기운을 얻지 못하는 것은 수水가 없기 때문이고, 찬 기운이 열을 받지 못하는 것은 화火가 없기 때문이다. 그러므로 차게 하여도 차가워지지 않는 것은 수가 없기 때문이고, 덥게 하여도 더워지지 않는 것은 화가 없기 때문이다"라고 하였다. 어떤 경전에서는 자신의 생명의 근원〔화원〕을 기르라고 하였는데, 생명의 근원이 이미 말라버렸기 때문에 약의 힘을 빌리더라도 〔콩팥의〕 진수眞水와 진화眞火를 기르지 못하는 것이다(동원). ◯〔신장의〕 화의 근원을 길러 음陰이 홀로 왕성하여 생긴 그늘을 없애고, 수의 근원을 왕성하게 하여 양陽이 홀로 밝지 않게 제어하는 것 또한 자신의 생명의 근원을 기르는 것이다(『내경』). ◯ 찬 병을 뜨거운 약으로 치료하였는데도 찬 기운이 더 심해지거나 뜨거운 병을 찬약으로 치료하였는데도 열이 더 심해지는 것은 무엇 때문인가? 그것은 오장에 음과 양의 성질이 있는데 그 각각의 성질에 따라 치료해야 함을 모르기 때문이다. 예를 들어 심장의 기가 실實하여 열이 나면 마땅히 그 사람의 신장의 기를 더해주어야 한다. 신수腎水가 불어나면 열은 저절로 사라질 것이다. 신장이 허하여 찬 기운이 생기면 마땅히 그 사람의 심장을 보하여야 한다. 심장의 화가 내려가면 찬 기운은 저절로 없어질 것이다. 이것이 바로 차게 하여도 열이 나면 음을 치료하고, 뜨겁게 하여도 차가워지면 양을 치료한다는 뜻이다(동원).

者, 取之陰, 熱之而寒者, 取之陽, 所謂求其屬也"에 대한 王冰의 注이다.

151 『外科精義』 卷上 「療瘡腫權變通類法」(앞의 책, 13쪽).

子母補瀉

○難經曰, 虛則補母, 實則瀉子.[152] 註云, 假如肺金之病而實, 當竭腎水, 使子來求食於母, 則肺之實可得而平矣. 肺之虛, 當補脾土, 則母來生子, 使肺之虛可得而平矣. 他藏倣此〔錢乙〕.

152 『難經』「第六十九難」(앞의 책, 120쪽). "虛者補其母, 實者瀉其子."

어미와 자식 사이의 보사

◯『난경』에서 "허虛하면 어미를 보補하고, 실實하면 자식을 사瀉하라"고 하였다. 주에서 "예를 들어 오행의 금金에 해당하는 폐肺의 병이 실하면 마땅히 〔자식에 해당하는〕 신수腎水를 마르게 하여 자식이 자기 어미에게 가서 먹이를 구하게 하면 폐의 실함이 다시 고르게 될 것이다. 폐가 허하면 마땅히 〔어미에 해당하는〕 오행의 토土에 해당하는 비脾를 보하여 어미가 와서 자식을 살리게 하면 폐의 허함이 다시 고르게 될 것이다. 다른 장기도 이와 마찬가지이다"라고 하였다(전을).

藥貴簡要

○上古用一藥治一病，至漢張仲景，用群藥治一病. 雖然，亦不過三五味而已，其間君臣佐使分兩不同，主治引經，秩然有序. 非若後世之效驗者，一方用至二三十味尤未已也. 丹溪云，予每效仲景立方，效東垣用藥，庶乎品味少，而藥力專精也. 枳朮丸乃易老張先生之所製，觀其用白朮二兩以補脾，枳實一兩以消痞，至東垣加陳皮一兩以和胃，一補一消，簡而又當，眞得立方之指趣也〔方廣〕. ○許學士釋[153]微論曰，予讀仲景書，用仲景之法，然未嘗守仲景之方，乃爲得仲景之心也〔東垣〕[154]. ○丹溪何以不法東垣而效仲景耶. 曰，明察藥性，莫如東垣，盖所謂聖於醫者也. 故在東垣則可多，他人而效其多，斯亂雜矣. 或曰，東垣如韓信將兵，多多益善，盖諱之也〔節齋〕[155].

153 『醫學綱目』에는 '釋'이 '發'로 되어 있다. '發微論'은 『傷寒發微論』을 말한다.

154 『格致餘論』「張子和攻擊注論」, 『丹溪醫集』 所收 (앞의 책, 44쪽).

155 『明醫雜著』 卷之一 「醫論」(앞의 책, 2-3쪽).

약은 간략한 것이 좋다

◯ 상고시대에는 한 가지 약으로 하나의 병을 치료하였는데 한漢나라의 장기張機에 이르러서는 여러 약으로 하나의 병을 치료하였다. 그러나 그렇다고 하여도 세 가지에서 다섯 가지에 불과하였고 그 속에는 군君·신臣·좌佐·사使와 분량의 차이가 있었으며, 주치하는 약과 인경하는 약 등의 질서가 정연하여 후세에 효험이 있다고 하면서 하나의 처방에 스물에서 서른 가지의 약재를 쓰는 것과는 같지 않았다. 주진형朱震亨은 "나는 늘 장기의 처방과 이고李杲의 약 쓰는 법을 본받았는데 약의 가짓수는 적지만 약기운은 딱 들어맞았다"고 하였다. 지출환은 역로易老 장원소張元素 선생이 만든 것인데, 그 활용하는 것을 보면 백출 두 냥으로 비脾를 보하고, 지실 한 냥으로 속이 막힌 것〔비痞〕을 삭혔는데 뒤에 동원 이고 선생은 진피 한 냥을 더해 위胃의 기를 조화되게 하였으니 한편으로는 보하고 한편으로는 삭히는 것이 간결하면서도 마땅하여 참으로 이 처방을 만든 취지와 딱 들어맞는다(방광). ◯ 허숙미許叔微의 『상한발미론』에서 "나는 장기의 책을 읽고 그의 치료법을 쓰고 있지만 그의 처방을 그대로 고수한 적은 없다"고 하였는데, 이는 그가 장기의 뜻을 잘 알고 있었기 때문이다(동원). ◯ "주진형은 왜 이고를 본받지 않고 장기를 본받았는가?" 답하기를 "약의 성질을 밝게 살피기로는 이고만한 사람이 없으므로 그를 의성醫聖이라고 일컫는 것이다. 그러므로 이고의 처방은 비록 약의 가짓수가 많아도 상관없지만 다른 사람의 처방에 가짓수가 많은 것을 따라 하면 매우 난잡해진다. 어떤 사람은 이고가 마치 한신韓信이 〔수많은〕 병사를 부렸던 것처럼 〔약의 가짓수가〕 많을수록 좋다고도 하였는데, 그런 말은 해서는 안 될 말이다"라고 하였다(『명의잡저』).

約方猶約囊

○靈樞曰, 約方, 猶約囊也, 囊滿不約則輸泄. 方成不約則神與氣[156]不俱[157]. 故仲景以桂枝湯治外感風邪, 則曰, 若一服汗出病瘥, 停後服, 不必盡劑[158]. 大承氣湯下大實[159]大滿, 則曰, 得更衣[160], 止後服, 不必盡劑. 其愼之如此, 此爲大戒. 盖得聖人約囊之旨也〔寶鑑〕[161]. ○用藥無據[162], 反爲氣賊〔靈樞〕[163]. ○班固曰, 有病不治, 得中醫[164]. 倘一藥之誤, 悔將噬臍[165]. 古人云, 拙醫療病, 不如不療. 與此意同〔入門〕[166].

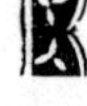

156 『靈樞』에는 '氣'가 없다. 『衛生寶鑑』은 『東醫寶鑑』과 같다.

157 『靈樞』「禁服第四十八」.

158 『傷寒論』卷第二「辨太陽病脈證幷治上第五」'小承氣湯方'(앞의 책, 51쪽).

159 '大實'은 대변을 보지 못하는 것을 말한다.

160 '更衣'는 古代에 大小便을 둘러말한 것이다. "夫更衣之室, 可謂臭矣"(漢 王充, 『論衡』「四諱」). 古代 상류층 사람들은 번거로운 옷을 입었기 때문에 옷을 갈아입은 다음 변소에 갔다.

161 『衛生寶鑑』卷一「方成弗約之失」(앞의 책, 10쪽).

162 『內經』에는 '用藥無據'가 '用鍼無義'로 되어 있다.

치료법을 간략하게 하는 것은 주머니를 묶는 것과 같다

◯『영추』에서 "치료법을 간략하게 하는 것은 주머니를 묶는 것과 같아서 주머니가 가득 찼는데도 묶지 않으면 〔내용물이〕 쏟아질 것이다. 처방이 〔치료하기에 충분히〕 이루어졌는데도 이를 묶〔어 다른 약을 더 넣지 않게 하〕지 못하면 신神과 기氣가 온전히 갖추어지지 못할 것이다"라고 하였다. 그러므로 장기張機는 계지탕으로 풍사風邪에 외감된 것을 치료하면서 "한 번 복용하여 땀이 나면서 병이 나으면 더 이상의 복용을 멈추고 남은 약을 다 먹을 필요는 없다"라고 하였다. 또한 대승기탕으로 대변이 나오지 않고 배가 그득하게 불러 오르는 것을 치료할 때에도 "대변을 보게 되면 더 이상의 복용을 멈추고 남은 약을 다 먹을 필요는 없다"라고 하였다. 〔치료에서 장기의〕 신중함이 이와 같으니 이것을 참으로 계율로 삼아야 할 것이다. 아마도 〔장기는〕 성인聖人이 주머니를 묶는다는 뜻을 터득하였을 것이다(『위생보감』). ◯ 근거 없이 약을 쓰면 도리어 기氣를 해친다(『영추』). ◯ 반고班固는 "병이 있을 때 차라리 치료하지 않으면 보통의 의사라도 될 수 있다"고 하였다. 만약 약을 한 가지라도 잘못 쓰면 후회가 막심할 것이다. 또한 옛사람들이 졸렬한 의사가 병을 치료하는 것은 차라리 치료하지 않음만 못하다고 하였으니 이와 같은 뜻이다(『의학입문』).

163 『素問』「離合眞邪論篇第二十七」.
164 『前漢書』 卷三十 藝文志 第十「術數」'經方'.
165 '噬臍'는 사슴이 잡히고 나서 자기 배꼽의 사향 때문에 잡혔다고 생각하여 자기 배꼽을 물어뜯으려고 해도 입이 닿지 않는다는 말로, 후회해도 이미 늦는다는 뜻이다.
166 『醫學入門』 外集 卷三 傷寒「表裏陰陽汗吐下溫解五法」(앞의 책, 261쪽).

醫不著書

○唐許胤宗[167]不著書, 或勸之著書貽後世. 答曰, 醫者意[168]也[169], 思慮精則得之. 脈之候, 幽而難明, 吾意所解, 口莫能宣也. 古之上醫, 要在視脈, 病乃可識, 病與藥値, 惟用一物攻之, 氣純而愈速. 今人不善爲脈, 以情度病, 多其物以幸有功. 譬如獵不知兎, 廣絡原野, 冀一人獲之, 術亦踈矣. 一藥偶得他藥相制, 不能專力, 此難愈之驗也. 脈之妙處, 不可言傳, 虛著方論, 終無人能悟, 此吾所以不著書也〔入門[170]〕. ○孫眞人曰, 醫者意也, 隨時增損, 物無定方. 眞知言哉〔千金[171]〕.

167 '許胤宗'(536-626)은 常州 義興 사람이다. 陳에서 隋·唐까지 살았던 醫家로, 脈診에 精通하였고 약을 씀에 靈活通變하여 하나의 法에 얽매이지 않았다고 한다. 6세기 때 熏蒸法으로 진나라 태후의 口噤不能을 치료하였다. 그는 태후가 약을 먹을 수 없게 되자 黃芪防風湯을 태후의 침대 밑에 놓고 熏蒸하여 연기가 病人의 腠理로 들어가게 하여 치료하였다. 이로 인해 그는 義興의 太守가 되었다. 『舊唐書』 卷一百九十一 列傳第一百四十一 「方伎」.

168 '意'는 드러내지 않고 마음속으로 이리저리 헤아리는 것이다. "心有所憶, 謂之意"(『靈樞』 「本神第八」). 『康熙字典』에서는 徐鍇의 말을 인용하여 "見之於外曰意. 意, 猶抑也. 舍其言, 欲出而抑之"라고 하였다. 『釋名』에서는 "億, 意也. 恒在意中也"라고 하였다. '憶'과 '億'은 고대에서 혼용되었다.

의사는 책을 쓰지 않는다

◯ 당나라의 허윤종許胤宗은 책을 쓰지 않았는데, 어떤 사람이 책을 써서 후세에 전해 줄 것을 권하자 이렇게 답하였다. "의학은 뜻으로 헤아려 하는 것이다. 생각함이 정밀하면 〔누구나〕 알 수 있다. 맥의 징후는 오묘해서 밝히기 어렵고, 내가 헤아려 깨달은 바를 말로는 다 표현하기 어렵다. 옛날의 훌륭한 의사들은 맥을 보는 것을 중요하게 여겨 〔맥만 보면〕 병을 바로 알 수 있어서 병과 약이 서로 들어맞으므로 비록 한 가지 약으로만 치료하여도 약의 기운이 오로지 그 병에만 작용하여 빠르게 나았다. 그러나 요즘 사람들은 맥을 잘 짚을 줄 모르기 때문에 자기 마음대로 병을 가늠하여 처방에 들어가는 약의 가짓수를 늘려 효과가 있기를 바란다. 이는 비유하자면 토끼가 어디에 있는지 몰라 넓은 들판에 〔많은 사람을 풀어〕 그물을 쳐놓고 그중 한 사람이라도 토끼를 잡을 수 있기를 바라는 것과 같으니 그 기술이 엉성한 것이다. 한 가지 약이 우연히 적중했다고 하여도 다른 약이 그 효과를 제압하여 제힘을 다 발휘하지 못하게 할 것이므로 이것이 잘 낫지 않는 까닭이다. 맥의 미묘한 점은 말로 전할 수 없기 때문에 헛되이 의서를 지어 결국 아무도 깨닫지 못하게 할 것이므로 이것이 내가 의서를 쓰지 않는 이유이다"(『의학입문』).

◯ 손사막孫思邈은 "의학은 뜻으로 헤아려 하는 것이므로 때〔상황〕에 따라 〔약을〕 더하거나 덜어주어야 하니 처방에는 고정된 것이 없다"고 하였으니 참으로 이치에 맞는 말이다(천금).

169 이 말은 『後漢書』 卷一百十二下 方術列傳 第七十二下 「郭玉傳」에 처음 나온다. "醫之爲言意也."

170 『醫學入門』 卷首 歷代醫學姓氏 「儒醫」(앞의 책, 11쪽).

171 『玉機微義』 卷之二十三 脚氣門 「辨南方脚氣所得之由」(앞의 책, 304쪽).

通則不痛

○痛則不通, 不通則痛. 又云, 諸痛爲實, 痛隨利[172]減, 世多以下之爲利. 假令痛在表者, 實也. 痛在裏者, 實也. 痛在血氣者, 亦實也. 故在表者, 汗之則愈. 在裏者, 下之則愈. 在血氣者, 散之行之則愈. 豈可以利爲下乎, 作痛字訓則可矣[173]〔東垣〕. ○諸痛皆屬火, 寒凉藥不可峻用, 必用溫散之藥[174]〔丹心〕. ○諸痛不可補氣, 不可用人蔘[175]. 盖補氣, 氣旺則不通, 而痛愈甚矣[176]〔丹心〕.

172 '利'는 벼[禾]와 칼[刀]이 합쳐진 글자로, 벼를 베는 칼이 잘 드는 것을 뜻한다. 『釋名』에서는 "泄, 利. 言其出漏泄而利也"라고 하였다. 여기에서는 물이 흘러나와 잘 흐른다는 뜻으로 쓰였다. 『說文解字』의 段玉裁 注에서는 "刀和然後利"라고 하였다. 칼을 간 뒤에 매끄럽게 잘 듣는다는 뜻이다.

173 『此事難知』 卷下 「痛隨利減」(앞의 책, 144쪽). "諸痛爲實, 痛隨利減. 世皆以利爲下之者, 非也. 假令痛在表者, 實也, 痛在裏者, 實也. 痛在血氣者, 亦實也. 在表者汗之, 則痛愈. 在裏者下之, 則痛愈. 在血氣者散之行之, 則痛愈. 豈可以利字, 只作下之乎. 但將利字訓作通字. 或訓作導字, 則可矣. 是以諸痛爲實, 痛隨利減, 汗而通導之利也, 下而通導之亦利也. 散氣行血, 皆通導而利之也. 故經曰, 諸痛爲實, 痛隨利減. 又曰, 通則不痛, 痛則不通, 此之謂也."

통하면 아프지 않다

◯ 아프면 통하지 않고, 통하지 않으면 아프다. 또한 모든 통증은 실實하기 때문에 생긴 것이므로 통증은 이利하면〔잘 나가면〕 줄어들기 때문에 사람들은 대개 설사하는 것을 '이'라고 한다. 그렇지만 예를 들어 통증이 표表에 있으면 실한 것이고, 이裏에 있어도 실한 것이며 혈血이나 기氣에 있어도 실한 것이다. 그래서 〔병이〕 표에 있을 때에는 땀을 내면 낫고, 이裏에 있을 때에는 설사시키면 나으며, 혈이나 기에 있을 때에는 흩어지게 하거나 잘 돌게 하면 낫는다. 그러하니 어찌 '이利'를 설사시키는 것이라고만 이해할 수 있겠는가. 〔차라리 '이'는〕 '잘 통한다'〔通〕는 뜻으로 새기는 것이 옳을 것이다(『차사난지』). ◯ 모든 통증은 화火에 속하지만 차거나 서늘한 약을 지나치게 써서는 안 된다. 반드시 따뜻하면서 흩어주는 약을 써야 한다(『금궤구현』). ◯ 모든 통증에 기를 보하면 안 되므로 인삼을 쓰지 말아야 한다. 이는 기를 보하여 기가 너무 왕성해지면 〔기가〕 잘 통하지 않게 되어 통증이 더 심해질 것이기 때문이다(『금궤구현』).

174 『金匱鉤玄』 卷第二 「腰疼」(앞의 책, 137쪽). 원문에는 이 뒤에 '臍下忽大痛者, 人中如黑色者, 多死難治也. 人面上忽有紅點者, 多死'라는 구절이 더 있다.

175 『醫學正傳』에는 '人蔘'이 '蔘芪'로 되어 있다(『精校註譯 東醫寶鑑』). 『金匱鉤玄』은 『東醫寶鑑』과 같다.

176 『金匱鉤玄』 卷第二 「腰疼」(앞의 책, 138쪽).

溫之以氣

○ 內經曰, 形不足者, 溫之以氣.[177] 溫者, 養也. 溫之者, 所以調其飮食, 適其起居, 澄心息慮, 從容以待其眞氣之復常也. 禮記所謂柔色以溫之,[178] 此溫字正與彼同. 或以藥扶助之, 亦溫養也. 東垣乃以溫爲溫涼之溫, 謂宜溫藥以補元氣而瀉火邪,[179] 亦賢者之一失也〔丹心〕.[180]

177 『素問』「陰陽應象大論篇第五」. 『醫經溯回集』에서는 『素問』「至眞要大論篇第七十四」의 '勞者溫之'와 '損者益之'에 대한 논의로 되어 있다. 이는 "精不足者, 補之以味"와 대비하여 한 말로, 몸이 허약하고 衛氣가 약한 경우 음식이나 기거, 정신요법 등으로 치료하는 것이다.

178 『禮記』「內則第十二」. 唐 孔穎達의 『禮記正義』에서는 "溫, 藉也. 承尊者, 必和顔色. 音, 義"라고 하였다.

179 『醫經溯回集』「內傷餘議」(앞의 책, 25쪽). 원문에서는 『素問』「至眞要大論篇第七十四」의 "勞者溫之, 損者溫之"라는 구절을 인용하였다.

기로써 누그러뜨린다

◯『내경』에서 "형形이 부족하면 기氣로써 누그러뜨리게〔溫〕 한다"고 하였다. '누그러뜨린다'는 말은 '기른다'는 뜻이다. '누그러뜨리게 한다'는 것은 환자의 음식을 조절하고 일상생활을 적절하게 하며 마음을 맑게 하여 근심을 없애서 조용하게 환자의 진기眞氣가 다시 회복되기를 기다리는 것이다. 『예기』에 "얼굴빛을 부드럽게 하여 〔부모님의 마음을〕 누그러뜨린다"는 말이 있는데, 여기에서의 '온溫' 자가 바로 『내경』에서의 '온' 자와 같은 뜻이다. 약으로 도와주는 것도 누그러뜨려 기르는 것이다. 그렇지만 이고李杲는 '온'의 뜻을 단지 따뜻하고 서늘하다고 할 때의 '온'으로 보아 따뜻한 약으로 원기를 보하여 화火의 사기邪氣를 없애야 한다고 하였는데, 이는 뛰어난 분이 어쩌다 한 번 실수한 것일 뿐이다(단심).

180 『東醫寶鑑』에서는 李杲의 실수를 지적했지만 『丹溪心法』 卷三 「內傷五十三」에서 朱震亨은 李杲의 견해를 받아들이고 있다. "經言勞者溫之, 損者溫之, 惟以補中益氣湯溫藥, 以補元氣而瀉火邪. 內經云溫能除大熱, 正謂此也." 『丹溪心法』(앞의 책, 345쪽).

人病不過寒濕熱燥

○ 夫寒濕屬陰，燥熱屬陽，人之爲病，不過二者而已．善用藥者，以苦寒而泄其陽，以辛溫而散其陰，病之不愈者，未之有也．余嘗以防風通聖散治熱燥，生料[181]五積散治寒濕，各得其效也〔醫鑑〕[182]．

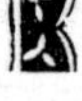

181 '生料'는 약재를 수치하지 않고 쓰는 것을 말한다.

182 『古今醫鑑』 卷三 「中寒」 方 '五積散'(앞의 책, 74쪽).

병은 한·습·열·조에 불과하다

○ 일반적으로 한寒과 습濕은 음陰에 속하고, 조燥와 열熱은 양陽에 속한다. 사람이 병드는 것은 이 두 가지뿐이다. 그래서 약을 잘 쓰는 사람은 쓰고 차가운 약으로 그 양을 쏟아버리고, 맵고 따뜻한 약으로 그 음을 흩어버리므로 병이 낫지 않는 경우가 없었다. 내가 일찍이 방풍통성산으로 열과 조를 치료하고, 생료오적산으로 한과 습을 치료하였는데 모두 효과가 있었다(『고금의감』).

至陽佐以至陰

○ 太白丹[183]佐以硝石, 來復丹[184]用硝石之類, 至陽佐以至陰, 與仲景白通湯佐以人尿猪膽汁, 大意相同. 所以去格拒之寒, 兼有伏陽[185], 不得不爾. 如無伏陽, 不必以陰藥佐之也〔湯液〕[186].

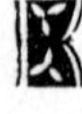

183 '太白丹'은 天南星丸의 다른 이름이며, 『聖濟總錄』 卷五十一에 나온다. 처방은 天南星炮, 硫黃研, 石膏研飛, 消石研 各等分으로 되어 있다. 腎脈厥逆, 頭痛不可忍에 쓴다. '消石'은 硝石의 다른 이름이다.

184 '來復丹'은 『東醫寶鑑』 卷三 「寒門」에 나온다. 처방 명이 '至聖來復丹'으로 되어 있다.

185 '伏陽'은 몸속에 잠복해 있는 熱邪를 말한다.

186 『湯液本草』 卷下 「硫黃」(앞의 책, 268쪽).

지양은 지음으로 보좌한다

◯ 태백단에 초석을 넣어 좌약佐藥으로 삼는 것이나 내복단에 초석을 쓰는 것 등은 지양至陽을 지음至陰으로 보좌하는 것이다. 이는 장기張機가 백통탕에 인뇨와 저담즙을 넣어 좌약으로 쓴 것과 서로 같은 뜻이다. 〔이렇게 뜨거운 처방에 찬약으로 보좌한 것은〕 찬 기운이 가로막혀 있는 것을 없애려는데 복양伏陽이 겸해 있기 때문에 부득이 한 것이다. 만약 복양이 없으면 반드시 음陰에 속하는 약으로 보좌할 필요는 없다(『탕액본초』).

勿傷胃氣

○凡治雜病，先調其氣，次療諸疾，無損胃氣，是其要也．若血受病，亦先調氣，調氣不調則血不行．又氣爲之綱，卽夫也．夫不唱，婦不隨也〔東垣〕[187]．○凡攻擊之藥，有病則病受之，病邪輕，藥力重，則胃氣受傷．夫胃氣者，淸純冲和之氣，惟與穀肉菜果相宜．藥石皆偏勝之氣，雖蔘芪性亦偏，況攻擊之藥乎〔東垣〕[188]．○凡疾病，量人素氣弱者，當去苦寒之藥，多加人蔘黃芪甘草之類，瀉火而先補元氣〔東垣〕[189]．

187 『此事難知』 卷下 「大頭痛論」(앞의 책, 157쪽).
188 『格致餘論』 「病邪雖實胃氣傷者勿使攻擊論」(앞의 책, 21쪽).
189 『蘭室秘藏』 卷下 瘡瘍門 「救苦化堅湯」(앞의 책, 238쪽).

위기를 상하게 하지 마라

◯ 온갖 병을 치료할 때에는 먼저 환자의 기氣를 조절한 다음 여러 질병을 치료하여 위기胃氣를 손상시키지 않게 하는 것이 치료의 요점이다. 혈血에 병이 생겼어도 먼저 기를 조절해야 하는데, 기를 조절했는데도 〔기가〕 조절되지 않으면 혈이 돌지 않기 때문이다. 또한 기는 몸의 주가 되는 벼리로서 남편과 같은 존재이다. 남편이 나서지 않으면 부인이 따르지 않는다(동원). ◯ 병을 치는 약은 병이 있을 때에는 〔약의 치는 힘을〕 병이 받지만, 병이 가벼운데 약의 힘이 세면 위기가 손상된다. 위기는 맑고 순수하며 조화가 이루어진 기이기 때문에 오직 곡식·고기·채소·과일만이 서로 잘 어울린다. 약은 모두 치우친 기를 가지고 있으므로 비록 인삼이나 황기라고 하여도 역시 기가 치우쳐 있다. 하물며 병을 치는 약이야 말할 것이 있겠는가(동원). ◯ 일반적으로 병을 치료할 때 평소 그 사람의 기가 약할 때에는 마땅히 쓰고 찬약을 빼고 인삼·황기·감초 같은 것을 많이 넣어 화火를 사瀉하면서 먼저 원기를 보하여야 한다(『난실비장』).

肥瘦用藥

○肥人氣虛多痰，宜豁痰補氣．瘦人血虛有火，宜瀉火滋陰〔入門〕[190]．○肥人補氣，面白補氣〔丹心〕[191]．○面白人，不可多服發散藥，以其氣虛而又虧之也．面黑人，不可多服黃芪，以其氣實而又補之也．氣實人，因服黃芪過多而喘者，三拗湯 方見咳嗽 以瀉之[192]〔丹心〕[193]．

190 『醫學入門』 外集 卷七 治法 「雜治賦」(앞의 책, 634쪽).

191 『丹溪心法』 卷五 「拾遺雜論九十九」(앞의 책, 468쪽).

192 원문에는 '之'가 '其氣'로 되어 있다.

193 『丹溪心法』 卷五 「拾遺雜論九十九」(앞의 책, 467쪽).

살찌거나 마른 사람에게 약을 쓰는 법

◯ 살찐 사람은 기氣가 허虛하고 담痰이 많으므로 담을 삭이고 기를 보하여야 한다. 마른 사람은 혈血이 허하고 화火가 있으므로 화를 사瀉하고 음陰을 보해주어야 한다(『의학입문』). ◯ 살찐 사람은 기를 보해야 하고 얼굴이 흰 사람도 기를 보해주어야 한다(『단계심법』). ◯ 얼굴이 흰 사람은 발산하는 약을 많이 먹으면 안 되는데, 이는 그 사람의 기가 허한데 기를 더 허하게 하기 때문이다. 얼굴이 검은 사람은 황기를 많이 먹으면 안 되는데, 이는 그 사람의 기가 실實한데 기를 더 보하기 때문이다. 기가 실한 사람이 황기를 많이 먹어 숨이 차면 삼요탕(처방은 「해수문」에 있다)으로 기를 사해주어야 한다(『단계심법』).

食療治病

○ 孫眞人曰, 醫者先曉病源, 知其所犯, 以食治之. 食療不愈, 然後命藥.[194] 不特老人小兒相宜, 凡驕養[195]及久病厭藥, 窮乏無財者, 俱宜以飮食調治之也〔入門〕.[196]

194 『備急千金要方』校釋 卷二十六 食治「序論第一」(앞의 책, 894쪽). 여기에서 '命'은 '用'의 뜻이다.

195 '驕養'은 嬌生慣養으로, 부잣집에서 태어나 응석받이로 곱게 자라 버릇없는 것을 말한다.

196 『醫學入門』內集 卷二 本草分類「食治門」(앞의 책, 218쪽).

음식으로 병을 치료한다

◯ 손사막孫思邈은 "의사는 먼저 병의 근원을 밝혀서 〔사기邪氣가〕 침범한 곳을 알아내어 음식으로 치료하여야 한다. 음식으로 치료해도 낫지 않으면 그때 약을 쓴다"고 하였다. 이는 비단 노인이나 어린이에게만 적합한 것이 아니라 응석받이로 자랐거나 오랜 병으로 약이 물린 사람, 가난하여 약을 살 돈이 없는 사람 모두 음식으로 치료하여야 한다(『의학입문』).

治病八要

○經曰, 病有八要, 不知其要, 病將安去. 乃表裏寒熱虛實邪正而已〔入門〕[197].

197 『醫學入門』 外集 卷七 治法 「雜治賦」(앞의 책, 632쪽).

병을 치료하는 여덟 가지 요점

◯ 어떤 경전에서 "병을 치료하는 데에는 여덟 가지 중요한 것이 있는데 이를 모르면 어찌 병이 낫겠는가"라고 하였다. 곧 표리表裏, 한열寒熱, 허실虛實, 정사正邪가 그것이다(『의학입문』).

病有不可補者四

○ 乃瘧疾狂疾水氣脚氣也〔醫說[198]〕.

198 『醫說』 卷五 諸瘧「病有不可補者」(四庫醫學叢書 『醫說 外』, 上海古籍出版社, 1991 所收, 120쪽).

보하면 안 되는 네 가지 병

◯ 곧 학질瘧疾, 광질狂疾, 수기水氣, 각기脚氣가 그것이다(『의설』).

表裏虛實藥

○ 麻黃瀉表之實，桂枝補表之虛，硝黃瀉裏之實，薑附補裏之虛〔雲岐〕. ○ 表虛宜桂枝湯 方見寒門，表實宜麻黃湯 方見寒門，裏虛宜小建中湯 方見虛勞，裏實宜調胃承氣湯 方見寒門〔東垣〕.

표리의 허실에 쓰는 약

◯ 마황은 표表의 실實을 쏟아내고, 계지는 표의 허虛를 보하며, 망초와 대황은 이裏의 실을 쏟아내고, 생강과 부자는 이의 허를 보한다(운기). ◯ 표가 허할 때에는 계지탕(처방은 「상한문」에 있다)을 쓰고, 표가 실할 때에는 마황탕(처방은 「상한문」에 있다)을 쓰며, 이裏가 허할 때에는 소건중탕(처방은 「허로문」에 있다)을 쓰고, 이가 실할 때에는 조위승기탕(처방은 「상한문」에 있다)을 쓴다(동원).

風熱燥濕寒治法

○風屬陽，善行數變，自外而入，以鬱正氣．故治風多行氣開表藥．又風入久變熱，熱能生痰，宜用祛風化痰藥．又熱極生風，風能燥液，宜用清熱潤燥藥．[199] ○治熱以寒，寒藥屬陰，故治熱多陰藥．又鬱火宜發散，宜用風門藥．火鬱則發之，宜升陽散火．[200] ○濕因氣虛，不能運化水穀而生，宜用補氣除濕藥，又宜溫中消導藥，行濕利大小便藥．[201] ○燥因血虛而然，蓋血虛生熱，熱生燥是也，宜解熱生津藥及滋血潤燥藥．[202] ○治寒以熱，熱藥屬陽，故治寒多陽藥．外寒宜汗散，宜用風門藥，寒從汗解也〔古庵〕．[203]

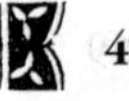

199 『丹溪心法附餘』卷首 古庵藥鑑「治風門」(앞의 책, 40쪽).

200 『丹溪心法附餘』卷首 古庵藥鑑「治熱門」(앞의 책, 41쪽). 원문에는 이 뒤에 '夫熱燥皆屬陽, 宜與治燥門通看'이라는 구절이 더 있다.

201 『丹溪心法附餘』卷首 古庵藥鑑「治濕門」(앞의 책, 42쪽). 원문에는 이 뒤에 '夫濕寒皆屬陰, 宜與治寒門通看'이라는 구절이 더 있다.

202 『丹溪心法附餘』卷首 古庵藥鑑「治燥門」(앞의 책, 43쪽). 원문에는 이 뒤에 '夫燥熱皆屬陽, 宜與

풍·열·조·습·한의 치료법

◯ 풍風은 양陽에 속하여 잘 돌아다니며 자주 변하고, 밖에서 안으로 들어와 정기正氣를 꽉 막히게 한다. 그러므로 풍을 치료할 때에는 기를 잘 돌게 하고 표表를 열어주는 약을 많이 쓴다. 또한 풍이 몸 안으로 들어와 오래되어 열로 변하면 그 열이 담痰을 만들므로 풍을 내보내고 담을 삭이는 약을 써야 한다. 또한 열이 극에 달하여 풍을 만들면 그 풍은 진액을 마르게 하므로 열을 식히고 건조한 것을 적셔주는 약을 써야 한다. ◯ 열熱은 찬약으로 치료하는데, 찬약은 음陰에 속하므로 열을 치료할 때에는 음에 속하는 약을 많이 쓴다. 또한 몰려 있는 화火는 발산시켜야 하는데 이때에는 풍을 다스리는 약을 써야 한다. 화가 몰리면 발산시켜야 하는데 이때에는 양기陽氣를 끌어올려 화를 흩어버려야 한다. ◯ 습濕은 기가 허하여 기가 수곡水穀을 운화하지 못하기 때문에 생기므로 기를 보하고 습을 없애는 약을 써야 하며, 또한 속을 따뜻하게 해주고 소화시키는 약과 습을 잘 돌게 하고 대소변을 잘 나가게 하는 약을 써야 한다. ◯ 조燥는 혈血이 허하여 그러한 것인데, 대개 혈이 허하면 열이 나고 열이 나면 조하게 되는 것이다. 열을 내리고 진액이 생기게 하는 약과 혈을 더해주고 마른 것을 적셔주는 약을 써야 한다. ◯ 찬 병을 뜨거운 약으로 치료하는 데 있어서 뜨거운 약은 양에 속하기 때문에 찬 병에는 양에 속하는 약을 많이 쓴다. 겉이 차면 땀을 내어 흩어주어야 하므로 풍을 다스리는 약을 써야 하는데 그러면 찬 기운이 땀으로 나가면서 풀린다(『단계심법부여』).

治熱門通看'이라는 구절이 더 있다.

203 『丹溪心法附餘』 卷首 古庵藥鑑 「治寒門」(앞의 책, 44쪽). 원문에는 이 뒤에 '夫寒濕皆屬陰, 宜與治濕門通看'이라는 구절이 더 있다.

治病先去根

○ 治病之法, 先去病根, 然後可用收澁. 若澣衣然, 先去垢裏, 然後可加粉餙[204]也〔丹心〕. ○張載人曰, 養生與攻痾本自不同, 今人以補劑療病, 宜乎不效也[205]〔綱目〕.

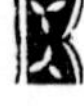

204 '粉餙'는 빨래를 한 다음 풀을 먹여 다림질하는 것을 말한다.

205 『醫學綱目』 卷之四 陰陽臟腑部 「治虛實法」 '大聖浚川散'(앞의 책, 57쪽).

병을 치료할 때에는 먼저 뿌리를 없앤다

◯ 병을 치료하는 법은 먼저 병의 뿌리를 없앤 뒤 수렴시키는 것이다. 이는 마치 옷을 빨아 먼저 때를 제거한 뒤 풀을 먹여 다림질하는 것과 같다(단심). ◯ 장종정張從正은 "양생하는 것과 병을 치는 것은 본래 같지 않은데, 요즘 사람들은 보약으로 병을 치료하려고 하니 효과가 있을 수 없다"고 하였다(『의학강목』).

十八劑

○ 輕劑淸劑解劑緩劑寒劑調劑甘劑火劑暑劑淡劑濕劑奪劑補劑平劑榮劑澁劑溫劑和劑, 是爲十八也〔紺珠〕[206].

輕劑[207] 防風通聖散 發表 方見風門

淸劑[208] 凉膈散 積熱 方見火門

解劑[209] 小柴胡湯 和解 方見寒門

緩劑[210] 大柴胡湯 裏熱 方見寒門

寒劑[211] 大承氣湯 痞實滿 方見寒門

調劑[212] 調胃承氣湯 胃熱 方見寒門

甘劑[213] 天水散[214] 虛熱 方見暑門

火劑 黃連解毒湯 瀉火 方見寒門

暑劑[215] 白虎湯 中暑 方見寒門

淡劑[216] 五苓散 利水 方見寒門

濕劑[217] 三花神祐丸 泄水 方見下門

---

206 '紺珠'는 『心印紺珠經』 二卷을 말한다. 『四庫總目提要』에서는 이 책에 대해 다음과 같이 이야기하였다. "明李湯卿撰. 湯卿不知何許人. 是書爲嘉靖丁未嘉興府知府趙瀛所校刊. 上卷日原道統, 日推運氣, 日明形氣, 日評脈法. 下卷日察病機, 日理傷寒, 日演治法, 日辨藥性, 日十八劑. 融會諸家之說, 議論頗爲純正. 惟以十八劑爲主, 而欲以輕淸暑火解甘淡緩寒調奪濕補平榮澁和溫數字該之, 未免失之拘泥."

207 '輕劑'는 質量이 가벼우면서 邪氣를 발산시키는 작용을 하는[輕淸升散] 약이다. 주로 邪氣가 表에 있는 것을 치료하는 데 쓴다. 예로 麻黃, 葛根, 麻黃湯, 藿香正氣散 등이 있다(『동의학사전』).

208 '淸劑'는 열이 있는 증상을 치료하는 성질이 찬약으로 조성된 처방을 말한다. 예로 凉膈散, 三黃湯 등이 있다(『동의학사전』).

209 '解劑'는 和解시키는 약제를 말한다. 예로 小柴胡湯이 있다(『동의학사전』). 병이 表나 裏에 있지 않고 半表半裏에 있어서 吐汗下를 할 수 없을 때 쓴다.

210 '緩劑'는 대변이 굳은 것을 무르게 하여 누게 하는 약제를 말한다. 예로 大柴胡湯, 五仁丸 등이 있다

십팔제

◯ 경제, 청제, 해제, 완제, 한제, 조제, 감제, 화제, 서제, 담제, 습제, 탈제, 보제, 평제, 영제, 삽제, 온제, 화제 등 이것이 십팔제十八劑이다(감주).

경제 방풍통성산 같은 것이다(표表에 있는 사기邪氣를 발산시킬 때〔發表〕 쓰는 약이다. 처방은 「풍문」에 있다).

청제 양격산 같은 것이다(열이 쌓여 있을 때 쓰는 약이다. 처방은 「화문」에 있다).

해제 소시호탕 같은 것이다(화해시킬 때 쓰는 약이다. 처방은 「상한문」에 있다).

완제 대시호탕 같은 것이다(이裏에 열이 있을 때 쓰는 약이다. 처방은 「상한문」에 있다).

한제 대승기탕 같은 것이다(속이 답답하거나 실實하거나 그득할 때 쓰는 약이다. 처방은 「상한문」에 있다).

조제 조위승기탕 같은 것이다(위胃에 열이 있을 때 쓰는 약이다. 처방은 「상한문」에 있다).

감제 익원산 같은 것이다(허열虛熱이 있을 때 쓴다. 처방은 「서문」에 있다).

화제 황련해독탕 같은 것이다(화火를 쏟을 때 쓴다. 처방은 「상한문」에 있다).

서제 백호탕 같은 것이다(더위를 먹었을 때 쓴다. 처방은 「상한문」에 있다).

담제 오령산 같은 것이다(수를 빼낼 때 쓴다. 처방은 「상한문」에 있다).

습제 삼화신우환 같은 것이다(수를 쏟을 때 쓴다. 처방은 「하문」에 있다).

(『동의학사전』).

211 '寒劑'는 熱症을 치료하는 찬 성질의 약재와 약제를 말한다. 예로 黃連, 黃芩, 黃連解毒湯, 凉膈散 등이 있다(『동의학사전』).

212 '調劑'는 調和시키는 약재나 약제이다. 예로 甘草, 調胃承氣湯 등이 있다(『동의학사전』).

213 '甘劑'는 맛이 단 약, 곧 甘草, 꿀, 大棗 등의 약재로 구성된 처방들을 말한다. 甘劑는 주로 몸을 보하고 약재의 작용을 완화시킬 목적으로 쓴다(『동의학사전』).

214 '天水散'은 益元散의 다른 이름이다. 六一散, 神白散이라고도 한다.

215 '暑劑'는 더위로 생긴 병증을 치료하는 데 쓰는 약제를 말한다. 예로 香薷散, 二香散 등이 있다(『동의학사전』).

216 '淡劑'는 주로 맛이 슴슴한 약 또는 약재로 조성된 처방을 말한다. 주로 오줌을 잘 나가게 하는 데 쓴다(『동의학사전』).

217 '濕劑'는 일반적으로 마른 것을 눅여주는 약재와 약제를 말한다. 예로 麥門冬, 地黃, 淸燥救肺湯 등이 있다(『동의학사전』). 그러나 여기에서는 水를 몰아내는 약재와 약제를 말한다.

奪劑[218] 三黃丸 瀉熱 方見火門

補劑[219] 防風當歸飮子 補虛 方見火門

平劑[220] 四君子湯 氣虛 方見氣門

榮劑[221] 四物湯 血虛 方見血門

澁劑[222] 胃風湯 血痢 方見大便

溫劑[223] 理中湯 中寒 方見寒門

和劑[224] 平胃散 和胃 方見五藏

218 '奪劑'는 열을 내리는 약제인데 泄劑와 같은 뜻으로 쓰인다(『동의학사전』).

219 '補劑'는 허약해진 몸을 추세워 건강하게 하는 약재를 말한다. 예를 들면 補氣藥으로는 人蔘, 黃芪 등이 있고, 補血藥으로는 當歸, 芍藥 등이 있으며, 補陰藥으로는 熟地黃, 鱉甲 등이 있고, 補陽藥으로는 鹿茸, 炮附子 등이 있다(『동의학사전』). 防風當歸飮子는 瀉心肝火하여 補脾腎陰하는 약으로 風熱이나 潮熱, 濕熱을 쳐서 補虛하는 약으로 쓰인다.

220 '平劑'는 성질과 맛이 순한 처방 또는 약을 말한다. 곧 약의 성질이 세지 않은 약제라는 뜻이다(『동의학사전』).

221 '榮劑'는 營血을 보하는 약을 말한다(『동의학사전』).

222 '澁劑'는 몸에서 액체 성분이 빠져나가지 못하게

탈제 삼황환 같은 것이다(열을 쏟을 때 쓴다. 처방은 「화문」에 있다).
보제 방풍당귀음자 같은 것이다(허虛를 보할 때 쓴다. 처방은 「화문」에 있다).
평제 사군자탕 같은 것이다(기氣가 허할 때 쓴다. 처방은 「기문」에 있다).
영제 사물탕 같은 것이다(혈血이 허할 때 쓴다. 처방은 「혈문」에 있다).
삽제 위풍탕 같은 것이다(혈리血痢가 있을 때 쓰는 약이다. 처방은 「대변문」에 있다).
온제 이중탕 같은 것이다(속에 찬 기운이 있을 때 쓴다. 처방은 「상한문」에 있다).
화제 평위산 같은 것이다(위胃의 기를 조화시킬 때 쓴다. 처방은 「오장문」에 있다).

하는 약재와 약제를 말한다(『동의학사전』).

223 '溫劑'는 성질이 더운 약재 또는 처방을 말한다. 예로 吳茱萸, 良薑, 茵蔯, 理中湯, 四逆湯 등이 있다(『동의학사전』).

224 '和劑'는 半表半裏에 있는 邪氣를 없애고 臟腑의 氣血을 고르게 하는 약재 또는 속을 편안하게 하는 약재를 말한다(『동의학사전』).

用藥凡例

○凡諸風, 以防風爲君. 解利傷風, 以防風爲君, 白朮甘草爲佐, 是風宜辛散也. ○凡解利傷寒, 以甘草爲君, 防風白朮爲佐, 是寒宜甘發[225]也. ○凡眼暴發赤腫, 以防風黃芩爲君以瀉火, 黃連當歸[226]爲佐以和血. 眼久病昏暗, 以熟地黃當歸[227]爲君, 羌活防風爲臣, 甘菊甘草爲佐. ○凡痢疾腹痛, 以白芍藥甘草爲君, 當歸白朮爲佐. 水瀉, 茯苓白朮爲君, 芍藥甘草爲佐. ○凡嗽, 以五味子爲君, 痰以半夏, 喘以阿膠爲佐, 熱[228]以黃芩爲佐[229]. ○凡瘧, 以柴胡爲君. ○凡小便不利, 以黃柏知母爲君, 茯苓澤瀉爲佐. ○凡下焦有濕, 以草龍膽防己爲君, 甘草梢黃柏爲佐. ○凡痔漏, 以蒼朮防風爲君, 甘草芍藥爲佐. ○凡諸瘡, 以黃連當歸爲君, 甘草黃芩爲佐[230]〔東垣〕.

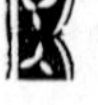

225 四庫本에는 '發'이 '緩'으로 되어 있다.

226 『湯液本草』에는 '當歸'가 '當歸身'으로 되어 있다. 四庫本에는 '當歸根'으로 되어 있다.

227 『湯液本草』에는 '當歸'가 '當歸身'으로 되어 있다. 四庫本에는 '當歸根'으로 되어 있다.

228 『湯液本草』에는 '熱'이 '有熱無熱一'로 되어 있다. '一'이 없는 판본도 있다.

229 『湯液本草』에는 이 뒤에 '但分兩多寡不同耳'라는

약을 쓰는 일반적인 원칙

○ 일반적으로 모든 풍風에는 방풍을 군약君藥으로 한다. 상풍증傷風證을 풀어줄 때는 방풍을 군약으로 하고 백출과 감초를 좌약佐藥으로 하는데, 풍은 매운 약으로 흩어주어야 하기 때문이다. ○ 상한증傷寒證을 풀어줄 때는 감초를 군약으로 하고 방풍과 백출을 좌약으로 하는데, 한寒은 단 약으로 발산시켜야 하기 때문이다. ○ 일반적으로 눈이 갑자기 붉게 붓는 경우에는 방풍과 황금을 군약으로 하여 화火를 내리고, 황련과 당귀를 좌약으로 하여 혈血을 조화롭게 한다. 눈병을 오래 앓아 눈이 어두워졌을 때에는 숙지황과 당귀를 군약으로 하고 강활과 방풍을 신약臣藥으로 하며, 감국과 감초를 좌약으로 한다. ○ 일반적으로 이질과 복통에는 백작약과 감초를 군약으로 하고, 당귀와 백출을 좌약으로 한다. 물 같은 설사를 할 때에는 복령과 백출을 군약으로 하고, 작약과 감초를 좌약으로 한다. ○ 일반적으로 기침에는 오미자를 군약으로 하고 담痰에는 반하를, 기침에는 아교를 좌약으로, 열이 있으면 황금을 좌약으로 한다. ○ 일반적으로 학질에는 시호를 군약으로 한다. ○ 일반적으로 소변이 잘 나오지 않을 때에는 황백과 지모를 군약으로 하고, 복령과 택사를 좌약으로 한다. ○ 일반적으로 하초下焦에 습濕이 있을 때에는 용담초와 방기를 군약으로 하고, 감초초와 황백을 좌약으로 한다. ○ 일반적으로 치루에는 창출과 방풍을 군약으로 하고, 감초와 작약을 좌약으로 한다. ○ 일반적으로 헌데〔瘡〕에는 황련과 당귀를 군약으로 하고, 감초와 황금을 좌약으로 한다(동원).

구절이 더 있다.

230 『湯液本草』 卷上 東垣先生用藥心法 「用藥凡例」 (앞의 책, 186쪽).

雜病篇

吐

토법

春宜吐

○ 仲景大法，春宜吐，[1] 象萬物之[2]耕耨[3]科斫[4]，使陽氣之鬱者易達也〔東垣〕[5].

1 『傷寒論』 卷第八 「辨可吐第十九」(앞의 책, 257쪽).
2 『脾胃論』에는 '之' 뒤에 '發生'이 더 있다.
3 '耨', 김맬 누.
4 '科斫'은 가지치기를 말한다. '斫', 벨 작. 여기에서 '科'는 '斷'의 뜻으로 쓰였다. '科斫'은 斷枝斫根한다는 뜻이다.
5 『脾胃論』 卷上 「用藥宜禁論」(앞의 책, 74쪽).

봄에는 토하게 하여야 한다

○ 장기張機의 가장 중요한 법은 봄에는 토하게 하여야 한다는 것인데, 이는 만물이 〔봄이 되어 잘 자라기 위해서는〕 밭을 갈고 김을 매고 가지를 쳐서 막혀 있는 양기陽氣를 잘 통하게 하는 것을 본뜬 것이다(『비위론』).

吐乃古法

○吐汗下三法，乃上古高醫用之，神妙莫測．今庸下之流，止看諸方，不知治法，不識源流，不行聖人法，去聖日遠，可勝惜[6]哉〔綱目〕[7].

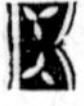

6『醫學綱目』에는 '勝惜'이 '惜悲'로 되어 있다.

7『醫學綱目』卷之四 陰陽臟腑部「治上下法」(앞의 책, 61쪽).

토법은 오래된 치료법이다

◯ 토법吐法, 한법汗法, 하법下法의 세 가지 치료법은 상고시대의 이름난 의사들이 썼던 것으로 그 효과가 오묘하여 이루 다 헤아릴 수 없다. 그런데 요즘의 용렬한 의사들은 단지 여러 처방만 찾아다닐 뿐 그 치료하는 법을 알지 못하고, 그 근원도 알지 못하여 성인聖人의 방법을 쓰지 못한다. 그리하여 성인의 방법에서 날로 멀어지니 참으로 안타까운 일이다(『의학강목』).

病在上宜吐

○ 內經曰, 其高者, 因而越之.[8] 越, 謂吐也.

8 『素問』「陰陽應象大論篇第五」.

병이 위에 있으면 토하게 하여야 한다

○『내경』에서는 "병이 위에 있으면 끌어올려 넘겨버린다"고 하였다. '넘긴다'는 것은 토하게 한다는 것이다.

涌劑難用

○涌, 謂吐也. 三法中惟涌劑爲難用[9], 汗下則一定法也, 故丹溪先生特註吐爲詳者, 恐人不深造其理, 徒蒼皇顚倒, 反有害於病者耳〔丹心〕[10].

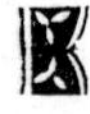

9『丹溪心法』에는 이 뒤에 '有輕重捲舒之機'라는 구절이 더 있다.

10『丹溪心法』卷五「論吐法九十七」(앞의 책, 465쪽).

용토제는 쓰기 어렵다

◯ '용涌'이란 토하게 한다는 말이다. 〔토土·한汗·하下〕의 세 가지 방법 중 유독 용토제涌吐劑가 쓰기 어려운데, 〔토법과 달리〕 한법이나 하법에는 정해진 일정한 방법이 있기 때문이다. 그래서 주진형朱震亨 선생이 특히 토법에 대해 자세하게 주를 단 것은 사람들이 그 이치를 깊이 알지 못하여 허둥지둥 갈팡질팡하다가 도리어 환자에게 해를 끼칠까 염려했기 때문이다(『단계심법』).

吐藥

○宜用瓜蔕散，獨聖散，稀涎散，豆參散，三聖散，二仙散，靑黛散，二神散，三仙散，四靈散，五玄散，六應散，不臥散，撩膈湯，梔豉湯，藜蘆散，雄黃散.

瓜蔕散

治頑痰或食積在胸中，爲昏眩悶亂.

瓜蔕 炒，赤小豆 各等分.

右爲末，每二錢，溫漿水調下，取吐爲度〔東垣〕[11].

○ 一方

先取豉一合，溫水七合，煮取汁，和藥末一錢，頓服，不吐再服，快吐乃止〔仲景〕[12].

○ 一方

每服一錢，藥下便臥，欲吐且忍之，良久不吐，取二錢，溫水二合和服，以手指探喉中便吐〔活人〕[13].

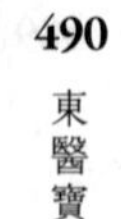

11 『內外傷辨惑論』卷下「吐法宜用辨上部有脈下部無脈」(앞의 책, 45쪽).

12 『傷寒論』卷第四「辨太陽病脈證幷治下第七」'瓜蒂散方'(앞의 책, 134-135쪽). "瓜蒂一分(熬黃味苦寒) 赤小豆一分(味酸溫). 右二味, 各別擣篩, 爲散已, 合治之, 取一錢匕. 以香豉一合, 用熱湯七合, 煮作稀糜, 去滓, 取汁和散, 溫頓服之. 不吐者, 少少加, 得快吐乃止. 諸亡血虛家, 不可與瓜蒂散."

토하게 하는 약

◯ 과체산, 독성산, 희연산, 두삼산, 삼성산, 이선산, 청대산, 이신산, 삼선산, 사령산, 오현산, 육응산, 불와산, 요격탕, 치시탕, 여로산, 웅황산 등을 쓴다.

과체산

완고한 담痰이나 식적食積이 가슴속에 쌓여 정신이 흐릿하고 어지러우며 가슴이 답답하여 혼란스러운 것을 치료한다.

과체(볶는다)·적소두 각 같은 양.

위의 약들을 가루내어 두 돈씩 따뜻한 장수에 타서 먹는데, 토할 때까지 먹는다(『내외상변혹론』).

◯ 다른 처방

먼저 두시 한 홉에 따뜻한 물 일곱 홉을 넣고 달여 즙을 내어 여기에 〔위의〕 약가루 한 돈을 섞어서 단번에 먹는다. 토하지 않으면 다시 먹는데, 시원하게 토하고 나면 그만 먹는다(『상한론』).

◯ 다른 처방

〔위의 약가루를〕 한 번에 한 돈씩 먹는데, 약이 내려가면 바로 누워 토하려고 하여도 참는다. 한참 지나도 토하지 않으면 다시 두 돈을 따뜻한 물 두 홉에 타서 먹고 손가락으로 목구멍을 후비면 바로 토한다(『증주유증활인서』).

13 『增注類證活人書』卷七 五十一問「憎寒發熱惡風自汗寸口脈浮胸膈痞滿氣上衝咽偯不得息而頭不疼項不強」(앞의 책, 178쪽).

獨聖散

治諸風諸癎, 痰涎涌溢.

瓜蔕炒黃爲末, 每取五分, 病重者一錢, 熟水調下, 如不吐, 再進一服〔醫鑑〕[14].

○ 一方

藥末二錢, 茶末一錢, 酸虀[15]汁調下, 以吐爲度〔丹心〕[16].

○ 如吐風痰, 加全蝎五分微炒. 如有蟲者, 加猪油五七點, 雄黃末一錢. 甚者加芫花末五分, 立吐蟲出. 如濕腫滿, 加赤小豆末一錢〔丹心〕[17].

○ 又一方

名獨聖散, 治痰涎塞胸.

瓜蔕, 鬱金 各等分.

右細末, 每一錢或二錢, 酸虀汁調下, 鵝翎探吐〔丹心〕.

14 『古今醫鑑』 卷二 「中風」 方 '獨聖散'(앞의 책, 37쪽).

15 '酸虀'는 '酸齑'라고도 하며, 잘게 썰어서 절인 채소(짠지)가 발효되어 시어진 것을 말한다. '虀', 버무릴 제. '齑', 양념할 제.

16 『丹溪心法附餘』 卷之二十四 一百有二 「論吐法」 附諸方 '獨聖散'(앞의 책, 897쪽).

17 『古今醫鑑』 卷二 「中風」 方 '獨聖散'(앞의 책, 37쪽).

독성산

여러 가지 풍증風證과 간질로 담이 끓어오르는 것처럼 넘치는 것을 치료한다.

과체를 누렇게 볶아 가루낸 뒤 다섯 푼씩 먹는다. 병이 심하면 한 돈씩 끓인 물에 타서 넘기되 토하지 않으면 다시 한 번 먹는다(『고금의감』).

◯ 다른 처방

위의 약가루 두 돈과 찻가루 한 돈을 〔신 김치 국물과 같은〕 시큼한 채소 절임 국물에 타서 토할 때까지 먹는다(『단계심법부여』).

◯ 풍담風痰을 토하게 하려면 전갈을 살짝 볶아서 다섯 푼을 더하고, 충蟲이 있으면 돼지기름 다섯에서 일곱 방울과 웅황가루 한 돈을 더한다. 병이 심하면 원화가루 다섯 푼을 더하는데 바로 토하면서 충이 나오게 된다. 습濕으로 퉁퉁 부어오르면 적소두가루 한 돈을 더한다(단심).

◯ 또 다른 처방

이 처방의 이름도 독성산인데, 담연痰涎이 가슴을 막고 있는 것을 치료한다.

과체·울금 각 같은 양.

위의 약들을 곱게 가루내어 한 돈 또는 두 돈씩 시큼한 채소 절임 국물에 타서 먹고 거위 깃털로 목구멍을 후벼 토하게 한다(단심).

稀涎散

治風涎塞喉, 氣不通.

猪牙皂角 四錠 去皮子, 明白礬[18] 一兩.

右爲末, 溫水調下半錢, 病重者一錢. 不大嘔吐, 只微微出稀冷涎一二升便醒〔得效〕[19].

○ 一方

二味等分.

○ 又一方

皂角, 明礬, 半夏 各等分.

爲末, 每二錢, 白湯調下. 名曰稀涎散〔入門〕[20].

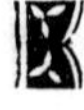

18 『世醫得效方』에는 '明白礬'이 '圓白半夏'로 되어 있으며, 두 약재 모두 一兩씩으로 되어 있다.

19 『世醫得效方』 卷第一 大方脈雜醫科 傷寒 相類「痰證」'稀涎散'(앞의 책, 14쪽). 主治가 "治涎結胸膈, 作爲寒熱, 飮食減少"로 되어 있고, 복용법도 "上銼散, 每服三錢, 水一盞半, 煎至七分, 去滓溫服. 入咽便吐去涎即愈"로 되어 있다. 이 처방은 『肘後備急方』에도 나오는데, 원문은 다음과 같다. "急救稀涎散. 猪牙皁角四挺(須是肥實不蚛, 削去黑皮), 晉礬一兩(光明通瑩者). 二味同擣羅爲細末, 再硏爲散. 如有患者, 可服半錢, 重者三匙匕, 溫水調灌下. 不大嘔吐, 只是微微涎稀令出, 或一升二升, 當時惺惺, 次緩而調治. 不可便大段治, 恐過傷人命, 累經效, 不能盡述."『肘後備急方』 卷

희연산

풍담〔風涎〕으로 목구멍이 막혀 숨이 통하지 않는 것을 치료한다.

저아조각 네 꼬투리(껍질을 벗기고 씨를 버린다), 백반 한 냥.

위의 약들을 가루내어 반 돈씩 따뜻한 물에 타서 먹는데, 병이 중하면 한 돈씩 먹는다. 크게 토하게 하면 안 되고 다만 한두 되의 묽고 찬 느침을 조금씩 흘러나오게 하면 바로 깨어난다(『세의득효방』).

○ 다른 처방

위의 두 가지 약을 각 같은 양으로 한다.

○ 또 다른 처방

조각·백반·반하 각 같은 양.

위의 약들을 가루내어 두 돈씩 끓인 물에 타서 먹는다. 이것을 희연산이라고 한다(『의학입문』).

三「治中風諸急方第十九」附方 '稀涎散'(앞의 책, 33쪽).

20『醫學入門』外集 卷七 通用古方詩括 雜方「風」'稀涎散'(앞의 책, 602쪽). "治中風肢散, 涎潮膈塞, 氣閉不通."

豆參散

吐痰輕劑[21]也.

赤小豆, 苦參.

右爲末, 酸漿水調服, 鵝翎探之〔綱目〕[22].

三聖散

治陰癎及癲狂.

防風 三兩, 瓜蔕 二兩, 藜蘆 一兩.

右爲麤末, 每服約半兩. 以虀汁三茶盞, 先用二盞煎至三五沸, 傾去虀汁, 次入水[23]一盞, 煎至三沸, 却將先汁[24]二盞同一處熬二沸, 去渣澄淸, 放溫徐徐服之, 以吐爲度, 不必盡劑. ○ 此方汗吐下俱行, 防風發汗, 瓜蔕下泄, 藜蘆涌吐, 吐罷可與氷水, 或新水降心火. 勿食熱物〔必用全書〕[25].

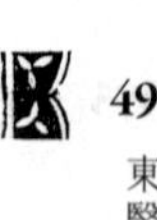

二仙散

吐劑.

瓜蔕, 好茶 各等分.

右爲末, 每二錢, 虀汁調下〔子和〕[26].

21 '輕劑'는 10劑 또는 12劑, 18劑의 하나로, 질량이 가벼우면서 邪氣를 발산시키는 작용을 하는 藥材와 藥劑들이 속한다. 경제는 주로 邪氣가 表에 있는 것을 치료하는 데 쓴다. 예를 들어 藥材로는 麻黃, 葛根, 藥劑로는 麻黃湯, 藿香正氣散 등이 있다(『동의학사전』).

22 『醫學綱目』 卷之四 陰陽臟腑部 「治上下法」 '豆參散'(앞의 책, 61쪽).

23 『儒門事親』에는 '水'가 없다.

24 『儒門事親』에는 '先汁'이 '原'으로 되어 있다.

두삼산

담痰을 토하게 하는 경제輕劑이다.

적소두·고삼.

위의 약들을 가루내어 시큼한 장수에 타서 먹고 거위 깃털로 목구멍을 후벼 토하게 한다(『의학강목』).

삼성산

음간陰癎과 전광癲狂을 치료한다.

방풍 석 냥, 과체 두 냥, 여로 한 냥.

위의 약들을 거칠게 가루내어 반 냥쯤 복용한다. 〔신 김치 국물과 같은〕 시큼한 채소 절임 국물을 찻잔으로 세 잔을 쓰는데, 먼저 두 잔으로 위의 약을 세 번에서 다섯 번 끓어오르게 달여 국물을 따라놓은 뒤 남은 국물 한 잔을 넣고 다시 세 번 끓어오를 때까지 달인다. 〔이 국물을〕 먼저 달여놓았던 국물 두 잔과 합하여 두 번 끓어오르게 달인 다음 찌꺼기를 버리고 맑게 가라앉혀 약간 식혀서 천천히 토할 때까지 먹는데, 〔토하면〕 다 먹을 필요는 없다. ◯ 이 처방에는 토법, 한법, 하법 등 삼법의 작용이 모두 있는데 방풍은 땀이 나게 하고, 과체는 설사시키며, 여로는 토하게 한다. 다 토한 뒤에는 얼음물이나 새로 길어온 물을 마시어 심장의 화火를 내린다. 뜨거운 음식을 먹어서는 안 된다(필용전서).

이선산

토하게 하는 약이다.

과체·좋은 차 각 같은 양.

위의 약들을 가루내어 두 돈씩 시큼한 채소 절임 국물에 타서 먹는다(『유문사친』).

---

25 이 처방은 『儒門事親』에 처음 나온다(『中醫方劑大辭典』 第一册, 543쪽). 『儒門事親』 卷十二 三法六門 「吐劑」 '三聖散'(앞의 책, 279쪽). 여기에서는 "防風三兩去蘆, 瓜蒂三兩剝盡碾破, 以紙捲定連紙剉細, 去紙, 用粗粗羅子羅過另放, 末將渣炒微黃, 次入末一處同炒黃用, 藜蘆去苗及心, 加減用之, 或一兩或半兩或一分"하라고 하였다.

26 『儒門事親』 卷十二 三法六門 「吐劑」 '茶調散'(앞의 책, 279쪽). 여기에서는 빈속에 복용하라고 하였다.

靑黛散

治風痰壅塞.

猪牙皂角 二片, 玄胡索 七個, 靑黛 二錢.

右爲末, 取一字水調, 令病人仰臥, 灌男左女右鼻中, 却令正坐咬筆管, 其涎自出〔得效〕[27].

二神散

吐瘧.

常山[28] 二兩, 藜蘆 五錢.

右麤末, 取二錢, 水一鍾, 煎至七分, 溫服〔丹心〕[29].

三仙散

與三聖散同 方見上〔丹心〕[30].

四靈散

吐之輕劑.

人蔘蘆 二錢, 赤小豆, 甘草 各一錢半, 瓜蔕 一錢.

右末, 每取一二錢, 虀汁調下〔丹心〕[31].

27 『世醫得效方』 卷第十三 風科 通治 '禹功散'(앞의 책, 222쪽). '又方'으로 나온다. 복용법이 "上爲末極細, 用一字, 以新汲水調成稀糊. 令患者仰臥, 男左女右, 將藥入病患鼻內, 覺藥味到喉少酸, 令患人坐, 却令咬筆筒一枚, 涎盡爲度"로 되어 있다.

28 '常山'은 黃常山*Dichroa febrifuga Lour.*(범의귀과 *Sxifragaceae*)의 뿌리를 건조한 것이다. 石草, 恒山, 蜀漆, 雞骨常山이라고도 한다.

29 『丹溪心法附餘』 卷之二十四 一百有二 「論吐法」 附諸方 '二神散'(앞의 책, 1,017쪽).

청대산

풍담風痰이 꽉 막힌 것을 치료한다.

저아조각 두 꼬투리, 현호색 일곱 개, 청대 두 돈.

위의 약들을 가루내어 한 자씩 물에 타서 쓰는데, 환자를 반듯하게 눕히고 남자는 왼쪽, 여자는 오른쪽 콧구멍으로 흘려 넣는다. 그런 다음 다시 똑바로 앉아서 붓대를 물고 있게 하면 느침이 저절로 나온다(『세의득효방』).

이신산

학질에 걸렸을 때 토하게 한다.

상산 두 냥, 여로 닷 돈.

위의 약들을 거칠게 가루내어 두 돈씩 물 한 종지로 칠 푼이 되게 달여 따뜻하게 먹는다(『단계심법부여』).

삼선산

삼성산과 같은 처방이다(처방은 앞에 있다)(『단계심법부여』).

사령산

토하게 하는 경제輕劑이다.

인삼 노두 두 돈, 적소두·감초 각 한 돈 반, 과체 한 돈.

위의 약들을 가루내어 한두 돈씩 시큼한 채소 절임 국물에 타서 먹는다(『단계심법부여』).

 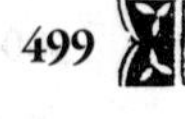

30 『丹溪心法附餘』 卷之二十四 一百有二 「論吐法」 附諸方 '三仙山'(앞의 책, 1,017쪽).

31 『丹溪心法附餘』 卷之二十四 一百有二 「論吐法」 附諸方 '四靈散'(앞의 책, 1,017쪽). 여기에서는 食後에 먹으라고 하였다.

五玄散

吐之重劑[32].

藜蘆 五錢, 明礬 二錢, 猪牙皂角, 綠礬, 赤小豆 各一錢.

右末, 每一錢, 漿水調下〔丹心〕[33].

六應散

鬱金, 滑石, 川芎 各等分.

右爲末, 每二錢, 虀汁調服〔丹心〕[34].

不臥散

治中風卒倒, 搐鼻卽嚔.

川芎 一兩半, 石膏 七錢半, 藜蘆 五錢, 生甘草 一錢半[35].

右細末, 口中噙水, 取一字, 搐入鼻中〔丹心〕[36].

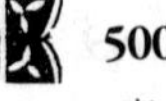

32 '重劑'는 10劑 또는 12劑의 하나로, 心身을 안정시키는 질량이 무거운 藥劑와 藥材를 말한다. 예를 들어 藥材로는 磁石, 朱砂, 藥劑로는 磁朱丸, 朱砂安神丸 등이 여기에 속한다(『동의학사전』).

33 『丹溪心法附餘』 卷之二十四 一百有二 「論吐法」 附諸方 '五玄散'(앞의 책, 898쪽).

34 『丹溪心法附餘』 卷之二十四 一百有二 「論吐法」 附諸方 '六應散'(앞의 책, 898쪽). 여기에서는 빈속에 먹으라고 하였다.

35 『丹溪心法』에는 '一'이 '二'로 되어 있다.

36 『丹溪心法』 卷一 「中風一」 '不臥散'(앞의 책, 208쪽). 원문에서 이 처방은 張從正의 처방이라고 하

오현산

토하게 하는 중제重劑이다.

여로 닷 돈, 백반 두 돈, 저아조각·녹반·적소두 각 한 돈.

위의 약들을 가루내어 한 돈씩 장수에 타서 먹는다(『단계심법부여』).

육응산

울금·활석·천궁 각 같은 양.

위의 약들을 가루내어 두 돈씩 시큼한 채소 절임 국물에 타서 먹는다(『단계심법부여』).

불와산

중풍으로 갑자기 쓰러진 것을 치료하는데, 〔이 약을〕 코에 불어 넣으면 바로 깨어난다.

천궁 한 냥 반, 석고 일곱 돈 반, 여로 닷 돈, 감초(날것) 한 돈 반.

위의 약들을 곱게 가루내어 입안에 물을 머금고 〔물을 내뿜어〕 한 자씩 콧속으로 불어 넣는다(『단계심법』).

였다. 『儒門事親』 卷十五 世傳神效名方 「解利傷寒第五」 '不臥散'(앞의 책, 360쪽)에서는 복용법이 "口噙水, 鼻內各嗃之. 少時, 喫白湯半椀, 汗出解之"로 되어 있다.

撩膈湯

治傷寒初, 胸滿痰壅, 寒熱頭痛.

桃枝梢 東引者, 柳枝梢 各一錢, 甘草 生 二錢半, 烏梅肉 三枚, 梔子仁 二錢半.

右剉, 同漿水一大盞半, 煎至一盞, 去滓, 空心分二服, 相次服[37]盡, 以吐爲度〔寶鑑〕[38].

梔豉湯

治胸膈痰壅發躁.

大梔子 四枚, 豆豉 六錢.

右水煎飮, 得吐止.

瓜蔕性猛, 不如梔豉湯更妙. 梔豉之苦寒, 更入酸虀水少許, 以吐胸中之邪〔入門〕[39]. ○ 仲景用梔子爲吐藥, 梔子本非吐藥, 爲邪氣在上, 拒而不納, 故令上吐, 邪得以出. 經曰, 其高者, 因而越之[40]. 此之謂也〔湯液〕[41].

37 『聖濟總錄纂要』에는 '服'이 '再服'으로 되어 있다.

38 『聖濟總錄纂要』 卷之三 傷寒門 「傷寒可吐」 '撩膈湯方'(『新安醫籍總刊』 清 程林 刪定, 『聖濟總錄纂要』, 安徽科學技術出版社, 1992 所收, 86쪽).

39 『醫學入門』 外集 卷三 汗吐下滲和解溫補總方 陽證 「吐」(앞의 책, 316쪽). 主治가 "治太陰病在胸膈, 脈大多痰. 及汗吐下後, 虛煩發躁, 不得眠. 甚則反覆顚倒, 心中懊憹. 及身熱不去, 心中結痛, 或按之軟

요격탕

상한傷寒 초기에 가슴이 그득하고 담이 쌓여 막히며 한열寒熱이 오가면서 머리가 아픈 것을 치료한다.

도지초(동쪽으로 뻗은 것)·유지초 각 한 돈, 감초(날것) 두 돈 반, 오매육 세 개, 치자인 두 돈 반.

위의 약들을 썰어 장수 한 대접 반에 넣고 한 대접이 되게 달여 찌꺼기를 버리고 빈속에 두 번에 나누어 먹는다. 이 약을 잇달아 다 먹는데 토할 때까지 먹는다(보감).

치시탕

가슴에 담이 막혀 번조증이 생긴 것을 치료한다.

치자(큰 것) 네 개, 두시 엿 돈.

위의 약들을 물에 달여 먹는데 토하면 그만 먹는다.

과체는 성질이 맹렬하지만 치시탕보다는 못하여 치시탕이 더욱 효과가 좋다. 〔치시탕은〕 치자와 두시의 고한한 성질에 시큼한 채소 절임 국물을 조금 넣어 가슴속의 사기邪氣를 토하게 한다(『의학입문』). ◯ 장기張機는 치자를 용토제로 썼으나, 치자는 본래 용토제는 아니지만 사기가 위에 있어 〔음식을〕 막아 먹을 수 없기 때문에 위로 토하게 하여 〔음식과 함께〕 사기를 내보내는 것이다. 『내경』에서 "병이 위에 있으면 끌어올려 넘겨버린다"고 한 말이 바로 이것이다(『탕액본초』).

者. 又治陽明證下後, 外有熱, 手足溫, 不結胸, 心中懊憹, 饑不能食, 但頭汗等證"으로 되어 있다.

40 『素問』「陰陽應象大論篇第五」.

41 『湯液本草』 卷下 「梔子」(앞의 책, 247쪽).

藜蘆散

久瘧欲吐不吐, 宜吐之.

藜蘆 末 五分.

溫虀水調下, 以吐爲度〔綱目〕.[42]

雄黃散

治上同.

雄黃, 瓜蔕, 赤小豆 各一錢.

右末, 每半錢, 溫水調下, 以吐爲度〔綱目〕.[43]

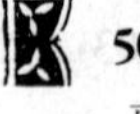

42『醫學綱目』卷之六 陰陽臟腑部「久瘧」'藜蘆散'(앞의 책, 107쪽).

43『醫學綱目』卷之六 陰陽臟腑部「久瘧」'雄黃散'(앞의 책, 107쪽).

여로산

오래된 학질로 토할 것 같으면서도 토하지 못하면 토하게 하여야 한다.

여로(가루낸다) 다섯 푼.

따뜻한 〔신 김치 국물과 같은〕 시큼한 채소 절임 국물에 타서 토할 때까지 먹는다(『의학강목』).

웅황산

여로산과 같은 증상을 치료한다.

웅황·과체·적소두 각 한 돈.

위의 약들을 가루내어 반 돈씩 따뜻한 물에 타서 토할 때까지 먹는다(『의학강목』).

取吐法

○ 須天氣淸明行之, 病急則不拘此法, 吐時宜辰卯二時[44]. 內經曰, 平旦至日中, 天之陽, 陽中之陽也[45]. 仲景大法, 春宜吐, 是天氣在上, 人氣亦在上, 一日之氣, 辰卯是其[46]候也, 故宜早不宜夜, 先令病人隔夜不食〔丹心〕[47]. ○ 凡吐時, 先以布繫腰腹, 於無風處, 空心或半空心, 時得天氣淸朗爲好. 如風痰急病及傷食者, 不拘此例, 以吐爲度〔入門〕[48]. ○ 凡吐時, 能令人目翻, 吐時令閉雙目. 或不省人事, 則令人以手密掩之爲可〔得效〕[49].

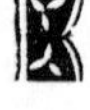

44 『素問病機氣宜保命集』에는 '辰卯二時'가 '辰巳午前'으로 되어 있고, 四庫本에는 '辰午巳前'으로 되어 있다. 『醫學綱目』은 『東醫寶鑑』과 같다(『醫學綱目』 卷之十 肝膽部 中風「中深半身不收舌難言」'獨聖散', 170쪽).

45 『素問』「金匱眞言論篇第四」.

46 『素問病機氣宜保命集』에는 '辰卯是其'가 '卯辰寅'으로 되어 있고, 四庫本에는 '卯辰之寅'으로 되어 있다. 『劉完素醫學全書』 판본에는 '寅卯辰'으로 되어 있다(『素問病機氣宜保命集』, 宋乃光 主編, 『劉完素醫學全書』, 中國中醫藥出版社, 2006 所收, 133쪽). 『醫學綱目』은 『東醫寶鑑』과 같다(『醫學綱

토하게 하는 법

◯ 〔토하게 할 때에는〕 반드시 맑은 날에 하여야 하는데, 병이 급하면 이에 구애될 필요는 없지만 토하게 하는 시간은 진시〔오전 7시 반에서 9시 반 사이〕와 묘시〔오전 5시 반에서 오전 6시 반 사이〕가 좋다. 〔이 시간에 하는 것은〕 『내경』에서 "해가 뜰 무렵부터 한낮까지는 하늘의 양陽에 속하는데 양 중에서도 양에 해당한다"고 하였〔기 때문이〕다. 장기張機의 가장 중요한 치료법은 '봄에는 토하게 하여야 한다'는 것인데, 이는 하늘의 기氣도 위에 있고 사람의 기도 위에 있기 때문이다. 하루의 기 중 진시와 묘시가 바로 그때이다. 그러므로 아침에는 좋으나 저녁에는 마땅하지 않다. 〔토하게 할 때에는〕 환자가 전날 저녁부터 음식을 먹지 않게 하여야 한다(단심). ◯ 일반적으로 토하게 할 때에는 먼저 긴 천으로 허리와 배를 꽉 묶고 바람이 없는 곳에서 빈속이나 끼니 사이에 날씨가 맑을 때 하는 것이 좋다. 그렇지만 풍담風痰으로 병이 급할 때나 음식으로 상했을 때에는 이에 구애받지 않고 토해낼 때까지 토하게 한다(『의학입문』). ◯ 일반적으로 토할 때에는 눈이 뒤집어질 수 있으므로 토할 때에는 두 눈을 감게 한다. 혹 정신을 차리지 못하면 다른 사람이 손으로 가려주어도 된다(『세의득효방』).

目』卷之十 肝膽部 中風「中深半身不收舌難言」'獨聖散', 170쪽).

47 『素問病機氣宜保命集』卷中「中風論第十」'獨聖散'(앞의 책, 431쪽).

48 『醫學入門』外集 卷三 汗吐下滲和解溫補總方 陽證「吐」(앞의 책, 316쪽).

49 『世醫得效方』卷第八 大方脈雜醫科「心恙」'獨效苦丁香散'(앞의 책, 140쪽).

助吐法

○服吐藥療痰者, 以釵股或雞翎探引, 若不出以虀汁投之, 不吐再投, 且投且探, 無不出者. 吐至昏眩, 愼勿驚疑. 書曰, 若藥不瞑眩, 厥疾不瘳[50]. 如發頭眩, 可飮氷水立解, 如無氷水, 新汲水亦可. 強者一二吐而安, 弱者可作三次吐之, 庶無損也. 吐之次日, 有頓復[51]者, 有轉甚者, 盖引之而上[52]未平也, 數[53]日當再爲[54]之. 如覺渴者, 氷水新水, 瓜梨[55]涼物皆不禁, 惟禁食[56]過飽硬物乾脯難化之物〔子和〕[57]. ○凡服吐藥, 不須盡劑, 服藥後約人行十里[58]未吐, 以溫茶一鍾入香油數點投之, 良久以鵝翎探喉中, 徐徐牽引, 得吐卽止, 未吐則再投藥, 以吐爲度〔丹心〕. ○服藥如不吐, 含砂糖一塊, 涎出不損人, 皆自吐之法, 不用手探也〔入門〕[59]. ○凡用瓜蔕, 良久涎未出, 含砂糖一塊, 下咽卽涎出吐之〔仲景〕[60]. ○如服藥不吐, 熱虀水投之卽吐〔丹心〕[61]. ○虛人宜少吐, 如藥力過時不吐者, 飮熱湯一升以助藥力, 若服藥過多者, 飮水解之〔活人〕[62].

50 『書經』 商書 「說命上8」(『懸吐完譯 書經集傳』上, 成百曉 譯註, 傳統文化硏究會, 1998, 369쪽).

51 원문에는 '復'이 '快'로 되어 있다.

52 원문에는 '上'이 '吐'로 되어 있다.

53 원문에는 '數' 앞에 '俟'가 더 있다.

54 원문에는 '爲'가 '湧'으로 되어 있다.

55 원문에는 '梨' 뒤에 '柿'가 더 있다.

56 원문에는 '食'이 '貪食'으로 되어 있다.

57 『儒門事親』 卷二 儒門事親二 「凡在上者皆可吐式十四」(앞의 책, 68쪽).

58 '人行十里'는 대체로 1시간 정도의 시간을 말한다. 사람 걸음의 시속은 평균 4km, 10리이다.

토하도록 돕는 법

◯ 용토제를 먹여서 담을 치료할 때에는 비녀 끝이나 닭의 깃으로 목구멍을 후벼 토하게 한다. 만일 토하지 않으면 〔신 김치 국물과 같은〕 시큼한 채소 절임 국물을 먹이고 그래도 토하지 않으면 다시 국물을 먹이는데, 토하지 않으면 다시 먹이고 또 목구멍을 후비면 토하지 않는 사람이 없다. 토하다 정신이 혼미해지거나 어지러워도 놀라거나 의심할 것은 없다. 『서경』에서 "약을 먹고 명현 증상이 나타나지 않으면 그 병은 낫지 않는다"고 하였다. 머리가 어지러울 때에는 얼음물을 마시면 바로 풀리는데, 얼음물이 없으면 새로 길어온 물도 좋다. 건강한 사람은 한두 번에 다 토하게 하여도 별 문제가 없지만 약한 사람은 세 번에 나누어 토하게 하여야 몸이 상하지 않을 것이다. 토한 다음 날 바로 회복되는 경우도 있고 도리어 더 심해지는 경우도 있는데, 이는 기氣를 끌어올려 토하게 한 뒤 기가 고르지 못하기 때문이니 며칠 뒤에 다시 토하게 하여야 한다. 만일 갈증이 나면 얼음물이나 새로 길어온 물, 오이나 배와 같이 찬 음식은 금하지 않아도 되지만 지나치게 많이 먹지 않게 하고, 딱딱한 음식이나 마른 포와 같이 소화하기 어려운 음식은 금하여야 한다(『유문사친』). ◯ 일반적으로 용토제는 그 약을 다 쓸 필요는 없다. 약을 먹은 뒤 1시간쯤 지난 뒤에도 토하지 않으면 따뜻한 차 한 잔에 참기름을 몇 방울 떨어뜨려 먹게 한 다음 한참 지나서 거위 깃털로 목구멍을 후벼 천천히 끌어내며, 토하면 그만하고 토하지 않으면 다시 토할 때까지 용토제를 쓴다(단심). ◯ 약을 먹었는데도 토하지 않을 때에는 큰 사탕 한 알을 입에 물고 있게 하면 담연痰涎이 저절로 흘러나오는데, 이는 사람을 상하게 하지 않으면서 손가락으로 목구멍을 휘젓지 않아도 저절로 토하게 하는 방법이다(『의학입문』). ◯ 일반적으로 과체를 쓴 뒤 한참이 지났는데도 담연이 나오지 않을 때에는 사탕 한 알을 물고 있다가 침을 삼키면 담연이 바로 나온다(중경). ◯ 약을 먹었는데도 토하지 않을 때에는 뜨거운 〔신 김치 국물과 같은〕 시큼한 채소 절임 국물을 먹이면 바로 토한다(단심). ◯ 몸이 허약한 사람은 조금만 토하게 하여야 하는데, 약의 효과가 나타날 시간이 지나도 토하지 않으면 끓인 물 한 되를 마시게 하여 약기운을 도와준다. 약을 너무 많이 먹었을 때에는 물을 마셔 풀어준다(『증주유증활인서』).

 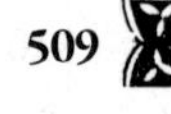

59 『醫學入門』 外集 卷三 汗吐下滲和解溫補總方 陽證 「吐」(앞의 책, 316쪽).

60 『醫學綱目』에서는 『本草衍義』를 인용했다고 하였다. 『醫學綱目』 卷之四 陰陽臟腑部 「治上下法」 '瓜蒂散'(앞의 책, 62쪽). 『本草衍義』 卷十九 瓜蒂(『本草衍義 本草衍句合集』, 山西科學技術出版社, 2012, 179쪽).

61 『醫學綱目』 卷之十 肝膽部 中風 「中深半身不收舌難言」 '獨聖散'(앞의 책, 170쪽).

62 『增注類證活人書』 卷七 五十一問 「憎寒發熱惡風自汗寸口脈浮胸膈痞滿氣上衝咽侯不得息而頭不疼項不強」(앞의 책, 178쪽).

灌鼻法

○凡卒急病，口噤無門下藥者，如吐藥痰藥，皆從鼻灌入，下咽則便吐〔子和〕[63]． ○欲吐風涎，取皂角以漿水浸，春秋四日夏二日冬七日，揉去渣，熬爲膏，攤紙上陰乾．用時以水化開，灌入鼻內，良久涎出爲效．若吐多欲止之，飮溫鹽湯一二口，卽止〔入門〕[64]．

63 『儒門事親』卷二「凡在表者皆可汗式十五」(앞의 책, 71쪽)에 연관된 내용이 나온다. "又貧家一男子, 年二十餘, 病破傷風, 搐, 牙關緊急, 角弓反張. 棄之空室, 無人問者, 時時呻呼. 余憐其苦, 以風藥投之. 口噤不能下, 乃從兩鼻竅中灌入咽喉, 約一中椀, 死中求生. 其藥皆大黃甘遂牽牛硝石之類. 良久, 上涌下泄, 吐且三四升, 下一二十行, 風搐立止, 肢體柔和, 旦已自能起."

약을 코로 흘려 넣는 법

◯ 일반적으로 갑작스러운 병으로 입을 악다물어 약을 넘길 수 없을 때에는 용토제나 담痰을 삭이는 약 모두 코로 흘려 넣는데, 이것이 목구멍으로 넘어가기만 하면 바로 토한다(『유문사친』). ◯ 풍담〔風涎〕을 토하게 하려면 조각을 장수에 담그는데 봄과 가을에는 4일, 여름에는 2일, 겨울에는 7일 동안 담가둔다. 이것을 잘 주물러 짜서 찌꺼기를 버리고 고약이 되게 졸인 다음 종이 위에 펼쳐 발라 그늘에서 말린다. 약을 쓸 때에는 물에 개어 콧속으로 흘려 넣어주면 한참 뒤 담연이 나오면서 낫는다. 만일 너무 많이 토해서 멎게 하려면 소금 끓인 물을 따뜻하게 하여 한두 모금 마시게 하면 바로 그친다(『의학입문』).

64 『醫學入門』 外集 卷六 雜病用藥賦 痰類 「癎」 '灌鼻法'(앞의 책, 542쪽).

可吐證

○ 傷寒初[65], 邪氣未傳裏[66], 瓜蔕散吐之. ○ 傷寒初, 胸煩懊憹, 梔豉湯吐之[67]. ○ 中風不省涎盛, 稀涎散吐之. ○ 風頭痛, 若不吐涎, 久則瞽目, 瓜蔕散吐之. ○ 頭風後有目疾, 半明, 可救[68], 防風散吐之. ○ 暗風久不差, 鬱金散吐之. ○ 陽癎久不愈, 未成痴呆, 稀涎散吐之[69]. ○ 陰癎, 三聖散吐之[70]. ○ 諸癎不省, 半生半熟湯吐之[71]. ○ 多食生膾等物, 胸膈不快, 瓜蔕散吐之[72]. ○ 久患脇痛, 獨聖散加蝎梢半錢, 吐之. ○ 痎瘧久瘧, 常山散吐之, 雄黃散亦可[73]. ○ 蛟龍病, 腹脹如鼓, 糖毬散吐之. ○ 癲狂久不愈, 三聖散吐之, 後用承氣湯下之[74]. ○ 諸厥不省, 三聖散鼻內灌之, 吐涎立效. ○ 破傷風角弓反張, 三聖散吐之, 後用藥汗下之〔保命〕[75].

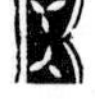

65 원문에는 '初'가 '三四日'로 되어 있다.

66 원문에는 이 뒤에 '其邪氣在上'이라는 구절이 더 있다.

67 원문에는 이 문장이 "傷寒六七日, 胸中微痞, 不能言, 懊憹昏眩, 無下證, 仲景用梔子豉湯吐之, 立可"로 되어 있다.

68 원문에는 '半明, 可救'가 '眼有半明, 可救之'로 되어 있다.

69 '陽癎'에 관한 내용은 원문에 없다.

70 '陰癎'에 관한 내용은 원문에 없다. 陽癎과 陰癎에 관한 문장은 『醫學綱目』에서 『素問病機機宜保命集』을 인용한 부분에 나온다.

토하게 하여야 할 증상

○ 상한 초기에 사기邪氣가 아직 속으로 들어가지 않았을 때에는 과체산으로 토하게 한다. ○ 상한 초기에 가슴이 답답하고 괴로워할 때에는 치시탕으로 토하게 한다. ○ 중풍으로 정신을 잃고 담연痰涎을 많이 흘리면 희연산으로 토하게 한다. ○ 풍두통風頭痛으로 머리가 아플 때 토하지 않고 오래되면 눈이 멀게 된다. 과체산으로 토하게 한다. ○ 두풍증頭風證을 앓은 뒤 눈병이 생겼는데 반쯤 보이면 치료할 수 있다. 방풍산으로 토하게 한다. ○ 암풍暗風이 오랫동안 낫지 않을 때에는 울금산으로 토하게 한다. ○ 양간陽癎이 오랫동안 낫지 않고 아직 치매까지 되지 않았을 때에는 희연산으로 토하게 한다. ○ 음간陰癎에는 삼성산으로 토하게 한다. ○ 여러 간질로 깨어나지 못할 때에는 반생반숙탕〔음양탕〕으로 토하게 한다. ○ 회 같은 날것을 많이 먹어서 가슴이 시원하지 않을 때에는 과체산으로 토하게 한다. ○ 옆구리 통증이 오래되었을 때에는 독성산에 전갈꼬리 반 돈을 더하여 토하게 한다. ○ 해학痎瘧이나 오래된 학질에는 상산산으로 토하게 한다. 웅황산도 좋다. ○ 교룡병蛟龍病으로 배가 장고처럼 불러 올랐을 때에는 강구산으로 토하게 한다. ○ 전광癲狂이 오랫동안 낫지 않을 때에는 삼성산으로 토하게 한 뒤 승기탕으로 설사시킨다. ○ 여러 가지 궐증으로 깨어나지 못할 때에는 삼성산을 콧속에 흘려 넣어 담연을 토하게 하면 바로 낫는다. ○ 파상풍으로 각궁반장角弓反張이 되었을 때에는 삼성산으로 토하게 한 뒤 약을 써서 땀을 내거나 설사시킨다(『소문병기기의보명집』).

71 '半生半熟湯'은 陰陽水, 生熟湯, 生熟水라고도 한다. 끓는 물에 찬물을 탄 것이다.

72 원문에는 이 문장이 "膏粱之人, 食物多食生膾, 胸中不下, 化蟲伏於胸中, 胸膈不快, 噎食不下, 用藜蘆散吐之"로 되어 있다.

73 '雄黃散'은 卷中 「諸瘧論第十六」 '桂枝黃芩湯'에 藜蘆散과 같이 언급되어 있다(앞의 책, 450쪽).

74 원문에는 '三聖散'이 '神聖散'으로 되어 있다.

75 『湯液本草』 卷下 藥略第三十二 「附諸吐方法」(앞의 책, 513-515쪽)의 문장을 재구성하였다.

不可吐證

○病勢危劇, 老弱氣衰者, 不可吐. ○諸吐血嘔血喀血唾血嗽血崩血, 失血者, 皆不可吐. ○病人無正性, 妄言妄從者, 不可吐. ○主病者不辨邪正之說, 不可吐. ○性行剛暴, 好怒喜淫之人, 不可吐(子和)[76]. ○諸亡血及諸虛家, 皆不可吐(入門)[77].

76『素門病機氣宜保命集』卷二「凡在上者皆可吐式十四」(앞의 책, 68쪽). 문장을 재구성하였다.

77『醫學入門』外集 卷三 汗吐下滲和解溫補總方 陽證「吐」(앞의 책, 316쪽).

토하게 하여서는 안 되는 증상

○ 병이 매우 위급하거나 늙거나 약해서 기氣가 쇠약한 사람은 토하게 하면 안 된다. ○ 토혈吐血, 구혈嘔血, 객혈喀血, 타혈唾血, 수혈嗽血, 혈붕血崩 등으로 피를 흘리는 경우는 모두 토하게 하면 안 된다. ○ 환자의 타고난 품성이 바르지 못하여 헛된 소리를 하고 제멋대로 행동을 하는 경우는 토하게 하면 안 된다. ○ 환자가 옳고 그름을 가리지 못할 때에는 토하게 하면 안 된다. ○ 타고난 품성과 행동이 포악하고 음란한 것을 좋아하는 사람은 토하게 하면 안 된다(『소문병기기의보명집』). ○ 모든 망혈증亡血證이나 몸이 허한 사람은 모두 토하게 하면 안 된다(『의학입문』).

下部脈不見宜吐

○ 內經曰，上部有脈，下部無脈，其人當吐，不吐者死.[78] 何謂下部無脈，此爲木鬱也，瓜蔕散吐之. ○ 解曰，盛食填塞於胸中，兩寸脈當主事，兩尺脈不見，其理安在. 盖胸中者肺也. 肺者手太陰金也，金主殺伐，金能克木，故肝木生發之氣伏於地下，非木鬱而何. 吐去上焦陰土[79]之物，木得舒暢，則鬱結去矣. 此乃天地交而萬物通也〔東垣〕[80].

78『難經』「第十四難」.

79『脾胃論』卷下「脾胃虛則九竅不通論」. "夫脾者, 陰土也. 至陰之氣, 主靜而不動. 胃者, 陽土也. 主動而不息"(앞의 책, 103쪽).

80『內外傷辯論』卷下「吐法宜用辨上部有脈下部無脈」'瓜蒂散'(앞의 책, 45-46쪽)의 문장을 재구성하였다.『蘭室秘藏』卷上 胃脘痛門「瓜蒂散」(앞의 책, 165-166쪽)에도 유사한 문장이 나온다.

하부의 맥이 나타나지 않으면 토하게 하여야 한다

◯ 『난경』에서 "상부〔촌부寸部〕에는 맥이 나타나고 하부〔척부尺部〕에는 맥이 나타나지 않으면 토하게 하여야 하는데, 토하지 않으면 죽는다"고 하였다. 하부에 맥이 없다는 것은 무슨 말인가. 이는 목기木氣가 꽉 막힌 것이다. 과체산으로 토하게 한다. ◯ 어떤 주해에서는 "지나치게 먹은 음식이 가슴에 꽉 막혔을 때 양쪽의 촌맥寸脈에서 〔그러한 병적 변화가〕 나타나야 하는데 양쪽의 척맥尺脈은 나타나지 않는 이유는 무엇인가. 대개 가슴속은 폐肺〔의 부위〕이다. 폐는 수태음手太陰 금金이며, 금은 죽이고 해치는 것을 주관하는데 금이 목木을 이겨서 간목肝木의 발생하는 기가 땅속으로 숨어 들어갔으니 목의 기가 꽉 막힐 수밖에 없다. 이때 상초인 비脾〔陰土〕에 막혀 있던 음식을 토해버리면 목의 기가 풀려 꽉 막혀 맺혔던 것이 없어진다. 이것이 바로 하늘과 땅의 기가 서로 사귀어 모든 것이 잘 소통되는 것과 같은 이치이다"라고 하였다(『내외상변론』).

止吐法

○服瓜蔕吐不止，煎麝香湯解之，下咽立止．○服藜蘆吐不止，葱白湯解之．○服石藥吐不止，以甘草貫衆湯解之．○服諸草木吐不止，以麝香湯解之．[81] ○丁香甘草白朮總解諸藥吐[82]〔子和〕．○甘草總解諸藥吐不止．○白湯亦總解〔丹心〕．[83]

81 『儒門事親』 卷二 儒門事親二 「凡在上者皆可吐式十四」(앞의 책, 67쪽). 문장에 들고남이 있다.

82 이 구절은 丹溪의 말을 인용했다고 하였다.

83 『丹溪心法』 卷五 「論吐法九十七」(앞의 책, 465쪽).

토하는 것을 멈추게 하는 법

◯ 과체를 복용한 뒤 토하는 것이 멈추지 않으면 사향탕을 달여 풀어주는데, 복용하면 바로 멎는다. ◯ 여로를 복용한 뒤 토하는 것이 멈추지 않으면 총백탕으로 풀어준다. ◯ 여러 가지 광물성 약을 복용한 뒤 토하는 것이 멈추지 않으면 감초와 관중 달인 물로 풀어준다. ◯ 식물성 약을 복용한 뒤 토하는 것이 멈추지 않으면 사향탕으로 풀어준다. ◯ 정향·감초·백출은 여러 약을 복용한 뒤 토하는 것[이 멈추지 않는 것]을 모두 풀어준다(『유문사친』). ◯ 감초는 여러 약을 복용한 뒤 토하는 것이 멈추지 않는 것을 모두 풀어준다. ◯ 끓인 물 역시 토하는 것을 모두 풀어준다(『단계심법』).

單方

凡藥升動眞氣者，皆能吐，如防風桔梗芽茶山梔川芎蘿蔔子之類是也〔丹心〕[84]. ○凡十六種.

瓜蔕

主食諸苽果，病在胸膈中者，皆吐下之. ○又吐痰涎塞咽喉不下，宜用瓜蔕散〔本草〕[85]. ○唐宰相王鐸爲會昌節度使，姬妾數百，皆帶蘭麝，所過十里之外，瓜蓏皆不實，足見麝香能解瓜毒〔醫說〕.

藜蘆

大吐上膈風涎，暗風[86]癎病[87]. 上有藜蘆散是也〔本草〕.

苦參

能吐人，若熱結胸，用此爲末，醋湯調二錢，服卽吐〔本草〕[88].

苦瓠[89]

令人吐. 取切，煮食之，勿多服. 有毒〔本草〕[90].

84 『丹溪心法』 卷五 「論吐法九十七」(앞의 책, 465쪽).

85 『證類本草』 卷十 二十七 菜部上品總三十種 「瓜蒂」(政和本 478쪽, 四庫本 1,028쪽). 문장에 들고남이 있다.

86 '暗風'은 머리가 돌아가는 것 같고, 눈앞이 캄캄해서 방향을 잘 분간하지 못하는 것을 말하거나 또는 癲癎과 같은 뜻으로 쓰인다(『동의학사전』).

87 『證類本草』 卷第十 草部下品之上總六十二種 「藜蘆」(政和本 230쪽, 四庫本 485쪽).

88 『證類本草』 卷八 草部中品之上總六十二種 「苦參」

단방

일반적으로 진기眞氣를 끌어올리거나 요동치게 하는 약은 모두 토하게 할 수 있다. 방풍·길경·아다·치자·천궁·나복자 같은 것들이 그런 약이다(『단계심법』). ◯ 모두 열여섯 가지이다.

과체(참외 꼭지)

오이나 과일을 먹고 가슴속에 병이 생기면 모두 토하게 하고 설사시켜야 한다. ◯ 또한 목구멍에 담연痰涎이 막혀서 내려가지 않으면 과체산을 쓴다(『증류본초』). ◯ 당나라의 재상 왕탁王鐸이 회창會昌의 절도사가 되었는데 애첩 수백 명이 모두 난과 사향을 차고 다녀 이들이 지나는 곳 십 리 밖까지 오이가 열리지 않았다고 한다. 이것으로 사향이 오이의 독을 푼다는 것을 잘 알 수 있다(『의설』).

여로(박새 뿌리)

횡격막 위의 풍담風痰과 암풍暗風, 간질일 때 크게 토하게 한다. 앞에 나오는 여로산이 이것이다(『증류본초』).

고삼

고삼은 잘 토하게 하는데, 열결흉熱結胸일 때에는 고삼을 가루내어 두 돈씩 끓인 식초에 타서 먹으면 바로 토한다(『증류본초』).

고과(박)

토하게 한다. 썰어서 달여 먹는데, 많이 먹지 말아야 한다. 독이 있다(『증류본초』).

(政和本 176쪽, 四庫本 351쪽). "外台秘要, 治天行病四五日, 結胸滿痛, 壯熱, 身體熱. 苦參一兩銼, 以醋二升, 煮取一升二合, 盡飮之, 當吐, 即愈."

89 박과에 속하는 일년생 초본식물인 박의 속을 말한다. "俗云朴, 味苦寒, 有毒." 『鄕藥救急方』 方中鄕藥木草部 「苦瓠」.

90 『證類本草』 卷二十九 菜部下品總二十二種 「苦瓠」 (政和本 491쪽, 四庫本 1,059쪽).

梔子

能吐胸膈煩燥, 作湯服吐之〔子和〕. ○凡用梔子湯, 非吐人之藥, 以其燥熱鬱結之甚, 而以藥頓攻之, 不能開通, 故用此發達.[91] ○山梔無豉, 吐不宣〔入門〕.[92] ○鬱結令氣通, 宣行而已[93]〔丹心〕.[94]

松蘿

煮湯可爲吐藥. ○能吐胸中客熱痰涎〔本草〕.[95]

柳枝皮

主痰熱在胸, 可爲吐湯〔本草〕.[96]

人蔘蘆頭

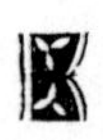
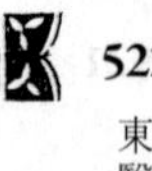

能吐人. 凡防風桔梗等之蘆頭, 皆氣脈上行, 故煮湯服, 皆能發吐〔丹心〕.[97] ○最宜虛人〔丹心〕.

白礬

吐痰, 却水故也.[98] 上有稀涎散是也〔本草〕.

---

91 劉完素, 『傷寒直格』 卷下 「梔子豉湯」(앞의 책, 576쪽). "凡諸梔子湯皆非吐人之藥, 以其燥熱鬱結之甚而藥頓攻之, 不能開通, 則鬱發而吐, 因其嘔吐, 發開鬱結則氣通津液寬行而已." 『本草綱目』에서는 王好古의 말을 인용하여 다음과 같이 이야기하였다. "好古曰, 本草不言梔子能吐, 仲景用爲吐藥. 梔子本非吐藥, 爲邪氣在上, 拒而不納, 食令上吐, 則邪因以出, 所謂其高者因而越之也"(『本草綱目』 木部 第三十六卷 「梔子」, 陳貴廷 主編, 『本草綱目通釋』下, 1,712쪽).

92 『醫學入門』 外集 卷三 傷寒用藥賦(앞의 책, 291쪽).

93 『丹溪心法附餘』에는 '宣行' 앞에 '津液'이 더 있다.

94 '凡用梔子湯' 이하부터 여기까지의 문장은 『丹溪心法附餘』에도 나온다. 『丹溪心法附餘』 卷之一 外感

치자

가슴속이 답답하면서 열이 나는 것을 토하게 하는데, 달여 먹어서 토하게 한다(자화). ◯ 일반적으로 치자탕은 토하게 하는 약이 아니다. 그러나 조열燥熱이 심하게 몰려 맺혀 있어서 아무리 약으로 쳐도 뚫리지 않기 때문에 치자를 써서 통하게 하는 것이다. ◯ 치자는 두시와 함께 쓰지 않으면 시원하게 토하지 못한다(『의학입문』). ◯ 〔치자를 써서 기氣가〕 몰려 맺힌 데에는 기를 통하게 하여 잘 돌게 할 뿐이다(『단계심법부여』).

송라(소나무겨우살이)

달여서 용토제涌吐劑로 쓸 수 있다. ◯ 가슴속의 열과 담연痰涎을 토하게 한다(『증류본초』).

유지피(버드나무 가지의 껍질)

담열痰熱이 가슴속에 있는 것을 주치하는데, 용토제로 달여 쓸 수 있다(『증류본초』).

인삼 노두

잘 토하게 한다. 일반적으로 방풍·길경 등의 노두는 모두 그 기氣가 위로 올라가기 때문에 달여서 먹으면 모두 토하게 할 수 있다(『단계심법』). ◯ 허약한 사람에게 〔용토제로 쓰기에〕 가장 좋다(단심).

백반

담을 토하게 하는데, 〔이는 백반이〕 수水를 없애기 때문이다. 앞에 나오는 희연산이 이것이다(『증류본초』).

門上 傷寒 溫熱病 溫熱病治例 '梔子豆豉湯'(앞의 책, 108쪽). 문장에 들고남이 있다.

95 『證類本草』 卷十三 木部中品總九十二種「松蘿」(政和本 308쪽, 四庫本 668쪽).

96 『證類本草』 卷十四 木部下品總九十九種「柳華」(政和本 320쪽, 四庫本 694쪽).

97 『丹溪心法』 卷五「論吐法九十七」(앞의 책, 465쪽). "附子尖桔梗蘆人蔘蘆瓜蒂藜蘆砒(不甚用)艾葉芽茶, 此皆自吐之法, 不用手探, 但藥但湯皆可吐."

98 『證類本草』 卷三 玉石部上品總七十三種「礬石」(政和本 64쪽, 四庫本 96쪽). "皆不可多服, 損心肺, 却水故也. 水化書紙上, 才乾, 水不能濡, 故知其性却水. 治涎藥多須者, 用此意爾."

赤小豆

末能吐人. 傷寒飮冷, 見食則啘[99], 取末二錢, 酸漿水調服, 探吐〔子和〕.

蘿葍子

能吐食積痰. 取子五合, 炒擂[100], 和漿水濾汁, 入油與蜜少許, 旋旋溫服〔丹心〕[101].

鰕汁

能吐人, 又吐風痰. 取鰕帶殼半斤, 入漿薑葱等料物, 煮汁, 先吃鰕後飮汁, 以物探吐之〔丹心〕[102].

茶

能吐人. 取茗[103]煎湯, 多飮, 探吐之〔本草〕[104].

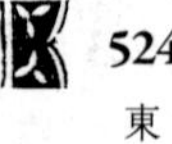

99 '啘'은 乾嘔, 곧 헛구역질을 말한다.

100 '擂', 갈 뢰.

101 『丹溪心法附餘』 卷之二十四 一百有二 「論吐法」(앞의 책, 897쪽). "用蘿卜子五合, 擂入漿水濾過, 入清油白蜜少許, 旋半溫, 用帛緊束肚皮, 然後服以鵝翎探吐. 其鵝翎, 平時用桐油浸, 皂角水洗, 曬乾待用." 『醫學綱目』 卷之四 陰陽臟腑部 「治上下法」 '稀涎散'(앞의 책, 61쪽)에도 朱震亨의 말을 인용하여 나온다. "吐食積痰, 用蘿卜子五合, 油炒擂, 入漿水擄汁, 入桐油白蜜少許, 旋旋半溫, 用帛緊束肚皮, 然後用鵝毛攪喉中令吐."

102 『丹溪心法』 卷一 「中風一」(앞의 책, 200쪽). "鰕汁, 以鰕半斤, 入醬葱薑等料物水煮, 先喫鰕, 次飮汁, 後以鵝翎探引吐痰. 用鰕者, 蓋引其風出耳."

적소두(붉은팥)

붉은팥가루는 잘 토하게 한다. 상한傷寒에 찬 것을 마시고 음식을 보기만 하여도 헛구역질을 할 때에는 붉은팥가루 두 돈을 시큼한 장수에 타서 먹고 목구멍을 후빈다(자화).

나복자(무의 씨)

식적食積과 담痰을 잘 토하게 한다. 나복자 다섯 홉을 볶아 짓찧어 장수에 넣어 즙을 짜낸 다음 기름과 꿀을 조금 넣고 저어서 따뜻할 때 천천히 마신다(『단계심법부여』).

하즙(새우즙)

잘 토하게 하는데, 풍담風痰도 토하게 한다. 새우 반 근을 껍질째 간장·생강·파 등을 함께 넣고 달여서 먼저 새우를 먹은 뒤 국물을 마시고 난 다음 목구멍을 후벼 토하게 한다(『단계심법』).

차(늦게 딴 차)

늦게 딴 차는 잘 토하게 한다. 차를 달여서 많이 마신 뒤 목구멍을 후벼 토하게 한다(『증류본초』).

103 '茗'(차 싹 명)은 늦게 딴 차를 말한다. 『爾雅』의 茶에 대한 郭璞의 注에서 "今呼早莱者爲茶, 晚取者爲茗, 一名荈. 蜀人名之苦菜"라고 하였다.

104 『證類本草』 卷十三 木部中品總九十二種 「茗苦搽」(政和本 303쪽, 四庫本 653쪽). 문장에 들고남이 있다.

半生半熟湯

卽百沸湯與新汲水各一椀, 相和飮之卽吐, 名曰陰陽湯〔本草〕.[105]

逆流水

凡欲吐, 取逆流水調藥, 服之卽吐〔丹心〕.[106]

鹽湯

能吐. 詳見霍亂.

105『證類本草』卷五 "味咸, 無毒. 熱鹽投中飮之, 吐宿食毒惡物之氣, 臚脹欲爲霍亂者, 覺腹內不穩, 即進一二升, 令吐得盡, 便愈. 亦主痰瘧, 皆須吐出痰及宿食, 調中消食. 又人大醉及食菰果過度, 以生熟湯浸身, 湯皆爲酒及菰味. 博物志云, 浸至腰, 食菰可五十枚, 至脛頸則無限."

106『丹溪心法』卷五「論吐法九十七」(앞의 책, 465쪽). "吐法取逆流水."

반생반숙탕

펄펄 끓인 물 한 사발과 새로 길어온 물 한 사발을 섞어 마시면 바로 토한다. 이것을 음양탕이라고 한다(『증류본초』).

역류수

일반적으로 토하게 하려면 역류수에 약을 타서 먹으면 바로 토한다(『단계심법』).

염탕(소금 끓인 물)

잘 토하게 한다. 「곽란문」에 자세히 나와 있다.

倒倉法

○腸胃爲市, 無物不有, 而穀爲最多, 故謂之倉[107]也. 倒者, 傾去舊積而滌濯, 使之潔淨也. 人之飮食, 寧無過傷[108], 停痰瘀血, 日積月深, 中宮[109]不淸矣. 土德[110]不和矣. 誠於中, 形於外[111], 發爲癱瘓, 爲勞瘵, 爲蠱脹, 爲癲疾, 爲無名奇病. 先哲製爲萬病元溫白元等劑, 攻補兼施, 非不工巧, 然不若倒倉之爲便捷也. 黃牡牛肥肉二十斤或十五斤, 取長流水於大鍋內煮爛, 水耗則添熱湯, 不可用冷水, 以肉爛成渣, 融入湯中爲液爲度, 綿濾去滓取汁, 再入鍋中, 文武火熬至琥珀色則成矣. 每飮一鍾, 少時又飮[112], 如此積數十鍾. 冬月則重湯溫飮. 病在上欲其吐多, 病在下欲其利多, 病在中者欲其吐利俱多, 全在活法[113]. 視所出之物[114], 可盡病根則止. 其吐利後或渴, 不得飮湯. 取自已小便飮一二椀, 名曰輪廻酒 一名還魂湯. 非惟止渴, 抑且可以滌濯餘垢. 行後[115]覺飢甚, 與淡粥食之.

107 '倉'은 곡식을 갈무리해두는 곳이다. "倉, 穀藏也"(『說文解字』 卷五 倉部). 반면에 수레나 병기 또는 祭器 등을 두는 곳은 '庫'라고 하였다. 『蔡邕』「章句」에서는 '庫'의 종류를 다섯으로 나누었다. "一曰車庫, 二曰兵庫, 三曰祭庫, 四曰樂庫, 五曰宴庫."

108 『此事難知』에는 '寧無過傷'이 '遇適口之物, 寧無過量而傷積之乎. 七情之偏, 五味之厚, 寧無傷於沖和之德乎'로 되어 있다.

109 '中宮'은 脾를 가리킨다. 『黃庭經』 上淸黃庭內景經 「隱藏章第三十五」. "萬神方胙壽有余, 是謂脾建在中官." 務成子의 注에서 "脾主中宮, 土德位也"라고 하였다. 杜琮·張超中 注釋, 『黃庭經今釋太乙金華宗旨今釋』(中國社會科學出版社, 1996, 101쪽). 李杲는 "津液至中宮, 變化爲血也"(『脾胃論』 卷下 「脾胃虛則九竅不通論」)라고 하였다.

110 『老子』에서는 "道生之, 德畜之"라고 하였고(五十一章), 『莊子』에서는 "形非道不生, 生非德不明"이라고 하였다(『莊子集釋』 卷五上 外篇 「天地第十二」). 道가 한 개체에서 구체적으로 실현된 것을 덕이라고 한다(道之在我者). 『釋名』에서

도창법

○ 장腸과 위胃는 시장과 같아서 없는 것이 없지만 곡물이 가장 많기 때문에 창고〔倉〕라고 한 것이다. '도倒'는 오랫동안 쌓인 것을 뒤엎어 깨끗이 씻어낸다는 뜻이다. 사람이 먹고 마시는 데 지나쳐서 상하는 일이 어찌 없겠는가. 머물러 있는 담과 어혈이 날마다 쌓이고 달마다 깊어져 중궁〔脾〕이 깨끗하지 못하게 되고, 토土의 덕德〔운화작용〕이 순조롭지 못하게 된다. 속에 쌓인 것은 밖으로 드러나기 마련이어서 〔그렇게 되면〕 탄탄癱瘓, 노채勞瘵, 고창蠱脹, 전질癲疾, 그 밖의 온갖 이상한 병이 생긴다. 옛 성현들이 만병원萬病元이나 온백원溫白元 등의 처방을 만들어 〔사기邪氣를〕 치기도 하고 〔정기正氣를〕 보하기도 한 것이 정밀하지 않은 것은 아니지만 〔그 효과가〕 도창법倒倉法을 쓰는 것만큼 빠르지는 못하다. 살찐 수황소의 살코기 스무 근이나 열다섯 근을 큰 가마솥에서 장류수로 문드러지게 삶는데, 물이 졸아들면 뜨거운 물을 더 붓되 찬물을 부어서는 안 된다. 고기가 문드러져 찌꺼기처럼 되어 끓는 물에 넣으면 살이 다 풀어질 때까지 삶는다. 이것을 천으로 된 자루에 넣고 즙을 짜낸 뒤 그 즙을 다시 가마솥에 넣고 호박색이 날 때까지 〔너무 세지도 약하지도 않은〕 중간 불로 졸이면 다 된 것이다. 한 번에 한 종지씩 먹는데, 잠시 뒤에 먹고 또 먹고 하여 수십 종지를 먹는다. 겨울에는 중탕하여 따뜻하게 먹는다. 병이 상초上焦에 있으면 많이 토하게 하고, 병이 하초下焦에 있으면 설사를 많이 시키며, 병이 중초中焦에 있으면 토하고 설사를 모두 많이 시켜야 하는데, 이는 전적으로 약을 어떻게 운용하는가에 달려 있다. 〔토하거나 설사한〕 내용물을 보아 〔호두 속살 같은 것이 나와〕 병의 뿌리가 다 뽑혔으면 그만한다. 토하거나 설사한 뒤 갈증이 날 수 있는데 끓인 물을 마셔서는 안 된다. 〔도창법을 쓴 뒤에는〕 자기 소변을 한두 사발 마시게 하는데 이를 윤회주輪迴酒라고 한다(환혼탕還魂湯이라고도 한다). 이렇게 하면 갈증을 없앨 뿐만 아니라 남아 있는 나쁜 것을 모두 씻어낼 수 있다. 도창법을 쓴 뒤 〔하루 이틀이 지나〕 심하게 허기가 지면 멀건 죽을 먹게 한다.

"德, 得也. 得事宜也"라고 하였다(「釋言語第十二」). '德'의 本字인 '悳'에 대해 『說文解字』에서는 "外得於人, 內得於己也"라고 하였다(卷十 心部). 土德은 土의 臟器인 脾가 이루어내는 運化를 말한다.

111 '誠於中, 形於外'는 『大學』「誠意章」에 나오는 구절로, 참된 德이 쌓이면 밖으로 드러난다는 뜻이다.

112 『丹溪心法』에서는 이 약을 먹고 나면 '必身體皮毛皆痛'한다고 하였다.

113 『丹溪心法』에는 이 구절이 "病在上, 欲吐多者須緊服, 又不可太緊, 恐其不納. 病在下, 欲利多者, 須疎服, 又不可太踈, 恐其不達, 臨時消息"으로 되어 있다.

114 『丹溪心法』에서는 "大便中見如胡桃肉狀無臭氣" 하면 그만둔다고 하였다.

115 『丹溪心法』과 『格致餘論』에는 '行後'가 '睡一二日'로 되어 있다.

三日後始與小菜羹．半月後覺精神渙發[116]，形體輕健，沈痾悉安矣．其後須五年忌食牛肉．夫牛，坤[117]土也，黃土之色也，以順爲德，而效法乎健[118]，以爲功者，牡之用也．肉者，胃之樂也，熟而爲液，無形之物也．積聚久則形質成，依附腸胃回薄曲折處，以爲棲泊之窠臼[119]，自非剖腸刮骨之神妙，孰能去之．豈以合勺[120]銖[121]兩之丸散，窺犯[122]其藩墻戶牖乎．肉液之散溢，腸胃受之，有如洪水泛張，其浮莝陳朽，皆推逐蕩漾，順流而下，不可停留．表者因吐而汗，清道[123]者自吐而涌，濁道[124]者自泄而去，凡屬滯碍一洗而盡．牛肉，全重厚和順之性，盎然渙然，潤澤枯槁，補益虛損，寧無精神渙發之樂乎．方出於西域之至人[125]．於中年後，可行一二次，却疾養壽之一助也〔東垣〕[126]． ○ 未行此法前一月，不可近婦人，行此法後，半年不可近婦人，三年勿喫[127]牛肉．如性急好色，不守禁忌者，不可行此法也〔丹心〕[128]． ○ 疝病黃病久者，倒倉法皆好〔丹心〕[129]．

116 '渙發'은 임금의 명을 세상에 널리 알리는 일로, 여기에서는 잘 펼쳐진다는 뜻으로 쓰였다.

117 '坤'은 坤卦를 말하며, 陰爻로만 이루어진 純陰卦이지만 陽을 바탕으로 하고 있다.

118 『繫辭傳』에서는 "夫乾, 天下之至健也, 德行恒易以知險. 夫坤, 天下之至順也, 德行恒簡以知阻"라고 하였다.

119 『格致餘論』에는 이 뒤에 '阻碍津液氣血, 熏蒸燔灼成病'이라는 구절이 더 있다.

120 '勺'은 부피의 단위로, 홉[合]의 10분의 1이다.

121 '銖'는 무게의 단위로, 兩의 24분의 1이다.

122 『格致餘論』에는 '窺犯' 앞에 '所能'이 더 있다.

123 '清道'는 숨길을 말한다. 숨쉴 때 공기가 통하는 길이다. 위 숨길[上清道]과 아래 숨길[下清道]로 나누는데, 위 숨길에는 코가 속하고 아래 숨길에는 후두, 기관, 기관지가 속한다(『동의학사전』).

사흘이 지나면 비로소 가벼운 음식이나 국을 먹게 한다. 보름쯤 지나면 정精과 신神이 맑아진 것을 느끼고 몸이 가볍고 튼튼해지며 고질병도 다 낫게 된다. 그 후 5년 동안은 반드시 소고기를 먹지 말아야 한다. 무릇 소는 곤괘坤卦에 해당하며, 오행으로는 토土에 해당하여 황토의 색을 띠고 있다. 황소의 덕〔체體〕은 순함이지만 〔용用에서는 건괘乾卦의 덕德인〕 굳건함을 본받는다. 〔이 약에서 소가〕 효과가 있었던 것은 수컷인 황소의 용 때문이다. 고기는 위胃가 좋아하는 것인데 익히면 물처럼 되어 형체가 없어진다. 〔그렇지만 형체가 없어졌던 고기가〕 모이고 쌓여〔積聚〕 오래되면 형체와 질을 갖게 되어 장위腸胃의 구불구불한 곳에 들러붙어 자기 집처럼 틀어박혀 있으니, 장을 도려내고 뼈를 깎아내는 뛰어난 힘이 없다면 어떻게 없앨 수 있겠는가. 어찌 몇 홉이나 몇 냥의 약으로 담장이나 창문〔치료의 영역〕을 넘볼 수 있겠는가. 〔이 약을 써서〕 고기즙이 흘러넘치면 장위가 이를 받아들이는데, 마치 홍수가 져서 물 위에 떠 있던 온갖 잡다한 쓰레기를 싹 쓸어내어 큰물을 따라 내려가 머물러 있지 못하게 하는 것과 같다. 〔이 약을 쓰면〕 병이 표表에 있던 것은 토하면서 땀으로 나가고, 청도淸道에 있던 것은 토하면서 솟아올라 빠져나가며, 탁도濁道에 있던 것은 저절로 쏟아져나가 없어져 막혀서 생긴 모든 병을 한 번에 씻어낼 수 있다. 소고기는 그 성질이 무겁고 두터우며 잘 화합하고 온순하여 가득 채우기도 하고 잘 퍼지기도 하여 마르고 야윈 것을 윤택하게 해주며, 허하여 손상된 것을 보해주니 어찌 정과 신이 잘 펴지는 효과가 없겠는가. 이 처방은 서역의 어떤 지인至人에게서 나온 것이다. 중년 이후에 한두 번 쓰면 병을 물리치고 수명을 기르는 데 도움이 될 것이다(동원). ◯ 이 방법을 쓰기 한 달 전부터는 성관계를 갖지 말아야 하고, 이 방법을 쓴 뒤에도 반 년 동안은 성관계를 가져서는 안 되며 3년 동안 소고기를 먹지 말아야 한다. 만일 성질이 급하고 음탕하여 금기를 지키지 못하는 사람은 이 방법을 써서는 안 된다(『단계심법』). ◯ 산병疝病이나 황달이 오래된 경우에도 도창법이 좋다(『단계심법』).

124 '濁道'는 食道를 말한다. "失血於口者, 有咽喉之異, 蓋上焦出納之門户, 惟咽喉二竅而已. 咽爲胃之上竅, 故由於咽者, 必出於胃. 喉爲肺之上竅, 故由於喉者, 必出於肺. 然喉連於肺, 而實總五臟之清道, 咽連於胃, 而實總六府之濁道"(『景岳全書』 卷三十 貫集 雜證謨 血證 論證). 穀道를 가리키기도 한다.

125 『格致餘論』에는 '至人'이 '異人'으로 되어 있다.

126 이 문장은 『格致餘論』에서 인용한 것으로 보인다. 『格致餘論』 「倒倉論」(앞의 책, 37쪽). 문장에 들고남이 있다.

127 『丹溪心法』에는 '三年'이 '五年'으로 되어 있다.

128 『丹溪心法』 卷五 「論倒倉法九十六」(앞의 책, 464쪽).

129 『丹溪心法』 卷四 「疝痛七十四」 '積疝方'(앞의 책, 392쪽).

輪廻酒

○ 倒倉法，全藉自飮輪廻酒十餘盃，以祛逐餘垢，迎接調勻，新布榮衛，使藏府肓膜，生意敷暢，有脫胎換骨之功也．多嫌其穢，因致中輟，而功虧一簣[130]，若非明物理通造化者，其肯視爲美醞良味乎〔丹心〕[131]．

倒倉須忍煩惱

○ 大槪中間飮七八鍾時，藥力經涉經絡骨節，搜逐宿垢，正邪寧不牴悟，悉[132]有急悶，似痛似[133]痛，自有惡況，此皆好消息，邪不勝正，將就擒耳，尤須寧耐忍受．又於欲吐未吐，欲泄未泄交作[134]，皆[135]有懊括意思[136]，皆歡喜樂受，一以靜處[137]之．此等有太半日景象，不先說知，使方寸瞭然，鮮有不張皇者矣〔丹心〕[138]．

130 '功虧一簣'는 『書經』「旅獒第七」에 나오는 말이다("爲山九仞，功虧一簣")．아홉 길의 산을 쌓는 공이 삼태기 하나의 흙이 부족하여 무너진다는 뜻이다．

131 『醫學綱目』 卷之三 陰陽臟腑部 「倒倉法」(앞의 책，43쪽)．朱震亨의 글을 인용했다고 하였다．문장에 들고남이 있다．『醫學正傳』에서는 이 구절이 朱震亨이 어떤 사람에게 보낸 편지에서 나온 내용이라고 하였다．『醫學正傳』 卷之三 積聚 「方法」 '倒倉法'(앞의 책，174쪽)．

132 『醫學綱目』에는 '悉'이 '必'로 되어 있다．

133 『醫學綱目』에는 '似'가 '非'로 되어 있다．

윤회주

◯ 도창법倒倉法의 성공 여부는 오로지 자신의 윤회주를 10여 잔 마시는 것에 달려 있다. 〔윤회주를 마셔서〕 나머지 찌꺼기를 몰아냄으로써 조화로운 기氣를 맞이하여 영기榮氣와 위기衛氣를 새롭게 펼치며, 장부臟腑와 황막肓膜의 생명력을 온 곳에 떨치게 하여 완전히 새사람으로 다시 태어나게 하는 효과를 볼 수 있게 되는 것이다. 그런데도 많은 사람들이 더럽다고 중도에 그만두어 다 이룬 공을 무너뜨리게 되니, 사물의 이치에 밝고 변화를 잘 아는 사람이 아니라면 어찌 그것을 술처럼 맛있게 여길 수 있겠는가(단계).

도창법을 쓸 때에는 고통을 참아야 한다

◯ 대체로 중간에 약을 일곱 종지에서 여덟 종지 먹었을 때 약기운이 경락과 골절에까지 미쳐 묵은 병을 찾아 몰아내게 되면 정기正氣와 사기邪氣가 어찌 부딪히지 않겠는가. 그러면 모두 다 갑자기 답답해지는데, 이렇게 아픈 것 같기도 하고 아닌 것 같기도 한 증상은 자연히 있기 마련인 것으로 이는 좋은 징조이다. 이는 사기가 정기를 이기지 못하여 막 잡히려고 하는 것일 뿐으로 편안한 마음으로 참고 받아들여야 한다. 또한 토할 것 같으면서 토하지 않고, 설사할 것 같으면서 설사하지 않는 증상이 번갈아 나타나서 괴롭고 심란하더라도 모두 기쁜 마음으로 받아들여 한결같은 마음으로 조용히 기다린다. 이런 증상은 거의 한나절 동안 지속되는데, 먼저 알려주어 명확하게 알고 있지 않으면 대개 당황할 것이다(『단계심법』).

134 『醫學綱目』에는 '交作'이 '吐瀉交作'으로 되어 있다.

135 『醫學綱目』에는 '皆'가 '自'로 되어 있다.

136 『醫學綱目』에는 '括'이 '聒'(떠들썩할 괄)로 되어 있다.

137 『醫學綱目』에는 이 구절이 '一聽醫者以靜待之'로 되어 있다.

138 『丹溪心法』 卷五 「論倒倉法九十六」(앞의 책, 464쪽). 『醫學綱目』 卷之三 陰陽臟腑部 「倒倉法」(앞의 책, 43쪽)에도 같은 문장이 나온다.

倒倉之義

○ 倒倉者, 傾倒倉廩[139]之陳腐也. 脾胃與大小腸有食積痰飮, 爲腹痛痞癖[140]食瘧[141]黃疸[142]痞滿惡心噫氣呑酸[143]等證, 行之無不應手獲效. 其餘一應氣血虛損, 與反胃噦噎鼓脹勞瘵[144]大風[145], 眞病已成, 及肥白氣虛之人, 脈虛軟無力者, 切不可輕試也〔正傳〕[146].

139 '倉'은 곡식을 갈무리해두는 곳이고, '廩'은 쌀을 갈무리해두는 곳이다.

140 '癖'은 양 옆구리 아래에 덩이가 생겨 아팠다 멎었다 하며 평상시에는 나타나지 않다가 통증이 있을 때 만져지는 것을 말한다. 음식 조절을 잘못하거나 寒痰, 氣血이 몰려서 생긴다(『동의학사전』). 『雜病源流犀燭』「積聚癥瘕痃癖痞源流」에서 痞癖은 胸膈 사이에서 나타나는 上焦의 병이라고 하였다. 三焦가 痞隔하여 腸胃의 기가 잘 돌지 못하는데 飮水漿이 과다하여 이것이 정체되어 몰려 있을 때 寒氣를 만나 뭉쳐 생긴 것이다.

141 '食瘧'은 飮食을 잘 먹지 못하거나 肌飽가 적절하지 못하여 胃氣가 상해서 생긴 瘧을 말한다.

142 『醫學正傳』에는 '黃疸'이 '黃胖'으로 되어 있다. 黃胖은 脾胃食積結塊를 말한다. 脾胃의 食積이 오래되어 덩어리로 뭉치면 "令人四肢怠惰, 身面俱黃, 肚腹膨脹"하게 된다고 하였다(『赤水玄珠』 卷十六「疸門」'紫金丸'. 韓學杰·張印生 主編, 『孫一奎醫學全書』, 中國中醫藥出版社, 1999, 378쪽).

143 여기에서 '痞滿惡心噫氣呑酸' 등의 증상은 개별적

도창이라는 말의 뜻

◯ '도창倒倉'이란 창고 안에 있는 묵어서 썩은 것들을 쏟아낸다는 뜻이다. 비위脾胃와 대소장에는 식적食積과 담음痰飮이 있어서 복통, 비벽痞癖, 식학食瘧, 황달, 비만, 오심惡心, 애기噫氣, 탄산呑酸 등의 증이 나타나는데, 도창법은 쓰면 쓰는 대로 효과가 있다. 그러나 그 밖의 기혈이 허손된 것과 반위反胃, 열격, 고창鼓脹, 노채勞瘵, 대풍大風과 같이 진병眞病이 이미 생긴 사람이나 허옇게 살이 찌고 기가 허한 사람, 맥이 허하고 무력한 사람은 가벼이 도창법을 써서는 안 된다(『의학정전』).

인 증상이 아니라 예를 들어 胃心痛과 같이 臟이 병들기 전에 腑가 먼저 병든 경우에 나타나는 일련의 증상을 말하는 것으로 보인다.

144 '大風'은 일반적으로 매우 센 風邪를 말하는데, 血虛하여 생긴 풍을 말하기도 하고, 癘風을 말하기도 한다. 腦風(문둥병)과 같은 뜻으로 쓰이기도 한다.

145 '眞病'은 여기에서 臟腑의 眞氣가 손상되거나 끊어진 병을 가리키는 것으로 보인다. "心絶者, 眞病也"(『傷寒明理論』 卷三 「搖頭第三十七」). "此十二官不得相失者, 正猶陰陽消息盈虛, 當隨四序而調養之, 不可使其偏勝, 偏勝則偏復, 偏復則偏害, 勝尅流變, 則眞病生焉"(『三因極一病證方論』 卷八 「內所因論」). "有熱氣擁鬱, 氣不得通而成者, 則小柴胡加生薑, 自有條例, 惟是噦而腹滿不得小便, 或後部不通, 此爲眞病, 雖有神醫末如之何"(『仁齋直指』 仁齋傷寒類書卷五 「咳逆」).

146 『醫學正傳』 卷之三 積聚 「方法」 '倒倉法'(앞의 책, 174쪽). 문장에 들고남이 있다.

霞天膏

此方卽倒倉古法，傳自西域異人．黃牯[147]牛一具，選純黃肥澤無病，纔[148]二三歲者，宰[149]取四腿項脊，去筋膜，將精肉切成塊，如栗子大，秤四五十斤，於靜[150]室大鍋中，以長流水[151]，不時攪動，水耗則旋添熟湯，常使水淹肉至五六寸，掠去浮沫，直至肉爛如泥，濾去滓．將汁再入小銅鍋，用桑柴文武火煮，不住手攪，不添熱湯，只用汁煮，漸如稀餳，滴水中不散，色如琥珀，其膏成矣．火候最要用心，否則壞矣．大段每肉十二斤，煉膏一斤爲度，磁器盛之，是名霞天膏也．用調藥[152]劑，初少漸多，沸熱自然熔化．用和丸劑，則每三分，攙[153]白麪一分，同煮成糊，或用煉蜜，寒天久收，若生黴[154]，用重湯煮過，熱天則冷水窨[155]之，可留三日〔飛霞〕[156]．

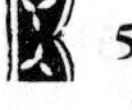

147 '牯', 암소 고. 또는 去勢한 수소를 말한다.
148 '纔', 겨우 재.
149 『丹溪心法附餘』에는 '宰'가 '洗淨'으로 되어 있다.
150 『丹溪心法附餘』에는 '靜'이 '淨'으로 되어 있다.
151 『丹溪心法附餘』에는 '長流水' 뒤에 '煮之'가 더 있다.
152 『丹溪心法附餘』에는 '藥'이 '煎'으로 되어 있다.
153 '攙', 찌를 참. 섞다.
154 '黴', 곰팡이 미.
155 '窨', 움 음. 땅속에 묻다.
156 『丹溪心法附餘』 卷之二十四 雜治門 一百有一「論倒倉法」 附諸方 '霞天膏'(앞의 책, 896쪽). 문장에 들고남이 있다.

하천고

이 처방은 도창법의 옛 처방인데 서역西域의 기이한 사람이 전해준 것이다. 누런 소 한 마리를 쓰는데, 모두 누런빛으로 살찌고 윤기가 흐르며 병이 없고 태어난 지 두세 살이 넘지 않는 소를 고른다. 네 다리의 넓적다리 부분과 목심, 등심을 깨끗이 씻어 힘줄과 근막을 제거하여 살코기만 밤알만하게 썰어 사오십 근을 깨끗한 방에서 큰 솥에 넣어 장류수를 붓고 삶는데, 수시로 저어준다. 국물이 줄어들면 뜨거운 물을 붓되 물이 항상 고기 위로 다섯 치에서 여섯 치 정도 올라오게 하고, 위에 뜬 거품은 걷어낸다. 고기가 진흙처럼 문드러질 정도로 삶아 걸러서 찌꺼기를 제거한다. 그 고기 국물을 작은 구리 솥에 넣고 뽕나무 섶을 때서 중불로 달이며 쉬지 않고 저어준다. 〔국물이 줄어들더라도〕 뜨거운 물을 더 붓지 말고 고기 국물만 달여 점점 묽은 엿처럼 되어 찬물에 떨어뜨렸을 때 퍼지지 않고 호박색이 나면 고약이 다 된 것이다. 〔졸일 때는〕 무엇보다도 불 조절을 잘해야 하는데 조절을 잘못하면 일을 그르치기 때문이다. 대체로 소고기 열두 근으로 한 근 정도 되게 고약을 만들어 자기에 담는데 이것을 하천고라고 한다. 탕약에 타서 먹을 때에는 처음에는 조금씩 넣어 먹다가 점차 양을 늘리는데, 뜨거운 탕약에 고약을 타면 잘 녹는다. 환약에 섞어서 쓸 때에는 고약 서 푼에 밀가루 한 푼씩〔의 비율로〕 섞어 함께 달여 풀처럼 만들거나 졸인 꿀을 쓰기도 한다. 날이 추울 때에는 오래 두고 쓸 수 있는데 만약 곰팡이가 생기면 중탕으로 다시 끓여서 사용하며, 날이 더울 때에는 찬물에 담가두면 사흘은 보관할 수 있다(비하).

'飛霞'는 韓懋의 號로, 飛霞道人이라고 하였다. 『醫學入門』에서는 蜀의 瀘州人으로 "本將家子, 弘治成化時, 少爲諸生, 因不第褫縫掖, 往娥眉諸山訪醫, 升菴楊太史稱之曰, 眞隱世傳道人也. 醫通二卷, 特其土苴云耳"라고 하였다. 『醫學入門』 卷首 歷代醫學姓氏 「仙禪道術」(앞의 책, 24쪽).

○治痰之藥，南星半夏[157]，所以燥之，橘紅枳殼，所以散之，茯苓猪苓，所以滲之，黃連黃芩，所以降之．巴豆附子，流通之義，竹瀝瓜蔞，潤下之義．夫老痰稠粘，膠固於胸臆之間，依附盤泊[158]於腸胃之外[159]，苟非霞天膏之浸潤流動，而能從上從下，以出之乎．夫用此膏，吐瀉以去痰積，則不致虛損元氣，所以爲美也．前倒倉法，能治癱勞鼓噎之證，乃虛氣[160]有痰積也．愚意治此四證，於補虛藥中，加霞天膏以去痰積，必然安愈，無人知此之妙訣也〔丹心〕[161]．

157 『丹溪心法附餘』에는 '南星半夏'가 '用南星半夏者'로 되어 있다. 이 문장의 나머지 약재도 마찬가지이다.

158 『丹溪心法附餘』에는 '泊'이 '薄'으로 되어 있다. '盤薄'은 '解衣般礴'에서 나온 말로 보인다(『莊子』 外篇 「田子方」). 옷을 벗고 다리를 쭉 뻗고 앉은[箕坐] 모양을 말한다.

159 『丹溪心法附餘』에는 '外'가 '處'로 되어 있다.

160 『丹溪心法附餘』에는 '氣'가 '中'으로 되어 있다.

161 『丹溪心法附餘』 卷之二十四 雜治門 一百有一 「論倒倉法」 附諸方 '霞天膏'(앞의 책, 896쪽). 方廣의 注이다.

◯ 담을 치료하는 약 중에 남성과 반하[를 쓰는 이유]는 담을 말리기 때문이고, 귤홍과 지각은 담을 흩어주기 때문이며, 복령과 저령은 스며나가게 하기 때문이고, 황련과 황금은 담을 내리기 때문이다. 파두와 부자는 잘 흘러 통하게 하기 위한 것이고, 죽력과 과루는 메마른 것을 적셔서 잘 빠져나가게 하기 위한 것이다. 오래된 담은 끈적끈적하여 아교처럼 가슴 곳곳에 들러붙어 있고 장위腸胃의 겉에 제집처럼 자리 잡고 앉았으니, 참으로 하천고가 스며들어 묵은 담을 눅여주고 뒤흔들어 〔떨어져 나와〕 흐르게 하지 않는다면 어떻게 위나 아래로 빼낼 수 있겠는가. 이 하천고를 써서 토하거나 설사하게 하여 담적痰積을 없애도 원기가 상하여 허해지게 하지 않으니 이것이 바로 이 처방이 뛰어난 까닭이다. 앞에 나온 도창법으로 반신불수나 노채勞瘵, 고창鼓脹, 열격噎膈 등을 치료할 수 있지만 이는 모두 기가 허한 상태에서 담적이 있어 생긴 것이다. 그러므로 어리석은 내 생각으로는 이 네 가지 병을 치료할 때에는 기가 허한 것을 보하는 약 중에 하천고를 넣어 담적을 없애면 반드시 탈이 날 염려 없이 안전하게 나을 것인데, 이러한 묘한 방법을 아는 이가 없다(『단계심법부여』).

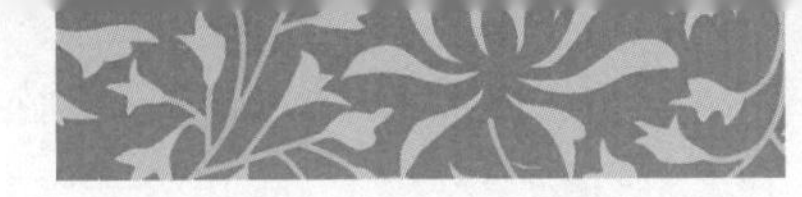

雜病篇

汗

한법

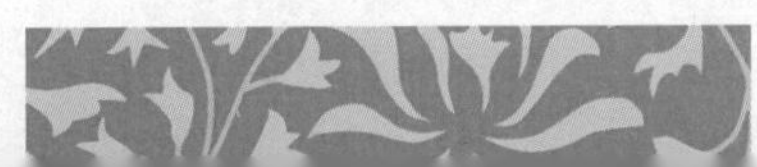

汗

當與津液門參看.

한법

「진액문」과 함께 참고해서 보아야 한다.

夏宜汗

○ 仲景大法, 夏宜汗〔傷寒論〕[1].

1 『傷寒論』 卷第七 「辨可發汗病脈證幷治第十六」(앞의 책, 228쪽). 여기에는 "大法, 春夏宜發汗"으로 되어 있다.

여름에는 땀을 내야 한다

◯ 장기張機의 가장 중요한 치료 방법은 여름에는 땀을 내야 한다는 것이다(『상한론』).

汗無太早

○凡汗, 俱宜午時前發汗, 午後陰分不宜. 故曰, 汗不太早, 汗不厭早, 緊急則不拘晨夜. 以衣被覆首裹足, 向火服藥, 緩緩得汗, 令手足濈遍爲佳〔入門〕[2]. ○早者, 非預早之早, 乃早晚之早也, 謂當日午以前爲陽之分, 當發汗, 午後陰之分也, 不當發汗. 故曰汗無太早, 汗不厭早, 是謂善攻〔東垣〕[3].

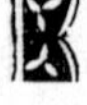

2『醫學入門』外集 卷三 汗吐下滲和解溫補總方 陽證「大汗」(앞의 책, 313쪽).

3『此事難知』卷一 太陽六傳 陽明證「汗無太早」(앞의 책, 591쪽).

땀을 너무 이르게 내서는 안 된다

◯ 일반적으로 땀을 내는 데는 오전에 발한시키는 것이 좋고, 오후는 〔음기가 지배하는〕 음분陰分에 속하므로 좋지 않다. 그래서 "땀을 너무 이르게〔미리〕 내서는 안 되지만 〔아침이라고 하여서〕 이르다고 꺼릴 것은 없다"라고 하였는데, 급하면 밤낮에 구애받을 필요가 없다. 〔땀을 낼 때에는〕 담요로 머리부터 발끝까지 감싸고 불기가 있는 쪽을 향해 약을 먹은 뒤 천천히 땀을 내는데, 손발이 두루 축축할 정도로 내는 것이 좋다(『의학입문』). ◯ 여기에서 〔인용문의 두 번째 '早'의〕 '이르다'는 말은 〔어떤 일을 하기에 적절한 때보다〕 '미리'라는 뜻이 아니라 '아침저녁'이라고 할 때의 '이르다'〔낮과 밤 하루 중의 이른 아침〕는 뜻으로, 오전은 〔양기가 지배하는〕 양분陽分이어서 땀을 내야 하지만 오후는 음분이어서 땀을 내지 말라는 말이다. 그래서 "땀을 너무 이르게〔미리〕 내서는 안 되지만 〔아침이라고 하여서〕 이르다고 꺼릴 것은 없다"라고 한 것이며, 이것이 〔사기邪氣를〕 제대로 치는 법이다(『차사난지』).

發汗法

○凡發汗, 欲令手足俱周, 濈濈然一時許爲佳, 不欲如水淋漓. 服湯中病卽已, 不必盡劑. 然發汗, 須如常覆腰以上, 厚衣覆腰以下, 盖腰以上淋漓, 而腰以下至足心微潤, 病終不解,[4] 令腰脚間, 須令汗氣周遍爲度〔得效〕.[5]

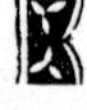

4 『世醫得效方』에는 이 뒤에 '凡發汗病證仍在者, 三日內可二三汗之. 令腰脚間周遍爲度'라는 구절이 더 있다.

5 『世醫得效方』 卷第一 大方脈雜醫科 傷寒「撮要」'發汗法'(앞의 책, 7-8쪽).

땀을 내는 법

◯ 일반적으로 땀을 낼 때에는 2시간 정도 손발이 두루 축축해지도록 땀을 내는 것이 좋고, 물이 흐르듯이 땀을 내서는 안 된다. 또한 약이 병에 적중하면〔땀이 나면〕 그만 먹어야지 남은 약을 다 먹을 필요는 없다. 땀을 낼 때 허리 위는 평상시처럼 덮고 허리 아래는 두터운 옷으로 덮어야 하는데, 이는 허리 위는 땀이 줄줄 흐르더라도 허리 아래에서 발바닥까지는 땀이 약간 촉촉할 정도로만 나면 병이 끝내 낫지 않기 때문이다. 그러므로 반드시 허리에서 다리까지 땀이 두루 나도록 하여야 한다(『세의득효방』).

發汗緩急

○ 凡發汗，溫服湯藥．其方雖言日三服，若病劇不解，當促其間，可半日中盡三服．若與病相阻，卽便有所覺，重病者，一日一夜當晬[6]時觀之．如服一劑病證猶在，則當復作本湯服之，至有不肯[7]汗出，服三劑乃解．若汗不出者，死病也〔仲景〕[8]．

6 "晬, 終也"(『傷寒論』, 39쪽의 注 2). '晬', 돌 수.

7 '至有'는 무엇을 하기에 이른다는 뜻이고, '不肯'은 무엇을 기꺼이 하려고 하지 않는다는 뜻이다.

8 『傷寒論』 卷第二 「傷寒例第三」(앞의 책, 39쪽).

땀을 낼 때의 완급 조절

◯ 일반적으로 땀을 낼 때에는 탕약을 따뜻하게 먹는다. 그 처방에서 하루 세 번 복용하라고 하였어도 병이 심하여 낫지 않으면 약 먹는 간격을 당겨서 한나절에 세 번 다 복용해도 된다. 약과 병이 서로 맞서게 되면 바로 〔땀이 나는 것을〕 알아차릴 수 있지만 병이 중한 경우에는 하루 밤낮이 다 지나야 땀이 나게 된다. 만약 한 제를 먹었는데도 증상이 여전히 남아 있으면 다시 그 약을 달여 먹고, 그래도 땀이 나지 않으면 세 제를 먹으면 땀이 나게 된다. 땀이 나지 않는 것은 죽을병이다(『상한론』).

蒸劫發汗

○ 蒸法, 以薪[9]火燒地良久, 掃除去火, 以水洒之. 取蠶沙柏葉桃葉糠麩皆可用, 相和鋪燒地上, 可側手[10]厚. 上鋪草席, 令病人臥, 溫覆之. 夏月[11]只布單覆之, 汗移時立至. 俟周身至脚心自汗漐漐, 乃用溫粉 方見津液 撲止汗[12]. 最得力者, 蠶沙桃葉柏葉也, 無蠶沙亦得[13]. 此極急則可, 愼莫再作, 促壽也〔得效〕[14].

9 '薪', 섶나무 신. 잎나무, 풋나무, 물거리, 대나무 등의 가느다란 나무를 말하는데, 땔감으로 쓰기에 적당한 나무 종류를 일컫는 말이다. 섶나무를 쓰는 것은 땔감이 가늘어 불이 잘 붙고 너무 세지도 약하지도 않은 중간 불, 곧 文武火를 얻기 위한 것이다.

10 『正韻』에서는 "四指爲膚"라고 하였다. 『春秋公羊傳』「僖三十一年」에서는 "膚寸而合"이라고 하였는데, 注에서는 "側手爲膚"라고 하였다.

11 『世醫得效方』에는 '月' 뒤에 '熱'이 더 있다.

12 『世醫得效方』에는 이 뒤에 '移上床'이라는 구절이 더 있다.

13 『世醫得效方』에는 이 뒤에 '單桃單柏葉亦得, 蒴藋

한증하여 땀을 내는 것

◯ 한증법汗蒸法은 먼저 섶나무로 불을 때서 땅을 한참 달군 뒤 불을 쓸어버리고 물을 뿌린다. 그 위에 잠사와 측백나무의 잎, 복숭아나무의 잎, 쌀겨 등을 되는대로 섞어 달군 땅 위에 손가락 네 개 정도의 두께로 깐다. 그 위에 풀로 짠 돗자리를 깔고 환자를 눕힌 뒤 따뜻하게 덮어준다. 여름에는 날이 더우므로 베로 만든 홑이불 하나만 덮어주어도 잠시 뒤에 땀이 난다. 몸통에서 발바닥까지 축축하게 땀이 나면 온분溫粉(처방은 「진액문」에 있다)을 두드려 발라 땀을 멎게 한다. 〔바닥에 까는 것으로〕 가장 효과가 좋은 것은 잠사와 복숭아나무의 잎이나 측백나무의 잎이지만 잠사가 없어도 효과를 볼 수 있다. 한증으로 땀을 내는 것은 아주 급할 때만 쓰고 다시 또 땀을 내는 데에는 매우 신중해야 한다. 수명을 단축시킬 수 있기 때문이다(『세의득효방』).

葉亦可用. 麩糠乃助添, 令隨多少, 不用亦得'이라는 구절이 더 있다.

14 『世醫得效方』 卷第一 大方脈雜醫科 「傷寒」 '蒸法' (앞의 책, 8쪽). 『世醫得效方』에는 '愼莫再作, 促壽也'가 '如治病得愈, 明年斯時, 愼莫再作, 再作或不治矣'로 되어 있다.

促汗夭壽

詳見寒門.

땀을 자주 내면 수명이 짧아진다

「상한문」에 자세히 나와 있다.

可汗證

○內經曰, 其在皮者, 汗而發之.[15] 又曰, 其在表者, 漬形以爲汗.[16] ○凡中風傷寒諸雜病有表證, 皆可汗之. ○麻黃湯桂枝湯治傷寒表證, 可汗 方並見傷寒. ○小續命湯通氣驅風湯, 治中風表證, 可汗 方並見中風. ○葛根解肌湯升麻葛根湯, 治四時傷寒瘟疫 方並見傷寒. ○羌活冲和湯, 治四時傷風傷寒疫癘及感冒諸證, 皆可汗 方並見傷寒.

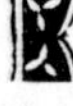

15『素問』「陰陽應象大論篇第五」.

16『素問』「陰陽應象大論篇第五」. "中滿者, 寫之於內, 其有邪者, 漬形以爲汗."

땀을 내야 할 증상

○『내경』에서는 "사기邪氣가 피皮에 있으면 땀을 내서 발산시킨다"고 하였다. 또한 "사기가 표表에 있으면 온몸이 축축하게 젖을 만큼 땀을 내야 한다"고 하였다. ○ 일반적으로 중풍과 상한, 그 밖의 여러 잡병에 표증表證이 있는 경우에는 모두 땀을 내야 한다. ○ 마황탕과 계지탕은 상한병의 표증을 치료하는데, 땀이 나게 한다(처방은 모두 「상한문」에 있다). ○ 소속명탕과 통기구풍탕은 중풍의 표증을 치료하는데, 땀이 나게 한다(처방은 모두 「중풍문」에 있다). ○ 갈근해기탕과 승마갈근탕은 사계절의 상한과 온역瘟疫을 치료한다(처방은 모두 「상한문」에 있다). ○ 강활충화탕은 사계절의 상풍傷風과 상한, 역려疫癘 및 감모感冒 등을 치료하는데, 모두 땀이 나게 한다(처방은 「상한문」에 있다).

不可汗證

○ 瘡家，雖有身痛，不可發汗. 發汗則成痓〔仲景〕[17]. ○ 鼻衄者，不可發汗. 凡失血皆同. 盖血與汗，異名而同類，故奪血者無汗，奪汗者無血. 今血妄行，爲熱所逼，若更發其汗，則反助熱邪，重渴津液，必變凶證，故不可汗也〔仲景〕[18]. ○ 傷寒少陰證，欲寐但厥者，忌強發汗，發汗則必動其血，九竅出血，不治〔仲景〕[19].

17 『傷寒論』 卷第三 「辨太陽病脈證幷治中第六」(앞의 책, 96쪽). 『醫學綱目』에서는 羅天益의 말을 인용하여 땀을 내서는 안 되는 이유를 다음과 같이 설명하고 있다. "此榮氣不從, 逆於肉理, 而爲瘡腫, 作身疼痛, 非身感寒邪而作疼痛, 故戒之以不可發汗, 如汗之則成痓." 『金匱玉函』에는 '痓'가 '痙'으로 되어 있다. '痙'은 '痓'와 같은 뜻이다. "痓又謂之痙者, 盖痓痙一類, 古人特以強直名之"(『普濟方』 卷一百三十二 傷寒門 「傷寒陰陽剛柔痓」).

18 이 문장은 『醫學綱目』 卷之九 陰陽臟腑部 「用藥宜禁」(앞의 책, 153쪽)에서 인용한 것으로 보인다. 『醫學綱目』에서는 羅天益의 말을 인용했다고 하였다.

땀을 내서는 안 되는 증상

◯ 헐었을 때에는 비록 몸이 아프더라도 땀을 내서는 안 된다. 땀을 내게 되면 경련〔痓〕이 일게 된다(『상한론』). ◯ 코피가 날 때에는 땀을 내서는 안 된다. 모든 출혈일 때에도 마찬가지이다. 피와 땀은 서로 이름은 다르지만 같은 부류이기 때문에 피를 많이 흘리면 땀이 없어지고, 땀을 많이 흘리면 피가 없어진다. 그런데 피가 제멋대로 돌게 되는 것은 열熱의 압박을 받았기 때문인데, 여기에 다시 땀을 내면 도리어 열사熱邪를 도와주게 되어 또다시 진액을 다 마르게 하니 반드시 예후가 나빠진다. 그렇기 때문에 땀을 내서는 안 되는 것이다(중경). ◯ 상한소음증에 잠만 자려고 하면서 손발만 찬 사람은 억지로 땀을 내서는 안 된다. 땀을 내면 반드시 그 사람의 혈血을 요동치게 하여 구규九竅로 피가 나오게 되는데 치료하지 못한다(『상한론』).

19 『傷寒論』 卷第六 「辨少陰病脈證并治第十一」(앞의 책, 182쪽). "少陰病, 但厥無汗, 而強發之, 必動其血, 未知從何道出, 或從口鼻, 或從目出, 是名下厥上竭, 爲難治."

汗多亡陽

○大汗傷氣〔得效〕[20]. ○汗者, 本所以助陽也, 若陽受陰邪, 寒結無形, 須當發去陰邪, 以復陽氣. 陰邪既去, 而復汗之, 則反傷陽也. 經曰, 重陽必陰[21]. 故陽氣自亡, 汗多亡陽, 此之謂也〔東垣〕[22].

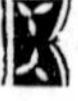

20 『世醫得效方』 卷第二 大方脈雜醫科 「傷寒遺事」 '傷寒別名'(앞의 책, 37쪽).

21 『素問』 「陰陽應象大論篇第五」.

22 『此事難知』 卷上 陽明證 「汗多亡陽」(앞의 책, 131쪽). 문장에 들고남이 있다.

땀을 많이 내면 망양증이 된다

◯ 땀을 너무 많이 내면 기氣가 상한다(『세의득효방』). ◯ 본래 땀을 내는 것은 양陽을 돕기 위한 것인데, 만일 양이 음사陰邪를 받아 찬 기운이 맺혔으나 아직 〔덩어리 같은〕 형체가 없을 때에는 음사를 발산하여 양기陽氣를 회복시켜야 한다. 그런데 음사가 이미 없어졌는데도 다시 땀을 내게 되면 도리어 양기가 상하게 된다. 그래서 『내경』에서는 "양이 거듭되면 반드시 음陰이 된다"고 하였는데, 〔이렇게 되면 양기가〕 저절로 없어지게 되니 땀을 많이 내면 망양증亡陽證이 된다는 것은 바로 이를 두고 한 말이다(동원).

解肌

○ 解肌，謂微汗也〔入門〕[23]. ○ 大抵解肌，葛根第一，柴胡次之〔綱目〕[24].

23 『醫學入門』 外集 卷三 汗吐下滲和解溫補總方 陽證 「解肌」(앞의 책, 314쪽).

24 『醫學綱目』 卷之五 陰陽臟腑部 「勞瘵骨蒸熱」 '人蔘柴胡散'(앞의 책, 85쪽). 許叔微의 말을 인용하였다. 여기에는 '解肌'가 '透肌'로 되어 있다. 같은 뜻이다.

해기

○ 해기는 땀을 〔촉촉하게〕 약간만 내는 것을 말한다(『의학입문』). ○ 대체로 해기에는 갈근이 〔그 효과가〕 제일이고, 시호가 그다음이다(『의학강목』).

單方

凡十一種.

石膏

○解肌, 出毒汗〔本草〕[25]. ○碎取一兩煎服, 發陽明經汗〔丹心〕.

麻黃

○ 發表出汗[26], 根節能止汗〔本草〕[27]. ○ 麻黃無葱, 汗不發〔入門〕[28].
○人蔘佐麻黃[29], 表實無汗者, 一服卽效〔入門〕[30].

水萍

○ 發汗甚於麻黃[31]. 治中風癱瘓熱毒, 卽風門去風丹是也〔丹心〕.
○取五錢, 水煎服〔丹心〕.

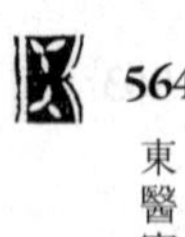

葛根

○能解肌. ○出陽明經汗. 剉取一兩, 水煎服之〔丹心〕.

荊芥

○發汗, 又治血風. 水煎服之〔丹心〕.

---

25 『證類本草』 卷四 玉石部中品總八十七種「石膏」(政和本 87쪽, 四庫本 142쪽).

26 『證類本草』에는 '發表出汗'이 '解肌發汗'으로 되어 있다.

27 『證類本草』 卷八 草部中品之上總六十二種「麻黃」(政和本 178쪽, 四庫本 354쪽).

28 『醫學入門』 外集 卷三「傷寒用藥賦」'産後表以柴胡防歸, 近裏旋竹破瘀壅'(앞의 책, 312쪽).

단방

모두 열한 가지이다.

석고

◯ 해기解肌하여 독을 땀으로 내보낸다(『증류본초』). ◯ 석고 한 냥을 부수어 달여 먹으면 양명경陽明經의 병일 때 땀이 나게 한다(단심).

마황

◯ 발표發表하여 땀이 나게 하는데, 뿌리와 마디는 땀을 그치게 한다(『증류본초』). ◯ 마황은 파흰밑〔葱白〕을 같이 쓰지 않으면 땀을 내지 못한다(『의학입문』). ◯ 인삼을 좌약으로 쓰면 표表가 실하여 땀이 나지 않을 경우 한 번만 먹어도 바로 땀이 난다(『의학입문』).

수평(개구리밥)

◯ 땀을 내는 데는 마황보다 효과가 더 좋다. 중풍, 탄탄癱瘓, 열독熱毒을 치료하는데, 「풍문」에 있는 거풍단이 바로 이것이다(단심). ◯ 수평 닷 돈을 물에 달여 먹는다(단심).

갈근(칡뿌리)

◯ 해기시킨다. ◯ 양명경의 병일 때 땀이 나게 한다. 한 냥을 썰어 물에 달여 먹는다(단심).

형개

◯ 땀이 나게 하며 혈풍血風도 치료한다. 물에 달여 먹는다(단심).

---

29 『醫學入門』에는 '人蔘佐麻黃'이 '以人蔘佐用'으로 되어 있다.

30 「醫學入門」 內集 卷二 本草分類 「治風門」 '麻黃'(앞의 책, 133쪽).

31 『丹溪心法附餘』 卷首 「本草衍義補遺」 '水萍浮芹'(앞의 책, 18쪽).

薄荷

○發毒汗. 又治風熱, 出汗[32]〔本草〕[33].

紫蘇葉

○發汗, 散表氣〔本草〕. ○久汗不出, 加靑皮紫蘇葉, 則汗卽出〔丹心〕.

木賊

○能發汗, 去節用之〔丹心〕.

忍冬草

○能出汗〔俗方〕.

葱白

○能發汗.

已上並煮湯飮〔本草〕.

淸酒

○能發汗〔俗方〕.

32 『證類本草』에는 '治風熱, 出汗'이 '去心臟風熱'로 되어 있다.

33 『證類本草』 卷第二十八 菜部中品總一十三種 「薄荷」(政和本 491쪽, 四庫本 1,057쪽).

박하

◯ 땀이 나게 하여 독을 내보낸다. 또한 풍열風熱을 치료하는데, 땀이 나게 하여 내보낸다(『증류본초』).

자소엽(차조기)

◯ 땀이 나게 하며 표表에 있는 기를 흩어준다(본초). ◯ 오랫동안 땀이 나지 않을 때에는 청피와 자소엽을 더해 쓰면 땀이 바로 난다(단심).

목적(속새 줄기)

◯ 땀이 나게 하는데, 마디를 버리고 쓴다(단심).

인동초

◯ 땀이 나게 한다(속방).

총백(파흰밑)

◯ 땀이 나게 한다.

이상〔석고에서 총백까지의 모든 약물〕은 달여서 먹는다(본초).

청주

◯ 땀이 나게 한다(속방).

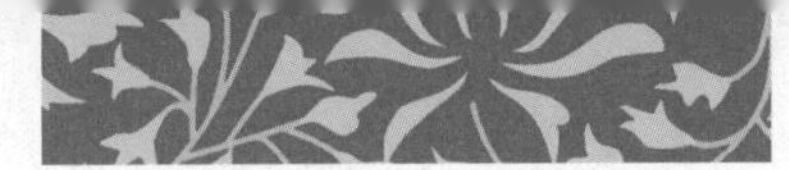

雜病篇

下

하법

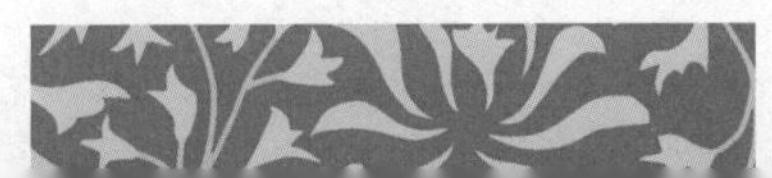

下

當與大便不通門參看.

하법

「대변불통문」과 함께 참고해서 보아야 한다.

秋宜下

○ 仲景大法, 秋宜下.[1]

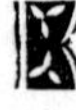

1 『傷寒論』 卷第七 「辨可下病脈證并治第二十一」(앞의 책, 277쪽).

가을에는 하법을 써야 한다

◯ 장기張機의 가장 중요한 치료 방법은 가을에는 하법下法을 써야 한다는 것이다(『상한론』).

下無太晩

○ 非待久之晩, 乃當日巳後爲陰之分也. 下之謂當巳前, 爲陽之分也. 故曰, 下無太晩, 下不厭晩, 是謂善守〔東垣〕[2]. ○凡下積聚癲狂, 須五鼓或平朝, 空心服湯. 傷寒潮熱, 不納飮食者, 巳時以後尤好. 故曰, 下無太晩, 下不厭晩, 雜病皆同〔入門〕[3].

2 『此事難知』 卷上 陽明證 「下無太晩」(앞의 책, 132쪽).

3 『醫學入門』 外集 卷三 傷寒 傷寒用藥賦 「下」(앞의 책, 317쪽).

하법을 쓰는 데 너무 늦은 법은 없다

◯ [여기에서 '晩'이라는 말은] '오랫동안'이라는 뜻의 때늦음이 아니라 그날의 사시巳時[오전 9시 반에서 11시 반] '이후 늦게'라는 뜻으로, [사시 이후는 음기陰氣가 지배하는] 음분陰分이기 때문이다. 사시 이전에 설사시킨다는 말은 사시 이전은 양분陽分이기 때문이다. 그러므로 "하법下法은 [병세보다] 늦게 써서는 안 되지만 [하법을 쓰는 시간이] 늦다고 해서 꺼릴 것은 없다"라고 한 것이다. 이것이 [사기를 막아내어 원기를] 제대로 지키는 법이다(『차사난지』). ◯ 일반적으로 적취積聚와 전광癲狂에 하법을 쓸 때에는 오경五更[오전 3시 반에서 4시 반]이나 이른 아침 빈속에 약을 먹어야 하지만, 상한에 조열潮熱이 있으면서 음식을 먹지 못하면 사시 이후가 더 좋다. 그러므로 "하법은 너무 늦게 써서는 안 되지만 늦다고 해서 꺼릴 것은 없다"고 한 것이다. 다른 잡병도 마찬가지이다(『의학입문』).

宜下證

○凡轉下[4], 須體認明白[5]在陽明胃經, 則不拘日數而下之, 過時失下, 則氣血不通, 四肢便厥. 不識者疑爲陰厥, 復進熱藥, 禍如反掌〔得效〕[6]. ○凡用下藥, 若不渴者, 知不在有形也, 則不當下. 若渴者, 則知纏有形也, 纏有形是爲在裏, 在裏則當下, 三承氣湯擇用之〔東垣〕[7].

4 '轉下'는 굴러떨어진다는 뜻으로, 泄瀉를 말한다. 轉下法은 下法이다.

5 『世醫得效方』에는 '須體認明白'이 '須體認得合下之證明白'으로 되어 있다.

6 『世醫得效方』 卷第一 大方脈雜醫科 傷寒 「撮要」 '轉下法'(앞의 책, 8쪽). 문장에 들고남이 있다.

7 『此事難知』 卷上 陽明證 「大承氣湯」(앞의 책, 135쪽). 『此事難知』에는 '三承氣湯擇用之'가 '大承氣湯主之'로 되어 있다.

하법을 써야 할 증상

◯ 일반적으로 하법下法은 병이 족양명위경에 있는 것이 분명하면 〔상한병에 걸린 지〕 며칠인지와 관계없이 설사시켜야 하는데, 때맞추어 설사시키지 못하면 기氣와 혈血이 통하지 않게 되어 팔다리가 곧 싸늘해진다. 이를 모르고 음궐陰厥인가 하여 다시 뜨거운 약을 먹게 하면 곧바로 해가 미치게 된다(『세의득효방』). ◯ 일반적으로 설사시키는 약을 쓸 때 갈증이 없으면 덩어리〔굳은 대변〕가 없음을 알 수 있으니 그때는 하법을 쓰면 안 된다. 만약 갈증이 있으면 덩어리가 뭉쳐 있음을 알 수 있으니, 덩어리가 뭉쳐 있다는 것은 〔사기邪氣가〕 속에 있다는 것이므로 〔사기가〕 속에 있으면 하법을 써야 한다. 세 가지 승기탕承氣湯〔대승기탕, 소승기탕, 조위승기탕〕 중에서 골라 쓴다(『차사난지』).

促下法

○ 凡服利藥, 久不利, 則進熱粥一椀, 若利過不止, 進冷粥一椀. 盖藥熱則行, 冷則止故也[8](仲景). ○ 如服藥不得[9]通, 用蜜導法[10] 方見大便. 凡下藥, 用湯勝丸, 盖水能淨萬物故也(入門)[11].

8 『傷寒論』 卷第四 「辨太陽病脈證幷治下第七」 '白散方'(앞의 책, 123쪽).

9 『儒門事親』 卷九 雜記九門 臨變不惑 「涌嗽」(앞의 책, 228쪽).

10 『醫學入門』에는 '得'이 '可'로 되어 있다.

11 『醫學入門』 外集 卷三 汗吐下滲和解溫補總方 陽證 「下」(앞의 책, 317쪽).

설사를 촉진시키는 법

◯ 일반적으로 설사시키는 약을 먹었는데도 오랫동안 설사를 하지 않으면 뜨거운 죽을 한 사발 먹게 하고, 만약 설사가 멎지 않으면 식은 죽을 한 사발 먹게 한다. 약이 뜨거우면 잘 돌게 하고 차가우면 멎게 하기 때문이다(『상한론』). ◯ 약을 먹었는데도 변이 나오지 않으면 밀도법蜜導法(처방은 「대변문」에 있다)을 쓴다. 일반적으로 설사시키는 약은 탕약을 쓰는 것이 환약보다 효과가 나은데, 이는 물이 모든 것을 깨끗이 하기〔쓸어버리기〕 때문이다(『의학입문』).

下多亡陰

○大下傷血〔得效〕[12]. ○下者, 本所以助陰也, 若陰受陽邪, 熱結有形, 須當除去已敗壞者, 以致新陰. 若陽邪旣去, 而復下之, 反亡陰也. 經曰, 重陰必陽[13], 故陰氣自亡, 下多亡陰, 此之謂也〔東垣〕[14].

12『世醫得效方』卷第二 大方脈雜醫科「傷寒遺事」'傷寒別名'(앞의 책, 37쪽).

13『素問』「陰陽應象大論篇第五」.

14『此事難知』卷上 陽明證「下多亡陰」(앞의 책, 131쪽).

하법을 많이 쓰면 망음이 된다

◯ 심하게 설사시키면 혈血이 상한다(『세의득효방』). ◯ 본래 하법은 음기陰氣를 돕기 위한 것인데, 만약 음이 양사陽邪를 받으면 〔양사의〕 열이 몰려 형체가 생기므로 이럴 때는 이미 썩어 문드러진 것을 제거하여 새로운 음기가 생기게 하여야 한다. 그런데 양사가 이미 없어졌는데도 다시 설사를 시키면 도리어 망음亡陰이 된다. 그래서 『내경』에서는 "음陰이 거듭되면 반드시 양陽이 된다"고 하였는데 〔설사시킨 뒤 다시 설사를 시켜 음이 거듭되었기〕 때문에 음기가 저절로 없어진 것이다. 하법을 많이 쓰면 망음이 된다는 것은 바로 이를 두고 한 말이다(『차사난지』).

下法宜愼

大凡攻擊之藥, 有病則病受之, 病邪輕而藥力重, 則胃氣受傷. 夫胃氣者, 淸純冲和之氣也, 惟與穀肉菜果相宜. 藥石皆是偏勝之氣, 雖蔘芪性亦偏, 況攻擊之藥乎[15]〔東垣〕.

15 『格致餘論』「病邪雖實胃氣傷者勿使攻擊論」(앞의 책, 21쪽).

하법을 쓸 때에는 신중해야 한다

일반적으로 공격하는 약은 병이 있을 때에는 병이 공격을 받지만, 병사病邪가 가벼운 것에 비해 약기운이 너무 강하면 위기胃氣가 〔공격을 받아〕 상하게 된다. 위기는 맑고 순수하며 잘 조화된 기氣이기 때문에 오직 곡식이나 고기, 채소와 과일 등과 잘 어울린다. 약은 모두 치우친 기를 가지고 있어 인삼이나 황기와 같은 약도 그 성질이 치우쳐 있는데 하물며 공격하는 약은 어떠하겠는가(『격치여론』).

大下後難禁

凡誤用大黃芒硝, 令人下利不禁, 理中湯 方見傷寒 加炒糯米烏梅東壁土, 救之〔入門〕[16].

16 『醫學入門』 外集 卷三 「傷寒用藥賦」 '汗吐下溫兼全'
(앞의 책, 291쪽).

심하게 설사시킨 뒤 설사가 멎지 않는 것

일반적으로 대황과 망초를 잘못 써서 설사가 멎지 않으면 이중탕(처방은 「상한문」에 있다)에 볶은 나미〔粟〕·오매·동벽토(동쪽 벽의 황토)를 더해서 치료한다(『의학입문』).

下藥

宜用全眞丸，神芎導水丸，導水丸，舟車丸，舟車神祐丸，三花神祐丸，大聖濬川散，搜風丸，四生丸，解毒丸，木香順氣丸，三黃解毒丸，開結枳實丸，通膈丸，宣毒丸，禹功散，靈寶丹 方見大便，大承氣湯，小承氣湯，調胃承氣湯，三一承氣湯，六一順氣湯 五方並見寒門.

全眞丸

治三焦壅滯，大小便不通，浮腫脹滿.[17]

黑牽牛子 炒[18]四兩生四兩，同硏，取頭末 四兩，大黃 泔浸三日，逐日換泔，取出切焙爲末 二[19]兩.

右皂角二兩[20]，去皮弦子，水一大椀，浸一宿，入蘿葍一兩切片，同熬至半椀，去滓，再熬至二盞，和丸梧子大，每服二三十丸，米飮下，不時以利爲度. 一名保安丸〔鉤玄〕[21].

○ 一方

黑牽牛 半生半炒，取頭末，大黃，枳殼，檳榔 各五錢.

水丸梧子大. 亦名全眞丸〔丹心〕[22].

17『衛生寶鑑』에는 主治가 "治五臟積熱. 洗滌腸垢，潤燥利澁，風毒攻疰，手足浮腫，或頑痺不仁，痰涎不利，涕唾稠粘，胸膈痞悶，腹脇脹滿，減食嗜臥，困倦無力. 凡所內傷，並宜服之"로 되어 있다.

18『衛生寶鑑』에는 '炒'가 '輕炒'로 되어 있다.

19『衛生寶鑑』에는 '二'가 '三'으로 되어 있다.

20『衛生寶鑑』에는 이 뒤에 '輕炒'가 더 있다.

21『衛生寶鑑』卷十二「咳嗽門」'全眞丸'(앞의 책, 162쪽). 문장에 들고남이 있다.

22『丹溪心法附餘』卷之十八 積門 八十三「積聚痞

설사시키는 약

전진환, 신궁도수환, 도수환, 주거환, 주거신우환, 삼화신우환, 대성준천산, 수풍환, 사생환, 해독환, 목향순기환, 삼황해독환, 개결지실환, 통격환, 선독환, 우공산, 영보단(처방은 「대변문」에 있다), 대승기탕, 소승기탕, 조위승기탕, 삼일승기탕, 육일순기탕(다섯 가지 처방 모두 「상한문」에 있다)을 쓴다.

전진환

삼초의 기氣가 꼭 막혀서 대변과 소변이 나오지 않고 몸이 부으면서 불러 오르는 것을 치료한다.

흑견우자(넉 냥은 살짝 볶고 넉 냥은 날것으로 쓰는데, 이 둘을 같이 갈아 두말한다) 넉 냥, 대황(쌀뜨물에 3일 동안 담가두는데, 매일 쌀뜨물을 갈아준다. 이것을 꺼내 썰어 약한 불에 말려 가루낸다) 두 냥.

조각(껍질과 시울을 버린다) 두 냥을 큰 사발로 한 사발의 물에 담아 하룻밤 담가두었다가 여기에 무 한 냥을 썰어 넣고 반 사발이 되게 졸인다. 찌꺼기를 버리고 다시 두 잔이 되게 졸인 다음 〔위의 약가루와 함께〕 오자대의 알약을 만들어 스물에서 서른 알씩 미음으로 먹는데, 아무 때나 설사할 때까지 먹는다. 보안환이라고도 한다(구현).

◯ 다른 처방

흑견우자(반은 날것으로 쓰고, 반은 볶아서 두말한다)·대황·지각·빈랑 각 닷 돈.

위의 약들을 물로 반죽하여 오자대의 알약을 만든다. 이것 역시 전진환이라고 한다(『단계심법부여』).

塊」'全眞丸'(앞의 책, 656쪽). 여기에서의 主治는 "治三焦氣壅, 結痞心胸, 大便不通, 傷寒下證, 已服承氣, 不利服此. 有立安, 隱而通"으로 되어 있고, 五十에서 七十丸씩 먹으라고 되어 있다.

導水丸

治一切濕熱鬱滯, 能宣通氣血.

黑丑 頭末, 滑石 各四兩, 大黃, 黃芩 各二兩.

右末, 水丸小豆大, 溫水下十丸至十五丸, 以利爲度. 一名藏用丸, 一名顯仁丸〔宣明〕[23]. ○加入法. 濕熱腰痛或久雨, 加甘遂. 遍身走注腫痛, 加白芥子. 熱毒腫痛久旱, 加朴硝. 氣血滯[24], 腸胃秘澁[25], 加郁李仁. 腰腿沈重, 加商陸[26]〔入門〕[27].

神芎導水丸

治勞瘵停濕, 二陽[28]病熱鬱.

黑丑 頭末, 滑石 各四兩, 大黃 二兩, 黃芩 一兩, 黃連, 川芎, 薄荷 各半兩.

製法服法同導水丸〔綱目〕[29].

23 『黃帝素問宣明論方』 卷四 熱門 「諸病總論」[熱論] '神芎丸'(앞의 책, 241쪽). 여기에는 主治가 "治一切熱證, 常服保養. 除痰飲, 消酒食, 淸頭目, 利咽膈, 能令遍身結滯宣通, 氣利而愈. 神强體健, 耐傷省病. 並婦人經病, 及産後血滯, 腰脚重痛, 小兒積熱, 驚風潮搐"으로 되어 있다.

24 『醫學入門』에는 이 뒤에 '關節不通'이라는 구절이 더 있다.

25 『醫學入門』에는 '秘澁'이 '乾燥'로 되어 있다.

26 『醫學入門』에는 '加商陸'이 '加樟柳根各一兩'으로 되어 있다.

27 『醫學入門』 外集 卷六 雜病用藥賦 「濕」 '導水丸'(앞의 책, 512쪽).

28 '二陽'은 陽明經, 곧 大腸과 胃의 두 經을 말한다.

29 『醫學綱目』 卷之四 陰陽臟腑部 「治虛實法」 '神芎導水丸'(앞의 책, 56쪽). 이 처방에 대한 樓英의 注

도수환

모든 습열이 몰려 막힌 것을 치료하는데, 기氣와 혈血을 잘 통하게 한다.

흑축(두말한다)·활석 각 넉 냥, 대황·황금 각 두 냥.

위의 약들을 가루내어 물로 반죽하여 소두대의 알약을 만들어 열에서 열다섯 알씩 따뜻한 물로 설사할 때까지 먹는다. 장용환이라고도 하고, 현인환이라고도 한다(『황제소문선명론방』). ◯ 가감법. 습열로 허리가 아프거나 혹은 장마 때에는 감수를 더 넣는다. 온몸의 여기저기 돌아다니며 붓고 아플 때에는 백개자를 더 넣는다. 열독熱毒으로 붓고 아프거나 오랜 가뭄일 때에는 박초를 더 넣는다. 기와 혈이 막히고 장위腸胃의 기가 〔건조해서〕 잘 돌지 않아 나가지 않으면 욱리인을 더 넣는다. 허리와 넓적다리가 무겁게 느껴질 때에는 상륙을 더 넣는다(『의학입문』).

신궁도수환

노채勞瘵와 습기가 정체되어 있는 것, 양명경에 열이 몰려 있는 것을 치료한다.

흑축(두말한다)·활석 각 넉 냥, 대황 두 냥, 황금 한 냥, 황련·천궁·박하 각 반 냥.

만드는 방법과 먹는 방법은 도수환과 같다(『의학강목』).

는 다음과 같다. "河間制治一切熱證, 其功不可盡述. 設或久病熱鬱, 無問瘦瘁老弱, 並一切證可下者, 始自十丸以爲度, 常服此藥, 除腸垢積滯, 不傷和氣, 推陳致新, 得利便快, 並無藥燥搔擾, 亦不困倦虛損, 遂病人心意. 或熱甚必急須下者, 使服四五十丸, 未效再服, 以意消息. 常服二三十丸, 不動臟腑, 有益無損. 或婦人血病下惡物, 加桂半兩. 病微者常服, 甚者取利, 因而結滯開通, 惡物自下也. 凡老弱虛人, 脾胃經虛, 風熱所鬱, 色黑齒槁, 身瘦焦痿黃, 或服甘熱過度成三消等病. 若熱甚於外則肢體躁擾, 病於內則神志躁動, 怫鬱不開, 變生諸症, 皆令服之. 惟臟腑滑泄者, 或里寒脈遲者, 或婦人經病, 產後血下不止, 及孕婦等, 不宜服."

舟車丸

治濕熱盛, 疎導二便.

黑丑 頭末 四兩, 大黃 二兩, 甘遂, 大戟, 芫花, 靑皮, 陳皮 各一兩, 木香 五錢.

右末, 水丸梧子大, 每五六十丸, 白湯下, 以快利爲度〔綱目〕.[30]

舟車神祐丸

主一切水濕盛病.[31]

黑丑 頭末 四兩, 大黃 二兩, 甘遂, 大戟, 芫花 並醋炒 各一兩, 靑皮, 陳皮, 木香, 檳榔 各半兩, 輕粉 一錢.

右末, 水丸, 服如上法〔綱目〕.[32]

30 『玉機微義』 卷十二 濕門 「攻下之劑」 '舟車丸'(앞의 책, 102쪽).

31 『醫學綱目』에는 主治가 '泄水濕'으로 되어 있다.

32 『醫學綱目』 卷之四 陰陽臟腑部 「治虛實法」 '舟車神祐丸'(앞의 책, 56쪽). 이 처방에 대한 樓英의 注는 다음과 같다. "河間依仲景十棗湯例, 制出此方, 主療一切水濕爲病. 戴人云, 十棗泄諸水之上藥, 所謂溫藥下者是已. 如中滿腹脹, 喘嗽淋閉, 水氣蠱腫, 留飮癖積, 氣血壅滯, 不得宣通, 風熱燥鬱, 肢體痲痺, 走注疼痛, 久新瘧痢等患, 婦人經病帶下, 皆令按法治之, 病去如掃, 故賈同知稱爲神仙之奇藥也. 緣此方河間所定, 初服五丸, 日三服. 加至快利後却常服, 以病去爲度. 設病愈後, 平人能常服保養, 宣通氣血, 消運飮食. 若病痞悶極甚者, 便多服反煩滿不開, 轉加痛悶, 宜初服二丸, 每服加二丸, 加至快利爲度, 以意消息. 小兒丸如麻子大, 隨強弱增損, 三四歲者三五丸, 依前法如減. 至戴人, 變爲神芎丸, 神秘不傳. 然每令病人夜臥, 先服百余粒, 繼以浚川等藥投之,

주거환

습열이 왕성한 것을 치료하며, 대소변을 잘 통하게 하여 내보낸다.

흑축(두말한다) 넉 냥, 대황 두 냥, 감수·대극·원화·청피·진피 각 한 냥, 목향 닷 돈.

위의 약들을 가루내어 물로 반죽하여 오자대의 알약을 만들어 쉰에서 예순 알씩 끓인 물로 시원하게 설사할 때까지 먹는다(강목).

주거신우환

수습水濕이 지나쳐서 생긴 모든 병을 주치한다.

흑축(두말한다) 넉 냥, 대황 두 냥, 감수·대극·원화(모두 식초에 축여 볶는다) 각 한 냥, 청피·진피·목향·빈랑 각 반 냥, 경분 한 돈.

위의 약들을 가루내어 물로 반죽하여 알약을 만들어 주거환과 같은 방법으로 먹는다(『의학강목』).

五更當下. 種種病出, 投下少末, 再服和膈藥, 須以利爲度. 有五日一下者, 三日一下者. 病輕者可一二度止, 重者五六度方愈. 是擒縱卷舒之妙, 臨證制宜, 非言可諭. 觀其藥雖峻急, 認病的確, 自非老手諳練有大負荷者, 焉敢見諸行事. 予每親制, 用之若符節然. 又隨人強弱, 當依河間漸次進服. 強實之人, 依戴人治法行之, 神效可驗."

三花神祐丸

治一切水濕腫滿.[33]

黑丑 頭末 二兩, 大黃 一兩, 芫花,[34] 甘遂, 大戟 各五錢, 輕粉 一錢.

右末, 水丸小豆大. 初服五丸, 每服加五丸, 以溫水下〔宣明〕.[35]

大聖濬川散

治一切水濕, 又下諸積之聖藥.

黑丑 頭末, 大黃 煨, 郁李仁 各一兩, 芒硝 三錢半, 木香 三錢, 甘遂 半錢.

右末, 水丸梧子大, 每服十丸至十五丸〔綱目〕.[36]

33 『黃帝素問宣明論方』에는 主治가 "治中滿腹脹, 喘嗽淋悶, 一切水濕腫滿, 濕熱腸垢沈積變生疾病, 久病不已, 黃瘦困倦氣血壅滯不得宣通, 或風熱燥鬱肢體麻痺, 走注疼痛, 風痰涎嗽, 頭目旋運, 瘧疾不已, 癥瘕積聚堅滿痞悶, 酒積食積, 一切痰飮嘔逆及婦人經病不快, 帶下淋瀝無問赤白, 並男子婦人傷寒濕熱腹滿實痛, 久新瘦弱俗不能別辨, 或汎常只爲轉動之藥, 兼瀉久新腰痛並一切下痢, 及小兒驚疳積熱乳癖滿, 並宜服之"로 되어 있다.

34 『黃帝素問宣明論方』에서는 '醋拌濕, 炒'하라고 하였다.

35 『黃帝素問宣明論方』 卷八 「水濕門」 '三花神祐丸'(앞의 책, 273-274쪽). 『黃帝素問宣明論方』에는 이 뒤에 '每日三服, 加至快利, 利後卻常服, 病去爲度. 設病愈後, 老弱虛人平人常服, 保養宣通氣血, 消進酒食. 病癖悶極甚者便多服, 則頓攻不開, 轉加痛悶, 則初服兩丸, 每服加兩丸, 至快利爲度, 以意消息'이라는 구절이 더 있다.

36 『醫學綱目』 卷之四 陰陽臟腑部 「治虛實法」 '大聖浚川散'(앞의 책, 56쪽). 이 처방에 대한 樓英의 注는 다음과 같다. "評曰, 此下諸積之聖藥也. 諸濕爲土, 火熱能生濕土, 故夏熱, 則萬物濕潤. 秋凉, 則濕

삼화신우환

수습水濕으로 그득하게 불러 오르는 모든 병을 치료한다.

흑축(두말한다) 두 냥, 대황 한 냥, 원화·감수·대극 각 닷 돈, 경분 한 돈.

위의 약들을 가루내어 물로 반죽하여 소두대의 알약을 만든다. 처음에는 다섯 알을 먹고 먹을 때마다 다섯 알씩 늘려 먹는데 따뜻한 물로 먹는다(『황제소문선명론방』).

대성준천산

모든 수습水濕을 치료하고, 쌓인 것〔적積〕들을 쏟아내는 매우 좋은 약이다.

흑축(두말한다)·대황(잿불에 묻어 굽는다)·욱리인 각 한 냥, 망초 서 돈 반, 목향 서 돈, 감수 반 돈.

위의 약들을 가루내어 물로 반죽하여 오자대의 알약을 만들어 열에서 열다섯 알씩 먹는다(『의학강목』).

復燥乾. 濕病本不自生, 因於火熱怫鬱, 水液不能宣通, 停滯而生水濕也. 凡病濕者多自熱生, 而熱氣多爲兼病. 內經云, 明知標本, 正行無間者是也. 夫濕在上者, 目黃而面浮. 在下者, 股膝腫厥. 在中者, 肢滿痞膈痿逆. 在陽不去者, 久則化氣. 在陰不去者, 久則成形. 世俗不詳內經所言留者攻之, 但執補燥之劑, 怫鬱轉加, 而病愈甚也. 法當求病之所在而爲施治, 瀉實補虛, 除邪養正, 以平爲期而已. 又嘗考戴人治法, 假如肝木乘脾土, 此土不勝木也. 不勝之氣, 尋救於子. 己土能生庚金, 庚爲大腸, 味辛者爲金, 故大加生薑, 使伐肝木. 然不開脾土, 無由行也, 遂以舟車丸先通閉塞之路, 是先瀉其所不勝, 後以薑汁調浚川散大下之, 是瀉其所勝也. 戴人每言導水丸必用禹功散繼之, 舟車丸必以浚川散隨後, 如寒疝氣發動, 腰脚胯急痛者, 亦當下之, 以瀉其寒水. 世俗暗於治體, 一概鹵莽, 有當下而非其藥, 終致委頓而已. 豈知巴豆可以下寒, 甘遂, 芫花可以下濕, 大黃, 芒硝可以下燥, 如是分經下藥, 兼食療之, 非守一方求其備也. 故戴人曰, 養生與攻痾本自不同, 今人以補劑療病, 宜乎不效, 是難言也."

搜風丸

治風熱, 大小便結滯.[37]

黑丑 頭末 四兩, 滑石, 大黃, 黃芩, 蛤粉, 天南星 各二兩, 乾薑, 白礬, 生半夏,[38] 寒水石 各一兩, 人蔘, 茯苓, 薄荷 各五錢, 藿香 二錢.

右末, 水丸小頭大, 每十丸至二十丸, 薑湯下〔河間〕.[39]

四生丸

治一切積熱及痰熱.[40]

黑丑 頭末, 大黃, 皂角 各二兩, 朴硝 五錢.

右末, 水丸梧子大, 白湯下三十丸〔宣明〕.[41]

解毒丸

治一切熱毒, 癰腫瘡瘍, 咬牙驚悸.

大黃, 黃芩, 黃連, 梔子, 滑石, 黑丑 頭末 各五錢.

右末, 水丸梧子大溫水下三四十丸〔宣明〕.[42]

37 『黃帝素問宣明論方』에는 主治가 "治邪氣上逆, 以致上實下虛, 風熱上攻, 眼目昏, 耳鳴鼻塞, 頭痛眩運, 躁熱上壅, 痰逆涎嗽, 心腹痞痛, 大小便結滯, 清利頭面, 鼻聰耳鳴, 宣通血氣"로 되어 있다.

38 『黃帝素問宣明論方』에는 '生半夏'가 '半夏'로 되어 있다.

39 『黃帝素問宣明論方』 卷三 「風門」 '搜風丸'(앞의 책, 234쪽). 여기에는 처방 구성 약물의 용량이 다음과 같이 되어 있다. "人蔘茯苓天南星各半兩, 藿香葉一分, 乾生薑白礬生各一兩, 蛤粉二兩, 寒水石一兩, 大黃黃芩各一兩, 牽牛四兩, 薄荷葉半兩, 滑石四兩, 半夏四兩."

수풍환

풍열風熱로 대소변이 뭉치고 막힌 것을 치료한다.

흑축(두말한다) 넉 냥, 활석·대황·황금·합분·천남성 각 두 냥, 건강·백반·생반하·한수석 각 한 냥, 인삼·백복령·박하 각 닷 돈, 곽향 두 돈.

위의 약들을 가루내어 물로 반죽하여 소두대의 알약을 만들어 열에서 스무 알씩 생강 달인 물로 먹는다(『황제소문선명론방』).

사생환

모든 적열積熱과 담열痰熱을 치료한다.

흑축(두말한다)·대황·조각 각 두 냥, 박초 닷 돈.

위의 약들을 가루내어 물로 반죽하여 오자대의 알약을 만들어 서른 알씩 끓인 물로 먹는다(『황제소문선명론방』).

해독환

모든 열독과 옹종癰腫, 창양瘡瘍, 교아咬牙, 경계驚悸를 치료한다.

대황·황금·황련·치자·활석·흑축(두말한다) 각 닷 돈.

위의 약들을 가루내어 물로 반죽하여 오자대의 알약을 만들어 서른에서 마흔 알씩 따뜻한 물로 먹는다(선명).

40 『黃帝素問宣明論方』에는 主治가 "治一切熱疾. 常服潤飢膚, 諸熱證皆可服"으로 되어 있다.

41 『黃帝素問宣明論方』 卷四 「熱門」 '輭金丸'(앞의 책, 245-246쪽). 여기에는 처방 명이 '輭金丸'으로 되어 있고, '自十丸服至三十丸, 食後'에 복용하라고 하였다.

42 『普濟方』 卷二八六 癰疽門 「諸癰」(앞의 책, 2,461쪽). 여기에는 主治가 "治中外諸邪, 毒癰腫瘡, 筋脈拘攣, 浸汗咬牙, 一切驚悸熱毒"으로 되어 있고, 구성은 "大黃黃連梔子黃芩各五錢, 牽牛滑石各一兩"으로 되어 있다.

木香順氣丸

治濕熱, 通利二便.

大黃 三兩, 黑丑 頭末, 生一兩熟[43]一兩, 靑皮, 檳榔 各一兩, 木香 五錢.

右爲末, 每藥末四兩, 加神麴一兩三錢, 蜜丸梧子大, 溫水下四五十丸〔拔粹〕[44].

三黃解毒丸

黑丑 頭末 四兩, 滑石 三兩[45], 大黃, 黃芩, 黃連, 梔子 各二兩.

劑法服法同解毒丸〔回春〕[46].

開結枳實丸

宣導凝結, 消化痰飮, 升降滯氣, 通行三焦, 滋榮心肺, 灌漑肝腎[47], 補助脾胃, 轉行百脈.

黑丑 頭末 二兩, 皂角, 旋覆花 各一兩, 枳實, 白朮, 半夏, 南星 炮, 苦葶藶 炒, 白礬 焙, 大黃, 靑皮, 木香 各五錢.

右末, 薑汁糊和丸梧子大, 薑湯下, 三四十丸〔十三方〕[48].

43 '熟'이 酒蒸한 것을 가리키는지 아니면 微炒한 것을 가리키는지 분명하지 않다. 보통은 炒法을 쓴다. 酒蒸하여 쓰는 법에 대해 『雷公炮炙論』 下卷 「草金零」에서는 "凡用晒乾, 却入水中淘, 浮者去之, 取沈者晒乾, 拌酒蒸, 從巳至未, 晒乾. 臨用舂去黑皮用"이라고 하였다. 草金零은 牽牛子를 말한다.

44 이 처방은 『袖珍方』 卷二에 처음 나온다(『中醫方劑大辭典』 第二册, 276쪽). 諸氣를 다스린다고 하였다.

45 『萬病回春』에는 '三兩'이 '四兩'으로 되어 있다.

목향순기환

습열을 치료하며, 대소변을 잘 나가게 한다.

대황 석 냥, 흑축(두말한다) 두 냥(한 냥은 날것, 한 냥은 익힌 것), 청피·빈랑 각 한 냥, 목향 닷 돈.

위의 약들을 가루내어 약가루 넉 냥에 신곡 한 냥 서 돈을 넣고 꿀로 반죽하여 오자대의 알약을 만들어 마흔에서 쉰 알씩 따뜻한 물로 먹는다(발수).

삼황해독환

흑축(두말한다) 넉 냥, 활석 석 냥, 대황·황금·황련·치자 각 두 냥.

만드는 방법과 먹는 방법은 해독환과 같다(『만병회춘』).

개결지실환

엉겨 뭉친 것을 잘 끌어내고 담음痰飮을 삭이며, 막힌 기를 오르내리게 하여 삼초가 잘 통해 돌게 하고, 심장과 폐肺의 기를 보태주고 간肝과 신장의 기가 제 길로 흘러 들어가게 하며, 비脾와 위胃의 기를 더해 도와주어 모든 맥이 잘 돌게 한다.

흑축(두말한다) 두 냥, 조각·선복화 각 한 냥, 지실·백출·반하·남성(싸서 굽는다)·고정력(볶는다)·백반(약한 불에 말린다)·대황·청피·목향 각 닷 돈.

위의 약들을 가루내어 생강즙으로 쑨 밀가루 풀로 반죽하여 오자대의 알약을 만들어 서른에서 마흔 알씩 생강 달인 물로 먹는다(십삼방).

46 『萬病回春』 卷二 「火證」 '三黃解毒湯'(앞의 책, 97쪽). 이 처방은 『普濟方』 卷二八六 癰疽門 「諸癰」에 나오는 '解毒丸'의 異名이다.

47 『御藥院方』에는 '灌漑肝腎' 뒤에 '補助脾元行血脈, 去風結惡氣, 流暢大小腸. 專主中痞痰逆, 惡心嘔噦, 膈實酒醒不解, 宿兩脇膨悶, 咽嗌不利, 上氣咳嗽等'이라는 구절이 더 있다.

48 『御藥院方』 卷四 「開結枳實丸」(앞의 책, 81쪽). 여기에는 皂角이 一兩, 木香이 二錢으로 되어 있다.

通膈丸

下濕熱, 通利二便.

黑丑 頭末, 大黃, 木通 各等分.

右爲末, 水丸黍米大,[49] 每服三五十丸〔雲岐〕.[50]

宣毒丸

治同上.

黑丑 頭末 四兩, 大黃 煨 二兩, 靑皮, 陳皮, 蒼朮, 當歸 各一兩.

右爲末, 煮蘿葍研和丸梧子大, 溫水下五十丸〔綱目〕.[51]

禹功散

治寒疝.

黑丑 頭末 一錢, 茴香 二錢半, 加木香 一錢.

右末, 每二錢, 薑湯調下〔醫鑑〕.[52]

49 『海藏斑論萃英』에는 '水丸黍米大'가 '滴水爲丸如粟粒大'로 되어 있다.

50 『海藏斑論萃英』 瘡疹標本 '通膈丸', 盛增秀 主編, 『王好古醫學全集』(中國中醫藥出版社, 2004 所收, 166쪽). 『證治準繩』 卷八十四에서는 "利上下氣血藥也"라고 하였다.

51 이 처방은 『袖珍方』 卷三에 처음 나온다(『中醫方劑大辭典』 第七册, 1,014쪽). 主治가 '治積聚'로 되어 있다. 臨臥服하고 다음 날 粥으로 補하라고 하였다.

52 『古今醫鑑』 卷十 「癩疝」 方 '禹功散'(앞의 책, 261쪽).

통격환

습열을 빼내고 대소변을 잘 나가게 한다.

흑축(두말한다)·대황·목통 각 같은 양.

위의 약들을 가루내어 물로 반죽하여 서미대의 알약을 만들어 서른에서 쉰 알씩 먹는다(운기).

선독환

통격환과 같은 증상을 치료한다.

흑축(두말한다) 넉 냥, 대황(잿불에 묻어 굽는다) 두 냥, 청피·진피·창출·당귀 각 한 냥.

위의 약들을 가루내어 삶은 무를 간 것에 넣고 반죽하여 오자대의 알약을 만들어 쉰 알씩 따뜻한 물로 먹는다(강목).

우공산

한산寒疝을 치료한다.

흑축(두말한다) 한 돈, 소회향 두 돈 반, 목향 한 돈.

위의 약들을 가루내어 두 돈씩 생강 달인 물에 타서 먹는다(『고금의감』).

單方

凡十四種.

大麻仁

治腸胃結熱, 通利大小便. 擣取汁, 煮作粥[53]服之〔本草〕[54].

脂麻油

潤腸胃, 通利大小腸, 下熱結. 空心飮一二合, 大府[55]卽通〔本草〕[56].

桃花萼

破積聚, 利大小便. 花落時取萼, 和麪作燒餠, 食之〔本草〕[57].

千金子

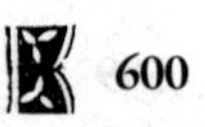

一名續隨子, 利大小腸. 爲末飮調一二錢, 或作丸服〔本草〕[58].

53 『食醫心鏡』에서는 죽을 쑤는 법에 대해 "麻子半升碎, 水硏濾取汁, 米二合, 以麻子汁煮作稀粥"이라고 하였다.

54 『證類本草』 卷二十四 米穀部上品總七種「麻蕡」(政和本 459-460쪽, 四庫本 986-987쪽). 문장을 재구성하였다.

55 '大府'는 大腸을 말한다(『동의학사전』).

56 『證類本草』 卷二十四 米穀部上品總七種「胡麻油」(政和本 460-461쪽, 四庫本 988-989쪽). 문장을 재구성하였다.

57 '桃花'는 『證類本草』 卷四 玉石部中品總八十七種에 그 항목이 나오지만 본문의 내용은 없다.

단방

모두 열네 가지이다.

대마인(삼씨)

장腸과 위胃의 뭉친 열을 다스려 대소변을 잘 나가게 한다. 찧어서 즙을 내어 죽을 쑤어 먹는다(『증류본초』).

지마유(참기름)

장腸과 위胃를 촉촉하게 적셔주어 대장과 소장의 기를 매끄럽게 통하게 하며, 열이 뭉친 것을 쏟아낸다. 빈속에 한두 홉씩 먹으면 대장이 바로 뚫린다(『증류본초』).

도화악(복숭아꽃 꽃받침)

적취積聚를 깨뜨리고 대소변을 잘 나가게 한다. 꽃이 질 때 꽃받침을 따서 밀가루로 반죽한 다음 떡을 만들어 불에 구워 먹는다(본초).

천금자

속수자라고도 하는데, 대장과 소장의 기를 잘 돌게 한다. 가루내어 한두 돈씩 물에 타서 먹거나 알약을 만들어 먹는다(『증류본초』).

58 『證類本草』 卷十一 草部下品之下總一百五種 「續隨子」(政和本 253-254쪽, 四庫本 542쪽).

大黃

通利水穀，蕩滌腸胃．剉取五錢，水煎服，或作丸服之亦可〔本草〕[59].

黑牽牛子

黑者主水，白者主氣．取頭末二錢，卽下利，作丸服亦良〔本草〕[60].

檳榔

宣利藏府壅滯氣．細研爲末，每二錢，蜜水調下〔本草〕[61].

甘遂

破積聚，利水穀道．爲末，調飮服，或作丸服〔本草〕[62].

大戟

破癥結，利大小腸．或剉三錢，水煎服，或作丸作散服〔本草〕[63].

59 『證類本草』 卷十 草部下品之上總六十二種「大黃」(政和本 225쪽, 四庫本 474쪽).

60 『證類本草』 卷十一 草部下品之下總一百五種「牽牛子」(政和本 225쪽, 四庫本 474쪽). '黑者主水, 白者主氣'라는 문장은 『證類本草』에 없다.

61 『證類本草』 卷十三 木部中品總九十二種「檳榔」(政和本 297쪽, 四庫本 639쪽).

62 『證類本草』 卷十 草部下品之上總六十二種「甘遂」

대황

음식물을 매끄럽게 잘 통하게 하고 장腸과 위胃를 씻어낸다. 닷 돈씩 썰어 물에 달여 먹거나 알약을 만들어 먹어도 좋다(『증류본초』).

흑견우자(검은 나팔꽃의 씨)

검은 것은 수水를 주관하고, 흰 것은 기氣를 주관한다. 〔검은 것을〕 두말하여 두 돈씩 먹으면 곧바로 설사가 난다. 알약을 만들어 먹어도 좋다(『증류본초』).

빈랑

장부의 꼭 막힌 기氣를 잘 돌게 한다. 곱게 가루내어 두 돈씩 꿀물에 타서 먹는다(『증류본초』).

감수

적취積聚를 깨뜨리고 대소변을 잘 나가게 한다. 가루내어 물에 타서 먹거나 알약을 만들어 먹는다(『증류본초』).

대극

징결癥結을 깨뜨리고 대장과 소장의 기를 잘 돌게 한다. 서 돈씩 썰어 물에 달여 먹거나 알약을 만들거나 가루약을 만들어 먹는다(『증류본초』).

(政和本 232쪽, 四庫本 492쪽).

63 『證類本草』 卷十 草部下品之上總六十二種「大戟」(政和本 234쪽, 四庫本 497쪽).

芫花

利五藏, 通水道. 水煎服, 或末服丸服並佳〔本草〕.[64]

郁李仁

通泄五藏, 治關格不通. 爲末飮調二錢服, 或丸服亦佳〔本草〕.[65]

芒硝

破積聚, 利大小便. 溫湯和服一二錢, 或入丸散服〔本草〕.[66]

巴豆

去胃中寒積, 利水穀道. 去皮油爲末, 入丸散用之〔本草〕.[67]

商陸

通利大小腸, 瀉十水腫. 取白色者, 末服或丸服良〔本草〕.[68]

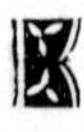
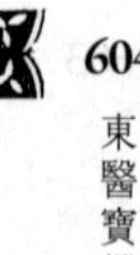

東醫寶鑑 雜病篇 卷之一 終

64 『證類本草』 卷十四 木部下品總九十九種「芫花」(政和本 337쪽, 四庫本 734쪽).

65 『證類本草』 卷十四 木部下品總九十九種「郁李仁」(政和本 322쪽, 四庫本 700쪽).

66 『證類本草』 卷三 玉石部上品總七十三種「芒硝」(政和本 65쪽, 四庫本 98쪽).

67 『證類本草』 卷十四 木部下品總九十九種「巴豆」(政和本 316쪽, 四庫本 685쪽).

원화(팥꽃나무의 꽃봉오리)

오장의 기를 잘 돌게 하고 소변을 잘 나오게 한다. 물에 달여 먹거나 가루내어 먹거나 알약으로 먹어도 다 좋다(『증류본초』).

욱리인(이스라지의 씨)

오장의 기를 잘 통하게 하여 쏟아내며, 관격關格으로 막힌 것을 다스린다. 가루내어 두 돈씩 물에 타서 먹거나 알약을 만들어 먹어도 좋다(『증류본초』).

망초

적취積聚를 깨뜨리고 대소변을 잘 나가게 한다. 한두 돈씩 끓인 물에 따뜻할 때 타서 먹거나 알약이나 가루약에 섞어 먹는다(『증류본초』).

파두

위胃 속의 한적寒積을 없애고 대소변을 잘 나가게 한다. 껍질과 기름을 짜버린 뒤 가루내어 알약이나 가루약에 섞어서 쓴다(『증류본초』).

상륙(자리공 뿌리)

대장과 소장의 기를 잘 통하게 하고 열 가지 수종水腫을 쏟아낸다. 흰 뿌리를 캐서 가루내어 먹거나 알약을 만들어 먹으면 좋다(『증류본초』).

동의보감 잡병편 제일권 끝

68 『證類本草』 卷十一 草部下品之下總一百五種「商陸」(政和本 241쪽, 四庫本 510쪽).

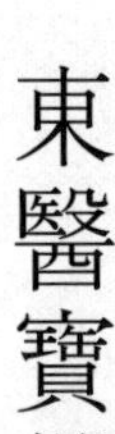

雜病篇

卷之二

동의보감 잡병편 제이권

御醫忠勤貞亮扈聖功臣 崇祿大夫 陽平君 臣 許浚 奉教撰

어의 충근정량호성공신 숭록대부 양평군 신하 허준이 하교를 받들어 짓다.

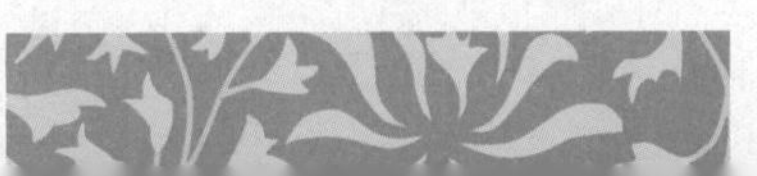

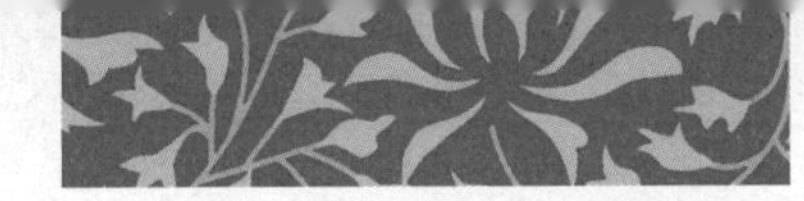

雜病篇

風

풍

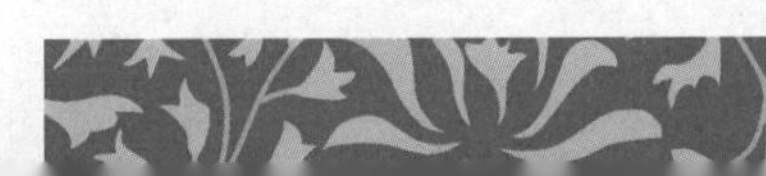

中風微漸

○ 凡人初[1]覺食指[2]次指麻木不仁，或不用者，三年內必中風之候也，宜先服愈風湯，天麻丸 方並見下 各一兩料，此治之先〔丹心〕[3]. ○ 聖人治未病之病，知未來之疾，此其良也. 其中風者，必有先兆之證，覺大母指次指及麻木不仁，或手足少力，或肌肉微掣者，此先兆也，三年內必有大風，宜調其榮衛，先服[4]愈風湯天麻丸，或[5]加減防風通聖散 方見下，可以預防〔丹心〕[6]. ○ 竹瀝枳朮丸 方見痰飮，與搜風順氣丸[7] 方見大便 相間服之，亦可預防〔醫鑑〕[8]. ○ 凡人手足漸覺不隨，或臂膊及髀股指節麻痺不仁，或口眼喎斜，言語蹇澁，或胸膈迷悶，吐痰相續，或六脈浮[9]滑而虛軟無力，雖未致於倒仆，其爲中風暈厥之候，可指日而定矣，早當從丹溪之法調治之〔正傳〕[10]. ○ 初覺風氣，便服愈風湯及天麻丸，相爲表裏，乃治未病之聖藥也〔易老〕[11].

1 『丹溪心法附餘』에는 '初'가 없다.

2 『丹溪心法附餘』에는 '食指'가 '大拇指'(엄지손가락)로 되어 있다. 이를 '食指次指'로 인용한 것은 『醫學綱目』이지만 『仁齋直指』와 『素門病機氣宜保命集』 등에도 '食指'가 '大拇指'로 되어 있고, 『衛生寶鑑』 등 이 구절을 인용한 대부분의 의서에도 '大指'로 되어 있다. 그 뒤의 『醫學正傳』에서는 그냥 '指節'이라고 하였으며(『醫學正傳』 卷之一 中風 『論』), 어느 손가락인지 밝히지 않고 '手指'라고 한 의서도 많다. '次指'는 그다음 손가락이 아니라 둘째 손가락인 검지를 가리킨다.

3 『丹溪心法附餘』 卷之一 外感門上 「中風一」 豫防中風 '附諸賢論'(앞의 책, 80쪽). 『仁齋直指』 卷三 諸風 「附預防中風, 出乾坤生意」(앞의 책, 64쪽). "夫聖人治未病之病, 知未來之疾, 此其良也. 其中風者, 必有先兆之證, 覺大拇指及次指麻木不仁, 或手足少力, 或肌肉微掣者, 此先兆也. 三年內必有大風之至. 經云, 急則治其標, 緩則治其本, 宜調其榮衛, 先服八風散愈風湯天麻丸各一料爲效, 宜常服加減防." 『仁齋直指』에서 인용한 '乾坤生意'는 朱權의 醫書이다. 朱權, 『乾坤生意』 「預防中風」, 601쪽(葉明花·蔣力生 輯著, 『朱權醫學全書』, 中國古籍出版社, 2016 所收). 『衛生寶鑑』 卷七 中風門 「中風見證」(앞의 책, 80쪽)과 『素門病機氣宜保命集』 卷中 「中風論第十」(앞의 책, 424쪽), 『醫學綱目』 卷之十 肝膽部 中風 「中深半身不收舌難言」(앞의 책, 169쪽) 등에도 같은 내용

중풍에는 조짐이 있다

◯ 일반적으로 〔엄지와〕 둘째 손가락의 감각이 둔해지거나 잘 쓰지 못한다는 것을 처음 느끼게 되면 3년 이내에 반드시 중풍이 올 조짐이니 미리 유풍탕과 천마환(처방은 모두 뒤에 있다)을 각 한두 제씩 복용한다. 이것이 미리 풍風을 다스리는 법이다(『단계심법부여』). ◯ 성인聖人은 병들기 전에 다스리고 아직 생기지 않은 병을 미리 안다고 하였는데, 이것이 바로 성인의 뛰어난 점이다. 중풍을 맞는 사람에게는 반드시 전조 증상이 있는데, 엄지손가락과 검지손가락에 감각이 없고 잘 움직이지 않는 것을 느끼거나 혹은 손발에 힘이 없거나 근육이 약간 땅기는 것을 느끼면 이것이 바로 그 조짐이다. 이렇게 되면 3년 이내에 반드시 큰 풍이 올 것이므로 영기榮氣와 위기衛氣를 조절해야 하니 먼저 유풍탕이나 천마환 또는 가감방풍통성산(처방은 뒤에 있다)을 복용하면 중풍을 미리 예방할 수 있다(『단계심법부여』). ◯ 죽력지출환(처방은 「담음문」에 있다)과 수풍순기환(처방은 「대변문」에 있다)을 번갈아 복용하여도 예방할 수 있다(『고금의감』). ◯ 일반적으로 손발을 점차 제대로 놀리지 못한다고 느끼거나 팔과 넓적다리, 손가락 마디 등의 감각이 둔해지거나 입과 눈이 돌아가거나 말을 더듬거나 가슴이 답답하고 담을 계속 토하거나 육부의 맥이 부활浮滑하면서 허연虛軟하고 힘이 없으면 비록 당장 쓰러지지는 않는다고 하여도 중풍 훈궐暈厥이 될 징후이므로 머지않아 틀림없이 쓰러질 것이니 미리 주진형朱震亨의 방법대로 다스려야 한다(『의학정전』). ◯ 처음 풍의 기운을 느끼면 곧바로 유풍탕과 천마환을 복용해야 하는데, 이 두 처방은 서로 표리表裏를 이루고 있어서 병들기 전에 치료하는 매우 좋은 약이다(역로).

이 나온다.

4 『丹溪心法附餘』에는 이 뒤에 '八風散'이 더 있다.

5 『丹溪心法附餘』에는 '或'이 '宜常服'으로 되어 있다.

6 『丹溪心法附餘』 卷之一 外感門上 「中風一」 豫防中風 '附諸賢論'(앞의 책, 80쪽). 『素問病機氣宜保命集』(卷中 「中風論第十」, 424쪽)에도 인용되어 있는데 문장에 들고남이 있다.

7 「大便門」에 있는 처방 명은 '踈風順氣元'이다. '搜風順氣丸'은 『奇效良方』에 나온다. "治風濕氣, 口眼喎斜, 大便結澁. 人蔘一兩半, 麻子仁柏子仁大黃各一兩, 皂角(不去皮, 生用)二兩, 黑牽牛(末)一兩, 威靈仙二兩, 朴硝半兩. 右爲細末, 面糊爲丸, 如梧桐子大. 每服五六十丸, 溫酒下(『奇效良方』 卷之二 '搜風順氣丸', 33쪽)."

8 『古今醫鑑』 卷二 中風 「方」(앞의 책, 50쪽). 문장에 들고남이 있다. "宜予服愈風湯天麻丸各一料, 此聖人不治已病治未病也, 或先服竹瀝枳朮丸及搜風順氣丸, 何中風之有."

9 『醫學正傳』에는 '浮'가 '活'로 되어 있다.

10 『醫學正傳』 卷之一 「醫學或問」 中風 論(앞의 책, 29-30쪽).

11 『醫學綱目』 卷之十 肝膽部 中風 「中深半身不收舌難言」 '羌活愈風湯'(앞의 책, 169쪽).

調治預防

○ 左半身不遂, 左手脈不足者, 以四物湯 方見血門 爲主治. ○ 右半身不遂, 右手脈不足者, 以四君子湯 方見氣門 爲主治. ○ 痰盛者, 二陳導痰等湯 方見痰飮 兼用之. ○ 氣血兩虛而挾痰者, 八物湯 方見虛勞 加南星半夏枳實竹瀝薑汁之類. ○ 若眞元漸復, 痰飮漸消, 或覺風邪未退者, 仍以羌活愈風湯, 防風通聖散, 加減調治而安〔正傳〕[12]. ○ 更加灸法尤好.

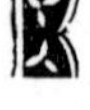

12 『醫學正傳』 卷之一 「醫學或問」 中風 論(앞의 책, 30쪽).

중풍을 다스리거나 미리 막는 방법

◯ 몸의 왼쪽을 쓰지 못하거나 왼손의 맥이 부족하면 사물탕(처방은 「혈문」에 있다)으로 주치한다. ◯ 몸의 오른쪽을 쓰지 못하거나 오른손의 맥이 부족하면 사군자탕(처방은 「기문」에 있다)으로 주치한다. ◯ 담이 많으면 이진탕과 도담탕(처방은 「담음문」에 있다) 등을 같이 복용한다. ◯ 기혈氣血이 모두 허하면서 담을 끼고 있으면 팔물탕(처방은 「허로문」에 있다)에 남성·반하·지실·죽력·생강즙 등을 더하여 쓴다. ◯ 원기가 점차 회복되고 담이 차츰 줄어들고 있지만 아직 풍사風邪가 남아 있을 때에는 강활유풍탕이나 방풍통성산을 가감하여 다스리면 낫는다(『의학정전』). ◯ 이어서 뜸을 더 떠주면 더욱 좋다.

熱生風

○凡濕生痰，痰生熱，熱生風〔丹心〕[13]．○風病多因熱甚，俗云風者，言末而忘其本也．非謂肝木之風實甚而卒中之，亦非外中於風．良由將息失宜而心火暴盛，腎水虛衰不能制之，則陰虛陽實而熱氣怫鬱，心神昏冒，筋骨不用，而卒倒無所知也．多因五志 喜怒思悲恐 過極而卒中者，由五志過極，皆爲熱甚故也〔河間〕[14]．○熱者，風之體[15]也．風生於熱，以熱爲本，而風爲標也．凡有風者，卽風熱病也〔河間〕[16]．○鄕里有人，忽覺心腹中熱甚，服治風藥而愈．後到夷陵，見一太守，夏月忽患熱甚不免，以水灑地，設簟[17]臥其上，令人扇之，次日急中風，數日而殂[18]．及到澧陽，見一老婦，夏中亦患熱，夜出臥廳上，次日中風．其子煎飮小續命湯，更召醫調治，數日而愈．始知人之中風，心腹中多大熱而後作也．熱生風信哉〔資生〕[19]．

13 『丹溪心法』 卷一 「中風一」(앞의 책, 200쪽). "案內經以下, 皆謂外中風邪. 然地有南北之殊, 不可一途而論. 惟劉守眞作將息失宜, 水不能制火, 極是. 由今言之, 西北二方, 亦有眞爲風所中者, 但極少爾. 東南之人, 多是濕土生痰, 痰生熱, 熱生風也."

14 『素問玄機原病式』 六氣爲病 「濕類」(앞의 책, 370쪽).

15 '體'는 用과 짝이 되어 쓰인 것으로, 보통 本體 또는 본질이라고 하지만 본체나 본질은 현상(phenomenon)에 대응하는 말로 이 개념들은 감성에 의한 것이 아니라 이성에 의해 파악된 것(플라톤의 경우 이데아)이거나 대상으로서 시각적으로 관찰되어 다시 관념에 의해 조작된 것(칸트의 경우)이다. 이 개념들에는 질적 규정이 없고 가치가 개입되지 않는 것이어서 體用論에 적용하기에는 적절하지 않다. 體用의 관계는 말 그대로 몸뚱이와 그 몸뚱이가 움직이는 또는 움직여야 하는 운동과의 관계를 말한다. 현상과 본질의 관계가 아닌 것이다. 體用論은 陰陽論을 운동의 관점에서 보기 위한 개념이다. 곧 음양[體]의 운동[用]을 말하는 것이지 본질[體]이 드러난 것[用]이 아니라는 말이다. 그래서 예를 들면 어떤 몸뚱이[體]가 陰이라고 하면 그 움직임, 곧 用은 陽이 된다(또는 되어야 한다). 熱이 風의 體라고 하는 말은 열의 운동이 곧 풍이라는 말이다.

열은 풍을 만든다

◯ 일반적으로 습濕은 담痰을 만들고, 담은 열熱을 만들며 열은 풍風을 만든다(『단계심법』). ◯ 풍병風病은 대개 열이 심해서 생기는 것인데, 보통 사람들이 말하는 풍은 지엽적인 것을 말하는 것일 뿐 그 근본을 잊은 것이다. 〔풍을 맞았다는 것은〕 오행의 목木에 해당하는 간肝의 풍이 지나치게 실하여 갑자기 풍을 맞은 것이 아니며, 밖으로부터 풍을 맞은 것도 아니다. 이는 참으로 양생이 적절치 못하여 심화心火가 갑자기 왕성해졌는데 신수腎水가 허약해서 심화를 누르지 못했기 때문에 그렇게 된 것으로, 이와 같이 되면 음기는 허하고 양기는 실하게 되며 열이 발끈 몰려 정신이 아득해지고 근과 뼈를 쓰지 못하게 되며 갑자기 쓰러져 아무것도 모르게 된다. 대개 다섯 가지 정지情志(곧 기쁨, 화, 노심초사, 슬픔, 두려움)로 인해 풍을 맞은 것은 다섯 가지 정지가 극에 달해서인데, 모두 열이 심해졌기 때문에 그렇게 된 것이다(『소문현기원병식』). ◯ 열은 풍의 체體이다. 풍은 열에서 생기기 때문에 열이 본本이 되고 풍은 표標가 된다. 그러므로 일반적으로 풍이 있다고 하면 〔體用 관계에 있는〕 그것은 풍열의 병이라는 말이다(『황제소문선명론』). ◯ 어느 시골에 사는 어떤 사람이 갑자기 명치끝이 심하게 뜨거워졌는데 풍을 치료하는 약을 먹고 나았다. 그 뒤 이릉夷陵이라는 곳에서 한 태수를 보았는데, 한여름에 갑자기 열이 심하게 나서 견딜 수가 없었다. 그래서 땅에 물을 뿌리고 자리를 편 뒤 그 위에 누워 부채질을 하게 하였더니 다음 날 갑자기 중풍에 걸려 며칠 만에 죽었다. 또 풍양이라는 곳에 갔는데, 어떤 늙은 부인이 역시 여름에 열이 나는 병에 걸려 밤에 대청마루에 나가 누웠다가 다음 날 중풍에 걸렸다. 그의 아들이 소속명탕을 달여 먹이고 이어서 의사를 불러 조리하게 하였더니 며칠 만에 나았다. 이로써 사람이 풍을 맞는 것은 명치끝에 심한 열이 난 뒤에 생기는 것임을 알 수 있었다. 열이 풍을 생기게 한다는 말은 참으로 옳다(『침구자생경』).

16 『黃帝素問宣明論』 卷三 風門 「諸風總論」(앞의 책, 231쪽)에는 "夫風熱拂鬱, 風大生於熱, 以熱爲本, 而爲標風. 言風者, 卽風熱病也"로 되어 있다. 『黃帝素問宣明論』 卷五 傷寒門 傷寒總論 「論風熱濕燥寒」(앞의 책, 249쪽)에는 "諸風, 風本生熱, 以熱爲本, 風爲標, 言風者, 卽風熱病也"라고 되어 있다.

17 '簟', 삿자리 점. 멍석이나 거적을 말한다.

18 '殂', 죽을 조.

19 『鍼灸資生經』 第四 「中風」(앞의 책, 346쪽). "鄕里有人, 忽覺心腹中熱甚, 急投藥鋪說其狀. 鋪家以爲此中風之候, 與治風藥而風不作. 予中心藏之, 至夷陵, 見一太守中夏忽患熱甚, 不免以水洒地, 設簟卧其上, 令人扇之, 次日忽中風, 數日而殂. 人皆咎其卧水簟上而用扇也. 暨到灃陽, 見一老婦人夏中亦患熱, 夜出卧廳上, 次日中風. 偶其子預合得小續命湯服, 更召醫調理, 數日愈. 始知人之中風, 心腹中多大熱而後作, 而小續命湯不可不服也. 王令患風, 醫以靑州白員子排風湯續命湯四物湯黃蓍建中湯朮附湯嘉禾散各爲一處同和分數服, 每服水一碗, 棗三枚薑五片, 同煎至七分, 去滓溫服(自後與人服皆效, 周戶傳三湯四散子用四君子排風續命湯, 嘉禾急風正氣匀氣散, 一切風疾無不差)."

肥人多中風

所謂肥人多中風者, 肥則腠理緻密而多鬱滯, 氣血難以通利, 故多卒中也(河間)[20]. ○ 凡人年逾五句[21], 氣衰之際[22], 多有此疾. 壯歲之人[23], 無有也, 若肥盛則間有之, 亦是形盛氣衰而然也(東垣)[24]. ○ 肥人多中風者, 以其氣[25]盛於外, 而歉[26]於內也. 肺爲氣出入之道, 人胖者氣必急, 氣急[27]則肺邪盛, 肺金克木, 膽爲肝之府, 故痰涎壅盛. 治法先須理氣爲急[28], 藿香正氣散 方見寒門 加南星木香防風當歸. 非特治中風之證, 中惡中氣尤宜(醫鑑)[29].

20 『素問玄機原病式』六氣爲「濕類」(앞의 책, 370-371쪽). "或言肥人多中風, 由氣虛, 非也. 所謂腠理緻密而多鬱滯, 氣血難以通利, 若陽熱, 又甚而鬱結, 故卒中也. 故肥人反勞者, 由暴然亡液, 損血過極故也, 瘦人反中風者, 由暴然陽熱太甚, 而鬱結不通故也."

21 『醫學發明』에는 '五旬'이 '四旬'으로 되어 있다. 『醫經溯洄集』, 『玉機微義』, 『推求師意』, 『古今醫鑑』, 『醫學正傳』 등에도 四旬으로 되어 있다.

22 『醫學發明』에는 '氣衰之際'가 '氣衰者'로 되어 있다. 『醫經溯洄集』에는 이 뒤에 '或因憂喜忿怒傷其氣者'라는 구절이 더 있다. 『醫經溯洄集』「中風辨」(劉志龍 整理, 『中華醫書集成』 第二十册, 中醫古籍

살찐 사람에게 중풍이 많다

살찐 사람에게 중풍이 많다는 것은 살이 찌면 주리腠理가 촘촘하여 막히기 쉽고, 기氣와 혈血이 잘 통하지 않게 되기 때문에 풍에 잘 걸리는 것이다(『소문현기원병식』). ◯ 일반적으로 나이 쉰이 넘어 기가 쇠약해질 때에 대개 이 병에 많이 걸린다. 건장한 사람은 이 병에 잘 걸리지 않는데, 살이 많이 찐 사람은 간혹 걸리기도 한다. 이것도 형체는 왕성한데 기는 쇠약하기 때문에 그러한 것이다(『의학발명』). ◯ 살찐 사람에게 중풍이 많은 것은 형체는 왕성하지만 속으로는 〔기가〕 부족하기 때문이다. 폐肺는 기가 드나드는 길로 살이 찌면 그 기가 반드시 급하게 되고, 기가 급해지면 폐의 사기邪氣가 왕성해져 금金에 해당하는 폐의 기가 목木에 해당하는 간肝의 기를 억누르게 되는데, 담膽은 간의 부腑이기 때문에 담痰과 연涎이 꽉 차게 되는 것이다. 치료하는 법은 먼저 기를 다스리는 것이 가장 급하므로 곽향정기산(처방은 「상한문」에 있다)에 남성·목향·방풍·당귀를 더하여 쓰는데, 이 처방은 중풍의 증상을 치료할 뿐만 아니라 중오中惡와 중기中氣에는 더욱 잘 맞는다(『고금의감』).

出版社 所收, 18쪽).

23 『醫學發明』에는 '人'이 '際'로 되어 있다.

24 『醫學發明』「中風有三」(앞의 책, 306-307쪽).

25 『古今醫鑑』에는 '氣'가 '形'으로 되어 있다. 誤記로 보이므로 여기에서는 '形'으로 바꾸어 번역하였다.

26 '歉', 흉년 들 겸. 부족하다.

27 『古今醫鑑』에는 '急'이 '氣急'으로 되어 있다.

28 『古今醫鑑』에는 이 뒤에 '中後氣未盡順, 痰未盡除, 調理之劑'라는 구절이 더 있다.

29 『古今醫鑑』 卷二 「中風」 '不治證'(앞의 책, 35쪽).

中風所因

○ 內經曰，風者，百病之長也，至其變化，乃爲他病，故有偏風腦風目風漏風內風首風腸風泄風，又有肺風心風肝風脾風腎風胃風勞風等證 詳見本經．[30] ○ 河間曰，風病多因熱盛 詳見上．[31] ○ 東垣曰，中風者，非外來風邪，乃本氣病也 詳見上．[32] ○ 丹溪曰，風之爲病，西北氣寒，爲風所中者誠有之，東南氣溫而地多濕，有風者非風也．皆濕生痰，痰生熱，熱生風也．經曰，亢則害，承乃制．[33] 河間曰，土極似木．數千年得經意者，河間一人耳．○ 王安道曰，昔人主乎風，河間主於火，東垣主乎氣，丹溪主乎濕，反以風爲虛象，而大異於昔人．以予觀之，昔人三子之論，皆不可偏廢，殊不知因于風者，眞中風也，因火因氣因于濕者，類中風而非中風也．

30 『素問』「風論篇第四十二」.

31 『素問玄機原病式』 六氣爲病 「濕類」(앞의 책, 370쪽). "風病, 多因熱甚, 而風燥者, 爲其兼化, 以熱爲其主也."

32 『醫經溯洄集』「中風辨」(앞의 책, 18쪽).

33 『黃帝內經素問』「六微旨大論篇第六十八」. 이 구절은 주진형의 글에는 없던 것으로 보인다.

중풍의 원인

◯『내경』에서 "풍은 모든 병의 으뜸이어서 풍이 변화하게 되면 곧 모든 병이 된다"라고 하였다. 그래서 편풍偏風, 뇌풍腦風, 목풍目風, 누풍漏風, 내풍內風, 수풍首風, 장풍腸風, 설풍泄風이 생기는가 하면 폐풍肺風, 심풍心風, 간풍肝風, 비풍脾風, 신풍腎風, 위풍胃風, 노풍勞風 등이 생기게 되는 것이다(『내경』에 자세히 나와 있다). ◯ 유완소劉完素는 "풍이라는 병은 대개 열이 심해졌기 때문에 생긴다"라고 하였다(자세한 내용은 앞에 있다). ◯ 이고李杲는 "중풍은 밖에서 온 풍사風邪에 의한 병이 아니라 본래 〔자신이 가지고〕 있는 기氣의 병이다"라고 하였다(자세한 내용은 앞에 있다). ◯ 주진형朱震亨은 "풍이라는 병은 서북지역은 기후가 차서 확실히 풍을 맞는 사람이 있지만, 동남지역은 기후가 따뜻하고 땅이 습하기 때문에 풍병이라고 하지만 풍이 아니다. 일반적으로 습은 담을 생기게 하고, 담은 열을 생기게 하며 열은 풍을 생기게 한다. 『내경』에서 '〔어느 하나의 기가〕 지나치게 되면 해가 미치기 때문에 〔다른 기가〕 이어서 〔그 지나친 기를〕 제압하게 된다'고 하였는데, 유완소가 '토土의 기가 극에 달하면 목木처럼 된다'고 하였으니 수천 년 동안 『내경』의 뜻을 깨달은 사람은 유완소 한 사람뿐이다"라고 하였다. ◯ 왕리王履는 "〔풍병의 원인을〕 옛사람들은 풍이라고 하였는데 유완소는 화火라고 하였고, 이고는 기氣라고 하였으며, 주진형은 습濕이라고 하여 도리어 풍을 헛것〔虛象〕처럼 여겼으니 이는 옛사람들과 크게 다르다. 그러나 내가 보기에 옛사람들의 말과 이 세 사람의 말은 어느 한쪽도 버려서는 안 된다. 〔왜냐하면 이들은〕 풍으로 인한 것은 진중풍眞中風이고, 화나 습, 담으로 인한 것은 유중풍類中風이지 중풍이 아니라는 점을 몰랐을 뿐이기 때문이다."

○ 王安道[34]有論, 三子與昔人論風之不同, 而立眞中類中之目, 愚竊疑焉. 夫中風之證, 盖因先傷於內, 而後感於外之候也, 但有標本輕重之不同耳. 假如百病皆有因有證, 古人論中風者, 言其證也, 三先生論中風者, 言其因也. 知乎此, 則中風之候, 可得而詳論矣〔正傳〕[35].

34 王安道는 王履를 말한다. 安道는 그의 字이다.

35 『醫學正傳』 卷之一 「中風」(앞의 책, 28-29쪽)과 『玉機微義』 卷之一 中風門 「內因似中風論」(앞의 책, 5쪽) 등의 문장을 재구성한 것이다. 『醫學正傳』에는 다음과 같이 되어 있다. "丹溪先生亦曰, 有氣虛, 有血虛, 有痰甚. 又曰, 西北二方, 眞爲風所中者有之. 東南之人, 多是濕土生痰, 痰生熱, 熱生風也. 夫上古之論中風, 一以爲外感風邪之候. 及乎三先生之論一出, 皆以風爲虛象, 而謂內傷正氣爲病. 然三先生又別, 各有外感之論, 而使后學狐疑不決. 故王安道有論三子主氣, 主火, 主濕之不同, 而與昔人主風之不合, 而立眞中, 類中之目, 岐爲二途. 愚竊疑焉. 曰卒中, 曰暴僕, 曰暴瘖, 曰蒙昧, 曰喎僻, 曰癱瘓, 曰不省人事, 曰語言蹇澁, 曰痰涎壅盛, 其爲中風之候不過如此, 無此候者非中風之病也. 夫外候既若是之相侔, 而病因又何其若彼之異耶. 欲求歸一之論

◯ 왕리는 "이 세 사람과 옛사람들이 풍에 대해 논의한 것이 서로 달라 진중풍과 유중풍이라는 항목을 따로 만든 것이지만 나는 이에 대해 의문이 생긴다. 일반적으로 중풍이라는 병증은 대개 먼저 속이 상하고 난 뒤〔내상內傷〕 밖의 사기를 감촉하여〔외감外感〕 나타나는 증후로, 표標와 본本, 더 심한가 아닌가의 차이가 있을 뿐이다. 모든 병에는 원인이 있고 그것에 따른 증후가 있다고 한다면 옛사람들이 중풍에 대해 논한 것은 그 증후를 말한 것이고, 앞의 세 선생이 논한 것은 그 원인을 말한 것이다. 이를 분명히 한다면 중풍의 증후를 자세히 논할 수 있을 것이다"라고 하였다(『의학정전』).

終不可得, 於是積年曆試四方之病此者若干人, 盡因風濕痰火挾虛而作, 何嘗見其有眞中, 類中二者之分哉. 是以一旦豁然有所感悟, 未知是否, 請陳梗槩如下, 與明達者共議. 夫中風之證, 蓋因先傷於內而后感於外之候也, 但有標本輕重之不同耳. 假如百病皆有因有證, 因則爲本, 證則爲標. 古人論中風者, 言其證也. 三先生論中風者, 言其因也. 知乎此, 則中風之候可得而詳論矣."

中風大證

○ 風中於人, 曰卒中[36], 曰暴仆[37], 曰暴瘖[38], 曰蒙昧[39], 曰口眼喎僻[40], 曰手足癱瘓[41], 曰不省人事[42], 曰語言蹇澁[43], 曰痰涎壅盛[44]〔醫鑑〕[45].

36 "卒中者, 卒然不省人事, 全如死尸, 但氣不絶, 脈動如故"(『醫學綱目』 卷之十七 心小腸部 「卒中暴厥」, 355쪽).

37 '暴仆'는 갑자기 쓰러지는 증상으로, 肝風內動이나 痰涎攻心, 氣火上衝으로 인한 中風, 癲癎, 厥證 등에서 나타난다.

38 '暴瘖'은 暴喉瘖을 말하는데, 暴啞, 卒瘖, 贅瘖, 猝瘂, 金實不鳴이라고도 한다. 喉瘖의 하나로, 갑자기 목이 쉬거나 말을 하지 못하는 병증을 말한다. 風寒邪나 風熱邪가 폐에 침습하여 생긴다. 풍한사로 올 때는 목 안이 불쾌하고 아프며 갑자기 기침을 하면서 목이 쉬거나 심하면 말을 하지 못한다. 머리가 아프고 숨쉬기 장애가 있으며 입술이 파래진다. 성대는 벌겋게 붓고 두터워져 있다(『동의학사전』).

39 '蒙昧'는 정신이 어득해지는 증상으로, 風邪가 心에 침범해서 심신에 장애를 주어 생긴다. 정신이 혼미하고 기분이 좋지 못한 것이 마치 머리에 무엇을 덮어씌운 것 같다(『동의학사전』).

40 '口眼喎僻'은 口眼喎斜를 말하는데 口眼歪斜, 口眼偏斜라고도 하고, 그냥 와사 또는 喎斜風이라고도 한다.

41 '手足癱瘓'은 중풍으로 팔다리를 쓰지 못하는 半身不隨의 증상을 말하는데, 偏癱 또는 偏風이라고도 한다. 왼쪽 팔다리를 쓰지 못하는 것을 '癱'이라 하고, 오른쪽 팔다리를 쓰지 못하는 것을 '瘓'이라고

중풍의 주요 증상

사람이 풍을 맞으면 졸중卒中, 폭부暴仆, 폭음暴瘖, 몽매蒙昧, 구안와사口眼喎斜, 수족탄탄手足癱瘓, 불성인사不省人事, 언어건삽言語蹇澁, 담연옹성痰涎壅盛 등의 증상이 나타난다(『고금의감』).

한다. 『醫貫』 卷之二 主客辨疑 「中風論」에서는 "'癱'이란 평평하다는 뜻으로 筋脈이 평평하게 늘어져 들지 못하는 것이고, '瘓'은 흩어진다는 뜻으로 血氣가 흩어져 쓸 수 없는 것이다(癱者坦也, 筋脈弛縱, 坦然而不擧也. 瘓者渙也, 血氣渙散而無用也)"라고 하였다.

42 '不省人事'는 정신을 잃거나 어득한 상태에 빠져 사람을 알아보지 못하는 것으로, 일반적으로 말하는 세상일을 모른다는 뜻이 아니라 중풍이나 간질 등에서 나타나는 병증을 말한다.

43 '語言蹇澁'은 혀가 잘 돌지 않거나 의식이 뚜렷하지 못해서 말이 잘 되지 않는 것을 말하는데, 흔히 중풍일 때 볼 수 있다. 言語蹇澁, 語澁이라고도 한다. 『中藏經』 卷上 「論治中風偏枯之法第三十九」에서는 "人病中風偏枯, 其脈數而面干黑黧, 手足不遂, 語言蹇澁"이라 하였고, 『萬病回春』 卷之二 「中風」에서는 "其半身不遂, 口眼喎斜, 語言蹇澁, 或癱瘓不伸, 或舌強不語, 痰涎壅盛, 不省人事, 牙關緊急, 此皆中藏也"라고 하였다.

44 '痰涎壅盛'은 담연이 가슴속에 몹시 몰린 것을 말하는데. 담연옹성이 되면 가슴이 답답하고 가래나 거품이 있는 침이 나온다(『동의학사전』).

45 『古今醫鑑』 卷二 「中風」 '證'(앞의 책, 32쪽).

賊風虛邪中人

○ 黃帝問曰, 余聞四時八風[46]之中人也, 故[47]有寒暑. 寒則皮膚急而腠理閉, 暑則皮膚緩而腠理開, 賊風邪氣[48]因得以入乎, 將必須八正虛邪, 乃能傷人乎. 少師曰, 不然. 賊風邪氣之中人也, 不得以時. 然必因其開也, 其入深, 其內極[49], 其病人也卒暴. 因其閉也, 其入淺以留, 其病也, 徐以遲. 帝曰, 有寒溫和適, 腠理不開, 然有卒病者, 其故何也. 少師曰, 人如天地相叅[50]也, 與日月相應也[51], 故月滿則海水西盛[52], 人血旣積[53], 肌肉充, 皮膚緻, 毛髮堅, 腠理郄[54], 烟垢着[55]. 當是之時, 雖遇賊風, 其入淺不深. 至其月郭空, 則海水東盛, 人氣血虛, 其衛氣去, 形獨居, 肌肉減, 皮膚縱, 腠理開, 毛髮殘, 膲理薄, 烟垢落, 當是之時, 遇賊風則其入深, 其病人也卒暴(靈樞)[56].

46 王冰은 "八風者, 東方嬰兒, 風南方大弱風, 西方剛風, 北方大剛風, 東北方凶風, 東南方弱風, 西南方謀風, 西北方折風也"라고 하였다(『素問』「八正神明論篇第二十六」의 注).

47 『鍼灸甲乙經』 卷之六 「八正八虛八風大論第一」에는 '故'가 '因'으로 되어 있다.

48 王冰은 "邪乘虛入, 是謂虛邪, 竊害中和, 謂之賊風. … 靈樞經曰, 邪風不得其虛, 不能獨傷人, 明人虛乃邪勝之也"라고 하였다(『黃帝內經』「上古天眞論」의 "虛邪賊風, 避之有時"에 대한 注).

49 『靈樞』에는 '極' 뒤에 '病'이 더 있다. 『鍼灸甲乙經』에는 이 구절이 '其內亟也疾'로 되어 있다.

50 '叅'은 '參'과 같다. 간여한다는 뜻으로 『說文解字』에서는 "參, 天地人之道也"라고 하였다.

51 여기에서 달과 물을 예로 든 이유와 사람의 혈기와의 관계에 대해 張介賓은 다음과 같이 이야기하였다. "人與天地日月相參應, 而此獨言月言水者, 正以人身之形質屬陰, 故上應於月, 下應於水也"(『類經』 二十七卷 「賊風邪氣乘虛傷人三十六」, 986쪽).

52 여기에서 동서로 바닷물이 몰리는 것과 사람의 혈기와의 관계에 대해 張介賓은 다음과 같이 이야기하였다. "夫地木屬陰, 而西北則陰中之陰, 東南則陰

적풍과 허사를 맞는 것

◯ 황제가 "나는 사람이 사계절의 팔풍八風에 맞는 것은 더위와 추위가 있기 때문이라고 들었다. 추우면 피와 부가 당겨져 주리腠理가 닫히고, 더우면 피와 부가 늘어져 주리가 열리게 되는데 적풍賊風이라는 사기邪氣가 그 틈을 타고 들어온 것인가, 아니면 〔더위나 추위와 관계없이〕 팔정八正의 허사虛邪가 반드시 사람을 다치게 하는 것인가?"라고 물었다. 소사少師가 "그렇지 않다. 적풍이라는 사기에 맞는 것은 때와 관계가 없다. 다만 피와 부가 열린 경우에는 적풍이 들어오는 것이 깊고 매우 빨라서 풍을 맞는 것도 갑작스럽다. 피와 부가 닫혔을 경우에는 적풍이 들어오는 것이 얕은 부위에 그쳐 그곳에 머물러 있게 되므로 풍을 맞는 것도 천천히 맞으며 더디다"라고 대답하였다. 황제가 "그렇지만 기후가 쾌적하여 주리가 열리지 않았는데도 갑자기 풍을 맞는 경우가 있는데, 그 이유는 무엇인가?"라고 물었다. 소사가 "사람은 자연과 뒤섞여 하나가 되므로 해와 달과 더불어 서로 감응한다. 그렇기 때문에 달이 차면 바닷물이 서쪽을 가득 채우는 것처럼 사람의 혈血도 쌓여서 기肌와 육肉이 꽉 채워지고 피와 부가 촘촘해지며 터럭이 튼튼해지고 주리가 닫히며 그을린 것처럼 때가 낀다. 이때는 비록 적풍을 맞더라도 맞는 것이 얕으며 깊지 않다. 반면에 달이 이지러지면 바닷물이 동쪽을 가득 채우는 것처럼 사람의 기와 혈도 허해져서 위기衛氣가 없어지고 몸뚱이만 홀로 남아 기와 육이 빠지며 피와 부가 늘어지고 터럭이 푸석거리며 주리가 열리고 그을음 같은 때가 빠진다. 이때 적풍을 맞게 되면 맞는 것이 깊고 그 사람이 병드는 것도 갑작스럽다"라고 대답하였다(『영추』).

中之陽, 故地之體西北高東南下. 月滿則海水西盛者, 陰得其位陰之實也. 在人應之, 則血氣亦實, 故邪風不能深入. 月郭空則海水東盛者, 陰失其位, 陰之衰也. 在人應之, 則血氣亦虛, 故邪風得以深入, 而爲卒暴之病"(앞의 책, 986쪽).

53 『靈樞』에는 '旣'가 '氣'로 되어 있다. 『鍼灸甲乙經』도 마찬가지이다.

54 『靈樞』에는 '郄'(틈 극)이 '郤'(물리칠 각)으로 되어 있다. 『鍼灸甲乙經』도 마찬가지이다. '물리치다'는 말은 '받지 않는다'는 뜻이다("止也, 不受也." 『增韻』). 王冰은 「四時刺逆從論」의 注에서 이를 腠理가 닫히는 것[閉]으로 보았다.

55 "烟垢, 膩垢如煙也. 血實則體肥, 故膩垢著於肌膚, 表之固也. 血虛則肌瘦, 故膩垢剝落, 類乎風消, 表之虛也. 此所以皆關於衛氣"(앞의 책, 986쪽). 方以智는 『物理小識』 卷三 「洗垢法」에서 "蒸浴發散最捷, 然陽弱之人傷氣. 內經曰, 烟垢落, 賊風入深, 此一理也"라고 하여 양기가 약한 사람은 때를 함부로 밀지 말라고 하였다(方以智·王雲五 主編, 『物理小識』, 臺灣商務印書館, 1968, 83쪽).

56 『靈樞』「歲露論第七十九」.

○ 邪風之至，疾如風雨，故善治者治皮毛，其次治肌膚，其次治筋脈，其次治六府，其次治五藏．治五藏者，半死半生也.[57] ○邪乘虛入，是謂虛邪〔內經〕.[58] ○邪之所湊，其氣必虛，留而不去，其病則實〔內經〕.[59]

57『素問』「陰陽應象大論篇第五」.

58 이 구절은『素問』「上古天眞論」에 나오는 '虛邪'에 대한 王冰의 注이다.

59『素問』「評熱病論篇第三十三」.

◯ 풍이라는 사기가 이르는 것은 비바람이 몰아치는 것처럼 빠르다. 그러므로 치료를 잘하는 사람은 〔풍이라는 사기가〕 피皮와 모毛에 있을 때 치료하며, 그다음으로 잘하는 사람은 기肌와 부膚에 있을 때 치료하고, 그다음으로 잘하는 사람은 근筋과 맥脈에 있을 때 치료하며, 그다음으로 잘하는 사람은 육부에 있을 때 치료하고, 그다음으로 잘하는 사람은 오장에 있을 때 치료하는데, 오장에 있을 때 치료하면 반은 죽고 반은 산다. ◯ 〔사람의 정기가〕 허한 틈을 타서 들어오는 것을 허사라고 한다(『소문』). ◯ 사기가 몰려가는 곳은 반드시 그곳의 기가 허하여 사기가 머물러 떠나지 않기 때문에 그곳이 병들면 실實하게 된다(『소문』).

中風大法有四[60]

○ 一曰偏枯, 半身不遂. 二曰風痱, 身無痛, 四肢不擧. 三曰風懿, 奄[61]忽不知人. 四曰風痺, 諸痺類風狀〔千金〕[62].

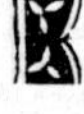

60 '大法'은 가장 중요한 法規나 大律을 말하는데, 중풍을 진단하고 치료하는 모든 과정에서 기준이 되는 것을 말한다. 풍으로 인한 병의 증상은 매우 다양하지만 그중 가장 중요한 것을 정한 것이다.

61 '奄', 가릴 엄. 갑자기, 문득.

62 『備急千金要方』 卷第八 「論雜風狀第一」. "岐伯曰, 中風大法有四. 一曰偏枯, 二曰風痱, 三曰風懿, 四曰風痺. 夫諸急卒病, 多是風初得輕微, 人所不悟, 宜速與續命湯, 依輪穴灸之. 夫風者, 百病之長, 岐伯所言四者, 說其最重也"(李景榮 等 校釋, 『備急千金要方校釋』, 人民衛生出版社, 2014, 292쪽).

중풍의 가장 중요한 규율에는 네 가지가 있다

◯ 첫째는 편고偏枯로 몸의 한쪽을 쓰지 못하는 것이다. 둘째는 풍비風痱로 몸은 아프지 않으면서 팔다리를 잘 쓰지 못하는 것이다. 셋째는 풍의風懿로 갑자기 사람을 알아보지 못하는 것이다. 넷째는 풍비風痺로 모든 비증痺證은 풍으로 인한 병과 비슷하다(『비급천금요방』).

偏枯

○ 血氣偏虛，半身不遂，肌肉枯瘦，骨間疼痛，謂之偏枯〔直指〕[63]. ○ 虛邪偏客于身半，其入深，內居榮衛，榮衛稍衰，則眞氣去，邪氣獨留，發爲偏枯〔仲景〕[64]. ○ 偏枯者，半身不遂，肌肉偏不用而痛，言不變，智不亂，病在分腠之間. 宜溫臥取汗[65]，且巨鍼[66]取之〔仲景〕[67]. ○ 偏枯者，手足爲邪氣阻塞脈道而然，痿病則陽明虛，宗筋縱，帶脈不引而然[68]. 痱病有言變志亂之證，痿病則無之[69]. 盖痱病發于擊仆之暴，痿病發于怠惰之漸，明是兩疾也〔綱目〕[70].

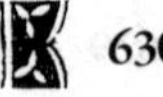

63『仁齋直指』卷之三 諸風「風論」(앞의 책, 46쪽).

64『靈樞』「刺節眞邪第七十五」.

65『備急千金要方』卷八 諸風「論雜風狀第一」(앞의 책, 293쪽).

66 '巨鍼'은 第九鍼에 해당하는 大鍼을 말한다. 『靈樞』「熱病第二十三」에서 "巨鍼取之, 益其不足, 損其有餘"라고 하였다. 형태는 동침과 비슷하며 굵다. 粗鍼, 蟒鍼, 蛇鍼이라고도 한다. 鍼感이 강하고 經絡을 잘 통하게 하여 陽經之海인 督脈 위의 腧穴에 자침하는 경우가 많다.

67 '巨鍼取之'는 『鍼灸甲乙經』 卷之十 「陽受病發風第二下」나 『靈樞』「熱病第二十三」에서 인용한 것으로 보인다. 『靈樞』에는 "偏枯, 身偏不用而痛, 言不變, 志不亂, 病在分腠之間, 巨鍼取之, 益其不足, 損其有餘, 乃可復也"로 되어 있다.

68『素問』「痿論篇第四十四」. "治痿者, 獨取陽明, 何

편고

◯ 혈血과 기氣가 한쪽으로만 허하여 몸의 반을 쓰지 못하고, 기육肌肉이 마르며 뼈 사이가 아픈 것을 편고偏枯라고 한다(『인재직지』). ◯ 허사虛邪가 몸의 반쪽에만 침범하여 깊이 들어가 속으로 영기榮氣와 위기衛氣에 머물러 영기와 위기가 쇠약해지면 정기正氣는 떠나고 사기邪氣만 홀로 남아 편고라는 병이 된다(중경). ◯ 편고는 몸의 한쪽을 쓰지 못하고 한쪽의 기육을 제대로 쓰지 못하면서 아프지만 말은 그대로 하며 정신도 멀쩡하다. 병이 분육分肉과 주리腠理 사이에 있는 것이기 때문에 따뜻하게 누워서 땀을 내고 거침巨鍼을 놓아야 한다(중경). ◯ 편고는 사기가 팔다리의 맥이 흐르는 길을 막아서 그렇게 된 것이고, 위병痿病은 양명陽明이 허하여 종근宗筋이 늘어지고 대맥帶脈이 당겨주지 못하여 그렇게 된 것이다. 풍비風痱에서는 말을 제대로 하지 못하고 정신이 어지러워지지만 위병에서는 이 같은 증상이 없다. 일반적으로 풍비는 갑자기 정신을 잃고 쓰러지지만 위병은 느릿하게 차츰차츰 병이 생기므로 이 두 가지가 서로 다른 병임이 분명하다(『의학강목』).

也. 岐伯曰, 陽明者, 五藏六府之海, 主潤宗筋, 宗筋主束骨而利機關也. 衝脈者, 經脈之海也, 主滲灌谿谷, 與陽明合於宗筋. 陰陽摠宗筋之會, 會於氣街, 而陽明爲之長, 皆屬於帶脈, 而絡於督脈. 故陽明虛則宗筋縱, 帶脈不引, 故足痿不用也. 帝曰, 治之奈何. 岐伯曰, 各補其榮而通其兪, 調其虛實, 和其逆順, 筋脈骨肉, 各以其時受月, 則病已矣. 治之, 各補其營而通其兪, 調其虛實, 和其逆順, 則筋脈骨肉, 各以其時受月則病已矣."

69 『醫學綱目』에는 이 뒤에 '痱病又名風痱, 而內傷外感兼備, 痿病獨得於內傷也'라는 구절이 더 있다.

70 『醫學綱目』 卷之十 肝膽部 中風「中深半身不收舌難言」(앞의 책, 166쪽).

風痱

○ 神智不亂，身體無痛，四肢不擧，一臂不遂，謂之風痱〔直指〕[71]. ○ 痱之爲病，身無痛，四肢不收，志亂不甚，其言微知可治，甚則不能言不可治〔仲景〕[72]. ○風痱者，緩者四肢不擧，急則一身皆仰，或左癱右瘓，或一臂不遂，智亂不能言者，難治．宜換骨丹 神仙飛步丹．脾實者，膏梁之疾[73]，宜踈風順氣元 方見大便．脾虛者，十全大補湯 方見虛勞，八寶回春湯〔入門〕[74]. ○痱，廢也，卽偏枯之邪氣深者．痱與偏枯是二疾，其偏枯，身偏痛而言不變，志不亂，邪在分腠之間，卽東垣所謂邪中府也．痱病身無痛，手足不遂而言瘖志亂者，邪入于裏，卽東垣所謂邪中藏也〔綱目〕[75].

71『仁齋直指』卷之三 諸風「風論」(앞의 책, 46-47쪽). 注에서 "能言則可治"라고 하였다.

72『靈樞』「熱病第二十三」.

73『醫學入門』에는 이 뒤에 '非肝腎虛痿'라는 구절이 더 있다.

74『醫學入門』外集 卷四 雜病提綱 外感「風」'痰塞喉中聲噫噫'(앞의 책, 331쪽)의 해당 구절을 재구성한 것이다.

75『醫學綱目』卷之十 肝膽部 中風「中分淺深」(앞의 책, 164쪽)의 해당 구절을 재구성한 것이다.

풍비

◯ 정신은 어지럽지 않고 몸도 아프지 않은데 팔다리를 쓸 수 없거나 한쪽 팔을 제대로 쓰지 못하는 것을 풍비風痱라고 한다(『인재직지』). ◯ 풍비라는 병은 몸은 아프지 않으면서 팔다리를 제대로 쓰지 못하고 정신도 그렇게 어지럽지 않다. 목소리가 작지만 알아들을 수 있으면 치료할 수 있고, 심하여 말을 하지 못하게 되면 치료할 수 없다(중경). ◯ 풍비는 병이 완만하면 팔다리를 쓰지 못하는 정도이지만 급하면 온몸을 뒤로 젖히는데, 어느 한쪽을 쓰지 못하게 되거나 한쪽 팔을 제대로 쓰지 못한다. 정신이 어지럽고 말을 하지 못하면 치료하기 어렵다. 환골단, 신선비보단을 쓴다. 비기脾氣가 실한 사람은 맛이 진하고 기름진 음식 때문에 생긴 병이므로 소풍순기원(처방은 「대변문」에 있다)을 쓴다. 비기가 허한 사람은 십전대보탕(처방은 「허로문」에 있다), 팔보회춘탕을 쓴다(『의학입문』). ◯ '비痱'는 '못 쓰게 되었다〔廢〕'는 뜻으로, 편고偏枯의 사기邪氣가 심한 경우이다. 풍비와 편고는 서로 다른 두 가지 병이다. 편고는 몸의 한쪽이 아프지만 말은 〔평소처럼〕 제대로 하며 정신도 어지러워지지 않는 것으로, 사기가 분육分肉과 주리腠理 사이에 있는 것이다. 이것이 바로 이고李杲가 말한 '부腑에 사기를 맞은 것'이다. 풍비는 몸은 아프지 않지만 말이 어둡고 정신도 어지러운 것으로 사기가 속으로 들어간 것이다. 이것이 바로 이고가 말한 '장臟에 사기를 맞은 것'이다(『의학강목』).

風懿[76]

○ 忽然迷仆，舌強不語，喉中窒塞，噫噫[77]有聲，謂之風懿[78]〔直指〕[79].
○ 風癔[80]者 一作懿，卒倒喎斜不語，身軟有汗者生，汗不出身直者死．由痰水制火[81]，閉塞心竅而不語．熱者牛黃清心元，虛者導痰湯 方見痰飮〔入門〕[82]．○ 風懿者，奄忽[83]不知人，咽中塞，窒窒然[84]，舌強不能言．病在藏府，汗出身軟者生，汗不出身直者，七日死〔得效〕[85].

風痺

有全門在下.

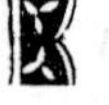

76 '懿'(아름다울 의)는 여기에서 大 또는 深의 뜻이다. 懿度(大度)나 懿偉(偉大), 懿筐(深筐)과 같은 용례가 있다.

77 '噫'는 탄식하거나 비통할 때 내는 소리 또는 트림(噫氣 또는 噯氣)을 말한다. 하품이나 기침소리를 뜻하기도 한다. '噫噫'는 '오호라', '아'와 같은 탄식하는 소리인데, 여기에서는 목이 막혀서 나는 소리, 곧 꺽꺽거리거나 그렁그렁하는 소리를 뜻한다.

78 『仁齋直指』에는 '懿'가 '癔'으로 되어 있다.

79 『仁齋直指』 卷三 諸風「風論」(앞의 책, 47쪽).

80 '癔', 심화병 억. 『字滙』 疒部에서는 "癔, 心意病也"라고 하였다. 중국어 발음은 '이yì'이다.

81 『醫學入門』에는 '由痰水制火'가 '痰由水化制火'로 되어 있다.

82 『醫學入門』 外集 卷四 雜病提綱 外感「風」'痰塞喉中聲噫噫'(앞의 책, 331쪽). 여기에서는 熱한 경우

풍의

◯ 갑자기 정신을 잃고 쓰러져 혀가 굳어 말을 하지 못하고, 목구멍이 막혀서 꺽꺽거리는 소리가 나는 것을 풍의風懿라고 한다(『인재직지』). ◯ 풍억風癔(어떤 곳에는 풍의風懿로 되어 있다)은 갑자기 정신을 잃고 쓰러지면서 입이 돌아가고 말을 하지 못하는데, 몸이 뻣뻣하지 않고 땀이 나면 살 수 있지만 땀이 나지 않으면서 몸이 뻣뻣해지면 죽는다. 말을 하지 못하는 것은 담이 수水로 변해 화火를 제압하여 심장의 구멍〔심규心竅〕을 막았기 때문이다. 열이 있으면 우황청심원을 쓰고, 허하면 도담탕(처방은 「담음문」에 있다)을 쓴다(『의학입문』). ◯ 풍의는 갑자기 사람을 알아보지 못하고 목구멍이 막혀 꺽꺽거리며 혀가 굳어 말을 하지 못하는 것이다. 병이 장臟과 부腑에 있어서 땀이 나면서 몸이 뻣뻣하지 않으면 살 수 있지만, 땀이 나지 않으면서 몸이 뻣뻣하면 7일 만에 죽는다(『세의득효방』).

풍비

풍비風痺에 관한 모든 내용은 뒤에 있다.

涼膈散加黃連, 或牛黃清心丸을 쓰고, 虛한 경우에는 星香散, 三生飮, 導痰湯, 小省風湯을 쓴다고 하였다.

83 '奄', 가릴 엄. 문득, 갑자기.

84 '噫噫有聲'이 四庫全書本에는 '閉木然'으로 되어 있고, 『備急千金要方』 卷第八 治諸風方論 「雜風狀第一」에는 '窒窒然'으로 되어 있으며, "巢源作噫噫然有聲"이라는 注가 달려 있다(앞의 책, 293쪽).

85 『世醫得效方』 卷十三 風科 「論雜風狀」(앞의 책, 216쪽). "風懿者, 奄忽不知人, 咽中塞, 窒窒然, 舌強不能言. 病在臟腑, 先入陰, 後入陽. 治之, 先補于陰, 後瀉于陽. 發其汗, 身轉軟者生, 汗不出身直者, 七日死."

中風之名各不同

○ 其卒然仆倒者，經稱爲擊仆，世稱爲卒中，乃初中之證也．○ 其口眼喎斜，半身不遂，經稱爲偏枯，世稱爲癱瘓，及腲腿風[86]，乃中倒後之證也．○ 其舌強不言，唇吻不收，經稱爲痱病，世稱爲風懿風氣，亦中倒後之證也．○ 凡病偏枯，必先仆倒，故內經連名稱爲擊仆偏枯也〔綱目〕[87]．

86 '腲'(살찔 외)는 '猥'(함부로 외)와 같다. 『醫方類聚』에서는 외퇴풍에 대해 다음과 같이 서술하고 있다(의학과학원 동의학연구소 옮김, 『의방유취』2 제17권 제풍문5, 「외퇴풍을 치료하는 여러 가지 처방」, 의학출판사. 1991년 여강출판사 영인본, 236쪽). "외퇴풍이란 팔다리를 추스르지 못하고 온몸이 쏘고 아프며 살이 부석부석해지고 뼈마디가 느른하며 허리와 등이(『소씨병원론』에는 허리와 다리라고 쓰여 있다) 맥없이 축 늘어지고 감각을 모른다. 이 병은 살이 허하면서 얇은데 원기조차 약하여 사철의 풍을 막지 못하므로 풍사가 살 사이로 들어갔다가 혈맥 속으로 흘러 다니면 그렇게 되는데 오래도록 낫지 않으면 곧 부종병으로 변한다(『神巧萬全方』에는 이 아래에 살이 부석부석하다는 것은 곧 풍사가 腎의 경락으로 들어갔기 때문이며, 수열론에도 모든 부종병은 다 腎에 속하였다고 하였고 그 치료법은 마땅히 腎을 치료하는 것이 옳다고 하였으며, 또 어떤 책에는 치료하지 않으면 수기로 변한다고 쓰여 있다)."
『동의학사전』에서는 중풍 증상의 하나로, 갑자기

중풍을 가리키는 말은 서로 같지 않다

◯ 중풍 중에서 갑자기 정신을 잃고 쓰러지는 것을 『내경』에서는 '격부擊仆'라고 하였고, 민간에서는 '졸중卒中'이라고 하였는데 이는 풍을 처음 맞았을 때의 증상이다. ◯ 중풍 중에서 구안와사, 반신불수를 『내경』에서는 '편고偏枯'라고 하였고, 민간에서는 '탄탄癱瘓' 또는 '외퇴풍腲腿風'이라고 하였는데 이는 풍을 맞고 쓰러진 뒤에 나타나는 증상이다. ◯ 혀가 굳어 말을 하지 못하고 입을 다물지 못하는 것을 『내경』에서는 '풍비風痱'라고 하였고, 민간에서는 '풍의風懿' 또는 '풍기風氣'라고 하였는데 이것 역시 풍을 맞고 쓰러진 뒤에 나타나는 증상이다. ◯ 일반적으로 편고라는 병을 앓으면 반드시 먼저 쓰러지기 때문에 『내경』에서는 이를 붙여서 '격부편고擊仆偏枯'라고 하였다(『의학강목』).

정신을 잃고 넘어졌다가 깨어나면 입이 비뚤어지고 반신을 쓰지 못하며 뼈마디와 허리에 힘이 없고 감각이 둔해진다고 하였고, 기혈을 보하고 힘줄과 뼈를 든든하게 하는 방법으로 가감윤조탕, 거풍제습탕을 쓰며 편고, 사지불수와 같은 뜻으로 쓰인다고 하였다.
『東醫寶鑑校釋』(人民衛生出版社, 477쪽의 注 3)에서는 委頓, 氣弱하여 운동이 不任한 것을 말하며(朱駿聲, 『說文通訓定聲』) 『萬病回春』의 "腲腿風者, 半身不遂, 失音不語也"라는 구절을 인용하였다.
猥腿風은 『諸病源候論』에 처음 나온다(丁光迪 主編, 『諸病源候論』 卷之一 風病諸候上 「風腲退候」, 人民衛生出版社, 1991, 3-14쪽). "風腲退者, 四肢不收, 身体疼痛, 肌肉虛滿, 骨節懈怠, 腰脚緩弱, 不自覺知是也. 由皮肉虛弱, 不勝四時之虛風, 故令風邪侵于分肉之間, 流于血脈之內, 使之然也. 經久不瘥, 即變成水病." 猥退, 腲退, 腲腇, 萎腇 등으로도 쓴다. 『集韵』에서는 "腇, 萎腇, 耎弱也"라고 하였다.

87 『醫學綱目』 卷之十 肝膽部 「中風」(앞의 책, 162쪽)의 내용을 재구성한 것이다.

脈法

○凡中風脈，無不大者，非熱也，是風脈也〔得效〕[88]. ○寸口脈浮而緊，緊則爲寒，浮則爲虛，寒虛相搏，邪在皮膚[89]，絡脈空虛，賊邪不瀉，或左或右，邪氣反緩，正氣卽急，正氣引邪，喎僻不遂. 邪在于絡，肌膚不仁，邪在于經，卽重不勝，邪入于府，卽不識人，邪入于藏，舌卽難言，口吐涎沫[90]〔仲景〕[91]. ○中風口噤遲浮吉，急實大數三魂孤[92]〔脈訣〕[93]. ○中風脈遲浮可治，大數而極者死〔丹心〕[94]. ○中風脈浮，滑兼痰氣[95]，其或沈滑，勿以風治. 或浮或沈，而微而虛，扶危溫痰[96][97]，風未可踈〔脈訣〕[98]. ○大法，浮遲者吉，急疾者凶[99]. ○脈浮而遲者易治，大數而急者死〔脈經〕[100]. ○脈浮而大者曰風[101]. ○脈浮而數，中風使然〔仲景〕[102][103][104].

88 『世醫得效方』 卷第十三 風科 「中風要說」(앞의 책, 216쪽).

89 『金匱要略方論』에는 이 뒤에 '浮者血虛'라는 구절이 더 있다.

90 尤怡는 『金匱要略心典』에서 "蓋神藏於臟, 而通於府, 府病則神窒於內, 故不識人. 諸陰皆連舌本, 臟氣厥不至舌下, 則機息于上, 故舌難言而涎自出也"라고 하였다(『金匱要略譯釋』 120쪽에서 재인용).

91 『金匱要略方論』 卷上 「中風歷節病脈證幷治第五」(『金匱要略譯釋』, 118쪽. 『金匱要略精解』, 45쪽).

92 '三魂'은 '三魂七魄'을 말한다. 곧 혼백이다. 『雲笈七籤』에서 三魂은 "一名胎光, 太淸陽和之氣也. 一名爽靈, 陰氣之變也. 一名幽精, 陰氣之雜也"라고 하였고, 七魄은 尸狗, 伏矢, 雀陰, 呑賊, 非毒, 除穢, 臭肺이며 몸 안의 '濁鬼'라고 하였다(張君房 纂集, 蔣力生 校注, 『雲笈七籤』 卷五四 魂神部, 華夏出版社, 1996, 316-318쪽).

93 『脈訣』 卷之四 「諸雜病生死歌」(張世賢 注, 『校正圖注脈訣』, 13쪽. 『圖注難經脈訣』, 1977, 合成美術印刷廠 影印本 所收). 張世賢의 注에 "寒則筋急, 筋急則口噤, 中風口噤, 診得脈病相應, 故言吉. 脈見急實大數, 乃風熱至極, 故三魂孤"라고 하였다.

94 『丹溪心法』 卷一 「中風一」(앞의 책, 200-201쪽).

95 '痰氣'는 일반적으로 담이 많이 나오는 증상을 말하는데, 중풍을 가리키기도 한다. 지금의 중국 天津 지방 方言에서는 결벽증을 뜻한다. 정신병이라는

맥법

◯ 일반적으로 중풍의 맥은 대大하지 않은 것이 없는데, 이는 열熱이 아니고 풍風으로 인한 맥이다(『세의득효방』). ◯ 촌구맥이 부浮하면서 긴緊한 경우 긴한 것은 한사寒邪 때문이고 부한 것은 허하기 때문인데, 한사와 허한 것이 서로 부딪히면 사기邪氣가 피와 부에 있게 되고 낙맥絡脈이 비게 되는데, 적사賊邪가 나가지 않고 있다가 왼쪽이나 오른쪽으로 가게 되면 사기는 도리어 늘어지는 데 비해 정기正氣는 늘어져 정기가 사기를 〔자기 쪽으로〕 끌어당겨 〔그쪽으로〕 입이 비뚤어지고 몸을 쓰지 못하게 된다. 사기가 낙맥에 있으면 기肌와 부膚에 감각이 없고, 사기가 경맥經脈에 있으면 몸이 무거워 견딜 수 없으며, 부腑에 들어가면 사람을 알아보지 못하고, 장臟에 들어가면 혀가 굳어 말하기 어려우며 입에서 거품을 흘리게 된다(『금궤요략』). ◯ 중풍으로 입을 악다물었는데 맥이 지遲하면서 부하면 예후가 좋고 급急, 실實, 대大, 삭數하면 혼백이 떠나게 된다(『맥결』). ◯ 중풍에 맥이 지하면서 부하면 치료할 수 있지만 몹시 대하고 삭하면 죽는다(『단계심법』). ◯ 중풍은 맥이 부한데 활滑하면 담기痰氣를 겸한 것이다. 중풍맥이 간혹 침활沈滑하다면 이를 풍으로 여겨 치료해서는 안 된다. 맥이 부한 경우든 침한 경우든 그 맥이 미微하면서 허하면 먼저 위태로운 증상을 풀어 바로잡고 담痰을 삭혀야지 풍을 흩어버려서는 안 된다(『맥결』). ◯ 가장 중요한 규율은 맥이 부하면서 지하면 예후가 좋고, 급하면서 빠르면〔疾〕 나쁘다는 것이다. ◯ 맥이 부하면서 지하면 치료하기 쉽고, 대하고 삭하면서 급하면 죽는다(『맥경』). ◯ 맥이 부하면서 대하면 풍이다. ◯ 맥이 부하면서 삭하면 중풍으로 그러한 것이다(『금궤요략』).

뜻으로도 쓰인다.

96 '扶危'는 '扶危定傾'으로(『周書』「李基傳」), 위기를 해결하여 뒤집힌 것을 바로잡는다는 뜻이다.

97 『丹溪心法附餘』에는 '溫'이 '濕'으로 되어 있고(卷之一 外感門上「中風一」'附脈理', 571쪽), 『醫學入門』에는 '治'로 되어 있다(『醫學入門』 內集 卷一 診脈「雜病脈法」, 97쪽).

98 '踈'는 '疏'와 같다. 疏散한다는 뜻이다.

99 『脈訣』(『東垣十種醫書』 所收, 12쪽).

100 『丹溪心法』에는 다음과 같이 되어 있다. "凡中風, 脈多沈伏. 大法, 浮遲者吉, 沈實者兇." 『丹溪心法』 卷一「中風一」(앞의 책, 202쪽).

101 『醫學正傳』 卷之一「醫學或問」 中風 '脈法'(앞의 책, 31쪽). 『丹溪心法附餘』에는 다음과 같이 되어 있다. "脈微而數, 或浮或緊, 緩而遲, 必也. 脈遲浮可治, 大數而極者死." 『丹溪心法附餘』 卷之一 外感門上「中風一」(앞의 책, 47쪽).

102 『醫學綱目』 卷之十 肝膽部「諸風」(앞의 책, 162쪽). 『傷寒論』 卷第二「辨太陽病脈證幷治法上第五」에서는 "寸口脈浮而大, 浮則爲風, 大則爲虛"라고 하였다(『傷寒論校注』, 63쪽).

103 『金匱要略方論』에는 '浮'가 '微'로 되어 있다.

104 『金匱要略方論』 卷上「中風歷節病脈證幷治第五」(『金匱要略譯釋』, 118쪽. 『金匱要略精解』, 45쪽).

風有中血脈中腑中臟之異

○中血脈則口眼喎斜，中府則肢節廢，中藏則性命危，三者治各不同〔東垣〕[105]. ○中府者，面顯五色，有表證而脈浮，惡風寒[106]，拘急不仁. 或中身之後，或中身之前，或中身之側，皆曰中府，其病多易治. ○中藏者，唇吻不收，舌不轉而失音，鼻不聞香臭，耳聾而眼瞀，大小便秘結，皆曰中藏，其病多難治[107]. ○大抵中府者，多着四肢. 中藏者，多滯九竅〔易老〕[108]. ○中血脈而外有六經之形證，則從小續命湯加減及踈風湯治之[109]. ○中府者，先以加減續命湯，隨證發其表[110]，如兼中藏，則內有便尿之阻隔，宜以三化湯，或局方麻仁丸 方見大便，滋潤湯[111]. 外無六經之形證[112]，內無便尿之阻隔，宜養血通氣，大秦艽湯，羌活愈風湯，養榮湯[113].

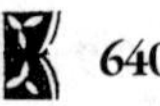

105 『醫學發明』「中風有三」(앞의 책, 307쪽).

106 『素問病機氣宜保命集』에는 '惡風寒'이 '惡寒'으로 되어 있다. 『醫學綱目』에는 '惡風惡寒'으로 되어 있다(『醫學綱目』 卷之十 肝膽部 中風「中分淺深」, 164쪽).

107 『素問病機氣宜保命集』 卷中「中風論第十」(앞의 책, 423쪽).

108 『素問病機氣宜保命集』 卷中「中風論第十」(앞의 책, 423-424쪽). 『素問病機氣宜保命集』에는 이 뒤에 '雖中腑者, 多兼中臟之證'이라는 구절이 더 있다.

109 『醫學發明』「中風有三」(앞의 책, 307쪽).

중풍에는 중혈맥, 중부, 중장의 차이가 있다

◯ 중혈맥中血脈이 되면 입과 눈이 돌아가고 중부中腑가 되면 팔다리를 쓰지 못하며 중장中臟이 되면 목숨이 위태롭게 되는데, 이 세 가지는 치료법이 각기 다르다(『의학발명』). ◯ 중부일 때에는 얼굴에 다섯 가지 색이 모두 나타나는데, 표증表證이 있으면서 맥이 부浮하고 바람과 찬 기운을 싫어하며 팔다리가 오그라들고 감각이 없다. 몸의 앞이나 뒤 또는 옆에 풍을 맞게 되는데, 어느 경우든 모두 중부라고 하며 대개는 치료하기 쉽다. ◯ 중장일 때에는 입을 다물지 못하고 혀를 놀리지 못하여 말을 하지 못하며, 코로 냄새를 맡지 못하고 귀가 멀며 눈이 어두워지고 대소변도 잘 나오지 않으니 이러한 것을 모두 중장이라고 하는데, 이 병은 대개 치료하기 어렵다. ◯ 일반적으로 중부는 병이 팔다리에 걸리고, 중장은 구규九竅가 막히게 된다(역로). ◯ 중혈맥일 때 겉으로 여섯 경맥經脈의 형증이 나타나면 소속명탕에 가감한 것과 소풍탕으로 다스린다. ◯ 중부일 때에는 먼저 가감속명탕을 써서 그 증상에 따라 표表에 있는 사기邪氣를 몰아내야 한다. 만일 중장까지 겸하여 안으로 대소변이 막히면 삼화탕을 쓰는데, 국방마인환(처방은 「대변문」에 있다)이나 자윤탕을 쓰기도 한다. 겉으로 여섯 경맥의 형증이 나타나지 않고 속으로도 대소변이 막히지 않았으면 혈을 기르고 기를 잘 통하게 하여야 하는데 대진교탕, 강활유풍탕, 양영탕을 쓴다.

110 『素問病機氣宜保命集』 卷中 「中風論第十」(앞의 책, 424쪽). 『素問病機氣宜保命集』에는 이 뒤의 구절이 없는데, 이 내용은 『醫學發明』에 나온다.

111 『醫學發明』에는 '滋潤湯'이 없다.

112 '形證'은 '脈證'에 상대되는 말로, 脈과 病이 몸[形]의 겉으로 드러나는 증상과 다를 수 있기 때문에(證似陽而脈病屬陰, 證似陰而脈病屬陽과 같은 경우) 이 둘을 구분하여 맥이 아닌 몸의 겉으로 드러난 증상을 중심으로 본 것이다.

113 『醫學發明』에는 '養榮湯'이 없다.

○ 中藏者, 痰塞昏冒, 宜至寶丹之類鎭墜[114], 或活命金丹, 牛黃定志丸, 祛風至寶丹[115]. ○ 風中五藏, 舌瘖[116]眼瞀, 宜排風湯, 加減排風湯. ○ 但手足不遂, 言語蹇澁, 當從愈風湯以行中道[117], 久服大風悉去. 治病之法, 不可失于通塞, 或一氣[118]之微汗, 加麻黃一錢, 或一旬之通利, 加大黃二錢, 此爲常治之法, 久則淸濁自分, 榮衛自和矣〔易老〕[119].

114 '鎭墜'는 鎭墜痰逆 또는 降逆墜痰하는 것을 말한다. 墜痰은 礞石이나 鐵落, 珍珠와 같이 성질이 무거운 약재에 半夏, 南星과 같이 去痰하는 약재를 배합하여 치밀어오르는 담을 눌러주는 것을 말한다. 『醫方拾遺』「痰論」에서는 "何謂墜之之法. 如痰涎聚于胸膈之間, 爲嗽爲喘, 爲膈爲噎, 爲眩爲暈, 或大便時秘不通, 宜與養正丹靈砂丹, 質重性斂之劑以引之, 所謂墜之之法也"라고 하였다.

115 『醫學發明』에는 '活命金丹, 牛黃定志丸, 祛風至寶丹'이 없다.

116 '舌瘖'은 舌緩이라고도 하며, 혀가 잘 돌아가지 않고 목에서 가래 끓는 소리가 나면서 말을 제대로 하지 못하는 것을 말한다(『동의학사전』).

117 '中道'는 불교 용어로, 여기에서는 강한 吐汗下의 攻法이나 補法을 극단으로 보고 그런 방법이 아닌 微汗, 通利와 같은 中庸의 치료법을 뜻하는 것으로 보인다.

118 '一氣'는 運氣 용어로, 五日을 一候라고 하고, 三候를 一氣라고 한다(『精校 東醫寶鑑』 雜病篇 上, 181쪽의 注 129).

◯ 중장은 담痰이 막혀서 어지럽게 되는데, 지보단과 같이 〔담을〕 억누르면서 추담墜痰하는 처방을 쓰거나 활명금단, 우황정지환, 거풍지보단을 쓰기도 한다. ◯ 풍을 오장에 맞으면 말을 제대로 하지 못하고 눈이 어두워지는데, 배풍탕이나 가감배풍탕을 쓴다. ◯〔다른 증상은 없고〕 단지 손발을 쓰지 못하고 말이 어둔하기만 하면 유풍탕으로 중용의 치료법을 쓰는데, 오래 복용하면 심한 중풍도 다 없어진다. 중풍을 치료하는 법은 반드시 막힌 것을 통하게 하여야 하는데, 만일 보름 정도 약간 땀을 내려면 마황을 한 돈 더 넣고, 열흘 정도 대소변을 잘 보게 하려면 대황 두 돈을 더 넣어 쓴다. 이것이 일반적으로 치료하는 법이며, 이와 같이 오랫동안 치료하면 맑은 기와 탁한 기가 저절로 나뉘고 영위榮衛가 저절로 조화롭게 될 것이다(역로).

119 『醫學發明』「中風有三」(앞의 책, 309). "如內邪已除, 外邪已盡, 當從愈風湯加減治之, 然治病之法, 不可失於通塞, 或一氣之微汗, 或一旬之通利, 如此爲常治之法也, 久之淸濁自分, 榮衛自和矣." 『醫學綱目』 卷之十 肝膽部 中風 「中深半身不收舌難言」 '三化湯'(앞의 책, 169쪽)에는 "如內邪已除, 外邪已盡, 當從愈風湯以行中道. 久服大風悉去, 縱有微邪, 只從愈風湯加減治之. 然治病之法, 不可失於通塞, 或一氣之微汗, 或一旬之通利, 此爲常治之法也. 久則淸濁自分, 榮衛自和矣"로 되어 있다. 『丹溪心法』에는 "假令一氣之微汗, 用愈風湯三兩, 加麻黃一兩, 匀作四服, 加生薑空心服, 以粥投之. 得微汗則佳. 如一旬之通利, 用愈風湯三兩, 加大黃一兩, 亦匀作四服, 如前服, 臨臥服, 得利爲度"로 되어 있다(『丹溪心法』 卷一 「中風一」, 206쪽).

小續命湯

治卒中風, 不省人事, 喎斜癱瘓, 瘖瘂麻木, 眩暈, 初中無汗表實等, 及治一切諸風證.

防風 一錢半, 防己, 肉桂, 杏仁, 黃芩, 白芍藥, 人蔘, 川芎, 麻黃, 甘草 各一錢, 附子 炮 五分.

右剉作一貼, 入薑三片棗二枚, 水煎服〔入門〕[120]. ○ 一方無防己附子, 有當歸石膏, 有熱用白附子. ○凡中風, 六脈浮緊[121], 風氣太盛, 心火暴升, 痰涎壅遏於經絡之中, 宜用小續命湯. 用附子, 以其稟雄壯之資, 而有斬關奪將[122]之勢, 能引人蔘輩並行於十二經, 以追復[123]其散失之元陽. 又引麻黃防風杏仁輩, 發表開腠理, 以驅散其在表之風寒. 引當歸[124]川芎輩入血分, 行血養血, 以滋養其虧損之眞陰. 或加石膏知母以降胃火, 或加黃芩以淸肺金. 若病勢稍退, 精神稍復, 輒當改用丹溪之法, 以補氣血淸痰之劑, 以調養其本氣. 此急則治其標, 與夫標而本之之治也[125]〔正傳〕[126].

120 『醫學入門』 外集 卷七 通用古方詩括 雜病 「風」 '小續命湯'(앞의 책, 603쪽)의 내용을 재구성한 것이다. "防己桂杏仁黃芩芍藥配甘草蔘芎與麻黃附子防風一同例. 防己肉桂杏仁黃芩芍藥甘草人蔘川芎麻黃各一錢, 附子五分, 防風一錢半, 薑棗煎服. 治卒暴中風, 不省人事, 漸覺半身不遂, 口眼喎斜, 手足顫掉, 語言蹇澁, 肢體麻痺, 精神昏亂, 頭目眩暈, 痰壅筋攣, 骨節煩疼. 又治脚氣緩弱, 及久病風人. 每遇天色陰晦, 節候變更, 宜豫服之, 以防瘖瘂. 如有六經見證, 加減照依傷寒. 無汗惡寒, 合麻黃湯, 有汗惡風, 合桂枝湯, 身熱無汗, 合白虎湯, 有汗, 合葛根湯, 身凉無汗, 合古薑附湯, 有汗, 合古桂附湯."

121 『醫學正傳』에는 '緊'이 '弦'으로 되어 있다.

122 '斬關'은 성문의 빗장을 끊고 성문을 부수어 關隘(국경에 있는 관문과 요새의 좁고 험한 길)를 빼앗는 것을 말한다. '奪將'은 적의 장수를 사로잡는 것이다.

123 '追復'은 '追復位'의 준말로, 빼앗았던 位號(爵位와 名號)를 그 사람이 죽은 뒤에 다시 회복시켜주는 것을 말한다.

124 『醫學正傳』에는 '當歸' 뒤에 '芍藥'이 더 있다.

소속명탕

갑자기 풍을 맞으면 사람을 알아보지 못하고 입과 눈이 비뚤어지며 몸의 한쪽을 쓰지 못하고 말을 하지 못하며 팔다리에 감각이 없고 어지럽게 되는데, 풍을 처음 맞아 땀이 나지 않는 표실表實한 증상과 모든 풍증을 치료한다.

방풍 한 돈 반, 방기·육계·행인·황금·백작약·인삼·천궁·마황·감초 각 한 돈, 부자(싸서 굽는다) 다섯 푼.

위의 약들을 썰어 한 첩으로 하여 생강 세 쪽, 대추 두 개를 넣고 물에 달여 먹는다(『의학입문』). ◯ 다른 처방에는 방기와 부자가 없고 당귀와 석고가 있으며, 열이 있을 때에는 백부자를 썼다. ◯ 일반적으로 중풍에서 여섯 경맥이 부浮하면서 긴緊하고, 풍기風氣가 심하여 심장의 화火가 갑자기 치솟고 담연이 경락을 틀어막으면 소속명탕을 쓴다. 〔이 처방에서〕 부자를 쓴 것은 부자는 타고난 바탕이 웅장하여 성문을 부수고 적장을 사로잡는 것 같은 힘이 있어서 인삼 같은 것을 십이경맥으로 함께 이끌고 가서 잃어버린 원양元陽을 회복시켜주기 때문이다. 또한 마황·방풍·행인 같은 것을 이끌어서 땀을 내고 주리腠理를 열게 하여 표表에 있는 풍과 한을 몰아내기 때문이다. 또한 당귀나 천궁 같은 것을 이끌고 혈분血分으로 들어가 혈을 잘 돌게 하며 혈을 보하여 손상된 진음眞陰을 보태주고 길러주기 때문이다. 이 처방에 석고나 지모를 더 넣어 위胃의 화를 내리거나 황금을 더 넣어 오행의 금金에 해당하는 폐肺의 열을 내리기도 한다. 병세가 조금 물러나고 정신이 조금 들면 곧바로 주진형朱震亨의 치료법으로 바꿔서 기와 혈을 보하고 청열화담淸熱化痰하는 약을 써서 원기를 회복시켜야 한다. 이것이 바로 급하면 표를 치료한다는 것이며 더불어 표이본지標而本之하는 치료법이다(『의학정전』).

125 '標而本之'는 치료 원칙의 하나로, 標를 먼저 치료한 뒤 本을 치료하는 원칙을 말한다. 예로 병이 위급할 때 후에 생긴 병[標]을 먼저 치료한 다음 먼저 생긴 병[本]을 치료하거나 나타나는 증상[標]을 먼저 치료한 다음 원인[本] 치료를 하는 것 등이다(『동의학사전』). 『素問』「標本病傳論」에 나온다.

126 『醫學正傳』 卷之一 「醫學或問」 中風 '論'(앞의 책, 29쪽)의 내용을 재구성한 것이다. "若夫初病暴僕昏悶, 不省人事, 或痰涎壅盛, 舌強不語, 兩寸脈浮大而實者, 急宜以瓜蒂藜芦等藥吐之, 以遏其勢. 或人迎脈緊盛, 或六脈俱浮弦者, 急宜以小續命湯表之. 蓋風氣大盛, 心火暴升, 而痰涎壅遏於經絡之中, 於斯時也, 豈尋常藥餌而能通達於上下哉. 故本方用附子, 以其稟雄壯之資, 而有斬關奪將之勢, 能引人蔘輩並行於十二經, 以追復其失散之元陽, 又能引麻黃防風杏仁輩發表開腠理, 以驅散其在表之風寒, 引當歸芍藥川芎輩入血分行血養血, 以滋養其虧損之眞陰. 或加石膏知母以降胃火, 或加黃芩以清肺金, 看所挾見證, 與夫時月寒溫, 加減施治. 病勢稍退, 精神稍復, 輒當改用丹溪之法, 而以補氣補血清痰之劑, 以調養其本氣而安, 此急則治其標, 與夫標而本之之治也."

踈風湯

治風中府, 手足不仁, 先宜解表, 後用愈風湯調理.

羌活, 防風, 當歸, 川芎, 赤茯苓, 陳皮, 半夏, 烏藥, 白芷, 香附子 各八分, 桂枝, 細辛, 甘草 各三分.

右剉作一貼, 入薑三片, 水煎服〔回春[127]〕.

加減續命湯

治風中府. 今人不分表裏虛實, 故張易老授東垣以六經加減之法. ○ 太陽中風, 無汗惡寒, 麻黃續命主之. 本方倍麻黃防風杏仁. 有汗惡風, 桂枝續命主之. 本方倍桂枝芍藥杏仁. 陽明中風, 無汗身熱, 不惡寒, 白虎續命主之. 本方倍桂枝黃芩加葛根一錢四分. 太陰中風, 無汗身凉, 附子續命主之. 附子加一倍, 甘草加二錢一分, 乾薑加七分. 少陰中風, 有汗無熱, 桂枝續命[128]主之. 本方倍桂枝附子甘草. 六經混淆, 繫之於少陽厥陰, 或肢節攣痛, 或痲木不仁, 宜羌活連翹續命主之. 本方一兩加羌活一錢連翹一錢半〔正傳[129]〕.

127 『萬病回春』 卷之二 「中風」 '踈風湯'(앞의 책, 54-55쪽). "治風中在腑, 惡風寒拘急不仁, 先用此解表後, 用愈風湯調理而痊. 當歸川芎白茯苓去皮陳皮半夏薑製烏藥香附白芷羌活防風各八分, 細辛桂枝甘草各三分. 右剉一劑, 生薑三片, 水煎熱服. 風中臟者, 多滯九竅, 唇緩失音, 耳聾鼻塞, 目瞀二便閉塞, 爲在裏也. 其半身不遂, 口眼喎斜, 語言蹇塞, 或癱瘓不伸, 或舌強不語, 痰涎壅盛, 不省人事, 牙關緊急, 此皆中臟也. 若大便閉結者, 先服滋潤湯, 後服愈風湯調理."

128 『醫學正傳』에는 '桂枝續命'이 '桂附續命'으로 되어 있다. 『素門病機氣宜保命集』에는 '桂枝續命'으로 되어 있다(卷中 「中風論第十」 '小續命湯', 426쪽). 『醫學正傳』에서 桂枝續命湯은 太陽經中風에 쓰는 처방으로 "中風有汗惡風, 桂枝續命主之. 桂枝芍藥杏仁. 依本方加一倍, 宜鍼風府"라고 하였다.

129 『醫學正傳』 中風 「方法」 '小續命湯'(앞의 책, 32-33쪽)의 내용을 재구성한 것이다. "中風無汗惡寒, 麻黃續命主之. 麻黃防風杏仁, 依本方加添一倍, 宜鍼太陽至陰出血, 昆侖擧蹺. 中風有汗惡風, 桂枝續命主之. 桂枝芍藥杏仁, 依本方加一倍, 宜鍼風府(以上二證, 皆太陽經中風也). 中風無汗

소풍탕

중부中腑로 손발이 마비된 것을 치료하는데, 먼저 해표解表한 다음 유풍탕을 써서 조리한다.

강활·방풍·당귀·천궁·적복령·진피·반하·오약·백지·향부자 각 여덟 푼, 계지·세신·감초 각 서 푼.

위의 약들을 썰어 한 첩으로 하여 생강 세 쪽을 넣고 물에 달여 먹는다(『만병회춘』).

가감속명탕

중부를 치료한다. 요즘 사람들은 표리表裏와 허실虛實을 가리지 못하기 때문에 장결고張潔古가 이고李杲에게 여섯 경맥의 가감법을 전해준 것이다. ◯ 태양중풍으로 땀은 나지 않고 오한이 나는 데는 마황속명탕으로 주치한다. 본방에 마황·방풍·행인을 배로 넣어 쓴다. 땀이 나면서 바람을 싫어하는 데는 계지속명탕으로 주치한다. 본방에 계지·백작약·행인을 배로 넣어 쓴다. 양명중풍으로 땀이 나지 않으면서 몸에 열이 나며 오한이 나지 않는 데는 백호속명탕으로 주치한다. 본방에 계지·황금을 배로 넣고 갈근 한 돈 너 푼을 더한다. 태음중풍으로 땀은 나지 않고 몸이 찬 데는 부자속명탕으로 주치한다. 본방에 부자를 배로 넣고 감초 두 돈 한 푼, 건강 일곱 푼을 더한다. 소음중풍으로 땀이 나지만 열이 없는 데는 계지속명탕으로 주치한다. 본방에 계지·부자·감초를 배로 넣어 쓴다. 〔중풍으로〕 여섯 경맥이 뒤섞여 소양少陽이나 궐음厥陰에 얽히면 팔다리 마디가 당기며 아프기도 하고 감각이 둔하면서 잘 쓰지 못하기도 할 때에는 강활연교속명탕으로 주치한다. 본방 한 냥에 강활 한 돈, 연교 한 돈 반을 더 넣어 쓴다(『의학정전』).

身熱, 不惡寒, 白虎續命主之. 石膏一錢四分, 知母一錢四分, 甘草七分. 依本方加之. 中風有汗身熱不惡風, 葛根續命主之. 葛根一錢四分, 桂枝黃芩, 依本方加一倍. 宜鍼陷谷, 刺厲兌. 鍼陷谷者, 去陽明經之賊邪, 刺厲兌者, 瀉陽明經之實也. 以上二證, 陽明經之中風也. 中風無汗身涼, 附子續命主之. 附子加一倍, 乾薑加七分, 甘草加二錢一分, 宜刺隱白, 去太陰之賊邪也. 此證, 太陰經中風也. 中風有汗無熱, 桂附續命主之. 桂枝附子炮甘草炙. 依本方加一倍, 宜鍼太溪. 此證, 少陰經中風也. 中風六經混淆, 系之於少陽厥陰, 或肢節攣痛, 或麻木不仁, 宜羌活連翹續命主之. 小續命湯八錢, 加羌活四錢, 連翹六錢. 古之續命, 混淆無六經之別, 今各分經治療, 又分經鍼刺. 刺法, 厥陰之井大敦, 刺以通其經, 少陽之經絶骨, 灸以引其熱, 是鍼灸同法象之大體也. 愚案, 先哲制小續命湯, 以治中風初病無汗, 及手足癱瘓, 關節不利, 表實等證, 此急則治標之藥也. 後人不分表里虛實, 通用以治中風之證, 故張易水授東垣以加減之法. 夫中風無汗表實者固宜, 其有汗表虛之證, 雖有加減之法, 恐不可以膠柱鼓瑟也."

三化湯

治府藏俱中風, 便尿阻隔不利.

厚朴, 大黃, 枳實, 羌活 各等分.

右剉, 一兩作一貼, 水煎服, 日二三次, 微利卽止〔易老〕.[130]

養榮湯

治風中血脈, 外無六經之形證, 內無便尿之阻隔, 但肢不能擧, 口不能言, 或痰迷不省.[131]

當歸, 川芎, 白芍藥, 生地黃, 麥門冬, 遠志, 石菖蒲, 陳皮, 烏藥, 白茯苓, 枳實, 黃連, 防風, 羌活, 秦艽, 半夏, 南星, 甘草 各六分.

右剉作一貼, 入薑三片竹茹一塊, 水煎服〔回春〕.[132]

排風湯

治風中五藏, 精神恍惚, 手足不仁, 口眼喎斜.

獨活, 麻黃, 赤茯苓 各一錢, 白朮, 肉桂, 川芎, 杏仁, 白芍藥, 防風, 當歸, 甘草 各八分, 白蘚皮 五分.

右剉作一貼, 入薑三棗二, 水煎服〔局方〕.[133]

130 『素門病機氣宜保命集』 卷中 「中風論第十」 '小續命湯'(앞의 책, 427쪽). 복용법이 "右剉如麻豆大, 每服三兩, 水三升煎至一升半, 終日服之, 以微利爲度無時"로 되어 있다.

131 『萬病回春』에는 '痰迷不省'이 '痰迷心竅, 不省人事'로 되어 있다.

132 『萬病回春』 卷之二 「眞中風證」 '養榮湯'(앞의 책, 55-56쪽). 약재의 修治와 복용법은 다음과 같다. "當歸川芎(去毛)白芍(酒炒)生地黃麥門冬(去心)遠志(甘草水泡去骨)石菖蒲(去毛)陳皮烏藥白茯苓(去皮)枳實(麩炒)半夏(用生薑牙皀白礬煎水浸二三日)南星(同上制)黃連(薑汁制)防風羌活秦艽甘草各等分. 右剉一劑, 生薑三片, 竹茹一團, 水煎, 入童便竹瀝薑汁少許同服."

133 『太平惠民和劑局方』 卷之一 「諸風」 '排風湯'(앞의 책, 29쪽). 문장에 들고남이 있다. "治男子婦人風

삼화탕

오장과 육부가 모두 풍을 맞아 대소변이 막혀 잘 나오지 않는 것을 치료한다.

후박·대황·지실·강활 각 같은 양.

위의 약들을 썰어 한 냥을 한 첩으로 하여 물에 달여 하루 두세 번씩 먹는데, 설사를 약간 하면 바로 복용을 멈춘다(『소문병기기의보명집』).

양영탕

혈맥血脈이 풍을 맞아 겉으로는 여섯 경맥의 형증이 없고 속으로는 대소변도 막히지 않았는데, 다만 팔다리를 쓸 수 없으면서 말을 하지 못하는 것과 간혹 담이 막혀 정신이 없는 것을 치료한다.

당귀·천궁·백작약·생지황·맥문동·원지·석창포·진피·오약·백복령·지실·황련·방풍·강활·진교·반하·남성·감초 각 여섯 푼.

위의 약들을 썰어 한 첩으로 하여 생강 세 쪽, 죽여 한 뭉치를 넣고 물에 달여 먹는다(『만병회춘』).

배풍탕

중장中藏으로 정신이 어득하고 손발의 감각이 둔하며 입과 눈이 한쪽으로 돌아가는 것을 치료한다.

독활·마황·적복령 각 한 돈, 백출·육계·천궁·행인·백작약·방풍·당귀·감초 각 여덟 푼, 백선피 다섯 푼.

위의 약들을 썰어 한 첩으로 하여 생강 세 쪽, 대추 두 개를 넣고 물에 달여 먹는다(『태평혜민화제국방』).

虛冷濕, 邪氣入臟, 狂言妄語, 精神錯亂. 肝風發則面青心悶, 嘔逆嘔沫, 脇滿頭眩, 耳重不聞人聲, 偏枯筋急, 曲拳而臥. 心風發則面赤, 翕然而熱, 悲傷瞋怒, 目脹呼喚. 脾風發則面黃, 身體不仁, 不能行步, 飮食失味, 夢寐倒錯, 與亡人相隨. 肺風發則面白, 咳逆唾膿血, 上氣奄然而極. 腎風發則面黑, 手足不隨, 腰痛難以俯仰, 痺冷骨疼. 若有此候, 令人心驚, 志意不定, 恍惚多忘. 白茯苓(去皮)獨活(去蘆)麻黃(去根節, 酒浸一宿)各三兩, 肉桂(去粗皮)白蘚皮芎藭當歸(去蘆, 酒浸一宿)防風(去蘆去義)杏仁(去皮尖, 雙仁者, 麩炒令黃色)白芍藥甘草(剉炒)白朮各二兩. 上爲粗散. 每服三錢, 水一盞半. 入生薑四片, 同煎至八分, 去滓, 溫服. 不計時候. 常服安心定志, 聰耳明目, 通臟腑, 諸風疾並皆治之."

加減排風湯

治同上, 通治五藏風.

天麻 二錢, 蒼朮 一錢, 防風, 川芎, 羌活, 獨活 各八分, 麻黃 七分, 白蘚皮, 當歸, 白芍藥, 白朮, 半夏, 赤茯苓, 黃芩, 杏仁, 甘草 各四分.

右剉作一貼, 入薑三片, 水煎服〔醫鑑〕[134].

大秦艽湯

治中風, 外無六經之形證, 內無便尿之阻隔, 知爲血弱不能養筋, 故手足不能運動, 舌強不能言語, 宜養血而筋自榮, 此主之.

秦艽, 石膏 各一錢, 羌活, 獨活, 川芎, 白芷, 生地黃, 熟地黃, 當歸, 白芍藥, 黃芩, 白茯苓, 防風, 白朮, 甘草 各七分, 細辛 三分.

右剉作一貼, 水煎服, 不拘時〔易老〕[135].

134 『古今醫鑑』 卷二 「中風」 方 '加減排風湯'(앞의 책, 45쪽). 문장에 들고남이 있다. "陳白野方. 治中風口眼喎斜. 天麻蒼朮杏仁各一錢, 羌活獨活防風白蘚皮川芎當歸白芍藥白朮茯苓黃芩半夏各八分, 麻黃七分, 甘草四分, 上㕮咀, 生薑三片, 水二盞, 煎一盞, 不拘時服."

135 『素門病機氣宜保命集』 卷中 「中風論第十」 '小續命湯'(앞의 책, 427쪽). 처방 구성과 복용법은 다음과 같다. "秦艽三兩, 甘草二兩, 川芎二兩, 當歸二兩, 白芍藥二兩, 細辛半兩, 川羌活防風黃芩各一兩, 石膏二兩, 吳白芷一兩, 白朮一兩, 生地黃一兩, 熟地黃一兩, 白茯苓一兩, 川獨活二兩. 右一十六味

가감배풍탕

배풍탕과 같은 증상을 치료하는데, 오장의 모든 풍을 두루 치료한다.

천마 두 돈, 창출 한 돈, 방풍·천궁·강활·독활 각 여덟 푼, 마황 일곱 푼, 백선피·당귀·백작약·백출·반하·적복령·황금·행인·감초 각 너 푼.

위의 약들을 썰어 한 첩으로 하여 생강 세 쪽을 넣고 물에 달여 먹는다(『고금의감』).

대진교탕

중풍을 치료하는데 겉으로 여섯 경맥의 형증이 없고 속으로 대소변이 막히지 않았다면, 이는 혈血이 약해져 근筋을 제대로 길러주지 못하기 때문에 손발을 돌리지 못하고 혀가 굳어 말을 할 수 없게 된 것임을 알 수 있는데, 이때는 혈을 길러주면 근은 저절로 튼튼해진다. 이 처방이 주치한다.

진교·석고 각 한 돈, 강활·독활·천궁·백지·생지황·숙지황·당귀·백작약·황금·백복령·방풍·백출·감초 각 일곱 푼, 세신 서 푼.

위의 약들을 썰어 한 첩으로 하여 물에 달여 아무 때나 먹는다(역로).

剉, 每服一兩, 水煎, 去滓, 溫服, 無時. 如遇天陰, 加生薑煎七八片煎. 如心下痞, 每兩加枳實一錢, 同煎."

羌活愈風湯

治風中府中藏，先以本藥[136]治之，後用此藥調理〔回春〕[137]．○凡中風，內邪已除，外邪已盡，當服此藥，以行導諸經[138]．久則大風悉去，清濁自分，榮衛自和矣[139]．

蒼朮，石膏，生地黃 各六分，羌活，防風，當歸，蔓荊子，川芎，細辛，黃芪，枳殼，人蔘，麻黃，白芷，甘菊，薄荷，枸杞子，柴胡，知母，地骨皮，獨活，杜冲，秦艽，黃芩，白芍藥，甘草 各四分，肉桂 二分．

右剉作一貼，入薑三片，水煎朝夕服．或以此湯，空心嚥下二蔘丹，臨臥嚥下四白丹〔丹心〕[140]．○一名愈風湯〔丹心〕．○療肝腎虛，筋骨弱，語言難，精神昏憒，或瘦而偏枯，或肥而不遂，或恐而健忘，或喜而多思，思忘之道，皆精不足也．能安心養神，調陰陽，使無偏勝〔易老〕[141]．

---

136 『萬病回春』에는 '本藥'이 '本經藥'으로 되어 있다. '本藥'에 대해 『精校註譯 東醫寶鑑』 雜病篇上에서는 '小續命湯, 三和湯 등 중풍을 치료하는 기본약'이라 하였고(앞의 책, 184쪽의 注 148), 『新對譯 東醫寶鑑』에서는 '消風湯'이라고 하였다(앞의 책, 1,024쪽). 여기에서는 '本經藥'으로 보고 번역하였다.

137 『萬病回春』에는 「類中風」의 '愈風湯' 항목에서 "治一切風症卒中初中中臟中腑及臟腑俱中, 以上數者, 善宜本經藥治之, 後用此方調理"라고 하였다(卷之二 「類中風」, 55쪽). 이 처방의 앞에 나오는 '疎風湯' 항목에서는 "治風中在腑, 惡風寒, 拘急不仁, 先用此解表, 後用愈風湯調理而痊"이라 하였고, 이어 나오는 '滋潤湯' 항목에서는 "風中臟腑俱病者, 藥必兼用, 先表而後痛也, 然後服愈風湯調理"라고 하였다(앞의 책, 54-55쪽).

138 『萬病回春』에는 이 뒤에 '久服大風盡去, 縱有微邪, 只從此藥加減治之. 然治病之法, 不可失於通塞. 或一氣之微汗, 或一旬之通利, 如此乃常治之法也'라는 구절이 더 있다.

139 『丹溪心法』 卷一 「中風一」 '愈風湯'(앞의 책, 206쪽). 문장에 들고남이 있다. 『萬病回春』 卷之二 「豫防中風」 '愈風湯'(앞의 책, 68쪽)에도 나온다.

140 『丹溪心法』 卷一 「中風一」 '愈風湯'(앞의 책, 206쪽). 문장에 들고남이 있다. "中風症, 內邪已除, 外邪已盡, 當服此藥, 以行導諸經. 久服大風悉去, 縱有微邪, 只從此藥加減治之. 然治病之法, 不可失於通塞, 或一氣之微汗, 或一旬之通利, 如此乃常治之法也. 久則清濁自分, 營衛自和. 如初覺風動, 服此不至倒仆. 羌活甘草(炙)防風防已黃芪蔓荊子川芎獨活細辛枳殼麻黃(去根)地骨皮人蔘知母甘菊薄荷(去梗)白芷枸杞子當歸杜冲(炒)秦艽柴胡半夏厚朴

강활유풍탕

중풍에서의 중부中腑와 중장中臟을 모두 치료하는데, 먼저 중부나 중장에 따른 약으로 〔각각〕 치료한 뒤에 이 처방을 써서 조리한다(『만병회춘』). ◯ 일반적으로 중풍일 때 속의 사기邪氣와 겉의 사기가 모두 없어지면 이 약을 써서 여러 경락이 잘 돌게 이끌어주어야 한다. 오래 복용하면 심한 중풍도 다 없어지고, 맑은 기와 탁한 기가 저절로 나뉘며 영기와 위기가 저절로 조화롭게 된다.

창출·석고·생지황 각 여섯 푼, 강활·방풍·당귀·만형자·천궁·세신·황기·지각·인삼·마황·백지·감국·박하·구기자·시호·지모·지골피·독활·두충·진교·황금·백작약·감초 각 너 푼, 육계 두 푼.

위의 약들을 썰어 한 첩으로 하여 생강 세 쪽을 넣고 물에 달여 아침저녁으로 먹는다. 혹은 이 탕약으로 빈속에 이삼단을 같이 먹고, 자기 전에는 사백단을 먹기도 한다(『단계심법』). ◯ 유풍탕이라고도 한다(단심). ◯ 이 처방은 간肝과 신腎이 허하여 근筋과 골骨이 약해지고 말을 잘 하지 못하며 정신이 어득한 것을 치료하고 몸이 마르는데 한쪽 팔다리가 말라 잘 쓰지 못하거나, 살은 찌는데 몸의 한쪽을 쓰지 못하거나, 두려워하면서 잘 잊어버리거나, 기뻐하면서도 무엇인가 골똘히 생각하는 것을 치료하는데, 골똘히 생각하는 것이나 잘 잊어버리는 것은 모두 정精이 부족하기 때문이다. 이 처방은 심心을 안정시키고 신神을 기르며 음양을 조절하여 어느 한쪽으로 치우침이 없게 해준다(역로).

(薑制)前胡熟地黃各二兩, 白茯苓黃芩三兩, 生地黃蒼朮石膏芍藥各四兩, 桂一兩. 上剉, 每服一兩, 水二鐘, 生薑三片煎, 空心一服, 臨臥煎渣. 空心一服, 吞下二丹丸, 爲之重劑. 臨臥一服, 吞下四白丹, 爲之輕劑. 立其法, 是動以安神, 靜以淸肺."

『醫學發明』「中風有三」'羌活愈風湯'의 처방과 복용법은 다음과 같다(앞의 책, 309-310쪽). "羌活甘草(炙)防風(去蘆)黃芪(去蘆)蔓荊子川芎細辛枳殼(麸炒去穰)人蔘(去蘆)地骨皮(去骨)麻黃(去根)知母(去皮)甘菊薄荷(去枝)枸杞當歸(去蘆)獨活白芷杜冲(炒去鬚)秦艽(去蘆)柴胡(去苗)半夏(湯洗薑製)厚朴(薑製)熟地黃防己以上各二兩, 芍藥(去皮)黃芩(去腐)白茯苓(去皮)各三兩, 石膏生地黃蒼朮各四兩, 官桂一兩(泔浸), 前胡二兩. 右剉每服一兩, 水二盞煎至一盞, 去滓溫服, 如遇天陰加生薑三片煎服, 空心一服, 臨臥再煎滓服, 俱要食遠, 空心一服, 嚥下二丹丸, 爲之重劑, 臨臥嚥下四白丸, 爲之輕劑. 立其法, 是動以安神, 靜以淸肺."

141 『醫學發明』「中風有三」'羌活愈風湯'(앞의 책, 309쪽). "療腎肝虛, 筋骨弱, 語言難, 精神昏憒, 及治風濕內弱者, 是風熱體重也, 或瘦而一肢偏枯, 或肥而半身不遂, 或恐而健忘, 喜已多思, 思忘之道, 皆精不足也, 故心亂則百病生, 靜則萬病息, 是以此藥能安心養神, 調陰陽無偏勝."『醫學綱目』卷之十 肝膽部 中風「中深半身不收舌難言」'羌活愈風湯'(앞의 책, 169쪽)과 『玉機微義』卷之一 中風門「調血養血之劑」'羌活愈風湯'(앞의 책, 8쪽), 『素門病機氣宜保命集』卷中「中風論第十」'愈風湯'(앞의 책, 429쪽) 등에도 나온다.

至寶丹

治卒中急風不語, 不省人事, 及風中藏, 精神昏冒.

犀角, 朱砂, 雄黃, 琥珀, 玳瑁 各一兩, 牛黃 五錢, 龍腦, 麝香 各二錢半, 銀箔 五十片, 金箔 五十片 內半爲衣, 安息香 以酒濾去沙土淨, 一兩 熬膏.

右爲末, 入安息香膏搜和勻, 一兩分作四十丸, 人蔘湯化下一丸, 一日二三服〔局方〕[142]. ○ 安息香, 性硬難化, 倉卒難用, 宜減半, 代煉蜜爲佳〔俗方〕.

滋潤湯

治風中藏, 二便閉澁, 先服此, 後以愈風湯調理.

當歸, 生地黃, 枳殼, 厚朴, 檳榔, 大黃, 麻仁, 杏仁 各一錢, 羌活 七分, 紅花 酒焙 三分.

右剉作一貼, 水煎服〔回春〕[143].

142 『太平惠民和劑局方』 卷一 諸風 「至寶丹」(앞의 책, 9쪽). "療卒中, 急風不語, 中惡氣絕, 中諸物毒, 暗風, 中熱疫毒, 陰陽二毒, 山嵐瘴氣, 蠱毒水毒, 産後血暈, 口鼻血出, 惡血攻心, 煩躁氣喘, 吐逆, 難産悶難(一本作亂), 死胎不下. 以上諸疾, 並用童子小便一合, 生薑自然汁三五滴, 入於小便內溫過, 化下三圓, 神效. 又療心肺積熱, 伏熱嘔吐, 邪氣攻心, 大腸風秘, 神魂恍惚, 頭目昏眩, 眠睡不安, 唇口乾燥, 傷寒狂語, 並皆療之. 生烏犀屑(研)生玳瑁屑(研)琥珀(研)朱砂(研細, 水飛)雄黃(研, 水飛)各一兩, 龍腦(研)麝香各一分(研), 牛黃半兩(研), 安息香(一兩半, 爲末, 以無灰酒攪澄, 飛過, 濾去沙石, 約取淨水一兩, 慢火熬成膏成劑), 銀箔五十片(研)金箔五十片(一半爲衣). 右將生犀玳瑁爲細末,

지보단

갑자기 풍을 맞아 말을 하지 못하고 사람을 알아보지 못하는 것과 중장中臟으로 정신이 어득한 것을 치료한다.

서각·주사·웅황·호박·대모 각 한 냥, 우황 닷 돈, 용뇌·사향 각 두 돈 반, 은박 쉰 장, 금박 쉰 장(이 중 반은 옷을 입힌다), 안식향(술에 걸러서 모래와 흙을 제거하여 깨끗하게 한다) 한 냥(졸여서 고약을 만든다).

위의 약들을 가루내어 안식향 고약에 넣고 고루 섞어 한 냥 반으로 마흔 알의 알약을 만들어 인삼 달인 물에 한 알씩 풀어 하루에 두세 번 먹는다(『태평혜민화제국방』). ◯ 안식향은 단단해서 잘 녹지 않아 갑자기 쓰기가 어려우므로 양을 반으로 줄이고 대신 졸인 꿀을 쓰는 것이 좋다(속방).

자윤탕

중장으로 대소변이 막혀 잘 나오지 않는 것을 치료하는데, 먼저 이 약을 쓴 다음 유풍탕으로 조리한다.

당귀·생지황·지각·후박·빈랑·대황·마인·행인 각 한 돈, 강활 일곱 푼, 홍화(술에 축여 약한 불에 말린다) 서 푼.

위의 약들을 썰어 한 첩으로 하여 물에 달여 먹는다(『만병회춘』).

入諸藥硏勻, 將安息香膏重湯煑, 凝成後, 入諸藥中, 和溲成劑, 盛不津器中, 並旋圓如桐子大. 用人蔘湯化下三圓至五圓. 又療小兒諸癎, 急驚心熱, 卒中客忤, 不得眠睡, 煩躁, 風涎搐搦. 每二歲兒服二圓, 人蔘湯化下."

143 『萬病回春』 卷之二 中風 「眞中風證」 '滋潤湯'(앞의 책, 55쪽). 여기에는 熟地黃이 더 들어 있다. "治風中在臟, 大便閉結. 當歸生地黃枳殼(去瓤)厚朴(去皮)檳榔大黃火麻仁杏仁(去皮)各一錢, 熟地黃羌活各七分紅花三分. 右剉一劑, 水煎空心溫服. 如元氣虛弱, 用蜜導法導之. 風中臟腑俱病者, 藥必兼用, 先表而後痛也, 然後服愈風湯調理."

卒中風救急

○初中倒時，隨卽醒者，宜治．若不醒者，宜掐[144]人中至醒．若痰涎壅塞者，宜吐之．口噤者，亦宜吐之．若口開手散[145]遺尿者，爲陽暴絶，速宜大料[146]蔘芪補接之．若眼戴上者，宜灸之〔綱目〕[147]．○氣虛卒倒，濃煎人蔘黃芪湯加竹瀝薑汁服〔丹心〕[148]．○卒中昏倒不省，牙噤涎潮[149]，口眼喎斜，精神恍惚，倉卒之際，以手大指掐[150]刻[151]人中卽省．或急令人將病者兩手兩足，從上而下，頻頻趕[152]出四肢，痰氣卽散，免致攻心，卽醒．或急以三稜鍼刺手十[153]指甲角十井穴[154]，將去惡血，就以氣鍼刺合谷二穴人中一穴[155]，皆是良法．如未效，用通關散吹鼻，卽提起頭頂髮[156]，候有嚏可治[157]．如口噤不開，以破棺散擦之，口卽開，多灌香油加麝香一二分[158]，或用薑汁及攝生飲之類．若風痰壅結，諸藥不效，奪命散一服立愈〔醫鑑〕[159]．

144 『醫學綱目』에는 '掐'(꺼낼 도)가 '掐'(딸 겹)으로 되어 있다. '掐'은 掐法으로 爪法이라고도 하는데 안마법의 하나이다. 엄지손가락과 집게손가락 끝으로 치료 부위를 꼬집는 방법이다(『동의학사전』). 그러나 『幼科推拿秘書』에서는 "掐者, 用大指甲, 將病處掐之"라고 하여 엄지손가락의 손톱 끝으로 누르는 방법이라 하였고, 『厘正按摩要術』「立法」에서는 "掐之則生痛, 而氣血一止, 隨以揉繼之, 氣血行而經舒也"라고 하여 좁은 부위를 아프도록 세게 눌러 일시적으로 氣血의 흐름을 막았다가 떼고 이어서 부드럽게 문질러주는 방법이라고 하였다('掐'에는 '끊다', '통하지 않게 하다'라는 뜻도 있다). 開竅解痙하는 효과가 있어 昏厥이나 痙風 등에 쓰인다.

145 『醫學綱目』에는 '散'이 '撒'(뿌릴 살)로 되어 있다.

146 '大料'는 大劑로 약의 용량을 많게 해서 쓰는 것을 말한다.

147 『醫學綱目』 卷之十 肝膽部 中風「卒中之初」(앞의 책, 163쪽).

148 『丹溪心法』 卷一「中風一」(앞의 책, 200쪽). "氣虛卒倒者, 用蔘耆補之. 有痰, 濃煎蔘湯加竹瀝薑汁."

149 『古今醫鑑』에는 '牙噤涎潮'가 '牙關緊急, 涎潮壅塞'으로 되어 있다.

150 『古今醫鑑』에는 '掐'가 '掐'으로 되어 있다.

151 '刻', 새길 각. 새기다, 있는 힘을 다 들이다, 심하다.

152 '趕', 달릴 간. 쫓다. '赶'(달릴 간)과 같은 자이다. '赶出'은 '내쫓다'는 뜻이다.

153 『古今醫鑑』에는 '十'이 '中'으로 되어 있다.

154 '十井穴'은 朱權의 『乾坤生意』에서 나온 것이다. 『乾坤生意』 上卷「諸風」, 葉明花·干崢 輯著, 『朱

갑자기 풍을 맞았을 때의 응급치료

◯ 처음 풍에 맞아 쓰러졌을 때 곧바로 깨어나면 〔증상에 따라〕 적절하게 치료하면 된다. 그러나 깨어나지 못하면 인중에 겹법掐法을 써서 깨어나게 한다. 만일 담연痰涎이 꽉 막혀 있으면 토하게 한다. 입을 악물고 있을 때에도 토하게 한다. 만일 입이 벌어지고 손이 축 늘어지며 소변을 지리는 것은 양기陽氣가 갑자기 끊어진 것이므로 많은 양의 인삼과 황기로 〔기를〕 보하여 끊어진 양기를 이어주어야 한다. 눈을 위로 치뜨면 뜸을 뜬다(『의학강목』). ◯ 기가 허하여 쓰러졌을 때에는 인삼과 황기를 진하게 달인 물에 죽력과 생강즙을 넣어 먹는다(『단계심법』). ◯ 갑자기 풍을 맞아 사람을 알아보지 못하며 입을 악다물고 침을 흘리며 입과 눈이 비뚤어지고 정신이 어득하여 미처 어찌할 수 없게 되었을 때에는 엄지손가락으로 인중에 겹법을 아주 세게 쓰면 바로 깨어난다. 혹은 급히 환자의 두 손과 발을 위에서 아래로 〔주물러〕 자주 쓸어내리면 담기痰氣가 곧바로 흩어져 심장을 치지 않게 되어 바로 깨어난다. 또는 급히 삼릉침으로 열 손가락의 손톱 가장자리에 있는 열 개의 정혈井穴을 찔러 나쁜 피를 뺀 뒤 곧바로 양쪽의 합곡 두 혈과 인중 한 혈에 침을 놓는데, 모두 좋은 방법이다. 만일 효과가 없으면 통관산을 코에 불어 넣고 정수리의 머리카락을 〔잡아〕 들어올려서 재채기를 하게 되면 치료할 수 있다고 볼 수 있다. 입을 악다물어 벌어지지 않을 때에는 파관산으로 이를 문지르면 바로 벌어지는데, 참기름에 사향 한두 푼을 넣어 입에 많이 흘려 넣어준다. 생강즙이나 섭생음 같은 것을 쓰기도 한다. 만일 풍담風痰이 꽉 맺혀서 어떤 약을 써도 효과가 없을 때에는 탈명산을 한 번 먹으면 바로 낫는다(『고금의감』).

權醫學全書』(中醫古籍出版社, 2016 所收, 607-608쪽). "凡初中風跌倒, 卒暴昏沈, 不省人事, 痰涎壅盛, 牙關緊急, 藥水不下, 急以通關散搐醒方可, 服藥其或不省者, 急以三稜鍼刺手十指甲角十井穴, 當去黑血, 取以氣鍼合谷二穴, 人中一穴, 但覺略醒, 得知人事, 宜以氣鍼再刺谷地足三里, 再灸頰車迎香上星百會印堂穴." 구체적인 내용은 「鍼灸門」에 나와 있다고 하였으나 「鍼灸門」은 빠져 있다. 이에 해당하는 것으로 보이는 내용이 『類經圖翼』에 실려 있다. 그중의 하나인 中衝에 대한 내용은 다음과 같다(나머지 穴은 해당 구절을 참고하기 바란다). "中衝, 在手中指端, 去爪甲如韭葉陷中. 手厥陰所出爲井. 刺一分, 留三呼, 灸一壯. 主治熱病汗不出, 頭痛如破, 身熱如火, 心痛煩滿, 舌強痛, 中風不省人事. … 乾坤生意云, 此爲十井穴, 凡初中風, 暴仆昏沈, 痰涎壅盛, 不省人事, 牙關緊閉, 藥水不入, 急以三稜鍼刺少商商陽中衝關衝少衝少澤, 使血氣流通, 乃起死回生急救之妙訣" (張介賓, 『類經圖翼』 七卷 經絡五 「手厥陰心包絡經穴」 '中衝', 人民衛生出版社, 1965, 258-259쪽).

155 '氣鍼'은 豪鍼을 말한다. 火鍼에 대한 말이다. 『鍼灸聚英』에서 "若氣鍼微細, 一出其鍼, 鍼孔卽閉, 風邪不出, 故功不及火鍼"이라고 하였다.

156 『古今醫鑑』에는 '髮'이 '法'으로 되어 있다.

157 『古今醫鑑』에는 이 뒤에 '無嚏不可治'라는 구절이 더 있다.

158 『古今醫鑑』에는 '加'가 '或少加'로 되어 있다.

159 『古今醫鑑』 「中風」 '不治證'(앞의 책, 34-35쪽). 문장에 들고남이 있다.

○凡中風之證, 多是老年因怒而成, 盖怒火上升, 所以昏仆不省. 痰涎壅盛, 治宜豁痰瀉火. 豁痰, 宜省風湯, 瀉火宜防風通聖散 方見下〔丹心〕[160]. ○卒中昏倒, 卽用開噤噴嚏法, 次用攝生飮煎湯, 調蘇合香元三丸灌下. 痰盛者, 加全蝎〔直指〕[161]. ○卒中風不省, 通用至寶丹, 牛黃淸心元, 龍腦蘇合元 方見氣門, 牛黃金虎丹, 以竹瀝薑汁香油童便調和灌下〔俗方〕.

160 『丹溪心法附餘』 卷之一 外感門上 「中風一」 '防風通聖散'(앞의 책, 61쪽).

161 『仁齋直指』 卷三 卷之三 諸風 「治卒中法」(앞의 책, 49쪽)의 문장을 재구성한 것이다. "圓白天南星(濕紙裹煨)南木香蒼朮(生)白羊眼半夏(用百沸湯, 取跳蘸少頃)各一錢半, 辣細辛甘草(生)石昌蒲(細切)各一錢. 右件剉散, 分作二服, 水一盞半, 生薑七厚片, 煎取其半, 乘熱調蘇合香圓, 三圓灌下, 痰盛者, 加全蝎二枚, 炙. 治一切卒中, 不論中風中寒中暑中濕中氣及痰厥飮厥之類, 初作皆可用此. 先以皂角(去弦皮)細辛或生南星半夏爲末, 揭以管子吹入鼻中, 俟其噴嚏, 卽進前藥. 牙噤者, 中指點南星細辛末並烏梅肉, 頻擦自開."

◯ 일반적으로 중풍이라는 병은 대개 노년에 분노 때문에 생기는데, 분노하여 생긴 화火가 위로 치솟기 때문에 쓰러져 사람을 알아보지 못하는 것이다. 담연이 꽉 틀어막혀 있을 때에는 담을 삭이면서〔할담豁痰〕 화를 쏟아내야 한다. 담을 삭이는 데는 성풍탕을 쓰고, 화를 쏟아내는 데는 방풍통성산(처방은 뒤에 있다)을 쓴다(『단계심법부여』). ◯ 갑자기 풍을 맞아 정신을 잃고 쓰러졌을 때에는 곧바로 〔뒤에 나오는〕 개금법이나 취체법을 쓴 다음 섭생음 달인 물에 소합향원 세 알을 개어 흘려 넣어준다. 담이 많으면 전갈을 더 넣는다(『인재직지』). ◯ 갑자기 풍을 맞아 사람을 알아보지 못할 때에는 지보단, 우황청심원, 용뇌소합원(처방은 「기문」에 있다), 우황금호단 등을 두루 쓰는데, 죽력·생강즙·참기름· 동변 등에 개어 흘려 넣어준다(속방).

牛黃淸心元

治卒中風, 不省人事, 痰涎壅塞, 精神昏憒, 言語蹇澁, 口眼喎斜, 手足不遂等證.

山藥 七錢, 甘草 炒 五錢, 人蔘, 蒲黃 炒, 神麴 炒 各二錢半, 犀角 二錢, 大豆黃卷 炒, 肉桂, 阿膠 炒 各一錢七分半, 白芍藥, 麥門冬, 黃芩, 當歸, 防風, 朱砂 水飛, 白朮 各一錢半, 柴胡, 桔梗, 杏仁, 白茯苓, 川芎 各一錢二分半, 牛黃 一錢二分, 羚羊角, 麝香, 龍腦 各一錢, 雄黃 八分, 白斂, 乾薑 炮 各七分半, 金箔 一百二十箔 內四十箔爲衣, 大棗 二十枚 蒸取肉硏爲膏. 右爲末, 棗膏入煉蜜和勻, 每一兩作十丸, 金箔爲衣, 每取一丸, 溫水化下〔醫鑑〕[162].

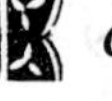

162 『古今醫鑑』 卷十六 「通治」 方 '牛黃淸心丸'(앞의 책, 464쪽). 문장에 들고남이 있다. "專治男婦諸風, 緩縱不隨, 語言蹇澁, 頭目眩暈, 胸中煩郁, 痰涎壅盛, 卒然倒仆, 口眼相引, 手足攣搐, 脊背強直, 口吐涎沫, 或心下怔忡, 健忘, 癲狂癎病, 言語錯亂, 神不守舍, 或歌或哭, 或痴或呆, 忽如見鬼, 或驚悸恐怖, 心神恍惚, 夢寐不安, 虛煩少睡, 喜怒無時, 悲憂慘戚, 或積熱去血. 骨蒸勞病, 及小兒五癎天吊, 急慢驚風, 潮熱發搐, 頭目仰視, 或發痘疹, 鬱結不出, 驚過昏迷, 一切怪病, 並宜服之. 人蔘二錢半, 白朮一錢半, 白茯苓(去皮)一錢二分半, 當歸一錢半, 白芍一錢半, 芎藭一錢二分半, 肉桂(去皮)一錢, 乾薑(泡)七分半, 黃芩一錢半, 柴胡一錢二分半, 桔梗一錢三分, 杏仁(去皮尖)一錢二分半(另硏), 防風一錢半, 麥門冬(去心)一錢半, 阿膠(蛤粉炒)一錢七分, 蒲黃二錢半(炒), 神曲(炒)一錢半, 白蘞七分

우황청심원

갑자기 풍을 맞아 사람을 알아보지 못하는 것을 치료하는데, 담연痰涎이 꽉 막혀 정신이 어득하고 말을 잘 하지 못하며 입과 눈이 비뚤어지고 손발을 쓰지 못하는 등의 증상을 치료한다.

산약 일곱 돈, 감초(볶는다) 닷 돈, 인삼·포황(볶는다)·신곡(볶는다) 각 두 돈 반, 서각 두 돈, 대두황권(볶는다)·육계·아교(볶는다) 각 한 돈 일곱 푼 반, 백작약·맥문동·황금·당귀·방풍·주사(수비한다)·백출 각 한 돈 반, 시호·길경·행인·백복령·천궁 각 한 돈 두 푼 반, 우황 한 돈 두 푼, 영양각·사향·용뇌 각 한 돈, 웅황 여덟 푼, 백렴·건강(싸서 굽는다) 각 일곱 푼 반, 금박 백이십 장(이 중 마흔 장은 옷을 입힌다), 대추 스무 개(쪄서 살만 발라 갈아서 고약을 만든다).

위의 약들을 가루내어 〔미리 만들어놓은〕 대추고에 졸인 꿀을 넣고 잘 섞어 한 냥으로 열 개의 알약을 만들어 금박으로 옷을 입힌다. 한 알씩 따뜻한 물에 녹여 먹는다(『고금의감』).

半, 山藥一錢, 甘草(炙)五分, 大豆黃卷(卽黃豆芽炒)一錢七分半, 羚羊角(鎊)一錢半, 犀角(鎊)二錢, 雄黃八分, 朱砂一錢半(加些尤妙), 牛黃一錢二分, 片腦一錢, 麝香一錢, 金箔一百二十張, 大膠棗十枚(煮去皮核研膏). 上各爲細末, 棗肉煉蜜二兩, 搗研爲丸. 每一兩作十丸, 金箔爲衣, 黃蠟包裹, 停用一丸, 或半丸. 小兒一丸分作四服, 切開去蠟皮, 以薄荷湯或薑湯研化服, 神效."

牛黃金虎丹

治急中風不省, 身強口噤, 鼻乾面黑, 遍體壯熱, 汗出如油, 目瞪唇青, 心神迷悶, 形體如醉, 痰涎壅塞, 胸喉中如拽鉅聲.

雄黃 水飛 十五兩, 白礬枯, 天竺黃, 牛膽製南星 各二兩五錢, 天雄 炮 一兩二錢半, 膩粉, 龍腦 各五錢, 牛黃 二錢半, 金箔八十片 爲衣.

右末, 煉蜜和勻, 每一兩半分作十丸, 金箔爲衣. 每一丸, 新汲水和灌之, 扶坐使藥行, 良久以薄荷汁更化一丸, 灌之立愈. 如肥盛體虛, 多涎有風之人, 宣常以此藥, 隨身備急爲妙〔局方〕[163].

○ 范子默, 中風涎塞不語, 服金虎丹四丸, 氣不通, 涎不下, 魂魄飛揚, 如墮江湖中, 頃欲絶, 卽灸聽會頰車地倉百會肩髃曲池風市三里絶骨耳前髮際大顀風池, 氣遂通, 吐痰一椀. 繼又下十餘行, 伏枕半月, 遂平. 此盖灸百會之力, 其吐瀉, 乃服金虎丹之功也〔資生〕[164].

163 『太平惠民和劑局方』卷一「諸風」'牛黃金虎丹'(앞의 책, 25쪽). 문장에 들고남이 있다. "治急中風, 身背強直, 口禁失音, 筋脈拘急, 鼻乾面黑, 遍身壯熱, 汗出如油, 目瞪唇青, 心神迷悶, 形體如醉, 痰涎壅塞, 胸膈喉中如拽鋸聲. 牛黃(細硏)二兩半, 雄黃(硏, 水飛)一百五十兩, 金箔八百片(爲衣), 生龍腦(硏)五兩, 天雄(炮裂, 去皮臍)二十二兩, 白礬(枯過)天南星(湯洗焙爲末, 用牛膽汁和作餅子, 焙乾. 如無牛膽, 即用法酒蒸七盡夜)膩粉(硏)天竺黃(硏)各二十五兩. 右爲末, 煉蜜搜和, 每一兩半作十圓, 以金箔爲衣. 每服一丸, 以新汲水化灌之, 扶坐使藥行化. 良久, 續以薄荷自然汁, 更硏化一圓灌之, 立愈. 肥盛體虛, 多涎有風之人, 宜常服[以]此藥, 隨身備急. 忽覺眼前暗黑, 心膈悶亂, 有涎欲倒, 化藥不及, 急嚼一圓, 新汲水下. 小兒急驚風, 一歲兒服綠豆大一圓, 薄荷自然汁化灌之, 更量歲數, 臨時加減. 有孕婦人, 不得服."

164 『鍼灸資生經』第四「中風」(앞의 책, 345쪽). 문장

우황금호단

갑자기 풍을 맞아 사람을 알아보지 못하고 몸이 뻣뻣해지면서 입을 악다물며 코가 마르고 얼굴이 검어지며 온몸에 열이 심하게 나고 기름 같은 땀이 흐르며 눈을 치켜뜨고 입술이 퍼렇게 되며 정신이 어득하고 답답하며 겉모습은 마치 술에 취한 것 같은데, 담연痰涎이 꽉 막혀 가슴과 목구멍에서 톱질하는 듯한 소리가 나는 것을 치료한다.

웅황(수비한다) 열다섯 냥, 고백반·천축황·남성(우황으로 법제한다) 각 두 냥 닷 돈, 천웅(싸서 굽는다) 한 냥 두 돈 반, 경분·용뇌 각 닷 돈, 우황 두 돈 반, 금박 여든 장(옷을 입힌다).

위의 약들을 가루내어 졸인 꿀로 잘 반죽한 다음 한 냥 반씩 나누어 열 개의 알약을 만들어 금박을 입힌다. 한 알씩 새로 길어온 물에 개어 흘려 넣어준 뒤 일으켜 앉혀 약기운이 잘 돌도록 한다. 한참 지나 박하즙으로 다시 한 알을 개어 흘려 넣어주면 바로 낫는다. 살은 쪘지만 몸이 허약하고 담연이 많아서 중풍에 잘 걸리는 사람이라면 늘 이 약을 지니고 다녀 위급할 때를 대비해야 하는데, 효과가 아주 좋다(『태평혜민화제국방』). ◯ 범자묵范子默이라는 사람이 풍에 맞아 담연이 막혀서 말을 하지 못하였는데, 금호단 네 알을 먹었으나 기도 뚫리지 않고 담연도 내려가지 않으며 정신이 나가 강물에 빠지려고 하여 곧 죽을 것 같았다. 바로 청회, 협거, 지창, 백회, 견우, 곡지, 풍시, 삼리, 절골, 이전, 발제, 대추, 풍지의 혈에 뜸을 뜨니 마침내 기가 통하면서 담을 한 사발 토하고 이어서 십여 번 설사를 하였다. 보름 정도 누워 있다가 마침내 나았다. 기가 통할 수 있었던 것은 백회혈에 뜸을 떴기 때문이며, 토하고 설사한 것은 금호단을 먹었기 때문이다(『침구자생경』).

에 들고남이 많다. "范子默自壬午五月間口眼喎斜, 灸聽會等三穴即正. 右手足麻無力, 灸百會發際等七穴, 得愈. 未年八月間, 氣塞涎上不能語, 金虎丹加膩分服之四丸半, 氣不通, 涎不下, 藥從鼻中出, 魂魄飛揚, 如墜江湖中, 頃欲絶. 灸百會風池等左右共十二穴, 氣遂痛, 吐幾一碗許. 繼又下十余行, 伏枕半月余遂平. 爾後方覺意思少異於常, 心中憒亂, 即便灸百會風池等穴, 立效. 本事方云, 十二穴者, 謂聽會頰車地倉百會肩隅曲池風市足三里絶骨發際大顀風池也, 根據而用之, 立效. 氣塞涎上不能語, 心中風候也. 巢氏病源常論之, 古方雖謂但得偃臥, 悶絶汗出者, 心中風之候, 恐未盡也. 范公灸得氣通, 蓋灸百會之力, 其吐幾一碗下十行者, 豈服金虎丹加膩粉所致耶(必用方戒人服金虎等丹)."

攝生飮

治卒中風不省, 無熱者用此.

南星 炮, 半夏 製 各一錢半, 木香, 蒼朮, 細辛, 石菖蒲, 甘草 各一錢.

右剉作一貼, 入薑七片, 水煎服〔回春〕[165].

省風湯

治卒中風不省, 有熱者用此.

防風, 南星 炮 各二錢, 半夏 製, 黃芩, 甘草 各一錢.

右剉作一貼, 薑十片, 水煎服. 與導痰湯 方見痰飮 相合煎服尤妙, 可以散風豁痰降火〔丹心〕[166]. ○一名小省風湯.

奪命散

治卒中風, 涎潮氣塞, 口噤目瞪, 破傷風, 搐搦, 小兒驚風, 危急之疾.

天南星, 甜葶藶, 白芷, 半夏, 巴豆 去殼不去油 各等分.

右爲末, 每半錢, 薑汁一呷, 調下卽效. 凡口噤藥不下者, 宜用此〔醫鑑〕[167].

165 『萬病回春』 卷之二 中風 「眞中風證」 '攝生飮'(앞의 책, 53-54쪽). 문장에 들고남이 있다. "治一切卒中, 不論中風中寒中書中濕及痰厥氣厥之類, 不省人事, 初作卽用, 此無熱者宜此. 南星(濕紙裹煨) 半夏(薑湯泡)木香各一錢五分, 蒼朮(生)細辛石菖蒲生甘草各一錢. 右剉一劑, 生薑七片, 水煎溫服. 痰盛加全蝎炙二枚, 仍先用通關散搐鼻. 若牙噤者, 用烏梅肉, 揉和南星細辛末, 以中指蘸藥, 擦牙自開."

166 『丹溪心法附餘』 卷之一 外感門上 「中風」 '省風湯'(앞의 책, 66쪽). 문장에 들고남이 있다. "防風(去蘆)天南星(生)各八四兩, 半夏(白好者, 湯泡七次, 去滑生用)生甘草黃芩(去腐)各二兩. 上咬咀, 每服一兩, 水二盞, 生薑十片, 煎志一盞, 去滓, 溫服. 不拘時. 與導痰湯相合煎服尤妙." 여기에 나오는 省

섭생음

갑자기 풍을 맞아 사람을 알아보지 못하는 것을 치료하는데, 열이 없을 때 이 처방을 쓴다.

남성(싸서 굽는다)·반하(법제한다) 각 한 돈 반, 목향·창출·세신·석창포·감초 각 한 돈.

위의 약들을 썰어 한 첩으로 하여 생강 일곱 쪽을 넣고 물에 달여 먹는다(『만병회춘』).

성풍탕

갑자기 풍을 맞아 사람을 알아보지 못하는 것을 치료하는데, 열이 있을 때 이 처방을 쓴다.

방풍·남성(싸서 굽는다) 각 두 돈, 반하(법제한다)·황금·감초 각 한 돈.

위의 약들을 썰어 한 첩으로 하여 생강 열 쪽을 넣고 물에 달여 먹는다. 도담탕(처방은 「담음문」에 있다)과 합하여 달여 먹으면 더욱 효과가 좋아서 풍을 흩어버리고 담을 삭이며 화火를 내릴 수 있다(『단계심법부여』). ◯ 소성풍탕이라고도 한다.

탈명산

갑자기 풍을 맞아 끈적한 침이 몰려나와 숨이 막히고 입을 악다물면서 눈을 치켜뜨는 것과 파상풍으로 경련이 이는 것, 어린아이의 경풍驚風과 같이 위급한 병을 치료한다.

천남성·정력자(단것)·백지·반하·파두(껍질을 벗기되 기름은 빼지 않는다) 각 같은 양.

위의 약들을 가루내어 반 돈씩 생강즙 한 모금에 타서 먹으면 바로 효과가 있다. 일반적으로 입을 악다물어 약을 넘기지 못할 때에는 이 약을 쓴다(『고금의감』).

風湯은 『太平惠民和劑局方』의 처방인데 『丹溪心法』에서는 小省風湯이라고 하였다. 『丹溪心法』의 省風湯은 다음과 같다. “南星(生)八兩, 防風四兩, 獨活附子(生, 去皮臍)全蠍(炒)甘草(生) 各二兩. 每服四錢, 水一鐘半, 生薑十片, 煎服”(『丹溪心法』 卷一 「中風一」 ‘省風湯’, 204쪽).

167 『古今醫鑑』 卷二 「中風」 不治證 ‘奪命散’(앞의 책, 37쪽). 문장에 들고남이 있다. “治卒暴中風, 涎潮氣閉, 牙關緊急, 眼目上視, 破損傷風, 搐搦潮作, 及小兒急驚風並治. 天南星甜葶藶香白芷半夏(湯泡, 去皮)巴豆(去殼, 不去油, 各等分, 生用). 上爲細末, 每服五分, 生薑汁二三匙調下. 牙關緊急, 湯劑灌不下者, 此藥輒能治之. 小兒以利痰或吐爲愈. 按此方風痰必頑結者, 宜用之.”

開噤法

○ 卒中風, 口噤不開, 難於下藥, 宜用開關散破棺散巴豆熏法龜尿解噤法. ○ 口噤者, 以烏梅肉和南星細辛末, 以中指蘸藥擦牙, 口自開〔直指〕[168]. ○ 三陽之筋, 並絡入頷頰, 挾於口, 諸陽爲風寒所客, 則筋急, 故口噤不開〔資生〕[169].

168 『仁齋直指』 卷之三 諸風 「諸風證治」 '治卒中法' (앞의 책, 49쪽). 여기에서는 가운뎃손가락에 南星과 細辛 가루를 묻혀 烏梅肉과 같이 문지른다고 하였다. "牙噤者, 中指點南星細辛末, 並烏梅肉, 頻擦自開."

169 『鍼灸資生經』 第四 「中風不語」(앞의 책, 348쪽).

개금법

◯ 갑자기 풍을 맞고 입을 악다물어 벌리지 못하여 약을 넘기기 어려울 때는 개관산, 파관산, 파두훈법, 귀뇨해금법을 쓴다. ◯ 입을 악다물었을 때에는 오매육에 남성·세신 가루를 섞어 가운뎃손가락에 묻혀 이를 문지르면 입이 저절로 벌어진다(『인재직지』). ◯ 삼양경三陽經의 경근經筋은 낙맥絡脈과 함께 턱과 뺨으로 들어가서 입을 끼고 돌아가기 때문에 모든 양경에 풍한風寒의 사기가 침범하면 경근이 당겨지므로 입을 악다물고 벌리지 못하는 것이다(『침구자생경』).

開關散

治卒中風, 目瞑牙噤.

天南星 末 五分, 龍腦 一字.

右爲硏和, 以中指蘸藥末, 揩齒二三十度, 其口自開. 每用半錢至一字, 端午日合, 尤佳〔入門〕[170]. ○ 一名破棺散〔醫鑑〕[171].

巴豆熏法

治中風, 口噤不省.

巴豆去殼紙包, 槌油去豆, 以紙作撚條, 送入鼻內, 或加皂角末, 尤良. 或以前紙撚, 燒烟熏鼻內亦可〔回春〕[172].

龜尿解噤

治中風, 口噤不語.

取烏龜[173]尿少許, 點舌下, 神妙. 取尿法, 以龜坐荷葉上, 用猪鬃[174]鼻內刺之〔類聚〕[175].

170 『醫學入門』 外集 卷四 雜病提綱 外感「風」'通治(南北)開關化涎沫'(앞의 책, 333쪽). "開關散, 吹鼻有嚏可治, 無嚏者死. 牙關緊急, 入藥不得者, 用南星五分, 龍腦一字, 端午日午時合, 每用一字至五分, 擦牙熱自開." 이 처방은 『證類本草』에 처음 나온다(『中醫方劑大辭典』 第二册, 128쪽). "經驗方, 治急中風, 目瞑牙噤, 無門下藥者. 以中指點散子揩齒三二十, 揩大牙左右, 其口自開. 始得下藥, 龍腦天南星等分爲末, 乳鉢內硏, 自五月五日午時合出者, 只用一字至半錢, 名開關散(『證類本草』 卷十三 木部中品總九十二種「龍腦香」(政和本 299쪽, 四庫本 645쪽)." '乳鉢'은 藥碾의 하나로 벽이 두꺼운 사발처럼 생긴 것을 말한다.

171 『古今醫鑑』 卷二「中風」'不治證'(앞의 책, 35쪽).

172 『萬病回春』 卷之二「眞中風證」'秘方'(앞의 책, 53쪽).

개관산

갑자기 풍을 맞아 눈이 어둡고 입을 악다무는 것을 치료한다.

천남성(가루낸다) 다섯 푼, 용뇌 한 자.

위의 약들을 함께 갈아 가운뎃손가락에 약을 묻혀 이에 스물에서 서른 번 문지르면 그 입이 저절로 벌어진다. 한 번에 반 돈에서 한 자 정도를 쓰는데, 단옷날에 만든 것이 더 좋다(『의학입문』). ◯ 파관산이라고도 한다(『고금의감』).

파두훈법

중풍으로 입을 악다물고 사람을 알아보지 못하는 것을 치료한다.

파두의 껍질을 벗기고 종이로 싸서 망치로 두드려 기름을 짜내 〔종이에 기름이 배게 한 다음〕 파두는 버린다. 그 종이로 심지를 꼬아 콧속에 넣는데, 조각가루를 넣어 쓰면 더욱 좋다. 혹은 그 종이를 꼬아 만든 심지를 태워 연기가 콧속으로 들어가게 하여도 좋다(『만병회춘』).

귀뇨해금

중풍으로 입을 악다물어 말을 하지 못하는 것을 치료한다.

남생이의 오줌을 조금 받아서 혀 밑에 떨구면 효과가 매우 좋다. 오줌을 받는 방법은 남생이를 연잎 위에 앉히고 돼지 갈기털로 콧속을 찌른다(유취).

173 '烏龜'는 거북이를 두루 말한다. 『訓蒙字會』에서는 "龜, 거·붑귀. 俗呼烏龜"(『訓蒙字會』 上卷十鱗介 '龜', 東洋學研究所 編纂, 『訓蒙字會』, 檀國大學校出版部, 1971, 46쪽)라고 하였는데, 거북에는 남생이와 자라가 있어 거북 또는 남생이를 '귀龜'라 하고, 자라는 '별鼈'이라고 한다. 『東醫寶鑑』에서 '龜'는 남생('남셩')이다(『東醫寶鑑』 湯液篇 「魚部」 '龜甲').

174 '猪鬃'은 돼지 목뒤에 난 털로, 길고 거친 갈기털을 말한다. 솔의 재료로 쓰인다. '鬃', 상투 종. 갈기, 말갈기.

175 『衛生易簡方』 卷之一 「諸風」에 나온다. "治中風不語者, 用少婦乳半合, 好酒半升, 攪勻, 分服即愈. 又方, 用烏龜尿少許, 點舌下, 神妙. 取尿法, 以龜坐荷葉上, 用猪鬃鼻內刺之."

取嚏法

○ 卒中風不省, 先以皂角細辛末, 或南星半夏末, 吹入鼻中, 候有嚏可治, 無嚏不可治〔直指〕[176]. ○ 卒中昏悶, 先用通關散探鼻, 令噴嚏, 次用蘇合香元行氣 方見氣門, 徐服順氣踈風豁痰等藥. 其有牙關緊閉, 亦用通關散, 搐鼻噴嚏即開〔得效〕[177]. ○ 取嚏宜用通頂散, 搐鼻通天散.

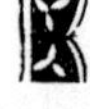

176 『仁齋直指』 卷三 卷之三 諸風 「治卒中法」(앞의 책, 49쪽). 문장에 들고남이 있다. "先以皂角去弦皮, 細辛或生南星半夏爲末, 揭以管子吹入鼻中, 俟其噴嚏, 即進前藥. 牙噤者, 中指點南星細辛末, 並烏梅肉, 頻擦自開."

177 『世醫得效方』 卷第一 大方脈雜醫科 「集治說」(앞의 책, 6쪽). 문장에 들고남이 있다. "中風昏悶, 先須通關散, 探鼻令噴嚏, 次以蘇合香丸行其氣, 仍須分辨冷熱爲治, 不可混濫. 五臟正中者, 迅雷不及掩耳. 手足偏中者, 但徐服順氣踈風豁痰等藥,

취체법

◯ 갑자기 풍을 맞아 사람을 알아보지 못하면 먼저 조각과 세신 가루 혹은 남성과 반하 가루를 콧속에 불어 넣고 기다렸다가 재채기를 하면 치료할 수 있고, 그렇지 않으면 치료할 수 없다(『인재직지』). ◯ 갑자기 풍을 맞아 정신이 어득하고 답답할 때에는 먼저 통관산을 콧속에 불어 넣어 코를 자극하여 재채기를 하게 한 다음 소합향원(처방은 「기문」에 있다)을 써서 기를 돌려주며, 차츰 기를 고르게 하고 풍을 흩어주며 담을 삭이는 약들을 쓴다. 입을 악다물었을 때에도 통관산을 콧속에 불어 넣어 재채기가 터져 나오게 하면 바로 열린다(『세의득효방』). ◯ 재채기를 하게 하는 데는 통정산, 휵비통천산을 쓴다.

不宜用大風藥, 急治則不得盡其天年. 其有牙關緊閉, 亦用通關散搐鼻, 噴嚏即開矣."

通關散

治卒中不省, 口噤氣塞.

細辛, 皂角, 薄荷, 雄黃 各一錢.

右爲末, 每少許, 吹入鼻中, 有嚏可治, 無嚏不可治〔得效〕[178].

○ 一方

南星, 半夏, 皂角等分爲末, 用如上法, 亦名通關散〔醫鑑〕[179].

通頂散

治卒中不省, 吹鼻卽嚏.

石膏 二錢, 藜蘆, 川芎, 細辛, 人蔘, 甘草 各四分.

右爲末, 每取一字, 吹入鼻中, 卽提起頂中髮, 卽嚏. 有嚏可治, 無嚏不可治〔丹心〕[180].

搐鼻通天散

治同上.

川芎, 細辛, 藜蘆, 白芷, 防風, 薄荷, 皂角.

右等分爲末, 用如上法〔丹心〕[181].

178 『世醫得效方』 卷第十三 風科 「熱證」 '通關散'(앞의 책, 221쪽). 문장에 들고남이 있다. "治卒暴中風, 昏塞不省, 牙關緊急, 藥不得下咽. 細辛薄荷葉牙皂(去子)雄黃各一錢. 上硏爲末, 每用少許, 銅管吹入鼻中, 候噴嚏, 然後進藥. 或用白梅擦牙, 更以菖蒲末著舌下, 牙關卽開. 倉卒可用."

179 『古今醫鑑』 卷二 「中風」 方 '通關散'(앞의 책, 36쪽).

180 『丹溪心法』 卷一 「中風一」 附方 '通頂散'(앞의 책, 203-204쪽). "藜芦生甘草川芎細辛人蔘各一錢, 石

통관산

갑자기 풍을 맞아 사람을 알아보지 못하고 입을 악다물며 숨이 막힌 것을 치료한다.

세신·조각·박하·웅황 각 한 돈.

위의 약들을 가루내어 조금씩 콧속에 불어 넣는데, 이때 재채기를 하면 치료할 수 있고 재채기를 하지 않으면 치료할 수 없다(『세의득효방』).

◯ 다른 처방

남성·반하·조각 각 같은 양을 가루내어 앞과 같은 방법으로 쓰는데, 이것도 통관산이라고 한다(『고금의감』).

통정산

갑자기 풍을 맞아 사람을 알아보지 못하는 것을 치료하는데, 콧속에 이 약을 불어 넣으면 바로 깨어난다.

석고 두 돈, 여로·천궁·세신·인삼·감초 각 너 푼.

위의 약들을 가루내어 한 자씩 콧속에 불어 넣고 곧바로 정수리의 머리카락을 〔잡아〕 들어올리면 바로 깨어난다. 이때 재채기를 하면 치료할 수 있고, 재채기를 하지 않으면 치료할 수 없다(『단계심법』).

휵비통천산

통정산과 같은 증상을 치료한다.

천궁·세신·여로·백지·방풍·박하·조각.

위의 약들을 같은 양으로 가루내어 통정산과 같은 방법대로 쓴다(『단계심법부여』).

膏五錢." 인용은 『丹溪心法附餘』에서 하였다. 『丹溪心法附餘』 卷之一 外感門上「中風一」 附諸方 '通頂散'(앞의 책, 50쪽).

181 『丹溪心法附餘』 卷之一 外感門上「中風一」 附諸方 '搐鼻通天散'(앞의 책, 50쪽). 『奇效良方』에는 "川芎細辛藜蘆白芷防風薄荷各一錢, 猪牙皁角(炙去皮)三箇. 右爲細末, 用蘆筒納藥, 每用少許, 吹入鼻中"으로 되어 있다(卷之一「風門」 風症通治方 '搐鼻通天散', 10쪽).

取吐法

○卒中風, 暴仆昏悶, 不省人事, 或痰涎壅塞, 舌強不語, 兩寸脈浮大而實, 急以瓜蔕藜蘆等藥吐之, 以遏其勢〔正傳〕[182]. ○卒中風, 痰壅盛者, 口眼喎斜者, 不能言者, 皆當用吐法. 輕者用瓜蔕一錢, 或稀涎散或蝦汁. 重者 一作急, 用藜蘆五分或三分加麝香少許爲末, 虀汁調和, 灌入鼻內[183], 吐痰出. 如口不噤者, 灌入口[184]內, 吐痰出. 一吐不效, 再吐之. 亦有虛而不可吐者〔丹心〕[185]. ○痰盛者, 吐之. 宜稀涎散, 瓜蔕散 方並見吐門, 皂角散, 巴豆丸.

182 『醫學正傳』 卷之一 「中風」 '論'(앞의 책, 28쪽).
183 '灌入鼻內'는 『丹溪心法』에는 없고 『醫學綱目』에 있는 구절이다.
184 『丹溪心法』에는 '口'가 '鼻'로 되어 있다. 『醫學綱目』에는 '口'로 되어 있다(『醫學綱目』 卷之十 肝膽部 中風 「中深半身不收舌難言」, 166쪽).
185 『丹溪心法』 卷一 「中風一」(앞의 책, 200쪽). 문장에 들고남이 있다.

취토법

◯ 갑작스레 풍을 맞고 갑자기 쓰러져 정신이 어득하고 속이 답답하며 사람을 알아보지 못하거나, 담연痰涎이 꽉 틀어 막히고 혀가 굳어 말을 하지 못하며 양쪽 촌맥寸脈이 부대浮大하면서 실實할 때에는 급히 과체나 여로 같은 약으로 토하게 하여 중풍의 병세를 막아야 한다(『의학정전』). ◯ 갑자기 풍을 맞아 담이 꽉 차 있거나 입과 눈이 비뚤어지거나 말을 하지 못할 때에는 마땅히 모두 토법吐法을 써야 한다. 증상이 가벼우면 과체 한 돈이나 희연산 또는 새우즙〔하즙방〕을 쓴다. 병이 중하면(급하다고 한 곳도 있다) 여로 다섯 푼이나 서 푼에 사향을 조금 넣고 가루내어 김치 국물에 타서 콧속에 흘려 넣으면 담을 토한다. 입을 악다물지 않았으면 입에 흘려 넣어 담을 토하게 한다. 한 번 토하게 하여 나오지 않으면 다시 토하게 한다. 그러나 몸이 허하여 토하게 해서는 안 되는 경우도 있다(『단계심법』). ◯ 담이 성할 때에는 토하게 하여야 하는데 희연산, 과체산(두 처방 모두 「토문」에 있다), 조각산, 파두환을 쓴다.

鰕汁方

吐出風痰.

鰕半斤, 入醬葱薑等料物水煮, 先喫鰕, 次飮汁, 後以鵝翎探引, 吐痰出. 用鰕者, 盖引其風出耳〔丹心〕.[186]

皂角散

治卒中痰塞.

皂角, 蘿葍子 等分.

爲末, 每二錢, 水煎, 盡服卽吐〔醫林〕. ○ 一名蘿葍膏〔得效〕.[187]

巴豆丸

治卒中風, 痰塞垂死.

巴豆 二枚 去皮膜[188], 白礬 如拇指大 一塊 爲末.

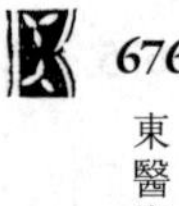

右二味, 瓦上煆, 令豆焦赤爲度, 蜜丸, 芡實大, 每一丸, 綿裹放患人口中近喉處, 良久吐痰, 立愈〔本事〕.[189]

186 『丹溪心法』 卷一 「中風一」(앞의 책, 200쪽).

187 『世醫得效方』 卷十三 風科 「通治」 '萊菔膏'(앞의 책, 222쪽). "治大人小兒禁口風. 皂角(不蛀者, 炙, 去皮子)蘿葍(如無, 以子代之). 上以皂角爲末, 以蘿葍同釅醋硏, 雞翎蘸藥塗牙齦, 即蘇."

188 여기에서 '皮'는 겉껍질과 속껍질, 곧 皮膜을 말한다.

189 이 처방은 '續本事 二卷'에 처음 나온다(『中醫方劑大辭典』 第二册, 1,110쪽). 『普濟方』 卷九十一에는 "治急中風, 口閉下涎, 欲垂死者, 一服即瘥. 出本事方. 江子二粒(去皮膜), 白礬一塊(如拇指大, 末之). 右於新瓦上煆, 令江子焦赤爲度, 爲末, 煉蜜丸, 如雞頭大. 每服一丸, 用綿裹, 放患人口中近喉處良久, 吐痰立愈"라고 하였다(『普濟方注錄』 上

하즙방

풍담風痰을 토하게 한다.

새우 반 근에 간장·파·생강 등을 넣고 물에 달여 먼저 새우를 먹고 나서 국물을 마신다. 그다음 거위 깃털로 목구멍을 자극하면 담을 토하게 된다. 새우를 쓰는 것은 풍을 끌어내기 위해서이다(『단계심법』).

조각산

갑자기 풍을 맞아 담이 막힌 것을 치료한다.

조각·나복자 각 같은 양.

위의 약들을 가루내어 두 돈씩 물에 달여 먹는데, 다 먹으면 바로 토하게 된다(의림). ◯ 나복고라고도 한다(『세의득효방』).

파두환

갑자기 풍을 맞아 담이 막혀 죽을 지경이 된 것을 치료한다.

파두(껍질을 벗긴다) 두 개, 백반(엄지손가락만한 것) 한 덩어리(가루낸다).

위의 약들을 기와 위에 놓고 파두가 타서 빨갛게 될 때까지 달구어 〔가루낸 다음〕 꿀로 반죽하여 감실대의 알약을 만들어 한 알씩 솜에 싸서 환자의 입안 목구멍 가까이에 놓고 한참 있으면 담을 토하면서 바로 낫는다(본사).

冊 卷91「諸風門」'江子砈丸', 717쪽).『普濟方』에는 처방 명이 없고 '江子砈丸'이라는 이름은 뒤에 붙인 것이다.『精校註釋 東醫寶鑑』에서는 張山雷의 말을 인용해 파두의 독성이 강렬하여 그 氣만 취하고 먹지 않는다고 하였다(『精校註釋 東醫寶鑑』雜病篇「風門」, 192쪽의 譯者 注).

熏法

○ 唐王太后中風，不能言，脈沈而口噤．許胤宗曰，旣不能下藥，宜以湯氣熏之，藥入腠理，周時可差．濃煎黃芪防風湯[190]數斛[191]，置于床下，氣如烟霧熏之，其夕便得語〔衍義〕[192]．○ 中風脈沈口噤，非大補不可．若用有形湯藥，緩不及事[193]．熏以黃芪防風湯，使口鼻俱受之，此非智者通神之法，不能迴[194]也．盖人之口通乎地，鼻通乎天，口以養陰，鼻以養陽．天主清，故鼻不受有形而受無形[195]．地主濁，故口受有形而兼乎無形也〔丹心〕[196]．

190 『東醫寶鑑』에는 '黃芪防風湯'이라는 처방이 없다. 黃芪와 防風을 같은 양으로 쓴 것으로 보인다.

191 '斛', 휘 곡. 말들이를 말한다. 대체로 18리터 정도의 양이다.

192 『本草衍義補遺』 卷八 「防風黃芪」(앞의 책, 78-79쪽). "防風黃芪, 世多相須而用, 唐許胤宗爲新蔡王外兵參軍, 王太後病風, 不能言, 脈沈難對, 醫告朮窮. 胤宗曰, 餌液不可進, 即以黃防風煮湯數十斛, 置床下, 氣如霧熏薄之, 是夕語." 이 문장은 『舊唐書』 卷一百九十一 列傳第一百四十一 「方伎」 '許胤宗'條에서 나온 것이다. "常州義興人也. 初事陳爲新蔡王外兵參軍時, 柳太后病風不言, 名醫治, 皆不愈, 脈益沈而噤. 胤宗曰, 口不可下藥, 宜以湯氣薰之, 令藥入腠理, 周理即差. 乃造黃芪防風湯數十斛, 置於牀下, 氣如烟霧, 其夜便得語." 許胤宗은 隋唐 시기의 醫家로, 이름을 引宗이라고도 한다. 脈診에 정통하였고 약을 씀에 變通하여 한 가지 방법에만 구애받지 않았으며, 唐 武德年間(618-626)에 유행한 骨蒸病을 잘 치료했다는 기록이 남아 있다. "醫者意也, 在人思慮, 又脈候幽微, 苦其難別, 意之所解, 口莫能宣"이라고 하여 저서를 남기지 않았다. "醫者意也"라는 말을 처음

훈법

◯ 당唐나라의 왕태후가 중풍을 맞아서 말을 하지 못하였는데, 맥이 침沈하고 입을 악다물고 있었다. 허윤종許胤宗이 "이미 약을 넘기지 못하니 탕약의 김을 쏘여 약기운이 주리腠理로 들어가게 하면 하루 밤낮이 지나면 나을 것이다"라고 하였다. 그러고는 황기방풍탕 몇 말을 진하게 달여 침대 밑에 놓았더니 안개나 연기와 같은 김이 피어올라 그 김을 쏘이자 그날 밤에 곧바로 말을 할 수 있게 되었다(『본초연의보유』). ◯ 중풍에 맥이 침하면서 입을 악다물었을 때에는 크게 보하지 않으면 안 된다. 그런데 만일 〔입으로 먹기 힘든〕 형체가 있는 탕약을 쓴다면 더디어서 일을 그르칠 것이다. 〔이럴 때에는〕 황기방풍탕의 김을 쏘여 입과 코로 모두 약기운이 들어가게 하는데, 이는 지혜로운 사람의 신통한 법이 아니고서는 그렇게 바꿀 수 없었을 것이다. 일반적으로 사람의 입은 땅의 기와 통하고, 코는 하늘의 기와 통하여 입으로는 〔음기陰氣인 땅의 기를 먹어〕 음기를 기르고, 코로는 〔양기陽氣인 하늘의 기를 마셔〕 양기를 기른다. 하늘은 맑은 기를 주관하기 때문에 〔하늘의 기와 통하는〕 코는 형체가 있는 것을 받아들일 수 없고 형체가 없는 것만을 받아들인다. 땅은 〔여러 가지가 뒤섞인〕 탁한 기를 주관하기 때문에 〔땅의 기와 통하는〕 입은 형체가 있는 것과 더불어 형체가 없는 것도 받아들일 수 있는 것이다(『본초연의보유』).

한 것으로 알려졌다.

193 이 구절은 『名醫類案』 卷一 「中風」(江瓘 著, 潘桂娟·侯亞芬 校注, 『名醫類案』, 中國中醫藥出版社, 1996, 1쪽)에 許胤宗의 말을 인용하여 나온다.

194 '廻'는 여기에서 '回'와 같은 글자로, 改變의 뜻으로 쓰인 것으로 보인다. 다시 말하면 원칙에 집착하지 않고 상황에 따라 치료 방법을 바꾸었다는 의미인 듯하다. 『醫學綱目』에는 '廻'가 '爲'로 되어 있다. '廻'를 '병에서 회복하다'라는 뜻으로도 볼 수 있다.

195 '濁'은 여러 가지가 뒤섞여 있다는 뜻이다.

196 『本草衍義補遺』 「防風黃芪」(『丹溪醫集』 所收, 77쪽). "人之口通乎地, 鼻通乎天, 口以養陰, 鼻以養陽. 天主淸, 故鼻不受有形而受無形爲多. 地主濁, 故口受有形而兼乎無形. 王太后病風, 不言而脈沈, 其事急, 若以有形之湯藥, 緩不及事, 令投以二物湯, 氣燻蒸如霧滿室, 則口鼻俱受, 非智者通神, 不可廻也." 『醫學綱目』 卷之十 肝膽部 中風 「中深半身不收舌難言」(앞의 책, 168쪽)에도 朱震亨의 글을 인용하여 실려 있다. 문장에 들고남이 있다.

不治證

○卒中風, 口開手散[197], 眼合遺尿, 鼻聲如鼾者, 五藏氣絶也. 盖口開者心絶, 手散[198]者脾絶, 眼合者肝絶, 遺尿者腎絶, 聲如鼾者肺絶也. 若見一, 猶可用工, 若面赤時黑, 主陽氣上散, 腎水反克心火, 兼遺尿口開氣喘者, 斷不可救也〔綱目〕[199]. ○五藏氣絶, 速宜大料蔘芪濃煎湯救[200]之, 及臍下大艾炷多灸之, 亦可轉死廻生也〔綱目〕[201]. ○肉脫筋痛[202], 髮直搖頭上竄[203], 面赤如粧, 汗綴如珠, 吐沫直視者, 皆不可治〔丹心〕[204]. ○中藏之絡者, 口眼俱閉, 可治. 如口開眼合, 手散遺尿, 鼻聲如鼾, 及大吐大瀉下血吐血者, 皆死〔入門〕[205].

197 『醫學綱目』에는 '散'이 '撒'로 되어 있다.

198 『醫學綱目』에는 '散'이 '撒'로 되어 있다.

199 『醫學綱目』 卷之十 肝膽部 中風 「卒中之初」(앞의 책, 163쪽). '玄'을 인용했다고 하였다.

200 『醫學綱目』에는 '救'가 '灌'으로 되어 있다.

201 『醫學綱目』 卷之十 肝膽部 中風 「卒中之初」(앞의 책, 163쪽).

202 '筋痛'은 肢節과 筋肉이 모두 아픈 것을 말한다. 『靈樞』 「經筋第十三」에서 "手少陰之筋, … 其病當所過者, 支轉筋, 筋痛"이라고 하였다.

203 '上竄'은 눈알이 위로 돌아가 치뜨는 것, 곧 검은자위가 위로 올라가 흰자위만 보이는 것을 말한다.

204 『丹溪心法』 卷一 「中風一」(앞의 책, 200쪽). "脈訣內言諸不治證. 口開手撒, 眼合遺尿, 吐沫直視,

고치지 못하는 증

◯ 갑자기 풍을 맞아 입이 벌어지고 손이 풀리며 눈을 감고 소변을 지리며 콧소리가 코를 고는 듯한 것은 오장五臟의 기가 끊어진 것이다. 일반적으로 입을 벌리고 있는 것은 심절心絶이고, 손이 풀리는 것은 비절脾絶, 눈을 감는 것은 간절肝絶, 소변을 지리는 것은 신절腎絶, 코를 고는 듯한 소리가 나는 것은 폐절肺絶이다. 이 중에서 하나의 증상만 나타나면 의사가 어찌해볼 수 있지만 만일 얼굴이 붉은데 때로 검게 되면 이는 양기陽氣가 위로 흩어져버렸는데 콩팥의 수水가 도리어 심의 화火를 억누르고 있는 것으로, 여기에 소변까지 지리면서 입을 벌리고 숨이 가쁘면 결코 치료할 수 없다(『의학강목』). ◯ 오장의 기가 끊어졌을 때에는 급히 많은 양의 인삼과 황기를 진하게 달여 〔입에 흘려 넣어주면〕 살릴 수 있다. 또한 배꼽 아래에 큰 뜸봉으로 뜸을 많이 떠주어도 살릴 수 있다(『의학강목』). ◯ 살이 빠지고 온몸이 아프며 머리털이 뻣뻣해지고 머리를 흔들며 눈을 치뜨고 얼굴이 화장한 것처럼 붉고 구슬 같은 땀이 송송 맺히며 거품을 토하면서 눈을 똑바로 곧추뜨는 등의 증상은 모두 치료할 수 없다(『단계심법』). ◯ 오장의 낙맥絡脈에 풍을 맞았을 때 눈을 감고 입을 다물고 있으면 치료할 수 있다. 그러나 입을 벌리고 눈을 감고 있거나 손이 풀리고 소변을 지리거나 콧소리가 코 고는 소리 같거나 몹시 토하고 설사를 많이 하거나 피를 많이 토하면 모두 죽는다(『의학입문』).

喉如鼾睡, 肉脫筋痛, 髮直搖頭上竄, 面赤如粧, 或頭面青黑, 汗綴如珠, 皆不可治."

205 『醫學入門』 外集 卷四 雜病提綱 外感「風」'中臟閉塞九竅多昏危'(앞의 책, 332쪽). 문장에 들고남이 있다. "中臟之絡者, 口眼俱閉, 可治. 如入臟深者, 心絶口開, 肝絶眼閉, 脾絶手散, 肺絶痰如拽鋸, 鼾睡, 腎絶遺尿, 或大吐大瀉, 下血吐血者皆死."

○ 口開者, 心氣閉絶也. 遺尿者, 腎氣閉絶也. 手散者, 脾氣閉絶也. 眼合者, 肝氣閉絶也. 鼻鼾者, 肺氣閉絶也, 皆不治. 五證中纔[206]見一證, 猶可治. 盖初中則眼合者多, 痰上則鼻鼾者亦多,[207] 惟遺尿口開俱見爲惡. 心爲五藏[208]主, 腎爲五藏根, 誠不可閉絶也〔得效〕.[209] ○ 動止[210]筋痛, 名曰筋枯, 不治, 無血滋筋故也. 又肝木克脾土, 大便洞泄者, 亦不治〔丹心〕.[211]

206 '纔', 겨우 재.

207 四庫全書本에는 '多' 뒤에 '痰'이 더 있는데, 이는 衍文으로 보인다. 다른 판본에는 그냥 '多'로 되어 있다. 또한 이 구절을 인용한 『普濟方』 등의 다른 의서에도 '多'로 되어 있다.

208 『世醫得效方』에는 '五藏'이 '一身'으로 되어 있다.

209 『世醫得效方』 卷第十三 風科 「中風惡證」(앞의 책, 216쪽).

210 『丹溪心法』에는 '止'가 '則'으로 되어 있다.

211 『丹溪心法』 卷一 「中風一」(앞의 책, 200쪽). "筋枯者, 擧動則痛, 是無血, 不能滋養其筋, 不治也." 이 뒤의 구절은 없다. 『醫學綱目』 卷之十 肝膽部

◯ 입을 벌리고 있는 것은 심절이고, 소변을 지리는 것은 신절이며, 손이 풀리는 것은 비절이고, 눈을 감는 것은 간절이며, 코를 고는 듯한 소리가 나는 것은 폐절인데 모두 치료할 수 없다. 이 다섯 가지 증상 중 하나만 나타나면 어떻게라도 치료할 수 있다. 일반적으로 처음 풍을 맞았을 때에는 눈을 감고 있는 경우가 많고, 담이 위로 올라가기 때문에 코 고는 소리를 내는 사람도 많다. 그러나 오직 소변을 지리면서 입을 벌리는 증상이 같이 나타나면 좋지 못하다. 심장은 오장을 주관하고, 신장은 오장의 근본이 되기 때문에 절대로 그 기가 끊어져서는 안 된다(『세의득효방』). ◯ 몸을 움직이거나 움직이지 않아도 온몸이 아픈 것을 근고筋枯라고 하는데 치료할 수 없다. 이는 혈이 근筋을 길러주지 못했기 때문이다. 또한 목木에 해당하는 간이 토土에 해당하는 비를 억눌러 좍좍 설사하는 것도 치료할 수 없다(『단계심법』).

中風「中深半身不收舌難言」(앞의 책, 176쪽)에는 朱震亨의 글을 인용한 곳에서는 "筋枯, 不治. 動則筋痛者, 是謂筋枯. 以其無血滋潤筋骨也"라고 하였다. 『醫學正傳』 卷之一 「醫學或問」 中風 '方法' (앞의 책, 31쪽)에서는 "若動止筋痛, 是無血滋筋故痛, 曰筋枯, 不治"라고 하였다.

暴仆

與卒中風救急同, 參看.

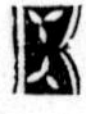

갑자기 쓰러지는 것

'갑자기 풍을 맞았을 때의 응급치료'와 같으니 참고하기 바란다.

暴瘖

○ 凡語澁皆屬風〔綱目〕.[212] ○ 腎虛爲厲風[213]所傷, 語音蹇吃[214], 或口喎, 脚胻枯細緩弱, 或耳聾, 腰背相引痛, 腎瀝湯[215]地黃飮子主之. ○ 內經曰, 內奪而厥[216], 則爲瘖痱[217], 此腎虛也. 少陰不至者, 厥也[218]. 註曰, 痱, 廢也. 腎氣內奪, 則舌瘖足廢[219]. ○ 中風瘖瘂, 宜用淸心散, 加味轉舌膏, 轉舌膏 方並見言語[220], 正舌散, 解語丸, 淸神解語湯, 資壽解語湯.

212 『醫學綱目』 卷之十 肝膽部 中風「中深半身不收舌難言」(앞의 책, 173쪽). "運, 語澁皆屬風. 經云, 厥陰司天, 風淫所勝, 民病舌本強, 是風氣勝也. 又云, 厥陰司天主勝, 則舌難以言, 是風氣虛也."

213 '厲風'은 麻風을 말하는데 癩大風이라고도 하고 大麻風, 冥病, 大風, 癩病, 大風惡疾, 癘瘍, 風癩, 血風이라고도 한다. 暴癘風毒에 感觸되어 邪氣가 肌膚에 막혀서 오래되면 發病한다. 처음에는 患部가 麻木不仁하며 점차 紅斑이 생기고 이어서 腫潰하는데 膿은 없다. 오래되면 온몸의 肌膚에 퍼져 눈썹이 빠지고 目損, 鼻崩, 唇反, 足底穿孔 등의 중증의 症候가 나타난다.

214 '蹇吃'은 '吃', 말 더듬을 흘.

215 『備急千金要方』 卷第八 「賊風第三」 '腎瀝湯'(앞의 책, 313쪽). "治腎寒虛, 爲厲風所傷, 語音謇吃 不轉, 偏枯, 胻脚偏跛蹇, 緩弱不能動, 口喎, 言音混濁, 便利仰人, 耳偏聾塞, 腰背相引."

216 『類經』 十四卷 疾病類 十一 「六經病解」(앞의 책, 422쪽). "內奪者, 奪其精也. 精奪則氣奪而厥, 故聲瘖於上, 體廢於下. 元陽大虧, 病本在腎, 腎脈上挾舌本, 下走足心, 故爲是病."

217 '痱'는 중풍 후유증의 하나로 일반적으로는 '風痱'라고 부르며 偏枯와 유사한 증상이다. 『동의학사전』에서는 "중풍의 하나로, 풍사가 臟에 깊이 들어가거나 腎水不足으로 肝을 滋養하지 못하여 생긴다. 온몸에 통증은 없으나 팔다리를 잘 쓰지 못하는데, 주로 한쪽만 잘 쓰지 못한다. 滋陰降火法으로 地黃飮子를 쓴다"고 하였다. 『靈樞』 「熱病」에서 "痱之爲病也, 身無痛者, 四肢不收, 智亂不甚, 其言微知, 可治. 甚則不能言, 不可治也. 病先起于陽, 後入于陰者, 先取其陽, 後取其陰, 浮而取之"라고 하였다.

갑자기 말을 잘 하지 못하는 것

◯ 일반적으로 말이 잘 나오지 않는 것은 모두 풍에 속한다(『의학강목』). ◯ 신腎의 기가 허한데다 여풍厲風에 상하게 되면 말이 잘 나오지 않으며, 입이 비뚤어지거나 다리가 말라 가늘어져 힘없이 늘어지기도 하고 또는 귀가 먹고 허리와 등이 서로 당겨 아프게 되기도 하는데, 신력탕과 지황음자가 이를 주치한다. ◯『소문』에서 "몸 안〔의 정精〕이 다 없어져 기가 거슬러 오르게 되면 말을 하지 못하며 풍비風痱가 되는데, 이는 신장의 기가 허하기 때문으로 〔이때〕 족소음신경의 기가 이르지 못하면 기가 거슬러 오르게 된다"라고 하였다. 왕빙王冰은 주에서 "비痱는 못쓰게 되었다〔廢〕는 뜻이다. 신장의 기가 안에서 모두 없어지면 혀가 굳어 말을 하지 못하고 다리를 쓸 수 없게 된다"고 하였다. ◯ 중풍으로 말을 잘 하지 못하면 청심산, 가미전설고, 전설고(처방은 모두 「언어문」에 있다), 정설산, 해어환, 청신해어탕, 자수해어탕을 쓴다.

218 『素問』「脈解篇第四十九」. 『素問』에는 이 구절 앞에 '所謂入中爲瘖者, 陽盛已衰, 故爲瘖也'라는 구절이 더 있다. "少陰不至者, 厥也"에 대해 張介賓은 "此釋上文內奪而厥之義也. 少陰者, 腎脈也, 與太陽爲表裏. 若腎氣內奪, 則少陰不至. 少陰不至者, 以陰虛無氣, 無氣則陽衰, 致厥之由也"라고 하였다. 『類經』(앞의 책, 422쪽).

219 『素問』「脈解篇第四十九」에 대한 王冰의 注이다. "陽氣盛入中而薄於胞腎, 則胞絡腎絡氣不通, 故瘖也. 胞之脈繫於腎, 腎之脈俠舌本, 故瘖不能言. 痱, 廢也. 腎之脈與衝脈, 並出於氣街, 循陰股內廉, 斜入膕中, 循胻骨內廉及內踝之後, 入足下, 故腎氣內奪而不順, 則瘖而足廢. 故云此腎虛也. 少陰, 腎脈也. 若腎氣內脫, 則少陰脈不至也. 少陰之脈不至, 則太陰之氣逆上而行也." 이 구절은 『醫學綱目』 卷之十 肝膽部 中風「中深半身不收舌難言」(앞의 책, 167쪽)에서 인용한 것으로 보인다. 樓英은 여기에 "厥逆者, 溫補之"라는 주를 달았다.

220 '清心散'은 雜病「癰疽門」에 나오고, '轉舌膏'는 雜病「風門」에 나온다. '加味轉舌膏'는 『東醫寶鑑』에 나오지 않는다. 『古今醫鑑』(卷二 中風「方」, 45쪽)에 賈蘭方을 인용하여 나온다. "按, 此方治中風舌塞不語者, 清火除風之劑. 治中風癍瘂, 舌塞不語. 連翹一兩, 梔子子(炒)五錢, 黄芩(酒炒)五錢, 薄荷一兩, 桔梗五錢, 玄明粉五錢, 大黄(酒炒)五錢, 防風五錢, 川芎三錢, 石菖蒲六錢, 甘草五錢, 犀角三錢, 柿霜一兩, 遠志(用甘草水泡)一兩. 上爲極細末, 煉蜜爲丸, 如彈子大, 朱砂五錢爲衣. 每用一丸, 臨臥薄荷湯調下."

腎瀝湯

治腎藏風, 語音蹇吃.[221]

羊腎 一具, 生薑 二兩 切, 磁石 碎 一兩七錢, 以水一斗, 煮取五升, 乃入玄參, 白芍藥, 白茯苓 各一兩二錢半, 黃芪, 川芎, 五味子, 桂心, 當歸, 人蔘, 防風, 甘草 各一兩, 地骨皮 五錢. 並剉, 再煮取二[222]升去滓, 分三服〔得效〕.[223]

地黃飮子

治中風舌瘖足廢, 腎虛弱, 其氣厥, 不至舌下.

熟地黃, 巴戟, 山茱萸, 肉蓯蓉, 石斛, 遠志, 五味子, 白茯苓, 麥門冬 各一錢, 附子 炮, 肉桂, 石菖蒲 各五分.

右剉作一貼, 入薑三片棗二枚, 薄荷少許, 同煎, 空心服〔河間〕.[224]

221『世醫得效方』에는 主治가 "腎爲虛厲風所傷, 語音蹇吃不轉, 偏枯胻脚跛蹇, 緩弱不能動, 口喎言音混濁, 便利, 耳聾塞, 腰背相引"으로 되어 있다. '厲風'은 '癘風'과 같다. 여기에서 말하는 '腎藏風'은 피부나 前陰 질환이 아니다.

222 完營一本에는 '二'가 '一'로 되어 있다.

223『世醫得效方』卷十三 風科「通治」'腎瀝湯'(앞의 책, 223쪽). 여기에는 "羊腎一具, 黃芪芎藭桂心當歸人蔘防風甘草五味子各一兩, 玄參芍藥茯苓各一兩二錢半, 磁石一兩七錢, 地骨皮五錢, 生薑二兩. 右剉散. 以水一斗煑羊腎, 取五升, 下諸藥取二升, 分三服"으로 되어 있어서 이에 따르면 羊腎을 먼저 달인 다음 썰어 가루낸 나머지 약을 넣고 다시 달이게 되어 있다.

224『黃帝素問宣明論方』卷二「諸證門」(앞의 책, 214-215쪽). "瘖俳證, 主腎虛. 內奪而厥, 舌瘖不

신력탕

신장의 풍으로 말을 잘 하지 못하는 것을 치료한다.

양신 한 구, 생강(썬다) 두 냥, 자석(부순다) 한 냥 일곱 돈, 현삼·백작약·백복령 각 한 냥 두 돈 반, 황기·천궁·오미자·계심·당귀·인삼·방풍·감초 각 한 냥, 지골피 닷 돈.

먼저 양신·생강·자석을 물 한 말에 넣고 닷 되가 되게 달인 다음 현삼 이하의 약들을 함께 썰어 넣고 다시 두 되가 되게 달여 찌꺼기는 버리고 세 번에 나누어 먹는다(『세의득효방』).

지황음자

중풍으로 혀가 굳어 말을 하지 못하고 다리를 쓰지 못하며, 신腎의 기가 약하고 다 없어져 혀 밑에까지 이르지 못하는 것을 치료한다.

숙지황·파극·산수유·육종용·석곡·원지·오미자·백복령·맥문동 각 한 돈, 부자(싸서 굽는다)·육계·석창포 각 다섯 푼.

위의 약들을 썰어 한 첩으로 하여 생강 세 쪽, 대추 두 개, 박하를 조금 넣고 함께 달여 빈속에 먹는다(『황제소문선명론방』).

能言, 二足廢不爲用, 腎脈虛弱, 其氣厥不至, 舌不仁. 經云, 瘖痱, 足不履用, 音聲不出者, 地黃飮子主之. 治瘖痱, 腎虛弱厥逆, 語聲不出, 足廢不用. 熟乾地黃芭戟(去心)山茱萸石斛肉蓯蓉(酒浸焙)附子(炮)五味子官桂白茯苓麥門冬(去心)菖蒲遠志(去心)各等分. 右爲末, 每服三錢, 水一盞半, 生薑五片, 棗一枚, 薄荷少許, 同煎至八分, 不計時候."

正舌散

治中風, 舌強語澁, 神妙.

薄荷 焙 二兩, 赤茯苓 一兩, 蝎梢 二錢半.

右爲末, 每一二錢, 溫酒調下〔得效〕[225]. ○ 一方, 茯神心一兩炒用, 名茯神散〔寶鑑〕[226].

轉舌膏

治中風, 舌強不語. 卽凉膈散 方見火門 加石菖蒲遠志.

爲末, 蜜丸梧子大, 朱砂爲衣, 每一丸, 薄荷湯化下〔入門〕[227].

解語丸

治中風, 語言不正.

白附子, 石菖蒲, 遠志, 全蝎, 羌活, 天麻, 南星 牛膽製, 白殭蠶.

右等分爲末, 蜜丸菉豆大, 每五七十丸, 薑湯呑下〔海藏〕[228].

225 『世醫得效方』 卷第十三 風科 「通治」(앞의 책, 225쪽). "治中風, 舌本強難轉, 語不正, 神妙. 蠍梢(去毒)一分, 茯苓一兩(炒), 龍腦薄荷二兩. 上爲末, 每服二錢, 溫酒下. 或擦牙頰亦可."

226 『衛生寶鑑』 卷八 「風中腑諸方」 '茯神散'(앞의 책, 100쪽). 여기에는 처방 구성이 "茯神心(炒)一兩, 薄荷(焙)二兩, 蝎梢(去毒)二錢"으로 되어 있다.

227 『醫學入門』 外集 卷七 通用古方詩括 「積熱」(앞의

정설산

중풍으로 혀가 뻣뻣하여 말을 더듬는 것을 치료하는데 효과가 매우 좋다.

박하(약한 불에 말린다) 두 냥, 적복령 한 냥, 전갈초(전갈 꼬리) 두 돈 반.

위의 약들을 가루내어 한 돈이나 두 돈씩 따뜻한 술에 타서 먹는다(『세의득효방』).

◯ 다른 처방에서는 복신심 한 냥을 볶아서 썼는데, 복신산이라고 하였다(『위생보감』).

전설고

중풍으로 혀가 뻣뻣하여 말을 하지 못하는 것을 치료한다. 이 처방은 곧 양격산(처방은 「화문」에 있다)에 석창포와 원지를 더 넣은 것이다.

위의 약들을 가루내어 꿀로 반죽하여 탄자대의 알약을 만들어 주사로 옷을 입혀 한 알씩 박하 달인 물에 풀어서 먹는다(『의학입문』).

해어환

중풍으로 말을 똑바르게 하지 못하는 것을 치료한다.

백부자·석창포·원지·전갈·강활·천마·남성(소의 쓸개즙으로 법제한다)·백강잠.

위의 약들을 같은 양으로 가루내어 꿀로 반죽하여 녹두대의 알약을 만들어 쉰에서 일흔 알씩 생강 달인 물로 먹는다(해장).

책, 617쪽). 여기에서는 "治中風瘈瘲, 舌塞不語"라고 하였다.

228 『醫學綱目』 卷之十 肝膽部 中風「中深半身不收舌難言」'解語丸'(앞의 책, 173쪽).

清神解語湯

治中風, 痰迷心竅, 言語蹇澁, 或不省人事.

南星, 半夏 二味同白礬生薑皂角, 水浸三日, 晒乾 各一錢, 當歸, 川芎, 白芍藥, 生地黃, 麥門冬, 遠志, 石菖蒲, 陳皮, 白茯苓, 烏藥, 枳實, 黃連, 防風, 羌活, 甘草 各五分.

右剉作一貼, 入薑三片竹茹一團, 水煎, 入童便薑汁竹瀝調服〔醫鑑〕[229].

資壽解語湯

治風中心脾, 舌強不語. 盖心之別脈, 系于舌本, 脾之脈, 挾咽連舌本, 散舌下故也[230].

羚羊角, 桂皮 各一錢, 羌活, 甘草 各七分半, 防風, 附子 炮, 酸棗仁, 天麻 各五分.

右剉作一貼, 水煎, 入竹瀝五匙薑汁一匙服〔入門〕[231].

229 『古今醫鑑』 卷二 中風「方」'清神解語湯'(앞의 책, 44쪽). 여기에서는 冰片, 牛黃, 薄荷를 더 넣고 가루내어 혀 위에 바르는 것으로 되어 있다. "治中風痰迷心竅, 不能言. 當歸川芎白芍藥生地黃遠志(去心)陳皮麥門冬(去心)石菖蒲烏藥枳實(麸炒)天南星(制)白茯苓黃連(薑汁炒)防風羌活半夏(制)甘草各等分. 上㕮咀, 生薑三片竹茹二錢冰片三分, 牛黃三分, 薄荷二錢. 上爲末, 先以蜜水洗舌上, 後以薑汁擦之, 將藥蜜水稀調, 塗舌本上."

230 '盖心之別脈' 이하의 문장은 『醫學入門』에 없다.

231 『醫學入門』 外集 卷七 通用古方詩括 雜病「風」(앞의 책, 603쪽). 약재의 용량이 다르다. "資壽解

청신해어탕

중풍으로 담이 심장의 구멍을 막아 말이 어눌해지거나 사람을 알아보지 못하는 것을 치료한다.

남성·반하(이 두 가지 약을 백반·생강·조각과 같이 물에 3일 동안 담갔다가 햇볕에 쪼여 말린다) 각 한 돈, 당귀·천궁·백작약·생지황·맥문동·원지·석창포·진피·백복령·오약·지실·황련·방풍·강활·감초 각 다섯 푼.

위의 약들을 썰어 한 첩으로 하여 생강 세 쪽, 죽여 한 움큼을 넣고 물에 달인 뒤 동변·생강즙·죽력을 타서 먹는다(『고금의감』).

자수해어탕

심장과 비脾에 풍을 맞아 혀가 뻣뻣하게 굳어 말을 하지 못하는 것을 치료한다. [말을 하지 못하는 것은] 심장의 별맥別脈은 혀뿌리에 이어져 있고, 비의 맥은 목구멍을 끼고 혀뿌리에 잇닿아 혀 아래로 흩어지기 때문이다.

영양각·계피 각 한 돈, 강활·감초 각 일곱 푼 반, 방풍·부자(싸서 굽는다)·산조인·천마 각 다섯 푼.

위의 약들을 썰어 한 첩으로 하여 물에 달인 뒤 죽력 다섯 숟가락과 생강즙 한 숟가락을 넣어 먹는다(『의학입문』).

語湯, 附子風, 天麻酸棗桂羊充, 甘草羌活次第入, 竹瀝多湊立奇功. 治風中心脾, 舌強不語, 半身不遂. 附子防風天麻酸棗仁各二分, 官桂羚羊角各七分半, 甘草羌活各五分. 水煎, 入竹瀝調服."

精神蒙昧

○ 風中藏昏冒, 宜用至寶丹, 牛黃淸心元 方並見上. ○ 蒙昧者, 卽昏冒茫昧也. 精神不爽, 如有物以蒙蔽也〔綱目〕. ○ 中風者, 多昏冒, 氣不淸利[232], 宜四白丹, 二參丹, 牛黃定志丸, 活命金丹, 祛風至寶丹.

四白丹

治中風昏冒, 能淸[233]肺氣, 養魄[234].

甜竹葉 三兩, 白芷 一兩, 白朮, 縮砂, 白茯苓, 香附子, 防風, 川芎, 人蔘, 甘草 各五錢, 羌活, 獨活, 薄荷 各二錢半, 細辛, 知母 各二錢, 藿香, 白檀 各一錢半, 龍腦, 牛黃 各半錢, 麝香 一字.

右爲末, 蜜和, 每一兩作十丸, 臨臥細嚼一丸, 以愈風湯 方見上 送下〔易老〕[235].

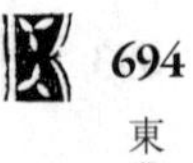

232 『醫學綱目』 卷之十 肝膽部 中風「中深半身不收舌難言」'四白丹'(앞의 책, 169쪽).

233 『素門病機氣宜保命集』에는 '淸'이 '消'로 되어 있다. "能消肺氣, 養魄. 謂中風者, 多昏冒, 氣不淸利也."

234 '養魄'은 元氣를 滋養한다는 뜻이다. 『雲笈七籤』에 "腴之味, 香甘異美, 強骨補精, 鎭生五藏, 守氣凝液, 長魂養魄, 眞上藥也"라는 용례가 나온다(蔣力生 等 校注, 『雲笈七籤』 卷七四 方藥部「太上巨勝腴煮五石英法」, 華夏出版社, 1996, 459쪽).

235 『素門病機氣宜保命集』 卷中「中風論第十」(앞의 책, 430쪽). 『素門病機氣宜保命集』에는 '臨臥細嚼一丸, 以愈風湯送下'가 "臨臥嚼一丸, 分五七次嚼

정신이 어두운 것

◯ 장臟에 풍을 맞아 정신이 흐릿해졌을 때에는 지보단, 우황청심원을 쓴다(두 처방 모두 앞에 있다). ◯ 정신이 어둡다는 것은 곧 어둑하여 흐리다는 말이다. 무엇을 덮어씌운 것처럼 정신이 맑지 않다는 말이다(강목). ◯ 중풍에는 대개 정신이 흐리고 맑지 못한데 사백단, 이삼단, 우황정지환, 활명금단, 거풍지보단을 쓴다.

사백단

중풍으로 정신이 흐린 것을 치료하는데, 폐肺의 기를 맑게 하고 〔폐의 신神인〕 백魄을 길러준다.

첨죽엽 석 냥, 백지 한 냥, 백출·사인·백복령·향부자·방풍·천궁·인삼·감초 각 닷 돈, 강활·독활·박하 각 두 돈 반, 세신·지모 각 두 돈, 곽향·단향 각 한 돈 반, 용뇌·우황 각 반 돈, 사향 한 자.

위의 약들을 가루내어 꿀로 반죽하여 한 냥으로 열 알의 알약을 만들어 자기 전에 한 알씩 잘 씹어 유풍탕(처방은 앞에 있다)으로 넘긴다(역로).

之. 上淸肺氣, 下強骨髓"로 되어 있고, 『醫學綱目』에 인용된 문장은 『東醫寶鑑』과 같다. 『醫學綱目』에서는 출전을 밝히지 않았다.

二參丹

治中風健忘, 養神定志和血.

丹參, 熟地黃, 天門冬 各一兩半, 麥門冬, 白茯苓, 甘草 各一兩, 人蔘, 遠志, 石菖蒲, 朱砂[236] 各五錢.

右爲末, 蜜丸梧子大, 空心, 以愈風湯送下〔易老〕. ○一名二丹丹[237].

活命金丹

治風中藏, 神不淸.

大黃 一兩半, 桂心, 芒硝 各一兩, 眞珠, 牛黃, 靑黛, 犀角, 薄荷 各五錢, 辰砂 四錢 內二錢爲衣, 麝香, 龍腦 各二錢, 板藍根, 貫衆, 乾葛, 甘草 各七錢.

右爲末, 蜜水浸蒸餠和勻, 每兩作十丸, 就濕以朱砂爲衣, 再用金箔四十片爲衣, 每一丸, 如療風毒茶淸下, 臘月收合[238], 妙〔綱目〕[239].

236 『素門病機氣宜保命集』에서는 朱砂로 옷을 입힌다고 하였다.

237 『素門病機氣宜保命集』 卷中 「中風論第十」 '二丹丸'(앞의 책, 430쪽). '二丹丹'은 '二丹丸'의 誤記이므로 번역에서는 바로잡았다.

238 『醫學綱目』에는 '收合'이 '修合'으로 되어 있다. '收合'은 거두어 모아서 합해놓는다는 뜻이고, '修合'은 약재를 采集하고 加工하여 조제한다는 뜻이다.

239 『醫學綱目』 卷之十 肝膽部 中風 「中深半身不收舌難言」 '活命金丹'(앞의 책, 173쪽). 원문과 들고남이 있다. "治中風不語, 半身不遂, 肢節頑疼, 痰

이삼단

중풍으로 건망증이 생긴 것을 치료하는데, 신神을 기르고 마음을 안정시키며 혈을 고르게 한다.

단삼·숙지황·천문동 각 한 냥 반, 맥문동·백복령·감초 각 한 냥, 인삼·원지·석창포·주사 각 닷 돈.

위의 약들을 가루내어 꿀로 반죽하여 오자대의 알약을 만들어 빈속에 유풍탕으로 먹는다(역로). ◯ 이단환二丹丸이라고도 한다.

활명금단

장臟에 풍을 맞아 정신이 맑지 못한 것을 치료한다.

대황 한 냥 반, 계심·망초 각 한 냥, 진주·우황·청대·서각·박하 각 닷 돈, 진사 너 돈(두 돈으로는 옷을 입힌다), 사향·용뇌 각 두 돈, 판람근·관중·갈근·감초 각 일곱 돈.

위의 약들을 가루내어 꿀물에 담갔던 찐 떡으로 반죽하여 한 냥으로 열 알의 알약을 만들어 축축할 때 주사로 옷을 입히고 다시 금박 마흔 장으로 옷을 입힌다. 풍독風毒을 치료하려면 찻물로 한 알씩 먹는데, 섣달에 만들어두면 좋다(『의학강목』).

涎潮上, 咽嗌不利, 胸膈痞滿, 上實下虛, 氣閉面赤, 汗後余熱不退, 勞病諸藥不治, 無問男女老幼, 皆可服. 板藍根貫衆甘草乾葛根各一錢, 桂心芒硝一兩, 大黃一兩半, 珠子粉牛黃(研)青黛生犀屑薄荷各五錢, 辰砂四錢(研一錢, 爲衣), 麝香(研)龍腦二錢. 上爲末, 和匀, 蜜水浸蒸餠爲劑, 每兩作十丸, 就濕用朱砂, 再用金箔四十片爲衣. 臘月修合, 瓷器收貯, 多年不壞. 如療風毒, 茶清化下. 解毒藥, 新汲水化下. 汗後余熱勞病, 及小兒驚風熱病, 用薄荷湯化下."

牛黃定志丸

治心藏中風昏冒, 精神不守.[240] 此藥壓驚鎭心, 化涎安神.

朱砂 水飛, 半夏 薑製 各二兩, 雄黃 水飛, 天麻, 烏蛇肉,[241] 甘草 各一兩, 琥珀 七錢半, 牛黃, 龍腦, 全蝎, 白殭蠶 炒, 白附子 炮, 牛膽製南星 各五錢, 麝香 二錢半.

右爲末, 蜜丸芡仁大, 每一丸, 以人蔘薄荷[242]湯嚼下〔丹心〕[243].

祛風至寶丹

治風中藏, 昏冒及風熱.

滑石 一兩半, 川芎, 當歸 各一兩二錢半, 甘草 一兩, 防風, 白芍藥 各七錢半, 白朮 六錢半, 石膏, 黃芩, 桔梗, 熟地黃, 天麻, 人蔘, 羌活, 獨活 各五錢, 梔子 三錢, 連翹, 荊芥, 薄荷, 麻黃, 芒硝, 黃連, 大黃, 黃柏, 細辛, 全蝎 各二錢半.

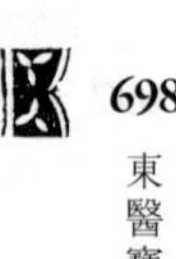

右爲末, 蜜丸彈子大, 每一丸, 細嚼, 茶酒任下. 此乃防風通聖散加九味也〔丹心〕[244].

---

240 『丹溪心法附餘』에는 '心藏中風昏冒, 精神不守'가 '心經中風, 精神不寧'으로 되어 있다. 이 처방의 출전인 『奇效良方』에는 '心中風, 精神不寧'으로 되어 있다.

241 '烏蛇'는 靑蛇, 烏梢蛇, 黑花蛇라고도 한다. 우리나라에서 흔히 볼 수 있는 독이 없는 뱀으로, 몸빛은 밤빛 바탕에 검은 點이 많으며 몸길이는 1m쯤 된다. 누룩뱀, 먹구렁이 등이 여기에 해당한다고 본다. 한의학대사전 편찬위원회의 『한의학대사전』에서는 학명이 *Zaocys dhumnades*라고 하였고, 내장을 버리고 말려 쓰는데 맛은 달고 짜며 성질은 평하고 독이 좀 있으며, 폐경과 비경에 작용한다고 하였다. 『中醫大辭典』에서는 味甘平, 入肝肺經하고 祛風濕, 通經絡, 攻毒하며 風濕痺痛, 中風半身不遂, 肌膚麻木, 骨關節結核, 小兒麻痺, 破傷風, 麻風, 皮膚瘙痒, 疥癬 등을 치료한다고 하였다(앞의 책, 364쪽).

242 『丹溪心法附餘』에는 '人蔘薄荷'가 '荊芥人蔘'으로 되어 있고, 食後 臨臥服하라고 하였다.

243 『丹溪心法附餘』 上 卷之一 外感門上 「中風」(앞의

우황정지환

심장에 풍을 맞아 정신이 흐리고 헛소리하는 것을 치료한다. 이 약은 놀란 것을 눌러 주고 마음을 진정시키며 담연痰涎을 삭여서 신神을 안정시킨다.

주사(수비한다)·반하(생강으로 법제한다) 각 두 냥, 웅황(수비한다)·천마·오사육·감초 각 한 냥, 호박 일곱 돈 반, 우황·용뇌·전갈·백강잠(볶는다)·백부자(싸서 굽는다)·우담남성 각 닷 돈, 사향 두 돈 반.

위의 약들을 가루내어 꿀로 반죽하여 감인대의 알약을 만들어 한 알씩 인삼과 박하 달인 물로 씹어 먹는다(『단계심법부여』).

거풍지보단

장臟에 풍을 맞아 정신이 흐린 것과 풍열風熱을 치료한다.

활석 한 냥 반, 천궁·당귀 각 한 냥 두 돈 반, 감초 한 냥, 방풍·백작약 각 일곱 돈 반, 백출 엳 돈 반, 석고·황금·길경·숙지황·천마·인삼·강활·독활 각 닷 돈, 치자 서 돈, 연교·형개·박하·마황·망초·황련·대황·황백·세신·전갈 각 두 돈 반.

위의 약들을 가루내어 꿀로 반죽하여 탄자대의 알약을 만들어 한 알씩 잘 씹어서 차나 술 중에 마음대로 골라 넘긴다. 이 처방은 방풍통성산에 아홉 가지 약을 더 넣은 것이다(『단계심법부여』).

책, 68-69쪽). 이 처방의 출전인 『奇效良方』의 처방 구성과 복용법은 다음과 같다. "牛黃(硏)半兩, 龍腦(硏)半兩, 乾蠍(炒)半兩, 白殭蠶(炒)半兩, 白附子(炮)半兩, 雄黃(硏)一兩, 丹砂(硏)二兩, 天麻(酒浸焙)一兩, 甘草(炙)一兩, 半夏(湯洗七次, 焙乾炒黃)二兩, 琥珀(硏)三分, 烏蛇(酒洗去皮骨, 炙)一兩, 麝香(硏)一分. 右爲散, 每服四錢, 水一中盞, 生薑半分, 煎至伍分, 去滓入竹瀝半合, 更煎一兩沸, 不計時, 溫服."『奇效良方』 卷之二「風證通治方」(앞의 책, 7쪽).

244 『丹溪心法附餘』上 卷之一 外感門上「中風」(앞의 책, 68-69쪽). 여기에는 처방의 용량이 다음과 같이 되어 있다. "防風芍藥一兩半, 石膏黃芩桔梗熟地黃天麻人蔘羌活獨活各一兩, 川芎當歸各二兩半, 滑石三兩, 甘草二兩, 白朮一兩三錢, 連翹荊芥穗薄荷麻黃(去根不去節), 芒硝黃連大黃黃柏細辛全蝎各五錢, 梔子六錢."『奇效良方』에는 大黃 五錢이 더 들어 있다. 『奇效良方』 卷之一(앞의 책, 48쪽).

口眼喎斜

○風中血脈，則口眼喎斜〔東垣〕[245]．○自其邪氣之入人也，邪氣反緩，正氣反急，正氣引邪，爲喎僻爲竄視爲掣縱爲搐搦爲癱瘓爲反張．在於陽則皮膚緩，在於陰則腹皮[246]急，緩則四肢不能收，急則一身不能仰〔直指〕[247]．○風邪初入反緩，正氣反急，以致[248]口眼喎斜，或左或右，急掐[249]人中，拔頂髮，灸耳垂珠下[250]三五壯．外用南星草烏各一兩白芨一錢白殭蠶七枚爲末，薑汁調塗喎處．正卽洗去．內用正舌藥，白附子白殭蠶全蝎等分爲末，酒調二錢服〔入門〕[251]．

245 『醫學發明』「中風有三」(앞의 책, 307쪽).
246 『仁齋直指』에는 '皮'가 '裏'로 되어 있다.
247 『仁齋直指』卷三 諸風「風論」(앞의 책, 46쪽).
248 『醫學入門』에는 '以致'가 '牽引'으로 되어 있다.
249 『醫學入門』에는 '掐'가 '指'으로 되어 있다.
250 『醫學入門』에는 '下'가 없다. 또한 이 뒤에 '粟米大艾'라는 구절이 더 있다.
251 『醫學入門』外集 卷四 雜病提綱 外感 風「口眼喎斜語話難」(앞의 책, 331쪽).

구안와사

◯ 혈맥血脈이 풍을 맞으면 구안와사가 된다(『의학발명』). ◯ 만약 그 사기邪氣가 사람에게 들어오면 사기를 맞은쪽은 도리어 늘어지고 정기正氣가 있는 쪽〔사기를 맞지 않은 쪽〕은 도리어 켕기게 되어 정기가 있는 쪽이 사기를 맞은쪽을 당기기 때문에 입과 눈이 돌아가거나〔구안와사〕 눈을 치뜨거나 내리뜨며〔찬시〕 힘줄이 당기거나 늘어지며〔철종〕 팔다리에 경련이 일며 오그라들거나〔축닉〕 몸의 한쪽이 마비되거나〔탄탄〕 경련이 일며 몸이 뒤로 젖혀진다〔각궁반장〕. 사기가 양분陽分에 있으면 피와 부가 늘어지고 음분陰分에 있으면 배〔腹〕의 피皮가 당기는데, 늘어지면 팔다리를 가누지 못하고 당기면 몸을 펴지 못한다(『인재직지』). ◯ 풍사風邪가 처음 침범하면 〔사기를 맞은 쪽은〕 도리어 늘어지고 정기가 있는 쪽은 도리어 당겨져 입과 눈이 왼쪽이나 오른쪽으로 돌아가게 된다. 이럴 때에는 급히 인중혈에 겹법掐法을 쓰고 정수리의 머리카락을 잡아당긴 다음 귓불에 〔좁쌀만한 크기의〕 뜸을 세 장이나 다섯 장 뜬다. 외용으로는 남성·초오 각 한 냥, 백급 한 돈, 백강잠 일곱 개를 가루내어 생강즙에 개어서 돌아간 쪽에 붙이고 〔얼굴이〕 돌아오면 바로 씻어낸다. 내복으로는 혀를 바로잡는 약을 쓰는데, 백부자·백강잠·전갈 각 같은 양을 가루내어 두 돈씩 술에 타서 먹는다(『의학입문』).

○ 口眼喎斜者, 多屬胃土. 風木不及, 金乘之, 土寡于畏也. 內經曰, 木不及曰委和[252], 委和之紀, 其動緛戾拘緩. 緛者, 縮短也. 戾者, 口目喎斜也. 拘者, 筋脈拘強也. 緩者, 筋脈弛縱也. 木爲金乘, 則縮短牽引, 而喎斜拘強也. 木弱則土寡于畏, 故土兼化[253]而緩縱也〔綱目[254]〕. ○ 口眼喎斜之證, 大率在胃, 而有筋脈之分. 經云, 足陽明手太陽筋急, 則口目爲僻, 眥急不能卒視[255], 此胃土之筋爲邪也[256]. 經云, 足陽明脈, 挾口環唇, 所生病者, 口喎唇斜[257], 此胃土之脈爲邪也[258]〔綱目[259]〕. ○ 口眼喎斜, 宜用淸陽湯, 秦艽升麻湯, 不換金丹, 牽正散, 理氣祛風散, 淸痰順氣湯, 犀角升麻湯, 天仙膏.

252 『素問』「五常政大論篇第七十」. "帝曰, 其不及奈何. 岐伯曰, 木曰委和. … 委和之紀, … 其動緛戾拘緩."

253 '兼化'는 운기 용어로, 陰干 主運의 해에 中運이 不及하여 司天의 기가 中運을 克하게 되면 中運의 기가 약하기 때문에 司天의 기가 강제로 中運의 기를 억눌러 中運이 司天의 기로 변하는 것을 말한다. 예를 들어 亥年에 土運이 不及한데 厥陰風木이 司天하게 되면 木이 土를 兼化하여 木氣가 主令하는 해가 된다.

254 『醫學綱目』 卷之十 肝膽部 中風「口眼喎斜」(앞의 책, 177쪽). '其動緛戾拘緩' 이하는 원문과 들고남이 있다. "口眼喎斜者, 多屬胃土. 風木不及, 金乘之, 土寡於畏也. 經云, 木不及曰委和, 委和之紀, 其動緛戾拘緩. 又云, 厥陰所至爲緛. 蓋緛, 縮短也. 木不及, 則金化縮短乘之, 以勝木之條達也. 戾者, 口目喎斜也. 拘者, 筋脈拘強也. 木爲金之縮短,

◯ 구안와사라는 것은 대부분 오행의 토土인 위胃의 병에 해당한다. 오행 중 목木에 해당하는 풍의 기가 위화委和한 해〔양화陽和의 기가 모자라는 해〕에는 금金의 기가 〔목의 기를〕 억눌러 〔목극토를 하지 못하므로〕 토가 거리낄 것이 적어진다. 『내경』에서 "목의 기가 모자라는 것을 위화委和라고 한다. 그 병적 변화는 연緛, 여戾, 구拘, 완緩이다"라고 하였는데, '연'이란 줄어든다〔縮短〕는 뜻이고, '여'는 구안와사라는 뜻이며, '구'는 근맥이 당겨서 뻣뻣해진다는 뜻이고, '완'이란 근맥이 느슨해져 늘어진다는 뜻이다. 목이 금에 억눌리게 되면 줄어들어 잡아당기게 되므로 입이 돌아가고 당겨서 뻣뻣해지는 것이다. 목의 기가 약하면 토가 거리낄 것이 없어지기 때문에 토가 〔목의 기를〕 겸화兼化하여 늘어지게 된다(『의학강목』). ◯ 구안와사는 대체로 〔그 원인이〕 위胃에 있는데, 여기에는 다시 근筋과 맥脈의 구분이 있다. 『내경』에서 "족양명경과 수태양경의 근이 당겨지면 입과 눈이 돌아가고 눈가가 당겨서 온전하게 볼 수 없다"고 하였는데, 이는 토에 해당하는 위의 경근經筋이 사기를 맞은 것이다. 또한 『내경』에서 "족양명과 수태양맥은 입을 끼고 입술을 둘러싸고 돌기 때문에 여기에 병이 생기면 구안와사가 된다"고 하였는데, 이는 토에 해당하는 위의 경맥經脈이 사기를 맞은 것이다(『의학강목』). ◯ 구안와사에는 청양탕, 진교승마탕, 불환금단, 견정산, 이기거풍산, 청담순기탕, 서각승마탕, 천선고를 쓴다.

牽引而喎斜拘強也. 緩者, 筋脈縱也. 木爲金乘, 則土寡於畏, 故土兼化緩縱於其空隙, 而拘緩者自緩也. 故目喎斜者, 多屬胃土有痰. 治法宜辛溫瀉金之短縮, 平土之濕痰也."

255 여기에서 '卒'은 盡, 完의 뜻으로 쓰였다.

256 『靈樞』「經筋第十三」.

257 『靈樞』「經脈第十」. "胃足陽明之脈, 起於鼻之交頞中, 旁納太陽之脈, 下循鼻外, 入上齒中, 還出挾口環唇, 下交承漿, … 是主血所生病者, 狂瘧溫淫, 汗出鼽衄, 口喎唇胗, 頸腫喉痺, 大腹水腫, 膝臏腫痛, 循膺乳氣街股伏兎骭外廉足跗上皆痛, 中指不用." 『醫學綱目』에는 '斜'가 '邪'로 되어 있다.

258 『醫學綱目』에는 '邪'가 '喎邪'로 되어 있다.

259 『醫學綱目』 卷之十 肝膽部 中風 「口眼喎斜」(앞의 책, 177쪽).

淸陽湯

治中風口眼喎斜, 頰顋急緊. 此胃中火盛, 必汗不止, 小便數.
升麻, 黃芪, 當歸身 各二錢, 葛根 一錢半, 甘草 灸 一錢, 蘇木, 甘草 生 各五分, 酒黃柏, 紅花, 桂枝 各二分.
右剉作一服, 酒三盞, 煎至一盞, 三分溫服〔東垣〕[260].

秦艽升麻湯

治風中手足陽明經, 口眼喎斜.
升麻, 葛根, 白芍藥, 人蔘, 甘草 各一錢半, 秦艽, 白芷, 防風, 桂枝 各七分.
右剉作一貼, 入連根葱白三莖, 水煎服, 食後〔寶鑑〕[261].

不換金丹

治中風口喎.
薄荷 三兩, 荊芥穗, 白殭蠶, 防風, 天麻, 甘草 各一兩, 川烏, 生白附子, 羌活, 細辛, 川芎, 蝎梢, 藿香 各五錢.
右爲末, 蜜丸彈子大, 茶淸嚼下一丸. 如喎向左, 以此藥塗右腮便正〔丹心〕[262].

260『脾胃論』卷下「調理脾胃治驗」'淸陽湯'(앞의 책, 113쪽). "紅花酒黃柏桂枝已上各一分, 生甘草蘇木已上各五分, 炙甘草一錢, 葛根一錢五分, 當歸身升麻黃芪已上各二錢. 右件㕮咀, 都作一服, 酒三大盞, 煎至一盞二分, 去柤, 稍熱服, 食前. 服訖, 以火熨摩緊結處而愈. 夫口喎筋急者, 是筋脈血絡中大寒, 此藥以代燔鍼劫刺, 破血以去其凝結, 內則泄衝脈之火熾." '燔鍼劫刺'는 火鍼을 鍼刺한 다음 곧바로 拔鍼하는 것을 말한다.

261『衛生寶鑑』卷八「風中血脈治驗」'秦艽升麻湯'(앞의 책, 90쪽). "治中風手足陽明經口眼喎斜, 惡風惡寒, 四肢拘急. 升麻葛根甘草(炙)芍藥人蔘各半兩,

청양탕

중풍으로 입이 돌아가 뺨이 팽팽하게 당기는 것을 치료한다. 이는 위胃의 화火가 매우 심하기 때문인데, 이때는 반드시 땀이 멎지 않고 소변이 잦다.

승마·황기·당귀신 각 두 돈, 갈근 한 돈 반, 감초(굽는다) 한 돈, 소목·감초(날것) 각 다섯 푼, 황백(술로 법제한 것)·홍화·계지 각 두 푼.

위의 약들을 썰어 한 첩으로 하여 술 석 잔이 한 잔이 되게 달여 세 번에 나누어 따뜻하게 먹는다(『비위론』).

진교승마탕

수양명경과 족양명경에 풍을 맞아 입과 눈이 돌아간 것을 치료한다.

승마·갈근·백작약·인삼·감초 각 한 돈 반, 진교·백지·방풍·계지 각 일곱 푼.

위의 약들을 썰어 한 첩으로 하여 뿌리가 달린 파흰밑 세 뿌리를 넣고 물에 달여 식후에 먹는다(『위생보감』).

불환금단

중풍으로 입이 돌아간 것을 치료한다.

박하 석 냥, 형개수·백강잠·방풍·천마·감초 각 한 냥, 천오·백부자(날것)·강활·세신·천궁·갈초·곽향 각 닷 돈.

위의 약들을 가루내어 꿀로 반죽하여 탄자대의 알약을 만들어 한 알씩 차로 씹어 먹는다. 만일 입이 왼쪽으로 돌아갔으면 이 약을 오른쪽 뺨에 붙이면 바로 돌아온다(『단계심법부여』).

秦艽白芷防風桂枝各三錢. 上㕮咀, 每服一兩, 水二盞, 連鬚葱白三莖, 長二寸, 約至一盞, 去渣, 稍熱服. 食後服藥畢, 避風寒處臥, 得微汗出則止."

262 『丹溪心法附餘』 卷之一 外感門上 「中風一」(앞의 책, 69쪽).

牽正散

治中風喎斜.

白附子, 白殭蠶, 全蝎 並生用 各等分.

右爲末, 每二錢, 熱酒調下[263]〔丹心〕.

理氣祛風散

治中風喎斜.

羌活, 獨活, 靑皮, 陳皮, 枳殼, 桔梗, 南星, 半夏, 烏藥, 天麻, 川芎, 白芷, 防風, 荊芥, 白芍藥, 甘草 各六分.

右剉作一貼, 入薑五片, 水煎服[264]〔醫鑑〕.

淸痰順氣湯

治風中經絡, 口眼喎斜.

南星, 瓜蔞仁, 荊芥穗, 貝母, 陳皮, 蒼朮, 官桂, 防風 各一錢, 黃連, 黃芩 並酒炒, 甘草 各六分.

右剉, 入薑三片, 水煎, 入木香沈香末各五分, 調服[265]〔回春〕.

263 『丹溪心法附餘』 卷之一 外感門上 「中風一」(앞의 책, 70쪽). 全蝎은 去毒하고 아무 때나 먹으라고 하였다.

264 『古今醫鑑』 卷二 中風 「方」 '理氣祛風散'(앞의 책, 45쪽). "治口眼喎斜. 靑皮一錢, 陳皮八分, 枳殼八分, 桔梗七分, 南星(製)一錢, 半夏(製)一錢, 烏藥八分, 天麻一錢, 川芎八分, 白芷七分, 防風八分, 荊芥七分, 羌活一錢, 獨活一錢, 白芍藥七分, 甘草六分. 右㕮咀, 生薑五片, 水二鍾, 煎至八分, 食前溫服."

265 『萬病回春』 卷之二 中風 「眞中風證」(앞의 책, 56쪽). "風中經絡者, 則口眼喎斜也. 宜後方. 淸痰順氣湯. 治口眼喎斜. 南星(薑製)瓜蔞仁貝母陳皮蒼

견정산

중풍으로 입이 돌아간 것을 치료한다.

백부자·백강잠·전갈(백강잠과 전갈은 모두 날것으로 쓴다) 각 같은 양.

위의 약들을 가루내어 두 돈씩 뜨거운 술에 타서 먹는다(『단계심법부여』).

이기거풍산

중풍으로 입이 돌아간 것을 치료한다.

강활·독활·청피·진피·지각·길경·남성·반하·오약·천마·천궁·백지·방풍·형개·백작약·감초 각 여섯 푼.

위의 약들을 썰어 한 첩으로 하여 생강 다섯 쪽을 넣고 물에 달여 먹는다(『고금의감』).

청담순기탕

경락에 풍을 맞아 입과 눈이 돌아간 것을 치료한다.

남성·과루인·형개수·패모·진피·창출·육계·방풍 각 한 돈, 황련·황금(둘 다 술에 축여 볶는다)·감초 각 여섯 푼.

위의 약들을 썰어 생강 세 쪽을 넣고 물에 달여 목향과 침향 가루 각 다섯 푼을 타서 먹는다(『만병회춘』).

朮(米泔浸炒)官桂防風荊芥黃芩(酒炒)黃連(酒炒)半夏(薑製)甘草各等分. 右剉, 生薑三片, 水煎, 臨服入木香沈香各五分同服." 여기에는 半夏가 더 들어 있다.

犀角升麻湯

治中風, 鼻額[266]間痛, 唇口頰車髮際皆痛, 口不可開, 左額頰上如糊急, 手觸之則痛. 此足陽明經受風毒, 血凝滯而然.

犀角 一錢半, 升麻 一錢二分半, 防風, 羌活 各一錢, 川芎, 白附子, 白芷, 黃芩 各七分半, 甘草 五分.

右剉作一貼, 水煎服, 食後〔寶鑑〕[267].

天仙膏

治卒中風, 口眼喎斜.

南星 大者 一個, 草烏 大者 一個, 白芨 二[268]錢, 白殭蠶 七個.

右爲末, 生鱔[269]魚血調成膏, 付喎處, 覺正便洗去〔得效〕[270].

266『古今醫鑑』에는 '額'이 '頰'으로 되어 있다.

267『衛生寶鑑』卷八「風中血脈治驗」'犀角升麻湯'(앞의 책, 90쪽). "治中風麻痺不仁, 鼻頰間痛, 唇口頰車發際皆痛, 口不可開. 雖語言飮食亦相妨, 左額頰上如糊急, 手觸之則痛. 此足陽明經受風毒, 血凝滯而不行故也. 犀角一兩二錢半, 升麻一兩, 防風羌活各七錢, 川芎白附子白芷黃芩各半兩, 甘草二錢半. 上爲末, 每服五錢, 水二盞, 煎至一盞, 去渣溫服, 食後日三服. 論曰, 足陽明者, 胃也. 經云, 腸胃爲市, 如市廛無所不有也. 六經之中, 血氣便多, 腐熟水谷, 故飮食之毒, 聚于腸胃. 此方以犀角爲主, 解飮食之毒也. 陽明經絡, 環唇挾口, 起于鼻, 交額中, 循頰車, 上耳前, 過客主人, 循發際, 至額顱, 故王公所患, 此一經絡也. 以升麻佐之, 余藥皆

서각승마탕

중풍으로 코와 이마〔빰〕 사이가 아프고 입술과 협거, 발제 부위가 모두 아프며 입을 벌릴 수 없고 왼쪽 이마와 빰이 풀칠한 것처럼 당기며 손을 대기만 하여도 아픈 것을 치료한다. 이는 족양명경이 풍독風毒을 받아 혈이 엉겨 막혀 있기 때문에 그러한 것이다.

서각 한 돈 반, 승마 한 돈 두 푼 반·방풍·강활 각 한 돈, 천궁·백부자·백지·황금 각 일곱 푼 반, 감초 다섯 푼.

위의 약들을 썰어 한 첩으로 하여 물에 달여 식후에 먹는다(『위생보감』).

천선고

갑자기 풍을 맞아 입과 눈이 돌아간 것을 치료한다.

남성(큰 것) 한 개, 초오(큰 것) 한 개, 백급 두 돈, 백강잠 일곱 개.

위의 약들을 가루내어 살아 있는 드렁허리의 피로 개어 고약을 만들어 돌아간 쪽에 붙이는데, 입이 돌아오면 바로 씻어버린다(『세의득효방』).

滌除風熱. 升麻黃芩專入胃經, 至額顱, 故王公所患, 此一經絡也. 以升麻佐之, 余藥皆滌除風熱. 升麻黃芩專入胃經爲使也."

268 『世醫得效方』에는 '二'가 '一'로 되어 있다.

269 '鱔魚'는 드렁허리*Monopterus albus*를 말한다(국립중앙과학관 어류 정보). 중국에서는 黃鱓, 鱓魚, 羅鱓, 蛇魚, 血鱓, 常魚 등으로도 부르며, 江蘇省의 북쪽인 蘇北에서는 長魚라고도 한다.

270 『世醫得效方』 卷第十三 風科 「通治」 '天仙膏'(앞의 책, 227쪽).

手足癱瘓

凡風中府, 則肢節廢. 又云, 中府者, 多着四肢〔易老〕.[271] ○左不遂曰癱, 右不遂曰瘓. 因氣血虛而痰火流注也. 血虛則痰火流注於左, 而爲左癱. 氣虛則痰火流注於右, 而爲右瘓. 急治則愈, 久則痰火鬱結而難治. 治法. 左癱宜補血兼散痰火, 四物湯 方見血門 加竹瀝薑汁桃仁紅花白芥子. 右瘓宜補氣兼散痰火, 四君子湯 方見氣門 合二陳湯 方見痰飮 加竹瀝薑汁白芥子〔丹心〕.[272] ○痛者爲實,[273] 先用二陳湯, 後用防風通聖散, 或河間換骨丹之類. 不痛者爲虛, 左癱服四物湯, 右瘓服四君子湯, 俱加竹瀝薑汁〔入門〕.[274] ○中風皆半身不遂, 其有遷延歲月不死者, 何也. 曰, 如木之根本未甚枯, 而一邊之枝幹先萎耳. 經曰, 根于中者, 命曰神機,[275] 神去則機息.[276] 夫神機未息, 亦猶氣化之未絶耳. 故半身雖不運用, 然亦未至於機息而死也〔正傳〕.[277]

271 『醫學綱目』 卷之十 肝膽部 中風「中分淺深」(앞의 책, 164쪽). "大抵中腑者, 多着四肢. 中臟者, 多滯九竅. 雖中腑者, 多兼中臟之證. 至於舌強失音, 久服大藥, 能自愈也." '潔', 곧 張元素의 말을 인용했다고 하였다.

272 『丹溪心法附餘』 卷之一 外感門上「中風一」(앞의 책, 61쪽). 『古今醫鑑』(卷二「中風」'不治證', 35쪽)에는 다음과 같은 내용이 나온다. "左癱右癱者, 因氣血虛而痰火流注也. 血虛則痰火流注于左, 而爲左癱, 宜四物湯加白芥子竹瀝薑汁. 兼有死血, 加桃仁紅花. 氣虛則痰火流注于右, 而爲右癱, 宜四君子湯合二陳湯, 加白芥子竹瀝薑汁. 能食者去竹瀝, 加荊瀝尤妙. 肥人多濕, 少加附子行經. 癱瘓初起, 急治則可, 久則痰火郁結而難治也."

273 『金匱要略』「腹滿寒疝宿食病脈證治第十」(『金匱要略譯釋』, 243쪽. 『金匱要略精解』, 77쪽). "病者腹滿, 案之不痛爲虛, 痛者爲實, 可下之."

274 앞의 朱震亨을 인용한 문장과 이 문장은 『醫學入門』 外集 卷四 雜病提綱 外感 風「痰與氣虛身右居」(앞의 책, 332쪽)의 내용을 재구성한 것이다. "血虛則痰火流注於左而爲癱, 氣虛則痰火流注於右而爲瘓, 急治則愈, 久則痰火鬱結難治. 痛者爲實, 先以二陳省風之類治痰, 後以防風通聖散瀉青丸之類瀉火. 不痛爲虛, 血虛者, 四物湯俱薑汁炒過, 加竹瀝薑汁. 肥人濕痰, 少加附子行經. 瘦人火動, 加黃柏. 氣虛者, 四君子湯. 虛甚, 遺尿聲鼾睡者, 濃煎蔘芪加附子薑汁. 勞傷者, 補中益氣湯加竹瀝, 兼治右瘓. 痰盛者, 二陳湯加薑汁竹瀝. 能食

팔다리를 쓰지 못하는 것

일반적으로 육부六腑에 풍을 맞으면 팔다리를 쓰지 못한다. 또한 누군가는 "육부에 풍을 맞으면 대개 팔다리에 〔풍의 사기邪氣가〕 들러붙는다"고 하였다(역로). ◯ 왼쪽을 쓰지 못하는 것을 '탄癱'이라 하고, 오른쪽을 쓰지 못하는 것을 '탄瘓'이라고 한다. 〔팔다리를 쓰지 못하는 것은〕 기와 혈이 허하여 담화痰火가 흘러다니기 때문이다. 혈이 허하면 담화가 왼쪽으로 흘러다녀 왼쪽을 쓰지 못하게 되고, 기가 허하면 담화가 오른쪽으로 흘러다녀 오른쪽을 쓰지 못하게 된다. 빨리 치료하면 낫지만 오래 놓아두면 담화가 몰려 맺히므로 치료하기 어렵다. 치료법은 왼쪽을 쓰지 못하면 혈을 보하면서 담화를 흩뜨린다. 사물탕(처방은 「혈문」에 있다)에 죽력·생강즙·도인·홍화·백개자를 더한다. 오른쪽을 쓰지 못하면 기를 보하면서 담화를 흩뜨린다. 사군자탕(처방은 「기문」에 있다)에 이진탕(처방은 「담음문」에 있다)을 합방하고 죽력·생강즙·백개자를 더한다(『단계심법부여』). ◯ 아픈 것은 실實하기 때문이므로 먼저 이진탕을 쓴 다음 방풍통성산이나 하간환골단 같은 약을 쓴다. 아프지 않은 것은 허하기 때문이므로 〔쓰지 못하는 쪽이〕 왼쪽이면 사물탕을, 오른쪽이면 사군자탕을 쓰되 모두 죽력과 생강즙을 더 넣는다(『의학입문』). ◯ 풍에 맞으면 모두 몸의 한쪽을 쓰지 못하게 되는데, 오래되어도 죽지 않는 것은 무슨 까닭인가? 그것은 예를 들어 나무의 뿌리가 아직 심하게 마르지 않아서 한쪽의 가지나 줄기만 먼저 시드는 것과 같다. 『내경』에서 "안에 근본을 두는 것을 신기神機라고 한다. 신神이 떠나면 기機도 멈춘다"고 하였는데, 신기가 아직 남아 있으면 기氣의 작용 역시 끊이지 않기 때문에 몸의 한쪽을 쓰지는 못하지만 기機가 멈추어 죽는 데까지 이르지는 않는 것이다(『의학정전』).

者, 換荊瀝. 此丹溪雜病通法也."

275 '神機'에 대해 王冰은 「六微旨大論篇第六十八」의 "出入廢, 則神機化滅. 升降息, 則氣立孤危"에 대한 注에서 다음과 같이 이야기하였다. "出入謂喘息也, 升降謂化氣也. 夫毛羽倮鱗介, 及飛走蚑行, 皆生氣根于身中, 以神爲動靜之主, 故曰神機也. 然金玉土石, 鎔埏草木, 皆生氣根于外, 假氣以成立主持, 故曰氣立也." 또한 「五常正大論第七十」의 해당 구절에 대한 注에서는 "皆神氣爲機發之主, 故其所謂也"라고 하였다. 元代 李道純의 『中和集』 劃前密意 「神機第七」에서는 "存乎中者, 神也. 發而中者, 機也. 寂然不動, 神也. 感而遂通, 機也. 隱顯莫測, 神也. 應用無方, 機也. 蘊之一身, 神也. 推之萬物, 機也. 吉凶先兆, 神也. 變動不居, 機也. 備四德自強不息者, 存乎神者也. 貫三才應用無盡者, 運其機者也"라고 하였다(李道純, 『中和集』, 上海古籍出版社, 1989, 16쪽). 이렇게 보면 神은 생명력이고, 機는 그 생명력의 出入과 升降浮沈 등이 작동하는 일종의 기계 또는 기틀로 볼 수 있을 것이다.

276 『素問』 「五常正大論第七十」.

277 『醫學正傳』 卷之一 「醫學或問」(앞의 책, 19쪽). "或問, 中風之候, 皆半身不遂, 其有遷延歲月不死者, 何也. 曰, 如木之根本未甚枯, 而一邊之枝干先萎耳. 經曰, 根於中者, 命曰神機, 神去則機息(言動物也). 根於外者, 命曰氣立, 氣止則化絶(言植物也). 夫神機未息, 亦猶氣化之未絶耳, 故半身雖不運用, 然亦未至於機息而死也."

○ 癱者坦[278]也, 筋脈弛縱, 坦然而不擧也. 瘓者渙也, 血氣散漫, 渙然而不用也〔正傳〕[279]. ○ 中風大法, 一曰偏枯, 半身不遂. 二曰風痱, 四肢不擧, 卽全身不遂也〔千金〕[280]. ○ 半身不遂, 失音不語, 亦謂之腲腿風〔三因〕[281]. ○ 半身不遂, 男女皆有此患, 但男尤忌左, 女尤忌右, 若得此疾, 風藥不宜暫闕, 常宜身上有灸瘡可也〔資生〕[282]. ○ 宜用加減潤燥湯, 祛風除濕湯, 加味大補湯, 天台散, 星附散, 換骨丹 方見下, 全生虎骨散, 舒筋保安散, 秘方, 踈風順氣湯.

278 『康熙字典』에서 "坦, 寬也, 平也"라고 하였다.

279 『醫學正傳』 卷之一 「醫學或問」(앞의 책, 19쪽). "古所謂癱瘓者, 亦有深意存焉. 言癱者坦也, 筋脈弛縱, 坦然而不擧也. 瘓者渙也, 血氣散慢, 渙然而不用也."

280 『古今醫鑑』 卷一 中風 「證」(앞의 책, 32쪽). "千金云, 岐伯所謂中風, 大法有四. 一曰偏枯, 謂半身不遂也. 二曰風痱, 謂身无疼痛, 四肢不收也. 三曰風懿, 謂奄忽不知人也. 四曰風痺, 謂諸痺類風狀也."

281 『三因極一病證方論』 卷之二 「料簡類例」(앞의 책, 27쪽). "猥退風者, 半身不遂, 失音不語, 臨事不前, 亦偏中於心肺經所致也." 腲退는 猥退, 腲腿라고도 한다. 『諸病源候論』 風病諸候上 「風腲退候」에 처음 나온다. "風腲退者, 四肢不收, 身体疼痛, 肌肉虛

◯ '탄癱'은 퍼졌다는 뜻이다. 근맥筋脈이 축 늘어지고 퍼져서 〔팔다리를〕 들지 못하는 것이다. '탄瘓'은 흩어진다는 뜻이다. 혈기가 흩어져서 쓰지 못하는 것이다(『의학정전』). ◯ 중풍을 크게 나누면 첫째는 편고偏枯로 몸의 한쪽을 쓰지 못하는 것이고, 둘째는 풍비風痱로 사지를 들지 못하는 것, 즉 온몸을 쓰지 못하는 것이다(천금) ◯ 몸의 한쪽을 쓰지 못하며 말을 하지 못하는 것을 외퇴풍腲腿風이라고도 한다(『삼인극일병증방론』). ◯ 몸의 한쪽을 쓰지 못하는 것은 남자나 여자 모두가 이 병에 걸리는데, 다만 남자는 왼쪽에 병이 들면 더욱 위험하고 여자는 오른쪽에 병이 들면 더욱 위험하다. 이 병에 걸리면 풍을 다스리는 약을 잠시라도 빠뜨려서는 안 되며, 늘 살갗에 뜸을 떠서 짓무른 뜸을 뜬 상처가 있게 하는 것이 좋다(『침구자생경』). ◯ 가감윤조탕, 거풍제습탕, 가미대보탕, 천태산, 성부산, 환골단(처방은 뒤에 있다), 전생호골산, 서근보안산, 비방, 소풍순기탕을 쓴다.

滿, 骨節解怠, 腰脚緩弱, 不自覺知是也. 由皮肉虛弱, 不勝四時之虛風, 故令風邪侵于分肉之間, 流于血脈之內, 使之然也. 經久不瘥, 即變成水病."

282 『鍼灸資生經』 卷四 「偏風」(앞의 책, 349쪽). "半身不遂, 男女皆有此患, 但男尤忌左, 女尤忌右爾. 若得此疾後, 風藥不宜暫闕, 常令身上有灸瘡可也. 最忌房室, 或能如道釋修養, 方能保其無他, 若灸則當先百會顖會, 次風池肩曲池合谷環跳風市三里絶骨. 不必拘舊經, 病左灸右病右灸左之說, 但按疫疼處灸之. 若兩邊灸亦佳, 但當自上而下灸之."

加減潤燥湯

治左半身不遂, 屬血虛與死血.

白芍藥 酒炒 二錢, 當歸 一錢二分, 川芎, 白茯苓, 白朮, 南星, 半夏, 天麻 各一錢, 生地黃 酒炒, 熟地黃 薑汁炒, 陳皮 鹽水洗, 牛膝 酒洗, 黃芩 酒炒, 酸棗仁 炒 各八分, 桃仁, 羌活, 防風, 薄桂 各六分, 紅花 酒洗, 甘草 炙 各四分, 黃柏 酒炒 三分.

右剉作二貼[283], 水煎, 入竹瀝薑汁調服〔回春〕[284]. ○ 一名愈風潤燥湯〔醫鑑〕[285].

祛風除濕湯

治右半身不遂, 屬氣虛與濕痰.

白朮 一錢二分, 白茯苓, 當歸 酒洗, 陳皮, 赤芍藥, 半夏, 蒼朮, 烏藥, 枳殼, 羌活, 黃連, 黃芩 並酒炒 各一錢, 人蔘, 川芎, 桔梗, 防風 各八分, 白芷 七分, 甘草 炙 五分.

右剉分二貼[286], 入薑五片, 水煎服〔回春〕[287].

283 『萬病回春』에는 '二貼'이 '一劑'로 되어 있다. 『東醫寶鑑』의 다른 판본에는 모두 '二貼'으로 되어 있다. 『萬病回春』에서의 '一劑'는 하루에 복용할 분량이다.

284 『萬病回春』 卷之二 中風 「眞中風證」 '加減潤燥湯'(앞의 책, 57쪽). "治中風左半身不遂, 手足癱瘓及語言費力, 呵欠噴嚏, 面目口眼喎斜寬弛, 頭目眩暈, 痰火熾盛, 筋骨時痛, 或頭痛心悸. … 手不遂, 倍黃芩薄桂. 足不遂, 倍黃柏牛膝."

285 『古今醫鑑』 卷二 「中風」 不治證 '愈風潤燥湯'(앞의 책, 43-44쪽). 여기에는 '橘紅(鹽水洗)'이 더 들어 있고, '半攻半補'하는 처방이라고 하였다.

가감윤조탕

몸의 왼쪽을 쓰지 못하는 것을 치료한다. 이는 혈이 허하거나 죽은피가 있기 때문이다.

백작약(술에 축여 볶는다) 두 돈, 당귀 한 돈 두 푼, 천궁·백복령·백출·남성·반하·천마 각 한 돈, 생지황(술에 축여 볶은 것)·숙지황(생강즙에 축여 볶는다)·진피(소금물로 씻는다)·우슬(술로 씻는다)·황금(술에 축여 볶는다)·산조인(볶는다) 각 여덟 푼, 도인·강활·방풍·박계 각 여섯 푼, 홍화(술로 씻는다)·감초(굽는다) 각 너 푼, 황백(술에 축여 볶는다) 서 푼.

위의 약들을 썰어 두 첩으로 하여 물에 달여 죽력과 생강즙을 타서 먹는다(『만병회춘』). ◯ 유풍윤조탕이라고도 한다(『고금의감』).

거풍제습탕

몸의 오른쪽을 쓰지 못하는 것을 치료한다. 이는 기가 허하거나 습담濕痰 때문이다.

백출 한 돈 두 푼, 백복령·당귀(술로 씻는다)·진피·적작약·반하·창출·오약·지각·강활·황련·황금(황련과 황금은 술에 축여 볶는다) 각 한 돈, 인삼·천궁·길경·방풍 각 여덟 푼, 백지 일곱 푼, 감초(굽는다) 다섯 푼.

위의 약들을 썰어 두 첩으로 하여 생강 다섯 쪽을 넣고 물에 달여 먹는다(『만병회춘』).

286 『萬病回春』에는 '二貼'이 '一劑'로 되어 있다. 『東醫寶鑑』의 다른 판본에는 모두 '二貼'으로 되어 있다.

287 『萬病回春』 卷之二 中風「眞中風證」'加減除濕湯'(앞의 책, 57쪽). "治中風右半身不遂, 手足癱瘓及筋骨疼痛. … 右剉一製, 生薑三片, 水煎溫服. 身痛加薑黃, 脚痛加牛膝防已葳靈仙."

加味大補湯

治左右癱瘓, 此氣血太虛也.

黃芪 蜜炒, 人蔘, 白朮, 白茯苓, 當歸 酒洗, 川芎, 白芍藥, 熟地黃[288] 各七分, 烏藥[289], 牛膝 酒洗, 杜冲 酒炒, 木瓜, 防風, 羌活, 獨活, 薏苡仁 各五分, 附子 炮, 沈香, 木香, 肉桂, 甘草 各三分.

右剉作一貼, 入薑三片棗二枚, 水煎服〔回春〕[290].

天台散

治中風癱瘓疼痛.

烏藥, 陳皮, 麻黃, 川芎, 枳殼, 白殭蠶, 桔梗, 白芷, 乾薑, 防風, 羌活, 天麻, 當歸, 續斷, 威靈仙, 甘草 各六分, 乳香, 沒藥, 麝香 各三分.

右剉作一貼, 水煎, 入乳沒麝三味細末調服〔醫鑑〕[291].

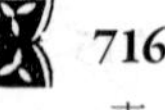

星附散

治中風, 只手足嚲[292]曳[293].

南星, 半夏 並薑製, 人蔘, 附子 炮, 白附子, 白茯苓, 川烏, 白殭蠶 各一錢, 沒藥 五分.

右剉作一貼, 酒水各半煎服, 得汗爲度〔丹心〕[294].

---

288 『萬病回春』에는 '熟地黃'이 없다.

289 『萬病回春』에는 '烏藥'이 없고 '川烏'가 들어 있다.

290 『萬病回春』 卷之二 中風 「眞中風證」 '加味大補湯'(앞의 책, 57쪽). "黃芪(蜜炙)人蔘(去蘆)白朮(去蘆)白茯苓(去皮)當歸(酒洗)川芎白芍(酒炒)大附子(麵裹煨去皮臍)沈香木香各一分, 烏藥牛膝(去蘆, 酒洗)木瓜杜冲(去蘆, 酒洗)防風(去蘆)羌活獨活薏苡仁各五分, 肉桂甘草各三分."

291 『古今醫鑑』 卷二 「中風」 不治證 '天台散'(앞의 책, 44쪽). 용량과 복용법이 다르다. "麻黃(去節)七分, 陳皮烏藥殭蠶川芎枳殼(麩炒)桔梗白芷乾薑防風羌活天麻各八分, 當歸續斷威靈仙乳香沒藥各一錢, 甘草六分, 麝香少許. 上㕮咀, 生薑三片, 水二盞, 煎一盞, 不拘時服."

292 '嚲', 휘늘어질 타.

293 '手足嚲曳'는 증상의 하나로, 手足의 筋脈이 弛緩

가미대보탕

몸의 왼쪽과 오른쪽을 모두 쓰지 못하는 것을 치료한다. 이는 기와 혈이 매우 허하기 때문이다.

황기(꿀에 축여 볶는다)·인삼·백출·백복령·당귀(술로 씻는다)·천궁·백작약·숙지황 각 일곱 푼, 오약·우슬(술로 씻는다)·두충(술에 축여 볶는다)·모과·방풍·강활·독활·의이인 각 다섯 푼, 부자(싸서 굽는다)·침향·목향·육계·감초 각 서 푼.

위의 약들을 썰어 한 첩으로 하여 생강 세 쪽, 대추 두 개를 넣고 물에 달여 먹는다(『만병회춘』).

천태산

중풍으로 팔다리를 쓰지 못하며 몹시 아픈 것을 치료한다.

오약·진피·마황·천궁·지각·백강잠·길경·백지·건강·방풍·강활·천마·당귀·속단·위령선·감초 각 여섯 푼, 유향·몰약·사향 각 서 푼.

위의 약들을 썰어 한 첩으로 하여 물에 달여 유향·몰약·사향 세 가지를 곱게 가루내어 타서 먹는다(『고금의감』).

성부산

중풍으로 〔다른 증상은 없고〕 단지 팔다리가 늘어져 끌리는 것을 치료한다.

남성·반하(둘 다 생강으로 법제한다)·인삼·부자(싸서 굽는다)·백부자·백복령·천오·백강잠 각 한 돈, 몰약 다섯 푼.

위의 약들을 썰어 한 첩으로 하여 술과 물을 각각 반씩 넣고 달여서 땀이 날 때까지 먹는다(『단계심법부여』).

되고 無力하여 四肢不收와 비슷한데, 대개 風邪가 經脈을 침범하여 생긴다. 『備急千金要方』 卷二十八 治諸風方 「風懿第六」 '獨活湯' 항목에서 "獨活湯治風懿不能言, 四肢不收, 手足嚲曳"라고 하였다(『中醫大辭典』).

294 『丹溪心法附餘』 卷之一 外感門上 「中風」 '星附散' (앞의 책, 65쪽). "治中風, 雖能言, 口不喎斜, 手足嚲曳者. 天南星(薑製)半夏(薑製)人蔘黑附子(去皮臍)白附子白茯苓(去皮)川烏(去皮臍)白殭蠶沒藥各等分. 右㕮咀, 每服五錢, 水酎各一錢, 煎之八分, 熱服並進, 得汗爲度." 이 처방의 출전인 『普濟本事方』에는 "脈虛浮而數, 風中腑也. 盖風中脈, 則口眼喎斜. 風中腑, 則肢體廢. 風中臟, 則性命危. 凡風中腑, 宜汗而解"라는 설명이 더 있다(『普濟本事方』 卷一 「治中風肝膽筋骨諸風」, 376쪽).

全生虎骨散

治半身不遂，肌肉乾瘦，名曰偏枯，忌用發汗之劑[295]，惟當潤筋去風.

當歸 一兩半，赤芍藥，續斷，白朮，藁本，虎骨 各一兩，烏蛇肉 五錢.

右爲末，每二錢，溫酒食後調下．骨中疼痛，加生地黃一兩[296]〔丹心〕[297].

舒筋保安散

治癱瘓風，筋脈拘攣，走注疼痛.

木瓜 五兩，萆薢，五靈脂，牛膝，續斷，白殭蠶，烏藥，松節，白芍藥，天麻，威靈仙，黃芪，當歸，防風，虎骨 各一兩.

右剉，以好酒一斗[298]浸，封口，過二七日取藥出，焙乾擣爲細末．每服二錢，以藥酒半盞調下．如酒盡，以米飮調下〔丹心〕[299].

295『丹溪心法附餘』에는 '忌用發汗之劑'가 '忌用麻黃發汗'으로 되어 있고, '恐津液枯渴'이라는 구절이 더 있다.

296『丹溪心法附餘』에는 이 뒤에 '臟寒自利者, 加天雄半兩'이라는 구절이 더 있다.

297『丹溪心法附餘』 卷之一 外感門上「中風」'全生虎骨散'(앞의 책, 79쪽).

298 嘉慶一本에는 '斗'가 '升'으로 되어 있다.『三因極一病證方論』과『丹溪心法附餘』에는 '斗'로 되어 있다.

299『丹溪心法附餘』 卷之一 外感門上「中風」'舒筋保安散'(앞의 책, 78쪽). 이 처방은『三因極一病證方

전생호골산

몸의 한쪽을 쓰지 못하면서 살이 까칠하게 마르는 것을 치료한다. 이를 편고偏枯라고 하는데, 땀을 내는 약을 써서는 안 되며 오직 힘줄을 눅여주고 풍을 없애는 약을 써야 한다.

당귀 한 냥 반, 적작약·속단·백출·고본·호골 각 한 냥, 오사육 닷 돈.

위의 약들을 가루내어 식후에 두 돈씩 따뜻한 술에 타서 먹는다. 뼛속이 몹시 아프면 생지황 한 냥을 더 넣는다(『단계심법부여』).

서근보안산

중풍으로 팔다리를 쓰지 못하면서 근맥筋脈이 당기고, 여기저기 돌아다니면서 몹시 아픈 것을 치료한다.

모과 닷 냥, 비해·오령지·우슬·속단·백강잠·오약·송절·백작약·천마·위령선·황기·당귀·방풍·호골 각 한 냥.

위의 약들을 썰어 좋은 술 한 말에 담가 주둥이를 막고 14일이 지난 뒤 약을 꺼내어 불에 쬐어 말린 다음 곱게 빻아 가루낸다. 먼저 두 돈씩 약을 담갔던 술 반 잔에 타서 먹는다. 술이 떨어지면 미음에 타서 먹는다(『단계심법부여』).

論』卷二「中風治法」에 처음 나오는데 여기에는 治法이 "治左癱右瘓, 筋脈拘攣, 身體不遂, 脚腿少力, 乾濕脚氣, 及濕滯經絡, 久不能去. 宣導諸氣"로 되어 있고, "又方, 添金毛狗脊一兩, 却將乳香白膠香各一兩同硏, 入乾藥末內"라는 내용이 더 들어 있다.

踈風順氣湯

治中風半身不遂, 或全體不能擧動, 因元氣虛弱, 兼酒色之過, 而更挾外邪也.

人蔘, 防風, 麻黃, 羌活, 升麻, 桔梗, 石膏, 黃芩, 荊芥穗, 天麻, 南星, 薄荷, 葛根, 芍藥, 杏仁, 當歸, 川芎, 白朮, 細辛, 皂角 各五分.

右剉作一貼, 入薑五片, 水煎, 更入竹瀝半盃服之, 外以艾灸治風穴, 得微汗而愈〔正傳〕[300].

秘方

治癱瘓如神.

熟牛骨內髓 一椀, 煉熟蜜 一斤.

二味濾過, 入炒麪一斤, 炒乾薑末三兩, 拌勻如彈子大, 一日服三四丸, 細嚼溫酒下, 大效〔回春〕[301].

300 『醫學正傳』 卷之一 「醫學或問」 中風 附胃風 '丹溪活套'(앞의 책, 38쪽). "中風證, 口眼喎斜, 語言不正, 口角流涎, 半身不遂, 或全體不能擧動, 因元氣虛弱, 兼酒色之過, 而更挾外邪, 用人蔘防風麻黃羌活升麻桔梗石膏黃芩荊芥天麻南星薄荷葛根芍藥杏仁當歸川芎白朮細辛猪牙皂角等分, 加薑煎, 更入竹瀝半杯服, 外以艾灸治風穴道, 微汗而愈. 或有因寒而中, 宜薑附湯, 每服三錢. 挾痰挾氣攻刺, 加芍藥五分. 手足不仁, 加防風. 挾濕, 加白朮. 筋脈牽急, 加木瓜. 肢節痛不可忍, 加薄桂一錢, 加薑棗, 水煎服之." 『丹溪心法心要』 卷一 「中風第一」에 처음 나온다(앞의 책, 856쪽). 이 책들에는 처방 명이

소풍순기탕

중풍으로 한쪽 몸을 쓰지 못하거나 온몸을 움직이지 못하는 것을 치료한다. 이는 원기가 허약한데 주색酒色이 지나친데다가 다시 외사外邪가 겹쳤기 때문이다.

인삼·방풍·마황·강활·승마·길경·석고·황금·형개수·천마·남성·박하·갈근·작약·행인·당귀·천궁·백출·세신·조각 각 다섯 푼.

위의 약들을 썰어 한 첩으로 하여 생강 다섯 쪽을 넣고 물에 달인 뒤 죽력 반 잔을 넣어 먹는다. 겉으로는 풍을 치료하는 혈穴에 쑥뜸을 뜨는데 약간 땀이 나면 낫는다(『의학정전』).

비방

팔다리를 쓰지 못하는 것을 매우 잘 치료한다.

삶은 소뼈의 골수 한 사발, 잘 졸인 꿀 한 근.

위의 두 가지 약을 걸러낸 뒤 볶은 밀가루 한 근과 볶은 건강가루 석 냥을 넣고 잘 반죽하여 탄자대의 알약을 만들어 하루에 서너 알씩 잘 씹어서 따뜻한 술로 넘기면 효과가 매우 좋다(『만병회춘』).

없고 『東醫寶鑑』에서 처음 붙인 것이다.

301 『萬病回春』 卷之二 「類中風證」 '秘方'(앞의 책, 64쪽).

四肢瘈瘲搐搦爲風疾

○ 瘛者，筋脈急也．瘲者，筋脈緩也．急則引而縮，緩則縱而伸，或縮或伸，動而不止，名曰瘛瘲，俗謂之搐者是也〔類聚〕[302]．○ 瘛瘲者令肌肉跳動也，搐搦者瘛瘲之甚也．瘛爲縮，瘲爲伸〔河間〕．○ 搐搦者，手足牽引，一伸一縮也〔回春〕[303]．○ 四肢漐習者，爲四肢動而不止，似瘛瘲而無力，不得伸縮者也〔類聚〕[304]．○ 中風搐搦之時，不可捉住手足，捉住則涎不歸，手足當不隨，但寬抱之可也〔得效〕[305]．

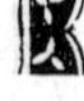

302 『醫方類聚』 卷之二十六 傷寒門十 傷寒類書三 「瘈瘲」(의학과학원 동의학연구소 옮김, 『의방유취』 3, 429쪽). 원문의 쪽수도 같다(동의과학원 교열 감수, 『原文 醫方類聚』3, 여강출판사, 1994). 成無已, 『傷寒明理論』 卷三 「瘈瘲第三十八」(張國駿 校注, 中國中醫藥出版社, 2007, 44-45쪽)에서 인용한 것이다.

303 『萬病回春』 卷之一 「黃金一統術」(앞의 책, 9쪽).

304 『醫方類聚』(앞의 책, 429쪽)와 『傷寒明理論』 卷三 「瘈瘲第三十八」(앞의 책, 45쪽)에서 인용한 것

팔다리의 계종과 축닉은 풍병이다

◯ '계瘈'는 근맥筋脈이 켕기는 것이고, '종瘲'은 근맥이 늘어지는 것이다. 켕기면 당겨서 오그라들고, 늘어지면 처져서 펴진다. 〔근맥이〕 오그라들었다 펴졌다 하면서 떨리는 것이 멎지 않는 것을 '계종瘈瘲'이라고 한다. 민간에서 떨린다거나 쥐가 난다〔搐〕고 하는 것이 이것이다(『의방유취』). ◯ 계종은 살을 부들부들 떨게 하는 것이고, 축닉搐搦은 계종이 심한 것이다. '계'는 오그라드는 것이고, '종'은 늘어지는 것이다(하간). ◯ '축닉'은 팔다리가 당기면서 펴졌다 오그라들었다 하는 것이다(『만병회춘』). ◯ '사지칩습四肢漐習'은 팔다리가 떨리면서 그치지 않는데, 계종과 비슷하지만 힘이 없어서 굽혔다 폈다 하지 못하는 것이다(『의방유취』). ◯ 풍에 맞아 축닉이 생겼을 때에는 팔다리를 꽉 붙잡아서는 안 된다. 꽉 붙잡으면 담연痰涎이 돌아가야 할 곳으로 가지 못하여 팔다리를 쓰지 못하게 되므로 가볍게 껴안고 있는 것이 좋다(『세의득효방』).

이다.

305 『世醫得效方』 卷第十三 風科 「中風要說」(앞의 책, 216쪽).

痰涎壅盛

○ 風病皆痰爲患, 故治以開關化痰爲先. 急則祛風, 緩則順氣, 久則活血. 如眞氣漸復, 痰飮漸消, 尙有風邪未退. 以羌活愈風湯調之〔入門〕[306]. ○初中, 痰壅盛者, 當先吐之, 吐後用他藥 吐法見上. ○凡人骨節皆有涎, 所以轉動滑利. 中風則涎上潮, 咽喉中袞[307]響, 以藥壓下涎, 再歸骨節可也. 不可大吐出[308], 時間快意, 非久枯了手足, 不可不戒〔得效〕[309]. ○風痰壅盛, 宜用導痰湯 方見痰飮, 加減導痰湯, 滌痰湯, 大省風湯, 沈香半夏湯, 三生飮, 靑州白元子, 加味靑州白元子, 蝎麝白元子, 龍星丹, 蘇靑元.

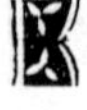

306 『醫學入門』 外集 卷四 雜病提綱 外感 「風」 '順氣活血風自祛'(앞의 책, 333쪽). 『醫學入門』에는 이 뒤에 "實者, 川芎茶調散. 虛者, 萬寶回春湯. 未可全以風治也"라는 구절이 더 있다.

307 『世醫得效方』에는 '袞'(곤룡포 곤)이 '滾'(흐를 곤)으로 되어 있다.

308 『世醫得效方』에는 '出' 뒤에 '涎'이 더 있다.

309 『世醫得效方』 卷第十三 風科 「中風要說」(앞의 책, 216쪽).

담연이 몹시 막힌 것

◯ 풍병은 모두 담痰으로 인해 생기므로 막힌 것을 열어주고 담을 삭이는 방법으로 치료하는 것이 우선이다. 〔병세가〕 급할 때에는 풍을 몰아내야 하고, 완만할 때에는 기氣를 순조롭게 하여야 하며, 오래되었으면 혈을 잘 돌게 하여야 한다. 만약 진기眞氣가 점차 회복되고 담음痰飮도 차츰 없어지는데 풍사가 아직 물러가지 않았을 때에는 강활유풍탕으로 조리한다(『의학입문』). ◯ 처음 풍에 맞아 담이 몹시 막혀 있을 때에는 반드시 먼저 담을 토하게 하고, 토한 뒤에 다른 약을 써야 한다(토하게 하는 방법은 앞에 있다). ◯ 일반적으로 사람의 뼈마디에는 모두 담연痰涎이 있기 때문에 부드럽게 움직일 수 있는 것이다. 풍에 맞으면 담연이 위로 몰려가서 목구멍에서 그렁그렁하는 소리가 나는데, 이때에는 약으로 눌러서 담연을 다시 뼈마디로 되돌아가게 하여야 한다. 〔담연을〕 지나치게 토하게 해서는 안 되는데, 토할 때에는 잠깐 상쾌한 듯하지만 오래지 않아 팔다리가 마르게 되므로 반드시 주의해야 한다(『세의득효방』). ◯ 풍을 맞아 담이 몹시 성할 때에는 도담탕(처방은 「담음문」에 있다), 가감도담탕, 척담탕, 대성풍탕, 침향반하탕, 삼생음, 청주백원자, 가미청주백원자, 갈사백원자, 용성단, 소청원을 쓴다.

導痰湯

治中風痰盛. 語澁眩暈 方見痰飮.[310]

○ 加香附子烏藥沈香木香[311], 名曰順氣導痰湯. ○ 加黃芩黃連, 名曰清熱導痰湯. ○ 加羌活白朮[312], 名曰祛風導痰湯. ○ 加遠志菖蒲芩連朱砂, 名曰寧神導痰湯〔入門〕[313].

加減導痰湯

治中風痰盛, 不能言語, 熱者宜服.

南星, 半夏 以皂角白礬生薑同煎湯浸透, 炒乾, 白茯苓, 陳皮, 白朮, 桔梗, 枳殼 各一錢, 黃芩, 黃連, 瓜蔞仁, 人蔘, 當歸, 木香 各五分, 甘草 三分.

右剉作一貼, 入薑三片, 水煎入竹瀝薑汁調服〔回春〕[314].

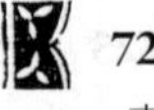

310 「痰飮門」의 처방은 '半夏(薑製)二錢, 南星(炮)橘紅枳殼赤茯苓甘草各一錢'이다.

311 『醫學入門』에는 '木香' 뒤에 '磨刺'가 더 있다.

312 『醫學入門』에는 '羌活' 뒤에 '防', 곧 '防風'이 더 있다.

313 『醫學入門』 外集 卷六 雜病用藥賦 「風」 '導痰湯'(앞의 책, 491쪽). 導痰湯은 『太平惠民和劑局方』의 二陳湯에 가감한 것이다. 『太平惠民和劑局方』의 二陳湯은 半夏(湯洗七次)橘紅各五兩, 白茯苓三兩, 甘草(炙)一錢半이며, 복용법은 "上藥㕮咀, 每服四錢, 用水一盞, 生薑七片, 烏梅一介, 同煎六分, 去滓, 熱服, 不拘時候"로 되어 있다(『太平惠民和劑局方』 卷四 「痰飮」, 138쪽).

314 『萬病回春』 卷之二 「眞中風證」 '加減導痰湯'(앞의

도담탕

중풍으로 담痰이 성하여 말을 잘 하지 못하고 어지러운 것을 치료한다(처방은 「담음문」에 있다).

◯ 도담탕에 향부자·오약·침향·목향을 더 넣은 것을 순기도담탕이라고 한다. ◯ 도담탕에 황금·황련을 더 넣은 것을 청열도담탕이라고 한다. ◯ 도담탕에 강활·백출을 더 넣은 것을 거풍도담탕이라고 한다. ◯ 도담탕에 원지·석창포·황금·황련·주사를 더 넣은 것을 영신도담탕이라고 한다(『의학입문』).

가감도담탕

중풍으로 담痰이 성하여 말을 하지 못하는 것을 치료하는데, 열이 나는 경우에는 이 약을 쓴다.

남성·반하(둘 다 조각·백반·생강을 함께 달인 물에 푹 담갔다가 볶아서 말린다)·백복령·진피·백출·길경·지각 각 한 돈, 황금·황련·과루인·인삼·당귀·목향 각 다섯 푼, 감초 서 푼.

위의 약들을 썰어 한 첩으로 하여 생강 세 쪽을 넣고 물에 달여 죽력과 생강즙을 타서 먹는다(『만병회춘』).

책, 53쪽). "治中風痰涎壅盛, 不能言語, 牙關緊急, 有熱者宜此. 南星半夏(二藥用牙皂白礬生薑煎湯浸透, 炒乾)白茯苓(去皮)陳皮(去白)瓜蔞仁(去殼)枳實(麸炒)桔梗(去蘆)黃連(薑汁炒)黃芩(去朽)白朮(去蘆)各一錢, 人蔘(去蘆)當歸(酒洗)木香各五分, 甘草三分. 右剉一劑, 生薑三片, 水煎, 臨服入竹瀝薑汁同服."

滌痰湯

治中風痰迷心竅. 舌強不能言.

半夏, 南星 並薑製 各二錢, 枳實 一錢半, 茯苓, 陳皮 各一錢, 石菖蒲, 人蔘, 竹茹 各五分, 甘草 三分.

右剉作一貼, 入薑五, 水煎服〔丹心〕[315]. ○ 此藥治中風不語, 豁痰清熱, 利氣補虛, 可謂簡而當也〔丹心〕[316].

大省風湯

治中風痰盛, 喎斜不遂.

防風, 半夏 生 各二錢, 川烏 生, 南星 生, 白附子 生, 木香, 甘草 各一錢, 全蝎 三分.

右剉作一貼, 入薑十片, 水煎服〔入門〕[317].

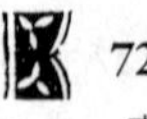

315 『丹溪心法附餘』 卷之一 外感門上 「中風」 '滌痰湯' (앞의 책, 66쪽). 이 처방은 『奇效良方』에 처음 나온다. "南星(薑製)二錢半, 半夏(湯洗七次)二錢半, 枳實(麩炒)二錢, 茯苓(去皮)二錢, 橘紅一錢半, 石菖蒲一錢, 人蔘一錢, 竹茹七分, 甘草半錢(『奇效良方』 卷之一 「風門」, 8쪽)."

316 『丹溪心法附餘』(앞의 책, 66쪽). 이것은 方廣의 말로 "中風不語, 雖是痰火上壅, 如此多有挾虛者"라는 구절에 이어진 문장이다.

317 『醫學入門』 外集 卷六 雜病用藥賦 「風」 '大省風

척담탕

중풍으로 담痰이 심心의 구멍을 어지러이 막아 혀가 뻣뻣해져서 말을 하지 못하는 것을 치료한다.

반하·남성(둘 다 생강즙으로 법제한다) 각 두 돈, 지실 한 돈 반, 백복령·진피 각 한 돈, 석창포·인삼·죽여 각 다섯 푼, 감초 서 푼.

위의 약들을 썰어 한 첩으로 하여 생강 다섯 쪽을 넣고 물에 달여 먹는다(『단계심법부여』). ◯ 이 약은 풍을 맞아 말을 하지 못하는 것을 치료하는데, 담을 삭이고 열을 내리며 기를 잘 돌게 하고 허한 것을 보하기 때문에 간단하면서도 딱 알맞은 약이라고 할 수 있다(『단계심법부여』).

대성풍탕

중풍으로 담痰이 성하여 입과 눈이 비뚤어지거나 몸을 쓰지 못하는 것을 치료한다.

방풍·반하(날것) 각 두 돈, 천오(날것)·남성(날것)·백부자(날것)·목향·감초 각 한 돈, 전갈 서 푼.

위의 약들을 썰어 한 첩으로 하여 생강 열 쪽을 넣고 물에 달여 먹는다(『의학입문』).

湯'(앞의 책, 491쪽). "防風生半夏各一兩, 甘草川烏生南星生白附子木香各五錢, 全蝎二兩, 每五錢, 薑十片煎服."

沈香半夏湯

治中風痰盛, 祛痰醒脾[318], 和氣益心.

附子 炮 一隻, 沈香與附子 等分, 人蔘 五錢, 半夏 製 二錢, 南星 炮 一錢.

右爲粗末, 每三錢, 水二盞, 薑十片, 煎至一盞, 空心服〔資生〕[319].

三生飮

治卒中風, 痰塞昏仆不省, 脈沈無熱者可服.

南星 生 二錢, 川烏 生, 〔白〕附子[320] 生 各一錢, 木香 半錢.

右剉作一貼, 入薑十五片, 水煎服〔局方〕[321]. ○ 一名順氣散[322] 烏附皆炮用〔得效〕[323].

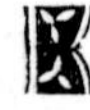

---

318 '醒脾'는 치료법의 하나로, 健脾藥으로 脾陽이 허해서 運化 기능이 장애된 것을 치료하는 방법이다(『동의학사전』). 대개 방향성 있는 藥으로 脾가 濕困해진 것을 치료하는 방법이다.

319 『鍼灸資生經』 卷四 「中風」(앞의 책, 347-348쪽). "沈香半夏湯方云, 夫人中風, 心腎俱虛, 百脈皆亂, 氣散血凝. 若使便服金銀朱砂腦麝涼藥, 則手足不舉, 經絡遂死. 便服生附子, 則益發虛熱, 轉不能語, 或下鮮血, 故成廢疾. 善治風者, 當先主氣益心, 去痰醒脾, 然後療風, 十愈八九. 用炮附子一只, 沈香等分, 人蔘半兩, 半夏二錢, 南星一錢, 各湯洗七次, 爲粗末, 每服二大錢, 水二盞, 薑十片, 煎至一盞, 空心稍熱服, 神效."

320 『太平惠民和劑局方』에는 '白附子'가 '附子'로 되어 있다. 이 처방의 출전인 『蘇沈良方』에서는 烏頭를 썼다. 『蘇沈良方』 卷第二 「順元散」. "烏頭二兩, 附子(炮)天南星各一兩(炮), 木香半兩. 上予叔祖錢氏, 時得此方. 賣幹民家, 故吳中至今謂之沈氏五積散. 大抵此散能溫裏外, 但內外感寒, 脈遲細沈伏, 手足冷, 毛發恂慄. 傷寒裏證之類, 大啜三兩杯. 當手足溫, 或汗乃愈. 今世名醫, 多用此散治氣, 極效. 和一切氣, 通血絡, 無出此藥. 人病脾瘧, 用紫金丸逐下, 乃服此散, 數服多愈(中國醫學大成三編 第四册 『蘇沈良方』 卷三 「順元散」, 187-188쪽)." 다른 책에는 모두 附子로 되어 있다. 『東醫寶鑑』에서도 이 처방의 마지막에 "烏附皆炮用"이

침향반하탕

중풍으로 담痰이 성한 것을 치료하는데, 담을 삭이고 성비醒脾하며 기를 고르게 하고 심기心氣를 북돋운다.

부자(싸서 굽는다) 한 개, 침향(부자와 같은 양), 인삼 닷 돈, 반하(법제한다) 두 돈, 남성(싸서 굽는다) 한 돈.

위의 약들을 거칠게 가루내어 서 돈씩 물 두 잔에 생강 열 쪽을 넣고 한 잔이 되게 달여 빈속에 먹는다(『침구자생경』).

삼생음

갑자기 풍을 맞아 담痰이 막혀 어지러워 쓰러져서 정신을 차리지 못하는 것을 치료하는데, 맥이 침沈하고 열이 없는 경우에 쓴다.

남성(날것) 두 돈, 천오(날것)·부자(날것) 각 한 돈, 목향 반 돈.

위의 약들을 썰어 한 첩으로 하여 생강 열다섯 쪽을 넣고 물에 달여 먹는다(『태평혜민화제국방』). ◯ 순기산이라고도 한다(이 처방에서 천오와 부자는 모두 싸서 구워 쓴다)(『세의득효방』).

라고 하였다. 번역에서는 附子로 바꾸었다

321 『太平惠民和劑局方』 卷之一 「諸風」 '三生飮'(앞의 책, 29쪽). "治卒中, 昏不知人, 口眼喎斜, 半身不遂, 咽喉作聲, 痰氣上壅. 無問外感風寒, 內傷喜怒, 或六脈沈伏, 或指下浮盛, 並宜服之. 兼治痰厥氣厥及氣虛眩暈, 大有神效. 南星(生用)一兩, 川烏(生, 去皮)附子(生, 去皮)各半兩, 木香一分. 上㕮咀. 每服半兩, 水二大盞, 薑十五片, 煎至八分, 去滓, 溫服, 不拘時候."

322 『世醫得效方』에는 '順氣散'이 '順元散'으로 되어 있다. 여기에도 白附子가 附子로 되어 있다. 『世醫得效方』 卷第二 大方脈雜醫科 痎瘧 「虛瘧」 '分利順元散'(앞의 책, 33쪽). "治虛怯人患瘧, 未可進常山等藥者. 川烏一兩, 附子一兩或二兩, 南星二兩, 木香(別剉)五錢(旋入). 上除木香不見火, 三味各一半, 去皮生用, 即三生飮. 一半炮熟, 即順元散. 和合切片, 每服四錢, 生薑十片, 棗七枚, 水一盞, 煎至七分. 當發前一日及當發日, 早晨連進二三服, 以化去痰. 諺云, 無痰不成瘧. 又半生半熟, 乃能分解陰陽也."

323 『世醫得效方』 卷十三 風科 「虛證」 '順元散'(앞의 책, 217쪽).

青州白元子

治中風痰涎壅塞，喎斜癱瘓，一切風疾，及婦人血風，小兒驚風等證 方見痰飮[324].

加味青州白元子

治中風壅塞，喎斜癱瘓.

白附子，天南星，半夏，白薑[325] 各二兩，天麻，全蝎，白殭蠶 各一兩，川烏 五錢.

右並生爲細末，薑汁麪糊和丸，梧子大，薑湯呑下五七十丸，不拘時〔丹心〕[326].

蝎麝白元子

治中風痰涎壅塞，一切風疾，他藥不能療者.

半夏 七兩，南星 三兩，白附子 二兩，川烏，天麻，防風 各一兩，全蝎 五錢，麝香 半錢.

右並生爲末，薑汁糊和丸，梧子大，薑湯下三五十丸. 癱瘓風，溫酒下，日三服，數日後當有汗，便能舒展，經三五日，頻呵欠是應〔得效〕[327].

324 「痰飮門」의 처방 명은 '青州白圓子'이다.

325 『丹溪心法附餘』에는 '白薑'이 '川薑(一云川芎)'으로 되어 있고, 『太平惠民和劑局方』에는 '白附子'로 되어 있다. '白薑'은 乾薑의 다른 이름이다. 川薑은 泗川城에서 나는 生薑으로 맛이 더 맵다.

326 『丹溪心法附餘』 卷之一 外感門上 「中風」(앞의 책, 67쪽). "治卒中風, 邪半身不隨, 痰涎閉塞, 及小兒諸風, 並皆治之. 白附子天南星半夏川薑各二兩(一云川芎), 天麻白殭蠶全蝎各一兩, 川烏頭(去皮尖)半兩. 右並生用, 爲細末, 麪糊爲丸, 如梧桐子大, 每服三五十丸, 生薑湯下, 不拘時. 如癱瘓風, 溫酒下. 小兒驚風薄荷湯下." 「痰飮門」의 '青州白圓子'는 "半夏七兩, 天南星三兩, 白附子二兩, 川烏五錢"으로 되어 있다. 이 처방의 출전인 『太平惠

청주백원자

중풍으로 담연痰涎이 막혀서 입과 눈이 비뚤어지고 팔다리를 쓰지 못하는 것과 모든 풍병, 부인의 혈풍증血風證, 어린아이의 경풍증驚風證 등을 치료한다(처방은 「담음문」에 있다).

가미청주백원자

중풍으로 담痰이 꽉 막혀서 입과 눈이 비뚤어지고 팔다리를 잘 쓰지 못하는 것을 치료한다.

백부자·천남성·반하·건강 각 두 냥, 천마·전갈·백강잠 각 한 냥, 천오 닷 돈.

위의 약들을 모두 날것으로 곱게 가루내어 생강즙으로 쑨 밀가루 풀로 반죽하여 오자대의 알약을 만들어 쉰에서 일흔 알씩 생강 달인 물로 아무 때나 먹는다(『단계심법부여』).

갈사백원자

중풍으로 담연痰涎이 꽉 막힌 것과 여러 가지 풍병일 때 다른 약을 써도 낫지 않는 것을 치료한다.

반하 일곱 냥, 남성 석 냥, 백부자 두 냥, 천오·천마·방풍 각 한 냥, 전갈 닷 돈, 사향 반 돈.

위의 약들을 모두 날것으로 가루내어 생강즙으로 쑨 풀로 반죽하여 오자대의 알약을 만들어 서른에서 쉰 알씩 생강 달인 물로 먹는다. 팔다리를 쓰지 못하는 풍병에는 따뜻한 술로 하루 세 번 먹는다. 며칠이 지나면 반드시 땀이 나면서 곧 팔다리를 펼 수 있다. 3일에서 5일이 지나면 자주 하품을 하게 되는데, 이것이 약효가 나타나는 반응이다(『세의득효방』).

民和劑局方』에는 "半夏(白好者, 水浸洗過, 生用)七兩, 川烏頭(去皮臍, 生用)半兩, 南星(生)三兩, 白附子(生)二兩"으로 되어 있다.

327 『世醫得效方』 卷十三 風科 「通治」 '蝎麝白圓子' (앞의 책, 221쪽). "治男人婦人半身不遂, 手足頑麻, 口眼喎斜, 痰涎壅塞, 及一切風, 他藥不能痊者. 小兒驚風, 大人頭風, 洗腦風, 婦人血風. 半夏七兩, 川烏一兩, 白附子二兩, 天南星三兩, 天麻一兩, 全蠍五錢, 防風一兩, 生麝香半錢. 上爲末, 薑汁糯米糊圓, 梧桐子大. 每服一二十圓, 淡薑湯不以時呑下. 癱瘓風, 溫酒下, 日三服, 一二日後當有汗, 便能舒展, 經三五日, 頻呵欠是應. 常服, 除風化痰, 治膈壅. 小兒驚風, 薄荷湯下二三圓."

龍星丹

治風熱, 壅痰涎盛[328], 昏冒眩暈.

牛膽南星, 朱砂 各三錢, 黃芩, 黃連 各二錢, 全蝎, 防風, 薄荷 各一錢, 片腦, 牛黃, 麝香[329] 各三字, 加青黛 一錢.

右爲末, 蜜丸, 櫻桃大[330], 別以朱砂爲衣, 每一丸, 噙化嚥下, 不拘時. ○ 凡風病, 多是濕土生痰, 痰生熱, 熱生風, 此方旣治風熱, 又兼理痰, 凡風熱痰, 無不治也〔丹心〕[331].

蘇靑元

和氣宇[332], 散風痰.

靑州白元子末 三兩, 蘇合香元末 一兩.

右和勻, 薑汁糊和丸, 梧子大, 淡薑湯[333]下三四十丸〔丹心〕[334].

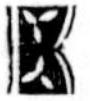

328 『丹溪心法附餘』에는 '治風熱, 壅痰涎盛'이 '治風熱, 痰涎壅盛'으로 되어 있다.

329 『丹溪心法附餘』에서는 '片腦, 牛黃, 麝香'을 따로 간다고 하였다.

330 『丹溪心法附餘』에는 '櫻桃大'가 '龍眼大'로 되어 있다.

331 『丹溪心法附餘』 卷之一 外感門上 「中風」(앞의 책, 62쪽). 문장에 들고남이 있다.

332 '氣宇'는 胸襟이나 氣概, 度量으로 마음의 넓이나 크기를 말하는데, 일반적인 마음이나 감정을 뜻하기도 한다. 『朱子語類』에 "學者, 須養教氣宇, 開闊宏毅"(8:132)라는 용례가 있다(『朱子語類』 卷第八 學二 「總論爲學之方」, 黎靖德 編, 王星賢 點校, 『朱子語類』一, 中華書局, 1994, 144쪽).

333 『世醫得效方』에는 '淡薑湯'이 '薑蘇湯'으로 되어 있다(『世醫得效方』 卷十三 風科 「通治」 '蘇靑圓',

용성단

풍열風熱을 치료하는데, 담연痰涎이 몰리고 성해서 정신이 흐릿하고 어지러운 것을 치료한다.

우담남성·주사 각 서 돈, 황금·황련 각 두 돈, 전갈·방풍·박하 각 한 돈, 편뇌·우황·사향 각 석 자, 청대 한 돈.

위의 약들을 가루내어 꿀로 반죽하여 앵도대의 알약을 만드는데, 주사는 따로 옷을 입힌다. 한 번에 한 알씩 아무 때나 입에 머금고 녹여 먹는다. ◯ 일반적으로 풍병이란 대부분 〔오행의〕 토土에 해당하는 습이 담을 생기게 하고, 담은 열熱을 생기게 하며, 열은 풍을 생기게 하여 된 것이다. 이 처방은 풍열風熱을 치료하는데다가 담까지 다스리기 때문에 모든 풍열과 담을 치료하지 못하는 것이 없다(『단계심법부여』).

소청원

마음을 편하게 하고 풍담風痰을 헤친다.

청주백원자가루 석 냥, 소합향원가루 한 냥.

위의 약들을 잘 섞어 생강즙으로 쑨 풀로 반죽하여 오자대의 알약을 만들어 서른에서 마흔 알씩 생강을 연하게 달인 물로 먹는다(『단계심법부여』).

224쪽). 늘 먹어도 좋다고 하였다.

334 『丹溪心法附餘』 卷之一 外感門上 「中風」 '蘇青丹' (앞의 책, 77쪽). 여기에는 主治에 '和氣宇'가 없다. 이는 『世醫得效方』에 나온다.

中風熱證

風者, 百病之始也, 善行而數變. 行者, 動也.[335] 風因熱生,[336] 熱勝則風動, 宜以靜勝其躁, 是養血也.[337] 宜大秦艽湯 方見上, 天麻丸. 若藏府兼見, 或表裏兼攻. 宜防風通聖散〔入門〕.[338] ○ 風熱, 宜用小通聖散, 人蔘羌活散, 川芎石膏散, 清氣宣風散, 透氷丹.

天麻丸

治風補血, 行榮衛, 壯筋骨.

生乾地黃 四兩, 羌活 三兩半, 當歸 二兩半, 天麻, 牛膝, 萆薢, 玄參, 杜冲, 獨活 各一兩半, 附子 炮 五錢.

右爲末, 蜜丸, 梧子大, 每百丸, 空心, 以溫酒或白湯呑下〔醫鑑〕.[339]

335 "動者, 搖也."『黃帝素問宣明論方』卷三「風門」'諸風總論'(앞의 책, 230쪽).

336『衛生寶鑑』에는 '風因熱生'이 '風本爲熱'로 되어 있다.

337『衛生寶鑑』卷七 中風門「中風論」(앞의 책, 73쪽).

338『醫學入門』外集 卷四 雜病提綱 外感「風」(앞의 책, 332쪽). 문장에 들고남이 있다. "蓋風本於熱, 熱勝則風動, 宜養血以勝燥, 大秦艽湯分經加減, 或天麻丸羌活愈風湯. 如欲微汗, 愈風湯加麻黃. 欲微利, 愈風湯加大黃. 中腑雖宜汗, 汗多則亡陽, 中臟雖宜下, 下多則亡陰. 若臟腑兼見者, 或先汗而後利, 或表裏兼攻者, 防風通聖散."

중풍의 열증

풍은 모든 병의 시작이다. 잘 돌아다니고 자주 변하는데, '돌아다닌다'는 것은 '흔들리며 움직인다'는 뜻이다. 풍은 열로 인해 생기는데 열의 기운이 성하면 풍이 흔들리며 움직인다. 고요함으로써 그 움직임을 이겨야 하는데, 이는 곧 혈血을 기르는 것이다. 대진교탕(처방은 앞에 있다), 천마환을 쓴다. 장臟의 증상과 부腑의 증상이 함께 나타나거나 표리表裏를 함께 쳐야 할 때에는 방풍통성산을 쓴다(『의학입문』). ◯ 풍열風熱에는 소통성산, 인삼강활산, 천궁석고산, 청기선풍산, 투빙단을 쓴다.

천마환

풍을 치료하는데, 혈을 보하고 영기榮氣와 위기衛氣를 잘 돌게 하며 근과 뼈를 튼튼하게 한다.

생건지황 넉 냥, 강활 석 냥 반, 당귀 두 냥 반, 천마·우슬·비해·현삼·두충·독활 각 한 냥 반, 부자(싸서 굽는다) 닷 돈.

위의 약들을 가루내어 꿀로 반죽하여 오자대의 알약을 만들어 빈속에 백 알씩 따뜻한 술이나 끓인 물로 먹는다(『고금의감』).

339 『古今醫鑑』 卷二 「中風」 方 '天麻丸'(앞의 책, 49쪽). "治風因熱而生, 熱勝則風動, 宜以靜勝其躁, 此藥能滋陰抑火, 行榮衛, 壯筋骨. 天麻一兩五錢, 牛膝(酒洗)兩半, 萆薢一兩五錢, 玄參一兩五錢, 當歸二兩五錢, 羌活一兩五錢, 獨活一兩, 生地黃四兩, 杜冲(酒炒, 斷絲)一兩五錢, 附子(製)五錢, 知母(鹽酒炒)一兩. 上爲極細末, 煉蜜丸如梧子大, 每日空心, 溫酒送下八十丸. 按上方皆預防中風之劑."

防風通聖散

治諸風熱，或中風不語，暴瘖，語聲不出．或洗頭風[340]，破傷風，諸般風搐，小兒驚風積熱．或瘡疹黑陷[341]將死，或傷寒疫癘，不能辨明．或風熱瘡疥，或頭生白屑，或面鼻生紫赤風刺癮疹．肺風瘡，或大風癩疾，或風火鬱甚爲腹滿澁痛，煩渴喘悶．或熱極生風爲舌強口噤，筋惕肉瞤．或大小瘡腫惡毒，或熱結大小便不通，並解酒傷熱毒〔宣明〕[342]．

○ 滑石 一錢七分，甘草 一錢二分，石膏，黃芩，桔梗 各七分，防風，川芎，當歸，赤芍藥，大黃，麻黃，薄荷，連翹，芒硝 各四分半，荊芥，白朮，梔子 各三分半．

右剉作一貼，入薑五片，水煎服〔入門〕[343]．○ 此方，治熱風燥三者之總劑也〔丹心〕．

340 '洗頭風'은 머리를 감은 것이 원인이 되어서 생긴 풍증을 말한다(『동의학사전』).

341 '黑陷'은 五陷의 하나로, 이 증상은 『幼科全書』에 처음 기록되었다. "暈脚乾枯, 中有黑臍, 爲毒火內盛, 營血乾枯所致(『中醫大辭典』)." 『幼科全書』는 朱震亨이 지은 것으로 되어 있으나 아닌 것으로 보인다. 『醫部全錄』에 일부가 전해지고 있다. 黑陷은 마마(천연두)에서 특유의 붉고 작은 반점 모양의 피부 발진(구슬, 痘)이 물집, 고름 물집으로 변해 딱지가 앉게 되는데(順證) 이와 반대로 푹 꺼지면서 검은색으로 변하는 것(逆證)을 말한다. 淸 吳謙 等, 『痘疹心法要訣』 卷二 痘形並治證治門 「紫陷黑陷」. "紫陷黑陷皆毒盛, 平塌昏黯根不松, 此屬氣血被火鬱, 解毒急宜用歸宗. 注. 痘出稠密, 顆粒碎小, 根緊昏黯, 頂凹下而紫者, 謂之紫陷. 甚而專爲黑色, 則爲黑陷. 皆由毒火鬱閉, 氣不宣通故也. 治宜淸熱解毒, 以歸宗湯主之(中國哲學書電子化計劃 http://ctext.org/wiki.pl?if=gb&chapter=

방풍통성산

모든 열로 인한 풍을 치료한다. 중풍으로 말을 하지 못하는 것, 갑자기 말을 하지 못하여 말소리가 나오지 않는 것, 세두풍洗頭風이나 파상풍, 여러 가지 풍으로 경련이 일어나는 것, 어린아이의 경풍驚風과 열이 쌓이는 것, 마마의 구슬이 검게 패어〔흑함黑陷〕 죽을 지경이 된 것, 한사에 상했는지 전염병인지 분별할 수 없는 것, 풍열風熱로 피부가 헐고 옴이 생긴 것, 머리에 흰 비듬이 생긴 것, 얼굴과 코에 자줏빛 여드름이 나는 것, 두드러기, 폐풍창肺風瘡 또는 나병, 풍화風火가 심하게 몰려서 배가 그득하고 막히듯이 아픈 것, 가슴이 답답하고 목이 마른 것, 숨이 차고 답답한 것, 열이 극에 달하여 풍이 생겨 혀가 뻣뻣해지고 입을 악다물며 근육과 살이 떨리는 것, 크고 작은 부스럼과 종기, 악독 또는 열이 뭉쳐서 대소변이 통하지 않는 것을 치료하며 아울러 술로 상하여 생긴 열독을 풀어준다(『황제소문선명론방』).

◯ 활석 한 돈 일곱 푼, 감초 한 돈 두 푼, 석고·황금·길경 각 일곱 푼, 방풍·천궁·당귀·적작약·대황·마황·박하·연교·망초 각 너 푼 반, 형개·백출·치자 각 서 푼 반.

위의 약들을 썰어 한 첩으로 하여 생강 다섯 쪽을 넣고 물에 달여 먹는다(『의학입문』).

◯ 이 처방은 열熱·풍風·조燥 세 가지를 한꺼번에 치료하는 약이다(단심).

552205)."

342 『黃帝素問宣明論方』 卷三 「風門」 '諸風總論'(앞의 책, 231-232쪽)의 내용을 재구성한 것이다.

343 『醫學入門』 外集 卷三 「傷寒用藥賦」(앞의 책, 293쪽). 『醫學入門』의 '防風通聖散'은 "防風川芎當歸赤芍大黃麻黃薄荷連翹芒硝各二分半, 石膏黃芩桔梗各五分, 滑石一錢半, 甘草一錢, 荊芥白朮山梔各一分半. 薑三片, 水煎溫服"으로 되어 있고, 『黃帝素問宣明論方』의 '防風通聖散'은 "防風川芎當歸芍藥大黃薄荷葉麻黃連翹芒硝各半兩, 石膏黃芩桔梗各一兩, 滑石三兩, 甘草二兩, 荊芥白朮梔子各一分. 右爲末, 每服二錢, 水一大盞, 生薑三片, 煎至六分, 溫服, 涎嗽加半夏半兩薑製"로 되어 있다.

小通聖散

治風熱頭痛, 咽疼頰腫.

羌活, 防風, 薄荷, 當歸, 梔子, 大黃, 川芎, 桔梗 各一錢, 防己, 甘草 各五分.

右剉作一貼, 入燈心一團竹葉七片, 同煎服〔得效〕[344].

人蔘羌活散

治中風, 痰盛煩熱.

羌活, 獨活, 前胡, 人蔘, 防風, 天麻, 赤茯苓, 薄荷, 川芎, 黃芩, 枳殼, 蔓荊子, 桔梗, 甘草 各七分.

右剉作一貼, 入薑三片桑白皮七寸, 同煎服〔得效〕[345].

川芎石膏散

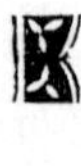
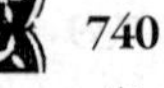

治與通聖散同能. 淸神爽志, 宣通氣血.

通聖散無麻黃芒硝, 有寒水石人蔘縮砂. 劑法服法亦同〔宣明〕[346].

344『世醫得效方』卷十三 風科「熱證」‘小通聖散’(앞의 책, 220쪽). “治風熱上攻, 目赤, 頭痛, 咽疼, 齒牙兩頰腫滿, 口幹, 煩躁, 筋脈攣急, 並解酒毒. 當歸薄荷羌活防風梔子粉草大黃川芎防己桔梗各一兩. 上銼散. 每服四錢, 水一盞半, 燈心二十莖, 靑竹葉七皮煎, 食後服. 小兒急驚, 可服二錢.”

345『世醫得效方』卷十三 風科「熱證」‘人蔘羌活散’(앞의 책, 219쪽). “治風壅痰實, 頭目昏暈, 遍體拘攣, 頭項強急, 肢節煩疼, 壯熱煩渴. 前胡羌活人蔘防風天麻赤茯苓(去皮)薄荷葉蔓荊子川芎粉草黃芩枳殼(去穰)桔梗川獨活各一兩. 上銼散. 每服四錢, 薑三片, 桑白皮七寸煎, 不拘時服.”

소통성산

풍열風熱로 머리가 아프고 목구멍이 아프며 뺨이 붓는 것을 치료한다.

강활·방풍·박하·당귀·치자·대황·천궁·길경 각 한 돈, 방기·감초 각 다섯 푼.

위의 약들을 썰어 한 첩으로 하여 등심 한 움큼, 죽엽 일곱 장을 넣고 함께 달여 먹는다(『세의득효방』).

인삼강활산

중풍으로 담痰이 성하고 가슴이 달아오르며 열이 나는 것을 치료한다.

강활·독활·전호·인삼·방풍·천마·적복령·박하·천궁·황금·지각·만형자·길경·감초 각 일곱 푼.

위의 약들을 썰어 한 첩으로 하여 생강 세 쪽, 상백피 일곱 치를 넣고 함께 달여 먹는다(『세의득효방』).

천궁석고산

통성산과 같은 증상들을 치료하는데 효과가 같다. 정신을 맑게 하고 마음을 상쾌하게 하며 기혈을 잘 통하게 한다.

이 처방은 통성산에서 마황과 망초를 빼고 한수석·인삼·사인을 넣은 것인데, 약을 만드는 법과 복용법도 통성산과 같다(『황제소문선명론방』).

346 『黃帝素問宣明論方』卷三「風門」'川芎石膏湯'(앞의 책, 234쪽). "治風熱上攻頭面, 目昏眩, 痛悶, 風痰喘嗽, 鼻塞口瘡, 煩渴淋閟, 眼生翳膜, 清神利頭, 宣通氣血, 中風偏枯, 解中外諸邪, 調理諸病, 勞復傳染. 川芎芍藥當歸山梔子黃芩大黃菊花荊芥穗人蔘白朮各半兩, 滑石四兩, 寒水石二兩, 甘草三兩, 桔梗二兩, 縮砂仁一分, 石膏防風連翹薄荷葉各一兩. 右爲末, 每服二錢, 水一盞, 煎至六分, 去滓, 食後水調亦得, 忌薑醋發熱物."

淸氣宣風散

治風熱.

當歸, 白朮, 白芍藥 各一錢, 川芎, 羌活, 半夏, 生地黃, 白殭蠶 各八分, 蟬殼, 赤茯苓 各六分, 防風, 甘菊, 枳殼, 陳皮, 荊芥, 升麻, 黃連, 梔子 各五分, 甘草 三分.

右剉作一貼, 入薑三片棗二枚, 水煎服〔醫林〕[347].

透氷丹

治風毒上攻, 頭面腫痒, 痰涎壅塞, 口乾胸煩, 下疰[348]腰脚, 腫痛生瘡. 大小便秘澁, 及癱瘓風.

川烏 二兩 以江水浸半月, 三日一換水, 切作片, 焙乾, 用鹽一兩炒黃, 去鹽, 大黃, 梔子, 茯神, 威靈仙, 蔓荊子, 益智, 白茯苓, 仙靈脾, 天麻, 白芷 各五錢, 香墨 燒醋淬, 細硏, 麝香 各一錢 一字.

右爲末, 煉蜜, 搜和擣千杵, 旋圓芡實大, 用薄荷汁同溫酒化下二三丸〔局方〕[349].

347 이 처방은 『東醫寶鑑』에서 '醫林'을 인용하여 처음 나온다(『中醫方劑大辭典』 第九册, 790쪽).

348 『太平惠民和劑局方』에는 '下疰'가 '風毒下注'로 되어 있다.

349 『太平惠民和劑局方』 卷之一 「諸風」 '透冰丹'(앞의 책, 17쪽). "治一切風毒上攻, 頭面腫癢, 痰涎壅塞, 心胸不利, 口苦(一本作舌)乾澁. 風毒下注, 腰脚沈重, 腫痛生瘡, 大便多秘, 小便赤澁, 及治中風癱緩, 一切風疾. 益智子(去皮)川大黃(去粗皮)茯神(去木)仙靈脾葉(洗焙)蔓荊子(去白皮)威靈仙(去腦頭, 洗焙乾)天麻(去苗)白芷山梔子(去皮)白茯苓各半兩, 香墨(燒醋焠訖, 細硏)麝香(硏)各一錢一字(一

청기선풍산

풍열風熱을 치료한다.

당귀·백출·백작약 각 한 돈, 천궁·강활·반하·생지황·백강잠 각 여덟 푼, 선각·적복령 각 여섯 푼, 방풍·감국·지각·진피·형개·승마·황련·치자 각 다섯 푼, 감초 서 푼.

위의 약들을 썰어 한 첩으로 하여 생강 세 쪽, 대추 두 개를 넣고 물에 달여 먹는다(의림).

투빙단

풍독風毒이 위로 쳐서 머리와 얼굴이 붓고 가려우며 담연이 꽉 막혀서 입이 마르고 가슴이 답답한 것, 〔풍독이〕 아래로 내려와서 허리와 다리가 붓고 아프며 부스럼이 생긴 것, 대소변이 막힌 것, 탄탄풍癱瘓風을 치료한다.

천오 두 냥(떠온 강물에 보름 동안 담가두는데, 3일에 한 번씩 물을 갈아준다. 이것을 잘라 편을 만들어 약한 불에 말린 다음 소금 한 냥을 넣고 노랗게 되도록 볶은 뒤 소금은 버린다), 대황·치자·백복신·위령선·만형자·익지인·백복령·선령비·천마·백지 각 닷 돈, 향묵(불에 달구어 식초에 담금질하여 곱게 간다)·사향 각 한 돈 한 자.

위의 약들을 가루내어 졸인 꿀로 반죽하여 절구로 천여 번 짓찧어 둥글게 감실대의 알약을 만든다. 두세 알씩 박하즙을 따뜻하게 데운 술에 타서 녹여 먹는다(『태평혜민화제국방』).

本作一錢)川烏二兩(用河水浸半月, 三日一換水, 切作片, 焙訖, 用鹽一兩炒黃, 去鹽). 上細末, 入藥研勻, 煉蜜搜和, 如麥飯相似. 以眞酥塗杵臼, 擣萬杵, 如幹, 旋入蜜令得所, 和搜成劑. 每服旋丸如梧子大, 用薄荷自然汁同溫酒化下兩圓. 如猝中風, 涎潮昏塞, 煎皂莢白礬湯放溫, 化四圓灌之. 癱緩風, 每日服三五圓, 漸覺有效, 常服一圓. 踈痰利膈, 用溫酒下, 食後服之. 小兒驚風, 入膩粉少許, 薄荷汁化下半圓, 立效. 治瘰癧, 用葱湯下一圓, 忌動風毒物."

中風虛證

凡中風，年逾五旬，氣衰之際，多有此疾．壯年肥盛者，亦有之，亦是形盛氣衰而然也．宜用萬金湯一作全，八寶廻春湯．

萬金湯

治風補虛，及手足風，累驗．

續斷，杜冲，防風，白茯苓，牛膝，細辛，人蔘，桂皮，當歸，甘草 各八分，川芎，獨活，秦艽，熟地黃 各四分．

右剉作一貼，水煎服．若手指無力，不半劑可愈〔得效〕[350]．

八寶廻春湯

治一切風虛[351]諸證，去風和氣活血，大有神效．夫氣血和平，榮衛調順，則風證自去．

白芍藥 一錢二分，黃芪 八分，白朮 六分，茯神，半夏 各五分，附子，人蔘，麻黃，黃芩，防己，香附子，杏仁，川芎，當歸，陳皮，防風，肉桂，乾薑，熟地黃，生乾地黃，甘草 各四分，沈香，烏藥，川烏 各三分．

右剉作一貼，入薑三片棗二枚，水煎服．右八味去風，八味和氣，八味活血〔得效〕[352]．

350『世醫得效方』卷十三 風科「虛證」(앞의 책, 218쪽). "治風補虛, 順榮衛, 通血脈, 並腰腳膝沈重, 緩弱無力. 及治手足風, 累驗. 續斷杜冲(去粗皮, 炙香, 切)防風牛膝(酒浸, 焙)華陰細辛白茯苓人蔘辣桂(去粗皮)當歸(切, 焙)川芎獨活秦艽(去土)熟地黃各半兩(切, 酒拌, 微火炒). 上剉散. 每服五錢. 水二盞煎過, 空腹, 熱服. 若正臂不遂, 得痊愈後, 而手指不便, 無力, 試諸藥不效者, 不半劑可愈. 血虛體弱, 可鹿茸肉蓯蓉各半兩."

351 '風虛'는 몸이 허한 상태에서 風邪를 받은 것을 말한다.

352『世醫得效方』卷十三 風科「虛證」'八寶回春湯'(앞의 책, 218쪽). "治一切諸虛不足風疾, 血氣交攻, 凝滯脈絡, 拘急攣拳, 氣不升降, 膻中疼痛, 痰

중풍의 허증

중풍은 일반적으로 나이가 오십이 지나서 기가 쇠할 때 많이 생긴다. 장년의 살찐 사람에게도 이 병이 생길 수 있는데, 이러한 경우에도 살은 쪘지만 기는 쇠하였기 때문에 그런 것이다. 만금탕(만전탕萬全湯으로 되어 있는 곳도 있다), 팔보회춘탕을 쓴다.

만금탕

풍을 치료하는데 허한 것을 보한다. 더불어 수족풍에 써서 여러 번 효험이 있었다.

속단·두충·방풍·백복령·우슬·세신·인삼·계피·당귀·감초 각 여덟 푼, 천궁·독활·진교·숙지황 각 너 푼.

위의 약들을 썰어 한 첩으로 하여 물에 달여 먹는다. 손가락에 힘이 없을 때에는 반 제劑를 다 먹지 않아도 나을 수 있다(『세의득효방』).

팔보회춘탕

모든 풍허증風虛證을 치료한다. 풍을 없애고 기를 고르게 하며 혈을 잘 돌게 하는 데 효과가 좋다. 일반적으로 기혈이 조화롭고 고르며 영기榮氣와 위기衛氣가 순조로우면 풍의 증상은 저절로 없어진다.

백작약 한 돈 두 푼, 황기 여덟 푼, 백출 여섯 푼, 백복신·반하 각 다섯 푼, 부자·인삼·마황·황금·방기·향부자·행인·천궁·당귀·진피·방풍·육계·건강·숙지황·생건지황·감초 각 너 푼, 침향·오약·천오 각 서 푼.

위의 약들을 썰어 한 첩으로 하여 생강 세 쪽, 대추 두 개를 넣고 물에 달여 먹는다. 위의 약 중 여덟 가지는 풍을 없애고, 여덟 가지는 기를 고르게 하며, 여덟 가지는 혈을 잘 돌게 한다(『세의득효방』).

涎壅盛, 脾胃不和, 飮食不進. 此藥去風, 和氣, 活血, 大有神效. 凡治風不可專用風藥, 攻之愈急則愈甚. 服此, 輕者一月, 重者二三月, 自然愈矣, 且無再作. 夫血氣和平, 營衛調順, 則風證不攻而自去. 附子(炮)人蔘麻黃(去節)黃芩防己香附子(去毛)杏仁(去皮)川芎當歸各一兩, 茯神兩半, 陳皮防風各一兩, 白芍藥五兩, 沈香川烏(炮)各半兩, 半夏兩半, 桂一兩, 白朮二兩, 天台烏藥半兩, 乾薑一兩, 黃芪三兩, 甘草熟地黃各一兩, 生乾地黃一兩. 上二十四味, 八味去風, 八味和氣, 八味活血. 同剉散. 每三錢, 水一盞半, 薑三片, 棗一枚煎, 空心通口服, 常服效."

中風宜調氣

治風良劑，小續命湯爲上，排風湯次之．然二藥主風不主氣，須以人蔘順氣散烏藥順氣散佐助其間，氣一流行，則風亦踈散矣〔直指〕[353]．○ 調氣宜用蘇合香元 方見氣門，八味順氣散，勻氣散．

人蔘順氣散

治中風氣虛，喎斜癱瘓，語澁身疼．

麻黃，陳皮，川芎，白芷，白朮，厚朴，桔梗，甘草 各一錢，乾葛 七分半，人蔘，乾薑 各五分．

右剉作一貼，入薑三片棗二枚薄荷七葉，同煎服〔局方〕[354]．

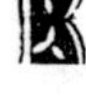

353『仁齋直指』卷之三 諸風「風論」(앞의 책, 47쪽).

354『太平惠民和劑局方』卷二「傷寒」'人蔘順氣散'(앞의 책, 69쪽). "治丈夫婦人風虛氣弱, 榮衛不和, 肢節疼痛, 身體沈重, 頭目旋暈, 肩背拘急, 手足冷麻, 半身不遂, 口眼喎斜, 痰涎不利, 言語蹇澁. 或脾胃不和, 心腹刺痛, 胸膈痞滿, 倦怠少力, 霍亂轉筋, 吐瀉不止, 胎前產後, 並宜服之. 川芎(去蘆)白朮(去蘆)麻黃(去節)厚朴(去粗皮, 薑汁製)苦梗(去蘆)陳皮(去白)甘草(炙)白芷各四兩, 乾薑人蔘各一兩, 乾葛(去粗皮)三兩半. 上爲細末. 每服二錢, 水一

중풍에는 기를 고르게 하여야 한다

풍을 치료하는 좋은 약으로는 소속명탕이 가장 낫고 배풍탕이 그다음이다. 그러나 이 두 가지 약은 풍을 주로 다스리지 기를 다스리는 것은 아니기 때문에 인삼순기산과 오약순기산을 그 사이사이에 먹어서 작용을 도와야 한다. 기가 돌기만 하면 풍도 흩어진다(『인재직지』). ◯ 기를 고르게 하는 데는 소합향원(처방은 「기문」에 있다)이나 팔미순기산, 균기산을 쓴다.

인삼순기산

중풍으로 기가 허하고 입과 눈이 비뚤어지며 팔다리를 쓰지 못하고 말을 잘 하지 못하며 몸이 아픈 것을 치료한다.

마황·진피·천궁·백지·백출·후박·길경·감초 각 한 돈, 갈근 일곱 푼 반, 인삼·건강 각 다섯 푼.

위의 약들을 썰어 한 첩으로 하여 생강 세 쪽, 대추 두 개, 박하 일곱 잎을 넣고 함께 달여 먹는다(『태평혜민화제국방』).

盞, 薑三片, 棗一枚, 薄荷五葉(一本作五七葉), 同煎八分, 不拘時. 如傷風感冷, 頭疼腰重, 咳嗽鼻塞, 加葱白煎."

烏藥順氣散

治一切風疾, 先服此踈通氣道, 進以風藥.[355] 又治癱瘓及歷節風.

麻黃, 陳皮, 烏藥 各一錢半, 川芎, 白芷, 白殭蠶, 枳殼, 桔梗 各一錢, 乾薑 五分, 甘草 三分.

右剉作一貼, 入薑三片棗二枚, 水煎服〔局方〕.[356]

八味順氣散

凡中風, 當間服此藥. 又云, 凡中風, 先宜服此以順氣 方見氣門.

匀氣散

治中風, 氣虛不遂.

白朮 二錢, 烏藥 一錢半, 人蔘, 天麻 各一錢, 沈香, 青皮, 白芷, 木瓜, 紫蘇葉, 甘草 各五分.

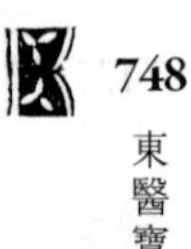

右剉作一貼, 薑三片, 水煎服〔丹心〕.[357] ○一名順風匀氣散〔醫林〕.

355 '先服此踈通氣道, 進以風藥'은 『證治準繩』에서 인용한 것이다. 『證治準繩』 類方 第八册 鼻「鼻痛」'人蔘順氣散', 『王肯堂醫學全書』(中國中醫藥出版社, 1999, 720쪽). "人蔘順氣湯(又名通氣祛風湯). 治感風頭疼, 鼻塞聲重, 及一應中風者, 先宜服此藥踈通氣道, 然後進以風藥. 乾薑半兩, 人蔘(去蘆)川芎(去蘆)炙甘草乾葛苦梗(去蘆)厚朴(去皮薑製)白朮(去蘆)陳皮(去白)白芷各一兩麻黃(去節)一兩半. 右㕮咀每服三錢, 水一盞, 薑三片棗一枚, 薄荷五七葉, 同煎八分, 不拘時熱服. 如感風頭疼, 咳嗽鼻塞, 加葱白煎." 『丹溪心法附餘』 卷之一 外感門上「中風」'人蔘順氣散'(앞의 책, 59쪽)에도 인용되어 있다.

356 『太平惠民和劑局方』 卷之一「諸風」'烏藥順氣散'(앞의 책, 50쪽). 治男子婦人一切風氣, 攻注四肢, 骨節疼痛, 遍身頑麻, 頭目旋暈. 及療癱瘓, 語言蹇澁, 筋脈拘攣. 又治脚氣, 步履艱難, 脚膝軟弱. 婦人血風, 老人冷氣, 上攻胸臆, 兩肋刺痛, 心腹膨脹,

오약순기산

모든 풍병을 치료하는데, 먼저 이 약을 복용하여 기를 통하게 한 뒤 풍을 치료하는 약을 쓴다. 또한 팔다리를 쓰지 못하는 것과 역절풍歷節風을 치료한다.

마황·진피·오약 각 한 돈 반, 천궁·백지·백강잠·지각·길경 각 한 돈, 건강 다섯 푼, 감초 서 푼.

위의 약들을 썰어 한 첩으로 하여 생강 세 쪽, 대추 두 개를 넣고 물에 달여 먹는다(『태평혜민화제국방』).

팔미순기산

중풍에는 반드시 이 약을 〔다른 약을 먹는〕 사이사이에 먹어야 한다. 또한 중풍에는 이 약을 먼저 먹어 기를 순조롭게 하여야 한다고 하였다(처방은 「기문」에 있다).

균기산

중풍으로 기가 허하여 몸을 잘 쓰지 못하는 것을 치료한다.

백출 두 돈, 오약 한 돈 반, 인삼·천마 각 한 돈, 침향·청피·백지·모과·자소엽·감초 각 다섯 푼.

위의 약들을 썰어 한 첩으로 하여 생강 세 쪽을 넣고 물에 달여 먹는다(『단계심법부여』). ◯ 순풍균기산이라고도 한다(의림).

吐瀉腸鳴. 麻黃(去根節)陳皮(去白)烏藥(去木)各二兩, 川芎白殭蠶(去瓤嘴, 炒)枳殼(去瓤, 麸炒)白芷甘草(炒)桔梗各一兩. 乾薑(炮)半兩, 上爲細末. 每服三錢, 水一盞, 薑三片, 棗一枚, 煎至七分, 溫服. 如四時傷寒, 憎寒壯熱, 頭痛肢體倦怠, 加葱白三寸, 同煎並服, 出汗差. 如閃挫身體疼痛, 溫酒調服. 遍身瘙癢, 抓之成瘡, 用薄荷三葉煎服. 常服疎風順氣. 孕婦不可服."

357 『丹溪心法附餘』 卷之一 外感門上 「中風」 '匀氣散' (앞의 책, 59쪽). "治腰腿疼痛, 手足攣拳, 及中風不語, 口眼喎斜, 半身不隨等證. 前代曾服有效. 白朮二兩(煨), 天台烏藥半兩, 天麻半兩, 沈香青皮(去瓤)白芷人蔘(去蘆)甘草蘇葉木瓜各二錢半. 右㕮咀, 作十服, 水一錢, 生薑三片, 煎之半盞, 去滓溫服."

風非大汗則不除

風從汗散，故治風多用發汗之藥也．○續命排風越婢等，悉能治風，而千金多用麻黃．[358] 盖以風邪不得汗，則不能治也．若自汗更用麻黃，則反爲大害，此時續命煮散，復榮衛，却風邪，不可缺也〔丹心〕.[359] ○治中風，無密室不可療，平人居室不密，尙中風邪，況服藥發汗之人乎〔千金〕.[360] ○治風發汗，宜用換骨丹，去風丹．

358 여기에서 麻黃이 많이 들어간 처방은 『備急千金要方』에 나오는 續命湯 계열의 처방을 가리키는 것으로 보인다. 예를 들어 『東醫寶鑑』에서 인용한 續命煮散은 『丹溪心法附餘』의 것으로 麻黃이 없는 것에 비해 『備急千金要方』의 처방은 다음과 같이 麻黃이 들어 있다. "治風無輕重, 皆主之方. 麻黃川芎獨活防己甘草杏仁各三兩, 桂心附子茯苓升麻細辛人參防風各二兩, 石膏五兩白朮四兩. 上十五味, 粗篩下, 以五方寸匕, 納小絹袋子中, 以水四升, 和生薑三兩, 煮取二升半, 分三服, 日日勿絶. 愼風冷, 大良. 吾嘗中風, 言語蹇澁, 四肢痑曳, 處此方日服四服, 十日十夜服之不絶, 得愈(『備急千金要方』 卷第八 「諸風第二」 '續命煮散', 165쪽)."

359 『醫學綱目』에 '丹'을 인용하여 나온다. 『醫學綱目』 卷之十 肝膽部 中風 「中深半身不收舌難言」(앞의 책, 175쪽). 이 문장은 『四庫全書』에서는 『婦人大全良方』에 처음 나온다. 『婦人大全良方』 卷之三 「婦人中風自汗方論第六」(앞의 책, 97쪽).

풍은 땀을 많이 내지 않으면 몰아낼 수 없다

풍은 땀을 좇아 흩어지기 때문에 풍을 치료할 때에는 땀을 내는 약을 많이 쓴다. ◯ 속명탕, 배풍탕, 월비탕 등은 모두 풍을 치료할 수 있는데, 『천금방』에서 마황을 많이 쓴 것은 풍사風邪는 땀을 내지 않으면 치료할 수 없기 때문이다. 그러나 저절로 땀이 나고 있는데 또 마황을 쓰면 도리어 큰 해가 된다. 이럴 때에는 속명자산으로 영기榮氣와 위기衛氣를 회복시키면서 풍사를 몰아내지 않으면 안 된다(단심). ◯ 중풍을 치료할 때에는 밀실에서 치료하지 않으면 안 된다. 보통 사람도 평소에 문을 잘 닫지 않으면 풍사를 맞게 되는데, 하물며 약을 먹고 땀을 내는 사람은 어떻겠는가(『비급천금요방』). ◯ 풍증을 치료하기 위해서 땀을 낼 때에는 환골단이나 거풍단을 쓴다.

"尋古治中風方, 續命排風越婢等, 悉能除去. 而千金多用麻黃, 令人不得慮虛. 凡以風邪不得汗, 則不能泄也. 然此治中風無汗者爲宜. 若治自汗者更用麻黃, 則津液轉使脫泄, 反爲大害. 中風自汗, 仲景雖處以桂枝湯, 至於不住發搐, 口眼瞤動, 遍身汗出者, 豈勝對治. 當此之時, 獨活湯續命煮散復榮衛, 却風邪, 不可闕也."

360 『備急千金要方』 卷第八 諸風 「風懿第六」(앞의 책, 177쪽). "其人無密室者, 不可與療. 以強人居室不密, 尙中風邪, 況服藥之人乎." 『醫學綱目』에도 '千', 곧 『備急千金要方』을 인용하여 나온다. 『醫學綱目』 卷之十 肝膽部 中風 「中深半身不收舌難言」(앞의 책, 175쪽).

換骨丹

治中風喎斜癱瘓, 及暗風[361]風癎[362].

蒼朮, 槐實, 桑白皮, 川芎, 白芷, 威靈仙, 人蔘, 防風, 何首烏, 蔓荊子 各一兩, 苦參, 五味子, 木香 各五錢, 龍腦, 麝香 各五分[363].

右爲末, 以麻黃煎膏[364]和擣萬杵. 每一兩, 分作十丸, 朱砂爲衣. 每取一丸, 磨溫酒半盞, 以物合定, 不透氣, 食後臨臥, 一呷嚥之, 衣覆取汗, 卽差〔入門〕[365].

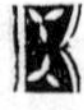

361 '暗風'은 머리가 돌아가는 것 같고 눈앞이 캄캄해서 방향을 잘 분간하지 못하는 것 또는 전간과 같은 뜻으로 쓰인다(『동의학사전』). 『素問玄機原病式』에 나오며 內風과 비슷한 것으로, 장부의 기능 失調로 風陽이 上亢한 병이다. 발병 과정이 완만하여 종종 부지불식간에 병이 생기므로 暗風이라고 하였다. 張杲의 『醫說』에서는 暗風의 주요한 증상은 '頭眩眼黑, 不辨東西'라고 하였고, 『醫鈔類編』「頭痛門」에서는 "暗風, 頭旋眼黑, 昏眩倦怠, 痰涎壅盛, 骨節疼痛"이라고 하였다(『中醫大辭典』).

362 '風癎'은 전간의 하나로, 心氣가 부족하고 가슴에 열이 몰린데다 풍사를 받아서 생긴다. 잘 놀라고 눈동자가 커지고 팔다리가 떨리며 자다가 소리를 치고 열이 나며 경련이 일면서 머리를 흔들고 거품침을 게운다. 또는 열병의 하나로, 먼저 열이 나면서 손발이 오그라들고 놀라서 울다가 경련이 일어난다. 어린이들의 경우에는 경련이 멎은 다음 말을 하지 못할 때도 있다. 外感風邪로 생긴 경련을 가리키기도 한다(『동의학사전』).

363 『醫學入門』에는 '各五分'이 '少許'로 되어 있다.

364 '麻黃煎膏'는 『東醫寶鑑』이나 『醫學入門』에는 製法이 나오지 않는다. 『仁齋直指』에서는 '麻黃膏' 항목에서 '麻黃煎膏'의 製法을 설명하고 있다. "治癱瘓中風, 口眼喎斜, 半身不遂, 竝一切風癎暗風, 竝宜服之. 麻黃膏(宣明方). 治中風不省人事, 卒然倒地. 右須旺日乙卯者, 採麻黃一秤, 揀去根一寸長, 取東流水三石三斗, 以無油膩鐺, 量大小盛五七斗者, 可先煮五沸, 掠去滓, 逐旋添水, 盡至三五斗以來, 漉去麻黃, 淘在盆中, 澄定良久, 用細羅子濾去滓. 取淸者鐺內再熬至一斗, 再澄再濾. 取汁再熬至升半已來爲度. 只是勤攪, 勿令着底, 恐焦了. 熬時忌雞犬陰人. 澄時須蓋覆, 不得飛入塵土, 其藥放一二年不妨. 如膏稠, 用水解, 熬再勻. 凡中風卒倒, 用此膏加入湯藥內服, 或用此膏丸藥"(『仁齋直指』 卷之三 諸風「風論」, 63쪽. 文淵閣 四庫全書 電子版 『普濟方』 卷九十一에도 '宣明論'을 인용하여 『仁齋直指』와 같은 내용이 나온다). 이 처방은 '宣明方'에서 인용한 것이라고 하였으나 『黃帝素問

환골단

중풍으로 입이 돌아가고 팔다리를 쓰지 못하는 것과 암풍暗風, 풍간風癎을 치료한다.

창출·괴실·상백피·천궁·백지·위령선·인삼·방풍·하수오·만형자 각 한 냥, 고삼·오미자·목향 각 닷 돈, 용뇌·사향 각 다섯 푼.

위의 약들을 가루내어 마황전고麻黃煎膏에 섞어 공이로 만 번을 찧은 다음 한 냥으로 열 개의 알약을 만들어 주사로 옷을 입힌다. 한 알씩 먹는데, 잘 개어서 따뜻한 술 반 잔에 담가 약기운이 새어나가지 않도록 꼭 덮어두었다가 식후 잠들기 전에 단숨에 마신 뒤 이불을 덮고 땀을 내면 바로 낫는다(『의학입문』).

宣明論方』에는 '麻黃煎膏'라는 이름만 나오고 製法은 나오지 않는다. 『丹溪心法附餘』에도 같은 내용이 실려 있다. 『丹溪心法附餘』 卷之一 外感門上「中風一」'麻黃膏'(앞의 책, 52쪽).

한편 『普濟方注錄』에 나오는 麻黃膏는 "治中風不省人事, 卒然倒地. 麻黃 2000, 水煮, 取清者再熬成膏, 服之"(『普濟方』 卷九十一 諸風門「卒中風」, 717쪽)라고 하였고, 換骨丹 항목에서는 '麻黃 2400, 熬成膏'라고 하였다(앞의 책, 卷九十二 諸風門「中風失音不語」, 727쪽). 여기에서 용량 단위는 그램이다.

365 『醫學入門』 外集 卷六「雜病用藥賦」'換骨丹'(앞의 책, 492쪽). 製法과 服用法은 다음과 같다. "爲末, 用溫酒半盞浸之, 以物蓋定, 不可透氣, 食後臨臥一呷嚥之, 衣覆取汗, 後調補脾胃及避風寒."

『仁齋直指』(卷之三 諸風「風論」, 59-60쪽)의 製法과 服用法은 다음과 같다. "右爲末, 桑白單搗細, 秤以麻黃膏和就, 杵一萬五千下, 每兩分作十丸. 每服一丸, 以硬物擊碎, 溫酒半盞浸, 以物蓋不可透氣, 食後臨臥壹呷嚥之. 衣蓋覆, 當自出汗即差(和胃湯調補). 及避風寒, 茶下半丸, 蓋出汗. 入膏時如稠, 再入水少許煎動, 入藥唯少爲妙, 其麻黃膏不可多."

『普濟方』(文淵閣 四庫全書 電子版)에 나오는 '換骨丹'과 '麻黃膏'의 製法과 服用法은 다음과 같다. "換骨丹(出瑞竹堂). 治卒中風口眼喎斜, 左癱右瘓, 半身不遂, 不能言. 並一切風癎暗風, 並宜服之. 用此藥與搐藥不臥散, 汗出必愈. 槐角子桑白皮蒼朮葳靈仙人蔘川芎何首烏蔓荊子防風各兩, 香白芷二兩, 五味子木香苦参腦射少許, 麻黃五斤(去根節). 右麻黃, 用水二十升, 以槐枝攪, 熬成膏子. 留一升, 取出諸藥爲丸如彈子大. 每服一丸, 用生薑七片帶鬚葱頭七莖, 水一碗, 煎至半碗, 先將丸子研細, 用葱薑湯熱調服. 便於煖處厚衣被盖勿透風, 汗出差. 一方加硃砂酒服, 以和胃湯調補, 及避風寒, 茶下半丸 盖汗出入膏時, 加桐油, 再入水少許, 煎匀入藥唯少爲妙. 其麻黃膏, 不可多(『普濟方』 卷九十二 風口眼喎斜「方」)."

○ 歌曰，我有換骨丹，傳之極幽秘．踈開病者心，扶起衰翁臂，氣壯卽延年，神淸目不睡[366]．南山張仙翁[367]，三百八十歲，槐皮芎朮芷，仙人防首蔓，十件各停匀，苦味香減半，龍麝卽少許，朱砂作衣纏，麻黃煎膏丸，大小如指彈，修合在深房，勿令陰人見，夜臥服一粒，遍身汗津滿，萬病自消除，神仙爲侶伴〔丹心〕[368]．

○ 麻黃煎膏，治卒中風不省．用此膏加入湯藥內服，或用此膏丸藥服之 方見雜方[369]．

366 '目不睡'는 睡魔에 빠지지 않는 것을 뜻하는데, 죽지 않는다는 뜻으로도 쓴다.

367 '張仙翁'은 元代 全眞波의 道士로, 澤州人(지금의 중국 山西 晉城) 崇眞과 京兆人(지금의 중국 陝西 西安) 道溫 두 사람을 말한다. 이들은 같이 출가하여 수련하고 활동하다가 같이 죽었다. '南山'은 현재 중국의 四川省 大足縣 縣城에 있는 道教의 名山을 말한다. 大足石窟 등 佛教도 크게 발달했던 곳이다.

368 『丹溪心法附餘』 卷之一 外感門上 「中風」 '換骨丹'(앞의 책, 71-72쪽). 『黃帝素問宣明論方』(卷三 「風門」 諸風總論 '換骨丹', 234-235쪽)의 문장을 인용

◯ 어떤 노래에서 "나에게 환골단이 있는데 아주 비밀리에 전해온 것이다. 〔이 약은〕 병든 사람의 마음을 틔워주고 쇠약한 노인을 부축해주는데, 〔늙은이를 부축해주어〕 기운이 왕성해지면 오래 살고 〔마음을 틔워주어〕 정신이 맑아지면 죽지 않는다. 〔이 약을 먹고〕 남산에 사는 장선張仙 옹은 380세를 살았다. 괴실·상백피·천궁·창출·백지·위령선·인삼·방풍·하수오·만형자 열 가지를 각 같은 양으로 넣는데, 여기에 고삼·오미자·목향은 반으로 줄여 넣고, 용뇌·사향은 조금만 넣고 주사로 옷을 입힌다. 마황전고로 반죽하여 손가락이나 탄자대의 알약을 만드는데, 깊숙한 곳에 있는 방에서 만들되 아녀자가 엿보지 못하게 한다. 밤늦게 자기 전에 한 알을 먹으면 온몸에 땀이 흠뻑 난다. 그러면 온갖 병이 저절로 말끔히 사라져 신선과 길동무가 된다"라고 하였다(『단계심법부여』). ◯ 마황전고는 갑자기 풍에 맞아 정신을 차리지 못하는 것을 치료하는데, 이 고약을 달인 약에 넣어 먹거나 알약을 지어 먹는다(처방은 「잡방문」에 있다).

하였다. 이 내용은 文淵閣 四庫全書 電子版에서는 『仁齋直指』 卷之三에 처음 나온다.

369 『東醫寶鑑』에는 '麻黃煎膏'가 나오지 않는다. '麻黃煎膏'의 製法은 앞의 注 364에 있다.

去風丹

治一切諸風, 及癱瘓風大風[370]破傷風.

紫背浮萍, 不以多少, 以七月上半旬, 或望日採, 攤竹篩內, 下[371]着水, 曬乾爲末, 蜜丸彈子大. 每一丸, 以豆淋酒[372]化下〔綱目〕[373]. ○歌曰, 天生靈草無根幹, 不在山間不在岸, 始因飛絮逐東風, 泛梗青青漂水面, 神仙一味起沈痾, 採我之時七月半, 選甚癱風與瘓風, 些少微風都不筭, 豆淋酒內下三丸, 鐵幞頭[374]上也出汗〔綱目〕[375]. ○一名浮萍丸〔入門〕[376].

續命煮散

治風虛自汗.

桂皮 七分半, 防風, 獨活, 當歸, 人蔘, 細辛, 乾葛, 芍藥, 川芎, 熟地黃, 荊芥穗, 遠志, 半夏, 甘草 各五分.

右剉作一貼, 入薑三片, 同煎服〔丹心〕[377].

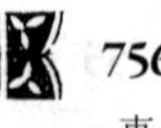

370 '大風'은 癩風(문둥병)과 같은 뜻으로 쓰인다. 또는 몹시 센 풍사를 뜻하기도 하고, 혈이 허해서 생긴 풍을 뜻하기도 한다(『동의학사전』).

371 道光本에는 '下'가 '不'로 되어 있다.

372 '豆淋酒'는 어혈을 헤치고 풍사를 몰아내는 작용이 있다. 중풍으로 입이 비뚤어진 데, 음독陰毒으로 허가 아프고 피오줌이 나오는 데, 산후의 모든 병에 쓴다. 따뜻하게 데워서 먹는다(『동의학사전』). 豆淋酒는 『東醫寶鑑』 雜病篇 卷之十 婦人 「産後風痓」에 나온다. "黑豆一升炒熟, 乘熱投三升淸酒中, 密封, 隨量飮之." '良方'을 인용했다고 하였다.

373 『醫學綱目』 卷之十 肝膽部 中風 「中深半身不收舌難言」 '采浮萍草法並方'(앞의 책, 171쪽). "不在山兮不在岸, 采我之時七月半. 一任癱風與瘓風, 些少微風都不算. 豆淋酒內下三錢, 錢幞頭上也出汗." 『世醫得效方』을 인용했다고 하였다. 『世醫得效方』 卷第十三 風科 「通治」 '去風丹'(앞의 책, 222쪽). "治癱風瘓風大風, 一切諸風. 仍治脚氣, 並攧撲傷折, 及破傷風. 服過百粒, 卽爲全人. 尤能出汗. 紫色浮萍(不以多少), 右以七月半旬, 或望日採萍, 擇淨者, 先以盆盛水, 以竹篩盛萍, 於水盆上曬乾, 硏爲細末, 煉蜜圓如彈子, 每服一粒, 豆淋酒空心食前化下. 豆淋酒法, 用黑豆半升, 揀洗令淨, 炒令烟出, 以無灰酒三升, 浸一晝夜, 去豆取酒用之. 亦可常服."
『仁齋直指』 卷二十四 「癜風」에는 '靈草丹'이라는 이름으로 나온다(앞의 책, 496쪽). "治一切風疾, 及癮疹紫白癜風痛癢頑痲. 採紫背浮萍草攤於竹篩內, 下着水, 晒乾爲細末, 煉蜜丸如彈子大, 每服一丸, 用黑豆淋酒化下. 及治脚氣打撲傷損渾身痲痺."

374 '幞頭'는 頭巾의 일종으로, 紗帽와 같이 두 段으로 되어 있고 뒤쪽의 左右에 날개가 달려 있으며 각이 지고 위가 평평한 冠이다.

375 『醫學綱目』 卷之十 肝膽部 中風 「中深半身不收

거풍단

모든 풍증과 팔다리를 잘 쓰지 못하는 것, 대풍大風, 파상풍破傷風을 치료한다.

부평(뒷면이 자줏빛인 것) 적당한 양.

7월 상순이나 보름날에 건져서 대나무 체 위에 펼쳐놓고 물기를 뺀 뒤 햇볕에 말려 가루내어 꿀로 반죽하여 탄자대의 알약을 만든다. 한 알씩 두림주豆淋酒에 녹여 먹는다(『의학강목』). ◯ 어떤 노래에서 "하늘이 신령한 풀을 냈는데 뿌리도 없고 줄기도 없다. 산속에도 없고 언덕에도 없다. 버들개지 봄바람에 날아들면 파릇파릇 물 위에 떠다닌다. 신선은 이 약 하나로 고질병을 낫게 하니 7월 보름이 나를 캐는 때이다. 심한 반신불수나 사소한 풍병 할 것 없이 두림주로 세 알을 녹여 먹으면 쇠로 된 복두 위에도 땀이 난다"라고 하였다(『의학강목』). ◯ 부평환이라고도 한다(『의학입문』).

속명자산

풍허風虛로 저절로 땀이 나는 것을 치료한다.

계피 일곱 푼 반, 방풍·독활·당귀·인삼·세신·갈근·작약·천궁·숙지황·형개수·원지·반하·감초 각 다섯 푼.

위의 약들을 썰어 한 첩으로 하여 생강 세 쪽을 넣고 물에 달여 먹는다(『단계심법부여』).

舌難言」'采浮萍草法並方'(앞의 책, 171쪽). "不在山兮不在岸, 采我之時七月半. 一任癱風與瘓風, 些少微風都不算. 豆淋酒內下三錢, 錢幞頭上也出汗." 온전한 문장이 『本草綱目』에 나온다. 『本草綱目』 草部 卷十九 草之八(水草類二十三種)「水萍」(앞의 책, 1,368쪽). "世傳宋時東京開河, 握得石碑, 梵書大篆一詩, 無能曉者. 眞人林靈素逐字辨繹, 乃是治中風方, 名去風丹也. 詩云, 天生靈草無根榦, 不在山間不在岸, 始因飛絮逐東風, 汎梗青青飄水面, 神仙一味去沈痾, 采時須在七月半, 選甚癱風與大風, 些小微風都不筭, 豆淋酒化服三丸, 鐵幞頭上也出汗. 其法, 以紫色浮萍晒乾爲末細, 煉蜜和丸彈子大, 每服一粒, 以豆淋酒化下. 治左癱右瘓, 三十六種風, 偏正頭風, 口眼喎斜, 大風癩風, 一切無名風, 及香港脚, 並打撲傷折, 及胎孕有傷. 服過百粒, 即爲全人. 此方, 後人易名紫萍一粒丹."

376 『醫學入門』 外集 卷六 雜病用藥賦「遊風」'遊風'(앞의 책, 505쪽). "單浮萍丸. 用紫背浮萍, 攤於竹篩內, 下著水晒乾爲末, 蜜丸彈子大. 每一丸, 用黑豆淋酒化煆. 治一切風疾, 癮疹紫癜白癜, 痛痒頑痲, 兼治脚氣, 打撲傷損, 渾身痲痺."

377 『丹溪心法附餘』 卷之一 外感門上「中風」'續命煮散'(앞의 책, 56쪽). "治風氣留滯, 心中昏憒, 四肢無力, 口眼瞤動, 或時搐搦, 亡失津液, 渴欲飮水. 此藥能扶營衛, 去虛風, 中虛自汗, 及産後中風, 自汗尤宜服之. 防風獨活當歸人蔘細辛乾葛芍藥川芎甘草熟地黃遠志(去心)荊芥各五錢, 官桂七錢半, 半夏五錢. 汗不止, 可牡蠣粉. 右㕮咀, 每服一兩, 生薑三片, 水二盞, 煎之一盞, 去滓, 通口服." 이 처방은 『婦人大全良方』에 처음 나온다(『婦人大全良方』 卷之三 「婦人中風自汗方論第六」 '續命煮散', 97-98쪽). 구성 약물의 용량이 다르다.

風病須防再發

風病雖愈, 必再發, 再發則必重, 常須服藥以防之〔類取〕. ○小續命湯, 風人宜常服, 以防瘖瘂 方見上〔丹心〕[378]. ○愈風湯, 如覺風動, 便服此, 不致倒仆〔易老〕[379]. ○宜服定風餠子. ○最忌房室, 如道釋修養可也〔資生〕[380].

定風餠子

治中風面喎, 鼻淵, 痰厥頭痛, 眩暈嘔吐.

天麻, 川烏, 南星, 半夏, 白殭, 川芎, 白茯苓, 甘草 生[381].

右等分爲末, 薑汁和丸, 芡實大, 作餠子, 朱砂爲衣, 每一餠, 細嚼薑湯下. 預防風疾, 爽慧神志〔本事〕[382].

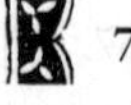

378『世醫得效方』卷十三 風科「虛證」'加減續命湯'(앞의 책, 217쪽).

379『素問病機氣宜保命集』卷中「中風論第十」(앞의 책, 428쪽).

380『鍼灸資生經』第四「偏風(偏枯半身不遂)」(앞의 책, 349쪽). "最忌房室, 或能如道釋修養, 方能保其無他."

381『類證普濟本事方』에는 '生'이 '並生'으로 되어 있다.

382『類證普濟本事方』卷第一「中風肝膽筋骨諸風」'定風餠子'(앞의 책, 382쪽). "治風客陽經, 邪傷腠

풍병은 재발을 막아야 한다

풍병風病은 나았다가도 반드시 재발하는데, 재발하면 반드시 심해지므로 늘 약을 먹어 재발을 막아야 한다(유취). ◯ 소속명탕은 풍을 앓는 사람이 늘 먹으면 말을 하지 못하게 되는 것을 막을 수 있다(처방은 앞에 있다)(단심). ◯ 풍기風氣가 느껴질 때 유풍탕을 바로 먹으면 쓰러지지 않는다(『소문병기기의보명집』). ◯ 정풍병자를 먹는 것이 좋다. ◯ 성생활을 절대로 삼가고, 도사나 스님처럼 수양하는 것이 좋다(『침구자생경』).

정풍병자

중풍으로 얼굴이 비뚤어진 것과 비연鼻淵, 담궐두통痰厥頭痛, 어지럽고 토하는 것을 치료한다.

천마·천오·남성·반하·건강〔껍질을 벗겨 말린 것〕·천궁·백복령·감초(날것).

위의 약들을 각 같은 양으로 가루내어 생강즙으로 반죽하여 감실대의 떡을 만들어 주사로 옷을 입힌다. 떡 한 덩어리씩 꼭꼭 씹어서 생강 달인 물로 넘긴다. 풍병을 예방하고 정신을 맑게 한다(『유증보제본사방』).

理, 背膂強直, 口眼喎斜, 體熱惡寒, 痰厥頭痛, 肉瞤筋惕, 辛頞鼻淵, 及酒飮過多, 嘔吐涎沫, 頭目眩暈, 如坐車船. 常服解五邪傷寒, 辟霧露瘴氣, 爽慧神志, 諸風不生. 天麻川烏(去皮尖)南星半夏川薑川芎白茯苓甘草各等分(並生). 右細末, 生薑汁爲丸, 如龍眼大作餠子, 生朱爲衣. 每服一餠, 細嚼, 熱生薑湯下, 不拘時候, 熙豐間王丞相常服, 預防風疾神驗."

小中不須深治

中風, 須大作湯劑[383], 方有成效. 若風歸[384]手足, 名曰小中. 不宜用正風藥深治[385], 但用平和湯劑, 雖未能爲全人, 亦可留連歲月, 戒之戒之〔得效〕[386].

383 여기에서 '大作湯劑'는 大劑(약의 용량을 많이 하여 쓰는 것)의 뜻이라기보다는 오랫동안 많은 약을 쓰는 것을 뜻하는 것으로 보인다.

384 '歸', "還也, 入也"(『集韻』).

385 '深治'는 병이 깊은 곳에 있을 때 많은 약을 오랫동안 복용하여 치료하는 방법이다. 『石室秘錄』 卷三 射集「深治法」, 柳長華 主編, 『陳士鐸醫學全書』(中國中醫藥出版社, 1999, 332쪽). "深治者, 病患深而深治之也. 如人病在膏肓, 或在骨髓, 或在腦中者是. 此等症, 成非一朝, 則治亦非一日, 必須多服湯藥于日間, 久服丸餌子夜半, 非數百劑, 非數十斤, 不能奏效."

소중인 경우 깊이 치료할 필요가 없다

중풍에는 반드시 약을 많이 써야만 효과를 볼 수 있다. 그런데 풍이 손발에만 들어간 것을 '소중小中'이라고 하는데, 이때에는 오로지 풍을 치료하는 약만으로 깊이 치료하지 말고 화평和平한 탕제를 써야만 완전히 낫지는 않아도 더 살 수 있다. 그러므로 주의하고 주의해야 할 일이다(『세의득효방』).

386 『世醫得效方』 卷十三 風科 「中風要說」(앞의 책, 216쪽).

中風能食

中風人，多能食，盖甲己化土，脾盛故能多食．此脾氣愈盛，下克腎水，腎水虧則病增劇．宜廣服藥，不欲多食，病能自愈．○中風多食者，風木盛也，木盛則克脾，脾受敵，求助于食．經曰，實則夢與，虛則夢取[387]．當瀉肝木，治風安脾，脾安則食少，是其養[388]矣〔寶鑑〕[389]．

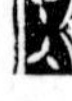

387『素問』「淫邪發夢第四十三」．“甚饑則夢取，甚飽則夢予.”

388『衛生寶鑑』에는 ‘養’이 ‘效’로 되어 있다．『衛生寶鑑』의 문장대로 번역을 하면 “이것[음식을 적게 먹게 되는 것]이 치료한 효과가 나타난 것이다”가 된다.

389『衛生寶鑑』卷七 中風門「中風見證」(앞의 책, 81쪽).

풍에 맞고도 잘 먹는 것

풍에 맞은 사람은 잘 먹는 경우가 많은데, 이는 갑기甲己〔풍목風木의 기〕가 토土로 기화氣化하여 비脾의 기가 왕성해졌기 때문에 많이 먹게 되는 것이다. 이렇게 되면 비의 기는 점점 왕성해져서 아래로 신수腎水를 억눌러 신수가 줄어들면 병이 점점 심해진다. 그러므로 이런저런 약을 써서 〔환자가〕 많이 먹으려고 하지 않게 하면 병은 저절로 낫는다. ◯ 풍에 맞았는데도 잘 먹는 것은 풍목의 기가 지나치게 왕성하기 때문이다. 목의 기가 지나치게 왕성하면 비의 기를 억누르게 되고, 그러면 비는 적을 만나 음식의 기에서 도움을 받으려고〔음식을 더 먹으려고〕 하는 것이다. 『내경』에서 "실實하면 주는 꿈을 꾸고, 허虛하면 무언가를 취하는 꿈을 꾼다"고 하였으니 이때에는 마땅히 간목肝木의 기를 사瀉하고 풍을 다스려 비를 안정시켜야 한다. 비가 안정되면 적게 먹게 되니 이것이 양생하는 방법이다(『위생보감』).

傷風證

傷風則涕流，鼻塞聲重〔入門〕[390]．○傷風證，屬肺者多．宜辛溫或辛凉之劑散之．戴氏云，新咳嗽鼻塞聲重是也[391]．宜蔘蘇飮，冲和散，防風冲和湯 方並見寒門．○有汗而惡風，此眞感風證也〔入門〕[392]．

390『醫學入門』內集 卷一 臟腑 臟腑條分「肺」(앞의 책, 66쪽).

391『丹溪心法』卷一「中寒二」(앞의 책, 209쪽).

392『明醫雜著』卷之四 風證「擬治諸方」(앞의 책, 146쪽).

상풍증

상풍증은 콧물이 흐르고 코가 막히며 목소리가 가라앉는다(『의학입문』). ◯ 상풍증의 원인은 폐肺에 속하는 경우가 많은데, 맵고 따뜻한 약이나 맵고 시원한 약으로 발산시켜야 한다. 대원례戴元禮는 〔상풍증은〕 "기침이 나기 시작하고 코가 막히며 목소리가 가라앉는 것"이라고 하였는데 삼소음, 충화산, 방풍충화탕을 쓴다(처방은 모두 「상한문」에 있다). ◯ 땀이 나고 바람을 싫어하는 것이 바로 풍에 감촉된 증상이다(입문).

諸風病名

頭風, 多饒白屑. ○毒風, 面上生瘡. ○刺風, 狀如鍼刺, 腰痛如錐. ○癎風, 急倒作聲, 發搐急緩[393]. ○頑風, 不識[394]痛痒. ○癧風, 頸項[395]斑剝. ○暗風, 頭旋眼黑, 不辨東西. ○瘡風, 面生朱[396]點. ○肝風, 鼻悶眼瞤, 兩瞼赤爛. ○偏風, 口眼喎斜. ○節風, 肢節續斷[397], 指甲脫[398]落. ○脾風, 心多嘔逆. ○酒風, 行步不前. ○肺風, 鼻塞項疼. ○膽風, 令人不睡. ○氣風, 肉如[399]蟲行. ○腎風, 耳內蟬鳴, 陰間濕痒, 寒濕脚氣. ○癱風, 半身不遂. ○瘓風, 手足拳攣. ○胃風, 不伏水土[400]. ○虛風, 風寒濕痒[401]. ○腸風, 脫肛瀉血. ○腦風, 頭旋偏痛. ○賊風, 發聲不響. ○產風, 四肢疼痛. ○骨風, 膝腫如槌. ○膝風, 腿寒骨痛. ○心風, 健忘多驚. ○盛風, 言語蹇澁. ○髓風, 臂膞[402]痠疼. ○藏風, 夜多盜汗. ○血風, 陰囊濕痒. ○烏風, 頭面腫塊.

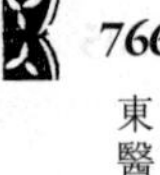

393 『醫說』에는 '緩'이 '慢'으로 되어 있다.
394 『醫說』에는 '識'이 '認'으로 되어 있다.
395 『醫說』에는 '項'이 '生'으로 되어 있다.
396 『醫說』에는 '朱'가 '紫'로 되어 있다.
397 『醫說』에는 '續斷'이 '斷續'으로 되어 있다. '斷續'은 이어졌다 끊어졌다 하는 것이다.
398 『醫說』에는 '脫'이 '斷'으로 되어 있다.
399 『醫說』에는 '如'가 '內'로 되어 있다.

여러 가지 풍증의 이름

두풍증은 비듬이 많은 것이다. ◯ 독풍毒風은 얼굴에 부스럼이나 종기〔창瘡〕가 생기는 것이다. ◯ 자풍刺風은 바늘로 찌르는 것같이 아픈 것인데, 허리가 송곳으로 찌르는 것같이 아프다. ◯ 간풍癎風은 갑자기 넘어지면서 소리를 지르고, 오그라들었다 펴졌다 경련이 이는 것이다. ◯ 완풍頑風은 아프거나 가려운 줄을 모르는 것이다. ◯ 역풍癧風은 목에 얼룩점이 생기는 것이다. ◯ 암풍暗風은 머리가 빙빙 돌고 눈이 어두워져 사물을 구분하지 못하는 것이다. ◯ 사풍瘖風은 얼굴에 붉은 반점이 생기는 것이다. ◯ 간풍肝風은 코가 막힌 듯이 갑갑하고 눈이 떨리며 양쪽 눈꺼풀이 벌겋게 문드러지는 것이다. ◯ 편풍偏風은 입과 눈이 비뚤어지는 것이다. ◯ 절풍節風은 팔다리의 마디가 아팠다 안 아팠다 하며 손톱이 〔갈라져〕 빠지는 것이다. ◯ 비풍脾風은 속이 메슥거리며 토하는 것이다. ◯ 주풍酒風은 걸어도 앞으로 나아가지 못하는 것이다. ◯ 폐풍肺風은 코가 막히고 목뒤가 아픈 것이다. ◯ 담풍膽風은 잠을 자지 못하는 것이다. ◯ 기풍氣風은 살 속에 벌레가 기어가는 것 같은 느낌이 있는 것이다. ◯ 신풍腎風은 귓속에서 매미가 우는 것 같고 음부가 축축하여 가려우며, 한습寒濕으로 각기脚氣가 생기는 것이다. ◯ 탄풍癱風은 몸의 한쪽을 쓰지 못하는 것이다. ◯ 탄풍瘓風은 손발이 오그라드는 것이다. ◯ 위풍胃風은 생활환경이 맞지 않아서 생긴 풍병을 말하는 것이다. ◯ 허풍虛風은 풍한습으로 가려운 것이다. ◯ 장풍腸風은 항문이 빠지고 피를 쏟는 것이다. ◯ 뇌풍腦風은 머리가 어지럽고 한쪽 머리가 아픈 것이다. ◯ 적풍賊風은 소리를 내려고 하여도 소리가 나지 않는 것이다. ◯ 산풍産風은 〔산후에〕 사지가 아픈 것이다. ◯ 골풍骨風은 무릎이 망치처럼 뭉툭하게 붓는 것이다. ◯ 슬풍膝風은 허벅지가 차갑고 뼈가 쑤시는 것이다. ◯ 심풍心風은 잘 잊어버리고 잘 놀라는 것이다. ◯ 성풍盛風은 말이 어눌하여 더듬는 것이다. ◯ 수풍髓風은 팔과 어깨가 시큰거리고 아픈 것이다. ◯ 장풍藏風은 밤에 식은땀이 많이 나는 것이다. ◯ 혈풍血風은 음낭이 축축하고 가려운 것이다. ◯ 오풍烏風은 머리와 얼굴에 부스럼이 나는 것이다.

400 '不伏水土'는 不服水土라고도 하며, 어느 지역의 기후나 음식, 습관 등이 맞지 않는 것을 말한다.
401 『醫說』에는 '痒'이 '痺'로 되어 있다.
402 『醫說』에는 '痠'이 '酸'으로 되어 있다.

○皮風，赤[403]白癜癬．○肌風，遍[404]身瘙痒．○體風，身生腫毒．○閉風，大便燥澁．○軟風，四肢不擧．○綠[405]風，瞳[406]人開大．○青[407]風，吐極青盲．○虎風，發吼羊叫．○大[408]風，成片爛瘡〔醫[409]說〕．

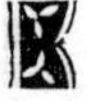

403 『醫說』에는 '赤'이 '紫'로 되어 있다.

404 『醫說』에는 '瘙'가 '燥'로 되어 있다.

405 '綠風'은 綠風內障, 綠水灌珠, 綠水灌瞳, 綠風變花 등으로도 불린다. 근대 서양의학의 급성 폐쇄각 녹내장(Acute Angle-Closure Glaucoma)에 해당하는 것으로 본다.

406 '瞳人'은 瞳仁, 瞳孔, 瞳子, 瞳神이라고도 한다. 좁은 의미에서는 눈동자, 넓은 의미에서는 神珠, 房水, 睛珠(렌즈체), 神膏(유리체), 視衣(망막), 睛膜, 脈絡膜, 目系 등을 말한다(『동의학사전』).

407 '青風'은 青風內障의 줄인 말로 五風內障의 하나이다. 눈동자가 푸른색을 띠면서 머리와 눈이 아프고 눈이 어두워지는 병증을 말한다(『동의학사전』).

408 여기에서 '大風'은 癘風, 곧 나병을 가리키는 것으로 보인다. 초기에는 어지럽고 입맛이 없으며 여

◯ 피풍皮風은 붉거나 허연 어루러기나 버짐이 생기는 것이다. ◯ 기풍肌風은 온몸이 메마르면서 가려운 것이다. ◯ 체풍體風은 몸에 종독腫毒이 생기는 것이다. ◯ 폐풍閉風은 대변이 말라 잘 나가지 못하는 것이다. ◯ 연풍軟風은 팔다리를 잘 쓰지 못하는 것이다. ◯ 녹풍綠風은 눈동자가 〔초록빛을 띠면서〕 커지는 것이다. ◯ 청풍靑風은 몹시 토하고 눈동자가 〔푸른빛을 띠면서〕 앞을 잘 보지 못하게 되는 것이다. ◯ 호풍虎風은 〔아파서〕 양의 울음 같은 소리를 내는 것이다. ◯ 대풍大風은 덩어리를 지어 문드러지는 것이다(『의설』).

기저기 아프다가 몇 달 또는 몇 년 후에 국소 피부가 마비되어 감각이 없고 점차 홍반이 생겨 곪지 않고 결절이 생긴다. 결절이 얼굴에 생기면 눈썹이 빠지고 눈이 손상되며, 코가 주저앉고, 입술이 갈라진다([네이버 지식백과－한국전통지식포탈] '여풍癘風'). '結節nodule'이란 피부 병변 중 구진papule과 같은 형태이나 그 지름이 약 5~10mm 정도로 더 크거나 깊이 존재하고, 일반적으로 사라지지 않고 지속되는 경향이 있는 피부 병변을 말한다. 구진과 작은 종양 사이의 중간 크기이다(서울대학교병원 의학정보 http://www.snuh.org/).

409 『醫說』 卷三 諸風 「辯諸風證」(앞의 책, 74쪽).

風病治法

靈樞曰，眞氣者，所受於天，與穀氣並，而充身者也．邪氣者，虛風之賊[410]，傷人也．虛邪之中人，洒淅動形，起毫毛而發腠理[411]．○邪之中人，或中於陰，或中於陽，上下左右，無有恒常．人方虛時，及新用力，若飮食汗出，腠理開而中於邪．中於面則下[412]陽明，中於項則下太陽，中於頰則下少陽，其中於膺背兩脇，亦中其經〔醫說〕[413]．○風有中藏，中府之分，中府者宜汗之，中藏者宜下之，汗亦不可過多也．表裏不和則須汗下之，表裏已和，是宜治之在經也〔易老〕[414]．

410 '虛風之賊'은 '虛邪賊風'으로, 몸이 허한 틈을 타서 침범하여 병을 일으키는 風邪, 곧 八風을 말한다. 虛邪는 몸이 허한 틈을 타서 침범한 사기이며, 賊風은 八方에서 불어와 사람을 해치는 바람이다. '虛風'은 바람이 불어오는 방향과 계절이 맞지 않는 것을 말한다.

411 『靈樞』「刺節眞邪第七十五」. "眞氣者, 所受於天, 與穀氣並而充身也. 正氣者, 正風也, 從一方來, 非實風, 又非虛風也. 邪氣者, 虛風之賊傷人也, 其中人也深, 不能自去. 正風者, 其中人也淺, 合而自去, 其氣來柔弱, 不能勝眞氣, 故自去. 虛邪之中人也, 洒淅動形, 起毫毛而發腠理."

412 '下'는 進入하다, 放入(집어넣다)이라는 뜻이다.

413 『靈樞』「邪氣臟腑病形第四」. "黃帝曰, 陰之與陽也, 異名同類, 上下相會, 經絡之相貫, 如環無端. 邪之中人, 或中于陰, 或中于陽, 上下左右, 無有恒常,

풍병을 치료하는 방법

『영추』에서 "진기眞氣는 선천적으로 타고난 기와 〔후천적으로 얻은〕 곡기穀氣가 함께 어우러진 것으로, 몸을 채우는 기이다. 사기邪氣는 허풍虛風이라는 적사賊邪로서 사람을 상하게 하는 것이다. 허사虛邪를 맞으면 으슬으슬 추우면서 몸을 떨고 솜털이 일어나며 주리腠理가 열린다"고 하였다. ◯ 사기를 맞는 것은 음陰에 맞기도 하고 양陽에 맞기도 하며, 위아래와 왼쪽, 오른쪽 구분할 것 없이 일정하지가 않다. 몸이 허해졌을 때, 막 힘을 쓰고 났을 때, 음식을 먹고 땀을 흘리면 주리가 열려 사기를 맞게 된다. 얼굴에 맞으면 양명경으로 〔사기가〕 들어가고, 목덜미에 맞으면 태양경으로 들어가며, 뺨에 맞으면 소양경으로 들어간다. 가슴과 등, 양쪽 옆구리에 맞아도 각각 해당하는 경락으로 들어가게 된다(『의설』). ◯ 풍에는 오장에 맞는 것〔중장中臟〕과 육부에 맞는 것〔중부中腑〕의 구분이 있는데, 육부에 맞으면 땀을 내야 하고 오장에 맞으면 설사를 시켜야 하지만 땀을 내는 것〔과 설사시키는 것〕 역시 지나치게 내어서는 안 된다. 표리表裏가 조화되지 못하면 그에 따라 땀을 내거나 설사를 시켜야 하지만, 표리가 조화되고 나면 마땅히 그 경락에 따라 치료해야 한다(역로).

其故何也. 岐伯曰, 諸陽之會, 皆在于面. 中人也方乘虛時, 及新用力, 若飮食汗出, 腠理開, 而中于邪. 中于面則下陽明, 中于項則下太陽, 中于頰則下少陽, 其中于膺背兩脇亦中其經."

414 『衛生寶鑑』 卷七 「中風門」(앞의 책, 73쪽). '潔古家珍'을 인용했다고 하였다. "治雖有汗下之戒, 而有中臟中腑之分. 中腑者宜汗之中, 臟者宜下之. 此雖合汗下, 亦不可過也. 仲景云, 汗多則亡陽, 下多則亡陰. 亡陽則損氣, 亡陰則損形. 故經言, 血氣者人之神, 不可不謹養也. 初謂表里不和須汗下之, 表里已和, 是宜治之在經也."

○ 風者百病之始也, 善行而數變. 行者, 動也. 治須少汗, 亦宜少下, 汗下得宜, 然後可治〔易老〕[415]. ○ 大率治風, 主氣血虛有痰. 氣虛者獨參湯 方見氣門, 加竹瀝薑汁. 血虛者四物湯 方見血門, 地黃薑汁浸炒, 加竹瀝薑汁. 肥人多濕, 少加附子烏頭行經〔丹心〕[416]. ○ 凡人春服小續命湯五劑, 夏服腎瀝湯三劑, 秋服黃芪元[417] 方見局方 一兩劑, 冬服藥酒[418]兩三劑, 此法終身常爾, 則風病不生矣〔得效〕[419].

415 『衛生寶鑑』 卷七 「中風門」(앞의 책, 73쪽). '潔古家珍'을 인용했다고 하였다. "經曰, 風者百病之始, 善行而數變. 行者, 動也. 風本爲熱, 熱勝則風動, 宜以靜勝其躁, 是養血也. 治須少汗, 亦宜少下. 多汗則虛其衛, 多下則損其榮. 汗下各得其宜, 然后宜治其在經."

416 『丹溪心法』 卷一 「中風一」(앞의 책, 200쪽). "中風大率主血虛有痰, 治痰爲先, 次養血行血. 或屬虛, 挾火(一作痰). 與濕, 又須分氣虛血虛. 半身不遂, 大率多痰, 在左屬死血瘀(一作少)血, 在右屬痰有熱, 並氣虛. 左以四物湯加桃仁紅花竹瀝薑汁, 上以二陳湯四君子等湯加竹瀝薑汁. … 肥白人多濕, 少用烏頭附子行經."

이 구절은 『醫學綱目』에 인용된 『丹溪心法』의 내용과도 다르다. 『醫學綱目』 卷之十 肝膽部 中風 「中深半身不收舌難言」(앞의 책, 166쪽)에는 다음과 같이 되어 있다. "大率治風, 主血虛有痰, 治痰爲先, 或作屬虛挾火與濕, 半身不遂者, 大率多痰. 在左屬死血, 在右屬痰. 左以四物湯等加桃仁紅花竹瀝薑汁. 上以二陳四君子湯等加竹瀝薑汁. 氣虛有痰者, 濃煎獨參湯加竹瀝薑汁. 聲如鼾者屬氣虛, 以人參一兩煎湯一盞, 入竹瀝薑汁. … 肥人中風口喎, 手足麻木, 左右俱作痰治. 用貝母栝蔞南星半夏陳皮黃芩白朮黃連羌活黃柏防風荊芥威靈仙薄荷桂心甘草天花粉."

417 『太平惠民和劑局方』 卷之五 治諸虛 '黃芪圓'(앞의 책, 153-154쪽). "治丈夫腎臟風毒上攻, 頭面虛浮, 耳內蟬聲, 頭目昏眩, 項背拘急. 下注腰腳, 脚膝生瘡, 行步艱難, 腳下隱疼, 不能踏地. 筋脈拘攣, 不得屈伸, 四肢少力, 百節酸疼, 小便滑數, 及癱緩風痺, 遍身頑麻. 又療婦人血風, 肢體癢痛, 腳膝緩弱, 起坐艱難, 並宜服之. 天川烏(炮, 去皮臍)川楝子地龍(去土, 炒)茴香(炒)杜蒺藜(炒, 去刺)赤小豆防風(去蘆頭)黃芪(銼)各一兩, 烏藥(銼)二兩. 上爲細末,

◯ 풍은 모든 병의 시작이다. 〔풍은〕 잘 돌아다니고 자주 변하는데, '돌아다닌다'는 것은 '〔어지럽게〕 움직인다'는 뜻이다. 치료할 때에는 약간 땀을 내거나 약간 설사를 시켜야 하는데, 적절하게 땀을 내고 설사를 시킨 다음에야 〔제대로〕 치료할 수 있다(역로).
◯ 대체로 풍을 치료할 때에는 기혈이 허한지, 담이 있는지가 중요하다. 기가 허하면 독삼탕(처방은 「기문」에 있다)에 죽력과 생강즙을 넣는다. 혈이 허하면 사물탕(처방은 「혈문」에 있다)에서 숙지황은 생강즙에 담갔다가 볶은 것을 쓰고, 죽력과 생강즙을 넣는다. 살이 쪄서 습이 많은 사람은 부자와 오두를 조금 넣어 경락을 통하게 한다(『단계심법』).
◯ 일반적으로 봄에는 소속명탕 다섯 제를 복용하고, 여름에는 신력탕 세 제를 복용하며, 가을에는 황기원(처방은 『태평혜민화제국방』에 있다) 한두 제를 복용하고, 겨울에는 약술 두세 제를 복용한다. 이같이 평생 복용하면 풍병風病이 생기지 않는다(『세의득효방』).

酒煮面糊爲丸, 如梧桐子大. 每服十五圓, 溫酒下, 鹽湯亦得, 婦人醋湯下, 皆空心服."

418 『備急千金要方』 卷第七 「酒醴第四」(앞의 책, 157쪽). "例曰, 凡合酒皆, 薄切藥, 以絹袋盛藥納酒中, 密封頭, 春夏四五日, 秋冬七八日, 皆以味足爲度, 去滓, 服酒盡後, 其滓擣. 酒服方寸匕, 日三. 大法冬宜服酒, 至立春宜停." 이하에 石斛酒, 烏麻酒方, 鐘乳酒方, 枸杞菖蒲酒, 虎骨酒 등이 나온다. 여기에서 말하는 '藥酒'는 이러한 처방들을 가리키는 것으로 보인다. 또한 『備急千金要方』 卷第二十七 養性에 나오는 枸杞酒方도 이러한 처방의 하나로 보인다. 『備急千金要方』 卷第二十七 養性 「服食法第六」 '枸杞酒方'(앞의 책, 497쪽). "枸杞根一百二十斤, 切以東流水四石煮一日一夜, 取清汁一石, 漬麴一如家醞法. 熟取清, 貯不津器中, 內乾地黃末二斤半, 桂心乾薑澤瀉蜀椒末各一升, 商陸末二升, 以絹袋貯, 納酒底, 緊塞口, 埋入地三尺, 堅覆上. 三七日沐浴整衣冠, 再拜, 平曉向甲寅地日出處開之, 其酒赤如金色. 旦空腹服半升, 十日萬病皆愈, 三十日瘢痕滅. 惡疾人以水一升, 和酒半升, 分五服愈. 千金翼又云, 若欲服石者, 取河中青白石如棗杏大者二升, 以水三升煮一沸, 以此酒半合置中, 須臾即熟可食."

419 『世醫得效方』 卷第二十 孫眞人養生書 「服食法」(앞의 책, 331쪽). "凡人春服小續命湯五劑, 及諸補散各一劑. 夏大熱, 則服腎瀝湯三劑. 秋服黃芪等圓一兩劑, 立春日則止. 此法終身常爾, 則百病不生矣." 『備急千金要方』 卷二十七 養性 「服食法第六」(앞의 책, 494쪽). "論曰, 凡人春服小續命湯五劑, 及諸補散各一劑. 夏大熱, 則服腎瀝湯三劑. 秋服黃芪等丸一兩劑. 冬服藥酒兩三劑, 立春日則止. 此法終身常爾, 則百病不生矣."

諸風通治

○ 宜用通氣驅風湯, 秘傳順氣散, 烏藥順氣散, 木香保命丹, 禦風丹, 烏龍丹, 一粒金丹, 換骨丹, 鐵彈元, 辟巽錠子.

通氣驅風湯

治中風口眼喎斜, 半身不遂, 痰涎壅盛, 語言蹇澁, 行步艱難, 精神不爽.

烏藥 一錢半, 川芎, 白芷, 桔梗, 陳皮, 白朮, 甘草 各一錢, 麻黃, 枳殼, 人蔘 各五分.

右剉作一貼, 入薑三片棗二枚, 水煎服〔得效〕[420]. ○ 一名祛風通氣散〔入門〕[421].

秘傳順氣散

治中風喎斜癱瘓, 一切風疾.

青皮, 陳皮, 枳殼, 桔梗, 烏藥, 人蔘, 白朮, 白茯苓, 半夏, 川芎, 白芷, 細辛, 麻黃, 防風, 乾薑, 白殭蠶, 甘草 各六分.

右剉作一貼, 入薑五片, 水煎服〔醫鑑〕[422].

420 『世醫得效方』 卷第十三 風科「虛證」'通氣驅風湯' (앞의 책, 216-217쪽). "治男子婦人血氣虛弱, 虛風攻注, 肌體顫掉, 肩背刺痛, 手足拳攣, 口眼喎斜, 半身不遂, 頭目旋暈, 痰涎壅盛, 語言蹇澁, 行步艱難, 心忪氣短. 客風所湊, 四肢拘急重, 頭疼. 脾胃不和, 心腹刺痛, 胸膈不快, 少力多困, 精神不爽, 不思飮食, 嘔霍亂吐瀉. 胎前産後, 但是氣虛百病, 皆可服之. 天台烏藥五兩, 桔梗(去蘆)川白芷川芎甘草(炙)陳皮(去白)白朮各三兩半, 麻黃(去根)枳殼(麩炒去穰)各兩半, 人蔘(去蘆)半兩. 上爲末. 每服三錢, 紫蘇木瓜煎湯調下. 去白朮加乾薑殭蠶, 名烏藥順氣散."

여러 가지 중풍을 두루 치료하는 처방

통기구풍탕, 비전순기산, 오약순기산, 목향보명단, 어풍단, 오룡단, 일립금단, 환골단, 철탄원, 벽손정자를 쓴다.

통기구풍탕

중풍으로 입과 눈이 비뚤어지고 몸의 한쪽을 잘 쓰지 못하며, 담연痰涎이 꽉 틀어막혀서 말을 더듬거리고 걸음을 걷기가 어려우며, 정신이 맑지 못한 것을 치료한다.

오약 한 돈 반, 천궁·백지·길경·진피·백출·감초 각 한 돈, 마황·지각·인삼 각 다섯 푼.

위의 약들을 썰어 한 첩으로 하여 생강 세 쪽, 대추 두 개를 넣고 물에 달여 먹는다(『세의득효방』). ◯ 거풍통기산이라고도 한다(『의학입문』).

비전순기산

중풍으로 입이 비뚤어지고 팔다리를 잘 쓰지 못하는 것과 풍으로 인한 모든 병을 치료한다.

청피·진피·지각·길경·오약·인삼·백출·백복령·반하·천궁·백지·세신·마황·방풍·건강·백강잠·감초 각 여섯 푼.

위의 약들을 썰어 한 첩으로 하여 생강 다섯 쪽을 넣고 물에 달여 먹는다(『고금의감』).

421 『醫學入門』 外集 卷七 通用古方詩括 雜病「風」'祛風通氣散'(앞의 책, 603쪽). "烏藥君, 芎芷甘梗橘朮臣, 麻殼人蔘爲使, 薑棗煎來任屈伸."

422 『古今醫鑑』 卷二 中風「方」'秘傳順氣散'(孫鑑塘傳)(앞의 책, 46쪽). 여기에는 秦艽, 羌活, 獨活이 더 들어 있다. "治諸風口眼喎斜, 半身不遂, 左癱右瘓, 先服三五劑, 後進祛風藥酒. 青皮陳皮枳殼桔梗烏藥人蔘(去蘆)白朮半夏(製)川芎白芷細辛麻黃(去節)防風(去蘆)乾薑殭蠶(炒)甘草秦艽(去蘆)羌活獨活各等分. 上㕮咀, 生薑三片, 水二鍾, 煎至八分, 空心溫服."

烏藥順氣散

治風氣流走經絡, 四肢疼痛, 筋脈拘攣. 宜多汗, 以手足間微汗爲妙 方見上.

木香保命丹

治中風一切諸證.

木香, 白附子 生, 桂皮, 杜冲, 厚朴, 藁本, 獨活, 羌活, 海東皮, 白芷, 甘菊, 牛膝 酒浸, 白花蛇 酒炒, 全蝎 炒, 威靈仙 酒洗, 天麻, 當歸, 蔓荊子, 虎骨 酒浸酥灸, 天南星 漿水煮, 防風, 山藥, 甘草 酥灸, 赤箭 各五錢, 朱砂 七錢半 半爲衣, 麝香 一錢半.

右爲末, 蜜丸, 彈子大, 朱砂爲衣, 每一丸, 細嚼, 溫酒送下〔御藥〕[423].

禦風丹

治中風口眼喎斜, 半身不遂, 神昏語澁.

麻黃, 防風, 白芷 各一兩半, 乾生薑, 甘草 各七錢半, 川芎, 白芍藥, 桔梗, 細辛, 白殭蠶, 羌活, 南星 各五錢.

右末, 蜜丸, 彈子大, 朱砂二錢半爲衣, 每一丸, 熱酒化下〔入門〕[424].

---

423 『御藥院方』 卷一 「治風藥門」 '木香保命丹'(앞의 책, 22-23쪽). "治男子婦人體虛, 腠開中風, 牙齒噤, 口眼喎斜, 手足偏枯, 四肢拘攣, 屈伸不痺不仁, 驚癎等病, 遍身瘙癢疼痛, 頭目昏暗, 風入腹內拘急切痛, 體如蟲行, 心神恍惚, 傷風瘴疫, 偏正頭疼, 風病, 諸般冷氣, 兼療男子婦人脾胃氣虛, 或傷冷物心腹大痛, 臟腑不調. 婦人產前產後中風病, 壯熱體重, 頭疼旋運欲倒, 氣閉血澁, 月事不行. 此藥引血調養營衛, 升降陰陽, 補益五臟. 好飲之人酒煎一服, 即發風動氣之物不能爲患. 或中酒痰, 作昏倦力乏, 飮食減少, 一服見效. 常服細嚼, 溫酒茶清任下, 不計時候. 如中風加薄荷湯化下, 如不能咽者灌之, 藥下立效. 若早晨一服, 除諸風, 永不患傷寒時氣壯熱. 壯元陽, 理筋骨腿膝之患, 化風痰快滯氣, 溫脾胃進飮食. 小兒急慢驚風, 薄荷湯下一皂子大. 如才覺痰涎蓄滯, 手足急痲, 體腳緩弱乃是中風之兆, 急服此藥, 無不立愈之者. 木香白附子(生用)官桂杜冲(去粗皮, 炒, 去絲)厚朴(去皮, 生薑汁炒乾)藁本(去鬚土)獨活羌活(生用, 去蘆頭)海桐皮(生)白芷甘菊花(去土)牛膝(去苗, 酒浸一

오약순기산

풍기風氣가 경락을 돌아다녀 팔다리가 아프고, 힘줄과 혈맥이 오그라들며 경련이 이는 것을 치료한다. 땀을 많이 내야 하지만 손과 발에서는 땀이 약간 나게 하는 것이 좋다(처방은 앞에 있다).

목향보명단

중풍으로 인한 모든 증상을 치료한다.

목향·백부자(날것)·계피·두충·후박·고본·독활·강활·해동피·백지·감국·우슬(술에 담근다)·백화사(술에 축여 볶는다)·전갈(볶는다)·위령선(술로 씻는다)·천마·당귀·만형자·호골(술에 담갔다가 졸인 젖을 발라 굽는다)·천남성(장수에 달인다)·방풍·산약·감초(졸인 젖에 굽는다)·적전 각 닷 돈, 주사 일곱 돈 반(절반은 겉에 옷을 입힌다), 사향 한 돈 반.

위의 약들을 가루내어 꿀로 반죽하여 탄자대의 알약을 만들어 주사로 옷을 입혀 한 알씩 잘 씹어서 따뜻한 술로 먹는다(『어약원방』).

어풍단

중풍으로 입이 비뚤어지고 몸의 한쪽을 잘 쓰지 못하며, 정신이 어둑하고 말을 더듬는 것을 치료한다.

마황·방풍·백지 각 한 냥 반, 생강(말린 것)·감초 각 일곱 돈 반, 천궁·백작약·길경·세신·백강잠·강활·남성 각 닷 돈.

위의 약들을 가루내어 꿀로 반죽하여 탄자대의 알약을 만들어 주사 두 돈 반으로 옷을 입혀 한 알씩 뜨거운 술에 녹여서 먹는다(『의학입문』).

日, 去皮骨, 焙乾稱)白花蛇(酒浸三日, 去皮骨, 焙乾稱)全蝎(炒)威靈仙(水浸, 去土)天麻(另搗取末, 去土)當歸(去蘆頭, 水浸去土, 乾稱)蔓荊子(生, 去皮)虎骨(酒浸焦黃, 去油, 或酥炙, 或用粗心)天南星(漿水炙五七遍)大防風(去蘆頭, 乾秤)山藥(生用)甘草(酥炙微黃)赤箭(生用). 以上二十四味各一兩, 麝香三錢(眞子, 別硏), 朱砂(上好者)一兩半. 上件爲細末, 其藥分作十分, 將麝香一分拌匀, 煉蜜和丸, 如彈子大. 每服一丸, 細嚼酒下, 不計時候."

424 『醫學入門』 外集 卷六 雜病用藥賦 「風」 '御風丹' (앞의 책, 491쪽). "禦風搜風, 不過乎淸心換骨. 禦風丹. 川芎白芍桔梗細辛殭蠶羌活南星各五錢, 麻黃防風白芷各一兩, 乾生薑甘草七錢半, 爲末, 蜜丸彈子大, 朱砂二錢爲衣. 每一丸, 熱酒化下, 日三服. 神昏有涎者, 倍朱砂. 治中風, 半身不遂, 神昏語澁, 口眼喎斜, 及婦人頭風, 血風暗風, 倒仆, 嘔噦痰涎, 手足麻痺."

烏龍丹

治中風口眼喎斜, 手足亸[425]曳, 言語蹇澁, 神驗.

川烏 生, 去皮臍, 五靈脂 各二兩.

右爲末, 入龍腦麝香各半錢, 和匀, 滴水丸如彈子大. 每一丸, 先以薑汁研化, 次日[426]煖酒調服. 一日兩服. 五七丸, 便覺手移[427]足步, 十丸可以自梳頭〔直指〕[428].

一粒金丹

治一切諸風.

川烏[429] 炮, 附子 炮, 白附子 炮 各一兩, 白殭蠶, 白蒺藜 炒, 五靈脂, 白礬枯過[430], 沒藥 各五錢, 朱砂, 細墨 磨汁, 麝香 各二錢半.

右爲末, 以墨汁和匀, 每兩作六丸, 金箔爲衣. 每一丸, 薑汁和酒半盞, 溫熱調服. 更飮一二升, 以助藥力, 覆衣汗出爲效〔得效〕[431].

425 '亸', 휘어질, 늘어질 타. '曳', 끌 예.

426 『仁齋直指』에는 '日'이 없다.

427 道光本에는 '移'가 '握'으로 되어 있다.

428 『仁齋直指』 卷三 諸風 諸風證治 「又法」 '烏龍丹' (앞의 책, 53쪽). "治諸風癱瘓, 口眼喎斜, 語言蹇澁. 眞川烏(生, 去皮臍)好五靈脂各二兩. 上末入腦麝半錢同研, 滴水丸小彈大, 陰乾. 每一丸, 先薑汁研開, 次好酒調下, 空心食前, 日兩服, 似鐵彈圓." '一日兩服' 이하의 문장은 『肘後備急方』에 나온다. 『肘後備急方』 卷之三 「治中風諸急方第十九」 '神驗烏龍丹', 文體端·蔡鐵如 整理, 『肘後備急方』, 『中華醫書集成』 第八册 方書類1(中醫古籍出版社, 1999 所收, 33쪽). "川烏頭(去皮臍了)五靈脂各五兩. 上爲末, 入龍腦麝香研令細匀, 滴水丸如彈子大, 每服一丸, 先以生薑汁研化, 次暖酒調服之. 一日兩服, 空心晚食前服. 治一人, 只三十丸, 服得

오룡단

중풍으로 입과 눈이 비뚤어지고 팔이 늘어지며 다리가 끌리고 말을 더듬는 것을 치료하는데, 효과가 뛰어나다.

천오(날것으로 쓰는데 껍질과 배꼽을 제거한다)·오령지 각 두 냥.

위의 약들을 가루내어 용뇌와 사향 각 반 돈씩을 넣고 물을 적셔가며 고르게 섞어 탄자대의 알약을 만든다. 한 알씩 미리 생강즙에 풀어두었다가 다음 날 따뜻한 술에 타서 하루 두 번씩 먹는다. 다섯에서 일곱 알을 먹으면 손이 움직이고 발로 걷게 되며, 열 알을 먹으면 혼자서 머리를 빗을 수 있게 된다(『인재직지』).

일립금단

모든 풍병을 치료한다.

천오(싸서 굽는다)·부자(싸서 굽는다)·백부자(싸서 굽는다) 각 한 냥, 백강잠·백질려(볶는다)·오령지·고백반·몰약 각 닷 돈, 주사·세묵(갈아서 먹물을 낸다)·사향 각 두 돈 반.

위의 약들을 가루내어 먹물과 잘 섞어 한 냥으로 여섯 개의 알약을 만들어 금박을 입힌다. 한 알씩 술 반 잔에 생강즙을 섞어 뜨겁게 한 것에 타서 먹는다. 한두 되를 더 먹어 약기운을 도와준 뒤 이불을 뒤집어쓰고 땀을 내면 효과가 있다(『세의득효방』).

五七丸, 便覺抬得手, 移得步, 十丸可以自梳頭."

429 『世醫得效方』에는 '川烏'가 '川烏頭'로 되어 있다. '炮, 去皮臍'하라고 하였다.

430 여기에서 '過'는 동작의 완료를 뜻하는 조사로 쓰였다. 白礬을 修治하여 枯白礬으로 만들었다는 뜻이다.

431 『世醫得效方』 卷十三 風科 「虛證」 '一粒金丹'(앞의 책, 218쪽). 여기에는 복용법이 다음과 같이 되어 있다. "右爲末, 用墨汁和藥, 每兩作六圓, 窨乾, 金箔爲衣. 每服一圓, 生薑半兩, 和皮擦取自然汁, 化盡爲度. 用無灰酒半盞溫熱, 調前藥溫服. 量病人酒性多少, 更飮酒一二升投之, 以助藥力. 次用衣被蓋覆, 便臥汗出爲效. 勢輕每服半圓, 不以時候. 如有風疾, 常服尤佳. 補益五臟, 固密眞元, 通流關節, 祛逐風邪, 壯筋續骨, 神效."

換骨丹

治中風, 喎斜癱瘓, 語澁痰盛, 一切風疾, 無不治之. 汗出神效 方見上.

鐵彈元

治中風, 喎斜癱瘓, 涎潮語澁, 筋攣骨痛, 應是風疾, 無不治之.
五靈脂 二兩, 川烏 炮 一兩, 乳香, 沒藥 各五錢, 麝香 一錢.
右爲末, 滴水和丸彈子大, 每一丸, 薄荷酒化下〔局方〕[432].

辟巽錠子

治一切諸風, 及破傷風, 小兒急慢驚風疾.
朱砂 一兩, 牛膽南星 七錢, 防風, 川烏, 天麻, 川芎, 白芷, 人蔘, 薄荷, 木香, 白朮, 茯神 各五錢, 牛黃, 龍腦, 乾生薑, 白附子 各三錢, 麝香 二錢, 全蝎 二十箇 生用, 白殭蠶 二十一箇 生用.
右細末, 用麻黃一斤甘草八兩蜂蜜二兩, 煎作膏子, 入藥末和勻, 兩作十錠, 金箔爲衣. 每一錢, 溫酒化下〔活心〕[433].

432『太平惠民和劑局方』卷一「諸風」'鐵彈圓'(앞의 책, 37-38쪽). "治卒暴中風, 神志昏憒, 牙關緊急, 目睛直視, 手足瘛瘲, 口面喎斜, 涎潮語澁, 筋攣骨痛, 癱瘓偏枯, 或麻木不仁, 或瘙痒無常, 應是風疾, 及打撲傷損, 肢節疼痛, 並皆治之. 通經絡, 活血脈. 乳香沒藥各一兩(別研), 五靈脂(酒浸, 淘去沙石, 曬乾)四兩(爲細末), 麝香一錢(細研), 川烏頭一兩半(炮, 去皮尖臍, 爲末). 右先將乳香沒藥於陰涼處, 次入麝香, 次入藥末, 再研, 滴水和圓, 如彈子大. 每服一圓, 薄荷酒磨下, 食後臨卧服."

433 이 처방은 '辟風錠子'라는 이름으로『攝生衆妙方』에 나온다.『攝生衆妙方』은 明代의 張時徹이 편집

환골단

중풍으로 입이 비뚤어지고 팔다리를 잘 쓰지 못하며 말을 더듬고 담痰이 많은 것을 치료하는데, 치료하지 못하는 풍병이 없다. 〔약을 먹고 나면〕 땀이 나는데, 효과가 매우 좋다(처방은 앞에 있다).

철탄원

중풍으로 입이 비뚤어지고 손발을 잘 쓰지 못하며 느침을 흘리고 말을 더듬으며 힘줄이 오그라들고 뼛속까지 쑤시며 아픈 것을 치료하는데, 여러 풍병을 치료하지 못하는 것이 없다.

오령지 두 냥, 천오(싸서 굽는다) 한 냥, 유향·몰약 각 닷 돈, 사향 한 돈.

위의 약들을 가루내어 물로 반죽하여 탄자대의 알약을 만들어 한 알씩 박하술에 녹여서 먹는다(『태평혜민화제국방』).

벽손정자

모든 풍병과 파상풍, 어린아이의 급성 및 만성 경풍驚風까지 치료한다.

주사 한 냥, 우담남성 일곱 돈, 방풍·천오·천마·천궁·백지·인삼·박하·목향·백출·복신 각 닷 돈, 우황·용뇌·생강(껍질째 말린 것)·백부자 각 서 돈, 사향 두 돈, 전갈 스무 개(날것), 백강잠 스물한 개(날것).

위의 약들을 곱게 가루내어 마황 한 근, 감초 여덟 냥, 꿀 두 냥과 함께 고아서 고를 만들어 가루낸 약들을 넣고 고르게 섞은 뒤 한 냥으로 열 개의 〔동전같이〕 납작한 알약〔정제錠劑〕을 만들어 금박을 입힌다. 한 알씩 따뜻한 술에 타서 먹는다(활심).

한 의서로, 1550年에 十一卷으로 간행되었다. '巽'은 '巽卦'로 바람[風]을 뜻한다. 彭還仁 主編, 『中醫方劑大辭典』 第十册(人民衛生出版社, 1996, 1,050-1,051쪽). "全蝎二十個(生用), 牛膽南星(臘月用肥澤無病犍牛膽一個, 將南星入內, 懸高處四十九日後取出, 各曬乾干, 收用)七錢, 防風五錢, 白附子五錢, 乾生薑三錢, 川烏五錢, 天麻五錢, 川芎五錢, 白芷五錢, 人蔘五錢, 牛黃三錢, 辰砂一兩, 麝香二錢, 片腦三錢, 薄荷五錢, 木香五錢, 白朮五錢, 白殭蠶二十個(生用). 一方加天竺黃五錢. 上爲極細末, 用麻黃一斤, 甘草半斤, 蜂蜜二兩, 煎作膏, 令稀稠得宜, 將前藥末和匀爲錠, 金箔爲衣."

風痺之始

內經曰, 汗[434]出而風吹之, 血凝於膚者, 則爲痺[435]. ○ 風之爲病, 當半身不遂, 或但臂不遂者, 此爲痺[436]〔內經[437]〕. ○ 邪之所凑, 其氣必虛[438], 留而不去, 其病則實〔內經[439]〕. ○ 虛邪中人, 留而不去, 則爲痺. 衛氣不行, 則爲不仁〔內經[440]〕. ○ 不仁者, 何以明之. 仁者, 柔[441]也, 不仁, 謂不柔和也. 痛痒不知, 寒熱不知, 灸刺不知, 是謂不仁也〔類聚[442]〕.

434 『素問』에는 '汗'이 '臥'로 되어 있다.

435 『素問』「五藏生成篇第十」. "臥出而風吹之, 血凝於膚者爲痺, 凝於脈者爲泣, 凝於足者爲厥."

436 '痺'는 痺證으로, 뼈마디가 아프고 저린 감이 있으며 심하면 부으면서 팔다리의 운동 장애가 있는 병증. 비痺는 기혈이 잘 통하지 않아서 저리다는 뜻이다. 대체로 풍한습의 사기가 함께 침범하여 생긴다. 흔히 날씨가 차거나 비가 많이 내리는 시기에 몸조리를 잘하지 못했거나 습한 곳에 오래 머물러 있는 것 등이 중요한 계기가 된다. 흔히 뼈마디 통증과 저린 감인데 심하면 운동 장애까지 나타난다(『동의학사전』).

437 『金匱要略』「中風歷節病脈證幷治第五」. "夫風之爲病, 當半身不遂, 或但臂不遂者, 此爲痺. 脈微而數, 中風使然"(『金匱要略精解』, 45쪽. 『金匱要略譯釋』, 117쪽).

438 『素問』「評熱病論篇第三十三」.

439 '留而不去, 其病則實'은 『普濟本事方』에 나온다. 『普濟本事方』 卷第三 「膀胱疝氣小腸精漏」 '茴香散'(앞의 책, 403쪽). "經云, 邪之所凑, 其氣必虛, 留而不去, 其病則實. 故必先滌所蓄之邪, 然後補之. 是以諸方多借巴豆氣者, 蓋謂此也."

풍비증의 시작

『내경』에서 "땀이 난 데에 바람을 맞으면 혈이 부膚에 엉기어 비증痺證이 된다"고 하였다. ◯ 풍병風病은 몸의 한쪽을 다 쓰지 못하기 마련인데, 팔만 쓰지 못하는 경우가 바로 비증이다(『내경』). ◯ 사기邪氣가 머무르는 곳은 반드시 그 정기正氣가 허하기 때문이며, 〔사기가〕 머물러 나가지 않으면 그 병은 실증이 된다(『내경』). ◯ 허사虛邪를 맞았는데 허사가 머물러 나가지 않으면 비증이 되고, 위기衛氣가 잘 돌지 못하면 감각이 둔해진다(『영추』). ◯ '불인不仁'을 어떻게 설명할 수 있는가? '인仁'은 〔마비되지 않아〕 부드럽다는 뜻이므로 '불인'하다는 것은 〔마비되어〕 부드럽지 않다는 말이다. 아픈지 가려운지, 차가운지 뜨거운지, 뜸을 뜨는지 침을 놓는지 알지 못하는 것을 '불인'하다고 한다(『의방유취』).

440 『靈樞』「刺節眞邪第七十五」. "虛邪之中人也, 洒淅動形, 起毫毛而發腠理. 其入深, 內搏於骨, 則爲骨痺. … 搏於皮膚之間, 其氣外發, 腠理開, 毫毛搖, 氣往來行, 則爲痒. 留而不去, 則痺. 衛氣不行, 則爲不仁. 虛邪偏客於身半, 其入深, 內居榮衛, 榮衛稍衰, 則眞氣去, 邪氣獨留, 發爲偏枯. 其邪氣淺者, 脈偏痛."

441 『說文解字注』에서는 "柔, 木曲直也. 洪範曰, 木曰曲直. 凡木曲者可直, 直者可曲曰柔"라고 하였다. 『釋名』에서는 "柔, 服之義也"라고 하였다. 여기에서 말하는 '부드럽다'(柔)는 말은 피부 같은 것이 부드럽다는 말이 아니라 구부리거나 펴거나 하는 것에 따르고, 거스르지 않는다는 말이다.

442 『醫方類聚』 卷之三十七 傷寒門十一「不仁」. 『原文 醫方類聚』 3, 485쪽. "傷寒不仁, 何以明之. 仁, 柔也. 不仁, 謂不柔和也. 痒不知也, 痛不知也, 寒不知也, 熱不知也, 任其屈伸, 灸刺不知. 所以然者, 是謂不仁也. 由邪氣擁盛, 正氣爲邪氣閉伏, 鬱而不發, 榮衛血氣虛少, 不能通行, 致斯然也." 이 문장은 『傷寒明理論』에서 인용한 것이다. 『傷寒明理論』 卷三「不仁第三十九」(앞의 책, 45쪽).

三痺

內經曰，黃帝曰，痺之安生．岐伯對曰，風寒濕三氣雜至，合而爲痺也．其風氣勝者爲行痺，寒氣勝者爲痛痺，濕氣勝者爲着痺.[443] ○ 行痺，宜防風湯．痛痺，宜茯苓湯．着痺，宜川芎茯苓湯，三痺湯．

防風湯

治行痺，走注無定．

防風 一錢半，當歸，赤茯苓，獨活，杏仁，桂心，甘草 各一錢，麻黃 五分，黃芩，秦艽，葛根 各三分．

右剉作一貼，入薑五片棗二枚，水煎服〔宣明〕.[444]

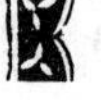

443 『素問』「痺論篇第四十三」.

444 『黃帝素問宣明論方』卷二「諸證門」'行痺證'(앞의 책, 219쪽). 여기에는 獨活이 없다. "行痺證, 主痺. 風寒濕三氣, 合而爲痺. 風氣勝者行痺, 上下左右無留, 隨所至作, 防風湯主之. 治行痺, 行走無定. 痺麻不快. 防風甘草當歸赤茯苓杏仁(去皮炒熟)桂枝各一兩, 黃芩秦艽葛根各三錢, 麻黃半兩(去節). 右爲末, 每服五錢, 酒水合二盞, 棗三枚, 薑五片, 煎至一盞, 去滓, 溫服."

세 가지 비증

『내경』에서 "황제가 '비증痺證은 어떻게 생기는가'라고 묻자, 기백岐伯이 '풍風·한寒·습濕 세 가지 사기가 뒤섞여 합해져 비증이 되는데, 그중에서 풍사風邪가 심하면 행비行痺가 되고, 한사寒邪가 심하면 통비痛痺가 되며, 습사濕邪가 심하면 착비着痺가 된다'고 답하였다"고 하였다. ◯ 행비에는 방풍탕을 쓰고, 통비에는 복령탕을 쓰며, 착비에는 천궁복령탕과 삼비탕을 쓴다.

방풍탕

행비行痺로 여기저기 돌아다니며 아픈 것을 치료한다.

방풍 한 돈 반, 당귀·적복령·독활·행인·계심·감초 각 한 돈, 마황 다섯 푼, 황금·진교·갈근 각 서 푼.

위의 약들을 썰어 한 첩으로 하여 생강 다섯 쪽, 대추 두 개를 넣고 물에 달여 먹는다(『황제소문선명론방』).

茯苓湯

治痛痺, 四肢疼痛, 拘攣[445]浮腫.

赤茯苓, 桑白皮 各一錢半, 防風, 桂皮, 川芎, 芍藥, 麻黃 各一錢.

右剉作一貼, 入棗二枚, 水煎服, 汗出爲效〔宣明〕[446].

川芎茯苓湯

治着痺, 四肢麻木, 拘攣浮腫.

赤茯苓, 桑白皮 各一錢半, 川芎, 防風, 麻黃, 赤芍藥, 當歸 各一錢, 桂皮, 甘草 各五分.

右剉作一貼, 入棗二枚, 水煎服〔入門〕[447]. ○着痺, 卽麻木不仁也〔綱目〕[448].

三痺湯

治風痺, 氣血凝滯, 手足拘攣.

杜冲, 牛膝, 桂皮, 細辛, 人蔘, 赤茯苓, 白芍藥, 防風, 當歸, 川芎, 黃芪, 續斷, 甘草 各七分, 獨活, 秦艽, 生地黃 各三分.

右剉作一貼, 入薑五片棗二枚, 水煎服〔入門〕[449].

---

445 『黃帝素問宣明論方』에는 '攣'이 '倦'으로 되어 있다. '拘攣'은 肌肉이 오그라들어 마음대로 펴지지 않는 것을 말한다. 『醫學正傳』에서는 痛痺를 痛風이라고 하였는데(『醫學正傳』 卷之四 「痛風」, 245쪽), 일반적인 痛痺의 증상은 극심한 관절 통증이며, 寒氣를 만나면 더 심해지고 熱氣를 만나면 통증이 줄어든다. 낮에는 가볍고 밤에 심해지며 관절을 잘 구부리거나 잘 펼 수 없다. 아픈 부위는 붉지 않고 손을 대도 뜨겁지 않다. 寒痺 또는 骨痺라고도 한다.

446 『黃帝素問宣明論方』 卷二 「諸證門」 '行痺證'(앞의 책, 220쪽). "痛痺證, 主痺. 寒勝者, 爲痛痺, 大宜宣通, 陰寒爲痛, 宜通氣溫經而愈. 加減茯苓湯主之. 治痛痺, 四肢疼痛, 拘倦浮腫. 赤茯苓(去皮)桑白皮各二兩, 防風官桂川芎芍藥麻黃(去節)各一兩半. 右爲末, 每服五錢, 水一盞, 棗一枚, 煎至八分,

복령탕

통비痛痺로 팔다리가 아프고 당기면서 오그라들어 펼 수 없으며 붓는 것을 치료한다.

적복령·상백피 각 한 돈 반, 방풍·계피·천궁·작약·마황 각 한 돈.

위의 약들을 썰어 한 첩으로 하여 대추 두 개를 넣고 물에 달여 먹는데, 땀이 나면 효과가 있는 것이다(『황제소문선명론방』).

천궁복령탕

착비着痺로 팔다리의 감각이 둔하며 뻣뻣하고 오그라들어 펼 수 없으며 붓는 것을 치료한다.

적복령·상백피 각 한 돈 반, 천궁·방풍·마황·적작약·당귀 각 한 돈, 계피·감초 각 다섯 푼.

위의 약들을 썰어 한 첩으로 하여 대추 두 개를 넣고 물에 달여 먹는다(『의학입문』). ◯ 착비는 마비되어 뻣뻣하면서 감각이 둔한 것이다(『의학강목』).

삼비탕

풍비風痺로 기와 혈이 꽉 막혀 팔다리가 오그라들어 펼 수 없는 것을 치료한다.

두충·우슬·계피·세신·인삼·적복령·백작약·방풍·당귀·천궁·황기·속단·감초 각 일곱 푼, 독활·진교·생지황 각 서 푼.

위의 약들을 썰어 한 첩으로 하여 생강 다섯 쪽, 대추 두 개를 넣고 물에 달여 먹는다(『의학입문』).

去滓, 溫服, 以薑粥投之, 汗泄爲度, 效矣.”

447 『醫學入門』 外集 卷六 雜病用藥賦 風「痺」‘川芎茯笭湯’(앞의 책, 504쪽). “赤茯桑白皮防風官桂川芎麻黃芍藥當歸甘草各五分. 棗煎溫服. 如欲汗, 以粥助之. 治着痺留住不去, 四肢麻木, 拘攣浮腫.”

448 『醫學綱目』 卷之十二 肝膽部 諸痺「着痺」(앞의 책, 211쪽).

449 『醫學入門』 外集 卷七 通用古方詩括 雜病「風痺」(앞의 책, 605쪽). “三痺湯, 卽寄生湯黃芪續斷湊成方, 一切風痺拘攣疾, 煎服爲丸任意嘗. 杜冲牛膝細辛人蔘茯苓桂心白芍甘草防風當歸川芎黃芪續斷各一錢, 獨活秦艽生地各五分, 薑棗煎熱服. 治血氣澁滯, 手足拘攣, 風痺等疾.”

五痺

帝曰, 其有五者, 何也. 岐伯曰, 以冬遇此者爲骨痺, 以春遇此者爲筋痺, 以夏遇此者爲脈痺, 以至陰[450]遇此者爲肌痺, 以秋遇此者爲皮痺〔內經[451]〕. ○ 帝曰, 內舍五藏六府, 何氣使然. 岐伯曰, 五臟皆有合[452], 病久而不去者, 內舍於其合也. 故骨痺不已, 復感於邪, 內舍於腎, 筋痺不已, 復感於邪, 內舍於肝, 脈痺不已, 復感於邪, 內舍於心, 肌痺不已, 復感於邪, 內舍於脾, 皮痺不已, 復感於邪, 內舍於肺. 所謂痺者, 各以其時, 重感於風寒濕之氣也〔內經[453]〕. ○ 帝曰, 其客於六府者, 何也. 岐伯曰, 此亦其飮食居處[454]爲其病本也, 六府亦各有兪[455] 兪卽穴也[456], 而食飮應之, 循兪而入[457], 各舍其府也〔內經[458]〕. ○ 淫氣喘息, 痺聚在肺[459]. 淫氣憂思, 痺聚在心. 淫氣遺尿, 痺聚在腎. 淫氣乏竭[460], 痺聚在肝. 淫氣肌絶[461], 痺聚在脾. 諸痺不已, 亦益內也. 註曰, 淫氣, 謂氣之妄行者也. 從外不去, 則益深而至於身內〔內經[462]〕. ○ 宜用五痺湯, 增味五痺湯, 行濕流氣散.

450 '至陰'은 음력 6월을 달리 이르는 말이다(『동의학사전』).

451 『內經』「痺論篇第四十三」.

452 '合'은 肝合筋, 心合脈, 肺合皮, 脾合肉, 腎合骨과 같이 筋이나 脈 등이 臟腑와 內外表裏 관계를 이루는 것을 말한다.

453 『內經』「痺論篇第四十三」.

454 '飮食'은 '飮食失節'(馬蒔) 또는 '飮食自倍'(高世栻)를 말하며, '居處'는 '居處失宜'(高世栻)를 말한다.

455 '兪'는 '수'로 읽으며 일반적인 經穴, 五輸穴 중의 한 穴, 또는 背兪穴을 말한다. 腧, 輸, 兪는 모두 같이 쓴다. "所出爲井, 所溜爲滎, 所注爲兪, 所行爲經, 所入爲合(『靈樞』「九鍼十二原論第一」)"이라고 하여 兪穴은 經脈의 氣流注漸盛으로 水가 水

다섯 가지 비증

황제가 "〔비증痺證에〕 다섯 가지가 있다고 하는데 무엇인가?"라고 물었다. 기백岐伯이 "겨울에 풍風·한寒·습濕 세 가지 사기邪氣로 병들면 골비骨痺가 되고, 봄에 병들면 근비筋痺가 되며, 여름에 병들면 맥비脈痺가 되고, 늦여름에 병들면 기비肌痺가 되며, 가을에 병들면 피비皮痺가 된다"고 대답하였다(『내경』). ◯ 황제가 "〔비증이〕 안으로 오장육부에 자리잡게 되는 것은 어떤 기운이 그렇게 만드는가?"라고 물었다. 기백이 "오장은 각기 짝〔합合〕을 이루는 것이 있는데, 〔사기가〕 오래도록 없어지지 않으면 짝을 이루는 곳으로 들어가 자리잡게 된다. 그러므로 골비가 낫지 않았는데 다시 사기에 병들면 〔사기가〕 신腎에 자리잡고, 근비가 낫지 않았는데 다시 사기에 병들면 간肝에 자리잡으며, 맥비가 낫지 않았는데 다시 사기에 병들면 심心에 자리잡고, 기비가 낫지 않았는데 다시 사기에 병들면 비脾에 자리잡으며, 피비가 낫지 않았는데 다시 사기에 병들면 폐肺에 자리잡는다. 비痺라는 것은 오장이 각기 주관하는 시기〔봄·여름·가을·겨울〕에 거듭 풍·한·습의 사기를 맞아 병든 것이다"라고 대답하였다(『내경』). ◯ 황제가 "사기가 육부六腑에 들어와 머무는 것은 어떻게 하여서 그렇게 된 것인가?"라고 물었다. 기백이 "육부도 역시 먹고 마시는 것과 기거〔를 잘못〕하는 것이 병의 원인이다. 육부에는 각각 '수兪'가 있어서('수'는 혈이다) 〔풍·한·습의 사기를 '수'에 맞으면〕 먹고 마시는 것〔을 잘못함〕에 따라 사기가 '수'를 좇아 각기 자기의 육부로 들어가게 된다"고 대답하였다(『내경』). ◯ 음기淫氣로 숨이 찬 것은 비痺〔풍·한·습의 사기〕가 폐에 몰려 있는 것이고, 음기로 근심하고 골똘하게 생각이 많은 것은 비가 심에 몰려 있는 것이며, 음기로 자신도 모르게 소변을 보는 것은 비가 신에 몰려 있는 것이고, 음기로 진액이 모자라 없어지는 것은 비가 간에 몰려 있는 것이며, 음기로 몸이 마르는 것은 비가 비脾에 몰려 있는 것으로, 모든 비가 없어지지 않으면 병은 속으로 더 깊어진다. 왕빙王冰은 "'음기'는 제멋대로 돌아다니는 기氣이다. 겉에 있을 때 제거하지 않으면 더욱 깊어져 몸속에 이르게 된다"고 하였다(『내경』). ◯ 오비탕, 증미오비탕, 행습유기산을 쓴다.

流灌注하는 것을 비유한 것이다.

456 王冰은 "六腑兪, 亦謂背兪也"라고 하였다.

457 『內經』에는 이 앞에 '風寒濕氣中其兪'라는 구절이 더 있다.

458 『內經』「痺論篇第四十三」.

459 '痺聚'는 風·寒·濕의 세 가지 기가 凝聚한 것이다(吳昆).

460 '乏竭'은 '精血之乏竭'이다(吳昆).

461 '肌絶'에 대해서는 '肌肉斷裂'(吳昆), '肌肉焦絶'(張志聰), '皮膚揭臈'(張琦) 등의 해석이 있다. 여기에서는 脾主肉하므로 살이 빠진다고 본 북한 번역에 따랐다. 『太素』에는 '肌'가 '飢'로 되어 있다.

462 『內經』「痺論篇第四十三」.

五痺湯

治風寒濕氣客留肌體[463], 手足緩弱麻痺.

羌活, 白朮, 薑黃, 防己 各二錢, 甘草 一錢.

右剉作一貼, 入薑七片, 水煎服〔入門〕[464].

增味五痺湯

治風寒濕合爲痺, 肌體麻痺不仁.

羌活, 防己, 薑黃, 白朮, 海東皮, 當歸, 白芍藥 各一錢[465], 甘草 炙 七分半.

右剉作一貼, 入薑十片, 水煎服〔直指〕[466].

行濕流氣散

治風寒濕痺, 麻木不仁, 手足煩[467]軟.

薏苡仁 二兩, 白茯苓 一兩半, 蒼朮, 羌活, 防風, 川烏 炮 各一兩.

右爲末, 每二錢, 溫酒或葱白湯調下〔入門〕[468].

463 '肌體'는 일반적으로 身體를 가리키는데, 肌肉 또는 肌膚를 뜻하기도 한다.

464 『醫學入門』 外集 卷七 通用古方詩括 雜病「痺風」(앞의 책, 605쪽). 어떤 처방에는 柴胡가 더 들어 있다고 하였다.

465 『仁齋直指』에는 '各一錢'이 '各一兩'으로 되어 있다.

466 『仁齋直指』 卷之三 諸風 諸風證治「中風惡證」'增味五痺湯'(앞의 책, 53쪽). 복용법에 "病在上, 食後. 病在下, 食前"이라는 구절이 더 있다.

467 『醫學入門』에는 '煩'이 '酸'으로 되어 있다.

오비탕

풍·한·습의 사기가 기육肌肉에 들어와 머물러 손발이 늘어지고 약해지며 감각이 둔하고 저린 것을 치료한다.

강활·백출·강황·방기 각 두 돈, 감초 한 돈.

위의 약들을 썰어 한 첩으로 하여 생강 일곱 쪽을 넣고 물에 달여 먹는다(『의학입문』).

증미오비탕

풍·한·습의 사기가 뒤섞이고 합해져 비증痺證이 생겨 기육이 마비되어 감각이 둔한 것을 치료한다.

강활·방기·강황·백출·해동피·당귀·백작약 각 한 돈, 감초(굽는다) 일곱 푼 반.

위의 약들을 썰어 한 첩으로 하여 생강 열 쪽을 넣고 물에 달여 먹는다(『인재직지』).

행습유기산

풍·한·습의 사기로 비증이 생겨 기육이 마비되어 뻣뻣하고 잘 쓰지 못하며 감각이 둔한 것과 손발이 저리면서 힘이 없는 것을 치료한다.

의이인 두 냥, 백복령 한 냥 반, 창출·강활·방풍·천오(싸서 굽는다) 각 한 냥.

위의 약들을 가루내어 두 돈씩 따뜻한 술로 먹거나 파흰밑 달인 물에 타서 먹는다(『의학입문』).

468 『醫學入門』 外集 卷六 雜病用藥賦 「痺風」 '行濕流氣散'(앞의 책, 505쪽). "治風寒濕氣痺證, 身如板夾, 痲木不仁, 或手足酸軟."

痺脈

脈澁而緊爲痺痛〔脈經〕[469]. ○ 脈大而澁爲痺, 脈來急亦爲痺〔玉機〕[470]. ○ 風寒濕氣合而爲痺, 浮澁而緊, 三脈乃備〔脈訣〕[471].

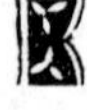

469 이 문장은 『玉機微義』에서 인용한 것으로 보인다. 『玉機微義』 卷四十八 痺證門 「脈法」. 田令青 整理, 『中華醫書集成』 第二十三册(中醫古籍出版社 所收, 332쪽). 여기에는 '痺痛'이 '痺病'으로 되어 있다.

470 『玉機微義』 卷四十八 痺證門 「論痺因虛所致」(앞의 책, 332쪽). "嚴氏曰, 痺證因體虛, 腠理空疎, 受之而成. 逢寒則急, 逢熱則縱. 隨所受邪氣而生證也. 診其脈大而澁爲痺, 脈來急亦爲痺, 脈澁而緊者亦爲痺. 又有風血痺陰邪入於血經故也. 謹按人

비증의 맥

맥이 삽澁하면서 긴緊하면 비증痺證으로 아픈 것이다(『맥경』). ◯ 맥이 대大하면서 삽한 것은 비증이고, 맥이 급急하게 오는 것도 비증이다(『옥기미의』). ◯ 풍風·한寒·습濕의 사기가 뒤섞여 합해져 비증이 되는데, 부삽浮澁하고 긴한 세 가지 맥이 모두 나타난다(『맥결』).

感三氣爲痺者, 正因形虛血虛爾, 但有在肌皮血脈淺深之異. 故入臟者死."

471 『脈訣』(앞의 책, 13쪽).

痺病形證

內經曰, 帝曰, 痺或痛, 或不痛, 或不仁, 或寒或熱, 或燥或濕, 其故何也. 岐伯曰, 痛者, 寒氣多也, 有寒故痛也. 其不痛不仁者, 病久入深, 榮衛之行澁, 經絡時踈, 故不痛[472]. 皮膚不營, 故爲不仁. 其寒者, 陽氣少陰氣多, 與病相益故寒也. 其熱者, 陽氣多陰氣少, 病氣勝陽乘[473]陰, 故爲痺[474]熱. 其多汗而濡者, 此其逢濕甚也, 陽氣少陰氣盛, 兩氣相感, 故汗出而濡也[475]. ○ 病在筋, 筋攣節痛, 不可以行, 名曰筋痺. 病在肌膚, 肌膚盡痛, 名曰肌痺. 病在骨, 骨重不可擧, 骨髓痠疼, 寒氣至[476], 名曰骨痺〔內經〕[477]. ○ 帝曰, 痺之爲病, 不痛何也. 岐伯曰, 痺在骨則重, 在於脈則血[478]凝而不流, 在於筋則屈而不伸, 在於肉則不仁, 在皮則寒, 故具此五者則不痛也[479]. 凡痺之類, 逢寒則急[480], 逢熱則縱〔內經〕[481].

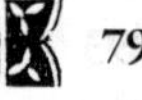

---

472 『內經』에는 '痛'이 '通'으로 되어 있다. 『鍼灸甲乙經』에는 '痛'으로 되어 있다.

473 『內經』에는 '乘'이 '遭'로 되어 있다. 『鍼灸甲乙經』에는 '乘'으로 되어 있다.

474 『鍼灸甲乙經』에는 '痺'가 없다.

475 『內經』「痺論篇第四十三」.

476 高世栻은 '寒氣至骨'이라고 하였다.

477 『內經』「長刺節論篇第五十五」. "病在筋, 筋攣節痛, 不可以行, 名曰筋痺. 刺筋上爲故, 刺分肉間, 不可中骨也. 病起筋炅, 病已止. 病在肌膚, 肌膚盡痛, 名曰肌痺, 傷於寒濕. 刺大分小分, 多發鍼而深之, 以熱爲故. 無傷筋骨, 傷筋骨, 癰發若變, 諸分盡熱, 病已止. 病在骨, 骨重不可擧, 骨髓酸痛, 寒氣至, 名曰骨痺, 深者刺, 無傷脈肉爲故. 其道大分小分, 骨熱病已止."

478 『鍼灸甲乙經』에는 '血'이 없다.

479 痺證에서 疼痛하지 않는 이유에 대해 張志聰은 "經云, 氣傷痛. 此論邪痺經脈骨肉之有形, 而不傷其氣者, 則不痛也. 夫骨有骨氣, 脈有脈氣, 筋有筋氣, 肌有肌氣, 皮有皮氣, 皆五藏之氣, 而外合於形

비병이 겉으로 드러난 증상

『내경』에서 황제가 "비증痺證은 아프기도 하고 아프지 않기도 하며, 감각이 둔하기도 하고 차거나 열이 나기도 하며, 마르거나 축축하기도 한 것은 무엇 때문인가?"라고 물었다. 기백岐伯이 "아픈 것은 한사寒邪가 많기 때문인데, 차기 때문에 아픈 것이다. 아프지 않거나 감각이 둔하기도 한 것은 병이 오래되어 〔사기가〕 깊이 들어가면 영기榮氣와 위기衛氣가 매끄럽게 돌지 못하게 되지만 경락이 가끔은 트이기 때문에 〔그때는〕 아프지 않게 되는 것이고, 피와 부가 영양을 받지 못하기 때문에 〔그때는〕 감각이 둔해지는 것이다. 찬 것은 양기陽氣는 적고 음기陰氣는 많은데, 〔음기가〕 병과 더불어 서로 찬 기운을 더 늘리기 때문에 차가운 것이다. 열이 나는 것은 양기는 많고 음기는 적은데, 병의 사기가 〔정기正氣보다〕 세어서 양기가 음기를 억누르기 때문에 비증에 열이 나는 것이다. 땀이 많이 나서 젖는 것은 〔비증에〕 습사濕邪를 심하게 만났기 때문으로, 양기는 적고 음기는 왕성한데 〔이때 습사를 만나면〕 음기와 습사가 서로 감응하기 때문에 땀이 나서 젖게 되는 것이다"라고 대답하였다. ◯ 병이 힘줄에 있으면 힘줄이 오그라들고 뼈마디가 아파서 걷지를 못하는데, 이를 근비筋痺라고 한다. 병이 기부肌膚에 있으면 기부가 몹시 아픈데, 이를 기비肌痺라고 한다. 병이 뼈에 있으면 뼈가 무거워서 〔팔다리를〕 들지 못하고 뼛속이 시리고 아프며 찬 기운이 〔뼛속까지〕 이르는데, 이를 골비骨痺라고 한다(『내경』). ◯ 황제가 "비증이 되었는데 아프지 않은 것은 왜 그러한가?"라고 물었다. 기백이 "비증이 뼈에 있으면 몸이 무겁고, 맥脈에 있으면 혈이 뭉쳐서 흐르지 않으며, 힘줄에 있으면 굽히기만 하고 펴지는 못하고, 살에 있으면 감각이 둔하며, 살갗에 있으면 차갑다. 그러므로 이 다섯 가지를 모두 갖춘 경우는 아프지 않다. 일반적으로 비증과 같은 병은 찬 기운을 만나면 당겨지고, 뜨거운 기운을 만나면 늘어진다"라고 대답하였다(『내경』).

身. 如病形而不傷其氣, 則止見骨痺之身重, 脈痺之血凝不行, 筋痺之屈而不伸, 肉痺之肌肉不仁, 皮痺之皮 毛寒冷, 故具此五者之形證而不痛也"라고 하여 痺邪가 氣를 상하게 하지 않았기 때문이라고 보았다(張志聰 集注, 『黃帝內經集注』, 浙江古籍出版社, 2002, 315쪽). 반면 汪昂은 "痛則血氣猶能周流, 五者爲氣血不足, 皆重於痛, 故不復作痛"이라고 하여 血氣가 거듭 부족해졌기 때문이라고 보았다(『素問靈樞類纂』 約注 「病機第三」. 龍伯堅·龍武昭 編著, 『黃帝內經集解 素問』, 天津科學技術出版社, 2004, 565쪽에서 재인용).

480 『內經』에는 '急'이 '蟲'으로 되어 있다. 『太素』와 『鍼灸甲乙經』에는 '急'으로 되어 있다. 王冰은 '蟲'에 대해 "蟲謂皮中如蟲行, 縱謂縱緩不相就"라고 하여 찬 기운을 만나면 가렵게 된다고 하였다. 반면 『諸病源候論』 卷二 「風痒候」에서는 "凡痺之類, 逢熱則痒, 逢寒則痛"이라고 하여 뜨거운 기운을 만나면 가렵게 된다고 하였다. 이는 '蟲'을 '痋'(병충)으로 본 것이다. '痋'은 '疼'과 같이 쓰인다.

481 『內經』 「痺論篇第四十三」.

痺病吉凶

○ 內經曰, 帝曰, 痺其時有死者, 或疼久者, 或易已者, 其故何也. 岐伯曰, 其入藏者死, 其留筋骨間者疼久, 其留皮膚間者易已〔內經〕[482].

482 『素問』「痺論篇第四十三」.

비병에서의 길함과 흉함

◯『내경』에서 황제가 "비병痺病을 앓다가 죽는 사람도 있는데, 어떤 사람은 오랫동안 아프기도 하고 어떤 사람은 쉽게 낫기도 하는데 그 이유가 무엇인가?"라고 물었다. 기백岐伯이 "〔비병이〕 장부臟腑에 들어가면 죽고, 힘줄과 뼈 사이에 머무르면 오랫동안 아프며, 피와 부 사이에 머무르면 쉽게 낫는다"라고 대답하였다(『소문』).

痺病多兼麻木

○ 麻是氣虛, 木是濕痰死血. 盖麻猶痺也, 雖不知痛痒, 尙覺氣微流行. 在手多兼風濕, 在足多兼寒濕. 木則非惟不知痛痒, 氣亦不覺流行〔入門〕[483].

483 『醫學入門』 外集 卷四 雜病分類 外感 風類 「痺風附麻木」(앞의 책, 358쪽). "麻屬氣虛, 木痰瘀, 此概言之耳. 有因虛而風寒濕三氣乘之, 麻木併作者, 有氣血俱虛, 但麻而不木者. 蓋麻猶痺也, 雖不知痛痒, 尙覺氣微流行, 在手多兼風濕, 在足多兼寒濕. 木則非惟不知痛痒, 氣亦不覺流行, 常木爲瘀血碍氣, 間木爲濕痰. 總皆經絡凝滯, 血脈不貫, 謂之不仁, 或兼虛火則肌肉瞤動, 不可誤作風治."

비병에는 흔히 마목이 함께 일어난다

○ '저린 것〔마麻〕'은 기허氣虛로 생긴 것이며, '뻣뻣한 것〔목木〕'은 습담濕痰과 어혈로 생긴 것이다. '저린 것'은 비병痺病의 증상과 비슷한데, 아픔이나 가려움을 느끼지 못하지만 기가 미세하게 흐르는 것을 느낀다. 손에 생긴 것은 풍습風濕을 겸하는 경우가 많고, 발에 생긴 것은 한습寒濕을 겸하는 경우가 많다. 뻣뻣하게 되면 아픔이나 가려움을 느끼지 못할 뿐만 아니라 기가 흐르는 것도 느끼지 못한다(『의학입문』).

風痺與痿相類

○ 靈樞曰, 病在陽者, 命曰風. 病在陰者, 命曰痺. 陰陽俱病, 命曰風痺.[484] 陽者表與上也, 陰者裏與下也. ○ 痺者, 氣閉塞不通流也. 或痛痒, 或麻痺, 或手足緩弱, 與痿相類. 但痿因, 血虛火盛, 肺焦而成. 痺因風寒濕氣侵入而成. 又痺爲中風之一, 但純乎中風則陽受之, 痺兼風寒濕三氣, 則陰受之, 所以爲病更重〔入門〕.[485]

484 『靈樞』「壽夭剛柔第六」.

485 『醫學入門』外集 卷四 雜病分類 外感 風類「痺風附麻木」(앞의 책, 357쪽). "痺者, 氣閉塞不通流也, 或痛痒, 或麻痺, 或手足緩弱, 與痿相類, 但痿屬內因, 血虛火盛, 肺焦而成. 痺屬風寒濕三氣侵入而成, 然外邪非氣血虛則不入, 此所以痺久亦能成痿. 又痺爲中風之一, 但純乎中風則陽受之, 痺兼風寒濕三氣, 則陰受之, 所以爲病更重."

풍비는 위증과 비슷하다

○『영추』에서는 "병이 양陽에 있는 것을 풍이라 하고, 음陰에 있는 것을 비痺라고 하며, 음과 양에 모두 병이 있는 것을 풍비風痺라고 한다. 양은 겉과 위이고, 음은 속과 아래이다"라고 하였다. ○ '비'는 기氣가 막혀 통하지 않고 흐르지 못하는 것이다. 아프고 가렵기도 하고 뻣뻣하고 저리기도 하며, 손발이 늘어져 힘이 없기도 하는 것은 위증痿證과 비슷하다. 다만 위증은 혈이 허하고 화기가 성하여 폐肺가 말라서 생긴 것이지만, '비'는 풍風·한寒·습濕의 사기가 침범하여 생긴 것이다. 또한 '비'도 중풍의 하나이지만, 오로지 풍에만 맞았을 때에는 양이 사기를 받는 데 비해 '비'처럼 풍·한·습 세 가지 사기를 겸했을 때에는 음이 사기를 받게 되는데, 이것이 비병이 더욱 중해지는 까닭이다(『의학입문』).

痺病難治

○ 痺之爲證，有筋攣不伸，肌肉不仁，與風絶相似．故世俗與風痿通治，此千古之弊也．大抵固當分其所因，風則陽受之，痺則陰受之，爲病多重痛沈着，患者難易得去．如錢仲陽爲宋之一代名醫，自患周痺[486]，止能移於手足，爲之偏廢，不能盡去，可見其爲難治也〔玉機[487]〕．

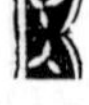

486 '周痺'는 비증의 하나로, 기가 허한데다 풍한습의 사기가 혈맥과 기육에 침범해서 생긴다. 온몸이 아프고 무거우며 감각이 둔해지고 목과 잔등이 켕긴다. 어떤 책에서는 風痺(行痺)라고 한 곳도 있다(『동의학사전』).

487 『玉機微義』 卷四十八 痺證門 「論痺證所因不同」(앞의 책, 332쪽). "痺之爲證, 有筋攣不伸, 肌肉不仁者, 與風證絶相似. 故世俗多類于風痿痺證通治, 此千古之弊也. 徐先生已于卷首分出痿證一門. 大抵固當分其所因. 風則陽受之, 痺感風寒濕之氣,

비병은 치료하기 어렵다

◯ 비痺라는 병의 증상은 힘줄이 오그라들고 당겨서 펴지 못하며, 살이 뻣뻣하고 감각이 둔한 것이 중풍과 매우 비슷하다. 그래서 세속에서는 중풍이나 위증痿證과 같은 방법으로 치료를 하는데, 이는 아주 오래된 폐단이다. 마땅히 병이 생기는 원인을 구분하여야 한다. 풍병은 양陽이 사기邪氣를 받은 것이지만, 비병痺病은 음陰이 사기를 받은 것이므로 병은 더욱 중하며 통증이 깊이 들러붙어 있어서 병을 치료하기가 어렵다. 예를 들어 송宋나라의 당대 명의인 전을錢乙은 주비周痺를 앓았는데, 〔온몸의 병을〕 손발로 옮겨가게 하여 몸의 한쪽을 쓰지 못하게 하는 데 그쳤을 뿐 병사를 완전히 없애지는 못하였으니 이로 보아 비병은 치료하기 어려운 것임을 알 수 있다(『옥기미의』).

則陰受之爲病, 多重痛沈著, 患者難易得去. 如錢仲陽爲宋之一代明醫, 自患周痺, 止能移于手足, 爲之偏廢, 不能盡去, 可見其爲難治也. 況今世俗, 多類于風證通治, 宜乎不能得其病情也."

痺病治法

○ 痺之初起, 驟[488]用蔘芪歸地, 則氣血滯而邪鬱不散. 只以行濕流氣散主之〔入門〕[489]. ○ 三氣襲人經絡, 久而不已, 則入五藏, 或入六府, 隨其藏府之兪合以施鍼灸, 仍服逐三氣發散等藥, 則病自愈矣〔玉機〕[490]. ○ 痺證因虛而感風寒濕之邪, 旣着體不去, 則須製對證藥, 日夜飮之, 雖留連不愈, 能守病禁, 不令入藏, 庶可扶持也. 如錢仲陽取茯苓, 其大逾斗者, 以法啖之, 閱月乃盡. 由此雖偏廢, 而氣骨堅悍如無疾者, 壽八十二而終, 惜乎其方無傳〔玉機〕[491].

488 '驟', 달릴 취. 빠르다.

489 『醫學入門』 外集 卷四 雜病分類 外感 風類 「痺風附痲木」(앞의 책, 357쪽). "補早反令經絡鬱. 初病驟用蔘芪歸地, 則氣血滯而邪鬱經絡不散. 虛者, 烏頭粥行濕流氣散主之."

490 『玉機微義』 卷四十八 痺證門 「論痺證所因不同」(앞의 책, 332쪽). 문장에 들고남이 있다. "陳無擇曰, 雖三氣合痺, 其用不同. 三氣襲人經絡, 入于筋脈皮肉肌骨, 久而不已, 則入五臟. 煩滿喘而嘔者, 是痺客于肺. 煩心上氣, 嗌干恐噫, 厥脹滿者, 是痺客于心. 多飮數小便, 小腹痛如懷妊, 夜臥則驚者, 是痺客于肝. 善脹, 尻以代踵, 脊以代頭者, 是痺客于腎. 四肢懈墮, 發咳嘔沫, 上爲大寒者, 是痺客于脾. 又有腸痺胞痺, 及六腑各有兪, 風寒濕所中, 治之隨其腑兪, 以施鍼灸之法, 仍服逐三氣發散等藥, 則病自愈."

491 『玉機微義』 卷四十八 痺證門 「疎風養血之劑」(앞의 책, 334쪽). 문장에 들고남이 있다. "然此證因虛而感, 旣著體不去, 須制對證藥日夜飮之. 雖留連不愈, 能守病禁, 不令入臟, 庶可扶持也. 如錢仲陽取茯苓其大逾斗者, 以法啖之, 閱月乃盡. 由此雖偏廢, 而氣骨堅悍如無疾者, 壽八十二而終, 惜乎其方

비병을 치료하는 방법

◯ 비병痺病이 처음 생겼을 때 성급하게 인삼·황기·당귀·지황 같은 약을 쓰면 기혈이 막히게 되어 사기邪氣가 몰려 흩어지지 않는다. 오직 행습유기산으로 주치한다(『의학입문』). ◯ 〔풍·한·습의〕 세 가지 사기가 경락에 침범하여 오랫동안 없어지지 않으면 오장이나 육부로 들어가게 되는데, 그 〔병이 들어간〕 오장이나 육부의 수혈兪穴과 합혈合穴에 침과 뜸을 쓰고 세 가지 사기를 발산시켜 몰아내는 약을 쓰면 병은 저절로 낫는다(『옥기미의』). ◯ 비증痺證은 허한 상태에서 풍·한·습의 사기에 감촉되어 생기는데, 이미 몸에 들러붙어 없어지지 않으면 마땅히 증상에 맞는 약을 지어 밤낮으로 복용하면 비록 〔사기가〕 머물러 병은 낫지 않으나 병이 장臟으로 들어가지 못하도록 막을 수는 있어서 몸을 부지할 수 있다. 한 예로 전을錢乙은 한 말 이상이 되는 크기의 복령을 정해진 방법에 따라 한 달 남짓 동안 다 먹었다. 이렇게 하여 비록 몸의 한쪽은 쓰지 못하게 되었지만 아프지 않은 사람처럼 기골이 단단하여 82세까지 살았다. 안타깝게도 그 처방은 전해지지 않는다(『옥기미의』).

無傳."
錢乙이 자신의 병을 치료한 이야기는 다음과 같다. 錢乙은 원래 허약했고 지병을 앓고 있었다. 나이가 들어 병이 더 심해지자 자탄하면서 다음과 같이 이야기하였다. "이 병은 周痺라는 병인데 안으로 오장에 들어가면 죽게 된다. 나는 아마도 죽게 될 것이다. 그렇지만 이 병을 손과 발로 옮겨버릴 수는 있다"고 하면서 자신이 약을 지어 밤낮으로 복용하였다. 그러자 그의 왼손과 왼발이 갑자기 오그라들면서 펼 수 없게 되었다. 전을은 '되었다!'고 기뻐하였다. 주변 사람들이 東山에서 한 말 이상이 되는 복령을 캐와 이를 다 복용하였다. 이렇게 하여 錢乙은 비록 한쪽의 손발을 쓰지 못하게 되었지만 뼈마디는 굳세어서 건강한 사람과 같았다. 그 뒤 그는 병을 이유로 사직하고 집으로 돌아가 다시는 집 밖으로 나오지 않았다. 中國 國家中醫藥管理局 中醫藥名詞述語成果轉化與規範推廣項目(http://baike.baidu.com/item/%E9%92%B1%E4%B9%99).

痺證病名及用藥

○ 風痺濕痺寒痺, 俱宜附子湯. 冷痺, 宜蠲痺湯. 周痺, 宜大豆蘗散. 骨痺筋痺脈痺肌痺皮痺行痺痛痺着痺, 俱宜三痺湯, 五痺湯, 增味五痺湯, 行濕流氣散, 防風湯, 茯苓湯, 川芎茯苓湯 七方並見上. 熱痺, 宜升麻湯. 血痺, 宜五物湯. ○ 筋痺, 宜用羚羊角湯. ○ 風寒痺, 宜用烏藥順氣散, 踈通氣道 方見上.

附子湯

治風寒濕合而爲痺, 骨節疼痛, 皮膚不仁, 肌肉重着, 四肢緩縱.

附子 生, 白芍藥, 桂皮, 人參, 白茯苓, 甘草 各一錢, 白朮 一錢半.

右剉作一貼, 入薑七片, 水煎服〔三因〕.[492]

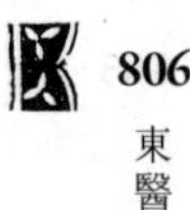

492『三因極一病證方論』卷之三「合痺治法」'附子湯'(앞의 책, 33쪽). "治風濕寒痺, 骨節疼痛, 皮膚不仁, 肌肉重着, 四肢緩縱. 附子(生去皮臍)白芍藥桂心甘草白茯苓人參各三分, 白朮一兩. 上爲銼散. 每服四錢, 水三盞, 煎七分, 去滓, 食前服."

비증의 병명과 약을 쓰는 법

◯ 풍비, 습비, 한비에는 모두 부자탕을 쓴다. 냉비冷痺에는 견비탕을 쓴다. 주비周痺에는 대두얼산을 쓴다. 골비, 근비, 맥비, 기비, 피비, 행비, 통비, 착비着痺에는 모두 삼비탕, 오비탕, 증미오비탕, 행습유기산, 방풍탕, 복령탕, 천궁복령탕을 쓴다(이 일곱 가지 처방은 모두 앞에 있다). 열비熱痺에는 승마탕을 쓴다. 혈비에는 오물탕을 쓴다. ◯ 근비에는 영양각탕을 쓴다. ◯ 풍한비風寒痺에는 오약순기산을 써서 기氣를 잘 통하게 한다(처방은 앞에 있다).

부자탕

풍·한·습이 뒤섞여 합해져 생긴 비증痺證으로, 뼈마디가 몹시 아프고 피부가 뻣뻣하며 감각이 둔하고 몸이 무거우며 팔다리가 늘어지는 것을 치료한다.

부자(날것)·백작약·계피·인삼·백복령·감초 각 한 돈, 백출 한 돈 반.

위의 약들을 썰어 한 첩으로 하여 생강 일곱 쪽을 넣고 물에 달여 먹는다(『삼인극일병증방론』).

蠲痺湯

治手[493]冷痺. 一云, 冷痺者, 身寒不熱, 腰脚沈重, 卽寒痺之甚者.

當歸, 赤芍藥, 黃芪, 防風, 薑黃, 羌活 各一錢半, 甘草 五分.

右剉作一貼, 入薑五片棗二枚, 水煎服〔入門〕[494].

大豆蘗散

治周痺. 周痺者, 在於血脈之中, 隨脈以上, 隨脈以下, 不能左右, 各當其所[495].

大豆蘗[496] 一升.

炒熟爲末, 每一錢, 溫酒調下, 日三〔河間〕[497].

升麻湯

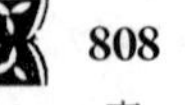

治熱痺, 肌肉熱極, 體上如鼠走, 唇口反縱, 皮色變.

升麻 二錢, 茯神, 人蔘, 防風, 犀角, 羚羊角, 羌活 各一錢, 桂皮 五分.

右剉作一貼, 薑五片同煎, 入竹瀝五匙調服〔宣明〕[498].

---

493 『醫學入門』에는 '手'가 '手足'으로 되어 있다.

494 『醫學入門』 外集 卷六 雜病用藥賦 「痛風」 '蠲痺湯' (앞의 책, 505쪽). "當歸赤芍黃芪防風薑黃羌活各一錢半, 甘草五分. 薑棗煎, 溫服. 治手足冷痺, 腰腿沈重, 及身體煩疼, 背項拘急."

495 『靈樞』 「周痺第二十七」. '各當其所'에 대해 馬蒔는 "周痺者, 在於血脈之中, 隨脈以上, 隨脈以下, 非比衆痺之在于左右, 各當其處者之有定所也"라고 하였다.

496 大豆蘗은 大豆黃卷으로, 콩*Glycine max* Merrill (콩과*Leguminosae*)을 발아시켜 뿌리가 1.5-2cm 정도 된 것이다(『본초학』). 라틴 학명은 *Glycine Semen Germinatum*(KHP)이다. 『동의학사전』에서는 갯완두싹이라고 하였다. "콩과에 속하는 여러해살이풀인 갯완두(*Lathyrus japonjcus* Wild. 또는 *L. maritimus* Bigel)의 어린 싹을 말린 것이다. 바닷가 모래땅에서 자란다. 이른 봄 어린 싹을 베어 그늘에서 말린다. 맛은 달고 성질은 평하다. 위경에 작용한다. 풍습과 서열을 없애고 오줌을 잘 누게 하며 통증을 멈춘다." 『中藥大辭典』에서는

견비탕

팔[과 다리]의 냉비冷痺를 치료한다. 어떤 곳에서는 "냉비란 몸이 차고 열이 없으며 허리와 다리가 무거운 것이니 곧 한비寒痺가 심한 것을 말한 것"이라고 하였다.

당귀·적작약·황기·방풍·강황·강활 각 한 돈 반, 감초 다섯 푼.

위의 약들을 썰어 한 첩으로 하여 생강 다섯 쪽, 대추 두 개를 넣고 물에 달여 먹는다(『의학입문』).

대두얼산

주비周痺를 치료한다. 주비는 혈맥 속에 있어 맥을 따라 위아래로 오르내릴 수는 있지만 좌우로 갈 수는 없으며, 각기 그 가는 곳이 정해져 있다.

대두황권 한 되.

위의 약을 익을 때까지 볶아서 가루낸 뒤 한 돈씩 하루 세 번 따뜻한 술에 타서 먹는다(『황제소문선명론방』).

승마탕

열비熱痺로 살이 몹시 뜨겁고 마치 몸의 겉에 쥐가 여기저기 뛰어다니는 것 같으며, 입술이 뒤집히고 피부색이 변하는 것을 치료한다.

승마 두 돈, 백복신·인삼·방풍·서각·영양각·강활 각 한 돈, 계피 다섯 푼.

위의 약들을 썰어 한 첩으로 하여 생강 다섯 쪽을 넣고 함께 달인 뒤 죽력 다섯 숟가락을 타서 먹는다(『황제소문선명론방』).

黑大豆*Glycine max (L.)* Merr.라고 하였다. 大豆卷, 黃卷, 卷蘖, 黃卷皮, 豆蘖, 豆黃卷, 菽蘖 등으로도 불린다.
'蘖', 그루터기 얼. 그루터기에서 돋은 움을 말한다. '檗' 또는 '蘗'(황벽나무 벽)으로 되어 있는 곳도 있으나 誤記이다.

497 『黃帝素問宣明論方』 卷二 「諸證門」 '周痺證'(앞의 책, 220쪽). "黃帝鍼經云, 在血脈之中, 隨上下, 本痺不痛, 今能上下周身, 故以名之. 大豆蘖散主之. 治周痺, 注五臟留滯, 胃中結聚. 益氣出毒, 潤皮毛, 補腎氣. 大豆蘖一斤(炒香熟). 右爲末, 每服半錢, 溫酒調下, 空心, 加至一錢, 日三服."

498 『黃帝素問宣明論方』 卷二 「諸證門」 '熱痺證'(앞의 책, 222쪽). "升麻湯主痺. 陽氣多, 陰氣少, 陽熱[遭]其陰寒, 故痺. 臟腑熱, 熻然而悶也. 升麻湯主之. 治熱痺, 肌肉熱極, 體上如鼠走, 唇口反縱, 皮色變, 兼諸風皆治. 升麻三兩, 茯神(去皮)人蔘防風犀角(鎊)羚羊角(鎊)羌活各一兩, 官桂半兩. 右爲末, 每服四錢, 水二盞, 生薑二塊(碎)竹瀝少許, 同煎至一盞, 溫服, 不計時候."

五物湯

治血痺. 夫尊榮人, 骨弱肌膚盛, 疲勞汗出而臥, 加被微風, 遂得之.[499] 形如風狀, 但以脈自微澁, 在寸口關上小緊,[500] 宜鍼引陽氣, 令脈和緊去則愈.

黃芪, 桂枝, 白芍藥 各三錢.

右剉作一貼, 入生薑七片大棗三枚, 水煎, 日三服. 一方有人蔘〔仲景〕.[501]

羚羊角湯

治筋痺, 肢節束痛.

羚羊角, 桂皮, 附子, 獨活 各一錢三分半, 白芍藥, 防風, 川芎 各一錢.

右剉作一貼, 入薑三片, 水煎服〔河間〕.[502]

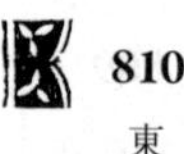

499 『金匱要略方論』에는 이 뒤에 '不時動搖'라는 구절이 더 있다.

500 맥이 微한 것은 양기가 허한 것이고, 澁한 것은 血行이 막힌 것이며, 小緊한 것은 外感風寒하였는데 아직 邪氣가 깊이 들어가지 않은 것이다. 그러므로 이때에는 통증보다는 痲木不仁이 주요한 증상이 된다.

501 『金匱要略方論』 卷上 「血痺虛勞病脈證幷治第六」(『金匱要略精解』, 51쪽. 『金匱要略譯釋』, 143-145쪽). 문장에 들고남이 있다. "夫尊榮人, 骨弱肌膚盛, 重困疲勞汗出, 臥不時動搖, 加被微風, 遂得之. 但以脈自微澁, 在寸口關上小緊, 宜鍼引陽氣, 令脈和緊去則愈. 血痺陰陽俱微, 寸口關上微, 尺中小緊, 外證身體不仁, 如風痺狀, 黃芪桂枝五物湯

오물탕

혈비血痺를 치료한다. 일반적으로 부귀한 사람은 뼈가 약하고 살이 쪘는데, 피로하고 땀이 난 채로 누워 있다가 바람을 약간만 맞아도 이 병이 생긴다. 겉으로 드러난 증상은 풍병風病과 비슷하지만 맥이 미삽微澁하고 관맥關脈은 약간 긴緊하다. 침으로 양기陽氣를 끌어올려 맥을 조화시켜 긴맥이 없어지면 낫는다.

황기·계지·백작약 각 서 돈.

위의 약들을 썰어 한 첩으로 하여 생강 일곱 쪽, 대추 세 개를 넣고 물에 달여 하루 세 번 먹는다. 다른 처방에는 인삼이 들어 있다(『금궤요략』).

영양각탕

근비筋痺로 뼈마디가 조이듯이 아픈 것을 치료한다.

영양각·계피·부자·독활 각 한 돈 서 푼 반, 백작약·방풍·천궁 각 한 돈.

위의 약들을 썰어 한 첩으로 하여 생강 세 쪽을 넣고 물에 달여 먹는다(하간).

主之. 黃芪桂枝五物湯方. 黃芪三兩, 芍藥三兩, 桂枝三兩, 生薑六兩, 大棗十二枚. 上五味, 以水六升, 煮取二升, 溫服七合, 日三服."

502 『醫學綱目』 卷之十二 肝膽部 諸痺「攣」(앞의 책, 216쪽). "治筋痺肢節束痛, 羚羊湯, 秋服之. 羚羊角肉桂附子獨活各一兩三錢半, 白芍防風芎藭各一兩. 上爲粗末. 每服五大錢, 水一盞半, 生薑三片, 同煎至八分, 取淸汁服, 日可二三服." 『醫學綱目』에서는 '本', 곧 『普濟本事方』을 인용했다고 하였으나 『普濟本事方』 卷二十六 肺臟門에 나오는 羚羊湯은 羚羊角散과 羚羊湯飮으로 모두 肺熱에 쓰는 처방이며, 처방 구성이 다르다.

歷節風病因

歷節之痛，皆由汗出入水，或飮酒汗出當風所致〔仲景〕[503]. ○ 歷節風，古方謂之痛痺，今人謂之痛風也〔綱目〕[504]. ○ 痛風者，大率因血受熱已自沸騰，其後或涉[505]冷水，或立濕地，或坐臥當風取凉，熱血得寒，汚濁凝澁，所以作痛. 夜則痛甚，行於陰也. 治宜辛溫之劑，流散寒濕，開發腠理，血行氣和，其病自安〔丹心〕[506]. ○ 古之痛痺，卽今之痛風也，諸書又謂之白虎歷節風，以其走痛於四肢骨節，如虎咬之狀而名之也〔正傳〕[507]. ○ 痛風之證，以其循歷遍身，曰歷節風. 甚如虎咬，曰白虎風. 痛必夜甚，行於陰也〔入門〕[508][509]. ○ 白虎歷節，亦是風寒濕三氣乘之，或飮酒當風，汗出入水，亦成斯疾，久而不已，令人骨節蹉跌〔醫鑑〕[510].

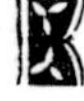

503 『金匱要略』「中風歷節病脈證并治第五」(『金匱要略精解』, 47-50쪽. 『金匱要略譯釋』, 127-130쪽). 문장에 들고남이 있다. "寸口脈沈而弱, 沈卽主骨, 弱卽主筋, 沈卽爲腎, 弱卽爲肝. 汗出入水中, 如水傷心, 歷節黃汗出, 故曰歷節. 趺陽脈浮而滑, 滑則穀氣實, 浮則汗自出. 少陰脈浮而弱, 弱卽血不足, 浮卽爲風, 風血相搏, 卽疼痛如掣. 盛人脈澁小, 短氣, 自汗出, 歷節痛, 不可屈伸, 此皆飮酒汗出當風所致."

504 『醫學綱目』 卷之十二 肝膽部 「諸痺」(앞의 책, 200쪽). "行痺者, 行而不定也, 稱爲走注疼痛及曆節之類是也. … 痛痺者, 疼痛苦楚, 世稱爲痛風及白虎飛尸之類是也."

505 '涉', 건널 섭. (걸어서) 물을 건너다, 겪다, 경험하다. '涉水'에는 단순히 물을 건너는 것이 아니라 걸어다닐 수 있는 정도의 물에서 이리저리 돌아다닌다는 뜻이 있다. 비슷한 용례로 사냥하러 이리저리 돌아다니는 '섭렵涉獵'이라는 말이 있다. 그

역절풍의 원인

역절풍으로 인한 통증은 모두 땀이 난 후에 물에 들어갔거나 술을 마시고 땀이 났을 때에 바람을 맞아서 생긴 것이다(『금궤요략』). ◯ 역절풍을 옛날 의서에서는 통비痛痺라 하였고, 지금은 통풍痛風이라고 한다(『의학강목』). ◯ 통풍은 대개 혈이 열을 받아서 이미 끓어오르고 있는데 그 후에 찬물에 돌아다녀 젖거나 습기가 많은 곳에 머물러 있거나, 앉거나 누워 있다가 바람을 맞아서 몸이 식으면 뜨거운 혈이 찬 기운을 맞아 혼탁해지고 엉겨서 아프게 되는 것이다. 밤에 통증이 심한 것은 〔사기邪氣가〕 음분陰分으로 돌아다니기 때문이다. 치료는 신온辛溫한 약으로 한습寒濕을 흩뜨리고 주리腠理를 열어주는데, 혈이 잘 돌고 기가 고르게 되면 병은 저절로 낫는다(『격치여론』). ◯ 옛날에 통비라고 한 것이 지금의 통풍이다. 여러 책에서 백호역절풍白虎歷節風이라고도 하였는데, 그 팔다리의 뼈마디 여기저기가 아픈 것이 마치 호랑이에게 물린 것처럼 아프다고 하여 이같이 이름을 붙인 것이다(『의학정전』). ◯ 통풍의 증상은 〔통증이〕 온몸을 두루 돌아다니기 때문에 역절풍이라고 하는데, 그 아픔이 호랑이가 무는 것만큼 심해서 백호풍白虎風이라고도 한다. 통증이 꼭 밤에 심한 것은 〔혈이〕 음분으로 돌아다니기 때문이다(『의학입문』). ◯ 백호역절풍 역시 풍·한·습의 사기가 〔정기正氣를〕 올라탄 것이다. 또는 술을 마시고 바람을 맞거나 땀이 난 후에 물에 들어가도 이 병이 생긴다. 오랫동안 낫지 않으면 뼈마디가 뒤틀어진다(『고금의감』).

러므로 '涉冷水'에는 血熱한 상태에서 찬물로 하는 등목이나 샤워, 에어컨 쐬기, 알코올 마사지 같이 찬 기운을 갑자기 맞는 경우가 포함된다.

506 『格致餘論』「痛風論」(앞의 책, 18쪽). "彼痛風者, 大率因血受熱已自沸騰, 其後或涉冷水, 或立濕地, 或扇取凉, 或臥當風, 寒凉外搏, 熱血得寒, 汚濁凝澁, 所以作痛. 夜則痛甚, 行於陰也. 治法以辛熱之劑, 流散寒濕, 開發腠理, 其血得行, 與氣相和, 其病自安."

507 『醫學正傳』 卷之四 痛風「論」(앞의 책, 245쪽).

508 『醫學入門』에는 '行' 앞에 '血'이 더 있다.

509 『醫學入門』 外集 卷四 雜病分類 外感 風類「痛風」(앞의 책, 356쪽). "歷節分怯勇, 形怯瘦者, 多內因血虛有火, 形肥勇者, 多外因風濕生痰. 以其循歷遍身, 曰歷節風. 甚如虎咬, 曰白虎風. 痛必夜甚者, 血行於陰也."

510 『古今醫鑑』 卷十「痺痛」(앞의 책, 285쪽).

歷節風證狀

歷節風之狀, 短氣自汗, 頭眩欲吐, 手指攣曲, 身體瘣[511]瘟[512], 其腫如脫, 漸至摧落[513], 其痛如掣, 不能屈伸. 盖由飮酒當風, 汗出入水, 或體虛膚空, 掩護不謹, 以致風寒濕之邪, 遍歷關節, 與血氣搏而有斯疾也. 其痛如掣者, 爲寒多. 其腫如脫者, 爲濕多. 肢節間黃汗出者, 爲風多. 遍身走注[514], 徹骨疼痛, 晝靜夜劇, 狀如虎咬者, 謂之白虎歷節. 久不治, 令人骨節蹉跌, 須當大作湯丸, 不可拘以尋常淺近之劑[515]〔得效〕.

511 '瘣', 앓을, 부스럼이 곁에서 날 외. 산이 높고 험난한 모양.

512 『世醫得效方』에는 '瘟'(두드러기 '뢰㾗'와 同字)가 '瘰'(연주창 라)로 되어 있다.

513 '摧落'은 衰落(약하여 말라 떨어짐)이라는 뜻이다. '摧', 꺾을 최. 꺾다, 누르다, 막다.

514 『仁齋直指』에는 '注'가 '癢'으로 되어 있다.

515 『世醫得效方』 卷第十三 風科 「歷節風」 '羌活湯'(앞의 책, 229쪽). 문장에 들고남이 있다. "治白虎歷節風, 短氣自汗, 頭眩欲吐, 手指攣曲, 身體魁瘰, 其腫如脫, 其痛如掣. 因體虛飮酒當風, 汗出入水, 受風寒濕毒之氣, 凝滯筋脈, 蘊于骨節, 或在四肢, 肉色不變, 晝靜夜劇, 痛徹骨, 如虎齧不可忍, 久不治. 令人骨節蹉跌, 一名癘風. 須大作湯圓救治, 不可以淺近之劑, 則無驗."
이 문장은 『仁齋直指』의 문장과 함께 재구성한 것

역절풍의 증상

역절풍의 증상은 숨이 차고 저절로 땀이 나며, 머리가 어지럽고 토할 것 같으며, 손가락이 구부러져 뒤틀리고 온몸이 여기저기 울퉁불퉁 부어서 떨어져나갈 것 같으며, 점점 시들어 떨어지는데 누군가 잡아당기듯이 아파서 굽혔다 폈다 하지 못하는 것이다. 대개 술을 마시고 난 뒤 바람을 맞거나 땀이 난 후에 물에 들어가거나 또는 몸이 허약하여 땀구멍이 열려 있어서 〔정기正氣를〕 잘 지키지 못하여 풍·한·습의 사기邪氣가 온몸의 관절을 두루 돌아다니다가 혈기血氣와 부딪쳐 이 병이 생기게 된다. 잡아당기듯이 아픈 것은 한사寒邪가 많은 것이고, 떨어져나갈 듯이 부은 것은 습사濕邪가 많은 것이며, 팔다리 마디 사이에서 누런 땀이 나는 것은 풍사風邪가 많은 것이다. 온몸을 두루 돌아다니면서 뼛속까지 몹시 아프고, 낮에는 괜찮다가 밤에 극심해지는 것이 마치 호랑이에게 물린 것 같아서 백호역절풍白虎歷節風이라고 한다. 오랫동안 낫지 않으면 뼈마디가 뒤틀어진다. 탕약이나 알약을 많이 써야 하며 보통 흔히 쓰는 약에 구애받을 필요는 없다(『세의득효방』).

으로 보인다. 『仁齋直指』 卷之四 歷節風 「歷節風方論」(앞의 책, 102쪽). "歷節風之狀, 短氣自汗, 頭眩欲吐, 手指攣曲, 身體魁瘰, 其腫如脫, 漸至摧落, 其痛如掣, 不能屈伸. 蓋由飮酒當風, 汗出入水, 或體虛膚空, 掩護不謹, 以致風寒濕之邪, 遍歷關節, 與血氣搏而有斯疾也. 其痛如掣者, 爲寒多. 其腫如脫者, 爲濕多. 肢節間黃汗出者, 爲風多. 遍身走癢, 徹骨疼痛, 晝靜夜劇, 發如蟲嚙者, 謂之白虎歷節. 治法當以溫藥解其風寒濕之毒, 或用和平, 則獨活寄生湯輩可也. 其白虎歷節, 游走癢痛, 蟲實爲之. 況夫脾主肌肉, 虛則爲癢, 遇癢而進飮食, 尙庶幾焉. 而蟲亦饜飫, 其間不至於頻頻嚙也. 書曰, 若藥弗瞑眩, 厥疾弗瘳. 似此證候, 一名厲風, 須當大作湯圓, 未可拘以平常淺近之劑."

歷節風治法

痛風多屬血虛, 血虛然後寒熱得以侵之. 多用芎歸, 佐以桃仁紅花薄桂威靈仙. 或用趂[516]痛散〔東垣〕[517]. ○ 丹溪治痛風法, 主血熱血虛血汚[518]或挾痰, 皆不離四物潛行, 黃柏牛膝生甘草桃仁陳皮蒼朮薑汁, 隨證加減. 可謂發前人之所未發也〔綱目〕[519]. ○治痛風大法, 蒼朮南星川芎白芷當歸酒芩, 在上加羌活威靈仙桂枝桔梗, 在下加牛膝防己木通黃柏〔丹心〕[520]. ○ 薄桂治痛風, 無味而薄者, 能橫行手臂, 領南星蒼朮等至痛處〔丹心〕[521]. ○ 風寒濕入於經絡, 以致氣血凝滯, 津液稽留. 久則怫鬱堅牢, 阻碍榮衛難行, 正邪交戰, 故作痛也. 須氣味辛烈, 暴悍之藥, 開鬱行氣, 破血豁痰, 則怫鬱開, 榮衛行而病方已也〔方廣〕[522]. ○痛風, 宜用大羌活湯, 蒼朮復煎散, 防風天麻散, 踈風活血湯, 四妙散, 麻黃散, 潛行散, 二妙散, 龍虎丹, 活絡丹, 五靈丸. ○歷節風, 宜用神通飮, 定痛散, 虎骨散, 加減虎骨散, 麝香元, 乳香黑虎丹, 乳香定痛丸, 捉虎丹. ○肢節腫痛, 宜用靈仙除痛飮. ○痰飮注痛, 宜用芎夏湯, 控涎丹 方見痰飮, 消痰茯苓丸 方見手部, 半夏芩朮湯. ○痛風熨烙[523], 宜用拈痛散, 當歸散.

516 '趂', 좇을 진. 뒤좇아 따라붙다, 앞으로 나아가지 못하다. '趁'과 같은 자이다.

517 『醫學綱目』 卷之十二 肝膽部 諸痺「痛痺」(앞의 책, 208쪽). "足痛, 新病以痛風法治之, 久病非脚氣, 以鶴膝風治之, 各自有門. 痛風多屬血虛, 然後寒熱得以侵之." 가감법은 나오지 않는다.

518 '血汚'는 곧 瘀血이다(『精校註釋 東醫寶鑑』 雜病篇 上 234쪽의 注 493).

519 『醫學綱目』 卷之十二 肝膽部 諸痺「痛痺」'六安人脚骹骨痛'(앞의 책, 206쪽).

520 『丹溪心法』 卷四「痛風六十三」(앞의 책, 364쪽). "四肢百節走痛是也, 他方謂之白虎歷節風證. 大率有痰風熱風濕血虛. 因於風者, 小續命湯. 因於濕者, 蒼朮白朮之類, 佐以竹瀝. 因於痰者, 二陳湯加

역절풍의 치료법

통풍痛風은 대부분 혈허血虛에 속하는데, 혈허한 뒤에 한열寒熱이 그 틈을 타서 침범한 것이다. 천궁과 당귀를 많이 쓰고, 도인·홍화·박계·위령선을 좌약佐藥으로 쓴다. 혹은 진통산을 쓰기도 한다(동원). ◯ 주진형朱震亨이 통풍을 치료하는 방법은 〔병의 원인을〕 주로 혈열, 혈허, 혈오血汚 혹은 담痰을 낀 것으로 보아 모든 경우 사물탕이나 잠행산에서 벗어나지 않았는데, 황백·우슬·감초(날것)·도인·진피·창출·생강즙을 증상에 따라 가감하여 썼다. 이는 옛사람들이 알지 못했던 것을 밝힌 것이라고 할 수 있다(『의학강목』). ◯ 통풍을 치료하는 큰 원칙은 창출·남성·천궁·백지·당귀·황금(술에 담근 것)을 쓰는 것으로, 〔통풍이 몸의〕 위에 있으면 강활·위령선·계지·길경을 더 넣고, 아래에 있으면 우슬·방기·목통·황백을 더 넣는다(『단계심법』). ◯ 박계는 통풍을 치료하는데, 〔박계처럼〕 미味가 없고 기氣가 엷은〔薄〕 약은 옆으로 손과 팔로 들어가고 남성이나 창출 등의 약을 아픈 곳으로 이끌어간다(『단계심법』). ◯ 풍·한·습이 경락에 들어가면 기와 혈이 엉겨서 막히게 되어 진액이 머물러 움직이지 못하게 된다. 오래되면 꽉 막히고 단단해져서 영기榮氣와 위기衛氣를 잘 돌지 못하게 하며, 정기正氣와 사기邪氣가 서로 싸우기 때문에 아프게 된다. 이때에는 기미가 아주 맵고 맹렬하여 작용이 센 약으로 뭉친 것을 풀어 기를 돌게 하고 어혈을 깨뜨리며, 담을 쳐서 꽉 막힌 것을 뚫고 영기와 위기를 돌려주어야 비로소 병이 낫는다(『단계심법부여』). ◯ 통풍에는 대강활탕, 창출부전산, 방풍천마산, 소풍활혈탕, 사묘산, 마황산, 잠행산, 이묘산, 용호단, 활락단, 오령환을 쓴다. ◯ 역절풍에는 신통음, 정통산, 호골산, 가감호골산, 사향원, 유향흑호단, 유향정통환, 착호단을 쓴다. ◯ 팔다리의 마디가 붓고 아프면 영선제통음을 쓴다. ◯ 담음痰飮으로 여기저기 아프면 궁하탕, 공연단(처방은 「담음문」에 있다), 소담복령환(처방은 「수문」에 있다), 반하금출탕을 쓴다. ◯ 통풍으로 찜질할 때에는 점통산, 당귀산을 쓴다.

酒炒黃芩羌活蒼朮. 因於血虛者, 用芎歸之類, 佐以紅花桃仁. 大法之方, 蒼朮川芎白芷南星當歸酒黃芩. 在上者, 加羌活威靈仙桂枝. 在下者, 加牛膝防己木通黃柏. 血虛, 格致余論詳言, 多用川芎當歸, 佐以桃仁紅花薄桂威靈仙." 이 문장과 다음에 이어지는 문장은 『醫學綱目』에서 인용한 것으로 보인다. 『醫學綱目』 卷之十二 肝膽部 諸痺 「痛痺」 '趁痛散'(앞의 책, 208쪽).

521 『丹溪心法』 卷四 「痛風六十三」(앞의 책, 364쪽).

522 『丹溪心法附餘』 卷之三 風門 「痛風」(앞의 책, 185-186쪽).

523 '熨烙'은 외치법의 하나로, 가루약이나 필요한 약제를 거칠게 가루내어 이것을 뜨겁게 볶아 천에 싸서 찜질하는 것이다.

趂痛散

治痛風, 多屬血虛血汚, 宜調血行血.

桃仁, 紅花, 當歸, 地龍, 五靈脂, 牛膝 酒浸, 羌活 酒浸, 香附子 童便浸, 甘草 生 各二錢, 乳香, 沒藥 各一錢.

右爲末, 每二錢, 溫酒調下〔丹心〕[524].

大羌活湯

治風濕相搏, 肢節腫痛, 不可屈伸.

羌活, 升麻 各一錢半, 獨活 一錢, 蒼朮, 防己, 威靈仙, 白朮, 當歸, 赤茯苓, 澤瀉, 甘草 各七分.

右剉作一貼, 水煎服〔正傳〕[525].

蒼朮復煎散

治風濕熱痛風.

蒼朮 四兩, 黃柏 三錢, 柴胡, 升麻, 藁本, 澤瀉, 羌活, 白朮 各五分, 紅花 二分.

右剉, 先以水二椀, 煮蒼朮至二鍾, 去渣, 入餘藥, 再煎至一鍾, 去渣服〔入門〕[526].

524 『丹溪心法』 卷四 「痛風六十三」 '趂痛散'(앞의 책, 365쪽). "乳香沒藥桃仁紅花當歸地龍(酒炒)牛膝(酒浸)羌活甘草五靈脂(酒淘)香附(童便浸), 或加酒芩炒酒柏. 上爲末. 酒調二錢服." 『醫學綱目』 卷之十二 肝膽部 諸痺 「痛痺」 '趂痛散'(앞의 책, 208쪽)에서는 "如痰熱, 加酒芩酒柏"하라고 하였다.

525 『醫學正傳』 卷之四 痛風 「方法」 '大羌活湯'(앞의 책, 247쪽). "治風濕相搏, 肢節疼痛. 羌活升麻各一錢, 獨活七分, 蒼朮防己葳靈仙川歸白朮茯苓澤瀉各五分. 上細切, 作一服, 水二盞, 煎至一盞, 去渣空心溫服."

526 『醫學入門』 外集 卷七 通用古方詩括 雜病 「腰痛」 '蒼朮復煎散'(앞의 책, 609쪽). "紅花黃柏柴胡川升麻藁本澤瀉羌白朮, 腦項背膝腰痛佳. 蒼朮四兩.

진통산

통풍痛風을 치료한다. 통풍은 대개 혈허血虛와 혈오血汚가 원인이므로 혈을 고르게 하고 잘 돌게 하여야 한다.

도인·홍화·당귀·지룡·오령지·우슬(술에 담근다)·강활(술에 담근다)·향부자(동변에 담근다)·감초(날것) 각 두 돈, 유향·몰약 각 한 돈.

위의 약들을 가루내어 두 돈씩 따뜻한 술에 타서 먹는다(『단계심법』).

대강활탕

풍습風濕의 사기邪氣가 함께 뭉쳐 침범하여 사지 마디가 붓고 아프며 굽히거나 펴지 못하는 것을 치료한다.

강활·승마 각 한 돈 반, 독활 한 돈, 창출·방기·위령선·백출·당귀·적복령·택사·감초 각 일곱 푼.

위의 약들을 썰어 한 첩으로 하여 물에 달여 먹는다(『의학정전』).

창출부전산

풍風·습濕·열熱로 인한 통풍을 치료한다.

창출 넉 냥, 황백 서 돈, 시호·승마·고본·택사·강활·백출 각 다섯 푼, 홍화 두 푼.

위의 약들을 썰어 먼저 물 두 사발에 창출을 넣고 물 두 종지가 될 때까지 달인 다음 찌꺼기를 버리고 나머지 약들을 넣어 다시 한 종지가 될 때까지 달여 찌꺼기를 버리고 먹는다(『의학입문』).

紅花少許. 黃柏三錢. 柴胡升麻藁本澤瀉羌活白朮各五分. 先用水二碗, 煮蒼朮至二鐘, 去渣, 入餘藥煎服. 治寒濕相合, 腦痛惡寒煩悶, 脈沈洪, 項背脊骨髀眼膝腰疼痛. 忌油麵.”

防風天麻散

治風濕痲痺, 走注疼痛, 或偏枯或暴瘖.

滑石 二兩, 防風, 天麻, 川芎, 羌活, 白芷, 草烏 炮, 白附子, 荊芥穗, 當歸, 甘草 各五錢.

右爲末, 蜜丸, 彈子大, 每取半丸, 或一丸. 熱酒化下, 覺藥力運行, 微痲爲度. 此散鬱開結, 宣風通氣之妙劑也〔正傳〕[527]. ○ 或爲末, 蜜酒調下一錢〔正傳〕.

踈風活血湯

治四肢百節, 流注刺痛, 皆是風[528]濕痰, 死血所致, 其痛處或腫或紅.

當歸, 川芎, 威靈仙, 白芷, 防己, 黃柏, 南星, 蒼朮, 羌活, 桂枝 各一錢, 紅花 三分.

右剉作一貼, 入薑五片, 水煎服〔醫鑑〕[529].

527 『醫學正傳』 卷之四 痛風 「方法」 '防風天麻散'(앞의 책, 250쪽). "治風濕痲痺, 肢節走注疼痛, 中風偏枯, 或暴喑不語, 內外風熱壅滯昏眩. 防風天麻川芎羌活白芷草烏頭白附子荊芥穗當歸甘草(炙)各五錢, 白滑石二兩. 上爲細末, 每服五分, 加至一錢, 熱酒化蜜少許調下, 覺藥力運行微痲爲度. 或煉蜜爲丸, 如彈子大, 每服半丸至一丸, 熱酒化下, 白湯亦可. 此藥散鬱開結, 宣風通氣之妙劑也."
이 처방은 『黃帝素問宣明論方』 卷三 「風門」(앞의 책, 233쪽)에 처음 나오는데, 이 처방을 인용한 『普濟方』에서는 이 처방에 대해 "此藥微有熱性, 甚能開發風熱鬱結, 以使氣血, 宣通而愈. 或風多熱少寒涼, 諸藥不能退者, 亦宜以開發. 或三服兩服不中效, 即却服防風通聖散. 得熱勢少減, 復與服之. 熱勢大甚者, 及目疾口瘡咽喉腫痛者, 不宜服之. 但宜退風熱, 辛寒之藥也, 少尤宜服之"라고 하였다(文淵閣本 四庫全書 電子版, 上海人民出版社).

528 『古今醫鑑』에는 '風'이 없다.

방풍천마산

풍습風濕으로 마비가 되고 몸이 여기저기 몹시 아픈 것을 치료하는데, 몸의 한쪽을 쓰지 못하거나 갑자기 말을 하지 못하는 것을 치료한다.

활석 두 냥, 방풍·천마·천궁·강활·백지·초오(싸서 굽는다)·백부자·형개수·당귀·감초 각 닷 돈.

위의 약들을 가루내어 꿀로 반죽하여 탄자대의 알약을 만들어 반 알 또는 한 알씩 뜨거운 술에 녹여 먹는다. 약기운이 돌아 약간 저린 느낌이 있을 때까지 먹는다. 이는 뭉친 것을 흩뜨리고 맺힌 것을 통하게 하며, 풍을 흩뜨리고 기를 통하게 하는 매우 좋은 약이다(『의학정전』). ◯ 위의 약들을 가루내어 한 돈씩 꿀을 탄 술에 타서 먹기도 한다(『의학정전』).

소풍활혈탕

팔다리의 모든 뼈마디가 돌아다니면서 찌르듯이 아픈 것을 치료한다. 이는 모두 풍風·습濕·담痰과 어혈로 인해 생긴 것이다. 아픈 곳이 붓기도 하고 벌겋게 되기도 한다.

당귀·천궁·위령선·백지·방기·황백·남성·창출·강활·계지 각 한 돈, 홍화 서 푼.

위의 약들을 썰어 한 첩으로 하여 생강 다섯 쪽을 넣고 물에 달여 먹는다(『고금의감』).

529 『古今醫鑑』 卷十 「痺痛」(앞의 책, 287쪽). 『古今醫鑑』에는 '踈風活血湯'이라는 이름이 없고, 처방의 약제 용량이 各等分으로 되어 있다. 처방 명은 『東醫寶鑑』에서 붙인 것이다.

四妙散

治痛風走注.[530]

威靈仙 酒蒸 五錢, 羊角 灰 三錢, 蒼耳子[531] 一錢半, 白芥子 一錢.

右爲末, 每一錢, 薑湯調下〔入門〕[532]. ○一方, 無蒼耳子, 有蒼朮.

麻黃散

治歷節痛風無汗.[533]

麻黃 二錢, 羌活 一錢半, 黃芪, 細辛 各七分半.

右剉作一貼, 水煎服〔得效〕[534].

潛行散

治血虛陰火痛風, 及腰以下濕熱注痛.

黃柏 酒浸焙乾.

爲末, 每一錢, 薑汁和酒調服. 必兼四物湯間服之, 妙〔丹心〕[535].

二妙散

治濕熱痛風, 筋骨疼痛.

黃柏 酒浸焙, 蒼朮 泔浸焙.

右等分, 爲末, 熱薑湯調下一錢〔丹心〕[536].

530 『精校註釋 東醫寶鑑』에서는 '走注'를 行痺의 異名이라고 하였다(『精校註釋 東醫寶鑑』 雜病篇 上, 237쪽의 注 505).

531 『醫學入門』에는 '蒼耳子'가 '蒼朮'로 되어 있다. 이 처방이 처음 나오는 『丹溪心法』에는 '蒼耳'로 되어 있는데, 注에서 '一云蒼朮'이라고 하였다(『丹溪心法』 卷四 「痛風六十三」 '四妙散', 365쪽). 蒼耳子는 우리나라에서는 국화과의 도꼬마리(*Xanthium strumarium* L.) 열매를 말하고, 중국에서는 창이(*Xanthium sibiricum* Patrin ex Widder: 蒼耳)를 말한다.

532 『醫學入門』 外集 卷六 雜病用藥賦 「痛風」(앞의 책, 503쪽).

533 『世醫得效方』에는 '痛風'이 없다.

534 『世醫得效方』 卷第十三 風科 「歷節風」(앞의 책, 230쪽). "治歷節無汗. 宜發汗. 羌活一兩, 華陰細

사묘산

통풍痛風으로 여기저기 돌아다니며 아픈 것을 치료한다.

위령선(술에 축여 찐다) 닷 돈, 양각(태워 재가 되게 한다) 서 돈, 창이자 한 돈 반, 백개자 한 돈.

위의 약들을 가루내어 한 돈씩 생강 달인 물에 타서 먹는다(『의학입문』). ◯ 어떤 처방에는 창이자가 없고 창출이 들어 있다.

마황산

역절풍歷節風에 땀이 나지 않는 것을 치료한다.

마황 두 돈, 강활 한 돈 반, 황기·세신 각 일곱 푼 반.

위의 약들을 썰어 한 첩으로 하여 물에 달여 먹는다(『세의득효방』).

잠행산

혈허血虛와 음화陰火로 생긴 통풍과 허리 아래로 습열이 몰려서 아픈 것을 치료한다.

황백(술에 담갔다가 약한 불에 말린다)

위의 약을 가루내어 한 돈씩 생강즙을 넣은 술에 타서 먹는다. 반드시 사물탕을 그 사이사이에 먹어야 효과가 좋다(단심).

이묘산

습열로 생긴 통풍으로 힘줄과 뼈가 아픈 것을 치료한다.

황백(술에 담갔다가 약한 불에 말린다)·창출(쌀뜨물에 담갔다가 약한 불에 말린다).

위의 약들을 같은 양으로 가루내어 한 돈씩 생강을 달인 뜨거운 물에 타서 먹는다(『단계심법』).

辛黃芪各半兩, 麻黃一兩一分. 上銼散, 每服五錢. 水二盞煎. 接續三四服, 有汗愼外風."

535 『醫學綱目』 卷之十二 肝膽部 諸痺「痛痺」(앞의 책, 204쪽). "治痛風. 黃柏一味, 酒浸焙乾, 爲末. 生薑汁和酒調服, 必兼四物等湯相間服之, 妙." 이 처방은 『萬氏家抄方』 卷一에 처음 나오는데, 여기에서는 가루내어 다른 약에 타서 먹는다고 하였다.

536 『丹溪心法』 卷四 「痛風六十三」 '二妙散'(앞의 책, 365쪽). "治筋骨疼痛因濕熱者, 有氣加氣藥, 血虛者加補藥, 痛甚者加生薑汁, 熱辣服之. 黃柏(炒)蒼朮(米泔浸炒). 上二味爲末, 沸湯入薑汁調服. 二物皆有雄壯之氣, 表實氣實者, 加酒少許佐之. 若痰帶熱者, 先以舟車丸, 或導水丸神芎丸下伐, 後以趁痛散服之."

龍虎丹

治痛風走注, 或痲木半身痛.

草烏, 蒼朮, 白芷 各一兩 用童便薑葱汁拌, 罨[537]熱[538], 入乳香, 沒藥 各三錢, 當歸, 牛膝 各五錢.

右爲末, 酒糊和丸, 彈子大, 每一丸, 溫酒化下〔入門〕[539].

活絡丹

治一切痛風, 筋脈拘攣沈痛[540], 時或上衝.

川烏 炮, 草烏 炮, 南星 炮, 地龍 焙 各一兩, 乳香, 沒藥 各二錢二分.

右爲末, 酒糊和丸梧子大, 空心, 溫酒下二三十丸〔局方〕[541].

五靈丸

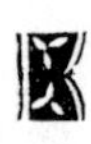
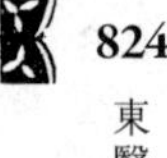

治風冷, 氣血閉, 身體痲痛[542].

五靈脂 二兩, 川烏[543] 炮 一兩半, 沒藥 一兩, 乳香 五錢.

右爲末, 水丸彈子大, 生薑湯和溫酒磨化一丸, 服之〔綱目〕[544].

---

537 '罨', 뚜껑 암. '盦'과 같은 字이다. 『東醫寶鑑』에는 '罨'으로 되어 있으나 『醫學入門』에는 '盦'으로 되어 있다.

538 『丹溪心法』에는 이 구절이 "碾粗末拌發酵, 過入後藥"으로 되어 있어서, 맷돌로 거칠게 갈아 앞의 약들과 버무려 발효를 시킨 다음 뒤의 약을 넣으라고 하였다.

539 『醫學入門』 外集 卷六 雜病用藥賦 「痛風」(앞의 책, 503쪽). 여기에는 當歸와 牛膝이 各一錢으로 되어 있다. 이 처방의 출전인 『丹溪心法』에는 各五錢으로 되어 있다(『丹溪心法』 卷四 「痛風六十三」 '龍虎丹', 366쪽).

540 『太平惠民和劑局方』에는 '沈痛'이 '腰腿沈重'으로 되어 있다.

541 『太平惠民和劑局方』 卷一 「諸風」 '活絡丹'(앞의 책, 44쪽). "治丈夫元臟氣虛, 婦人脾血久冷, 諸般風邪濕毒之氣, 留滯經絡, 流注脚手, 或發赤腫, 行步艱辛, 腰腿沈重, 脚心吊痛, 及上沖腹脇膨脹, 胸

용호단

통풍痛風으로 여기저기 돌아다니며 아프거나 감각이 둔하고 몸의 한쪽이 아픈 것을 치료한다.

초오·창출·백지 각 한 냥(동변·생강즙·파즙에 버무려 〔넓적한 옹기 같은〕 그릇에 담아 뚜껑을 덮고 열이 나도록 띄운다), 유향·몰약 각 서 돈, 당귀·우슬 각 닷 돈.

위의 약들을 가루내어 술로 쑨 풀로 반죽하여 탄자대의 알약을 만들어 한 알씩 따뜻한 술에 녹여 먹는다(『의학입문』).

활락단

통풍으로 힘줄이 오그라들고 뼈저리게 아프면서 때로 〔통증이 배와 옆구리로〕 치밀어 오르기도 하는 모든 것을 치료한다.

천오(싸서 굽는다)·초오(싸서 굽는다)·남성(싸서 굽는다)·지룡(약한 불에 말린다) 각 한 냥, 유향·몰약 각 두 돈 두 푼.

위의 약들을 가루내어 술로 쑨 풀로 반죽하여 오자대의 알약을 만들어 스물에서 서른 알씩 빈속에 따뜻한 술로 먹는다(『태평혜민화제국방』).

오령환

풍랭風冷으로 기혈이 막혀 몸이 뻣뻣하면서 아픈 것을 치료한다.

오령지 두 냥, 천오(싸서 굽는다) 한 냥 반, 몰약 한 냥, 유향 닷 돈.

위의 약들을 가루내어 물로 반죽하여 탄자대의 알약을 만들어 한 알씩 생강 달인 물을 넣은 따뜻한 술에 개어서 먹는다(『의학강목』).

膈痞悶, 不思悶亂, 及一切痛風走注, 渾身疼痛. 川烏(炮, 去皮臍)草烏(炮, 去皮臍)地龍(去土)天南星(炮)各六兩, 乳香(研)沒藥(研)各二兩二錢. 上爲細末, 入研藥和勻, 酒面糊爲丸, 如梧桐子大. 每服二十丸, 空心, 日午冷酒送下, 荊芥茶下亦得."

542 『醫學綱目』에는 이 뒤에 '冷痲'가 더 있다.

543 『醫學綱目』에는 '川烏'가 '川烏頭'로 되어 있고 '炮, 去皮'하라고 하였다. 『本草衍義』에는 川烏로 되어 있다(李殿義 外 校注, 『本草衍義 本草衍句合集』, 山西科學技術出版社, 2012, 167쪽).

544 『醫學綱目』 卷之十二 肝膽部 「着痺」(앞의 책, 213쪽). 이 처방은 『本草衍義』 卷十七 「五靈脂」에서 인용한 것이다. 『本草衍義』(앞의 책, 167쪽). 『本草衍義』나 『醫學綱目』에서는 처방 명 없이 그냥 '一法'이라고 하였다. 五靈丸이라는 이름은 『東醫寶鑑』에서 붙인 것이다.

神通飮

治歷節風.

木通 二兩.

剉細, 長流水煎湯, 頓服空心〔正傳〕[545]. ○一人因風濕, 得白虎歷節風, 遍身疼痛, 足不履地者三年, 百方不效. 一日夢與木通湯愈, 遂服此藥, 服後遍身痒甚, 上體發紅丹如小豆大, 隨手沒去, 出汗至腰而止, 上體不痛矣. 次日又如前煎服, 下體又發紅丹, 汗出至足而無痛. 後治數人皆驗, 一名曰木通湯〔正傳〕[546].

定痛散

治風毒攻注皮膚骨髓之間, 痛無常處, 晝靜夜劇, 筋脈拘攣, 不得屈伸.

蒼耳子, 骨碎補, 自然銅, 血竭, 白附子, 赤芍藥, 當歸, 肉桂, 白芷, 沒藥, 防風, 牛膝 各七錢半[547], 虎脛骨, 龜板 各五錢, 天麻, 檳榔, 羌活, 五加皮 各二錢半.

右爲末, 每一錢, 溫酒調下〔入門〕[548].

545 『醫學正傳』 卷之四 痛風 「方法」 '川木通湯'(앞의 책, 251쪽).

546 『醫學正傳』 卷之四 痛風 「方法」 '川木通湯'(앞의 책, 251쪽). "一男子年四十歲, 因感風濕, 得白虎歷節風證, 遍身抽掣疼痛, 足不能履地者三年, 百方不效, 身體羸瘦骨立, 自分於死. 一日夢與木通湯服愈, 遂以四物湯加木通服, 不效, 後以木通二兩銼細, 長流水煎汁頓服, 服後一時許, 遍身癢甚, 上體發紅丹如小豆大粒, 擧家驚惶, 隨手沒去, 出汗至腰而止, 上體不痛矣. 次日又如前煎服, 下體又發紅丹, 方出汗至足底, 汗乾後通身舒暢而無痛矣. 一月後, 人壯氣復, 步履如初. 後以此法治數人皆驗."
『醫學正傳』에서는 長流水에 대해 다음과 같이 이야기하고 있다. "謂長流水者, 卽千里水也, 但當取

신통음

역절풍歷節風을 치료한다.

목통 두 냥.

위의 약을 잘게 썰어 장류수에 달여 빈속에 단번에 먹는다(『의학정전』). ◯ 어떤 사람이 풍습風濕으로 백호역절풍이 생겨 온몸이 쑤시고 아파서 발로 땅을 밟지 못한 지가 3년이나 되었는데 어떤 치료도 효과가 없었다. 하루는 목통탕을 먹고 낫는 꿈을 꾸었다. 이에 이 약을 먹었더니 온몸이 몹시 가렵고 상체에 작은 콩만한 붉은 반진이 돋았다가 곧바로 없어지고 땀이 허리까지 나다가 멎더니 상체가 아프지 않게 되었다. 다음 날 다시 같은 방법으로 약을 달여 먹었더니 이번에는 하체에 붉은 반진이 돋고 땀이 발바닥까지 나더니 아프지 않게 되었다. 그 후 여러 사람을 치료하였는데 모두 효과가 있었다. 목통탕이라고도 한다(『의학정전』).

정통산

풍독風毒이 피와 부, 골수 사이를 침범하여 아픈 곳이 일정하지 않고, 낮에는 잠잠하다가 밤이 되면 매우 심해지며 힘줄이 오그라들어 굽혔다 폈다 하지 못하는 것을 치료한다.

창이자·골쇄보·자연동·혈갈·백부자·적작약·당귀·육계·백지·몰약·방풍·우슬 각 일곱 돈 반, 호경골·귀판 각 닷 돈, 천마·빈랑·강활·오가피 각 두 돈 반.

위의 약들을 가루내어 한 돈씩 따뜻한 술에 타서 먹는다(『의학입문』).

其流長而來遠耳, 不可泥於千里者, 以其性遠而通達, 歷科坎已多, 故取以煎煮手足四末之病, 道路遠之藥, 及通利大小便之用也(『醫學正傳』 卷之一 「醫學或問」, 14쪽)."

547 道光本에는 '七'이 '五'로 되어 있다.

548 『醫學入門』 外集 卷六 雜病用藥賦 「痛風」 '定痛散' (앞의 책, 504쪽). "蒼耳子骨碎補自然銅血竭白附子芍藥當歸肉桂白芷沒藥防風牛膝各三兩, 五加皮天麻檳榔羌活虎脛骨龜板各二兩. 爲末, 每一錢, 溫酒調服. 治風毒邪氣, 乘虛攻走皮膚骨髓之間, 與血氣相搏, 痛無常處, 遊走不定, 晝靜夜甚, 不得睡臥, 筋脈拘急, 不得屈伸."

虎骨散

治歷節風, 百節疼痛無定處. 久則變成風毒, 痛入骨髓, 不移其處.[549] 又云, 骨髓痛者, 宜此藥.

虎骨 酥灸 二兩, 白花蛇 肉, 天麻, 防風, 牛膝, 白殭蠶 炒, 當歸 酒浸, 乳香, 桂心 各一兩. 全蝎 灸, 甘草 灸 各五錢, 麝香 一錢.

右爲末, 每二錢, 溫酒調下, 豆淋酒尤好〔齊生〕.[550] ○一方, 加有自然銅, 白附子, 檳榔, 羌活, 白芷, 川芎 各一兩, 地龍, 沒藥, 雄黃 各五錢. 服法亦同, 治白虎歷節風走痛〔直指〕.[551]

加減虎骨散

治白虎歷節痛, 晝夜不止.

虎脛骨 三兩, 沒藥 五錢.

右爲末, 每二錢, 溫酒調下〔入門〕.[552]

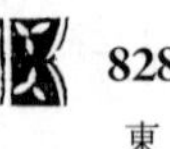

549 『醫學入門』 外集 卷四 雜病分類 外感 風類 「痛風」 '風毒髓痛'(앞의 책, 356쪽). "痛風, 百節酸疼無定處, 久則變成風毒, 痛入骨髓, 不移其處, 虎骨散麝香丸."

550 『重輯嚴氏濟生方』 諸濕門 「白虎歷節論治」 '虎骨散'(王道端·申好眞 主編, 『嚴用和醫學全書』, 中國中醫藥出版社, 2006 所收, 13-14쪽). "治白虎歷節, 走注疼痛, 發則不可忍." 麝香은 따로 갈아서 쓰라고 하였다.

551 『仁齋直指』 卷之四 歷節風 「歷節風證治」 '虎骨散'(앞의 책, 102-103쪽). "治白虎歷節, 走注癢痛, 不得屈伸. 虎脛骨(酒炙黃)一兩半, 白花蛇(酒浸, 取

호골산

역절풍歷節風으로 온몸의 뼈마디가 시큰거리고 아픈 곳이 일정치 않은 것을 치료한다. 오래되면 풍독風毒으로 변하여 통증이 골수까지 미쳐서 아픈 곳이 옮기지 않는다. 또 어떤 곳에서는 골수가 아픈 것도 이 약을 쓴다고 하였다.

호골(연유를 발라 〔누렇게〕 굽는다) 두 냥, 백화사(살만 발라 〔누렇게 구워〕 쓴다)·천마·방풍·우슬·백강잠(볶는다)·당귀(술에 담근다)·유향·계심 각 한 냥, 전갈(굽는다)·감초(굽는다) 각 닷 돈, 사향 한 돈.

위의 약들을 가루내어 두 돈씩 따뜻한 술에 타서 먹는다. 두림주에 타서 먹으면 더욱 좋다(『제생방』). ◯ 다른 처방에는 자연동·백부자·빈랑·강활·백지·천궁 각 한 냥, 지룡·몰약·웅황 각 닷 돈이 더 들어 있다. 복용법은 같다. 백호역절풍으로 여기저기 돌아다니며 아픈 것도 치료한다(『인재직지』).

가감호골산

백호역절풍으로 밤낮으로 계속 아픈 것을 치료한다.

호경골 석 냥, 몰약 닷 돈.

위의 약들을 가루내어 두 돈씩 따뜻한 술에 타서 먹는다(『의학입문』).

肉炙黃)天麻自然銅(用醋淬七次)防風白附子(炮)檳榔官桂當歸羌活牛膝白芷川芎殭蠶(炒, 去絲)各一兩, 右末, 每服二錢, 食前以暖豆淋酒調下." 이 처방은 『醫方類聚』에도 나온다. 『醫方類聚』卷之二十一 諸風門九 「歷節風論」 '虎骨散'(앞의 책, 415쪽).

552 『醫學入門』 外集 卷六 雜病用藥賦 「痛風」 '加減虎骨散'(앞의 책, 504쪽). "虎脛骨三兩, 沒藥五錢. 右爲末, 每二錢, 溫酒調服. 治白虎歷節風諸風, 骨節疼痛, 晝夜不可忍者."

麝香元

治白虎歷節, 疼痛遊走無定, 狀如虫行[553], 晝靜夜劇.

川烏 大者 三箇, 全蝎 二十一箇, 地龍 生 五錢, 黑豆 生 二錢半, 麝香 一字.

右爲末, 糯米糊和丸, 菉豆大, 空心, 溫酒下七丸或十丸, 出汗便差〔得效[554]〕.

乳香黑虎丹

治諸風寒濕, 骨節渾身疼痛, 立效.

草烏 五兩, 蒼朮 三兩, 白芷, 五靈脂, 羌活, 當歸, 川芎, 自然銅 醋淬七次 各二兩, 乳香 一兩.

右爲末, 酒糊和丸, 梧子大, 百草霜爲衣, 臨睡溫酒下, 五丸或七丸[555], 忌食熱物〔十三方[556]〕.

乳香定痛丸

治遍身骨節痛.

蒼朮 二兩, 川烏 炮, 當歸, 川芎 各一兩, 丁香 五錢, 乳香, 沒藥 各三錢.

右末, 棗肉和丸, 梧子大, 溫酒呑下五六十丸〔醫鑑[557]〕.

---

553 『世醫得效方』에는 '行'이 '噬'(씹을 서)로 되어 있다.

554 『世醫得效方』 卷第十三 風科 「歷節風」 '麝香圓'(앞의 책, 230쪽). "治白虎歷節諸風, 疼痛游走無定, 狀如蟲噬, 晝靜夜劇, 一切手足不測疼痛及脚痛. 川烏(大八角者)三箇, 全蠍二十一箇, 黑豆二十一箇, 地龍半兩(並生用). 上爲末, 入麝香半字, 糯糊丸, 綠豆大. 每服七丸, 甚者十丸, 夜臥令肚空, 溫酒下, 微出一身便差. 一方, 加去足蜈蚣一條, 以草烏代川烏, 尤妙."

555 『丹溪心法附餘』에는 '五丸或七丸'이 '五七十丸'으로 되어 있다.

556 『丹溪心法附餘』 卷之二 「中濕」(앞의 책, 130쪽).

사향원

백호역절풍으로 아픈 것이 일정치 않은데 마치 벌레가 씹어 먹는 듯하고, 낮에는 잠잠하다가 밤이 되면 매우 심해지는 것을 치료한다.

천오(큰 것) 세 개, 전갈 스물한 개, 지룡(날것) 닷 돈, 검정콩(날것) 두 돈 반, 사향 한 자.

위의 약들을 가루내어 찹쌀풀로 반죽하여 녹두대의 알약을 만들어 일곱에서 열 알씩 빈속에 따뜻한 술로 먹고 땀을 내면 곧 낫는다(『세의득효방』).

유향흑호단

풍風·한寒·습濕으로 뼈마디와 온몸이 아픈 것을 치료하는데 바로 낫는다.

초오 닷 냥, 창출 석 냥, 백지·오령지·강활·당귀·천궁·자연동(식초에 일곱 번 담금질한다) 각 두 냥, 유향 한 냥.

위의 약들을 가루내어 술로 쑨 풀로 반죽하여 오자대의 알약을 만들어 백초상으로 옷을 입힌다. 다섯에서 일곱 알씩 자기 전에 따뜻한 술로 먹는데, 뜨거운 음식을 먹지 말아야 한다(십삼방).

유향정통환

온몸의 뼈마디가 아픈 것을 치료한다.

창출 두 냥, 천오(싸서 굽는다)·당귀·천궁 각 한 냥, 정향 닷 돈, 유향·몰약 각 서 돈.

위의 약들을 가루내어 대조육으로 반죽하여 오자대의 알약을 만들어 쉰에서 예순 알씩 따뜻한 술로 넘긴다(『고금의감』).

557 『古今醫鑑』 卷十 「痺痛」(앞의 책, 288쪽). "乳香定痛丸(秘方. [批] 按此方治諸痛, 宜對症用之). 治諸風, 遍身骨節疼痛, 或腿膝痛, 及筋骨風. 蒼朮(米泔浸)二兩, 川烏(炮, 去皮)一兩, 當歸一兩, 川芎一兩, 乳香沒藥各三錢, 丁香五錢. 上爲末, 棗肉爲丸, 如梧子大. 每服五六十丸, 陳酒送下."

捉虎丹

治一切痛風走注, 癱瘓痲木, 白虎歷節, 及寒濕脚氣 方見足部.

靈仙除痛飮

治肢節腫痛. 痛屬火, 腫屬濕, 兼受風寒而發, 動於經絡之中, 濕熱流注於肢節之間.

痲黃, 赤芍藥 各一錢, 防風, 荊芥, 羌活, 獨活, 威靈仙, 白芷, 蒼朮, 片芩 酒炒, 枳實, 桔梗, 葛根, 川芎 各五分, 當歸梢, 升痲, 甘草 各三分.

右剉作一貼, 水煎服〔醫鑑〕[558]. ○一名痲黃芍藥湯.

半夏芩朮湯

治濕痰流注, 肩臂痛.

蒼朮 二錢, 白朮 一錢半, 半夏, 南星, 香附子, 片芩 酒炒 各一錢, 陳皮, 赤茯苓 各五分, 威靈仙 三分, 甘草 二分[559].

右剉作一貼, 入薑三片, 水煎服. 一方, 有羌活〔丹心〕[560].

558 『古今醫鑑』 卷十 「痺痛」(앞의 책, 285-286쪽). "靈仙除痛飮([批] 按此方止痛發散之劑). … 在下焦, 加酒炒黃柏. 婦人加紅花. 腫多加檳榔大腹皮澤瀉, 更加沒藥一錢住痛. 一云脈濇數者, 有瘀血, 宜桃仁紅花芎歸及大黃微利之."

559 道光本에는 '二分'이 '二分半'으로 되어 있다.

560 『丹溪心法』 卷四 痛風六十三 '臂痛方'(앞의 책, 365쪽). "蒼朮一錢半, 半夏南星白朮酒芩(炒)香附各一錢, 陳皮茯苓各半錢, 威靈仙三錢, 甘草(少許, 別本加羌活一錢). 右㕮咀, 作一服, 入生薑二三

착호단

통풍痛風으로 여기저기 돌아다니면서 아프고 팔다리를 쓰지 못하며 감각이 둔해지는 것과 백호역절풍 및 한습寒濕으로 인해 생긴 각기脚氣를 모두 치료한다(처방은 「족문」에 있다).

영선제통음

팔다리의 뼈마디가 붓고 아픈 것을 치료한다. 아픈 것은 화火에 속하고 붓는 것은 습濕에 속하는데, 이는 풍風과 한寒의 사기를 함께 받아 생기므로 이것이 경락을 요동시켜 습과 열이 팔다리의 마디 사이로 돌아다니는 게 되는 것이다.

마황·적작약 각 한 돈, 방풍·형개·강활·독활·위령선·백지·창출·황금(술에 축여 볶는다)·지실·길경·갈근·천궁 각 다섯 푼, 당귀(잔뿌리)·승마·감초 각 서 푼.

위의 약들을 썰어 한 첩으로 하여 물에 달여 먹는다(『고금의감』). ◯ 마황작약탕이라고도 한다.

반하금출탕

습담濕痰이 돌아다녀 어깨와 팔이 아픈 것을 치료한다.

창출 두 돈, 백출 한 돈 반, 반하·남성·향부자·황금(술에 축여 볶는다) 각 한 돈, 진피·적복령 각 다섯 푼, 위령선 서 푼, 감초 두 푼.

위의 약들을 썰어 한 첩으로 하여 생강 세 쪽을 넣고 물에 달여 먹는다. 다른 처방에는 강활이 들어 있다(『단계심법』).

片." '半夏芩朮湯'이라는 이름은 『東醫寶鑑』에서 붙인 것이다.

拈痛散

可熨烙痛風.

羌活, 獨活, 細辛, 肉桂, 防風, 白朮, 良薑, 麻黃, 天麻, 川烏, 吳茱萸, 乳香, 川椒, 全蝎, 當歸 各五錢, 白薑 二錢半.

右粗末, 每一兩或一兩半, 鹽一升同炒極熱, 絹袋盛, 熨烙痛處. 冷則易, 或炒用之〔寶鑑〕[561].

當歸散

熨烙寒濕痛風.

防風, 當歸, 藁本, 獨活, 荊芥穗, 頑荊葉[562] 各一兩.

右粗末一兩, 鹽四兩同炒熱, 袋盛熨之, 冷則易〔醫林〕. ○ 宜去頑荊葉, 代椒葉, 亦佳.

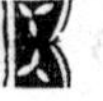

561 『衛生寶鑑』 卷八 名方類集 「治風雜方」 '拈痛散' (앞의 책, 106쪽). 여기에는 葛根이 더 들어 있다. "治肢節疼痛, 熨烙藥. 羌活獨活防風細辛肉桂白朮良薑麻黃(不去節)天麻(去苗)川烏(生用, 去皮)葛根吳茱萸乳香(研)小椒(去目)全蝎(生用)當歸(去苗)各一兩, 川薑(生)半兩. 上十七味爲粗末, 入乳香研勻, 每抄藥十錢, 痛甚者十五錢, 同細鹽一升炒令極熱, 熟絹袋盛, 熨烙痛處, 不拘時, 早晚頓用. 藥冷再炒一次, 用畢甚妙, 藥不用."

562 『本草綱目』에서는 난형欒荊의 異名이 頑荊이라고 하였다. 『本草綱目』 木部 第三十六卷 「欒荊」(人民衛生出版社, 1982, 2,126쪽). 한국전통지식포탈에서는 완형엽이 *Schizonepeta tenuifolia* (Benth.) Briq.라고 하면서 異名이 난형欒荊 또는 형개라고 하였고(http://www.koreantk.com/ktkp2014/medicine/medicine-view.view?medCd=M0002723), 국가생물종지식정보시스템에서는 *Vitex negundo var. incisa (Lam.) C.B.Clarke*, 곧 마편초과(Verbenaceae) 순비기나무속(Vitex)의 종목형이라고 하였다(http://terms.naver.com/entry.nhn?docId=3541747&cid=46686&categoryId=46694). 『本草綱目』에서 말하는

점통산

통풍痛風에 찜질하는 약이다.

강활·독활·세신·육계·방풍·백출·양강·마황·천마·천오·오수유·유향·천초·전갈·당귀 각 닷 돈, 건강 두 돈 반.

위의 약들을 거칠게 가루내어 한 냥 또는 한 냥 반을 소금 한 되와 함께 〔센불에〕 아주 뜨겁게 볶아 비단주머니에 넣어서 아픈 곳에 찜질한다. 식으면 다시 〔한 번〕 볶아서 쓴다(『위생보감』).

당귀산

한습寒濕으로 생긴 통풍에 찜질한다.

방풍·당귀·고본·독활·형개수·완형엽 각 한 냥.

위의 약들을 거칠게 가루내어 한 냥을 소금 넉 냥과 함께 볶아 뜨거울 때 비단주머니에 넣어서 아픈 곳에 찜질한다. 식으면 갈아준다(의림). ◯ 완형엽 대신 천초의 잎을 써도 좋다.

牡荊은 黃荊이라고도 하는데(『本草綱目』 木部 第三十六卷 「牡荊」, 2,120쪽) 牡荊의 학명은 *Vitex negundo L. var. cannabifolia (Sieb. et Zucc.) Hand.-Mazz.*이다(『中華人民共和國藥典』 2010年版). 『中藥大辭典』에서는 牡荊은 黃荊, 小荊, 楚라고도 하며, 牡荊葉의 性味는 苦寒無毒하고 九竅出血, 小便尿血, 腰脚風濕 등에 쓴다고 하였다. 『千金翼方』 卷第十九 雜病中 「雜療第八」에서는 "牡荊葉主久痢, 霍亂轉筋, 血淋, 下部瘡濕"한다고 하였다.

한편 윤석희 등이 옮긴 『대역 동의보감』(동의보감출판사, 2005)에서는 이를 '난형欒荊', 곧 박태기나무로 보았고(1,031쪽의 注 192). 동의문헌연구실에서 옮긴 『신대역 동의보감』(증보판, 법인출판사, 2009)에서는 마편초과의 떨기나무 좀목형의 잎으로 보았다(1,055쪽의 注 1). '완형엽頑荊葉'을 '항형엽頏荊葉'으로 보기도 하는데, 誤記로 보인다. 중국 人民衛生出版社, 中國中醫藥出版社, 山西科學技術出版社 등의 판본에는 모두 '頑荊葉'으로 되어 있다.

禁忌法

凡味酸傷筋則緩, 味鹹傷骨則痿, 令人發熱, 變爲痛痺, 麻木等證. 愼疾者, 須戒魚腥麪醬酒醋. 肉屬陽, 大能助火, 亦可量喫, 痛風諸痺皆然[入門][563].

563 『醫學入門』 外集 卷四 雜病分類 外感 風類「風痺」(앞의 책, 358쪽). 문장에 들고남이 있다. "治同痺風戒酒醋. 凡味酸傷筋則緩, 味鹹傷骨則痿, 令人發熱, 變爲痛痺, 麻木等證. 愼疾者, 須戒魚腥麵漿酒醋. 肉屬陽助火, 但可量喫, 若厚味過多, 下必遺溺, 上必痞悶, 先用二陳湯加芍藥黃連強化, 然後用本證藥."

금기법

일반적으로 신맛으로 힘줄이 상하면 늘어지고, 짠맛으로 뼈가 상하면 저리거나 마비되는데, 이때 환자를 열이 나게 하면 통비痛痺와 마목麻木 등으로 변한다. 이 병에 삼가야 할 것은 반드시 물고기, 비린 것, 밀가루, 술, 장, 식초를 주의해야 한다. 고기는 양陽에 속하여 화火를 크게 도와주므로 이를 가늠해가면서 먹어야 한다. 통풍痛風이나 여러 비증痺證에도 모두 이와 같이 한다(『의학입문』).

破傷風病因

○ 破傷風者, 多由亡血, 筋無所營, 故邪得以襲之. 所以傷寒汗下過多, 與夫病瘡人, 及産後致斯病者, 槩可見矣〔三因〕[564]. ○ 破傷風者, 初因擊破皮肉, 視爲尋常, 殊不知風邪乘虛而襲, 變爲惡候. 或諸瘡久不合口, 風邪內襲. 或用湯淋洗, 或着艾焚灸, 其火毒之氣, 亦與破傷風邪無異也. 其證寒熱間作, 甚則口噤目斜, 身體強直, 如角弓反張之狀, 死在朝夕〔正傳〕[565]. ○ 痓病者, 是難治也. 多是血氣內虛, 風痰盛而成痓病. 凡傷寒雜病, 汗吐後入風, 亦成痓病. 大發濕家汗, 亦成痓. 發瘡家汗, 亦成痓. 産後去血多, 亦成痓. 有跌磕打傷, 瘡口未合, 貫風者, 亦成痓. 此名破傷風也〔回春〕[566]. ○ 破傷風有四因. 一者卒暴傷損, 風邪襲虛. 二者諸瘡湯洗艾灸, 逼毒妄行. 三者瘡口不合, 貼膏留孔風襲. 四者熱鬱, 遍身白痂, 瘡口閉塞, 氣難通泄, 傳播經絡〔入門〕[567].

564 『三因極一病證方論』 卷之七 「痓敍論」(앞의 책, 90쪽). “原其所因, 多由亡血, 筋無所營, 故邪得以襲之. 所以傷寒汗下過多, 與夫病瘡人, 及産后致斯病者, 槪可見矣. 診其脈皆沈伏弦緊, 但陽緩陰急, 則几几拘攣. 陰緩陽急, 則反張強直, 二證各異, 不可不別.”

565 『醫學正傳』 卷之六 破傷風 「論」(앞의 책, 388-389쪽). “若夫破傷風證, 因事擊破皮肉, 往往視爲尋常, 殊不知風邪乘虛而客襲之, 漸至變爲惡候. 又諸瘡久不合口, 風邪亦能內襲, 或用湯淋洗, 或著艾焚灸, 其湯火之毒氣, 亦與破傷風邪無異. 其爲證也, 皆能傳播經絡, 燒爍眞氣, 是以寒熱間作, 甚則口噤目斜, 身體強直, 如角弓反張之狀, 死在旦夕.”

566 『萬病回春』 卷之五 「痓病」(앞의 책, 326-327쪽). 문장에 들고남이 있다. “痓病, 是難治也. 多是血氣內虛者, 風痰而成痓病. 頭項強直, 身熱足寒, 頭

파상풍의 병인

◯ 파상풍은 대부분 피를 많이 흘려 힘줄이 영양을 받지 못하기 때문에 사기邪氣가 이 틈을 타서 침범하여 생긴다. 상한병에 지나치게 땀을 냈거나 설사를 시킨 경우와 창병瘡病을 앓는 사람이나 출산 후에도 이 병이 나타날 수 있다(『삼인극일병증방론』). ◯ 파상풍은 처음에 피부나 살에 상처가 났는데 이를 대수롭지 않게 여기다가 모르는 사이에 풍사風邪가 허한 틈을 타서 침범하여 나쁜 병으로 변한 것이다. 혹은 여러 창병에 오래도록 상처가 아물지 않아 풍사가 안으로 침범하여 생긴다. 혹은 끓는 물에 데거나 쑥뜸을 뜨다가 화상을 입었을 때 생기는 화독火毒의 기운도 파상풍의 사기와 다를 바 없다. 그 증상은 한열寒熱이 번갈아 나타나고, 심하면 입을 악다물고 눈이 비뚤어지며 몸이 각궁반장처럼 뻣뻣해지는데 조만간 죽는다(『의학정전』). ◯ 치병痓病은 치료하기 어렵다. 대부분 혈기血氣가 안에서 허하고, 풍담風痰이 성하여 치병이 된다. 일반적으로 상한이나 잡병에 땀을 내거나 토하게 한 후 풍사가 들어가도 치병이 되고, 습이 성한 사람에게 땀을 많이 나게 하여도 치병이 된다. 창병을 앓는데 땀을 내도 치병이 되고, 산후에 피를 많이 흘려도 치병이 된다. 넘어지거나 얻어맞아서 생긴 상처가 아물지 않았는데 바람〔風邪〕을 맞아도 치병이 된다. 이런 것들을 파상풍이라고 한다(『만병회춘』). ◯ 파상풍에는 네 가지 원인이 있다. 첫째, 갑자기 심하게 다쳤는데 풍사가 허한 틈을 타서 침범한 것이다. 둘째, 온갖 상처가 난 곳을 물로 씻거나 쑥뜸을 떠서 독기를 몰아 제멋대로 돌아다니게 한 것이다. 셋째, 상처가 아물지 않은 상태에서 고약을 붙였는데 남아 있는 구멍으로 풍사가 침범한 것이다. 넷째, 열이 몰려서 온몸에 허연 딱지가 생겨 상처 입구가 막혀 기가 빠져나가지 못하여 경락으로 퍼진 것이다(『의학입문』).

面赤, 頭獨搖, 卒口噤, 目色赤, 背反張, 手攣急, 脚如弓, 脈弦緊, 是痓病也. 開目無汗是剛痓, 屬陽. 閉目有汗爲柔痓, 屬陰. 凡治傷寒雜症, 汗吐後入風, 亦成痓病. 大發濕家汗, 亦成痓病. 發瘡家汗, 亦成痓病. 産後去血過多, 亦成痓. 有跌磕打傷, 瘡口未合貫風者, 亦成痓. 此名破傷風也."

567 『醫學入門』 卷五 外科 癰疽總論 「遍身部」 '破傷' (앞의 책, 489쪽). 문장에 들고남이 있다. "破傷, 證似中風有四因. 四因, 百病皆然. 不因氣動者二. 卒暴損破風濕. 或諸瘡湯洗艾灸, 逼毒妄行. 有因氣動者二. 瘡口不合, 貼膏留孔風襲. 或熱鬱遍身白痂, 瘡口閉塞, 氣難通泄, 傳播經絡, 燒爍眞氣."

痓與痙通稱破傷風

○ 痙者, 筋勁強直而不柔和也〔河間〕[568]. ○ 痓病者, 口噤角弓反張者是也〔丹心〕[569].

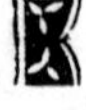

568 『素問玄機原病式』「濕類」(앞의 책, 360쪽). "諸痙強直, 筋勁強直而不柔和也, 土主安靜故也."

569 『醫學綱目』 卷之十一 肝膽部 「痓」(앞의 책, 190쪽). "痓病者, 口噤, 角弓反張者是也. [批]大法補虛." 朱震亨의 글은 이 뒤에 인용되어 있다.

치와 경은 모두 파상풍이라고 한다

○ '경痙'은 힘줄이 뻣뻣해져서 부드럽지 않은 것이다(『소문현기원병식』). ○ '치痓'는 입을 악다물고 몸이 뒤로 젖혀지는 것이다(단심).

破傷風形證

夫人之筋，各隨經絡，結束於身，血氣內虛，外爲風寒濕熱之氣所中則成痓．故寒則緊縮，熱則弛張，風則弦急，濕則弛[570]緩[571]．風散氣，故有汗而不惡寒[572]，寒澁血，故無汗而惡寒．熱消氣，故爲瘈瘲．濕溢血，故爲緩弱．經所謂大筋緛短，小筋弛張[573]，皆濕熱不攘之所爲也．原其所因，多由亡血，筋無所營，故邪得以襲之．所以傷寒，汗下過多，與夫病瘡人，及產後致斯病，槩可見矣〔三因〕[574]．○ 筋脈相引而急，名曰瘈瘲，俗謂之搐[575]是也〔綱目〕[576]．○ 諸熱瞀瘈，皆屬于火[577]．熱勝風搏，倂于經絡．風主動而不寧，風火相乘，是以瞀瘈生矣．治宜祛風滌熱之劑，折其火熱，可立愈．若妄加艾火，或發其表，則邪[578]不旋踵〔河間〕[579]．

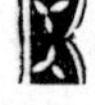

570『三因極一病證方論』에는 '弛'가 '脹'으로 되어 있다.

571『三因極一病證方論』에는 이 뒤에 '四氣兼並, 當如常說'이라는 구절이 더 있다.

572『三因極一病證方論』에는 이 뒤에 '日柔痓'라는 구절이 더 있다.

573『三因極一病證方論』에는 '張'이 '長'으로 되어 있고, 이 뒤에 '軟短爲拘'라는 구절이 더 있다. 여기에서 말하는 '經'은『素問』「生氣通天論篇第三」이다. "因於濕, 首如裹, 濕熱不攘, 大筋緛短, 小筋長, 緛短爲拘, 長爲痿."

574『三因極一病證方論』卷之七「痓敍論(痓亦作痙)」(앞의 책, 90쪽).

575 '搐', 당길 휵, 경련할 축. 쥐가 나다.

576『醫學綱目』卷之十一 肝膽部 破傷風「瘛瘲」(앞의 책, 195쪽).

577『素問』「至眞要大論篇第七十四」.

파상풍이 겉으로 드러난 증상

일반적으로 사람의 힘줄은 각 경락을 따라 몸을 묶고 있다. 혈기血氣가 안에서 허해졌는데 밖에서 풍한風寒이나 습열濕熱의 기운을 맞게 되면 치병痓病이 된다. 그러므로 한사寒邪에 맞으면 오그라들고, 열사熱邪에 맞으면 늘었다 줄었다 하며, 풍사風邪에 맞으면 팽팽하게 당겨지고, 습사濕邪에 맞으면 늘어진다. 풍은 기를 흩뜨리기 때문에 땀은 나지만 오한이 없으며, 한은 혈을 잘 돌지 못하게 하기 때문에 땀은 나지 않지만 오한이 있다. 열은 기를 축내기 때문에 늘었다 줄었다〔계종瘈瘲〕 하고, 습은 혈을 넘치게 하기 때문에 늘어지고 약해진다. 『내경』에서 "큰 힘줄은 줄어들고, 작은 힘줄은 늘어진다"라고 한 것은 모두 습열을 물리치지 못해서 그러한 것이다. 그 원인을 살펴보면 파상풍은 대부분 피를 많이 흘려 힘줄이 영양을 받지 못하기 때문에 사기가 이 틈을 타서 침범하여 생긴다. 그러므로 상한병에 지나치게 땀을 냈거나 설사를 시킨 경우와 창병을 앓는 사람이나 출산 후에 이 병이 나타날 수 있다(『삼인극일병증방론』). ◯ 힘줄과 맥이 서로 당겨서 팽팽하게 되는 것을 계종이라고 하는데, 민간에서 '쥐난다'고 하는 것이 이것이다(『의학강목』). ◯ 열로 인해 〔눈이〕 어둡거나 〔손발이〕 오그라드는 것은 모두 화火에 속한다. 열이 성하면 풍과 서로 치받아 함께 경락으로 들어가게 된다. 풍은 요동하는 것을 주관하여 안정되지 못하므로 풍과 화가 서로 엎치락뒤치락하기 때문에 〔눈이〕 어둡거나 〔손발이〕 오그라들게 되는 것이다. 치료는 풍을 없애고 열을 씻어내는 약으로 그 화와 열을 꺾으면 바로 나을 수 있다. 만약 함부로 쑥의 화기를 더하거나 발산시키면 곧 죽게 된다(『소문병기기의보명집』).

578 『病機氣宜保命集』에는 '邪'가 '死'로 되어 있다. 『醫學綱目』도 마찬가지이다.

579 『素問病機氣宜保命集』 卷上 「病機論第七」(앞의 책, 410쪽). 문장에 들고남이 있다. "諸熱瞀瘈, 皆屬于火. 熱氣勝, 則濁亂昏昧也. 瞀, 示乃昏也. 經所謂病筋脈相引而急, 名曰瘈者, 故俗爲之搐是也. 熱勝風搏, 併於經絡, 故風主動而不寧, 風火相乘, 是以熱, 瞀瘈而生矣. 治法, 祛風滌熱之劑, 折其火勢, 熱[瞀]瘈可立愈. 若妄加灼火, 或飲以發表之藥, 則死不旋踵."
이 문장은 『醫學綱目』에서 재인용한 것으로 보인다. 『醫學綱目』 卷之十一 肝膽部 破傷風 「瘛瘲」(앞의 책, 195쪽).

破傷風脈

痓脈, 按之緊如弦, 直上下行[580](仲景)[581]. ○ 痓脈, 皆伏沈弦緊(三因)[582]. ○ 痓脈弦直, 或沈細些, 汗後欲解, 脈潑[583]如蛇, 弦緊[584]尙可, 伏堅[585]傷嗟[586](回春)[587]. ○ 痓脈, 浮而無力, 太陽也. 長而有力, 陽明也. 浮而弦小, 少陽也(正傳)[588]. ○ 凡痓, 脈如雨濺, 散出指外者, 立死(入門)[589][590].

580 『金匱要略譯釋』에서 "上은 맥의 寸部, 下는 맥의 尺部를 말한다. 맥이 '上下行'한다는 것은 맥이 寸部에서 尺部로 뛴다는 말이다"라고 하였다(『金匱要略譯釋』, 55쪽의 注 2).

581 『金匱要略』「痓濕暍病脈證治第二」(『金匱要略精解』, 24쪽. 『金匱要略譯釋』, 55쪽).

582 『三因極一病證方論』卷之七「痓敍論」(앞의 책, 90쪽).

583 '潑', 물 뿌릴 발. 사납다, 활발하다.

584 『萬病回春』에는 '弦緊'이 '伏堅'으로 되어 있다.

585 『萬病回春』에는 '堅'이 '弦'으로 되어 있다.

586 '傷嗟'는 슬프게 탄식하는 소리이다.

파상풍의 맥

치맥痓脈은 짚으면 팽팽한 것이 〔당긴〕 활시위 같고, 곧게 위아래로 뛴다(『금궤요략』). ◯ 치맥은 모두 복伏, 침沈, 현弦, 긴緊하다(『삼인극일병증방론』). ◯ 치맥은 현하여 곧거나 침세沈細하다. 땀을 낸 뒤에 〔병이〕 풀리려고 하면 뱀이 꿈틀거리는 것처럼 맥이 활발하게 뛰는데, 현하고 긴한 것은 그래도 낫지만 복하고 견한 것은 좋지 않다(『만병회춘』). ◯ 치맥에서 부浮하면서 힘이 없는 것은 태양에 병이 있는 것이고, 장長하면서 힘이 있는 것은 양명에 병이 있는 것이며, 부하면서 팽팽하고〔弦〕 작게 뛰는 것은 소양에 병이 있는 것이다(『의학정전』). ◯ 일반적으로 치병痓病에 빗방울이 〔땅에 떨어졌다가 다시 사방으로〕 튀는 것처럼 맥이 손가락 밖으로 흩어져나가면 곧 죽는다(『의학입문』).

587 『萬病回春』 卷之五 「痓病」(앞의 책, 326쪽).

588 『醫學正傳』에는 '痓'가 '表'로 되어 있다.

589 『醫學正傳』 卷之六 破傷風 「脈法」(앞의 책, 389쪽).

590 『醫學入門』 外集 卷三 傷寒 「正傷寒」 '痓痙'(앞의 책, 265쪽).

破傷風治法

破傷風者，諸瘡久不合口[591]，因熱[592]甚鬱結而榮衛不得宣通，怫熱因之遍體，故多白痂．是時瘡口閉塞，氣難宣通，故熱甚而生風也．先辨瘡口，平無汁者，中風也．邊自出黃水者，中水也．並欲作痓，急治之．又痛不在瘡處者，傷經絡，亦死證也．初覺瘡腫起白痂，身寒熱，急用玉眞散貼之．傷在頭面，急用水調膏和雄黃[593]付瘡上，腫漸消爲度．若腰脊反張，四肢強直，牙噤，通身冷，不知人，急用蜈蚣細末擦牙，吐出涎沫，立甦．亦宜按摩導引〔綱目〕[594]．○痓病，口噤背反張，速灌小續命湯〔資生〕[595]．○若眼牽[596]觜[597]扯，手足戰搖伸縮者，是風痰痓．若身冷手足冷脈沈細，名爲陰痓．俱宜蔘歸養榮湯．若身熱喘嗽生痰脈滑數，名爲痰火痓．宜用瓜蔞枳實湯，不可全用風藥散氣，死之速矣〔回春〕[598]．

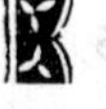

591 『醫學綱目』에는 '諸瘡久不合口'라는 구절이 없다.

592 『醫學綱目』에는 '熱' 앞에 '瘡'이 더 있다.

593 『醫學綱目』에는 '急用水調膏和雄黃'이 '急嚼杏仁和雄黃白麵'으로 되어 있다. 내용은 같다.

594 『醫學綱目』 卷之十一 肝膽部 「破傷風」(앞의 책, 194쪽).

595 『鍼灸資生經』 第四 「風痓」(앞의 책, 343쪽). "痓者, 口噤不開, 背強而直, 如發癎狀, 搖頭馬鳴, 身反折, 宜速灌小續命湯."

596 『萬病回春』에는 '觜'(털뿔 자)가 '嘴'(부리 취)로 되

파상풍의 치료법

파상풍은 여러 가지 창병의 상처가 오래도록 아물지 않았을 때 열이 몰려 심하게 뭉치면 영기榮氣와 위기衛氣가 잘 통하지 못하게 되는데 〔이 때문에 밖으로 나가지 못하고〕 억눌린 열이 온몸으로 퍼지게 된다. 그래서 허연 딱지가 많이 앉게 되는데, 이때 〔딱지 때문에〕 상처의 구멍이 막히면 기가 잘 통하지 못하게 되므로 열이 심해져서 풍이 생기는 것이다. 먼저 상처를 살펴보아야 하는데 평평하고 진물이 없는 것은 중풍이고, 주위에서 누런 진물이 나오는 것은 중수中水이다. 두 가지 모두 치병痓病이 될 수 있으니 빨리 치료해야 한다. 상처 부위가 아프지 않은 경우는 경락이 상한 것이므로 이것 역시 죽을 증상이다. 처음에 부스럼이 부어오르고 허연 딱지가 생기면서 몸이 추웠다 더웠다 하면 빨리 옥진산을 붙인다. 머리와 얼굴에 생겼을 때에는 빨리 수조고에 웅황을 섞어서 부스럼 위에 붙이는데, 부기가 빠질 때까지 붙인다. 만약 몸이 뒤로 젖혀지면서 몸이 뻣뻣하게 굳으며 이를 악물고 온몸이 차가우며 사람을 알아보지 못하면 빨리 오공을 곱게 가루 내어 이에 문질러 멀건 침을 뱉어내면 곧 깨어난다. 또한 안마按摩와 도인導引을 해주어야 한다(『의학강목』). ◯ 경병痙病에 입을 악다물고 몸이 뒤로 젖혀지면 소속명탕을 빨리 입에 흘려 넣어야 한다(『침구자생경』). ◯ 눈이 당기고 입이 비뚤어지면서 손과 발이 떨리고 펴졌다 오므라들었다 하는 것은 풍담치風痰痓이다. 몸이 차고 손발이 차며 맥이 침세沈細한 것을 음치陰痓라고 하는데, 모두 삼귀양영탕을 쓴다. 몸에 열이 나고 숨이 차며 기침하면서 가래가 생기고 맥이 활삭滑數한 것을 담화치痰火痓라고 하는데, 과루지실탕을 쓴다. 풍을 치료하는 약만 써서 기가 흩어지게 하여서는 안 된다. 그러면 빨리 죽게 된다(『만병회춘』).

어 있다. 서로 通用한다.

597 '扯', 찢어버릴 차.

598 『萬病回春』 卷之五 「痓病」(앞의 책, 326쪽). 문장의 순서가 바뀌었고, 들고남이 있다. "若身凉手足冷脈沈細者, 名陰痓. 若眼牽嘴扯, 手足戰搖伸搐者, 是風痰痓. 俱宜蔘歸養營湯加減. 若發熱喘嗽生痰脈滑數者, 名痰火痓. 用瓜蔞枳實湯加減. 不可全用風藥, 以風藥散氣, 死之速矣."

○ 破傷風，如在表則辛以散之，在裏則苦以下之兼散之．汗下後通利榮血[599]，祛逐風邪，防風通聖散 方見風門 一兩，加荊芥穗大黃各二錢，煎水，調全蝎末羌活末各一[600]錢服之〔河間〕[601]．○ 破傷風多死．宜用防風全蝎之類．全蝎散最妙〔入門〕[602]．○ 破傷風，口喎噤，肢體反張，須臾欲死，宜用全蝎散，大蜈蚣散．風盛者，二烏丸．風痰者，玉眞散，烏蛇散．手足戰掉，宜朱砂指甲散．血凝昏悶者，烏鴉散〔入門〕[603]．○ 破傷風，宜用香膠散．一字散．退風散．○ 大凡破傷風，在頭面，則白芷爲君，防風頭佐[604]之[605]．在身體及四肢，則以防風爲君，隨身梢用．在下部，則以獨活佐之〔丹心〕[606]．○ 諸瘡欲變痓，宜急風散，防風散．發汗多成痓，宜防風當歸散．亡血多成痓，宜當歸地黃湯．

599 『素門病機氣宜保命集』에는 '榮血'이 '血氣'로 되어 있다. 『醫學綱目』에는 '榮血'로 되어 있다.

600 完營一本과 道光本에는 '一'이 '二'로 되어 있다. 『素門病機氣宜保命集』과 『醫學綱目』에는 모두 '一'로 되어 있다.

601 『素門病機氣宜保命集』 卷中 「中風論第十」 '防風通聖散'(앞의 책, 432쪽). 『醫學綱目』 卷之十一 肝膽部 「癲癎」 '防風通聖散'(앞의 책, 186쪽).

602 『醫學入門』 外集 卷七 通用古方詩括 雜病 「破傷」 '單全蝎散'(앞의 책, 589쪽). "蝎梢七箇爲末, 熱酒調服. 凡患破傷風證, 非此不除." 『丹溪心法』 卷四 「破傷風八十三」(앞의 책, 415쪽). "破傷風多死. 防風全蠍之類, 非全蠍不開, 十箇爲末, 酒調, 日三次."

603 『醫學入門』 卷五 外科 癰疽總論 「遍身部」 '破傷'(앞의 책, 489쪽). 문장에 들고남이 있다. "是以寒熱間作, 甚則發痓, 口喎噤, 角弓反張, 須臾欲死.

◯ 파상풍이 겉에 있으면 매운맛으로 발산시키고, 속에 있으면 쓴맛으로 설사시키면서 아울러 발산시킨다. 땀을 내고 설사시킨 다음 영기와 혈이 잘 통하게 하여 풍사를 몰아낸다. 방풍통성산(처방은 「풍문」에 있다) 한 냥에 형개수·대황 각 두 돈을 더 넣어 물에 달여 전갈가루·강활가루 각 한 돈씩을 타서 먹는다(『소문병기기의보명집』). ◯ 파상풍은 대부분 죽는데, 방풍·전갈 같은 것을 쓴다. 전갈산이 가장 좋다(『의학입문』). ◯ 파상풍으로 입이 돌아가고 악다물며 팔다리와 몸이 뻣뻣하게 뒤로 젖혀져 금방이라도 죽을 것 같으면 전갈산, 대오공산을 쓴다. 풍이 성하면 이오환을 쓰고, 풍과 담이 모두 성하면 옥진산, 오사산을 쓰며, 팔다리가 떨리면 주사지갑산을 쓰고, 혈이 뭉치고 정신이 흐릿하며 답답하면 오아산을 쓴다(『의학입문』). ◯ 파상풍에는 향교산, 일자산, 퇴풍산을 쓴다. ◯ 파상풍이 머리와 얼굴에 있을 때에는 백지를 군약君藥으로 쓰고, 방풍의 노두를 좌약佐藥으로 쓴다. 몸통과 팔다리에 있을 때에는 방풍을 군약으로 쓰는데, 〔병이 있는 부위에 따라서〕 방풍의 몸통이나 잔뿌리를 쓴다. 아래에 있을 때에는 독활을 좌약으로 쓴다(단심). ◯ 여러 창병이 치병으로 변하려고 할 때에는 급풍산, 방풍산을 쓴다. 땀을 많이 내어 치병이 된 경우에는 방풍당귀산을 쓰고, 피를 많이 흘려 치병이 된 경우에는 당귀지황탕을 쓴다.

用渴梢餅, 或三生飮加天麻爲末, 每一錢, 用黑豆淋酒調服, 化痰開關. 風盛者, 二烏丸. 風痰俱盛者, 古星風散. 風痰虛者, 烏蛇散. 血凝心身, 昏迷者, 單鵝翎燒灰存性, 爲末, 酒調服一錢. 服後, 飮酒一二盞, 以助藥勢. 如血多痛甚者, 如聖散. 手足戰掉者, 朱砂指甲散螬螬酒. 如頭目青黑, 額汗不流, 眼小目瞪, 身汗如油者, 四逆不治."

604 『醫學綱目』에는 '頭'가 없다.

605 『醫學綱目』에는 이 뒤에 '蓋去頭面皮膚之風故也'라는 구절이 더 있다.

606 『醫學綱目』 卷之十九 心小腸部 癰疽所發部分名狀不同 「肺癰腸癰胃脘癰」(앞의 책, 410쪽).

玉眞散

治破傷風, 口噤身強直.

防風, 天南星 等分.

爲末, 每二[607]錢, 薑汁和溫酒調服, 以滓付瘡口上. 口噤者, 童便調下. 南星爲防風所制, 服之不痲, 可以開關, 定搐〔回春〕[608]. ○ 一名定風散〔醫鑑〕[609].

水調膏

治破傷風, 發熱紅腫, 風邪欲傳經絡而未深入者.

杏仁 研爲泥, 白麪 等分.

新汲水調成膏, 塗傷腫處, 卽腫消熱退, 神驗〔醫鑑〕[610].

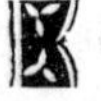

607 道光本에는 '二'가 '一'로 되어 있다.

608 『世醫得效方』 卷十八 「破傷風」 '玉眞散'(앞의 책, 300쪽). "治風自諸瘡口入, 爲破傷風. 強項, 牙關緊, 欲死者. 防風(去叉)天南星(湯泡)各等分. 上爲末. 每用三錢, 童子小便一大盞煎, 熱服."

609 처방 명이 '玉眞膏'로 되어 있다. 『萬病回春』 卷之八 「破傷風」 '玉眞膏'(앞의 책, 471쪽). "治破傷風及金刃傷, 打撲傷損, 並癲狗咬傷, 能定痛生肌. 天南星(爲防風所製, 服之不痲人), 防風各等分. 上爲末, 破傷風以藥敷瘡口, 然後以溫酒調一錢. 如牙關緊急, 角弓反張, 用藥一錢, 童便調下."

『古今醫鑑』 卷十六 破傷風 「方」 '定風散'(앞의 책, 453쪽). "治破傷風, 及金刃傷, 打撲傷損, 並癲狗咬傷, 能定痛生肌. 天南星(爲防風所製, 服之不痲)防

옥진산

파상풍으로 입을 악다물고 온몸이 뻣뻣하게 굳은 것을 치료한다.

방풍·천남성 각 같은 양.

위의 약들을 가루내어 두 돈씩 생강즙과 따뜻한 술에 타서 먹고 찌꺼기는 상처 부위에 붙인다. 입을 악다물었을 때에는 동변에 타서 먹는다. 천남성은 방풍에 의해 제약을 받으므로 〔방풍과 함께〕 먹으면 혀가 아리지 않고 입을 악다문 것을 풀어주며 경련을 멎게 한다(『만병회춘』). ◯ 정풍산이라고도 한다(『고금의감』).

수조고

파상풍으로 열이 나고 벌겋게 부어오르며, 풍사風邪가 경락으로 전해지려고 하나 아직 깊이 들어가지 않은 것을 치료한다.

행인(갈아서 진흙처럼 짓이긴다)·밀가루 각 같은 양.

위의 약들을 새로 길어온 물에 개어 고약을 만들어 부은 곳에 붙이면 부은 것이 바로 가라앉고 열이 내리는데, 효과가 매우 좋다(『고금의감』).

風各等分. 上爲細末, 破傷風以藥敷瘡口, 然后以溫酒調一錢服, 如牙關緊急, 角弓發張, 用藥二錢, 童便調下. 打傷欲死, 但心頭微溫, 以童便灌下二錢, 並進二服. 癲狗咬破, 先噙將水洗淨, 用絹試干, 貼藥, 更不再發, 無膿, 大有功效."

610 『古今醫鑑』 卷十六 破傷風 「方」 '水調膏'(앞의 책, 454쪽).

蔘歸養榮湯

治風痰痓陰痓.

人蔘, 當歸, 川芎, 白芍藥, 熟地黃, 白朮, 白茯苓, 陳皮 各一錢, 甘草 五分.

右剉作一貼, 入薑三片棗二枚, 水煎服〔回春〕.[611]

瓜蔞枳實湯

治痰火痓.

瓜蔞仁, 枳實, 貝母, 桔梗, 片芩, 陳皮, 梔子, 茯苓, 麥門冬, 人蔘, 當歸, 蘇子 各八分,[612] 甘草 三分.

右剉作一貼, 入薑三片煎, 和竹瀝薑汁服〔回春〕.[613]

全蝎散

治破傷風, 口喎噤, 肢體反張, 須臾欲死.

蝎梢 七箇.

爲末, 熱酒調服, 日三. 凡患破傷風, 非此不除〔入門〕.[614]

611 『萬病回春』 卷之五 「痓病」 '蔘歸養榮湯'(앞의 책, 327쪽). "治一切痓病. 人蔘當歸川芎白芍熟地黃白朮白茯苓陳皮甘草. 右剉一劑, 生薑一片棗一枚, 水煎溫服. 剛痓身熱, 面赤脈緊, 加防風羌活柴胡黃芩乾葛, 去白朮. 身熱煩渴脈數, 加麥門冬知母柴胡黃芩葛粉, 去川芎白朮. 身熱飽悶, 氣急生痰, 加蘇子瓜蔞枳實黃芩桔梗柴胡砂仁竹瀝薑汁, 去人蔘熟地白芍川芎. 身熱煩渴, 口噤咬牙, 手足攣急, 臥不着度, 大便不通, 脈數者, 加枳實大黃柴胡黃芩厚朴, 去白朮人蔘川芎茯苓. 柔痓身不熱, 手足冷, 脈沈細, 加熱附子羌活. 汗多, 加黃芩, 去川芎. 風痰痓, 加羌活防風瓜蔞枳實桔梗片黃芩竹瀝薑汁,

삼귀양영탕

풍담치風痰痓와 음치陰痓를 치료한다.

인삼·당귀·천궁·백작약·숙지황·백출·백복령·진피 각 한 돈, 감초 다섯 푼.

위의 약들을 썰어 한 첩으로 하여 생강 세 쪽, 대추 두 개를 넣고 물에 달여 먹는다(『만병회춘』).

과루지실탕

담화痰火로 치병痓病이 된 것을 치료한다.

과루인·지실·패모·길경·황금·진피·치자·복령·맥문동·인삼·당귀·소자 각 여덟 푼, 감초 서 푼.

위의 약들을 썰어 한 첩으로 하여 생강 세 쪽을 넣고 달인 뒤 죽력과 생강즙을 타서 먹는다(『만병회춘』).

전갈산

파상풍으로 입이 비뚤어지고 이를 악물며 팔다리와 몸이 뻣뻣하게 뒤로 젖혀지면서 금방이라도 죽을 것 같은 것을 치료한다.

전갈초(전갈 꼬리) 일곱 개.

위의 약을 가루내어 하루 세 번 뜨거운 술에 타서 먹는다. 일반적으로 파상풍을 앓을 때에는 이 약이 아니면 치료하지 못한다(『의학입문』).

去人蔘白朮熟地黃. 破傷風痓, 加殭蠶全蝎防風羌活南星瓜蔞枳實黃芩桔梗竹瀝薑汁, 去白朮人蔘熟地黃. 汗吐瀉多發痓者, 本方倍人蔘黃芪當歸生地荊芥羌活白朮."

612 『萬病回春』에는 '各八分'이 '各等分'으로 되어 있다.

613 『萬病回春』 卷之五 「痓病」 '瓜蔞枳實湯'(앞의 책, 327쪽).

614 『醫學入門』 外集 卷七 婦人小兒外科用藥賦 「破傷」 '單全蝎散'(앞의 책, 589쪽). "蝎梢七箇爲末, 熱酒調服. 凡患破傷風證, 非此不除."

大蜈蚣散

治破傷風, 搐搦反張.

蜈蚣 二條, 魚鰾[615] 炒, 左蟠龍[616] 炒烟盡 各五錢.

右爲末, 每二錢, 以防風煎湯調服. 服此不解, 覺轉入裏, 當服左龍丸〔綱目[617]〕.

○ 一方

蜈蚣[618] 一條, 江鰾[619] 三錢.

爲末, 每一錢, 防風羌活煎湯調下〔入門[620]〕.

○ 一方

口噤, 身反張, 不省人.

蜈蚣 一條, 全蝎[621] 炒 二箇.

右爲末, 擦牙內, 或吹鼻中. 名曰, 小蜈蚣散[622]〔丹心[623]〕.

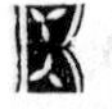

615『東醫寶鑑』湯液編 魚部에서는 魚鰾, 江鰾를 같은 것으로 보고 이는 鮰魚(아마도 민어)의 부레를 아교로 만든 것이라고 하였다. "鮰魚, 生南海, 味美, 無毒. 膘可作膠. 一名江鰾(入門), 一名魚鰾. 治破傷風(正傳). 疑是今之民魚(俗方)." "丁若銓의 『玆山魚譜』에서는 민어를 면어鮸魚라 하고 그 속명을 민어民魚라고 하였으며, 민어에 대하여 다음과 같이 기술하였다. 큰 것은 길이가 4, 5자이다. 몸은 약간 둥글며 빛깔은 황백색이고 등은 청흑색이다. 비늘이 크고 입이 크다. 맛은 담담하고 좋다. 날것이나 익힌 것이나 모두 좋고, 말린 것은 더욱 몸에 좋다. 부레로는 아교를 만든다"([네이버 지식백과] '민어', 『한국민족문화대백과』, 한국학중앙연구원). 한편 『한약재감별도감』에서는 '魚鰾'는 魚膠로, "대구*Gadus macrocephalus* Tilesius(대구과 Gadidae), 철갑상어*Acipenser sinensis* Gray(상어과 Acipenseridae) 또는 기타 근연동물의 신선한 부레를 꺼내어 혈관 및 점막을 제거하고 씻은 다음 말리어 편평하게 한 것이다. 표교鰾膠, 어표魚鰾라고 한다. 기원동물에 따라 모양, 크기 및 색깔이 각기 다르다"고 하였다([네이버 지식백과] '어교魚膠', 『한약재감별도감－외부 형태』, 2014, 아카데미서적).

616 '左蟠龍'은 멧비둘기의 똥이다. 『素門病機氣宜保命集』 卷中 「破傷風論第十二」 '蜈蚣散'(앞의 책, 437쪽). "蜈蚣一對, 鰾五錢, 左蟠龍五錢(炒煙盡爲度. 野鴿糞是也)."

617 『醫學綱目』 卷之十一 肝膽部 「破傷風」 '蜈蚣散'(앞의 책, 194-195쪽). "蜈蚣一對, 魚鰾五錢(炒), 左蟠龍半兩(炒烟盡). 上爲細末, 用防風湯調服."

대오공산

파상풍과 경련이 일면서 각궁반장이 된 것을 치료한다.

오공 두 개, 어표(볶는다)·좌반룡(연기가 나지 않을 때까지 볶는다) 각 닷 돈.

위의 약들을 가루내어 두 돈씩 방풍 달인 물에 타서 먹는다. 이 약을 먹고 낫지 않아 병이 속으로 들어갈 것 같으면 좌룡환을 복용하여야 한다(『의학강목』).

◯ 다른 처방

오공 한 개, 강표 서 돈.

가루내어 한 돈씩 방풍과 강활 달인 물에 타서 먹는다(『의학입문』).

◯ 다른 처방

입을 악다물고 각궁반장하며 인사불성이 된 것을 치료한다.

오공 한 개, 전갈(볶는다) 두 마리.

위의 약들을 가루내어 이에 문지르거나 콧속에 불어 넣는다. 소오공산이라고도 한다(『단계심법부여』).

이 문장은 『玉機微義』에서 인용한 것으로 보인다. 『玉機微義』 卷四十二 破傷風門 「治表之劑」 '蜈蚣散'(앞의 책, 310쪽). "蜈蚣一對, 鰾三錢. 上爲細末, 防風湯調下. 如表解不已, 覺轉入裏, 常服左龍丸(卽後江鰾丸四味是也)." 『素門病機氣宜保命集』에는 用法이 다음과 같이 되어 있다. "右件爲細末, 每服一錢, 淸酒調下. 治法依前. 裏和至愈可服, 有裏證, 不可服. 次當下之, 用前蜈蚣散四錢[巴豆霜半錢], 燒飯爲丸, 如菉豆大, 每服一丸, 漸加六七丸, 淸酒調蜈蚣散少許送下, 宣利爲度. 內外風去, 可常服羌活湯, 緩緩而治, 不拘時候服. 羌活湯者, 治半在表半在裏也(앞의 책, 310쪽)."

618 『醫學入門』에는 '一'이 '二'로 되어 있다.

619 '江鰾'는 민물고기의 부레로 만든 아교를 말한다. 『醫學入門』 卷首 「釋方」 '江鰾丸'(앞의 책, 9쪽). "鰾, 魚鰾也. 江魚鰾可爲膠." '江魚'는 민물고기이다.

620 『醫學入門』 外集 卷七 婦人小兒外科用藥賦 「破傷」 '蜈蚣散'(앞의 책, 589쪽). "蜈蚣二條, 江鰾三錢(無江鰾以全蝎代之). 爲末, 每一錢, 防風羌活煎湯調服. 治破傷風搐搦角弓反張, 外用擦牙或吹鼻亦好. 如表解不已, 傳入裏者, 當服江鰾丸."

621 『丹溪心法附餘』에는 '二'가 '一'로 되어 있다.

622 '小蜈蚣散'이라는 처방의 이름은 『丹溪心法』이나 『丹溪心法附餘』에는 나오지 않는다. 이 이름은 『雜病原流犀燭』 卷十三에 나온다.

623 『丹溪心法附餘』 卷之四 風門 「破傷風」 '蜈蚣散'(앞의 책, 179쪽). "治破傷風, 搐搦, 角弓反張. 蜈蚣(去毒炒)一條, 全蝎一對(炒去毒). 上爲細末, 如發時, 用一字, 或一字擦牙縫內, 或吹鼻中."

二烏丸

治破傷風, 角弓反張, 牙關緊急.

生川烏, 白芷, 天麻 各二錢, 生草烏, 雄黃 各一錢.

右爲末, 酒糊和丸, 梧子大, 溫酒下十丸〔入門〕[624]. ○一名奪命丸〔丹心〕[625].

烏蛇散

治破傷風, 痰盛.

烏蛇 六錢, 麻黃 一兩, 草烏 炮, 乾薑, 附子 炮, 川芎, 白附子, 天麻 各五錢, 蝎梢 二錢半.

右爲末, 每一錢, 熱酒調日三服〔入門〕[626].

朱砂指甲散

治破傷風, 手足戰掉不已.

朱砂 水飛, 天南星 薑製, 獨活 各二錢, 人手足爪甲 燒存性 六錢.

右爲末, 分作三貼, 熱酒調下, 立效〔入門〕[627].

624 『醫學入門』 外集 卷七 婦人小兒外科用藥賦 「破傷」 '二烏丸'(앞의 책, 589쪽).

625 『丹溪心法附餘』에는 '奪命丸'이 '奪命散'으로 되어 있다. 『丹溪心法附餘』 卷之四 風門 「破傷風」 '奪命散'(앞의 책, 179쪽).

626 『醫學入門』 外集 卷七 婦人小兒外科用藥賦 「破傷」 '烏蛇散'(앞의 책, 589쪽). 여기에는 主治가 '治破傷風及洗頭風'으로 되어 있다.

이오환

파상풍으로 각궁반장하고 입을 악다무는 것을 치료한다.

천오(날것)·백지·천마 각 두 돈, 초오(날것)·웅황 각 한 돈.

위의 약들을 가루내어 술로 쑨 풀로 반죽하여 오자대의 알약을 만들어 열 알씩 따뜻한 술로 먹는다(『의학입문』). ◯ 탈명환이라고도 한다(『단계심법부여』).

오사산

파상풍으로 담이 성한 것을 치료한다.

오사 엿 돈, 마황 한 냥, 초오(싸서 굽는다)·건강·부자(싸서 굽는다)·천궁·백부자·천마 각 닷 돈, 전갈초(전갈 꼬리) 두 돈 반.

위의 약들을 가루내어 한 돈씩 하루 세 번 뜨거운 술에 타서 먹는다(『의학입문』).

주사지갑산

파상풍으로 손발이 계속 떨리는 것을 치료한다.

주사(수비한다)·천남성(생강으로 법제한다)·독활 각 두 돈, 손발톱(소존성으로 태운다) 엿 돈.

위의 약들을 가루내어 세 첩으로 하여 뜨거운 술에 타서 먹으면 바로 효과가 있다(『의학입문』).

627 『醫學入門』 外集 卷七 婦人小兒外科用藥賦「破傷」'朱砂指甲散'(앞의 책, 590쪽).

烏鴉散

治破傷風, 血凝昏悶.

烏鴉翎[628] 燒灰.

酒調一錢服, 服後飮酒一二盞, 以助藥勢〔丹心〕[629].

香膠散

治破傷風, 口噤, 身強直.

魚膠 燒十分留性, 麝香 少許.

右細末, 每二錢, 熱酒米飮任下〔得效〕[630].

一字散

治破傷風急者.

金頭蜈蚣[631] 一條 炙, 天麻, 草烏 各五錢, 全蝎 十箇, 白芷 一錢.

右爲末, 每一字, 發熱茶淸調下, 發寒溫酒調下[632]〔丹心〕[633].

退風散

治破傷風, 不省人事[634].

防風, 天麻, 白芷, 麻黃, 赤茯苓, 當歸 各一錢, 薄荷 七分, 荊芥, 白殭蠶, 甘草 各五分.

右剉作一貼, 入薑七片, 水煎服〔寶鑑〕[635].

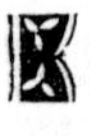

628 '烏鴉翎'은 까마귀의 깃을 말한다. '鴉', 갈까마귀 아. '翎', 깃 령.

629 『丹溪心法』 卷四 「破傷風八十三」(앞의 책, 415쪽). "破傷風血凝心, 鴉翅燒灰存性研細, 酒調一錢." 여기에는 처방 명이 없다. 이는 『東醫寶鑑』에서 붙인 것이다. 『醫學綱目』 卷之二十 心小腸部 攧撲傷損 「竹木刺鍼入肉」(앞의 책, 432쪽). "破傷風, 血凝心, 鍼入肉游走, 三症如神方. 用烏鴉翎燒灰存性, 研細調一錢服." '丹', 곧 朱震亨의 글을 인용했다고 하였다. 여기에도 처방 명이 없다.

630 『世醫得效方』 卷第十八 正骨兼金鏃科 「破傷風」(앞의 책, 300쪽). "治破傷風, 口噤強直. 魚膠(燒)七分(留性), 麝香少許. 上研匀. 每服二錢, 酒調服, 或米飮下. 一方, 蘇木煎酒下." 이 처방은 『三因極

오아산

파상풍으로 피가 뭉쳐 정신이 흐릿하고 답답한 것을 치료한다.

오아령(소존성으로 태운다).

위의 약을 한 돈씩 술에 타서 먹은 뒤 술을 한두 잔 마시어 약의 기운을 돕는다(『단계심법』).

향교산

파상풍으로 입을 악다물고 몸이 뻣뻣하게 굳는 것을 치료한다.

어교(소존성으로 태운다)·사향 조금.

위의 약들을 곱게 가루내어 두 돈씩 아무 때나 뜨거운 술이나 미음에 타서 먹는다(『세의득효방』).

일자산

파상풍으로 위급하게 된 것을 치료한다.

금두오공(굽는다) 한 마리, 천마·초오 각 닷 돈, 전갈 열 개, 백지 한 돈.

위의 약들을 가루내어 한 자씩 먹는데 열이 나면 찻물에 타서 먹고, 한기가 들면 따뜻한 술에 타서 먹는다(『단계심법부여』).

퇴풍산

파상풍으로 인사불성이 된 것을 치료한다.

방풍·천마·백지·마황·적복령·당귀 각 한 돈, 박하 일곱 푼, 형개·백강잠·감초 각 다섯 푼.

위의 약들을 썰어 한 첩으로 하여 생강 일곱 쪽을 넣고 물에 달여 먹는다(『고금의감』).

一病證方論』에 처음 나온다. 『三因極一病證方論』 卷之七 「破傷風濕治法」 '香膠散'(앞의 책, 91쪽). 여기에는 복용법이 "每服二錢, 酒調下. 不飮酒, 米湯下. 又一方, 以蘇木煎酒下"로 되어 있다.

631 '金頭蜈蚣'은 머리가 금빛인 품질이 좋은 蜈蚣으로, 현재 중국 湖北省에서 많이 생산된다.

632 『丹溪心法附餘』에는 이 뒤에 '或半夏茯苓湯下'라는 구절이 더 있다.

633 『丹溪心法附餘』 卷之四 風門 「破傷風」 '一字散'(앞의 책, 178쪽).

634 『古今醫鑑』에는 이 뒤에 '角弓反張'이라는 구절이 더 있다.

635 『古今醫鑑』 卷十六 破傷風 「方」 '退風散'(앞의 책, 453쪽).

急風散

治久新諸瘡, 傳變爲破傷風.

麝香 一字, 朱砂 一兩, 生黑豆 二錢半, 草烏 三兩 半生用, 半焙[636]存性, 米醋同淬[637].

右爲末, 酒調半錢, 服之神效〔得效〕[638].

防風當歸散

治發汗過多成痓[639].

防風, 當歸, 川芎, 生地黃 各二錢半.

右剉作一貼, 水煎服〔正傳〕[640].

當歸地黃湯

治亡血過多, 變成破傷風, 宜養血.

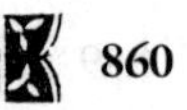

當歸, 地黃, 芍藥, 川芎, 藁本, 防風, 白芷 各一錢, 細辛 五分.

右剉作一貼, 水煎服[641]〔正傳〕[642].

---

636 『古今醫鑑』에는 '焙'가 '燒'로 되어 있다.

637 '淬', 담금질할 쉬. 草烏의 法製에 대해 『太平惠民和劑局方』(卷八 「雜病」, 273쪽)의 急風散에서는 "一半生用, 一半以火燒存性, 於米醋內淬令冷"이라 하였고, 『婦人大全良方』(卷四 「婦人項筋強痛方論第六」, 124쪽)의 急風散에서는 "一半燒存性, 於醋內蘸令冷, 餘一半生用"이라고 하였다.

638 『世醫得效方』 卷第十八 正骨兼金鏃科 「破傷風」 '急風散'(앞의 책, 300쪽). "治久新諸瘡, 破傷中風, 項強背直, 腰反折, 口噤不語, 手足抽掣, 眼目上視, 喉聲. 及取箭頭. 麝香(研)一字, 丹砂一兩, 生黑豆一分(同草烏爲末), 草烏三兩(半生用, 半燒存性). 上爲末, 和勻. 破傷風以酒一盞, 調半錢服, 神效. 如出箭頭, 先用酒一盞, 調服半錢, 却以藥貼瘡上."

급풍산

오래되었거나 새로 생긴 여러 가지 창병이 파상풍으로 변한 것을 치료한다.

사향 한 자, 주사 한 냥, 흑두(날것) 두 돈 반, 초오 석 냥(반은 날것, 반은 소존성으로 태워 쌀로 빚은 식초에 담금질한다).

위의 약들을 가루내어 반 돈을 술에 타서 먹으면 매우 좋다(『세의득효방』).

방풍당귀산

땀을 지나치게 내어 치병痓病이 된 것을 치료한다.

방풍·당귀·천궁·생지황 각 두 돈 반.

위의 약들을 썰어 한 첩으로 하여 물에 달여 먹는다(『의학정전』).

당귀지황탕

피를 너무 많이 흘려 파상풍이 된 것을 치료한다. 이때에는 혈을 길러야 한다.

당귀·지황·백작약·천궁·고본·방풍·백지 각 한 돈, 세신 다섯 푼.

위의 약들을 썰어 한 첩으로 하여 물에 달여 먹는다(『의학정전』).

639 『醫學正傳』에는 治法이 다음과 같이 되어 있다. "治發汗過多, 發熱頭搖, 口噤背反張者, 宜去風養血."

640 『醫學正傳』 卷之五 痓病 「方法」(앞의 책, 305쪽). 처방 명이 '防風當歸湯'으로 되어 있다.

641 『醫學正傳』에는 '水煎服'이 '水一盞半, 煎至一盞服'으로 되어 있다.

642 『醫學正傳』 卷之六 破傷風 「方法」(앞의 책, 391쪽). 처방 명이 '養血當歸地黃湯'으로 되어 있으며, 治法이 없다.

破傷風之治同傷寒三法

○ 破傷風, 有在表在裏在半表半裏, 三者之不同, 故不離乎汗下和三法也〔正傳〕[643]. ○ 發汗過多, 因致痓, 身熱足寒, 項強頭搖, 口噤背反張者, 太陽痓也. 無汗宜汗之, 有汗宜止之. 若頭低視下, 手足牽引, 肘膝相搆[644]者, 陽明痓也. 若一目或左右視[645], 並一手一足搐搦者, 少陽痓也〔海藏〕[646]. ○ 背後搐者, 太陽也. 身前搐者, 陽明也. 兩旁搐者, 少陽也〔河間〕[647]. ○ 河間曰, 太陽宜汗, 陽明宜下, 少陽宜和. 若明此三法, 而不中病者, 未之有也〔正傳〕[648].

643 『醫學正傳』 卷之六 破傷風 「論」(앞의 책, 389쪽).

644 '搆', 이해 못 할 구. 끌다, 끌어당기다.

645 『玉機微義』와 『醫學綱目』에는 '視'가 '邪視'로 되어 있다. 『證治準繩』 雜病 第五册 諸風門 「痓」에는 '斜視'로 되어 있다.

646 이 문장은 『玉機微義』의 여러 곳에 나오는데 본문과 조금씩 다르다. 『玉機微義』 卷三十九 痓門 「論致痓病因」(田令青 整理, 『中華醫書集成』 第二十三册, 中醫古籍出版社 所收, 297쪽). "仲景云, 太陽病, 發汗太多, 因致痓. 風病下之則痓, 復發汗必拘急. 瘡家雖身疼痛, 不可發汗, 汗出則痓. 按. 此謂發汗下之而致痓, 則不專于風寒濕之外傳矣. 是又因壞證而成也. 發汗下之太過, 皆亡津液損血之所由也." 『玉機微義』 卷三十九 痓門 「論痓證屬內虛所致」(앞의 책, 297쪽). "陰緩陽急, 則太陽痓也. 陽緩陰急, 則陽明痓也." 『玉機微義』 卷三十九 痓門 「論傷寒剛柔二痓」(앞의 책, 296쪽). "若頭低視下, 手足牽引, 肘膝相搆, 陽明痓也. 若一目或左或右邪視, 並一手一足搐搦者, 少陽痓也. 汗之止之, 和之下之, 各隨其經, 可使必已, 蓋謂此也."
이 문장은 『醫學綱目』에서 인용한 것으로 보인다. 『醫學綱目』 卷之十一 肝膽部 「痓」(앞의 책, 192쪽). "發汗太多, 因致痓. 身熱足寒, 項強惡寒, 頭熱面腫, 目赤頭搖, 口噤背反張者, 太陽痓也. 若頭低視下, 手足牽引, 肘膝相搆, 陽明痓也. 若一目或左右邪視, 並一手一足搐搦者, 少陽痓也. 汗之

파상풍의 치료는 상한의 세 가지 치료법과 같다

◯ 파상풍은 〔병의 원인이 상한 때와 같이〕 표表에 있는 것이 있고, 이裏에 있는 것이 있으며, 반표반리半表半裏에 있어서 이 세 가지가 같지 않기 때문에 〔상한과 마찬가지로〕 땀을 내거나 설사시키거나 화해시키는 세 가지 치료법에서 벗어나지 않는다(『의학정전』). ◯ 땀을 지나치게 내면 치병痓病이 되어 열이 나는데, 발은 차고 목뒤가 뻣뻣하면서 머리를 흔들고 입을 악다물면서 몸이 뒤로 젖혀지는 것은 태양경의 치痓이다. 이때 땀이 나지 않으면 땀을 내야 하고, 땀이 나면 땀을 멎게 하여야 한다. 고개를 숙이고 아래만 보며 손발이 당기면서 팔꿈치와 무릎이 서로 당겨 웅크리고 있는 것은 양명경의 치이다. 한쪽 눈이 오른쪽이나 왼쪽으로 돌아가고, 한쪽 손이나 한쪽 발에 경련이 일면서 오그라드는 것은 소양경의 치이다(『옥기미의』). ◯ 등이 뒤로 젖혀지는 것은 태양경의 치이고, 몸이 앞으로 오그라드는 것은 양명경의 치이며, 몸이 오른쪽이나 왼쪽으로 오그라드는 것은 소양경의 치이다(해장). ◯ 유완소劉完素는 "태양경의 치는 땀을 내야 하고, 양명경의 치는 설사시켜야 하며, 소양경의 치는 화해시켜야 한다. 이 세 가지 방법을 잘 알면 치료하지 못하는 병이 없을 것이다"라고 하였다(『의학정전』).

 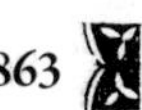

止之, 和之下之, 各隨其經, 可使必已. [批]臟腑. 右太陽痓屬表, 無汗宜汗之, 有汗宜止之. 陽明痓屬裏, 宜下之. 少陽痓屬半表半里, 宜和之. 所謂各隨其經也." '海', 곧 王好古의 글을 인용했다고 하였다. '[批]' 이하의 글은 樓英의 것이다.

647 清代 林佩琴의 『類證治裁』 卷之五 「破傷風論治」에서는 劉完素의 말이라고 하면서 다음과 같이 인용하였다. "其背後搐者, 太陽也, 爲在表. 太陽經行身後, 背後搐, 如角弓反張. 無汗, 急汗之, 防風湯九味羌活湯小續命湯. 汗過多, 止之, 防風當歸散白朮防風湯. 身前搐者, 陽明也, 爲入裏. 陽明經行身前, 身前搐, 如頭低視下, 手足牽引. 急下之, 先用小芎黃湯二服, 後用大芎黃湯下之. 兩旁搐者, 少陽也, 爲半表半裏. 少陽經行身側, 兩旁搐, 如左右一目視, 或左右一手一足搐. 宜和之, 小柴胡湯, 或防風通聖散加減. 此河間法也. 其但言三陽, 不及三陰者, 謂風邪傳入三陰, 其症必危. 惟天靈蓋末一錢, 鯪鯉甲半錢, 麝香一字, 同研, 煎葱白香豉湯送下. 若少腹滿自利, 口燥咽乾, 舌卷囊縮, 額上珠汗不流, 肢體痛極, 不在傷處, 終爲死候."
『醫學綱目』 卷之十一 肝膽部 「破傷風」(앞의 책, 194쪽)에는 다음과 같은 구절만 나온다. "背後搐者, 羌活獨活防風甘草. 向前搐者, 升麻白芷獨活防風甘草. 兩傍搐者, 柴胡防風甘草. 右搐加滑石."

648 『醫學正傳』 卷之六 破傷風 「脈法」(앞의 책, 389쪽).

○ 按河間只論三陽, 而不論三陰者, 盖傳入陰經, 其證已危. 若腹滿自利, 口燥咽乾, 舌卷卵縮, 皆無可生之理, 故置而不論也〔正傳〕[649]. ○ 破傷風在表, 則以辛熱發散之, 宜防風湯, 羌活防風湯, 小續命湯 方見上, 九味羌活湯 方見寒門. 在半表半裏, 以辛凉和解之, 宜羌麻湯, 防風通聖散 方見上. 在裏, 則以寒藥下之, 宜小芎黃湯, 大芎黃湯, 左龍丸〔河間〕[650]. ○ 破傷風, 雖宜發汗, 若自汗多, 則宜用白朮湯, 白朮防風湯.

649 『醫學正傳』 卷之六 破傷風 「脈法」(앞의 책, 389쪽). 이 구절은 '愚案'으로 시작되는데, 곧 虞搏의 글이다.

650 『素門病機氣宜保命集』 卷中 「中風論第十」 '防風通聖散'(앞의 책, 432쪽). 여기에는 처방이 열거되어 있지 않다. "破傷風者, 如在表, 則辛以散之. 在裏, 則苦以下之, 兼散之."

◯ 내 생각으로는 유완소가 삼양三陽의 치병만 논하고 삼음三陰의 치병에 대해 논하지 않은 것은 병이 음경陰經으로 들어가면 그 병은 이미 위태로워졌기 때문일 것이다. 만일 배가 불러 오르고 설사를 하며 입이 타고 목구멍이 마르며 혀가 말리고 음낭이 졸아들면 살아날 방법이 없기 때문에 이를 빼놓고 논하지 않은 것이다(『의학정전』). ◯ 파상풍이 표表에 있으면 맵고 뜨거운 약으로 발산시키는데 방풍탕, 강활방풍탕, 소속명탕(처방은 앞에 있다), 구미강활탕(처방은 「상한문」에 있다)을 쓴다. 반표반리에 있으면 맵고 서늘한 약으로 화해시키는데 강마탕, 방풍통성산(처방은 앞에 있다)을 쓴다. 이裏에 있으면 찬약으로 설사시키는데 소궁황탕, 대궁황탕, 좌룡환을 쓴다(『소문병기기의보명집』).
◯ 파상풍에는 땀을 내야 하지만 자한自汗이 많이 나면 백출탕, 백출방풍탕을 쓴다.

防風湯

治破傷風, 在表未入裏, 急服此藥.

防風, 羌活, 獨活, 川芎 各一錢二分半.[651]

右剉作一貼, 煎水, 調小蜈蚣散服之, 大效〔正傳〕.[652]

羌活防風湯

治破傷風, 初傳在表.

羌活, 防風, 川芎, 白芍藥, 藁本, 當歸, 甘草[653] 各一錢, 地楡, 細辛 各五分.

右剉作一貼, 水煎服〔正傳〕.[654]

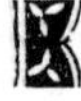

651 『醫學正傳』에는 '各一錢二分半'이 '各一錢二分'으로 되어 있다.

652 『醫學正傳』 卷之六 破傷風 「方法」(앞의 책, 391쪽). 복용법에 小蜈蚣散에 타서 먹으라는 구절이 없다. "上細切, 作一服, 水一盞半, 煎至一盞, 溫服." 이 처방의 출전인 『素門病機氣宜保命集』에는 防風羌活獨活川芎이 各等分으로 되어 있고, 복용법이 "右㕮咀, 每服五錢, 水一盞半, 煎至七分, 去滓, 溫服. 二三服後, 宜調蜈蚣散, 大效"로 되어 있다. 『素門病機氣宜保命集』 卷中 「破傷風論第十二」 '防風湯'(앞의 책, 437-438쪽).

653 『醫學正傳』에는 甘草의 용량이 五分으로 되어 있다.

654 『醫學正傳』 卷之六 破傷風 「方法」 '羌活防風湯'(앞의 책, 389쪽). "治破傷風邪, 初傳在表. 羌活防風川芎藁本當歸芍藥各一錢, 甘草地楡細辛各五分. 上細切, 作一服, 水一盞半, 煎至一盞, 去渣, 熱

방풍탕

파상풍이 표表에 있어 아직 이裏로 들어가지 않은 것을 치료할 때에는 급히 이 약을 복용한다.

방풍·강활·독활·천궁 각 한 돈 두 푼 반.

위의 약들을 썰어 한 첩으로 하여 물에 달여 소오공산을 타서 먹으면 효과가 매우 좋다(『의학정전』).

강활방풍탕

파상풍이 처음 표表로 전해진 것을 치료한다.

강활·방풍·천궁·백작약·고본·당귀·감초 각 한 돈, 지유·세신 각 다섯 푼.

위의 약들을 썰어 한 첩으로 하여 물에 달여 〔뜨거울 때〕 먹는다(『의학정전』).

服, 不拘時候. 量緊慢加減用之, 熱則加大黃一錢, 大便秘只加大黃五分, 緩緩令通."『素門病機氣宜保命集』卷中「破傷風論第十二」'羌活防風湯'(앞의 책, 436쪽)에는 처방 약재의 용량이 '羌活防風川芎藁本當歸芍藥甘草各一兩, 地楡華細辛各二兩'으로 되어 있다.

羌麻湯

治破傷風, 在半表半裏無汗.

羌活, 麻黃, 甘菊, 川芎, 石膏, 防風, 前胡, 黃芩, 細辛, 枳殼, 白茯苓, 蔓荊子, 甘草 各七分[655], 白芷, 薄荷 各五分[656].

右剉作一貼, 入薑三片, 水煎服〔入門〕[657].

小芎黃湯

治破傷風入裏, 猶有表熱.

川芎 三錢, 黃芩 二錢, 甘草 五分.

右剉作一貼, 水煎服二三服後, 用大芎黃湯〔正傳〕[658].

大芎黃湯

治破傷風入裏[659], 二便秘, 小便赤[660], 自汗不止.

川芎 一錢, 大黃, 羌活, 黃芩 各二錢.

右剉作一貼, 水煎服以下之, 微利爲度[661]〔入門〕[662].

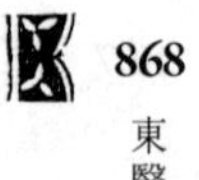

655 『醫學入門』에는 '各七分'이 '各五分'으로 되어 있다.
656 『醫學入門』에는 '各五分'이 '各二分半'으로 되어 있다.
657 『醫學入門』 外集 卷七 婦人小兒外科用藥賦 「破傷」 '羌麻湯'(앞의 책, 590쪽). 熱服하라고 하였다.
658 『醫學正傳』 卷之六 破傷風 「方法」 '小芎黃湯'(앞의 책, 390쪽). "破傷風, 臟腑秘, 小便赤, 自汗不止者, 因服熱藥汗出不休者, 故知無寒也, 宜速下之, 先用小芎黃湯, 二三服後, 用大芎黃湯下之. 小芎黃湯(河間). 川芎二錢, 黃芩一錢五分, 甘草五分. 上細切, 作一服, 水一盞半, 煎至一盞, 溫服, 不拘時候, 三服卽止, 再用後藥." 『素門病機氣宜保命集』 卷中 「破傷風論第十二」 '芎黃湯'(앞의 책, 436-437쪽). 여기에는 처방 명이 '芎黃湯'으로 되

강마탕

파상풍이 반표반리半表半裏에 있으면서 땀이 나지 않는 것을 치료한다.

강활·마황·감국·천궁·석고·방풍·전호·황금·세신·지각·백복령·만형자·감초 각 일곱 푼, 백지·박하 각 다섯 푼.

위의 약들을 썰어 한 첩으로 하여 생강 세 쪽을 넣고 물에 달여 먹는다(『의학입문』).

소궁황탕

파상풍이 이裏로 들어갔지만 아직 표表에 열이 남아 있는 것을 치료한다.

천궁 서 돈, 황금 두 돈, 감초 다섯 푼.

위의 약들을 썰어 한 첩으로 하여 물에 달여 두세 첩을 먹은 뒤에는 대궁황탕을 쓴다(『의학정전』).

대궁황탕

파상풍이 이裏로 들어가 대변이 굳고 소변이 붉으며 자한自汗이 멎지 않는 것을 치료한다.

천궁 한 돈, 대황·강활·황금 각 두 돈.

위의 약들을 썰어 한 첩으로 하여 물에 달여 약간 설사할 정도로 먹는다(『의학입문』).

 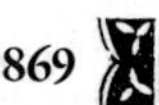

어 있다. "川芎一兩, 黃芩六錢, 甘草二錢. 右㕮咀, 每服五七錢, 水一盞半, 同煎至七分, 去滓, 溫服, 不拘時候, 三服卽止, 再用下藥."

659 『醫學入門』에는 '入裏'가 없다.

660 『醫學入門』에는 '二便秘, 小便赤'이 '二便秘赤'으로 되어 있다.

661 『醫學入門』에는 '以下之, 微利爲度'라는 구절이 없다. 『醫學正傳』에는 '微利爲度'가 '宜和爲度'로 되어 있다. 『醫學正傳』 卷之六 破傷風 「方法」 '大芎黃湯'(앞의 책, 390쪽).

662 『醫學入門』 外集 卷七 婦人小兒外科用藥賦 「破傷」 '大芎黃湯'(앞의 책, 590쪽).

左龍丸

治破傷風入裏, 發搐, 目直視, 二便秘澁, 宜此下之.

野鴿糞 炒, 一名左蟠龍, 江鰾 燒, 白殭蠶 各五錢, 雄黃 一錢, 蜈蚣 二條, 天麻 二錢.

右爲末, 分作三貼. 先將二貼, 燒飯爲丸, 梧子大, 朱砂爲衣. 次將一貼, 加巴豆霜半錢, 燒飯丸梧子大. 每用朱砂丸子二十丸, 加巴豆丸子一丸, 二服加二丸. 溫酒呑下, 至便利爲度. 只服朱砂丸, 病愈卽止之. 若搐痓不已, 宜服羌麻湯[663]〔入門[664], 丹心[665]〕. ○ 一名江鰾丸〔入門[666]〕.

白朮湯

治破傷風, 大汗不止, 筋攣搐搦.

白芍藥 三錢, 白朮, 葛根 各二錢, 升麻, 黃芩 各一錢, 甘草 五分.

右剉作一貼, 水煎服〔丹心[667]〕.

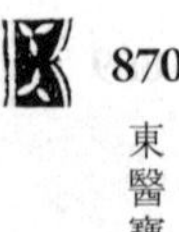

白朮防風湯

治破傷風, 發汗過多, 自汗不止.

防風 四錢, 白朮, 黃芪 各二錢.

右剉作一貼, 水煎服〔入門[668]〕.

663『丹溪心法附餘』에는 '羌麻湯'이 '羌活湯'으로 되어 있다.

664『醫學入門』外集 卷七 婦人小兒外科用藥賦「破傷」'江鰾丸'(앞의 책, 590쪽). "野鴿糞(炒)江鰾(燒)殭蠶各五分, 雄黃一錢, 蜈蚣二條, 天麻一錢. 爲末, 分作三分, 將一分燒飯爲丸梧子大, 朱砂爲衣. 將一分, 加巴霜二分半, 飯爲丸. 每用朱砂藥二十丸, 加巴霜藥一丸, 二服加二丸, 至便利爲度. 再服朱砂藥, 病愈卽止. 治破傷風驚而發搐, 臟腑秘澁, 邪在裏者, 宜此下之."

665『丹溪心法附餘』卷之四 風門「破傷風」'左龍丸'(앞의 책, 207-208쪽). "治直視, 在裏者. 左盤龍(炒)殭蠶(炒)江鰾(炒)各五錢, 雄黃一錢. 右爲末, 燒飯, 丸桐子大, 服十丸酒下. 如裏症不已, 當於左龍丸內一半末, 入巴豆霜半錢, 燒飯丸梧子大, 同左龍丸一處, 每服加一丸, 漸加服至利爲度. 若利後, 更服後藥, 若搐痓不已, 亦宜服後藥羌活湯." 『丹溪心法附餘』에는 이 처방 뒤에 江鰾丸이 따로 나온다. "江鰾丸. 治破傷風驚而發搐, 臟腑秘澁, 知病在裏, 可用下藥. 江鰾半兩(銼, 炒)野鴿粪半兩

좌룡환

파상풍이 이裏로 들어가 경련이 일고 눈을 곧추뜨며 대소변이 막혀 잘 나오지 않는 것을 치료하는데, 이 약으로 설사시켜야 한다.

야합분(볶는다. 좌반룡이라고도 한다)·강표(태운다)·백강잠 각 닷 돈, 웅황 한 돈, 오공 두 개, 천마 두 돈.

위의 약들을 가루내어 세 첩으로 나눈다. 먼저 두 첩을 밥으로 반죽하여 오자대의 알약을 만들어 주사로 옷을 입힌다. 다음 한 첩에는 파두상 반 돈을 넣고 밥으로 반죽하여 오자대의 알약을 만든다. 먹을 때에는 주사로 옷을 입힌 알약 스무 알에 파두가 들어간 알약 한 알을 같이 먹는다. 한 번 먹을 때마다 〔파두가 들어간 알약을〕 두 알씩 늘려가며 따뜻한 술로 대변이 잘 나올 때까지 먹는다. 〔약을 더 먹을 때에는〕 주사로 옷을 입힌 알약만 먹는데 병이 나으면 그만 먹는다. 치병痓病이 낫지 않으면 강마탕을 복용한다(『의학입문』, 『단계심법부여』). ◯ 이를 강표환이라고도 한다(『의학입문』).

백출탕

파상풍에 땀이 많이 나서 멎지 않고 힘줄이 오그라들어 당기는 것을 치료한다.

백작약 서 돈, 백출·갈근 각 두 돈, 승마·황금 각 한 돈, 감초 다섯 푼.

위의 약들을 썰어 한 첩으로 하여 물에 달여 먹는다(『단계심법부여』).

백출방풍탕

파상풍에 땀을 지나치게 내서 자한自汗이 멎지 않는 것을 치료한다.

방풍 너 돈, 백출·황기 각 두 돈.

위의 약들을 썰어 한 첩으로 하여 물에 달여 먹는다(『의학입문』).

(炒), 雄黃一錢, 白殭蠶半兩, 蜈蚣一對, 天麻一兩. 上爲末, 作三分, 二分用燒飯丸, 桐子大, 朱砂爲衣. 一分入巴豆霜二錢半, 亦燒飯丸, 桐子大. 每服朱砂衣丸三十丸, 加巴豆霜丸一丸, 第二服加二丸, 加至利爲度, 再服朱砂丸, 病愈止."

666 『醫學入門』 外集 卷七 婦人小兒外科用藥賦 「破傷」 '江鰾丸'(앞의 책, 590쪽).

667 『丹溪心法附餘』 卷之四 風門 「破傷風」 '白朮湯'(앞의 책, 177쪽). 처방 구성과 복용법은 다음과 같다. "白朮葛根芍藥升麻黃芩各五錢, 甘草三錢半. 上㕮咀, 每服一兩, 水二盞, 煎之一盞, 去滓, 溫服, 不拘時."

668 『醫學入門』 外集 卷七 婦人小兒外科用藥賦 「破傷」 '白朮防風湯'(앞의 책, 590쪽). 이 처방의 구성과 복용법, 治法은 다음과 같다. "白朮黃芪各二錢, 防風四錢. 水煎溫服. 治破傷風, 發表過多, 臟腑和而自汗不止者宜."

痓有剛柔二證

○痓證寒熱類傷寒, 但脈沈遲弦細, 搖頭露眼, 噤口手足搐搦, 項強背反張如發癎, 終日不醒爲異. 因傷寒發汗過多, 或大發濕家汗, 皆作痓. 風性勁, 故爲剛痓而無汗. 濕性緩, 故爲柔痓而有汗〔入門〕[669]. ○無汗爲剛痓, 有汗爲柔痓〔海藏〕[670]. ○剛柔二痓, 並可與小續命湯 方見上. 柔痓去麻黃, 有熱減半桂枝, 冬月去黃芩〔海藏〕[671]. ○剛柔不分, 亦用小續命湯加生附子〔入門〕[672]. ○剛痓之病, 胸滿口噤, 臥不着席, 脚攣急, 必齘齒[673], 可與大承氣湯 方見寒門 下之〔仲景〕[674]. ○剛柔二痓, 通用九味羌活湯〔入門〕[675].

669 『醫學入門』 外集 卷三 傷寒 「正傷寒」 '痓痙'(앞의 책, 264쪽). "太陽病純傷風純傷寒, 則不發痓. 惟先傷風而後又感寒, 或先傷風而後又感濕, 過汗俱能發痓. 重發太陽汗, 大發濕家汗, 皆能發痓. 外證寒熱類傷寒, 但脈沈遲弦細, 搖頭露眼, 口噤手足搐搦, 項強背反張如發癎, 終日不醒爲異. 風性勁爲剛痓, 因重感寒或冷, 故無汗, 宜葛根湯加羌獨活防風. 濕性緩爲柔痓, 因先傷風, 故有汗, 宜桂枝湯加天花粉葛根."

670 『醫學綱目』 卷之三十三 傷寒部 四時傷寒不同 「身反張爲痓」(앞의 책, 763쪽).

671 『醫學綱目』 卷之十一 肝膽部 「痓」(앞의 책, 191쪽). "若發熱, 自汗而不惡寒者, 名曰柔痓, 宜桂枝加川芎防風湯. 桂枝芍藥生薑各一兩半, 甘草防風川芎各一兩, 大棗六枚. 上剉細, 每服一兩, 水三盞, 煎至一盞半, 去渣溫服. 凡剛柔二痓, 並可與小續

치병에는 강치와 유치 두 가지 증상이 있다

◯ 치병痓病의 증상은 오한과 열이 나는 것이 상한과 비슷하지만 맥이 침지현세沈遲弦細하고, 머리를 흔들며 눈알이 튀어나오고 입을 악다물며 손발이 오그라들고 목이 뻣뻣하며 등이 뒤로 젖혀지는 것이 전간癲癇과 같지만 하루 종일 깨어나지 못하는 것이 다르다. 상한에 땀을 지나치게 냈거나 습濕이 많은 사람에게 땀을 지나치게 많이 내게 하면 모두 치병이 될 수 있다. 풍風의 성질은 굳세므로 강치剛痓가 되고 땀이 나지 않는다. 습의 성질은 느슨하므로 유치柔痓가 되고 땀이 난다(『의학입문』). ◯ 땀이 나지 않으면 강치이고, 땀이 나면 유치이다(해장). ◯ 강치와 유치에는 모두 소속명탕(처방은 앞에 있다)을 쓸 수 있다. 유치일 때에는 마황을 빼는데, 열이 있으면 계지의 양을 반으로 줄이고 겨울에는 황금을 뺀다(해장). ◯ 강치인지 유치인지를 가리지 않고 소속명탕에 부자(날것)를 더 넣어 쓴다(『의학입문』). ◯ 강치는 가슴이 그득하고 입을 악다물며 〔몸이 뒤로 젖혀졌기 때문에〕 누워도 등이 바닥에 닿지 않고 다리 근육이 당기면서 경련이 일며 반드시 이를 간다. 대승기탕(처방은 「상한문」에 있다)으로 설사시킨다(『금궤요략』). ◯ 강치나 유치에는 구미강활탕을 두루 쓴다(『의학입문』).

命湯(方見中風門. 但去渣入生薑汁). 小續命湯加減法. 若柔痓自汗者, 去麻黃. 夏間及病有熱者, 減桂枝一半. 冬及初春去黃芩."

672『醫學入門』外集 卷三 傷寒「正傷寒」'痓痙'(앞의 책, 265쪽). "又有剛柔不分之痓, 身熱譫語似剛, 微厥便滑似柔, 宜小續命湯加生附子."

673 '齘', 이 갈 계.

674『金匱要略方論』「痓濕暍病脈證治第二」(『金匱要略精解』, 25쪽. 『金匱要略譯釋』, 60쪽).

675『醫學入門』外集 卷三「傷寒用藥賦」'附朮散'(앞의 책, 295쪽). "治傷寒有痓, 手足逆冷, 筋脈拘急, 汗出不止, 時發時止. 不食下利者難治. 如輕者, 剛柔通用九味羌活湯加減."

痓與癎相似而實不同又不可作風治

痓與癎不同，癎病身軟時醒，痓病身強直反張不時醒，甚有昏冒而遂亡者〔丹心〕[676]. ○痓與癎相似，比癎爲虛，切不可作風治而純用風藥，宜帶補．多是氣虛，有火兼痰，宜服蔘芪芎歸竹瀝之類〔丹心〕[677].

676『玉機微義』卷四十一 風癎門「敍癎病之始」(앞의 책, 304쪽). "癎與痓略相類, 而實不同. 其病發, 身軟時醒者, 謂之癎也. 身強直, 反張如弓, 不時醒者, 謂之痓也. 癎病隨其痰之潮作, 故有時而醒. 痓病比癎爲甚. 而有挾虛者. 故因其昏冒而遂致亡者多矣."

677『丹溪心法』卷四「痓五十八」(앞의 책, 358쪽). "痓切不可作風治, 兼用風藥. 大率與癎病相似, 比癎爲甚爲虛, 宜帶補. 多是氣虛, 有火兼痰, 宜用人蔘竹瀝之類."『醫學正傳』에도 인용되어 나온다.『醫學正傳』痓病「方法」(앞의 책, 304쪽). "丹溪曰, 大

치병은 간병과 비슷하지만 실은 같지도 않고 또 풍병으로 보고 치료해서도 안 된다

치병痓病과 간병癎病은 서로 같지 않다. 간병은 몸이 늘어지고 때가 되면 정신이 돌아오지만, 치병은 몸이 뻣뻣하게 굳고 뒤로 젖혀지며 정신이 돌아오지 않고 심하면 정신을 차리지 못하다가 끝내 죽기도 한다(단심). ◯ 치병과 간병은 서로 비슷하지만 치병은 간병에 비해 허증虛證이므로 풍병으로 보고 풍약만을 써서 치료해서는 절대로 안 되고 보하는 약을 겸해 써야 한다. 치병은 대부분 기가 허한데다 화火와 담痰을 겸한 경우가 있으므로 인삼·황기·천궁·당귀·죽력 같은 약을 쓴다(『단계심법』).

率與癎相似, 比癎爲虛, 切不可作風治而純用風藥. 多屬氣血虛, 有火有痰, 宜補兼降痰火, 蔘芪芎歸竹瀝之類." 여기에서는 '氣虛'가 '氣血虛'로 되어 있다.

破傷風凶證

痓病有灸瘡, 難治〔仲景〕[678]. ○ 痓病戴眼, 反折瘈瘲, 汗出如珠, 或反張離席一掌許. 小兒離席二指許者, 皆死〔入門〕[679]. ○ 破傷風宜早治, 若入藏則難治. 有四般[680]死證不可治, 一者頭面青黑色, 二者額上有汗珠不流, 三者眼小目瞪, 四者身上汗出如油〔回春〕[681]. ○ 太陽風痓之證, 始則發熱, 腹痛喘息涎浮. 次則牙緊頭搖, 十指微搖, 漸加項背強直, 轉側不仁. 甚者昏困失音, 目睛直視, 滑泄不禁, 身腰反張. 如此則十不救一〔直指〕[682]. ○ 痓病, 目瞪口開, 神氣昏冒, 不知人者, 斷死無疑也〔回春〕[683].

678『金匱要略方論』「痓濕暍病脈證治第二」(『金匱要略精解』, 25쪽. 『金匱要略譯釋』, 60쪽).

679『醫學入門』外集 卷三 傷寒「正傷寒」'痓痙'(앞의 책, 265쪽).

680 '般'은 種이나 類를 뜻한다.

681『外科精義』卷下「治破傷風」(앞의 책, 32쪽). "此證只宜早治. 但邪氣入臟, 則難治. 治有四死證, 不可治. 一頭面清黑色, 二額上有汗珠不流, 三眼小目瞪, 四身上汗出如油."

682『仁齋直指』卷三 諸風「諸風證治」'太陽風證候'

파상풍에서 예후가 좋지 못한 증상

치병痓病에 뜸을 떠서 상처가 나면 치료하기 어렵다(『금궤요략』). ◯ 치병에 눈을 치켜뜨고 몸이 뒤로 젖혀지며 오그라들었다 늘어졌다 하고〔瘈瘲〕 구슬 같은 땀을 흘리거나, 몸이 뒤로 젖혀져 등이 바닥에서 손바닥 너비만큼 떨어진 경우나 어린아이의 경우 손가락 두 개의 너비만큼 떨어지면 모두 죽는다(『의학입문』). ◯ 파상풍은 빨리 치료해야 하는데 만약 〔사기邪氣가〕 오장으로 들어가면 치료하기 어렵다. 치료할 수 없는 네 가지 사증死證이 있는데, 첫째는 머리와 얼굴이 청흑색인 경우, 둘째는 이마에 구슬 같은 땀이 맺혀 흐르지 않는 경우, 셋째는 동공이 작아지고 눈동자가 고정되어 있는 경우, 넷째는 몸에서 기름 같은 땀이 나는 경우이다(회춘). ◯ 태양경 풍치風痓의 증상은 처음에 열이 나고 배가 아프며 숨이 차고 느침이 넘쳐흐르며, 그러다가 이를 악물고 머리를 흔들며 열 손가락도 조금씩 떨리게 되고 점차 목과 등이 뻣뻣해져 돌아눕기 어려우며 감각이 없어진다. 심한 경우에는 정신을 차리지 못하고 말을 하지 못하며 눈동자를 곧추뜨고 설사가 멎지 않으면서 몸이 뒤로 젖혀진다. 이 같은 경우에는 열에 하나도 구할 수 없다(『인재직지』). ◯ 치병에 눈을 곧추뜨고 입을 벌리며 정신이 흐릿하여 사람을 알아보지 못하면 틀림없이 죽는다(『만병회춘』).

(앞의 책, 54쪽).

683 『萬病回春』 卷之五 「痓病」(앞의 책, 327쪽). "若是目瞪口開, 眞氣昏冒, 不知人事者, 斷死無疑醫."

單方

凡三十七種, 有禦風膏, 五加皮酒, 竹瀝湯, 豆淋酒, 虎骨酒.

石灰

治中風, 口眼喎斜. 石灰一合, 醋炒, 調如泥. 右喎塗左, 左喎塗右, 候纔[684]正卽洗去〔本草〕[685].

菖蒲

治三[686]十六種風, 無不效. 取根, 剉浸酒或釀酒服 法見雜方[687]〔本草〕[688].

甘菊

治諸風及風眩. 取乾, 煮湯飮之, 或浸酒或釀酒服. 釀法見雜方[689]〔本草〕[690].

684 '纔', 겨우 재. 비로소, 방금.

685 『證類本草』 卷五 玉石部下品 「石灰」(『重修政和經史證類備用本草』. 裘沛然 主編, 『中國醫學大成三編』 第三册, 岳麓出版社, 1994 所收, 102쪽). "衍義曰, … 取新硬石灰一合, 以醋炒, 調如泥, 於患偏風牽口, 邪人口唇上, 不患處一邊涂之, 立便牽正."

686 完營一本, 嘉慶一本, 道光本에는 '三'이 '二'로 되어 있다.

687 창포주를 만드는 방법은 內景篇 「身形門」에 나와 있다.

688 『證類本草』 卷六 草部上品之上 「菖蒲」(앞의 책, 122쪽). "夏禹神仙經, 菖蒲薄切, 令日乾者三斤, 以絹囊盛之, 玄水一斛清者, 玄水者酒也. 懸此菖蒲密封閉一百日, 出視之如綠菜色, 以一斗熟黍米納中,

단방

모두 서른일곱 가지인데, 여기에는 어풍고, 오가피주, 죽력탕, 두림주, 호골주가 들어 있다.

석회

중풍으로 인한 구안와사를 치료한다. 석회 한 홉을 식초에 축여 볶은 다음 진흙처럼 개어서 오른쪽으로 비뚤어졌으면 왼쪽에 바르고, 왼쪽으로 비뚤어졌으면 오른쪽에 바른다. 바로 돌아오면 씻어낸다(『증류본초』).

석창포(창포의 뿌리)

서른여섯 가지의 풍병風病 모두에 효과가 있다. 뿌리를 캐어 썰어서 술에 담갔다가 먹거나 술을 빚어 먹는다(복용법은 「신형문」에 있다)(『증류본초』).

감국(감국의 꽃)

여러 풍병과 풍으로 인해 어지러운 모든 증상을 치료한다. 말려서 달여 마시거나 술에 담갔다가 먹거나 술을 빚어 먹는다(술을 빚는 방법은 「신형문」에 있다)(『증류본초』).

封十四日間, 出飲酒. 則一切三十六種風, 有不治者悉效."

689 창포주를 만드는 방법은 內景篇「身形門」에 나와 있다.

690『證類本草』卷六 草部上品之上「菊花」(앞의 책, 122쪽). "主風頭眩腫痛."

白朮

治一切風及瘰痺[691], 或中風口噤不省.

朮 四兩, 酒 三升.

煮取一升, 頓服之〔本草〕[692].

獨活

治下部風.

羌活

治上部風, 並療一切風, 百節風. 取一兩, 剉, 酒煎服.

○ 中風口噤不省.

獨活 一兩 剉, 酒 二升.

煎至一升, 黑豆五合炒熱, 投酒中, 盖定良久, 取溫服之〔本草〕[693].

防風

分頭身梢, 治上中下部風邪. ○ 治三十六種風, 療風最要. 剉一兩, 酒水煎服〔本草〕[694].

---

691 '瘰', 손발이 저릴 군. '頑'과 같은 뜻이다. 중국어로는 wán으로 '頑'과 발음이 같다. '頑痺'는 '頑痲', 곧 피부에 감각이 없는 것을 말한다.

692 『證類本草』 卷六 草部上品之上 「蒼朮」(앞의 책, 129쪽). "藥性論云, 白朮, 君, 忌桃李雀肉菘菜青魚. 味甘辛, 無毒. 能主大風瘰痺, 多年氣痢, 心腹脹痛, 破消宿食, 開胃, 去痰涎, 除寒熱, 止下泄, 主面光悅, 駐顏去皯, 治水腫脹滿, 止嘔逆, 腹內冷痛, 吐瀉不住及胃氣虛, 冷痢. … 千金方, 治中風口噤不知人. 朮四兩, 酒三升, 煮取一升, 頓服."

백출(삽주의 뿌리)

모든 풍과 완비頑痺 또는 중풍으로 입을 악다물고 인사불성이 된 것을 치료한다.

백출 넉 냥.

위의 약을 술 석 되에 넣고 한 되가 될 때까지 달여 단번에 먹는다(『증류본초』).

독활(땃두릅나물의 뿌리)

하체의 풍을 치료한다.

강활(강호리의 뿌리)

상체의 풍을 치료한다. 아울러 모든 풍병風病과 백절풍百節風을 치료한다. 한 냥을 썰어 술에 달여 먹는다.

◯ 중풍으로 입을 악다물고 인사불성이 되었을 때.

독활 한 냥(썬 것), 술 두 되.

한 되가 될 때까지 달여 흑두 다섯 홉을 뜨겁게 볶아서 〔뜨거울 때〕 달인 술에 쏟아 넣고 한참 동안 뚜껑을 덮어두었다가 따뜻할 때 먹는다(『증류본초』).

방풍(방풍의 뿌리)

뿌리의 윗부분〔뇌두〕, 몸통, 잔뿌리로 나누어 각각 상체, 몸 가운데, 하체의 풍을 치료한다. ◯ 서른여섯 가지의 풍병을 치료한다. 풍병을 치료하는 데 가장 중요한 약이다. 한 냥을 썰어 술과 물을 반씩 넣어 달여 먹는다(『증류본초』).

693 『證類本草』 卷六 草部上品之上 「獨活」(앞의 책, 136쪽). "經驗後方, 治中風不語. 獨活一兩銼, 酒二升, 煎一升, 大豆五合炒有聲, 將藥酒熱投, 蓋良久, 溫服三合, 未瘥再服." 『證類本草』에는 獨活과 羌活이 같은 항목에 실려 있다.

694 『證類本草』 卷七 草部上品之下 「防風」(앞의 책, 158쪽). "日華子云, 治三十六般風."

蒼耳子

治一切風氣, 及風濕痺. 取子三兩爲末, 水一升半, 煎取七合, 溫服之. 又水煎如茶服〔本草〕[695].

仙靈脾

治中風, 半身不遂. 取一斤, 剉袋盛, 浸二斗酒中, 日久取飮, 常令醺[696]〔本草〕[697].

藁本

治一百六十種惡風, 又治頭風. 剉一兩, 水煎服〔本草〕[698].

天麻

治諸風痺, 癱瘓不遂. 其苗名定風草, 又名赤箭, 不爲風所動[699], 剉水煎服〔本草〕[700].

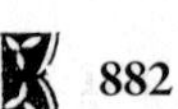

695 『證類本草』 卷八 草部中品之上 「葈(耳實)」(앞의 책, 173-174쪽). "主風頭寒痛, 風濕周痺, 四肢拘攣痛, 惡肉死肌, 膝痛溪毒. 久服益氣, 耳目聰明, 強志輕身. … 食醫心鏡. 除一切風濕痺, 四肢拘攣. 蒼耳子三兩(搗末), 以水一升半, 煎取七合, 去滓呷."

696 '醺', 취할 훈. 醺醺은 술에 취한 기운이 얼근한 것을 말한다.

697 『證類本草』 卷八 草部中品之上 「淫羊藿」(앞의 책, 185쪽). 여기에서는 봄과 여름에는 3일, 가을과 겨울에는 5일을 두었다가 먹는다고 하였다. "聖惠方, 治偏風, 手足不遂, 皮膚不仁, 宜服仙靈脾浸酒方, 仙靈脾一斤, 好者細銼, 以生絹袋盛於不津器中, 用無灰酒二斗浸之, 以厚紙重重密封不通氣, 春夏三日, 秋冬五日後旋開, 每日隨性暖飮之, 常令醺醺不得大醉. 若酒盡, 再合服之, 無不效驗. 合時切忌雞犬見之."
'仙靈脾'는 淫羊藿을 말한다. "唐本注云, 此草, 葉形似小豆而圓薄, 莖細亦堅, 所在皆有, 俗名仙靈脾者是也."

698 『證類本草』 卷八 草部中品之上 「藁本」(앞의 책, 190쪽). "藥性論云, 藁本, 臣, 微溫. 畏靑葙子. 能治一百六十種惡風, 鬼疰, 流入腰痛冷, 能化小便, 通血, 去頭風, 皯皰."

699 『脾胃論』 卷下 「調理脾胃治驗」 '半夏白术天麻湯'

창이자(도꼬마리 열매)

모든 풍기風氣와 풍습비증風濕痺證을 치료한다. 창이자 석 냥을 가루내어 물 한 되 반에 넣고 일곱 홉이 되게 달여 따뜻하게 먹는다. 혹은 물에 달여 차처럼 마시기도 한다(『증류본초』).

선령비(삼지구엽초, 음양곽)

중풍으로 반신불수가 된 것을 치료한다. 한 근을 썰어 자루에 담고 술 두 말에 담가 〔밀봉하여〕 오랫동안 놓아둔 뒤에 마시는데, 늘 얼근한 정도로 마신다〔다만 너무 취하면 안 된다〕(『증류본초』).

고본(고본의 뿌리)

백육십 가지의 악풍惡風을 치료하며 두풍증頭風證도 치료한다. 한 냥을 썰어 물에 달여 먹는다(『증류본초』).

천마(수자해좆)

모든 풍비증風痺證과 몸의 한쪽을 쓰지 못하는 증상을 치료한다. 그 줄기〔苗〕를 정풍초定風草 또는 적전赤箭이라고도 하는데 바람에 흔들리지 않는다. 썰어서 물에 달여 먹는다(『증류본초』).

(앞의 책, 111쪽). "眼黑頭旋, 風虛內作, 非天麻 不能除. 其苗爲定風草, 獨不爲風所動也."

700 『證類本草』 卷九 草部中品之下 「天麻」(앞의 책, 202쪽). "主諸風濕痺, 四肢拘攣, 小兒風癎驚氣, 利腰膝, 強筋力. 久服益氣, 輕身長年. … 藥性論云, 赤箭脂, 一名天麻, 又名定風草. … 衍義日, … 苗則赤箭也."

여기에서 '苗'는 싹이라기보다는 천마의 줄기를 가리키는 것으로 보았다. "時珍日, 赤箭, 以狀而名. 獨搖定風, 以性異而名. 離母合離, 以根異而名. 神草鬼督郵, 以功而名. 天麻即赤箭之根." 『本草綱目』 上册, 草部 第十二卷 「赤箭天麻」(앞의 책, 730쪽). "적전赤箭의 라틴명은 Gastrodiae Herba(KHP)이고, 천마*Gastrodia elata* Blume(난초과Orchidaceae)의 지상부이다([네이버 지식백과] '적전赤箭', 『한약재감별도감-외부형태』, 2014, 아카데미서적)." "적전[赤箭]. 딴 이름은 정풍초定風草이다. 난초과 식물인 천마의 줄기를 말린 것이다([네이버 지식백과] '적전赤箭', 『한의학대사전』, 정담)." 줄기 모양이 붉은 화살대[箭杆] 같아서 붙은 이름이다. 천마는 적전의 덩이줄기이다.

萆麻子

治中風, 口眼喎斜. 取子去殼擣爛. 右喎塗左, 左喎塗右. ○一方, 研, 塗在手心, 以一盂子置在手心萆麻子上, 用熟[701]水置盂中, 候口眼正則急去之. 左右如上法用〔本草〕. 名禦風膏[702].

稀薟

治中風久, 百醫不差. 五月五日摘其葉嫩枝, 酒蜜洒拌蒸, 九蒸九曝, 擣爲末, 蜜丸, 梧子大, 溫酒或米飮下五七十丸. 久服則眼目淸明, 筋骨強健, 髮白更黑〔本草〕[703].

松葉

治中風口喎.

靑葉 一斤.

擣令汁出, 淸酒一甁, 一宿浸置火邊. 初服半升, 漸至一升, 汗出卽正〔本草〕[704].

701 道光本에는 '熟'이 '熱'로 되어 있다.

702『普濟方』卷九十二 諸風門「風口眼喎斜」'禦風膏'(文淵閣本 四庫全書 電子版). "治口眼喎斜. 由中風傳入陽明經也. 用東西枝上萆麻子七粒, 去殼研碎, 塗在手心中, 以一盂子, 置在手心萆麻子上, 用熱水置盂中, 正則急取盂子, 左癱塗右手心, 右癱塗左手心, 口眼纔正, 急洗去藥, 只隨病處左右貼亦可. 又治産難者. 爛研塗兩脚心, 生下便洗去. 一方用萆麻子十四粒, 爛研以油調如糊, 左喎塗右, 右喎塗左, 一名萆麻膏. 出聖惠方."『太平聖惠方』에는 처방 명이 없다.

703『證類本草』卷十一 草部下品之下「稀薟」(앞의 책, 247쪽). "成訥云, 江陵府節度使, 進豨薟丸方, 臣有弟欣, 年三十一中風, 床枕五年, 百醫不瘥. 其

비마자(아주까리의 씨)

중풍으로 입과 눈이 비뚤어진 것을 치료한다. 비마자의 껍질을 벗기고 문드러지게 빻아 오른쪽으로 비뚤어졌으면 왼쪽에 붙이고, 왼쪽으로 비뚤어졌으면 오른쪽에 붙인다. ◯ 다른 처방으로는 비마자를 갈아서 손바닥 가운데에 붙이고 손바닥의 비마자 위에 사발을 엎어놓은 뒤 끓인 물을 사발에 붓는다. 입과 눈이 제대로 돌아오면 바로 제거한다. 어느 쪽 손바닥을 치료할 것인지는 앞의 방법과 같이 한다(본초). 어풍고禦風膏라고도 한다.

희렴(진득찰)

중풍이 오래되어 온갖 치료를 하여도 낫지 않는 것을 치료한다. 음력 5월 5일에 어린 잎과 어린 가지를 따서 술과 꿀을 뿌리면서 섞어 아홉 번 찌고 아홉 번 말린다. 빻아서 가루내어 꿀로 반죽하여 오자대의 알약을 만들어 쉰에서 일흔 알씩 따뜻한 술이나 미음으로 먹는다. 오래 복용하면 눈이 밝게 밝아지며 근육과 뼈가 튼튼해지고 흰머리가 다시 검어진다(『증류본초』).

송엽(솔잎)

중풍으로 입이 비뚤어진 것을 치료한다.

푸른 솔잎 한 근.

위의 약을 빻아 즙을 내어 청주 한 병에 넣고 하룻밤 동안 불 옆에 놓아둔다. 처음에는 반 되를 먹고 차츰 한 되까지 늘려나간다. 〔얼굴에〕 땀이 나면 곧바로 〔얼굴이〕 바르게 돌아온다(『증류본초』).

藥多生沃壤, 高三尺許, 節葉相對, 其葉當夏五月以來收, 每去地五寸剪刈, 以溫水洗泥土, 摘其葉及枝頭. 凡九蒸九曝, 不必大燥, 但取蒸爲度. 仍熬擣爲末, 丸如桐子大, 空心溫酒或米飮下二三十丸. 服至二千丸, 所患忽加, 不得憂慮, 是藥攻之力. 服至四千丸, 必得復故. 五千丸, 當夏丁壯."

704 『證類本草』 卷十二 木部上品 「松脂」(앞의 책, 269쪽). "又方. 治口喎. 青松葉一斤, 搗令汁出, 精酒一升浸二宿, 近火一宿, 初且半升, 漸至一升, 頭面汗即止." 여기에서는 짠 즙을 이틀 동안 술에 담갔다가 다시 불 옆에 하룻밤 놓아둔다고 하였다.

黃松節[705]

治偏風，口眼喎斜，毒風筋攣骨痛．浸酒服，名松節酒 方見穀部[706].

五加皮

治風補虛，又治風痺及痛風．釀酒飮之，名曰五加皮酒 方見穀部[707]〔本草〕[708]． ○目僻眼𥇥[709]，有五花而自正．卽五加皮也．粗末，酒浸飮之，其目𥇥自正〔雷公〕[710].

桑枝茶

治偏風及一切風．桑枝未生葉者，剉炒，水煎如茶，每服一盞，久服則終身不患偏風，又可預防風氣[711]． ○霜後葉，煮湯淋渫[712]手足，去風痺殊勝〔本草〕[713].

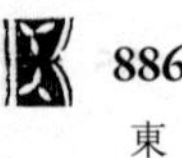

705 '黃松節'은 '소나무 마디'라고 하는데, 茯神이 싸고 있는 소나무 뿌리의 마디를 말한다.

706 『東醫寶鑑』 湯液編 「穀部」에는 처방 명만 나오고 처방 내용은 나오지 않는다. 『證類本草』에 나오는 松節酒는 다음과 같다. 『證類本草』 卷十二 木部上品 「松脂」(앞의 책, 269쪽). "又方松節酒. 主歷節風, 四肢疼痛如解落. 松脂二十斤, 酒五斗, 漬三七日, 服一合, 日五六服." 『本草綱目』에서는 『外臺秘要』를 인용하여 같은 처방이 나오는데, 여기에는 '松脂'가 '松節'로 되어 있다. 『本草綱目』 木部 第三十四卷 松 「松節」 '附方'(앞의 책, 1,920-1,921쪽).

707 '五加皮酒'는 湯液編 「穀部」에 나오지 않는다.

708 『證類本草』 卷十二 木部上品 「五加皮」(앞의 책, 280쪽). "亦可以釀酒飮之, 治風痺四肢攣急." 참고로 『普濟方』에 나오는 五加皮酒 처방은 다음과 같다. 이 처방은 『太平聖惠方』에서 인용한 것이다. 『普濟方』 卷二百六十五 「服餌門」 '五加皮酒'(文淵閣本 四庫全書 電子版, 上海人民出版社). "治風痺不仁, 四肢攣急疼痛. 用五加皮, 細剉一升, 以清酒二斗, 浸十日, 溫服一中盞. 亦可與朮地黃各二十斤細剉, 以水一石五斗, 煑取汁一石, 浸細麴一斤, 黍米一石, 淨洗炊熟, 拌和入甕, 蓋覆如法候熟, 任性飮之, 不令至醉."

황송절(소나무 마디)

편풍偏風으로 입과 눈이 비뚤어진 것과 독풍毒風으로 힘줄이 오그라들고 뼈가 아픈 것을 치료한다. 술에 담가 먹는데, 송절주라고 한다(처방은 「곡부」에 있다).

오가피(오갈피나무의 뿌리나 줄기의 껍질)

풍병風病을 치료하고 허한 것을 보해준다. 또한 풍비風痺와 통풍痛風까지 치료한다. 술을 담가 먹는데 이것을 오가피주라고 한다(처방은 「곡부」에 있다)(『증류본초』). ◯ 눈이 비뚤어져 사시가 되었을 때 오화五花가 있으면 바르게 돌아온다고 하였는데, 오화는 바로 오가피이다. 거칠게 가루내어 술에 담갔다가 그 술을 먹으면 비뚤어진 눈이 저절로 바르게 된다(『뇌공포자론』).

상지차(뽕나무 가지 차)

편풍과 모든 풍병을 치료한다. 아직 잎이 나지 않은 뽕나무의 가지를 썰어 볶아서 물에 달여 차처럼 한 잔씩 마신다. 오래 마시면 죽을 때까지 편풍을 앓지 않게 되고 또한 풍기風氣를 예방할 수 있다. ◯ 서리가 내린 뒤의 잎을 달여서 손발에 뿌려가며 씻으면 풍비를 몰아내는 데 매우 좋다(『증류본초』).

709 '瞝', 사팔뜨기 수. '睢'(부릅떠볼 휴)와 같은 뜻이다.

710 『證類本草』 卷一 序例上 「雷公炮炙論序」(앞의 책, 20쪽). "目辟眼, 有五花而自正(五加皮是也. 其葉有雄雌, 三葉爲雄, 五葉爲雌, 須使五葉者, 作末酒浸飮之, 其目者正)." 『雷公炮炙論』 上卷 皮類 「五花皮」. 頓寶生·王盛民 主編, 『雷公炮炙論通解』(三秦出版社, 2001, 240쪽). "雷公云, 今五加皮, 其樹本是白楸樹. 其上有葉如蒲葉者, 其葉三花是雄, 五葉花是雌. 凡使, 剝皮, 陰乾. 陽人使陰, 陰人使陽."

711 『肘後備急方』 卷之三 「治中風諸急方第十九」. 文體端·蔡鐵如 整理, 『中華醫書集成』 第八冊 方書類1(中醫古籍出版社, 1999 所收, 34쪽). "又治偏風及一切風. 桑枝(剉)一大升, 用今年新嫩枝, 以水一大斗, 煎取二大升, 夏用井中沈, 恐酢壞. 每日服一盞, 空心服盡, 又煎服, 終身不患偏風. 若預防風, 能服一大升, 佳."

712 '淋渫'은 外治法의 하나로, 약 달인 물을 뿌려가며 씻는 방법을 말한다. '淋', 물 뿌릴 림. 잠기다. '渫', 칠 설. [더러운 것을] 씻어내다, 물 밑을 쳐내다.

713 『證類本草』 卷十三 木部中品 「桑根白皮」(앞의 책, 293쪽). "桑葉以夏秋再生者爲上, 霜後采之. 煮湯淋渫手足, 去風痺殊勝."

竹瀝

卒中風, 口噤不語煩悶. 竹瀝一升飮之, 連飮佳. ○ 破傷風欲死, 灌入二三升卽活〔本草〕[714].

○ 治風痱恍惚.

竹瀝 二升, 生葛汁 一升, 薑汁 五合.

相和服, 名曰竹瀝湯〔本草〕[715].

皂莢

治卒中風, 口噤不省. 皂莢末吹鼻, 取嚔卽甦. ○ 中風口喎, 皂莢爲末, 醋調. 右喎塗左, 左喎塗右, 乾則易. ○ 中風不省, 取末, 和白礬末或半夏末, 薑汁調灌, 口吐痰卽醒〔本草〕[716].

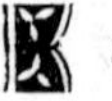

714 『證類本草』卷十三 木部中品「竹葉」(앞의 책, 295쪽). "外臺秘要, 療凡脫折折骨諸瘡腫者, 愼不可當風及多自扇, 若中風則發痓口噤, 殺人. 若已中風, 覺頸項強, 身中急速者, 急服此方, 竹瀝飮二三升. 若已口噤, 以物強發納之. 忌冷飮食及酒. … 廣利方, 治金瘡, 中風口噤欲死. 竹瀝半大升, 微微暖服之."

715 『證類本草』에 나오는 竹瀝湯의 처방은 약물 구성이 다르다. "又方, 主妊娠恆若煩悶, 此名子煩. 竹瀝湯, 茯苓三兩, 竹瀝一升, 水四升, 合竹瀝煎取二升. 分三服, 不瘥重作, 亦時時服竹瀝(앞의 책, 295쪽)." 여기에 나오는 竹瀝湯은 『備急千金要方』에서 인용한 것으로 보인다. 『備急千金要方』卷第八 諸風「風痱第五」'竹瀝湯'(앞의 책, 176쪽). "治四肢不收, 心神恍惚, 不知人, 不能言方. 竹瀝二升, 生葛汁一升, 生薑汁三合. 上三味相和, 溫暖, 分三服, 平旦日晡夜各一服, 服訖, 覺四體有異似好, 次進後湯方. 麻黃防風各一兩半, 芎藭防已附子人蔘芍藥黃芩甘草桂心各一兩, 生薑四兩, 石膏六兩, 杏仁四十枚, 竹瀝一升, 羚羊角二兩, 生葛汁五合. 上十六味㕮咀, 以水七升煮減半, 納瀝煮取二升五合, 分三服, 取汗, 間五日更服一劑, 頻與三劑, 漸覺少損, 乃進後方(文淵閣本 四庫全書 電子版에는 麻黃이 三兩

죽력(참대 기름, 댓진)

졸중풍으로 입을 악다물고 말을 하지 못하며 답답해하는 것을 치료한다. 죽력 한 되를 마시게 하는데, 계속 마시는 것이 좋다. ◯ 파상풍으로 죽으려고 할 때에도 두세 되를 입에 흘려 넣어주면 바로 살아난다(『증류본초』).

◯ 풍비風痱로 정신이 없는 것을 치료한다.

죽력 두 되, 생칡즙 한 되, 생강즙 다섯 홉.

위의 약들을 섞어 복용하는데, 죽력탕이라고 한다(『증류본초』).

조협(쥐엄나무 열매)

졸중풍으로 입을 악다물고 인사불성이 된 것을 치료한다. 조협가루를 코에 불어 넣어 재채기가 나오면 바로 깨어난다. ◯ 중풍으로 인한 구안와사에 조협을 가루내어 식초와 섞어 오른쪽으로 비뚤어졌으면 왼쪽에 붙이고, 왼쪽으로 비뚤어졌으면 오른쪽에 붙인다. 마르면 바꾸어준다. ◯ 중풍으로 인사불성이 되면 가루내어 백반가루나 반하가루와 섞어 생강즙에 타서 입에 흘려 넣어준다. 담을 토하면 바로 깨어난다(『증류본초』).

으로 되어 있다). 竹瀝三升, 防風升麻羚羊角防已桂心芎藭各二兩, 麻黃三兩, 上八味吹咀, 以水四升合竹瀝, 煮取二升半, 分三服, 兩日服一劑, 常用加獨活三兩, 最佳. 此方神良, 頻進三劑. 若手足冷者, 加生薑五兩, 白朮二兩. 若未除, 更進後方(文淵閣本 四庫全書 電子版에는 防風이 二兩으로 되어 있다). 防風麻黃芍藥各一兩半, 防已桂心黃芩白朮附子(一本作杏仁四十枚)羚羊角竹瀝(一升)甘草(一本葛根二兩)人蔘芎藭獨活升麻各一兩, 生薑石膏各二兩. 上十七味吹咀, 以水八升煮減半, 納瀝煮取二升半, 分三服, 相去如人行十里更服. 若有氣者. 加橘皮牛膝五加皮各一兩."

716 『證類本草』 卷十四 木部下品 「皂莢」(앞의 책, 319쪽). 여기에서는 약이 목구멍을 넘어가면 바로 토해내야 한다고 하였다. "外臺秘要. 治卒中風口喎. 以皂角五兩, 去皮爲末, 以三年大醋和. 右喎涂左, 左喎涂右, 乾更敷之, 瘥. … 甚踈導五臟風熱壅. 其莢不蚛肥者, 微炙, 爲末一兩, 入生白礬末半兩, 膩粉半兩. 風涎潮塞氣不通, 水調灌一二錢. 但過咽, 則須吐涎. 凡用白礬者, 分隔下涎也. 又暑中濕熱時, 或久雨, 合蒼朮燒, 辟溫疫邪濕氣." '蚛', 벌레 먹을 중.

鱔魚[717]

治中風, 口眼喎斜. 取魚大者, 以鍼刺頭上出血. 左斜塗右, 右斜塗左, 正則洗去. 鱔放水中〔得效〕[718].

蜈蚣

治破傷風, 口噤身冷強直. 蜈蚣細末擦牙, 吐出涎沫, 立甦〔綱目〕[719].

蠐螬

治破傷風, 極有神效. 初覺, 急取糞堆內蠐螬虫一二箇, 用手捏住, 待虫口中吐些少水[720], 就抹在破傷處, 身穿厚衣裳, 待片時, 瘡口覺麻, 兩脇微汗, 風出立效[721]. ○ 如風緊急, 速取此虫三五箇, 剪去尾, 將肚內黃水塗瘡口, 再滴些少入熱酒飮之, 汗出立效〔丹心〕[722]. ○ 又取此虫安瘡口上[723], 艾灸虫尾, 卽效〔類聚〕[724].

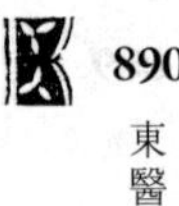

717 '鱔魚'는 드렁허리로 두렁허리, 드렁이, 드랭이, 뚜랭이, 음지, 웅어, 용서龍壻라고도 하며, 진흙이 많은 논이나 호수 등에 살며, 어린 물고기나 곤충 혹은 지렁이를 잡아먹고 산다. 민물 습지에 살면서 논두렁을 파 헤집는 물고기로 알려졌다. 야행성으로 낮에는 진흙 속과 돌 틈에 숨어 있다가 밤에 나와서 작은 동물과 물고기를 잡아먹는다(박태성, 「용의 사위 '드렁허리'가 푸른 안개를 뿜으면」, 신우해이어보 22, 『경남도민일보』 2016년 7월 26일자). 건조한 시기에는 굴을 파고 흙 속에 들어가 지낸다. 몸을 수직으로 세워 머리만 물 밖에 내놓고 공기 호흡을 한다. 자라면서 암컷에서 수컷으로 성이 바뀌는 것으로 알려져 있다('드렁허리ricefield swampeel', 『생물자원정보-담수어류』, KISTI). 종명은 *Monopterus albus* (ZUIEW, 1793)이다.
『證類本草』에 나오는 鱔魚의 氣味와 主治는 다음과 같다. 『證類本草』 卷二十 蟲魚部上品 鱓[鱔](앞의 책, 295쪽). "味甘, 大溫, 無毒. 主補中, 益血, 療瀋(音審)脣. … 孟詵云, 鱔魚, 補五臟, 逐十二風邪. 患惡氣人, 常作臛, 空腹飽食, 便以衣蓋臥少頃, 當汗出如白膠, 汗從腰腳中出, 候汗盡, 暖五木湯浴, 須愼風一日, 更三五日一服. 並治濕風." '瀋脣'은 견순繭脣이라고도 하며 입술에 난 헌데를 말하는데, 입술이 조여들어 입을 벌리지도 다물지도 못하여 음식을 먹지 못하는 것이다.

718 『世醫得效方』 卷第十三 風科 「虛證」 '又方'(앞의 책, 219쪽).

선어(드렁허리)

중풍으로 인한 구안와사에 큰 드렁허리를 잡아 머리에 침을 찔러 피를 내서 왼쪽으로 비뚤어졌으면 오른쪽에 바르고, 오른쪽으로 비뚤어졌으면 왼쪽에 바른다. 제대로 돌아오면 바로 씻어내고 물고기는 물에 놓아준다(『세의득효방』).

오공(지네)

파상풍으로 입을 악다물고 몸이 차며 뻣뻣해지는 것을 치료한다. 오공을 곱게 갈아서 이에 문지르면 느침을 토하면서 바로 깨어난다(『의학강목』).

제조(굼벵이)

파상풍을 치료하는데, 효과가 매우 좋다. 증상이 처음 느껴지면 급히 거름더미 속에서 굼벵이 한두 마리를 잡아 손으로 주물러 벌레가 입에서 오줌 같은 물을 조금 토해내면 이것을 파상풍 상처에 바른다. 옷을 두껍게 입고 잠시 있으면 상처에 감각이 무뎌지고 양옆구리에 땀이 약간 나면서 풍사風邪가 나가고 바로 낫는다. ◯ 풍증이 긴급할 때에는 빨리 굼벵이 서너 마리를 잡아 꼬리를 잘라내고 뱃속의 누런 액체를 상처에 바르고, 또 몇 방울은 뜨거운 술에 넣어 마신다. 땀이 나면서 바로 낫는다(『단계심법부여』). ◯ 또한 굼벵이를 잡아 〔주둥이를〕 상처가 난 구멍 속에 박아놓고 쑥으로 굼벵이의 꼬리에 뜸을 뜨면 바로 낫는다(『의방유취』).

719 『醫學綱目』 卷之十一 肝膽部 「破傷風」(앞의 책, 194쪽). "若腰脊反張, 四肢強直, 牙關口噤, 通身冷不知人, 急用蜈蚣硏細末擦牙, 吐出涎沫, 立蘇. 亦宜按摩導引."

720 『丹溪心法附餘』에는 '少'가 '小'로 되어 있다. '小水'는 小便을 말한다.

721 『醫學入門』에는 '風'이 없고 "如緊急, 只剪去尾"로 되어 있다. 『醫學入門』 外集 卷七 婦人小兒外科用藥賦 「破傷」 '蠐螬酒'(앞의 책, 590쪽).

722 『丹溪心法附餘』 卷之四 風門 「破傷風」 '治破傷風湯'(앞의 책, 179쪽). "初覺有風時, 急取熱糞堆內蠐螬蟲一二箇, 用手捏住, 待蟲口中吐些小水, 就抹在破傷處, 身穿稍厚衣裳, 待片時, 瘡口覺麻, 兩脇微汗, 風出立效. 如風緊急, 速取此蟲三五箇, 剪去尾, 將肚內黃水塗瘡口, 再滴些少入熱酒飮之, 汗出立效."

723 『證類本草』에는 '虫' 뒤에 '口'가 더 있다.

724 『의방유취』 2, 제24권 제풍문, 「여러 가지 풍병에 침과 뜸을 놓는 방법」 '경험비방'(의학과학원 동의학연구소 옮김, 의학출판사 발행, 여강출판사 영인, 1991, 625쪽). "파상풍에 뜸뜨는 방법. 굼벵이를 상처 난 곳에 놓고 그 주둥이를 상처 구멍에 박아놓은 다음 꼬리 위에 쑥뜸을 떠서 주둥이가 마르게 되면 낫는다." 『醫方類聚』 卷之二十四 諸風門十二 「中風鍼法」. 『原文 醫方類聚』 2(麗江出版社, 1994, 625쪽). "經驗秘方云, 灸破傷法, 右用蠐螬, 虫口穩於破傷口上, 用艾灸虫尾, 虫口內乾爲效."

蠶沙

治風痺，癱瘓不仁．取沙炒熱，袋盛熨之，冷卽易，酒拌炒尤佳〔本草〕[725].

白花蛇[726]

治一切風喎斜，癱瘓疼痛．取蛇浸酒，取酒飮．又肉作末，和酒服之．○烏蛇[727]，治風尤勝〔本草〕[728].

杏仁

治諸瘡入風水，紅腫欲成破傷風．杏仁泥，入白麪，和水塗之，卽消〔本草〕[729].

梨

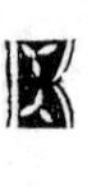
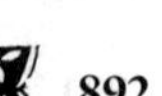

治中風失音不語，煩熱．取梨汁，服一合日三．○風疾入，喫消梨[730]，不限多少，旬日頓爽〔本草〕[731].

725 『證類本草』 卷二十一 蟲魚部中品 「原蠶蛾」(앞의 책, 406쪽). "陳藏器本草云, 原蠶屎, 一名蠶沙, 淨收, 取曬乾, 炒令黃, 袋盛浸酒. 去風, 緩諸節不隨, 皮膚頑痺, 腹內宿冷, 冷血瘀血, 腰脚疼冷. 炒令熱, 袋盛熱熨之. 主偏風, 筋骨癱緩, 手足不隨及腰脚軟, 皮膚頑痺."

726 중국에서는 五步蛇(*Deinagkistrodon acutus*)를 백화사라고 한다. 긴살무사 또는 은고리살무사라고 보는 견해도 있고(『精校註釋 東醫寶鑑』, 256쪽), 까치살모사로 보는 견해도 있다(송상열, 민족의학신문 https://www.mjmedi.com/news/articleView.html?idxno=52786). 이조실록에는 경상도와 강원도 각지의 貢物로 여러 곳에서 언급하고 있다.

727 '烏蛇'는 烏梢蛇의 異名이다. 먹구렁이를 말한다(『精校註釋 東醫寶鑑』의 注 625).

728 『證類本草』 卷二十二 蟲部下品 「白花蛇」(앞의 책, 427쪽). "主中風, 濕痺不仁, 筋脈拘急, 口面喎斜, 半身不遂, 骨節疼痛, 大風疥癩及暴風瘙痒, 脚弱不能久立. … 衍義曰, 白花蛇, 諸蛇鼻向下, 獨此

잠사(누에의 똥)

풍비風痺로 한쪽 팔다리를 쓰지 못하고 감각이 둔해진 것을 치료한다. 누에의 똥을 뜨겁게 볶아서 주머니에 넣어 찜질하는데, 식으면 바꾸어준다. 술에 버무려 볶으면 더욱 좋다(『증류본초』).

백화사(산무애뱀)

풍으로 입과 눈이 비뚤어지고 한쪽 팔다리를 쓰지 못하며 아픈 모든 것을 치료한다. 백화사로 술을 담가 그 술을 마신다. 또한 고기는 가루내어 술에 타서 먹는다. ◯ 오사烏蛇가 풍을 치료하는 데는 더 낫다(『증류본초』).

행인(살구씨)

모든 상처에 바람과 물이 들어가 벌겋게 부어 파상풍이 되려고 하는 것을 치료한다. 살구씨를 짓이겨 밀가루를 넣고 물로 반죽하여 바르면 곧 부은 것이 가라앉는다(『증류본초』).

이(돌배나무 열매)

중풍으로 소리가 나오지 않아 말을 하지 못하고 가슴에서 열이 나며 답답한 것을 치료한다. 돌배즙을 내서 한 홉씩 하루 세 번 먹는다. ◯ 풍병風病이 들었을 때에는 양에 상관없이 돌배를 먹고 열흘 정도 지나면 곧 낫는다(『증류본초』).

蛇鼻向上, 背有方勝花紋, 以此得名. 用之去頭尾, 換酒浸三日, 棄酒不用, 火炙, 仍盡去皮骨. 此物毒甚, 不可不防也." 여기에서는 백화사를 담갔던 술은 버리고 쓰지 않는다고 하였다.

729 『證類本草』 卷二十三 果部三品 「杏核人」(앞의 책, 451쪽). "又方, 治破傷風腫. 厚敷杏仁膏, 燃燭遙炙." 『萬病回春』 卷之八 「破傷風」 '大芎黃湯'(앞의 책, 470쪽). "一人鬪毆, 眉稜被打破傷風, 頭面腫大發熱. 以九味羌活湯熱服取汗, 外用杏仁搗爛, 入白面少許, 新汲水調敷瘡上, 腫消熱退而已."

730 '消梨'는 돌배나무의 열매를 말한다. 香水梨라고 하며 香水, 老香水, 老梨라고도 한다.

731 『證類本草』 卷二十三 果部三品, 「梨」(앞의 책, 453쪽). "卒暗風失音, 不語者, 生搗汁一合, 頓服之, 日再服止. … 又方, 治中水毒. 取梨葉一把熟杵, 以酒一盞攪服之. 北夢鎖言, 有一朝士, 見梁奉御, 診之曰, 風疾已深, 請速歸去. 朝士復見, 鄜州馬醫趙鄂者, 復診之, 言疾危, 與梁所說同矣. 曰, 只有一法, 請官人試吃消梨, 不限多少, 咀齕不及, 絞汁而飮. 到家旬日, 唯吃消梨, 頓爽矣."

黑豆

治中風, 口噤不語, 喎斜癱瘓. 取豆, 炒令極熱, 投酒中, 飮之日三. 名曰豆淋酒[732]〔本草〕[733].

葱白

主中風, 面目腫. 煮取汁飮之〔本草〕[734].

荊芥

治中風喎斜, 瘰痺[735]及一切風. 煮汁飮之〔本草〕[736].

薄荷

治中風, 失音不語, 及熱風煩悶. 生取汁, 飮之. 又煮汁服之〔本草〕[737].

野鴿糞

卽左蟠龍. 取乾者, 酒漬服. 或炒爲末, 酒調服二錢〔本草〕[738].

---

732 『世醫得效方』에 나오는 豆淋酒는 다음과 같다. 『世醫得效方』 卷第十三 風科 「通治」 '豆淋酒法'(앞의 책, 222쪽). "用黑豆半升, 揀洗令淨, 炒令煙出, 以無灰酒三升, 浸一晝夜, 去豆取酒用之."

733 『證類本草』 卷二十五 米穀部中品 「生大豆」(앞의 책, 462쪽). "陳藏器本草云, 大豆, 炒令黑, 煙未斷, 及熱投酒中, 主風痺癱緩, 口噤, 產後諸風, 食罷, 生服半兩, 去心胸煩熱, 熱風恍惚, 明目鎭心, 溫補."

734 『證類本草』 卷二十八 菜部中品 「葱實」(앞의 책, 485쪽). "其莖葱白, 平, 可作湯. 主傷寒, 寒熱, 出汗, 中風, 面目腫."

735 '瘰痺'는 팔다리가 저린 痺證을 말한다. '瘰', 손발이 저릴 군.

736 『證類本草』 卷二十八 菜部中品 「假蘇」(앞의 책, 488쪽). "藥性論云, 荊芥, 可單用. 治惡風賊風, 口面喎邪, 遍身瘰痺, 心虛忘事, 益力添精, 主辟邪毒

흑두(검정콩)

중풍으로 입을 악다물고 말을 하지 못하며, 입과 눈이 비뚤어지고 한쪽 팔다리를 쓰지 못하는 것을 치료한다. 검정콩을 아주 뜨겁게 볶아 〔타는 연기가 나는 채로〕 술 속에 던져 넣어 〔하룻동안 두었다가〕 하루 세 번 마신다. 두림주라고 한다(『증류본초』).

총백(파흰밑)

중풍으로 얼굴과 눈이 붓는 것을 치료한다. 달여서 즙을 내어 마신다(『증류본초』).

형개

중풍을 치료하는데, 입과 눈이 비뚤어진 것과 군비瘴痺 및 모든 풍증을 치료한다. 달여서 즙을 내어 마신다(『증류본초』).

박하

중풍으로 소리가 나오지 않아 말을 하지 못하고, 열과 풍으로 가슴이 답답하고 괴로운 것을 치료한다. 날것으로 즙을 내어 마신다. 또한 달여서 즙을 내어 마시기도 한다(『증류본초』).

야합분(멧비둘기의 똥)

야합분은 곧 좌반룡左蟠龍이다. 마른 똥을 술에 담갔다가 먹거나 볶아서 가루내어 두 돈씩 술에 타서 먹는다(본초).

氣, 除勞."

737 『證類本草』 卷二十八 菜部中品 「薄荷」(앞의 책, 491쪽). "日華子云, 治中風失音, 吐痰, 除賊風, 療心腹脹, 下氣, 消宿食及頭風等. … 食療. 平. 解勞, 與薤相宜. 發汗, 通利關節. 杵汁服, 去心臟風熱."

738 『證類本草』에는 野鴿에 관해서는 다음의 내용만 나온다. 『證類本草』 卷十九 禽部三品 「白鴿」(앞의 책, 382쪽). "衍義曰, 白鴿, 其毛羽色於禽中品第最多. 野鴿糞一兩, 炒微焦, 麝香別研, 吳白朮各一分, 赤芍藥青木香各半兩, 柴胡三分, 延胡索一兩, 炒, 赤色去薄皮, 七物同爲末, 溫無灰酒. 空心調一錢服, 治帶下排膿. 候膿盡即止後服, 仍以他藥補血臟."

烏雞

治中風語澁，及風寒濕痺．取肉作羹，入葱椒薑鹽油醬，煮熟食之．[739] ○ 糞主風痓，口噤身強直．取屎白，同黑豆炒熱，浸酒服之〔本草〕[740].

鵲

治中風喎斜．取生鵲，劈開腹，及[741]血熱，貼喎緩處，卽正〔俗方〕．○烏雞亦可．

鴈肪

主諸風，拘攣偏枯，血氣不通，及痲痺．取煉肪，每日取一匙，和溫酒服〔本草〕[742].

烏鴉

治急中風，喎斜不遂．取全者，鹽泥固濟[743]，火煆爲末，和酒服之〔本草〕[744].

739『證類本草』卷十九 禽部三品「丹雄雞」(앞의 책, 374쪽). "黑雌雞, 主風寒濕痺, 五緩六急, 安胎."

740『證類本草』卷十九 禽部三品「丹雄雞」(앞의 책, 376쪽). "又方. 治因瘡中風, 腰脊反張, 牙關口噤, 四肢強直. 雞屎白一升, 大豆五升, 和炒令變色, 乘熱以酒沃之, 微煮令豆味出, 量性飮之, 覆身出汗, 愼勿觸風."

741 여기에서 '及'은 乘(타다)의 뜻이다. 及時, 及早 같은 용법이 있다.

742『證類本草』卷十九 禽部三品「鴈肪」(앞의 책, 377쪽). "味甘, 平, 無毒. 主風攣拘急偏枯, 氣不通利."

743 '固濟'는 粘結하다, 단단하게 막는다는 뜻이다. '濟', 쓸 제, 사용할 제.

744『證類本草』卷十九 禽部三品「雄鵲」(앞의 책, 381

오계(오골계, 뼈 검은 닭)

중풍으로 말을 더듬거나 풍·한·습으로 생긴 비병痺病을 치료한다. 고기를 발라내어 국을 끓이는데 파·후추·생강·소금·기름·간장을 넣고 푹 삶아 먹는다. ◯ 오골계의 똥은 풍치風痓를 주관하여 입을 악다물고 몸이 뻣뻣하게 굳은 것을 치료한다. 똥의 흰 부분을 검정콩과 함께 뜨겁게 볶아서 〔뜨거울 때〕 술에 담가 먹는다(『증류본초』).

작(까치)

중풍으로 입과 눈이 비뚤어진 것을 치료한다. 살아 있는 까치의 배를 갈라서 뜨거운 피를 비뚤어져 늘어진 곳에 붙이면 곧바로 돌아온다(속방). ◯ 오골계를 써도 된다.

안방(기러기 기름)

모든 풍으로 오그라들면서 몸의 한쪽을 잘 쓰지 못하고, 혈기血氣가 잘 통하지 않으며 뻣뻣하고 저린 것을 치료한다. 졸인 기름을 매일 한 숟가락씩 따뜻한 술에 타서 먹는다(『증류본초』).

오아(까마귀)

급중풍急中風으로 입과 눈이 비뚤어지고 팔다리를 잘 쓰지 못하는 것을 치료한다. 까마귀를 통째로 소금을 넣고 반죽한 진흙으로 단단하게 싸서 센불에 붉게 달군 다음 가루내어 술에 타서 먹는다(『증류본초』).

쪽). "近世方家多用烏鴉之全者, 以治急風. 其法, 臘月捕取, 翅羽嘴足全者, 泥缶固濟, 大火燒鍛入藥, 烏犀丸中用之." 烏犀丸은 『普濟方』 卷九十四, 『太平聖惠方』 卷第二十三 등에 나온다.

熊脂

主風, 又治風痺不仁. 以酒煉過[745], 每取一大匙, 和酒服之. 肉亦可食〔本草〕[746].

虎骨

主筋骨, 毒風[747]攣急, 屈伸不得, 走注疼痛. 取骨末, 浸酒服. 名虎骨酒〔本草〕[748].

鹿生肉

治中風喎斜. 取肉, 和生椒同擣, 付之, 正卽去之. ○ 骨釀酒, 治風補虛 方見穀部[749]〔本草〕[750].

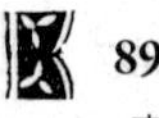

745 '酒煉'이 무엇인지 분명하지 않다. 『證類本草』에는 이런 구절이 나온다. "雷公云, 凡收得後, 煉過, 就器中安生椒, 每一斤熊脂入生椒十四個, 煉了, 去脂革並椒, 入瓶中收, 任用(앞의 책, 347쪽)." 여기에서 '椒'는 산초를 말한다. 요즘 곰의 기름을 만드는 데에도 채취한 곰의 기름을 산초와 같이 달여서 가죽 같은 雜質을 제거하는 방법으로 精練한다고 한다.

746 『證類本草』 卷十六 獸部上品 「熊脂」(앞의 책, 347쪽). "味甘, 微寒微溫, 無毒. 主風痺不仁筋急, 五臟腹中積聚, 寒熱羸瘦, 頭瘍白禿, 面皯皰, 食飮吐嘔. 久服強志, 不飢, 輕身, 長年. … 唐本注云, … 脂, 長髮令黑, 悅澤人面. 酒煉服之, 瘥風痺." '熊脂'는 곰의 등쪽에 있는 기름을 말한다. "陶隱居云, 此脂即是熊白, 是背上膏, 寒月則有, 夏月則無. 其腹中肪及身中膏, 煎取可作藥, 而不中啖"(앞의 책, 347쪽).

747 '毒風'은 風毒으로 얼굴에 헌데가 생기는 것을 말하는데, 여기에서는 風毒과 같은 뜻으로 쓰인 것으로 보인다.

웅지(곰의 기름)

풍을 주치하고 또한 풍비風痺로 감각이 둔해진 것을 치료한다. 술로 정련하여 큰 숟가락으로 한 숟가락씩 술에 타서 먹는다. 고기는 먹어도 된다(『증류본초』).

호골(범의 뼈)

힘줄과 뼈가 풍독風毒으로 경련이 일고 당겨서 오므렸다 폈다 할 수 없으며, 여기저기 돌아다니면서 몹시 아픈 것을 치료한다. 뼈를 가루내어 술에 담가 먹는다. 이를 호골주라고 한다(『증류본초』).

녹생육(사슴의 날고기)

중풍으로 입과 눈이 비뚤어진 것을 치료한다. 고기와 생후추를 함께 찧어서 붙이는데, 바로 돌아오면 곧 떼어낸다. ◯ 뼈로 담근 술은 풍을 치료하고 허한 것을 보한다(처방은 「곡부」에 있다)(『증류본초』).

748 『證類本草』 卷十七 獸部中品 「虎骨」(앞의 책, 360쪽). "藥性論云, 虎骨, 臣. 殺犬咬毒. 味辛, 微熱, 無毒. 治筋骨毒風攣急, 屈伸不得, 走疰疼痛, 主尸疰腹痛, 治溫瘧, 療傷寒溫氣."
『證類本草』에 나오는 虎骨酒 만드는 법은 다음과 같다. "圖經曰, … 李絳兵部手集方有虎骨酒法, 治臂脛痛, 不計深淺皆效. 用虎脛骨二大兩, 粗搗熬黃, 羚羊角一大兩屑, 新芍藥二大兩切細, 三物以無灰酒浸之, 春夏七日, 秋冬倍日. 每旦空腹飮一杯. 冬中速要服, 即以銀器物盛, 火爐中暖養之, 三兩日, 即可服也"(앞의 책, 361쪽).

749 『東醫寶鑑』 湯液篇 卷之一 穀部 「酒」 '鹿頭酒.' "補氣血. 煮鹿頭, 取汁釀酒也."

750 『證類本草』 卷十七 獸部中品 「鹿茸」(앞의 책, 353쪽). "唐本注云, … 骨主虛勞. 可爲酒, 主風補虛. … 孟詵云, … 又生肉, 主中風, 口偏不正, 以生椒同搗敷之, 專看正即速除之. 九月以後, 正月以前, 堪食之也. 日華子云, 肉, 無毒. 補益氣, 助五臟. 生肉貼偏風, 左患右貼, 右患左貼."

鍼灸法

治中風, 莫如續命湯之類, 然此加扶持初病. 若欲要收全功, 火艾[751]爲良. 中風皆因脈道不利, 血氣閉塞也. 灸則喚醒脈道, 而血氣得通, 故可收全功〔肘後〕[752]. ○ 中風痰盛, 聲如曳鋸, 服藥不下, 宜灸臍下氣海, 關元二三百壯, 亦可轉死廻生. 五藏氣絶危證, 亦宜灸之〔綱目〕[753]. ○ 凡人非時, 足脛上及手食指次指[754]忽痠疼痲痺, 良久方解, 此將中風之候. 急灸三里, 絶骨各三壯, 春秋報灸[755], 常令兩脚有灸瘡爲妙〔資生〕[756]. ○ 凡人不信此法, 不肯灸, 忽然卒死, 是謂何病. 曰, 風入藏故也. 風病者, 不可不知〔綱目〕[757]. ○ 凡覺手足或痲或痛, 良久乃已, 此將風中府之候. 宜灸百會, 曲鬢, 肩髃, 曲池, 風市, 三里, 絶骨〔資生〕[758]. ○ 凡覺心中憒亂, 神思不怡, 或手足痲痺, 此將風中藏之候. 宜灸百會, 風池, 大顀, 肩井, 曲池, 間使, 三里〔資生〕[759].

751 '火艾'는 원뿔 모양의 뜸쑥, 곧 애주艾炷를 말한다.

752 『醫學綱目』 卷之十 肝膽部 中風 「中深半身不收舌難言」(앞의 책, 168쪽).

753 『醫學綱目』 卷之十 肝膽部 中風 「卒中之初」(앞의 책, 163쪽). 문장을 재구성하였다. "風病口開手撒, 眼合遺尿, 鼻聲如鼾者, 五臟氣絶也. 蓋口開者心絶, 手撒者脾絶, 眼合者肝絶, 遺尿者腎絶, 聲如鼾者肺絶也. 若見一, 猶可用工. 若面赤時黑, 主陽上散, 腎水反克心火, 兼遺尿口開氣喘者, 斷不救也. 五臟氣絶, 速宜大料蔘芪煎濃湯灌之, 及臍下大艾灸之, 亦可轉死回生也."

754 『鍼灸資生經』에는 '手食指次指'가 없다. 『丹溪心法附餘』에는 '食指'가 '大拇指'(엄지손가락)로 되어 있다.

755 '報灸'는 여러 번에 나누어 거듭하여 뜸질하는 방법을 말한다. '報'는 復의 뜻이다. 『備急千金要方』 卷七 風毒脚氣 「論風毒狀第一」 '論灸法'(앞의 책, 149쪽). "重者乃至一處五六百壯, 勿令頓灸, 三報之佳." '頓灸'는 報灸와 상대되는 말로, 한 번에 뜸질을 끝내는 것을 말한다.

756 『鍼灸資生經』 卷第四 「中風」. 向顯衡·章威 整理, 『中華醫書集成』 第十八册 鍼灸類(中醫古籍出版

침구법

중풍을 치료하는 데는 속명탕 같은 약에 비길 만한 것이 없지만 이것도 병의 초기에 도와주는 정도일 뿐이다. 만일 온전한 효과를 보고자 한다면 쑥뜸을 뜨는 것이 좋다. 중풍은 모두 맥도脈道가 잘 통하지 않아 혈기血氣가 막혔기 때문에 생기는 것이다. 뜸을 뜨면 맥도를 일깨워 혈기가 통하게 되므로 온전히 나을 수 있다(주후). ◯ 중풍에 담이 많아서 톱질하는 것 같은 목소리가 나고 약을 먹어도 내려가지 않을 때에는 배꼽 아래에 있는 기해와 관원에 이백에서 삼백 장의 뜸을 뜨는데, 죽을 사람도 살릴 수 있다. 오장五臟의 기가 끊어져 위험한 증상에도 이곳에 뜸을 뜬다(『의학강목』). ◯〔풍이 오기 전에〕아무 때나 정강이와〔엄지와〕둘째 손가락이 갑자기 시리면서 아프고 감각이 없으면서 저리다가 한참 뒤에 풀리는 것은 장차 중풍이 생길 전조 증상이다. 빨리 족삼리와 절골에 각각 세 장씩 뜸을 뜬다. 봄가을마다 거듭 뜸을 뜨는데, 양쪽 다리에 뜸을 뜬 상처가 나도록 뜨는 것이 좋다(『침구자생경』). ◯ 사람들이 이 방법을 믿지 않고 뜸을 뜨려고 하지 않다가 갑자기 죽게 되는데, 이것은 무슨 병인가? 이는 풍이 오장에 들어갔기 때문이다. 풍병風病이 있는 사람들은 이것을 반드시 알고 있어야 한다(『의학강목』). ◯ 손과 발에 감각이 없거나 아프다가 한참 뒤에 풀리는 것은 장차 풍이 육부六腑로 들어갈 전조 증상이다. 백회, 곡빈, 견우, 곡지, 풍시, 삼리, 절골에 뜸을 뜬다(『침구자생경』). ◯ 마음속이 심란하고 왠지 마음이 좋지 않거나 손발에 감각이 없고 저린 것을 느끼는 것은 장차 풍이 오장으로 들어갈 전조 증상이다. 백회, 풍지, 대추, 견정, 곡지, 간사, 삼리에 뜸을 뜬다(『침구자생경』).

 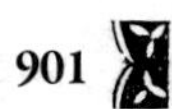

社, 1999 所收, 75쪽). 문장을 재구성하였다. "黃帝問岐伯曰, 中風半身不遂, 如何灸. 答曰, 凡人未中風一兩月前, 或三五月前, 非時足脛上忽酸重頑痺, 良久方解, 此將中風之候. 急灸三里絶骨四處三壯, 後用葱薄荷桃柳葉煎湯淋洗, 驅逐風氣於瘡口出. 灸瘡春較秋灸, 秋較春灸, 常令兩脚有瘡爲妙."

757 『醫學綱目』 卷之十 肝膽部 中風「中深半身不收舌難言」(앞의 책, 174쪽).

758 『鍼灸資生經』 卷第四 「中風」(앞의 책, 75쪽). "灸風中府, 手足不隨, 其狀覺手足或痲或痛, 良久乃已, 此將中府之候. 病左灸右, 病右灸左, 因循失灸廢者, 灸瘡春較秋灸, 秋較春灸, 取盡風氣. 集效. 百會, 曲鬢, 肩隅, 曲池, 風市, 足三里, 絶骨, 共十三穴."

759 『鍼灸資生經』 卷第四 「中風」(앞의 책, 75쪽). "灸風中藏, 氣塞涎上不語, 極危者, 下火立效. 其狀覺心中憒亂, 神思不怡, 或手足痲, 此將中藏之候. 不問風與氣, 但根據次自上及下, 各灸五壯, 日別灸隨年壯. 凡遇春秋, 常灸以泄風氣, 素有風人, 可保無虞, 此能灸暴卒. 百會, 風池, 大顀, 肩井, 曲池, 間使, 足三里, 共十二穴."

○治風七穴. 百會, 耳前髮際[760], 肩井, 風市, 三里, 絶骨, 曲池. 一方, 加有風池, 合谷, 肩髃, 環跳, 凡九穴〔資生〕[761]. 凡中風皆灸之. ○卒中風喎斜, 涎塞不省. 宜灸聽會, 頰車, 地倉, 百會, 肩髃, 曲池, 風市, 三里, 絶骨, 耳前髮際[762], 大顀, 風池, 凡十二穴〔本事〕[763]. ○中風, 目戴上, 不能視, 灸第二顀骨, 第五顀骨上, 各七壯, 一齊下火, 立愈〔綱目〕[764]. ○口眼喎斜, 宜灸聽會, 頰車, 地倉. 又法喎向右者灸左喎陷中, 喎向左者灸右喎陷中, 各二七壯, 立愈〔綱目〕[765]. ○半身不隨, 宜灸百會, 顖會, 風池, 肩髃, 曲池, 合谷, 環跳, 風市, 三里, 絶骨〔資生〕[766]. ○口噤, 宜鍼人中, 頰車, 百會, 承漿, 合谷, 翳風. 灸亦可〔綱目〕[767]. ○失音不語, 宜鍼瘂門, 人中, 天突, 涌泉, 神門, 支溝, 風府〔綱目〕[768].

760 '耳前髮際'는 曲鬢穴을 말한다.

761 『鍼灸資生經』 卷第四 「中風」(앞의 책, 75쪽). "宜七處齊下火, 各三壯. 風在左灸右, 右灸左. 百會, 耳前髮際, 肩井, 風市, 三里, 絶骨, 曲池七穴神效, 不能具錄, 根據法灸, 無不愈."

762 『普濟本事方』에는 '耳前髮際'가 '髮際'로 되어 있다. 神庭穴을 말한다. "髮際, 即神庭穴, 在直鼻上額入髮際五分." 何耀榮 整理, 『普濟本事方』. 『中華醫書集成』 方書類一(中醫古籍出版社, 1999 所收, 3쪽).

763 『普濟本事方』 卷第一 「中風肝膽筋骨諸風」 '中風十二穴灸法'(앞의 책, 379쪽). "範子默記崇寧中凡兩中風, 始則口眼喎斜, 次則涎潮閉塞, 左右共灸十二穴得氣通. 十二穴者, 謂聽會, 頰車, 地倉, 百會, 肩髃, 曲池, 風市, 足三里, 絶骨, 髮際, 大顀, 風池也, 根據而用之, 無不立效." '中風十二穴灸法'이라는 항목은 본문에 없으나 목록에 있으므로 뒤에 보충한 것이다.

764 『醫學綱目』 卷之十 肝膽部 中風 「卒中之初」(앞의 책, 164쪽). "治中風, 眼上戴不能視者, 灸第二椎骨, 第五顀上, 各七壯. 一齊下火, 炷如半棗核大, 立愈."

765 『醫學綱目』 卷之十 肝膽部 中風 「中深半身不收舌

◯ 풍을 치료하는 일곱 개의 혈은 백회, 이전발제, 견정, 풍시, 삼리, 절골, 곡지 등이다. 어떤 처방에는 풍지, 합곡 또는 견우, 환도를 더하여 아홉 개의 혈로 되어 있다(『침구자생경』). 일반적으로 모든 중풍에는 뜸을 뜬다. ◯ 졸중풍으로 입과 눈이 비뚤어지고 담〔涎〕이 막혀서 인사불성이 되었을 때에는 청회, 협거, 지창, 백회, 견우, 곡지, 풍시, 삼리, 절골, 이전발제, 대추, 풍지 등 모두 열두 개의 혈에 뜸을 뜬다(『보제본사방』). ◯ 중풍으로 눈을 치떠서 볼 수 없을 때에는 제2추골과 제5추골 위에 각각 일곱 장씩 뜸을 뜨는데, 동시에 불을 붙여 뜸을 뜨면 곧 낫는다(『의학강목』). ◯ 입과 눈이 비뚤어진 데는 청회, 협거, 지창에 뜸을 뜬다. 또한 오른쪽으로 비뚤어졌으면 왼쪽, 왼쪽으로 비뚤어졌으면 오른쪽의 오목하게 들어간 곳에 각각 열네 장씩 뜸을 뜨면 곧 낫는다(『의학강목』). ◯ 반신불수에는 백회, 신회, 풍지, 견우, 곡지, 합곡, 환도, 풍시, 삼리, 절골에 뜸을 뜬다(『침구자생경』). ◯ 입을 악다물었을 때에는 인중, 협거, 백회, 승장, 합곡, 예풍에 침을 놓는다. 뜸을 떠도 괜찮다(『의학강목』). ◯ 소리가 나오지 않아서 말을 하지 못할 때에는 아문, 인중, 천돌, 용천, 신문, 지구, 풍부에 침을 놓는다(『의학강목』).

難言」(앞의 책, 173쪽). "灸風中脈, 口眼喎斜. 聽會二穴, 頰車二穴, 地倉二穴. 凡喎向右者, 爲左邊脈中風而緩也, 宜灸左喎陷中二七壯. 凡喎向左者, 爲右邊脈中風而緩也, 宜灸右喎陷中二七壯, 艾炷如大麥大."

766 『鍼灸資生經』 卷第四 「偏風(偏枯半身不遂)」(앞의 책, 349쪽). "半身不遂, 男女皆有此患, 但男尤忌左, 女尤忌右爾. 若得此疾後, 風藥不宜暫闕. 常令身上有灸瘡可也. 最忌房室, 或能如道釋修養, 方能保其無他. 若灸則當先百會, 顖會, 次風池, 肩髃, 曲池, 合谷, 環跳, 風市, 三里, 絶骨."

767 『醫學綱目』 卷之十 肝膽部 中風 「口噤」(앞의 책, 176쪽). "中風口噤不開, 人中(四分), 頰車(四分, 得氣卽瀉). 又法, 人中, 頰車(一分, 沿皮透地倉), 百會(一分, 灸), 承漿(三分, 灸), 合谷(一分, 灸). 口噤不開, 唇吻不收, 喑不能言, 合谷, 人中. 口噤不能言, 翳風主之."

768 『醫學綱目』 卷之十 肝膽部 中風 「中深半身不收舌難言」(앞의 책, 175쪽). "中風失音, 瘂門(二分, 留三呼, 瀉之不可深), 人中(三分, 留三吸瀉之), 天突, 涌泉各五分, 神門, 支溝各三分. 如舌急不語, 瘂門(二分). 如舌緩不語, 風府(三分)."

○ 半身不隨, 環跳爲要穴〔綱目〕.[769] ○ 治中風偏枯, 大接經從陽[770]引陰[771], 至陰與涌泉, 中衝與關衝, 竅陰與大敦, 少商與商陽, 厲兌與隱白, 少衝與少澤.[772] ○ 大接經從陰引陽, 少商與商陽, 厲兌與隱白, 少衝與少澤, 至陰與涌泉, 中衝與關衝, 竅陰與大敦. 凡此十二經井穴也. 羅謙甫治趙僧判中藏, 刺十二井穴愈. 又治張安撫中藏, 灸十二井穴愈[773]〔寶鑑〕.[774] ○ 骨痺, 取太谿, 委中. 筋痺, 取太衝, 陽陵泉. 脈痺, 取大陵, 少海. 肉痺, 取太白, 三里. 皮痺, 取太淵, 合谷〔綱目〕.[775] ○ 痺病, 宜燔鍼[776]劫刺[777], 以知爲數, 以痛爲兪.[778] 言鍼後以應效爲度數, 痛處爲兪穴, 非取諸經定穴也〔靈樞〕.[779] ○ 治歷節風, 亦如上法. 但於痛處灸三七壯, 亦佳〔千金〕.[780] ○ 百節痠疼, 實無所知, 以三稜鍼刺絶骨出血, 立愈〔東垣〕.[781]

769 『醫學綱目』 卷之七 陰陽臟腑部 「刺灸通論」(앞의 책, 114쪽). "治半身之不遂, 作環跳以長驅."

770 '大接經'은 침을 놓는 방법의 하나로, 주로 중풍, 반신불수 때 陽經에 병이 있으면 그와 표리관계를 가진 陰經의 井穴에 침을 놓아서 양경에 기를 통하게 해주고, 음경에 병이 있으면 그와 표리관계를 가진 양경의 정혈에 침을 놓아서 음경의 기를 통하게 해준다. 예로 족소음신경에 병이 있으면 그 표리관계인 족태양방광경의 井穴인 至陰穴에 침을 놓고, 족태양방광경에 병이 있으면 그 표리관계인 족소음신경의 井穴인 涌泉穴에 침을 놓는 것 등이다. 이것을 從陽引陰, 從陰引陽이라고도 한다(『동의학사전』).

771 '從陽引陰'은 『內經』에서 말하는 取穴法의 하나이다. 『素問』 「陰陽應象大論」에서는 "善用鍼者, 從陰引陽, 從陽引陰"이라고 하였는데, 『類經』에서는 "從陽引陰者, 病在陰而治其陽也"라고 하였고, 張志聰은 "從陽而引陰分之邪"라고 하였다. 병이 陰經에 있으면 먼저 陽經에 침을 놓아 끌어내라는 말이다. 『衛生寶鑑』에서는 雲岐子의 말을 인용하여 "治中風偏枯, 取用十二經井穴, 先從足太陽經井穴(至陰)開始, 依十二經流註次序至手太陽經井穴(少澤)爲止. 稱此爲大接經從陽引陰"이라고 하였다.

772 『衛生寶鑑』 卷七 中風門 「中風刺法」 '大接經從陰引陽治中風偏枯'(앞의 책, 82쪽).

773 이 치료 경험은 『衛生寶鑑』 「風中臟治驗」과 「風中腑兼中臟治驗」에 나온다.

774 『衛生寶鑑』 卷七 中風門 「中風刺法」 '大接經從陽引陰治中風偏枯'(앞의 책, 81쪽).

◯ 반신불수에는 환도가 중요한 혈이다(『의학강목』). ◯ 중풍으로 몸의 한쪽을 쓰지 못하는 것을 치료할 때 대접경법大接經法으로 종양인음從陽引陰하려면 지음과 용천, 중충과 관충, 규음과 대돈, 소상과 상양, 여태와 은백, 소충과 소택을 쓴다. ◯ 대접경법으로 종음인양從陰引陽하려면 소상과 상양, 여태와 은백, 소충과 소택, 지음과 용천, 중충과 관충, 규음과 대돈을 쓴다. 이 혈들은 모두 십이경락의 정혈井穴이다. 나겸보羅謙甫가 조승판趙僧判의 중장병中臟病을 치료할 때 열두 개의 정혈에 침을 놓으니 나았고, 장안무張安撫의 중장병을 치료할 때에도 열두 개의 정혈에 뜸을 뜨니 나았다(『위생보감』). ◯ 골비骨痺에는 태계와 위중을 쓰고, 근비筋痺에는 태충과 양릉천을 쓰며, 맥비脈痺에는 대릉과 소해를 쓰고, 육비肉痺에는 태백과 삼리를 쓰며, 피비皮痺에는 태연과 합곡을 쓴다(『의학강목』). ◯ 비병에는 "화침火鍼으로 빨리 찔렀다가 곧 빼는데, 앎으로써 수數를 삼고 아픔으로써 수腧를 삼는다"(이는 침을 놓은 후에 효과가 있는지를 〔알아서 몇 번 찌를지의〕 도수度數로 삼는다는 것이고, 아픈 곳〔아시혈〕이 침을 놓는 수혈腧穴이 된다는 말이지 여러 경락의 정혈에 침을 놓는다는 말이 아니다)(『영추』). ◯ 역절풍歷節風을 치료하는 방법도 앞과 같다. 다만 아픈 부위에 스물한 장씩 뜸을 떠도 좋다(『비급천금요방』). ◯ 온 뼈마디가 시리고 아파서 어디가 아픈지를 모를 때에는 삼릉침으로 절골을 찔러 피를 빼내면 곧 낫는다(동원).

775 『醫學綱目』 卷之十二 肝膽部 諸痺(앞의 책, 200쪽). "冬感風寒濕者, 爲骨痺. 久不已, 則內入於腎, 病腎脹, 足攣, 尻以代踵, 身蜷, 脊以代頭. 取太溪, 委中. 春感風寒濕者, 爲筋痺. 久而不已, 則內入於肝, 病臥則驚, 多飮, 數小便. 取太衝, 陽陵泉. 夏感風寒濕者, 爲脈痺. 久而不已, 則內入於心, 病心下滿, 暴喘嗌乾, 善噫恐懼. 取大陵, 小海. 長夏感風寒濕者, 爲肉痺. 久而不已, 則內入於脾, 病四肢解墮, 發咳嘔汁. 取太白, 三里. 秋感風寒濕者, 爲皮痺. 久而不已, 則內入於肺, 病煩滿喘嘔. 取太淵, 合谷."

776 '燔鍼'은 火鍼, 焠刺, 燒鍼이라고도 하는데, 아홉 가지 침놓는 방법의 하나로, 침을 불에 달구어 해당한 침혈 부위에 빨리 찔렀다가 곧 빼는 방법이다(『동의학사전』). 대개 經筋에 병이 있을 때에는 阿是穴에 번침을 놓는다.

777 '劫刺'는 침을 빨리 찔렀다가 곧 빼는 방법이다.

778 『靈樞』「經筋第十三」.

779 '定穴'은 확정된 腧穴을 말한다. 이에 비해 不定穴은 阿是穴이다.

780 『備急千金要方』 卷第八 諸風 「賊風第三」(앞의 책, 171쪽). "夫歷節風著人久不治者, 令人骨節蹉跌變成癲病, 不可不知. 古今已來, 無問貴賤, 往往苦之, 此是風之毒害者也. 治之雖有湯藥, 而並不及膏松節酒, 若羇旅家貧不可急辦者, 宜服諸湯, 猶勝不治, 但於痛處灸三七壯佳."

781 『病機氣宜保命集』 卷下 「藥略第三十二」 '鍼之最要'(앞의 책, 512쪽).

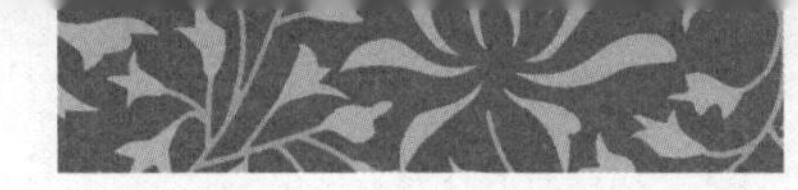

雜病篇

寒(上)

한문(상)

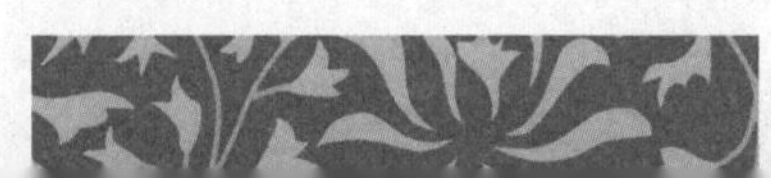

冬爲傷寒

從霜降以後，至春分前，凡有觸冒霜露，體中寒邪卽病者，謂之傷寒[1]〔活人〕[2]．○ 春氣溫和，夏氣暑熱，秋氣淸涼，冬氣冷冽，此四時之正氣也．冬時嚴寒，萬類深藏，君子[3]固密，則不傷於寒．夫觸冒之者，乃名傷寒．其傷於四時之氣，皆能爲病，而惟傷寒最毒者，以其有殺厲之氣也．中而卽病者，爲傷寒．不卽病者，其寒毒藏於肌膚中，至春變爲溫病．至夏變爲暑病，暑者熱重於溫也．是以辛苦之人，春夏多溫熱病者，皆由冬時觸寒所致，非時行之氣也〔活人〕[4]．

1 '傷寒'에서 '傷'의 小篆體는 𦙞인데, 사람 인人 자와 돼지두해밑 두亠, 볕 양昜 자로 이루어져 있다. 白川靜은 玉光을 뜻하는 昜[陽의 古字]을 위에서 무언가가 덮어씌워 玉光이 魂을 떨쳐 일어나게 하는 힘을 발휘하지 못하게 하는 것이라고 하였다(『字統』 普及版, 平凡社, 1994, 446-447쪽). 昜은 햇빛이나 햇볕이므로 '傷寒'은 찬 기운에 의해 몸 안의 陽氣가 억눌려 떨쳐 일어나지 못하기 때문에 생기는 병을 가리키는 것으로 볼 수 있을 것이다. 한편 김경일은 "傷이라는 글꼴을 통해 인체 내부의 체온 체계 변화로 인해 일어나는 증상의 이미지를 통합적으로 표현"한 것이라고 말한다(김경일 옮김, 『상한론』, 바다출판사, 2015, 36쪽).

2 『傷寒論校注』 卷第二 「傷寒例第三」(앞의 책, 31쪽).

겨울에는 한사에 상한다

상강霜降 이후부터 춘분春分 전 사이에 서리나 이슬을 맞고 몸에 한사寒邪가 침범하여 곧바로 병이 생기는 것을 상한傷寒이라고 한다(활인). ◯ 봄의 기운은 따뜻하고 화평하며, 여름의 기운은 덥고 뜨거우며, 가을의 기운은 맑고 시원하며, 겨울의 기운은 차고 매서운데 이것은 사계절의 정상적인 기운이다. 겨울에는 몹시 추워서 만물이 깊숙이 감추어져 있는 것처럼 양생을 잘하는 사람은 〔양기를〕 잘 단속하여 〔함부로 밖으로 내보내지 않기 때문에〕 한사에 상하지 않는다. 일반적으로 한사에 감촉되는 것을 상한이라고 하는데, 사계절 각각의 기운에 상하면 모두 병이 되지만 오직 상한이 가장 심한 것은 그것이 사람을 죽이는 힘을 가지고 있기 때문이다. 한사가 침범하여 곧바로 병이 들면 상한이 되고, 곧바로 병이 들지 않으면 그 한독寒毒이 기肌와 부膚에 숨어 있다가 봄에는 온병溫病이 되고, 여름에는 서병暑病이 된다. 서병은 온병보다 열이 더 심하다. 그렇기 때문에 고생을 많이 한 사람이 봄과 여름에 온열병이 많이 생기는 것은 모두 겨울에 한사에 감촉되었기 때문이지 전염병 때문에 그런 것은 아니다(활인).

 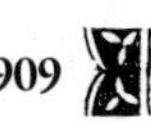

3 여기에서 '君子'는 攝生을 잘하는 사람이다. 『注解傷寒論』 卷二 「傷寒例第三」(앞의 책, 32쪽). "冬三月純陰用事, 陽乃伏藏, 水冰地坼, 寒氣嚴凝, 當是之時, 善攝生者, 出處固密, 去寒就溫, 則不傷于寒." 『雲芨七籤』 卷三十六 雜修攝部五 "君子固密, 无泄眞氣." 『醫學綱目』에는 '君子'가 '若能'으로 되어 있다. 『醫學綱目』 卷之三十三 傷寒部 勞復門 「四時傷寒不同」(앞의 책, 757쪽).

4 『活人書』 「三十一問」에 유사한 내용이 나오지만 이는 『傷寒論』에서 인용한 것이다. 『傷寒論校注』 卷第二 「傷寒例第三」(앞의 책, 30-31쪽).

傷寒號爲大病

傷寒世號爲大病〔得效〕[5]. ○ 傷寒一證, 與雜病不同, 若不對證, 妄投藥餌, 罪犯非輕, 誤人多矣〔局方〕[6]. ○ 傷寒證候, 頃刻傳變, 傷寒治法, 繩尺[7]謹嚴, 非可以輕心視之也. 其間種類不一, 條例浩繁, 是固難矣. 至於陰極發躁, 熱極發厥, 陰證如陽, 陽證如陰, 脚氣似乎傷寒, 中暑似乎熱病. 凡此等類, 尤當審思而明辨之. 若疑似未別, 體忍[8]未明[9], 切不可妄投決[10]病之劑. 方匕[11]雖微, 死生係焉, 可不謹歟〔得效〕[12].

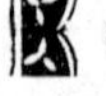

5 『世醫得效方』 卷第一 方脈雜醫科 「集病說」(앞의 책, 2-3쪽). "夫傷寒六經之病, … 或愈或死, 愈者多出旬日之外, 死則在六七日之間, 獨寒獨熱亦難治, 世號爲大病."

6 『太平惠民和劑局方』 附 指南總論 卷中 「論傷寒證候」(앞의 책, 533쪽).

7 '繩尺'은 먹줄과 자라는 뜻으로, 사물을 헤아리는 기준이나 법도를 가리킨다.

8 '體忍'은 體認과 같다. 『世醫得效方』에는 '忍'이 '認'으로 되어 있다.

9 『世醫得效方』에는 이 뒤에 '姑且詢探'이라는 구절이 더 있다.

10 '決', 터질 결. 터놓다, 막힌 물을 이끌어내다.

11 '方匕'는 方寸匕로, 고대의 측량 도구로 약가루의 양을 재던 기구이다. 그 모양이 단검[刀匕]과 같아서 붙은 이름이다. 크기는 가로세로 한 치[一寸]이

상한은 매우 큰 병이라고 한다

세상 사람들은 상한傷寒을 매우 큰 병이라고 한다(『세의득효방』). ◯ 상한이라는 병은 잡병과 달라서 병증에 맞지 않게 함부로 약을 쓰면 그 잘못이 가볍지 않은데도 사람들은 이를 잘 모르는 경우가 많다(『태평혜민화제국방』). ◯ 상한의 증상은 순식간에 〔경락을〕 옮겨가 변하므로 상한을 치료하는 법은 그 법도가 엄격하여 가벼이 여길 수 있는 것이 아니다. 상한은 그동안 분류가 일정하지 않았고 조례도 번잡하여 참으로 어려운 것이다. 심지어 음陰이 극에 달하면 〔양증으로 변하여〕 안절부절못하게 되고〔躁證〕, 열이 극에 달하면 〔음증으로 변하여〕 몸이 싸늘하게 되어〔厥證〕 음증인데 양증 같기도 하고 양증인데 음증 같기도 하며, 각기脚氣는 상한과 비슷하기도 하고 중서中暑는 열병과 비슷하기도 하다. 그러므로 이러한 증상들은 더욱 심사숙고하여 명확하게 분별하여야 한다. 만약 비슷한 것을 제대로 구분하지 못하여 분명하게 알 수 없다면 병을 더 키우는 약을 절대로 함부로 써서는 안 된다. 약은 아주 적은 양일지라도 목숨이 달린 것이므로 신중해야 하지 않겠는가(『세의득효방』).

고, 梧桐子大의 알약 열 알이 들어가는 정도의 크기이다. 부피는 2.74mg 정도이고, 金石의 약물을 담으면 약 2g, 草木의 약을 담으면 약 1g 정도가 된다. 『傷寒論』에 용례가 나온다. 『本草綱目』 序例에서 "方寸匕者, 作匕正方一寸, 抄散, 取不落爲度"라고 하였다.

12 『世醫得效方』 卷第二 大方脈雜醫科 「傷寒遺事」 '臨治警省'(앞의 책, 38쪽).

兩感傷寒[13]爲死證

帝曰, 其兩感於寒而病者, 必不免於死(內經)[14]. ○ 兩感於寒者, 病一日, 巨陽與少陰俱病, 則頭痛口乾而煩滿. 二日, 則陽明與太陰俱病, 腹滿身熱, 不欲食譫言. 三日, 則少陽與厥陰俱病, 則耳聾囊縮而厥. 水漿不入, 不知人, 六日死(內經)[15]. ○ 兩感傷寒, 古無治法. 仲景云, 兩病俱作, 治有先後[16]. 如下利不止, 身體疼痛, 急先救裏. 如不下利, 身體疼痛, 急當救表. 救裏固宜急, 而表亦不可緩也. 救裏宜四逆湯, 救表宜桂枝湯 二方見下(活人)[17].

13 '兩感傷寒'은 六經病證에서 표리관계에 있는 陽經과 陰經이 모두 寒邪에 상하여 두 개 經의 병증이 동시에 나타나는 것을 말한다. 太陽病과 少陰病, 陽明病과 太陰病, 少陽病과 厥陰病이 동시에 나타나는 것을 말한다(『동의학사전』).

14 『素問』「熱論篇第三十一」. "黃帝問曰, 今夫熱病者, 皆傷寒之類也, 或愈或死, 其死皆以六七日之間, 其愈皆以十日以上者, 何也. 不知其解, 願聞其故. 岐伯對曰, 巨陽者, 諸陽之屬也, 其脈連於風府, 故爲諸陽主氣也. 人之傷於寒也, 則爲病熱, 熱雖甚不死, 其兩感於寒而病者, 必不免於死."

15 『素問』「熱論篇第三十一」.

16 『傷寒論校注』 卷第二 「傷寒例第三」(앞의 책, 38쪽). "凡兩感病俱作, 治有先後, 發表攻裏, 本自不同, 而執迷妄意者, 乃云神丹甘遂, 合而飮之, 且解其表, 又除其裏, 言巧似是, 其理實違. 夫智者之擧錯也, 常審以愼. 愚者之動作也, 必果而速. 安危之變, 豈可詭哉. 世上之士, 但務彼翕習之榮, 而莫見此傾危之敗, 惟明者, 居然能護其本, 近取諸身, 夫何遠之有焉."

17 『增注類證活人書』 卷五 「三十六問」(앞의 책, 150-151쪽). 여기에서는 張機에게 治法이 없다고 하였다. "傷寒一日頭疼, 口乾煩滿而渴. 二日腹滿身熱, 不欲食譫語. 三日耳聾囊縮而厥, 水漿不入, 不知人.

양감상한은 죽을병이다

황제는 "양경과 음경이 모두 한사寒邪에 감촉되어 병이 든 사람은 반드시 죽음에서 벗어날 수 없다"고 하였다(『내경』). ◯ 양경과 음경이 모두 한사에 감촉되면 병이 든 첫째 날은 태양과 소음이 함께 병이 들어 머리가 아프고 입이 마르며 가슴이 답답하고 그득해진다. 둘째 날은 양명과 태음이 함께 병이 들어 배가 그득하고 열이 나며 먹으려 하지 않고 헛소리를 하게 된다. 셋째 날은 소양과 궐음厥陰이 함께 병이 들어 귀가 먹고 음낭이 오그라들면서 손발이 싸늘해지고 미음도 삼키지 못하며 사람을 알아보지 못하는데, 엿새가 지나면 죽는다(『내경』). ◯ 옛날에는 양감상한兩感傷寒의 치료법이 없었다. 그런데 장기張機는 "양경과 음경에 모두 병이 생겼을 때에는 치료에 선후가 있다"고 하였다. 만약 설사가 멎지 않고 몸이 몹시 아프면 빨리 이裏를 먼저 치료해야 하고, 설사를 하지 않고 몸이 몹시 아프면 빨리 표表를 치료해야 한다. 이裏를 치료할 때에는 빨리 조치를 취해야 하며, 표表를 치료할 때에도 늦추어서는 안 된다. 이裏를 치료할 때에는 사역탕을 쓰고, 표表를 치료할 때에는 계지탕(두 처방 모두 뒤에 있다)을 쓴다(『증주유증활인서』).

仲景無治法. 但云, 兩感病俱作, 治有先後, 發表攻裏, 本自不同. 尋至第三卷中言, 傷寒下之後, 復下利不止, 身疼痛者, 當急救裏, 宜四逆湯. 復身體疼痛, 淸便自調者, 急當救表, 宜桂枝湯. 遂以意尋比倣傚. 治兩感有先後, 宜先救裏. 若陽氣內正, 則可醫也. 內才正急, 當救表. 蓋內尤爲急, 才溫內則急救表, 亦不可緩也." 『世醫得效方』에서도 오직 '證治論'과 『活人書』에서만 治法을 냈다고 하였다. 『世醫得效方』 卷第一 大方脈雜醫科 傷寒「通治」'四逆湯'(앞의 책, 17쪽). "治傷寒表裏俱病, 名兩感. 一日太陽與少陰俱病, 頭痛口乾, 煩滿而渴. 二日陽明陰俱病, 腹滿身熱, 不食譫語. 三日少陽與厥陰俱病, 耳聾囊縮而厥. 兩病俱作, 治有先宜救裏, 臟氣內正, 急宜攻表. 救內固宜急, 而表亦不可緩也. 救裏宜四逆湯, 身淸便自調, 急當救表, 宜桂枝湯. 兩感傷寒, 古無治法, 惟證治論並活人書治有先後之說, 皆云治有先後者, 宜先救裏, 內纔溫則可醫矣, 然後救表亦不可緩. 以上所論, 並先救裏, 然後救表. 如下利不止, 身體疼痛, 則先救裏. 如不下利, 如身體疼痛, 則先救表. 此亦謂之治有先後也. 兩感病亦有可活之理, 而不可治也."

○ 此必死之證, 然所稟有虛實, 所感有淺深, 實而感淺者, 猶或可治. 予嘗用大羌活湯, 十活二三〔東垣〕[18]. ○ 一云, 表裏俱急者, 大羌活湯. 陰陽未分者, 陶氏冲和湯探之〔入門〕[19]. ○ 兩感傷寒者, 日傳二經之候也. 仲景無治法, 惟東垣有治兩感大羌活湯. 云十可救其一二, 未知是否〔正傳〕[20].

18 『此事難知』 卷上 「問兩感邪從何道而入」(盛增秀 主編, 『王好古醫學全書』, 中國中醫學出版社, 2004, 124쪽). "答曰, 經云, 兩感於寒者, 死不治. … 又云, 天之邪氣, 感則害人五臟. 以是知內外兩感, 臟腑俱病, 欲表之則有里, 欲下之則有表, 表里既不能一治, 故死矣. 然所稟有虛實, 所感有淺深, 虛而感之深者必死, 實而感之淺者猶或可治, 治之而不愈者有矣, 未有不治而復生者也. 予嘗用此, 間有生者, 十得二三, 故立此方, 以待好生君子用之, 名曰解利兩感神方."

19 『醫學入門』 外集 卷三 外感 傷寒 「正傷寒」 '兩感' (앞의 책, 261쪽). "所以仲景有治有先後, 發表攻裏之說. 法當審其表裏緩急虛實何如. 如表裏俱急者, 大羌活湯主之. 如陽證陽經先受病, 身體痛而不下利者, 爲表急, 先以葛根麻黃發表, 後以調胃承氣攻裏. 如陰證陰經先受病, 身體痛而下利不止者, 爲裏急, 先用四逆救裏, 後以桂枝救表. 陰陽未分者, 陶

◯ 양감상한은 반드시 죽을병이지만 몸이 타고난 것〔정기正氣〕에도 약하거나 실한 차이가 있고, 감촉된 것에도 얕거나 깊은 차이가 있어서 몸이 실하고 얕게 감촉된 사람은 어쩌다 치료할 수 있다. 내가 전에 대강활탕을 써서 열 명 중 두세 명을 치료한 적이 있다(『차사난지』). ◯ 어떤 사람은 "표表와 이裏를 모두 급히 치료해야 할 때에는 대강활탕을 쓰고, 음증인지 양증인지 구별하기 어려울 때에는 도씨충화탕을 써서 〔음증인지 양증인지〕 알아본다"고 하였다(『의학입문』). ◯ 양감상한은 〔사기邪氣가〕 하루에 〔표리관계에 있는 음양의〕 두 경經으로 옮겨가는 증후이다. 장기에게는 치료법이 없었고 오직 이고李杲에게만 양감상한을 치료하는 대강활탕이 있어서 열 명 중 한두 명을 치료했다고 하나 그런지 아닌지는 알 수 없다(『의학정전』).

氏冲和湯探之."

20 『醫學正傳』 卷之一 傷寒 「方法」 '九味羌活湯'(앞의 책, 52쪽). "夫經所謂兩感傷寒者, 日傳二經之候也, 一日太陽與少陰俱病, 二日陽明與太陰俱病, 三日少陽與厥陰俱病. 張仲景無治法, 惟東垣有治兩感大羌活湯, 云十可救其一二, 未能試其驗否."

大羌活湯

解利兩感傷寒, 或傷寒見風脈, 傷風見寒脈, 發熱惡寒無汗, 頭痛項強等證.

生地黃, 知母, 川芎 各一錢, 羌活, 防風, 獨活, 防己, 黃芩, 黃連, 蒼朮, 白朮 各七分, 細辛, 甘草 各五分.

右剉作一貼, 水煎服, 未解再服三四貼〔東垣〕[21]. ○ 此方治陰陽已分, 陽證多者宜服〔入門〕[22].

陶氏冲和湯

治兩感傷寒, 陰陽未分者, 以此探之.

羌活, 蒼朮[23], 防風, 川芎, 生地黃, 黃芩, 柴胡, 乾葛, 白芷, 石膏 各一錢, 細辛, 甘草 各三分.

右剉作一貼, 入薑三片棗二枚, 黑豆三七粒, 同煎服〔入門〕[24]. ○ 一名冲和靈寶飮〔必用〕[25].

21 『此事難知』 卷上 「問兩感邪從何道而入」(앞의 책, 124쪽). "防風羌活獨活防己黃芩黃連蒼朮白朮甘草炙細辛(去土)各三錢, 知母(生)川芎地黃各一兩. 右㕮咀, 每服半兩, 水二盞, 煎至一錢半, 去祖, 得清藥一大盞, 熱飮之. 不解再服, 三四盞解之亦可, 病愈則止. 若有餘證, 並依仲景隨經法治之."

22 『醫學入門』 外集 卷三 外感 傷寒 「傷寒用藥賦」 '大羌活湯'(앞의 책, 292쪽). "主治陰陽兩感. 防風羌活獨活防己黃芩黃連蒼朮白朮甘草細辛各三分, 知母川芎地黃各一錢. 水煎熱服, 未解再服三四劑, 病愈則止. 治發熱惡寒無汗, 或自汗頭痛項強, 或傷寒見風脈, 傷風見寒脈, 兼解利兩感傷寒. 此方治陰陽已

대강활탕

양감상한을 풀어주는데, 상한에 풍의 맥상이 나타나고 상풍傷風에 한의 맥상이 나타나며, 열이 나고 오한이 나며 땀은 나지 않고 머리가 아프며 목이 뻣뻣한 등의 증상을 풀어준다.

생지황·지모·천궁 각 한 돈, 강활·방풍·독활·방기·황금·황련·창출·백출 각 일곱 푼, 세신·감초 각 다섯 푼.

위의 약들을 썰어 한 첩으로 하여 물에 달여 먹는다. 덜 풀렸으면 서너 첩을 더 먹는다(『차사난지』). ○ 이 처방은 음증과 양증이 이미 구별된 경우에 쓰는데, 양증이 더 많은 사람에게 써야 한다(『의학입문』).

도씨충화탕

양감상한을 치료하는데, 음증인지 양증인지 가릴 수 없을 때 이 처방으로 살펴본다.

강활·창출·방풍·천궁·생지황·황금·시호·갈근·백지·석고 각 한 돈, 세신·감초 각 서 푼.

위의 약들을 썰어 한 첩으로 하여 생강 세 쪽, 대추 두 개, 검정콩 스물한 알을 넣고 함께 달여 먹는다(『의학입문』). ○ 충화영보음이라고도 한다(『의가필용』).

分, 陽證多者宜服. 陶氏冲和湯爲陰陽未分者設."

23 『醫學入門』에서는 蒼朮을 빼라고 하였다.

24 『醫學入門』 外集 卷三 外感 傷寒 「傷寒用藥賦」(앞의 책, 291쪽). "易老冲和(湯卽九味羌活湯)治風寒而發於三季, 陶氏冲和(湯)分陰陽以救乎雙傳. 此方以兩感必死, 但陽先受病多者, 以此湯探之, 中病卽愈. 如不愈者, 看表裏陰陽, 多少用藥. 是以用九味羌活湯去蒼朮加柴胡乾葛石膏黑豆, 皆三陽經藥也."

25 『醫家必用』(앞의 책, 453쪽). 여기에도 蒼朮이 없다.

脈法

凡治傷寒, 以脈爲先, 以證爲後. 凡治雜病, 以證爲先, 以脈爲後. 大抵治傷寒, 見證未見脈, 未可投藥. 見脈未見證, 雖小投藥, 亦無害也〔祇和〕[26]. ○ 緊脈爲傷寒〔脈訣〕. ○ 傷寒之脈, 陰陽俱盛而緊濇〔脈經〕[27]. ○ 脈盛身寒, 得之傷寒〔內經〕[28]. ○ 弦緊爲寒脈〔脈經〕. ○ 傷寒脈, 大浮數動滑, 此名陽也. 沈濇弱弦微, 此名陰也. 凡陰病見陽脈者生, 陽病見陰脈者死〔脈經〕[29]. ○ 熱病須得脈浮洪, 細小徒費用神功. 汗後脈靜當便瘥, 喘熱脈亂命應終〔脈訣〕[30]. ○ 寒傷太陽, 脈[31]浮而濇. 及傳而變, 名狀難悉. 陽明則長, 少陽則弦. 太陰入裏, 遲沈必兼. 及入少陰, 其脈遂緊. 厥陰熱甚, 脈伏厥冷. ○ 在陽當汗, 次利小便. 表解裏病, 其脈實堅. 此其大略, 治法之正. 至於大法, 自有仲景.

26『醫學綱目』卷之三十三 傷寒部 傷寒拾遺「韓氏和解因時法」(앞의 책, 770쪽). '祇和'는 韓祇和로, 1030년에서 1100년 사이 지금의 중국 河北, 河南 등지에서 활동했던 北宋의 醫家이다. 1086년에『傷寒微旨論』二卷을 지었다. 그는 辛涼解表法을 위주로 하여 柴胡나 薄荷, 石膏, 知母 등을 많이 썼다. 寒辨脈과 汗下溫 등의 治法에서도 많은 發明이 있었다.『傷寒微旨論』은 전하지 않고『永樂大典』集錄本이 있다.

27『難經』「第五十八難」.

28『素門』「刺志論第五十三」. 여기에는 '脈'이 '氣'로 되어 있다.

29『傷寒論校注』「辨脈法第一」(앞의 책, 1-2쪽). "問曰, 脈有陰陽者, 何謂也. 答曰, 凡脈大浮數動滑, 此

맥법

일반적으로 상한을 치료할 때에는 맥이 우선이고 증상은 그다음이다. 〔반면에〕 잡병을 치료할 때에는 증상이 우선이고 맥은 그다음이다. 대체로 상한을 치료할 때 맥을 보지 않고 증상만 보고 약을 써서는 안 되지만, 맥만 보고 증상은 보지 못했어도 약을 조금만 쓴다면 그다지 해가 되지는 않는다(지화). ◯ 긴맥緊脈은 상한의 맥이다(『맥결』). ◯ 상한의 맥은 음과 양이 모두 성하여 긴색緊濇하다(『맥경』). ◯ 맥이 성하고 몸이 찬 것은 상한이다(『내경』). ◯ 현긴弦緊한 맥은 상한의 맥상이다(『맥경』). ◯ 상한의 맥에서 대大, 부浮, 삭數, 동動, 활滑한 것은 양맥이고, 침沈, 색濇, 약弱, 현弦, 미微한 것은 음맥이다. 일반적으로 음병에 양맥이 나타나면 살고, 양병에 음맥이 나타나면 죽는다(『맥경』). ◯ 열병에는 맥이 부홍浮洪해야 하는데 세소細小하면 어떤 방법을 써도 소용이 없다. 땀이 난 뒤에 맥이 안정되면 곧 낫게 되지만, 숨이 차고 열이 나면서 맥이 어지러워지면 죽는다(『맥결』). ◯ 한사寒邪에 태양이 상하면 맥이 부하고 색한데 〔사기邪氣가 다른 곳으로〕 옮겨가 〔경락이〕 변하게 되면 그 상태가 어떤지 알기 어렵다. 양명에 있으면 맥이 장長하고, 소양에 있으면 맥이 현하다. 태음으로 들어가면 지맥遲脈과 침맥沈脈이 반드시 같이 나타나고, 소음까지 들어가면 맥이 긴하게 된다. 궐음이 상하면 열이 심하게 나고 맥은 복伏하며 손발이 싸늘해진다. ◯ 〔병이〕 양에 있으면 마땅히 땀을 낸 뒤에 소변이 잘 나오게 하여야 하는데, 표表는 풀렸으나 이裏에 병이 남아 있으면 맥이 실實하고 견堅하다. 이것은 개략적인 치료 원칙이며, 상한의 여러 증상의 형태에 따른 주된 치료법〔大法〕은 장기張機의 책에 있다.

名陽也. 脈沈澁弱弦微, 此名陰也. 凡陰病見陽脈者生, 陽病見陰脈者死."

30 『校正圖注王淑和脈訣』 卷之四 「傷寒歌」(앞의 책, 10-11쪽).

31 『脈訣』에는 '浮' 뒤에 '緊'이 더 있다.

○ 傷寒有五[32], 脈非一端. 陰陽俱盛[33], 緊澁者寒. 陽浮而滑, 陰濡而弱. 此名傷風[34], 勿用寒藥[35]. ○ 陽濡而弱, 陰小而急. 此非風寒, 乃濕溫脈. ○ 陽脈浮滑, 陰脈濡弱, 或[36]遇於風, 變成風溫. ○ 陽脈洪數, 陰脈實大, 更遇溫熱, 變成溫毒. ○ 陽脈濡弱, 陰脈弦緊, 更遇濕氣[37], 變爲濕溫[38]. ○ 陰陽俱盛, 重感於寒, 變爲溫瘧, 同病異名[39]. ○ 陰陽俱盛, 病熱之極, 浮之而滑, 沈之散澁〔脈訣〕[40]. ○ 中寒緊澁, 陰陽俱盛, 法當無汗, 有汗傷命〔回春〕[41]. ○ 傷寒熱病, 脈宜洪大, 忌沈細〔醫鑑〕[42]. ○ 中寒之脈, 虛而微細〔醫鑑〕[43].

32 『難經』「第五十八難」. "傷寒有五. 有中風, 有傷寒, 有濕溫, 有熱病, 有溫病, 其所苦各不同."

33 '陰陽俱盛'에서 '陰陽'은 脈의 陰陽으로, '陰'은 尺部, '陽'은 寸部를 말하며 '盛'하다는 것은 脈이 有力하다는 뜻이다(南京中醫學院 校釋, 『難經校釋』 第2版, 人民衛生出版社, 2009, 108-109쪽).

34 『難經』「第五十八難」. "中風之脈, 陽浮而滑, 陰濡而弱. 濕溫之脈, 陽濡而弱, 陰小而急. 傷寒之脈, 陰陽俱盛而緊濇."

35 崔嘉彦, 『脈訣』(中國醫學大成續篇編委會, 『中國醫學大成續篇』 第五册 『東垣十書』 所收, 岳麓出版社, 1992, 12쪽).

36 『傷寒論』에는 '或'이 '更'으로 되어 있다.

37 『傷寒論』에는 '濕氣'가 '溫氣'로 되어 있다.

38 『傷寒論』에는 '濕溫'이 '溫疫'으로 되어 있다.

39 『傷寒論』 卷第二 「傷寒例第三」(앞의 책, 36쪽). "若

◯ 상한에는 다섯 가지가 있어서 맥이 한결같지 않다. 음과 양의 맥이 모두 성하면서 긴삽緊澁한 것은 상한이다. 양이 부하고 활하며 음이 유하고 약한 것은 상풍傷風이라고 하는데, 여기에 상한을 치료하는 약을 써서는 안 된다. ◯ 양맥이 유약濡弱하며, 음맥이 소급小急한 것은 풍한風寒이 아니라 습온濕溫에 상한 맥이다. ◯ 양맥이 부활하고 음맥이 유약한데 다시 풍사에 감촉되면 풍온風溫으로 변한다. ◯ 양맥이 홍삭洪數하고 음맥이 실대實大한데 다시 온열에 감촉되면 온독溫毒으로 변한다. ◯ 양맥이 유약하고 음맥이 현긴한데 다시 습기에 감촉되면 습온으로 변한다. ◯ 음과 양의 맥이 모두 성한데 거듭 한사에 감촉되면 온학溫瘧으로 변한다. 이는 이름만 다를 뿐 같은 병이다. ◯ 음과 양이 모두 성하여 열이 매우 심할 때에는 〔맥을〕 가볍게 짚으면 활하고, 깊게 누르면 산삽散澁하다(『맥결』). ◯ 중한中寒으로 〔맥이〕 긴삽하고 음과 양이 모두 성할 때에는 땀이 나지 않아야 하는데, 땀이 나면 목숨이 위태롭다(『만병회춘』). ◯ 상한의 열병에 맥이 홍대洪大하면 좋고, 침세沈細하면 나쁘다(『고금의감』). ◯ 중한의 맥은 허하고 미세하다(『고금의감』).

更感異氣, 變爲他病者, 當依舊壞證病而治之. 若脈陰陽俱盛, 重感於寒者, 變成溫瘧. 陽脈浮滑, 陰脈濡弱者, 更遇於風, 變爲風溫. 陽脈洪數, 陰脈實大者, 遇溫熱, 變爲溫毒. 溫毒爲病最重也. 陽脈濡弱, 陰脈弦緊者, 更遇溫氣, 變爲溫疫(一本作瘧). 以此冬傷於寒, 發爲溫病, 脈之變證, 方治如說."

40 『脈訣』(앞의 책, 12쪽).

41 『萬病回春』 卷之二 「中寒」(앞의 책, 85쪽).

42 『古今醫鑑』 卷一 脈訣 「諸脈宜忌類」(앞의 책, 14쪽).

43 『古今醫鑑』 卷三 「中寒」 '脈'(앞의 책, 72쪽)

傷寒變熱

內經曰, 寒傷形.[44] 註曰, 寒則衛氣不利, 故傷形也. ○ 人傷於寒, 而傳爲熱何也. 曰, 夫寒盛則生熱也.[45] 寒氣外凝, 陽氣內鬱, 腠理堅緻, 六[46]府閉封, 緻則氣不宣通, 封則濕氣內結, 中外相薄, 寒盛熱生, 故人傷於寒, 轉而爲熱也. 汗之而愈, 則外凝內鬱之理可知矣. 斯乃雜[47]病數日者也.[48]

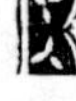

44 『素門』「陰陽應象大論第五」. "寒傷形, 熱傷氣, 氣傷痛, 形傷腫."

45 『素門』「水熱穴論第六十一」. 『素問』「陰陽應象大論篇第五」에서 "寒極生熱, 熱極生寒"이라고 하였다.

46 王氷의 注에는 '六'이 '玄'으로 되어 있다.

47 王氷의 注에는 '雜'이 '新'으로 되어 있다.

48 『素門』「水熱穴論第六十一」의 해당 구절에 대한 王氷의 注이다.

상한은 열병으로 변한다

『내경』에서 "한사寒邪는 형形을 상하게 한다"고 하였는데, 왕빙王氷은 주에서 "한사를 맞으면 위기衛氣가 잘 돌지 않기 때문에 형이 상하게 된다"고 하였다. ◯〔황제가〕 한사에 상했는데 병이 전해져 열병으로 되는 것은 왜 그러한지 물었다. 〔기백岐伯이〕 "일반적으로 한사가 성해지면 열이 생기기 때문이다"라고 대답하였다. 찬 기운이 겉에서 엉기면 양기는 속으로 몰리게 되고 그러면 살결〔주리腠理〕은 굳고 빽빽해지며 땀구멍이 막힌다. 〔살결이〕 빽빽해지면 기가 잘 통하지 않고, 〔땀구멍이〕 막히면 습기가 속에서 맺히게 되는데, 안과 밖이 서로 부딪치면 찬 기운이 성해져서 열이 생긴다. 그러므로 한사에 상하면 병이 전해져 열병으로 되는 것이다. 〔이런 경우〕 땀을 내서 병이 낫는 것을 보면 겉에서 엉기면 속으로 몰린다는 이치를 알 수 있다. 이는 상한에 〔처음〕 걸린 지 며칠 뒤에 나타나는 것이다.

傷寒傳經

內經曰，巨陽者，諸陽之屬也．其脈連於風府，故爲諸陽主氣也．人之傷於寒也，則爲病熱，熱雖甚不死．其兩感於寒者，必不免於死．帝曰，願聞其狀．岐伯曰，傷寒一日，巨陽受之，故頭項痛，腰脊強．二日陽明受之，陽明主肉，其脈挾鼻絡於目，故身熱目疼而鼻乾，不得臥也．三日少陽受之，少陽主膽，其脈循脇絡於耳，故胸脇痛而耳聾．三陽經絡皆受其病，而未入於藏，故可汗而已．四日太陰受之，太陰脈布胃中絡於嗌，故腹滿而嗌乾．五日少陰受之，少陰脈貫腎絡於肺繫舌本，故口燥舌乾而渴．六日厥陰受之，厥陰脈循陰器而絡於肝，故煩滿而囊縮．三陰三陽五藏六府皆受病，榮衛不行，五藏不通則死矣．[49] ○ 其不兩感於寒者，七日巨陽病衰，頭痛少愈．八日陽明病衰，身熱少愈．九日少陽病衰，耳聾微聞．十日太陰病衰，腹減如故則思飮食．十一日少陰病衰，渴止不滿舌乾已而嚏．十二日厥陰病衰，囊縱少腹微下，大氣皆去，病日已矣．[50] ○ 煩滿者，小腹煩滿也．下云小腹微下者，謂此也．大氣皆去，則病人精神爽慧也〔活人〕．[51] ○ 若過十三日不間，尺寸陷者大危 間，謂瘳也〔仲景〕．[52]

49『素問』「熱論第三十一」.

50『素問』「熱論第三十一」.

51『醫學綱目』卷之三十 傷寒部「傷寒通論」(앞의 책, 670쪽). 樓盈의 注이다.

52『傷寒論』「傷寒例第三」(앞의 책, 36쪽).

상한의 전경

『내경』에서 "태양은 모든 양경을 아우른다. 이 맥은 풍부혈에 이어져 있기 때문에 모든 양경의 기를 주관한다. 사람이 한사寒邪에 상하면 열이 나는 병을 앓게 되는데, 열은 비록 심해도 죽지는 않는다. 그러나 한사에 양경과 음경이 함께 상하면 죽음을 면치 못한다"고 하였다. 황제가 "그 정황이 어떠한지 듣고 싶다"고 하였다. 기백岐伯이 "한사에 상한 첫째 날에는 태양이 사기邪氣를 받아서 머리와 목뒤가 아프며 허리와 척추가 뻣뻣해진다. 둘째 날에는 양명이 사기를 받는데, 양명은 살을 주관하며 이 맥은 양쪽으로 코를 끼고 올라가〔挾〕 눈을 얽고〔絡〕 있기 때문에 열이 나고 눈이 아프며 코가 마르고 잠을 잘 수가 없다. 셋째 날에는 소양이 사기를 받는데, 소양은 담膽을 주관하며 이 맥은 옆구리를 끼고 돌아서〔循〕 귀를 얽고 있기 때문에 가슴과 옆구리가 아프고 귀가 잘 들리지 않는다. 삼양三陽의 경락이 모두 병에 걸렸지만 아직 사기가 장臟에 들어가지 않았으므로 땀을 내면 낫는다. 넷째 날에는 태음이 사기를 받는데, 태음맥은 위胃 속에 퍼져 있으며〔布〕 목구멍을 얽고 있기 때문에 배가 그득해지면서 목구멍이 마른다. 다섯째 날에는 소음이 사기를 받는데, 소음맥은 신腎을 꿰뚫고 나가〔貫〕 폐를 얽은 다음 혀뿌리에 매달리기〔繫〕 때문에 입과 혀가 마르고 갈증이 난다. 여섯째 날에는 궐음厥陰이 사기를 받는데, 궐음맥은 성기를 끼고 돌아 간肝을 얽고 있기 때문에 〔아랫배가〕 답답하면서 그득하고 불알이 오그라든다. 이는 삼음과 삼양, 오장과 육부가 모두 병이 든 것으로, 영위榮衛가 돌지 못하고 오장의 기가 통하지 않으면 죽는다"라고 하였다. ◯ 한사에 음과 양이 함께 상하지 않은 경우 일곱째 날에는 태양의 병이 약해져 두통이 조금 낫는다. 여덟째 날에는 양명의 병이 약해져서 몸의 열이 조금 덜해진다. 아홉째 날에는 소양의 병이 약해져서 귀가 조금 들리게 된다. 열째 날에는 태음의 병이 약해져서 배가 예전처럼 줄어들고 입맛이 돌아온다. 열한 번째 날에는 소음의 병이 약해져서 갈증이 멎고 그득했던 것이 없어지며, 혀가 마르는 것이 그치고 재채기를 한다. 열두 번째 날에는 궐음의 병이 약해져서 〔오그라들었던〕 불알이 늘어지고 〔그득했던〕 아랫배가 조금 꺼지며 큰 사기가 모두 사라져 병이 날로 나아진다. ◯ '번만煩滿'은 아랫배가 답답하며 그득한 것을 말하는데, 뒤에서 "아랫배가 조금 꺼졌다"고 한 것은 이를 말하는 것이다. 큰 사기가 모두 사라지면 환자의 정신이 맑아진다(활인). ◯ 만약 13일이 지나도 낫지 않고〔不間〕 척맥尺脈과 촌맥寸脈이 푹 꺼지면 매우 위태롭다('간間'은 병이 낫는다는 말이다)(『상한론』).

傷寒或愈或死日期

黃帝曰, 今夫熱病者, 皆傷寒之類也, 或愈或死, 其死皆以六七日之間, 其愈皆以十日已上者何也. 不知其解, 願聞其故.[53] 岐伯對曰, 兩感於寒而病者, 到六七日, 三陰三陽五藏六府皆受病, 榮衛不行, 水漿不入, 六日死. 帝曰, 兩感者, 三日當死, 而六日乃死何也. 岐伯曰, 陽明者, 十二經脈之長也, 其血氣盛, 故不知人, 三日其氣乃盡, 故死矣.[54] 其不兩感於寒者, 到十二日, 六經再傳, 故愈矣〔內經〕.

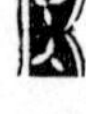

53 『素問』「熱論第三十一」.
54 『素問』「熱論第三十一」. 여기에는 '岐伯曰, 陽明者' 로 시작되는 문장만 있다.

상한으로 낫거나 죽는 시기

황제가 "지금 열병이라는 것은 모두 상한의 한 종류로, 어떤 경우는 낫기도 하고 어떤 경우는 죽기도 한다. 열병으로 죽는 경우는 모두 6, 7일 사이이고, 낫는 경우는 모두 열흘 이상 지나야 된다고 하는데 이는 무엇 때문인가? 그 까닭을 모르겠으니 알고 싶다"고 하였다. 기백岐伯이 "음과 양이 함께 한사寒邪에 상하여 병이 들면 6, 7일째에 삼음삼양三陰三陽과 오장육부가 모두 병이 들어 영위榮衛가 잘 돌지 못하고 미음도 먹지 못하여 6일째에 죽게 된다"고 대답하였다. 황제가 "음과 양이 함께 한사에 상하면 3일째에 죽어야 하는데 6일째에 죽는 것은 무엇 때문인가?"라고 물었다. 기백이 "양명은 십이경의 으뜸으로 혈과 기가 모두 왕성하다. 그러므로 사람을 알아보지 못한 지 3일째에야 그 기운이 다하기 때문에 죽게 되는 것이다. 음과 양이 함께 한사에 상하지 않은 경우는 12일째에 이르면 여섯 경맥으로 다시 전해져 돌기 때문에 낫는 것이다"라고 대답하였다(『소문』).

傷寒大法

傷寒大法有四. 曰傳經, 曰專經, 曰卽病, 曰鬱病. 夫卽病者, 多爲專經. 鬱病者, 多爲傳經. 盖寒邪之中人, 無有定體, 或中於陽, 或中於陰. 或但中於太陽, 未及鬱熱而卽發, 首尾只在本經而不傳變者, 宜發散表邪而愈.[55] 或有從太陽未及鬱熱, 不從陽明少陽過, 而遂入於三陰之經者, 亦有不曾入於陽經而直傷於三陰之經而卽病者,[56] 宜溫中通脈而愈. 若夫始從太陽鬱熱, 以次而傳至於陽明少陽, 次第傳變於三陰之經者, 則爲傳經之熱證明矣〔正傳〕.[57]

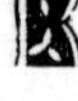

55 『醫學正傳』에는 '宜發散表邪而愈'가 '治宜麻黃桂枝等湯, 驅散表邪而愈'로 되어 있다.

56 『醫學正傳』에는 이 뒤에 '因其未曾鬱熱, 是以一切爲寒證焉, 故多自霜降后至春分前發者是也. 爲其無頭痛, 無大熱, 脈沈遲而微, 故古方又出中寒一條, 實此證也, 治宜四逆眞武等湯'이라는 구절이 더 있다.

57 『醫學正傳』 卷之一 傷寒論(앞의 책, 40쪽).

상한 증상의 주된 형태에 따른 치료법

상한 증상의 주된 형태에는 네 가지가 있는데 다른 경經으로 병이 전해가는 것, 자신의 경만 병이 드는 것, 〔사기를 받아〕 바로 병이 되는 것, 몰려 있다가 병이 되는 것이다. 바로 병이 되는 것은 대개 자신의 경에만 병이 들고, 몰려 있다가 병이 되는 것은 대개 다른 경으로 병이 전해간다. 한사寒邪가 사람에게 침범할 때에는 정해진 격식이 있는 것이 아니어서 양경에 침범하기도 하고 음경에 침범하기도 한다. 단지 태양경에만 침범하여 열이 몰리지 않고 바로 병이 되어 처음부터 끝까지 자신의 경에만 있으면서 다른 경으로 옮겨가지 않는 경우에는 표表의 사기를 발산시켜야 낫는다. 어쩌다 〔한사가〕 태양경을 따라서 침범하였는데 열이 뭉치지도 않고 양명경과 소양경을 따라가지도 않고 지나쳐서 곧바로 삼음경으로 들어가는 경우도 있으며, 처음부터 양경에 들어가지 않고 삼음경을 곧바로 상하게 하는 경우도 있는데 이때에는 속을 따뜻하게 하여 맥을 통하게 하여야 낫는다. 만일 처음에 태양경에 침범하여 열이 뭉치고 그다음 양명경과 소양경으로 전해지고, 그다음 삼음경으로 옮겨가게 된 것은 경을 따라 전해가는 것의 열증熱證임이 분명하다(『의학정전』).

太陽六傳

太陽者, 巨陽也, 爲三陽之首. 膀胱經病, 若渴者, 自入于本,[58] 名曰傳本.[59] 太陽傳陽明胃土者, 名曰巡經傳.[60] 爲發汗不盡,[61] 利小便, 餘邪不盡, 透入于裏也. ○ 太陽傳少陽膽木者, 名曰越經傳,[62] 爲元受病, 脈浮無汗,[63] 宜用麻黃湯而不用故也. ○ 太陽傳太陰脾土者, 名曰誤下傳,[64] 爲元受病,[65] 脈緩有汗, 當用桂枝而反下之故也. 病當腹痛四肢沈重.[66] ○ 太陽傳少陰腎水者, 名曰表裏傳,[67] 爲表病急當汗, 而反不汗,[68] 不發所以傳裏也. ○ 太陽傳厥陰肝木者, 爲三陰不至於首, 惟厥陰與督脈上行, 與太陽相接, 名曰巡經得度傳[69]〔海藏〕[70].

58 여기에서 '本'은 足太陽膀胱經의 본인 膀胱을 가리킨다.

59 '傳本'은 太陽六傳의 하나로, 태양병증이 표에서 본으로 전변되는 것을 말한다. 예로 太陽經病이 太陽腑病으로 전변되는 것이 그것이다. 足太陽膀胱經의 經病은 標이고, 腑病은 本이기 때문에 傳本이 된다(『동의학사전』).

60 '巡經傳'은 循經傳이라고도 하는데, 傳經의 하나이다. 상한병이 일정한 순서에 의해 옮아가는 것을 말하며, 예로 太陽經病이 낫지 않으면 양명, 소양, 태음, 소음, 궐음 병의 순서로 옮아가는 것을 말한다. 標에서 裏로, 얕은 데서 깊은 부위로 옮아가는 것을 말한다(『동의학사전』).

61 『此事難知』에는 '不盡'이 '不徹'로 되어 있다.

62 '越經傳'은 傳經의 하나로, 상한병의 전변 과정이 일정한 순서에서 벗어나 한 개 또는 몇 개의 經을 뛰어넘어 진행되는 것을 말한다. 예로 한사가 태양경에서 직접 소양경으로 넘어간 것 또는 太陽經病이 양병, 부병으로 넘어간 것 등이 있다.

63 『此事難知』에는 '無汗'이 '自汗'으로 되어 있다. 『醫學綱目』에도 '自汗'으로 되어 있다.

64 '誤下傳'은 太陽六傳의 한 가지 형태로, 太陽經病을 下法으로 잘못 치료하여 병이 태음경으로 전변되는 것을 말한다. 동의고전에는 太陽經病은 땀을 내

태양경에서 병이 전해지는 여섯 경로

태양은 양이 아주 많은 것〔巨陽〕으로 삼양의 우두머리이다. 방광경에 병이 들었는데 만약 갈증이 나면 이는 병이 본래의 장부로 들어간 것으로 '전본傳本'이라고 한다. 태양에서 양명위토陽明胃土로 전해지는 것을 '순경전巡經傳'이라고 하는데, 이는 땀을 〔충분히 내야 하는데〕 다 내지 못하고 소변만 보게 하여 남은 사기를 다 내보내지 못해 병이 속으로 들어간 것이다. ◯ 태양에서 소양담목少陽膽木으로 전해지는 것을 '월경전越經傳'이라고 하는데, 이는 처음 병에 걸려 맥이 부浮하고 땀이 나지 않을 때 마황탕을 써야 했는데 쓰지 않았기 때문이다. ◯ 태양에서 태음비토太陰脾土로 전해지는 것을 '오하전誤下傳'이라고 하는데, 이는 처음 병에 걸려 맥이 완緩하고 땀이 날 때 계지탕을 써야 했는데 도리어 하법을 썼기 때문이다. 그러면 배가 아프고 손발이 무거워진다. ◯ 태양에서 소음신수少陰腎水로 전해지는 것을 '표리전表裏傳'이라고 하는데, 이는 표병으로 급히 땀을 내야 했는데 땀을 내지 않아 〔사기邪氣가〕 발산되지 않았기 때문에 속으로 전해진 것이다. ◯ 태양에서 궐음간목厥陰肝木으로 전해진 것은, 삼음경은 머리에까지 이르지 않으나 오직 궐음경만이 독맥督脈과 더불어 위로 올라가 태양경과 서로 이어지기 때문인데 이것을 '순경득도전巡經得度傳'이라고 한다(『차사난지』).

는 방법으로 치료해야 하는데 잘못 변증하여 설사시키는 방법으로 치료하면 裏의 기가 상하면서 標의 사기가 太陰(脾)으로 들어가기 때문에 誤下傳된다고 하였다(『동의학사전』).

65 『此事難知』에는 '元'이 '原'으로 되어 있다.

66 『此事難知』에는 '病當'이 '當時'로 되어 있다.

67 '表裏傳'은 太陽六傳의 한 가지 형태로, 太陽經病이 표리관계에 있는 少陰經으로 轉變되는 것을 말한다(『동의학사전』).

68 『此事難知』에는 '汗'이 '下'로 되어 있다. 『醫學綱目』에는 '爲表病急當汗, 而反不汗'이 '爲病急當下, 而反不攻不發'로 되어 있다.

69 '巡經得度傳'은 太陽六傳의 한 가지 형태로, 太陽經病이 厥陰經으로 전변되는 것을 말한다. 동의고전에는 足太陽膀胱經과 足厥陰肝經은 머리에서 서로 연계되기 때문에 太陽經病이 厥陰經으로 전변되는데 이것을 巡經得度傳이라 한다고 하였다(『동의학사전』).

70 『此事難知』 卷上 「太陽六傳」(앞의 책, 127쪽). 문장에 들고남이 있다. 『醫學綱目』 卷之三十 傷寒部 傷寒通論 「續傷寒通論」(앞의 책, 678쪽)에도 王好古의 글로 인용되어 있다.

六經標本

經絡爲標, 藏府爲本. 如太陽經爲標, 膀胱爲本. 餘倣此[入門][71].

71 『醫學入門』 外集 卷三 外感 傷寒「仲景張先生傷寒纂要」'標本'(앞의 책, 256쪽).

여섯 경맥의 표와 본

경락은 표標이며 장부는 본本이다. 예를 들면 태양경은 표가 되고, 방광은 본이 된다. 나머지도 이와 같다(『의학입문』).

太陽形證用藥

太陽膀胱本病, 頭疼脊強. 小腸爲標, 與心爲表裏, 故發熱, 冬月麻黃桂枝湯, 餘月九味羌活湯.[72] ○ 太陽以皮膚爲表, 以膀胱爲裏. 熱在皮膚, 則頭疼項強,[73] 宜麻黃桂枝湯九味羌活湯. 熱在膀胱, 則口渴尿赤,[74] 宜五苓散〔入門〕.[75] ○ 發熱惡寒脈浮者屬表, 卽太陽證也〔仲景〕.[76]

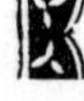

72 『醫學入門』 外集 卷三 外感 傷寒 「仲景張先生傷寒纂要」 '標本'(앞의 책, 256쪽). 문장에 들고남이 있다. "太陽膀胱爲本, 故頭疼脊強. 小腸爲標與心爲表裏, 故發熱. 冬月麻黃桂枝, 餘月九味羌活湯."

73 『醫學入門』에는 이 뒤에 '爲表'가 더 있다.

74 『醫學入門』에는 이 뒤에 '爲裏'가 더 있다.

75 『醫學入門』 外集 卷三 傷寒 「傷寒初證」 '翕翕發熱'(앞의 책, 271쪽).

76 『醫學綱目』 卷之三十 傷寒部 太陽病 「表裏發熱」(앞의 책, 681쪽).

태양병의 겉으로 드러난 증상과 약을 쓰는 방법

태양병은 방광이 본本이어서 머리가 아프고 척추가 뻣뻣해지며, 소장이 표標가 되어 심心과 표리表裏를 이루므로 열이 난다. 겨울에는 마황계지탕을 쓰고, 나머지 계절에는 구미강활탕을 쓴다. ◯ 태양에서는 살갗이 표表가 되고, 방광이 이裏가 된다. 열이 살갗에 있으면 머리가 아프고 목뒤가 뻣뻣해진다. 마황계지탕, 구미강활탕을 쓴다. 열이 방광에 있으면 갈증이 나고 소변이 붉다. 오령산을 쓴다(『의학입문』). ◯ 열이 나고 오한이 나며 맥이 부浮한 것은 표병表病이다. 곧 태양증이다(중경).

太陽傷風

太陽傷風[77], 脈陽浮而陰弱, 陽浮者, 熱自發, 陰弱者, 汗自出, 嗇嗇惡寒, 淅淅惡風, 翕翕發熱, 鼻鳴乾嘔, 桂枝湯主之〔仲景〕[78].

太陽傷寒

太陽傷寒[79], 頭痛發熱, 身疼腰痛, 骨節皆痛, 惡風[80]無汗而喘, 麻黃湯主之[81]. ○ 註曰, 頭痛身疼腰痛, 以至牽連百骨節俱痛者, 此太陽傷寒, 榮血不利故也〔仲景〕[82].

太陽兩傷風寒

脈浮緊[83], 發熱惡寒身痛, 不汗出而煩躁者, 大靑龍湯主之. ○ 發熱惡風煩躁手足溫爲傷風候[84], 脈浮緊爲傷寒脈, 是傷風見寒脈也. 寒多熱少不煩躁手足微厥爲傷寒候. 脈浮緩爲傷風脈, 是傷寒見風脈也. 盖脈似桂枝反無汗, 病似麻黃反煩躁是也〔活人〕[85].

77 『傷寒論』에는 '太陽傷風'이 '太陽中風'으로 되어 있다.

78 『傷寒論』 卷第二 「辨太陽病脈證幷治法上第五」(앞의 책, 51쪽). 여기에서 양맥과 음맥은 각각 寸脈과 尺脈을 뜻한다고 보기도 하고, 가볍게 누르거나 힘을 주어 꾹 누르는 것을 뜻한다고 보기도 한다.

79 『傷寒論』에는 '太陽傷寒'이 '太陽病'으로 되어 있다.

80 『千金方』에는 '惡風'이 '惡寒'으로 되어 있다. 『備急千金要方』 卷九 傷寒方上 「發汗湯第五」 '麻黃湯' (앞의 책, 188쪽). "治傷寒頭及腰痛, 身體骨節疼, 發熱惡寒, 不汗而喘方."

81 『傷寒論』 卷第三 「辨太陽病脈證幷治中第六」(앞의 책, 74쪽).

82 『註解傷寒論』 卷三 「辨太陽病脈證幷治法第六」(張立平 校注, 『註解傷寒論』, 學苑出版社, 2009, 63쪽). "此太陽傷寒也, 寒則傷榮, 頭痛身疼腰痛, 以至牽連

태양경이 풍에 상한 경우

태양상풍의 맥은 양이 부浮하고 음이 약弱하다. 양이 부한 것은 열이 저절로 나는 것이고, 음이 약한 것은 땀이 저절로 나는 것이다. 오싹오싹 오한이 나고 〔살랑살랑 불어오는〕 바람을 싫어하며, 〔가볍게 표表에서만〕 슬슬 열이 나고 코맹맹이 소리가 나며 헛구역질이 나는 것은 계지탕이 주치한다(『상한론』).

태양경이 한에 상한 경우

태양상한으로 머리가 아프고 열이 나며 온몸이 몹시 아프고 허리가 아프며, 뼈마디가 다 아프면서 바람을 싫어하고 땀은 나지 않으면서 기침이 나는 것은 마황탕이 주치한다. ◯ 성무기成無己의 주에서 "머리가 아프고 온몸이 몹시 아프며 허리가 아프면서 모든 뼈마디까지 다 아픈 것은 태양경이 한寒에 상하여 영혈榮血이 잘 돌지 못하기 때문이다"라고 하였다(중경).

태양경이 풍과 한 둘에 모두 상한 경우

맥이 부긴浮緊하며 열이 나고 오한이 나며, 몸이 아프고 땀이 나지 않으면서 가슴이 답답하고 마음이 조급한 것은 대청룡탕이 주치한다. ◯ 열이 나면서 바람을 싫어하고 가슴이 답답하고 조급하면서 손발이 따뜻한 것은 풍風에 상한 증후이고, 맥이 부긴한 것은 상한傷寒의 맥으로 이는 〔태양〕 상풍傷風 때 상한의 맥이 나타난 것이다. 한증이 많고 열증이 적으며 가슴이 답답하거나 마음이 조급하지 않고 손발이 약간 차가운 것은 한寒에 상한 증후이고, 맥이 부완浮緩한 것은 상풍의 맥으로 이는 상한 때 풍의 맥이 나타난 것이다. 맥으로 보면 계지탕증과 비슷하지만 도리어 땀이 나지 않고, 병증은 마황탕증과 비슷하지만 도리어 가슴이 답답하고 마음이 조급한 것이 바로 이것이다(『증주유증활인서』).

骨節疼痛者, 太陽經榮血不利也."

83 『傷寒論』에는 이 앞에 '太陽中風'이라는 구절이 더 있다.

84 『增註類證活人書』에는 '傷風'이 '中風'으로 되어 있다. 이 문장에 나오는 다른 '傷風'도 마찬가지이다.

85 『增註類證活人書』 卷六 「四十問」(앞의 책, 160쪽). 문장에 들고남이 있다. "問有發熱惡寒, 煩躁手足溫, 而脈反浮緊者, 有汗多熱少, 不煩躁, 手足微冷, 而脈反浮緩者. 答曰, 此名傷風見寒脈, 傷寒見風脈也. 蓋發熱惡風煩燥手足溫爲中風候, 脈浮緊爲傷寒脈, 是中風見寒脈也. 寒多熱少不煩躁手足微厥爲傷寒候, 脈浮緩爲中風脈, 是傷寒見風脈也. 中風見寒脈, 傷寒見風脈, 宜服大青龍湯. 蓋大青龍證, 脈似桂枝反無汗, 病似麻黃反煩躁是也(脈弱有汗爲桂枝證, 脈緊不煩燥, 麻黃證).

太陽病似瘧

太陽病似瘧, 發熱惡寒, 熱多寒少, 脈微弱者, 此無陽也, 身不痒[86], 不可發汗, 宜桂婢各半湯[87]. ○ 太陽病八九日如瘧狀, 發熱惡寒, 熱多寒少, 脈微而惡寒者, 此陰陽俱虛, 不可更發汗更下更吐. 面色反有熱色者, 未欲解也, 以其不能得小汗出, 身必痒, 宜桂麻各半湯〔仲景〕[88].

太陽畜血

太陽病六七日, 表證因[89]在, 脈微而沈, 反不結胸, 其人如狂[90]者, 以熱在下焦, 小腹當[91]滿, 小便自利[92]者, 下血乃愈, 抵當湯主之〔仲景〕[93]. ○ 太陽證俱在, 而脈反沈, 兼發狂小腹硬者, 宜用此藥方見下.

麻黃桂枝湯

太陽病八九日, 發熱惡寒, 往來如瘧狀.

桂枝, 芍藥 各二錢, 麻黃 一錢二分, 甘草 一錢, 杏仁 八分.

右剉作一貼, 入薑五片棗二枚, 水煎服〔入門〕[94].

86 『傷寒論』에는 '身不痒'이라는 구절이 없다.

87 『傷寒論』 卷第二 「辨太陽病脈證并治法上第五」(앞의 책, 59쪽). "太陽病, 發熱惡寒, 熱多寒少, 脈微弱者, 此無陽也, 不可更汗, 宜桂枝二越婢一湯方."

88 『傷寒論』 卷第二 「辨太陽病脈證并治法上第五」(앞의 책, 57쪽). 문장에 들고남이 있다. "太陽病, 得之八九日, 如瘧狀, 發熱惡寒, 熱多寒少, 其人不嘔, 清便欲自可, 一日二三度發. 脈微緩者, 爲欲愈也. 脈微而惡寒者, 此陰陽俱虛, 不可更發汗更下更吐也. 面色反有熱色者, 未欲解也, 以其不能得小汗出, 身必癢, 宜桂枝麻黃各半湯."

89 『傷寒論』에는 '因'이 '仍'으로 되어 있다.

90 『傷寒論』에는 '如狂'이 '發狂'으로 되어 있다.

91 『傷寒論』에는 '當' 뒤에 '硬'이 더 있다.

태양병은 학질과 비슷하다

태양병은 학질과 비슷하여 열이 나고 오한이 나며 열증이 심하고 한증은 적으며 맥이 미약微弱한데 이는 양이 없기 때문이다. 몸이 가렵지 않으면 땀을 내서는 안 된다. 계비각반탕을 쓴다. ◯ 태양병에 걸린 지 8, 9일이 지나 학질에 걸린 것처럼 열이 나고 오한이 나며 열증이 심하고 한증은 적으며 맥이 미약하면서 오한이 나는데, 이는 음양이 모두 허하기 때문이므로 다시 땀을 내거나 설사를 시키거나 토하게 하지 말아야 한다. 얼굴빛에 도리어 열이 있는 것처럼 보이면 이는 병이 풀리려는 것이 아니다. 이는 땀을 조금도 내지 못하였기 때문인데, 이때에는 몸이 반드시 가렵게 된다. 계마각반탕을 쓴다(『상한론』).

태양축혈

태양병에 걸린 지 6, 7일이 지나 표증表證이 아직 남아 있는데 맥이 미약微弱하고 침沈하며 결흉이 되지는 않고 환자가 미친 듯이 날뛰는 것은 열이 하초에 몰렸기 때문이다. 아랫배가 그득해지고 소변이 잘 나오는 경우는 축혈畜血을 내보내면 낫게 되는데, 저당탕이 주치한다(『상한론』). ◯ 태양병의 증상이 모두 남아 있는데 맥은 도리어 침하고 미친 듯이 날뛰면서 아랫배가 단단하면 이 약을 쓴다(처방은 뒤에 있다).

마황계지탕

태양병에 걸린 지 8, 9일이 지났는데 열이 났다 오한이 들었다 하는 것이 학질처럼 반복되는 것을 치료한다.

계지·작약 각 두 돈, 마황 한 돈 두 푼, 감초 한 돈, 행인 여덟 푼.

위의 약들을 썰어 한 첩으로 하여 생강 다섯 쪽, 대추 두 개를 넣고 물에 달여 먹는다(『의학입문』).

---

92 '小便自利'는 약을 쓰지 않아도 소변이 잘 나오면서 색이나 양, 횟수 등이 모두 정상인 것을 가리킨다.

93 『傷寒論』 卷第三 「辨太陽病脈證并治中第六」(앞의 책, 110-111쪽).

94 『醫學入門』 外集 卷三 外感 傷寒 「傷寒用藥賦」 '似瘧面赤身痒, 桂二麻一各半'(앞의 책, 299쪽). 처방명이 '桂枝二麻黃一湯'으로 되어 있으며, 문장에 들고남이 있다. "桂枝二麻黃一湯. 桂枝芍藥各二錢, 麻黃一錢二分, 甘草一錢, 杏仁八分, 薑五片, 棗三枚, 水煎溫服. 治太陽病服桂枝湯後, 似瘧熱多寒少者, 乃邪客榮衛也, 脈必洪大, 用此發汗必解."

九味羌活湯

不問四時，但有頭痛骨節痛，發熱惡寒無汗，脈浮緊，宜用此以代麻黃爲穩當〔莭庵〕[95]. ○ 有汗不得服麻黃，無汗不得服桂枝，若誤服，則其變不可勝言. 故立此法，使不犯三陽禁忌[96]，乃解表[97]神方.

羌活，防風 各一錢半，蒼朮，川芎，白芷，黃芩，生地黃 各一錢二分，細辛，甘草 各五分.

右剉作一貼，入生薑三片大棗二枚葱白二莖，水煎服〔入門〕[98].

○ 一名羌活冲和湯〔醫鑑〕[99]. ○ 羌活治太陽肢節痛，乃撥亂反正之主也. 防風治一身盡痛，聽軍將命令而行. 蒼朮雄壯上行之氣，能除濕氣下安太陰. 甘草緩裏急和諸藥. 川芎治厥陰頭痛在腦. 生地黃治少陰心熱在內. 黃芩治太陰肺熱在胸. 白芷治陽明頭痛在額. 細辛治少陰腎經苦頭痛〔正傳〕[100].

95 '莭庵'은 '節庵'의 誤記로 보인다. '節庵'은 明代의 醫家인 陶華(1369-1450?)의 號이다. 저서에 『傷寒瑣言』, 『傷寒明理論續論』 등이 있으며, 合輯한 『傷寒六書』 등이 있다. 柴葛解肌湯(陶氏解肌湯이라고도 한다)을 創方하였다.

96 『醫學入門』에는 '三陽禁忌'가 '三陽經禁'으로 되어 있다. '經禁'은 해당 경맥의 병에 써서는 안 되는 치료법을 이르는 말이다(『동의학사전』). 『脾胃論』 卷上 「用藥宜禁論」(앞의 책, 74-75쪽). "經禁者, 足太陽膀胱經爲諸陽之首, 行於背, 表之表, 風寒所傷則宜汗. 傳入本則宜利小便. 若下之太早, 必變證百出, 此一禁也. 足陽明胃經, 行身之前, 主腹滿脹, 大便難, 宜下之, 蓋陽明化燥火, 津液不能停, 禁發汗利小便, 爲重損津液, 此二禁也. 足少陽膽經, 行身之側, 在太陽陽明之間. 病則往來寒熱, 口苦胸脇痛, 祗宜和解. 且膽者, 無出無入, 又主發生之氣. 下則犯太陽, 汗則犯陽明, 利小便則瀉生發之氣反陷入陰中, 此三禁也. 三陰非胃實不當下, 爲三陰無傳本, 須胃實得下也."

97 『醫學入門』에는 '解表'가 '解利'로 되어 있다. '解利'는 막히거나 맺혔던 것이 풀려 잘 돌게 된다는 뜻으로, 分肉解利라고 하면 肌와 肉 사이로 氣가 잘 도는 것을 말한다. 『靈樞』 「本臟第四十七」. "衛氣和則分肉解利."

98 『醫學入門』 外集 卷三 外感 傷寒 「汗吐下滲和解溫補總方」 附六經傷風方(앞의 책, 315). 문장에 들고 남이 있다. "九味羌活湯. 不問傷風傷寒寒熱, 頭項脊腰, 四肢強痛, 並四時感冒, 疫癘晚發等證, 雜病亦可通治, 此方不犯三陽經禁, 解利神方. 羌活一錢半, 治太陽肢節痛爲君, 大無不通, 小無不入, 如關

구미강활탕

계절에 관계없이 머리가 아프고 뼈마디가 아프며 열이 나고 오한이 나며 땀이 나지 않고 맥이 부긴浮緊하면 마황탕 대신 이 처방을 써야 한다(절암). ◯ 땀이 나면 마황탕을 써서는 안 되고, 땀이 나지 않으면 계지탕을 써서는 안 되는데, 만일 잘못 쓰면 그 탈을 말로 다 할 수 없다. 그래서 이런 치료법을 만들어 삼양경의 치료 금기를 어기지 않게 하였으니 해표解表시키는 데 매우 좋은 처방이다.

강활·방풍 각 한 돈 반, 창출·천궁·백지·황금·생지황 각 한 돈 두 푼, 세신·감초 각 다섯 푼.

위의 약들을 썰어 한 첩으로 하여 생강 세 쪽, 대추 두 개, 파흰밑 두 뿌리를 넣어 물에 달여 먹는다(『의학입문』).

◯ 강활충화탕이라고도 한다(『고금의감』). ◯ 강활은 태양병으로 온몸의 마디마디가 아픈 것을 치료하는데, 이는 반란을 다스려 나라를 바로 세우는 군주와 같은 약이다. 방풍은 온몸이 다 아픈 것을 치료하는데, 장수의 명령에 따라 실행한다. 창출은 웅장하게 위로 올라가는 기운으로 습기를 없애고, 아래로는 태음을 안정시킨다. 감초는 뱃속이 당기며 아픈 것을 완화시키며 모든 약을 조화롭게 한다. 천궁은 머릿속의 궐음두통을 치료한다. 생지황은 속에 있는 소음심경의 열을 치료한다. 황금은 가슴의 태음폐경의 열을 치료한다. 백지는 이마의 양명두통을 치료한다. 세신은 소음신경의 심한 두통을 치료한다(『의학정전』).

節痛甚, 及無汗者倍之. 防風一錢半, 治少陽一身盡痛, 隨佐使而引之, 如有汗者倍防風減羌活. 蒼朮一錢二分, 雄壯上行, 大能除濕, 使邪氣不傳太陰, 如有汗者換白朮. 川芎一錢三分, 治厥陰頭痛在腦. 白芷一錢二分, 治陽明頭痛在額. 細辛三分, 治少陰苦頭痛或連齒. 黃芩一錢二分, 治太陰肺熱在胸. 生地一錢二分, 治少陰心熱, 有熱者可用, 無熱者去之. 甘草五分, 能緩利和中. 迷各若主治, 使用者詳之. 生薑三片大棗二枚葱白二莖, 水煎熱服取汗, 如無汗用熱粥以助之."

99 『古今醫鑑』 卷三 傷寒 六經證「方」(앞의 책, 64-65쪽).

100 『醫學正傳』 卷之一 「傷寒」(앞의 책, 51-52쪽). "九味羌活湯(東垣). 羌活(治太陽肢節痛, 君主之藥也, 然非爲無方也, 乃爲撥亂反正之主, 故大無不通, 小無不入, 關節痛非此不能除也)防風(治一身盡痛, 乃軍卒中卑下職也, 一聽軍令而行所使引之而至)蒼朮(別有雄壯上行之氣, 能除濕下安太陰, 使邪氣不納傳之於足太陰脾)細辛(治足少陰腎苦頭痛)川芎(治厥陰頭痛在腦)白芷(治陽明頭痛在額)生地(治少陰心熱在內)黃芩(治太陰肺熱在胸)甘草(能緩里急, 調和諸藥). 以上九味, 雖爲一方, 然亦不可執一, 執中無權, 猶執一也. 當視其經絡前後左右之不同, 從其輕重大小多少之不一, 增損用之, 其效如神. 細切, 水煎服. 若急汗, 熱服以羹粥投之. 若緩汗, 溫服之而不用湯投之也. 脈浮而不解者, 宜先急而後緩. 脈沈而不解者, 宜先緩而後急. 此藥不獨解利傷寒, 治雜病亦有效. 中風行經者, 加附子. 中風秘澁者, 加大黃. 中風並三氣合而成痺等證, 各隨十二經上下內外寒熱溫涼四時六氣, 加減補瀉用之."

桂枝湯

治太陽傷風, 自汗惡風寒.

桂枝 三錢, 白芍藥 二錢[101], 甘草 一錢.

右剉作一貼, 入生薑三片大棗二枚, 水煎溫服. 須臾啜稀粥一盞, 以助藥力, 令遍身漐漐微汗爲佳. 得汗勿再服〔入門〕[102]. ○ 陶氏桂枝湯, 本方加防風川芎羌活藁本薑棗煎, 臨熱[103]入飴糖二匙熱服. 微汗之, 卽解肌也〔入門〕[104].

麻黃湯

治太陽傷寒, 頭痛身疼, 百節痛, 無汗惡風寒.

麻黃 三錢, 桂枝 二錢, 甘草 六分, 杏仁 十枚.

右剉作一貼, 入薑三片葱白二莖, 水煎服如上法[105], 有汗勿再服〔入門〕[106]. ○ 陶氏麻黃湯, 本方加升麻川芎白芷防風羌活藁本, 入薑葱豆豉煎, 熱服如上法〔入門〕[107].

101 『醫學入門』에는 '二'가 '三'으로 되어 있다.

102 『醫學入門』 外集 卷三 外感 汗吐下滲和解溫補總方 「陽證」 '解肌'(앞의 책, 314-315쪽). 문장에 들고남이 있다. "解肌, 微汗也. 風傷衛, 衛強則榮弱, 故以補榮. 不可大汗傷血, 須半空心時, 密室加衣靜坐, 宜熱服藥, 得粘汗卽止. 桂枝湯, 治太陽傷風, 衛實榮虛, 自汗頭痛, 鼻鳴項強乾嘔, 嗇嗇惡寒, 洒洒惡風, 翕翕發熱, 或熱多寒少, 面色光而不慘, 煩躁身痛, 手足不冷, 脈浮緩, 寸大尺弱者宜. 如無汗溺數, 手足冷, 不惡寒者忌用. 夏月誤服麻桂, 必發黃發斑狂悶而死. 桂枝三錢, 白芍三錢, 甘草一錢, 薑三片棗二枚, 水煎熱服微汗."

103 『醫學入門』에는 '熱'이 '熟'으로 되어 있다.

104 『醫學入門』 外集 卷三 外感 汗吐下滲和解溫補總方 「陽證」 '解肌'(앞의 책, 315쪽).

105 『普濟本事方』에서는 '不須歠粥'이라고 하여 麻黃

계지탕

태양상풍으로 땀이 저절로 나고 바람을 싫어하며 오한이 나는 것을 치료한다.

계지 서 돈, 백작약 두 돈, 감초 한 돈.

위의 약들을 썰어 한 첩으로 하여 생강 세 쪽, 대추 두 개를 넣고 물에 달여 따뜻하게 먹는다. 〔약을 먹은 지〕 조금 지나서 묽은 죽 한 사발을 먹어 약기운을 도와 온몸에 촉촉하게 땀이 약간 나게 하는 것이 좋다. 땀이 나면 다시 먹지 말아야 한다(『의학입문』). ◯ 도씨계지탕은 이 처방에 방풍·천궁·강활·고본·생강·대추를 더 넣고 달이다가 약이 다 되었을 때 엿 두 숟가락을 넣어 뜨거울 때 먹는다. 〔이 처방으로〕 땀을 약간 내는 것이 바로 해기解肌하는 것이다(『의학입문』).

마황탕

태양상한으로 머리가 아프고 몸이 몹시 아프며, 온 마디가 아프면서 땀이 나지 않고 바람이 싫으면서 오한이 나는 것을 치료한다.

마황 서 돈, 계지 두 돈, 감초 여섯 푼, 행인 열 개.

위의 약들을 썰어 한 첩으로 하여 생강 세 쪽, 파흰밑 두 뿌리를 넣고 물에 달여 먹는다. 앞의 계지탕과 같은 방법으로 먹는데, 땀이 나면 다시 먹지 말아야 한다(『의학입문』). ◯ 도씨마황탕은 이 처방에 승마·천궁·백지·방풍·강활·고본을 더 넣고 생강·파흰밑·두시를 넣고 달여 앞의 방법과 같이 뜨겁게 하여 먹는다(『의학입문』).

湯을 복용한 뒤 반드시 죽을 먹을 필요는 없다고 하였다. 『普濟本事方』(蔡鐵如 主編, 『中華醫書集成』 第八册 方書類1, 中醫古籍出版社, 1999 所收), 卷第八 「傷寒時疫」(上) '麻黃湯'(앞의 책, 49쪽).

106 『醫學入門』 外集 卷三 外感 汗吐下滲和解溫補總方 「陽證」 '大汗'(앞의 책, 313-314쪽). 문장에 들고남이 있다. "麻黃湯, 治太陽證, 頭疼發熱惡寒, 脊強身痛無汗, 脈浮緊而喘. 又治太陽八九日不解, 以此發汗, 必衄乃解, 及不得汗發衄. 又治太陽陽明合病, 喘而胸滿, 腹不滿, 邪在表分, 不可下者. 又治陽明脈浮, 無汗而喘. 凡脈但浮, 無餘證者, 皆宜服之. 麻黃三錢, 桂枝二錢, 杏仁十粒, 甘草六分, 薑三片葱二莖, 水煎熱服取汗. 凡發汗藥, 一服中病卽止, 不必盡劑."

107 『醫學入門』 外集 卷三 外感 汗吐下滲和解溫補總方 「陽證」 '大汗'(앞의 책, 315쪽).

大青龍湯

善解風寒兩傷.

麻黃 三錢, 桂枝 二錢, 杏仁 一錢半, 石膏 四錢, 甘草 一錢. 右剉作一貼, 入薑三片棗二枚, 水煎服如上法, 有汗勿服〔入門〕.[108] ○ 發熱惡風煩躁手足溫, 爲傷風[109]候. 脈浮緊爲傷寒脈, 是傷風[110]見寒脈也. 寒多熱少, 不煩躁, 手足微厥, 爲傷寒候. 脈浮緩爲傷風[111]脈, 是傷寒見風脈也.[112] 盖脈似桂枝, 反無汗. 病似麻黃, 反煩躁是也. 此藥能主之〔活人〕.[113] ○ 仲景治傷寒, 一則桂枝, 二則麻黃, 三則青龍. 桂枝治傷風,[114] 麻黃治傷寒, 青龍治傷風[115]見寒脈, 傷寒見風脈. 三者如鼎立, 子嘗深究三旨, 若證候與脈相對, 則無不應手而愈〔本事〕.[116]

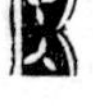

108 『醫學入門』 外集 卷三 傷寒 「傷寒用藥賦」(앞의 책, 292쪽).

109 『增注類證活人書』에는 '傷風'이 '中風'으로 되어 있다.

110 『增注類證活人書』에는 '傷風'이 '中風'으로 되어 있다.

111 『增注類證活人書』에는 '傷風'이 '中風'으로 되어 있다.

112 『增注類證活人書』에는 이 뒤에 '中風見寒脈, 傷寒見風脈, 宜服大青龍湯'이라는 구절이 더 있다.

113 『增注類證活人書』 卷五 「四十問」(앞의 책, 160-161쪽).

대청룡탕

풍과 한 모두에 상한 것을 잘 풀어준다.

마황 서 돈, 계지 두 돈, 행인 한 돈 반, 석고 너 돈, 감초 한 돈.

위의 약들을 썰어 한 첩으로 하여 생강 세 쪽, 대추 두 개를 넣고 물에 달여 앞의 마황탕과 같은 방법으로 먹는데, 땀이 나면 다시 먹지 말아야 한다(『의학입문』). ◯ 열이 나면서 바람을 싫어하며 가슴이 답답하고 조급하면서 손발이 따뜻한 것은 풍에 상한 증상이고, 맥이 부긴浮緊한 것은 상한傷寒의 맥이다. 이는 〔태양〕 상풍傷風 때 〔상〕한의 맥이 나타난 것이다. 한증이 심하고 열증은 적으며 가슴이 답답하거나 마음이 조급하지 않으면서 손발이 약간 찬 것은 한에 상한 증상이고, 맥이 부완浮緩한 것은 상풍의 맥이다. 이는 상한 때 풍의 맥이 나타난 것이다. 대체로 맥으로 보면 계지탕증과 비슷하지만 도리어 땀이 나지 않고, 병으로 보면 마황탕증과 비슷하지만 도리어 가슴이 답답하면서 마음이 조급한 것이 있으므로 이 처방으로 주치한다(『증주유증활인서』). ◯ 장기張機는 상한에 첫 번째는 계지탕, 두 번째는 마황탕, 세 번째는 대청룡탕으로 치료하였다. 계지탕으로는 상풍을 치료하고, 마황탕으로는 상한을 치료하며, 대청룡탕으로는 상풍 때 상한의 맥이 나타나거나 상한 때 상풍의 맥이 나타나는 것을 치료하였다. 이 세 가지 처방은 〔하나의〕 솥을 받치는 세 개의 발과 같은 것으로, 내가 일찍이 이 세 가지의 의미를 깊이 연구하였는데, 증상과 맥이 서로 맞기만 하면 치료하여 낫지 않는 경우가 없었다(『보제본사방』).

114 『普濟本事方』에는 '傷風'이 '中風'으로 되어 있다.

115 『普濟本事方』에는 '傷風'이 '中風'으로 되어 있다.

116 『普濟本事方』(앞의 책, 49쪽).

桂婢各半湯

治太陽病, 脈微身不痒.

石膏 二錢, 桂枝, 芍藥, 麻黃 各一錢, 甘草 三分.

右剉作一貼, 入生薑三片大棗二枚, 水煎溫服〔入門〕.[117]

桂麻各半湯

治太陽病, 脈微身痒.

麻黃 一錢半, 桂枝, 芍藥, 杏仁 各一錢, 甘草 七分.

右剉作一貼, 入薑三片棗二枚, 水煎服〔入門〕.[118]

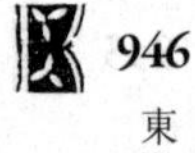

117 『醫學入門』 外集 卷三 傷寒 「傷寒用藥賦」(앞의 책, 300쪽). 여기에는 처방 명이 '桂枝二越婢一湯'으로 되어 있고, 主治가 "治脈弱亡陽, 熱多寒少"로 되어 있다. 처방 명 중에 '婢'의 의미에 대해 成無己는 다음과 같이 이야기하였다. "胃爲十二經之主, 脾治水谷爲卑臟若婢. 內經曰, 脾主爲胃行其津液. 是湯所以謂之越婢者, 以發越脾氣, 通行津液. 外臺方, 一名越脾湯, 卽此義也." 『注解傷寒論』 卷二 「辨太陽病脈證幷治法上第五」 '桂枝二越婢一湯方'(앞의 책, 58쪽). 主治는 "太陽病, 發熱惡寒, 熱多寒少, 脈微弱者, 此無陽也, 不可更汗"으로 되어 있다.

118 『醫學入門』 外集 卷三 傷寒 「傷寒用藥賦」(앞의 책, 299쪽). "治傷寒六七日, 發熱惡寒, 舌不短, 囊

계비각반탕

태양병으로 맥이 미微하면서 몸은 가렵지 않은 것을 치료한다.

석고 두 돈, 계지·작약·마황 각 한 돈, 감초 서 푼.

위의 약들을 썰어 한 첩으로 하여 생강 세 쪽, 대추 두 개를 넣고 물에 달여 따뜻하게 먹는다(『의학입문』).

계마각반탕

태양병으로 맥이 미하면서 몸이 가려운 것을 치료한다.

마황 한 돈 반, 계지·작약·행인 각 한 돈, 감초 일곱 푼.

위의 약들을 썰어 한 첩으로 하여 생강 세 쪽, 대추 두 개를 넣고 물에 달여 먹는다(『의학입문』).

不縮, 脈浮緩, 便清, 爲不傳陰經欲愈, 此厥陰似瘧也. 如不愈者宜此. 又太陽病日久, 似瘧寒熱, 或熱多寒少, 其人不嘔, 大小便調, 裏和欲愈. 若裏虛脈微, 表虛惡寒, 表裏俱虛, 面色青白, 今面反赤色者, 表未解也, 其身必痒, 宜此湯微發其汗, 以除表邪."

陽明形證用藥

○陽明者, 大腸爲標, 與肺爲表裏, 故微惡寒發熱, 爲經病[119], 宜葛根解肌湯. 渴而有汗者, 宜白虎湯. 胃爲本, 目疼鼻乾, 潮汗閉澁, 滿渴狂譫[120], 宜調胃承氣湯〔入門〕[121]. ○陽明以肌肉之間爲表, 胃府爲裏, 熱在表則目疼不眠, 宜葛根解肌湯. 熱入裏則狂譫, 宜調胃承氣湯〔入門〕[122].

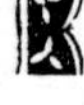

119 '經病'은 經證이라고도 한다. 경맥에 생긴 병증인데, 太陽經, 陽明經, 少陽經 등 三陽經에 생긴 병증을 말한다. 經證에는 太陽經證, 陽明經證, 少陽經證 등 세 가지가 있는데, 少陽經證은 흔히 少陽腑證과 함께 나타난다(『동의학사전』).

120 『醫學入門』에는 이 뒤에 '爲腑病'이라는 구절이 더 있다.

121 『醫學入門』 外集 卷三 外感 傷寒「六經正病」'標本'(앞의 책, 256쪽). "標者, 梢末. 本者, 根本. 以主言之, 各經絡爲標, 各腑臟爲本. 如太陽經爲標, 膀胱爲本, 如倣此."

122 『醫學入門』 外集 卷三 傷寒 傷寒初證「身惡寒」

양명병의 겉으로 드러난 증상과 약을 쓰는 방법

◯ 양명병에서는 대장이 표標가 되고 〔대장은〕 폐肺와 더불어 표리表裏를 이루기 때문에 오한이 약간 나고 열이 나는데, 이것은 경병經病이므로 이때에는 갈근해기탕을 쓴다. 갈증이 나면서 땀이 나는 데는 백호탕을 쓴다. 위胃는 본本이 되므로 〔여기에 병이 생기면〕 눈이 아프고 코가 건조해지며 조열潮熱이 나고 땀이 나며, 대변이 막히고 소변이 잘 나오지 않으며 배가 그득하고 갈증이 나며 미쳐서 헛소리를 하는데, 〔이것은 부병腑病이므로〕 이때에는 조위승기탕을 쓴다(『의학입문』). ◯ 양명병에서는 기육肌肉 사이가 표表가 되고 위부胃府는 이裏가 된다. 표에 열이 있으면 눈이 아프고 잠을 자지 못하는데, 이때에는 갈근해기탕을 쓴다. 열이 이裏로 들어가면 미쳐서 헛소리를 하는데, 이때에는 조위승기탕을 쓴다(『의학입문』).

'翕翕發熱'(앞의 책, 271쪽). 문장에 들고남이 있다. "陽明以肌肉之間爲表, 肌肉之下爲近裏, 以胃府之內爲全入裏. 熱在表則目痛不眠, 葛根解肌湯. 熱近於裏則口渴背寒, 白虎加蔘湯. 熱入裏則自汗狂譫, 調胃承氣湯."

陽明病有三

○ 病有太陽陽明, 有正陽陽明, 有少陽陽明, 何謂也. 答曰, 太陽陽明者, 脾約是也. 正陽陽明者, 胃家[123]實是也. 少陽陽明者, 發汗利小便, 胃中燥煩實, 大便難是也〔仲景〕[124]. ○ 陽明之爲病, 胃家實也. 問曰, 緣何得陽明病. 答曰, 太陽病發汗, 若下若利小便者, 此亡津液, 胃中乾燥, 因轉屬陽明, 不更衣[125], 內實, 大便難者, 此名陽明病[126]也〔仲景〕[127].

陽明病陰陽結

○ 脈浮而數, 能食, 不大便者, 此爲實, 名曰陽結[128]也. 期十七日當劇. 脈沈而遲, 不能食, 身體重, 大便鞕[129], 名曰陰結也. 期十四日當劇〔仲景〕[130].

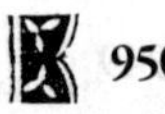

123 '胃家'는 胃, 小腸, 大腸 등 胃臟을 합해서 이른 말이다(『동의학사전』).

124 『傷寒論校注』 卷第五 「辨陽明病脈證幷治法第八」(앞의 책, 146쪽).

125 『注解傷寒論』 卷五 「辨陽明病脈證幷治法第八」(앞의 책, 117쪽). "古人登廁必更衣, 不更衣者, 通爲不大便. 不更衣, 則胃中物不得泄, 故爲內實. 胃無津液, 加之蓄熱, 大便則難, 爲陽明裏實也."

126 『傷寒論』에는 '病'이 없다. 『金匱玉函經』 卷三과 『千金翼』 卷九에는 '病'이 있다(『傷寒論校注』, 147쪽, 校注者의 注).

127 『傷寒論校注』 卷第五 「辨陽明病脈證幷治法第八」(앞의 책, 147쪽).

128 '陽結'은 (1) 변비의 하나로, 胃의 實熱로 진액이 부족해서 생긴 변비를 말한다. 대체로 음식을 제대로 먹으나 입안이 마르고 가슴이 답답하며 대변

양명병에는 세 가지가 있다

◯ 양명병에 태양양명太陽陽明, 정양양명正陽陽明, 소양양명少陽陽明이 있다는 것은 무슨 말인가? 태양양명은 비약증脾約證을 말하는 것이고, 정양양명은 위가胃家가 실한 것을 말하는 것이며, 소양양명은 〔의사가 환자에게〕 땀을 내고 소변을 잘 보게 하여 위 속이 건조해지고 실해져서 대변을 보기 힘든 것이다(『상한론』). ◯ 양명병은 위가가 실한 것이다. "왜 양명병이 생기는가?"라고 물으니, "태양병에 땀을 내거나 설사를 시키거나 소변을 잘 보게 하면 이것이 진액을 없애버려 위 속이 건조해지기 때문에 양명병으로 옮겨가는 것이다. 변소에 가지 못하여 속이 실해져서 대변을 보기 힘들게 된다. 이것을 양명병이라고 한다"라고 대답하였다(『상한론』).

양명병의 음결과 양결

◯ 맥이 부浮하면서 삭數하고 음식은 제대로 먹으나 대변을 보지 못하는 것은 실하기 때문인데, 이것을 양결陽結이라고 한다. 17일이 지나면 반드시 심해진다. 맥이 침沈하면서 지遲하고 음식을 제대로 먹지 못하며 몸은 무거운데 〔도리어〕 대변이 단단한 것을 음결陰結이라고 한다. 14일이 지나면 매우 심해진다(『상한론』).

이 굳어 잘 나가지 않는다. 陽結은 주로 陽明腑實證일 때 보는 증상이다. (2) 脈象의 하나로, 浮大한 맥을 말한다. (3) 熱結과 같은 뜻으로도 쓰인다(『동의학사전』). 여기에서는 (1)의 뜻으로 쓰였다. "陽結과 陰結은 맥을 가리키기도 하고 證을 가리키기도 한다. 맥으로 말하면 浮數한 맥은 모두 陽脈인데, 부맥과 삭맥이 합해지면 陽結이 된다. 沈遲한 맥은 모두 陰脈인데, 침맥과 지맥이 합해지면 음결이 된다. 證으로 말하면 양결증과 음결증은 곧 음양이 偏盛한 증인데, 陽結은 병이 陽明에 있는 것이고, 음결은 병이 太陰에 있는 것으로 '實하면 陽明이고 虛하면 太陰'이라는 말이 그것이다"(『傷寒論校注』, 2쪽의 校注者 按語).

129 『傷寒論』에는 '鞕' 앞에 '反'이 더 있다.

130 『傷寒論校注』 卷第一 「辨脈法第一」(앞의 책, 2쪽).

陽明外證

○ 陽明外證[131]云何[132]. 答曰, 身熱, 汗自出, 不惡寒, 反惡熱也[133]. ○ 傷寒轉[134]屬陽明者, 其人濈然微汗出也[135][136]. ○ 陽明病, 發熱, 汗多者, 急下之, 宜大承氣湯(仲景)[137].

陽明證潮熱

詳見下.

陽明證譫語

詳見下.

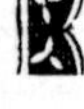

131 『傷寒論』에는 이 뒤에 '病'이 더 있다.
132 '陽明外證'은 陽明經證을 달리 이른 말이다(『동의학사전』).
133 『傷寒論校注』 卷第五 「辨陽明病脈證并治法第八」(앞의 책, 147쪽).
134 『傷寒論』에는 '轉'이 '繫'로 되어 있다.
135 '濈然微汗出'은 陽明病의 內熱로 인해 땀이 나는 것으로, 땀이 끊이지 않고 이어서 나지만 약간씩 나는 것을 말한다.
136 『傷寒論校注』 卷第五 「辨陽明病脈證并治法第八」(앞의 책, 148쪽).
137 『傷寒論校注』 卷第五 「辨陽明病脈證并治法第八」

양명병의 외증

◯ 양명병일 때 겉으로 드러나는 증상은 어떠한가? 그것은 몸에 열이 나고 땀이 저절로 나며, 오한은 없고 도리어 더운 것을 싫어하는 것이다. ◯ 상한이 양명병으로 옮겨가면 약간씩 땀이 계속 난다. ◯ 양명병으로 열이 나면서 땀이 많을 때에는 급히 설사시켜야 하는데, 대승기탕을 쓴다(『상한론』).

양명증으로 조열이 나는 것

자세한 내용은 뒤에 있다.

양명증으로 헛소리를 하는 것

자세한 내용은 뒤에 있다.

(앞의 책, 168쪽). "發熱, 陽明汗多者, 急下之, 宜大承氣湯."

陽明病惡候

○傷寒，若吐若下後不解，不大便五六日，至十餘日，日晡所發潮熱，不惡寒，狂言[138]如見鬼狀．若劇者，發則不識人，循衣摸床，惕而不安，微喘直視，脈弦者生，脈濇者死〔仲景〕[139]．○微者，但發熱譫語[140]，宜大承氣湯下之，一服利，則止後服，脈弦者生，脈濇者死〔得效〕[141]．○一人病傷寒，大便不利，日晡發潮熱，手循衣縫，兩手撮空，直視喘急，諸醫皆走．此誠惡候，仲景雖有證而無法，但云脈弦者生，脈濇者死．謾且[142]救之，與小承氣湯一服，而大便利，諸疾漸退，脈且微弦，半月愈．或問曰，脈弦者生，何也．予曰，錢仲陽云，手尋衣領及捻物者，肝熱也．此證在玉函[143]列於陽明部．蓋陽明者胃也，肝有熱邪，淫于胃經，故以承氣瀉之，且得弦脈，則肝平而胃不受剋，此有生之理也〔本事〕[144]．

138『傷寒論』에는 '狂言'이 '獨語'로 되어 있다.

139『傷寒論校注』卷第五「辨陽明病脈證幷治法第八」(앞의 책, 155쪽).

140 '譫語'에 대해『醫學綱目』에는 다음과 같은 내용이 나온다. "夫實則譫語, 虛則鄭聲(譫語者, 謂亂語無次第, 數數更端也. 鄭聲者, 謂鄭重頻煩也, 只將一句舊言重疊頻言之, 終日殷勤不換他聲也. 蓋神有余則能機變而亂語, 數數更端. 神不足則無機變, 而只守一聲也)."『醫學綱目』卷之三十一 傷寒部 陽明病「譫語」(앞의 책, 698쪽).

141『傷寒論校注』卷第五「辨陽明病脈證幷治法第八」(앞의 책, 155쪽). 이 구절은 앞 구절 다음에 이어지는 구절이다.『世醫得效方』卷第二 大方脈雜醫科「傷寒遺事」'循衣摸床', 37쪽에도 같은 내용이 인용되어 있다.

142 '謾且'는 '休得' 또는 '莫'으로, '休得'은 할 필요 없다, 하지 마라는 강한 금지의 뜻이다. 윤석민·권면주·유승섭,『쉽게 읽는 선가귀감언해 下』(박이정, 2006, 73쪽). '經에 云若起精進心ㅣ면'에 대한 한자어 풀이 참조.『普濟本事方』에는 '謾且'가 '漫

양명병의 나쁜 증후

◯ 상한에 토하게 하거나 설사시킨 뒤에도 병이 낫지 않고 대변을 5, 6일에서 10여 일이 되도록 보지 못하며, 해질 무렵 조열이 나고 오한은 없으며 귀신을 본 것처럼 미친 소리를 한다. 심하면 사람을 알아보지 못하고, 옷깃을 만지작거리며 침상을 더듬고 두려워 불안해하며 약간 숨이 차면서 눈을 곧추뜨는데, 맥이 현弦하면 살고 맥이 색澁하면 죽는다(『상한론』). ◯ 병이 가벼울 때에는 단지 열이 나고 헛소리만 하는데 대승기탕으로 설사시킨다. 한 번 복용하여 설사를 하면 복용을 중단한다. 맥이 현하면 살고, 맥이 색하면 죽는다(『세의득효방』). ◯ 어떤 사람이 상한으로 대변이 잘 나오지 않고 해질 무렵 조열이 나며, 손으로 옷깃을 만지작거리고 양손으로 허공을 저으며 눈을 곧추뜨고 숨이 찼다. 모든 의사들이 [이를 보고는] 다 도망갔다. 이것은 참으로 나쁜 증후이다. 장기張機의 책에는 증상은 있으나 치료법은 없고, 다만 "맥이 현하면 살고 맥이 색하면 죽는다"라고만 하였다. 치료해볼 필요도 없었지만 그래도 살려보고자 소승기탕을 한 번 복용하게 하니 대변이 잘 나오면서 여러 가지 증상이 점점 사라지고 맥이 미현微弦해지면서 보름 만에 나았다. 누군가 "맥이 현하면 사는 것은 왜 그런가?"라고 물었다. 내가 "전을錢乙이 '손으로 옷깃을 만지작거리고 물건을 비틀고 하는 것은 간肝에 열이 있기 때문이다'라고 하였는데, 이 증상은 『금궤옥함경』의 양명부에 열거되어 있다. 양명은 위胃이다. 간에 열사熱邪가 있어 열이 위경胃經으로 넘쳤기 때문에 승기탕으로 설사시킨 것이고, 그래서 현맥이 나타나고 간의 기가 고르게 되어 위가 열사를 받지 않게 된 것이니 이것이 살아난 이치이다"라고 대답하였다(『보제본사방』).

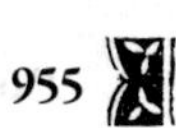

且'로 되어 있다.

143 '玉函'은 『金櫃玉函經』을 말한다.

144 『普濟本事方』 卷第九 「傷寒時疫下」 '小承氣湯'(앞의 책, 61쪽). "又有人病傷寒, 大便不利, 日晡發潮熱, 手循衣縫兩手撮空, 直視喘急, 更數醫矣, 見之皆走. 予曰, 此誠惡候, 得之者十中九死, 仲景雖有證而無法, 但云脈弦者生, 脈澁者死. 已經吐下, 難於用藥, 漫且救之. 若大便得通而脈弦者, 庶可治也. 與小承氣湯一服, 而便利, 諸疾漸退, 脈且微弦, 半月愈. 或人問曰, 下之而脈弦者生, 此何意也. 予曰, 金櫃玉函云, 循衣妄撮, 怵惕不安, 微喘而直視, 脈弦者生, 脈澁者死. 微者但發熱譫語, 承氣湯主之. 予償觀錢仲陽云, 手尋衣領及捻物者, 肝熱也. 此證在玉函列於陽明部. 盖陽明者胃也, 肝有熱邪, 淫于胃經, 故以承氣瀉之, 且得弦脈, 則肝平而胃不受剋, 此有生之理也."

陽明實證宜下

○自汗出，大便秘，小便赤，手足溫[145]，脈洪數，譫語者，必有燥糞在胃中，調胃承氣湯下之〔活人〕[146]．○手足濈然汗出者，此大便已鞕也，譫語有潮熱，承氣湯下之．熱不潮者，勿服〔明理〕[147]．

陽明虛證宜補

○ 一人傷寒，發狂欲走，脈虛數．用柴胡湯反劇，以蔘芪歸朮陳皮甘草煎湯．一服狂定，再服安睡而愈〔海藏〕[148]．○嘗治循衣摸床者數人，皆用大補氣血之劑，惟一人兼瞤振脈代，遂於補劑中略加桂，亦振止脈和而愈〔綱目〕[149]．

145『傷寒論校注』卷第五「辨陽明病脈證幷治法第八」(앞의 책, 148쪽). "手足自溫者，是爲系在太陰. … 傷寒轉系陽明者，其人濈然微汗出也."

146『增注類證活人書』卷十一「九十一問」(앞의 책, 250쪽). "病人有譫語，有鄭聲二證. 鄭聲爲虛，當用溫藥，白通湯主之. 譫語爲實，當須調胃承氣湯主之. 服調胃承氣而譫語止，或更衣者，停後服，不爾再與之. 仲景云，實則譫語，虛則鄭聲. 鄭，重也，重語也. 世多不別. 然譫語鄭聲亦相似難辨，須更用外證與脈別之. 若大小便利，手足冷，脈微細者，必鄭聲也. 大便秘，小便赤，手足溫，脈洪數者，必譫語也."

147『傷寒明理論』卷一「手足汗第九」(張國駿 校注『傷寒明理論』，中國中醫藥出版社，2007，11쪽). "傷寒手足汗出，何以明之. 四肢者，諸陽之本，而胃主四肢. 手足汗出者，陽明之證也. 陽經邪熱，傳倂

양명병의 실증일 때에는 설사시켜야 한다

◯ 저절로 땀이 나고 대변이 막히며 소변이 벌겋고 손발이 따뜻하며, 맥이 홍삭洪數하고 헛소리하는 것은 반드시 마른 똥이 위胃 속에 있기 때문이다. 조위승기탕으로 설사시킨다(『증주유증활인서』). ◯ 손발에서 약간씩 땀이 계속 나는 것은 대변이 굳었기 때문이다. 헛소리를 하고 조열이 있을 때에는 승기탕으로 설사시키지만 조열이 없을 때에는 복용하면 안 된다(『상한명리론』).

양명병의 허증일 때에는 보해야 한다

◯ 어떤 사람이 상한으로 발광하여 마구 내달리려 하고 맥은 허삭虛數하였다. 시호탕을 썼으나 도리어 증상이 심해져서 인삼·황기·당귀·백출·진피·감초를 달여 한 번 복용하게 하니 미친 증상이 진정되고 다시 복용하니 편안하게 잠을 잔 뒤 나았다(해장). ◯ 예전에 옷을 만지작거리고 침상을 더듬는 사람을 여러 명 치료하였는데, 모두 기혈을 크게 보하는 약을 썼다. 그런데 그중 한 사람만은 눈꺼풀이 떨리고 맥이 대代한 증상을 겸하고 있어서 보하는 약 중에 계지를 조금 넣었더니 떨리는 것이 멎고 맥이 고르게 되면서 나았다(『의학강목』).

陽明, 則手足爲之汗出. 陽明爲津液之主, 病則自汗出. 其有自汗出者, 有但頭汗出者, 有手足汗出者, 悉屬陽明也. 何以使之然也. 若一身自汗出者, 謂之熱越, 是熱外達者也. 但頭汗出者, 是熱不得越, 而熱氣上達者也. 及手足汗出者, 爲熱聚於胃, 是津液之傍達也. 經曰, 手足濈然汗出者, 此大便必硬也. 其手足漐漐汗出, 大便難而譫語者, 下之則愈. 由此觀之, 手足汗出, 爲熱聚於胃可知矣."

148 『醫學綱目』卷之三十一 傷寒部 陽明病「狂亂續法」'黃芪湯'(앞의 책, 700쪽). "治傷寒或歌或笑或悲哭, 譫言妄語(方見發熱下). 陳志仁傷寒狂妄, 每欲狂走, 四五人扶捉不定, 脈虛數, 用柴胡湯反劇, 以蔘芪歸朮甘草陳皮煎湯, 一服狂定, 再服安睡."

149 『醫學綱目』卷之三十一 傷寒部 陽明病「循衣摸床續法」(앞의 책, 701쪽).

陽明證汗渴

○ 治汗後，脈洪大而煩渴，宜用白虎湯和解之. ○ 三陽合病，頭痛面垢，譫語遺尿，中外俱熱，自汗煩渴，亦宜此藥〔仲景〕.[150] ○ 汗下後，表裏俱熱，舌上乾燥而大渴，脈洪大者，人蔘白虎湯主之.[151] ○ 汗而不解，脈浮者，蒼朮白虎湯主之〔仲景〕. ○ 無汗而渴者，不可服. ○ 陽明證汗渴，竹葉石膏湯最妙 方見下.

陽明三證

○ 陽明證，上焦熱，脈浮發熱，中焦熱，渴欲飮水，下焦熱，小便不利，是乃三焦俱熱，宜使熱邪從小便而出，是用猪苓湯.[152] 惟汗多而渴者，不可服[153]〔入門〕.[154]

150 『傷寒論校注』卷第五「辨陽明病脈證幷治法第八」(앞의 책, 157쪽). "三陽合病, 腹滿身重, 難以轉側, 口不仁而面垢, 譫語遺尿. 發汗則譫語, 下之則額上生汗, 手足逆冷. 若自汗出者, 白虎湯主之."

151 『傷寒論校注』卷第五「辨陽明病脈證幷治法第八」(앞의 책, 158쪽). "若渴欲飮水, 口乾舌燥者, 白虎加人蔘湯主之."

152 『傷寒論校注』卷第五「辨陽明病脈證幷治法第八」(앞의 책, 159쪽). "若脈浮發熱, 渴欲飮水, 小便不利者, 猪苓湯主之."

153 『傷寒論校注』卷第五「辨陽明病脈證幷治法第八」(앞의 책, 159쪽). "陽明病, 汗出多而渴者, 不可與

양명병으로 땀이 나고 갈증이 나는 것

◯ 땀을 낸 뒤 맥이 홍대洪大하고 답답하면서 목이 마른 것을 치료할 때에는 백호탕으로 화해시켜야 한다. ◯ 삼양합병三陽合病으로 머리가 아프고 얼굴에 때가 낀 듯하며, 헛소리를 하고 자신도 모르게 소변을 지리며, 속과 겉에 모두 열이 있고 저절로 땀이 나며 답답하면서 목이 마를 때에도 이 약을 쓴다(『상한론』). ◯ 땀을 내거나 설사를 시킨 뒤 표表와 이裏에 모두 열이 나고, 혀가 마르면서 목이 몹시 마르며 맥이 홍대할 때에는 인삼백호탕을 쓴다. ◯ 땀을 내었으나 병이 풀리지 않고 맥이 부浮할 때에는 창출백호탕을 쓴다(중경). ◯ 땀이 없으면서 갈증이 있을 때에는 백호탕을 복용해서는 안 된다. ◯ 양명병에 땀이 나고 갈증이 나면 죽엽석고탕이 가장 좋다(처방은 뒤에 있다).

양명병의 세 가지 증상

◯ 양명병으로 상초에 열이 있으면 맥이 부浮하고 열이 나며, 중초에 열이 있으면 목이 말라 물을 마시려 하고, 하초에 열이 있으면 소변이 잘 나오지 않는다. 이것은 삼초에 모두 열이 있는 것이므로 나쁜 열기를 소변으로 나가게 하여야 하기 때문에 저령탕을 쓴다. 다만 땀이 많이 나면서 목이 마를 때에는 복용해서는 안 된다(『의학입문』).

猪苓湯, 以汗多胃中燥, 猪苓湯復利其小便故也."

154 『醫學入門』 外集 卷三 傷寒用藥賦 吐汗下滲和解溫補總方 「陽證」 '滲'(앞의 책, 317-318쪽). "猪苓湯. 治陽明病, 上焦熱脈浮發熱, 中焦熱渴, 欲飮水, 下焦熱, 小便不利, 三焦俱熱, 宜使熱邪從小便出. 兼治少陰挾熱下利, 咳而嘔渴, 心煩不得眠, 先嘔後渴, 頭痛身痛, 胃燥及追疫發黃等證, 惟溺多而渴者不可服.

陽明脾約證

○ 趺陽脈[155]浮而濇，浮則胃氣強，濇則小便數，浮濇相搏，大便必難，其脾爲約，麻仁丸主之．一名脾約丸 方見大便〔仲景〕[156].

陽明病禁忌

○ 陽明病不能食，攻其熱必噦．所以然者，胃氣虛冷故也[157]．○ 傷寒嘔多，雖有陽明證，不可攻也[158]．○ 胃家實，不大便，若表未解，及有半表者，先用桂枝柴胡和解之，乃可下也．○ 陽明病自汗出，小便自利者，此爲[159]津液內竭，大便雖鞕，不可攻之．宜用蜜導法通之 方見大便[160]．○ 陽明病口燥，但欲漱水，不欲嚥，此必衄[161]，不可下，宜用犀角地黃湯〔仲景〕．

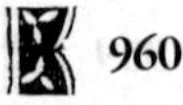

155 '趺陽脈'은 衝陽脈이라고도 하며, 三部九候에 속한 맥의 하나이다. 足陽明胃經의 衝陽穴 부위에서 뛰는 맥을 말한다. 衝陽穴은 발잔등의 太谿穴에서 앞으로 1.5치 나가서 있다(『동의학사전』).

156 『傷寒論校注』 卷第五 「辨陽明病脈證幷治法第八」(앞의 책, 166쪽).

157 『傷寒論校注』 卷第五 「辨陽明病脈證幷治法第八」(앞의 책, 150쪽).

158 『傷寒論校注』 卷第五 「辨陽明病脈證幷治法第八」(앞의 책, 152쪽).

159 '此爲'는 因爲와 같다.

160 『傷寒論校注』 卷第五 「辨陽明病脈證幷治法第八」

양명병의 비약증

◯ 부양맥趺陽脈은 부浮하고 색濇한데, 부한 것은 위기胃氣가 강한 것이고 색한 것은 소변이 잦은 것이다. 부맥과 색맥이 같이 뛰면 반드시 대변을 보기가 어려운데, 이는 비脾의 기가 묶여 속박당한 것이다〔비약脾約〕. 마인환이 주치하는데, 비약환(처방은 「대변문」에 있다)이라고도 한다(『상한론』).

양명병의 금기

◯ 양명병으로 음식을 먹지 못할 때 〔찬약으로〕 그 열을 치면 반드시 딸꾹질을 하는데, 이는 위胃의 기가 허하고 차기 때문이다. ◯ 상한으로 구역질을 많이 할 때에는 비록 양명증이 있어도 설사시켜서는 안 된다. ◯ 위가胃家가 실하여 대변을 보지 못하는데 표증表證이 풀리지 않았거나 사기邪氣가 반표半表에 있을 때에는 먼저 계지와 시호를 써서 화해시키고 난 뒤에야 설사시킬 수 있다. ◯ 양명병에서는 땀이 저절로 나는데, 〔의사가 잘못하여 다시 땀을 내거나〕 소변이 저절로 나오면 이 때문에 진액이 속에서 마르게 되므로 대변이 비록 굳더라도 설사시켜서는 안 되며, 밀도법蜜導法을 써서 나오게 하여야 한다(처방은 「대변문」에 있다). ◯ 양명병으로 입이 마르지만 물을 머금기만 하고 삼키려고 하지 않으면 반드시 코피가 나는데, 이때에는 설사시켜서는 안 되고 서각지황탕을 쓴다(『상한론』).

(앞의 책, 162쪽). "陽明病, 自汗出, 若發汗, 小便自利者, 此爲津液內竭, 雖硬不可攻之, 當須自欲大便, 宜蜜煎導而通之. 若土瓜根及與大猪膽汁, 皆可爲導."

161 『傷寒論校注』 卷第五 「辨陽明病脈證幷治法第八」 (앞의 책, 152쪽).

葛根解肌湯

○治陽明經病, 目疼鼻乾, 不得臥, 宜解肌.

葛根, 柴胡, 黃芩, 芍藥, 羌活, 石膏, 升麻, 白芷, 桔梗 各一錢, 甘草 五分.

右剉作一貼, 入薑三棗二, 水煎服〔醫鑑〕[162]. ○一名柴葛解肌湯〔回春〕[163].

白虎湯

○治陽明病, 汗多煩渴, 脈洪大.

石膏 五錢, 知母 二錢, 甘草 七分, 粳米 半合.

右剉作一貼, 水煎服〔入門〕[164]. ○本方加人蔘一錢, 名曰人蔘白虎湯. ○本方加蒼朮一錢, 名曰蒼朮白虎湯〔丹心〕[165].

猪苓湯

○治陽明證, 小便不利, 汗少, 脈浮而渴.

赤茯苓, 猪苓, 阿膠, 澤瀉, 滑石 各一錢.

右四味剉, 水煎, 臨熟, 入阿膠煎烊[166], 溫服〔仲景〕[167].

---

162 『古今醫鑑』 卷三 傷寒 「六經證」 '方'(앞의 책, 65쪽). 여기에는 升麻가 없다. "葛根解肌湯(按此方治陽明胃經, 解肌之劑). 治足陽明胃經受證, 目痛鼻乾不眠, 微頭痛, 脈來微洪, 宜解肌, 屬陽明經病. 其正陽明府病, 別有治法. 乾葛柴胡黃芩芍藥羌活白芷桔梗甘草. 上銼, 每服一兩, 生薑三片棗一枚, 石膏末一撮, 水煎熱服. 無汗惡寒, 去黃芩, 加麻黃."

163 『萬病回春』에는 처방 명이 '柴胡解肌湯'으로 되어 있다. 여기에도 升麻가 없다. 『萬病回春』 卷之二 「傷寒」 '柴胡解肌湯'(앞의 책, 75쪽).

164 『醫學入門』 外集 卷三 傷寒用藥賦 吐汗下滲和解溫補總方 「陽證」 '和解'(앞의 책, 319쪽). "白虎湯. … 主治傷寒汗後, 脈洪大而渴, 中外俱熱, 未全入裏, 宜此和解. 或吐下後, 邪未除, 熱結在裏, 心胸煩渴, 甚欲飮水, 自汗不惡寒, 反惡熱, 大便不閉.

갈근해기탕

◯ 양명경의 병으로 눈이 아프고 코가 마르며 잠을 이루지 못하는 것을 치료하는데, 이때에는 해기解肌시켜야 한다.

갈근·시호·황금·작약·강활·석고·승마·백지·길경 각 한 돈, 감초 다섯 푼.

위의 약들을 썰어 한 첩으로 하여 생강 세 쪽, 대추 두 개를 넣고 물에 달여 먹는다(『고금의감』). ◯ 시갈해기탕이라고도 한다(『만병회춘』).

백호탕

◯ 양명병으로 땀이 많이 나고 가슴이 답답하며 갈증이 나면서 맥이 홍대洪大한 것을 치료한다.

석고 닷 돈, 지모 두 돈, 감초 일곱 푼, 갱미 반 홉.

위의 약들을 썰어 한 첩으로 하여 물에 달여 먹는다(『의학입문』). ◯ 이 처방에 인삼 한 돈을 더 넣은 것을 인삼백호탕이라고 한다. ◯ 이 처방에 창출 한 돈을 더 넣은 것을 창출백호탕이라고 한다(『단계심법부여』).

저령탕

◯ 양명병으로 소변이 잘 나오지 않고 땀도 적게 나며, 맥이 부浮하고 갈증이 나는 것을 치료한다.

적복령·저령·아교·택사·활석 각 한 돈.

위의 〔약들 중에서 아교를 제외한〕 네 가지 약을 썰어 물에 달여 뜨거울 때 아교를 넣고 녹을 때까지 달여서 따뜻하게 먹는다(『상한론』).

 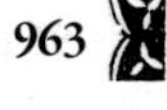

及三陽合病, 頭痛面垢, 譫語遺尿, 身重難而轉側. 一切時氣瘟疫, 雜病胃熱咳嗽發斑, 及小兒瘡疱癮疹伏熱等證. 知母二錢, 石膏五錢(熱甚七錢), 甘草六錢, 粳米小半合. 水煎溫服."

165 『丹溪心法附餘』 卷之一 「傷寒」 '白虎湯'(앞의 책, 107쪽). "傷寒發汗不解, 脈浮者, 加蒼朮半兩, 名蒼朮白虎湯. 或汗吐下後煩渴, 口乾舌燥, 脈洪大, 加人蔘半兩, 名人蔘白虎湯. 此藥, 立夏後立秋前可服, 春時秋後並亡血家並不可服. 不惡寒反惡熱, 大便秘結者, 亦可服."

166 '烊', 구울 양. 녹이다.

167 『傷寒論』 卷第五 「辨陽明病脈證并治法第八」(앞의 책, 159쪽). "猪苓(去皮)茯苓阿膠滑石(碎)澤瀉各一兩."

少陽形證用藥

少陽之爲病, 口苦咽乾目眩〔仲景〕[168]. ○ 眩而口苦舌乾者, 屬少陽〔仲景〕[169]. ○ 脇滿乾嘔往來寒熱者, 屬少陽〔仲景〕[170]. ○ 胸脇痛耳聾, 尺寸脈俱弦者, 少陽受病也〔仲景〕[171]. ○ 口苦耳聾胸滿者, 少陽傷風也〔仲景〕[172]. ○ 少陽三焦相火爲本, 故微熱. 膽爲標, 故耳聾脇痛寒熱, 嘔而口苦, 宜從中治, 俱宜小柴胡湯〔入門〕[173].

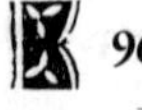

168 『傷寒論』「辨少陽病脈證并治第九」(앞의 책, 171쪽).

169 『醫學綱目』 卷之三十一 傷寒部 少陽病 「眩」(앞의 책, 704쪽).

170 『醫學綱目』 卷之三十一 傷寒部 少陽病 「脇滿痛」(앞의 책, 705쪽).

171 『醫學綱目』 卷之三十 傷寒部 「傷寒通論」(앞의 책, 670쪽). "尺寸俱弦者, 少陽受病也, 當三四日發, 以其脈循脇絡於耳, 故胸脇痛而耳聾, 此三經皆受病, 未入於腑者, 可汗而已." '仲', 곧 張機의 말을 인용했다고 하였다.

172 『醫學綱目』 卷之三十一 傷寒部 少陽病 「胸滿」(앞

소양병의 겉으로 드러난 증상과 약을 쓰는 방법

소양병은 입이 쓰고 목이 마르며 눈이 아찔하면서 어지럽다(『상한론』). ◯ 어지럽고 입이 쓰며 혀가 마르는 것은 소양병에 속한다(중경). ◯ 옆구리가 그득하고 헛구역질이 나면서 추웠다 더웠다 하는 것은 소양병에 속한다(중경). ◯ 가슴과 옆구리가 아프고 귀가 잘 들리지 않으며 척촌맥尺寸脈이 모두 현弦한 것은 소양이 병을 받은 것이다(중경). ◯ 입이 쓰고 귀가 잘 들리지 않으며 가슴이 그득한 것은 소양상풍증이다(중경). ◯ 소양경은 삼초의 상화相火가 본本이므로 열이 약간 나며, 담膽이 표標가 되므로 귀가 잘 들리지 않고 옆구리가 아프며 추웠다 더웠다 하고 구역질이 나면서 입이 쓰다. 모두 〔표와 본의〕 중간을 치료해야 하므로 둘 다 〔중간을 화해시키는〕 소시호탕을 쓴다(『의학입문』).

의 책, 706쪽). "口苦咽乾, 又耳聾胸滿者, 屬少陽."

173 『醫學入門』 外集 卷三 傷寒 「六經正病」 '標本'(앞의 책, 256쪽). "少陽三焦相火爲本, 遊行一身, 故微熱. 膽爲標, 耳聾脇痛寒熱, 嘔而口苦, 緣三焦無形, 膽無出入之路, 故從中治, 標本俱小柴胡湯."

少陽證爲半表半裏

少陽居太陽陽明之中，半表半裏也．禁汗，恐犯太陽．禁下，恐犯陽明．禁利小便[174]，恐生發之氣陷入陰中．故只用小柴胡湯和之〔入門〕[175]．○少陽以胸脇之間爲半表半裏，表多則小柴胡湯，裏多則[176]黃芩湯，已上發熱，太陽惡寒，陽明自汗，少陽多嘔，皆三陽證也〔入門〕[177].

少陽病不可發汗

傷寒脈弦細，頭痛發熱者，屬少陽．不可發汗，發汗則譫語〔仲景〕[178].

少陽證往來寒熱

血氣虛，腠理開，邪氣因入，與正氣相搏，結於脇下，邪正分爭，往來寒熱，休作無時，不欲飮食而嘔，宜用小柴胡湯〔仲景〕[179].

174 『醫學入門』에는 '禁利小便'이 '禁滲'으로 되어 있다.

175 『醫學入門』 外集 卷三 傷寒「六經正病」'少陽原從乎中治, 禁汗禁下'(앞의 책, 257쪽).

176 『醫學入門』에는 '裏多則'이 '裏多熱盛者'로 되어 있다.

177 『醫學入門』 外集 卷三 傷寒「傷寒初證」'翕翕發熱'(앞의 책, 271쪽).

178 『傷寒論』 卷第五「辨少陽病脈證幷治第九」(앞의 책, 171쪽).

179 『傷寒論』 卷第三「辨太陽病脈證幷治中第六」(앞

소양증은 반표반리이다

소양은 태양과 양명의 중간에 위치하여 반표반리半表半裏이다. 이때 땀을 내면 안 되는 것은 태양을 해칠까 염려되기 때문이고, 설사시키면 안 되는 것은 양명을 해칠까 염려되기 때문이며, 소변을 내보내서는 안 되는 것은 〔소양의〕 돋아나오는〔生發〕 기운이 음분陰分으로 빠질까 염려되기 때문이다. 그러므로 다만 소시호탕을 써서 화해시킨다(『의학입문』). ◯ 소양은 가슴과 옆구리 사이에 있어 반표반리가 되는데 표증表證이 많으면 소시호탕을 쓰고, 이증裏證이 많으면 황금탕을 쓴다. 이상 〔태양, 양명, 소양의〕 발열에서 태양병에서는 오한이 나고, 양명병에서는 저절로 땀이 나며, 소양병에서는 구역질을 많이 하는〔차이가 있는〕데 모두 삼양병三陽病의 증상이다(『의학입문』).

소양병은 땀을 내서는 안 된다

상한으로 맥이 현세弦細하고 머리가 아프며 열이 나는 것은 소양에 속한다. 땀을 내서는 안 되는데, 땀을 내면 헛소리를 하게 된다(『상한론』).

소양증은 추웠다 더웠다 한다

혈과 기가 허하여 땀구멍이 열렸을 때 이 틈을 타고 사기邪氣가 침범하여 정기正氣와 서로 치받으면 옆구리 아래에 맺힌다. 사기와 정기가 갈라서서 서로 다투기 때문에 추웠다 더웠다 하는 증상이 시도 때도 없이 나타났다가 없어졌다가 하며, 아무것도 먹고 싶지 않고 구역질만 한다. 이때에는 소시호탕을 쓴다(『상한론』).

의 책 100쪽). "血弱氣盡, 腠理開, 邪氣因入, 與正氣相搏, 結於脇下, 正邪分爭, 往來寒熱, 休作有時, 默默不欲飮食. 藏府相連, 其痛必下, 邪高痛下, 故使嘔也. 小柴胡湯主之."

少陽病壞證

太陽病不解，轉入少陽者，脇下硬滿，乾嘔不能食，往來寒熱，尙未吐下，脈沈緊者，與小柴胡湯．若已吐下發汗，譫語，柴胡證罷，此爲壞病[180]，依壞法治之[181]〔仲景〕[182]．

少陽病脇痛

少陽證，漐漐汗出[183]，頭痛心下痞硬滿，引脇下痛，乾嘔短氣，不惡寒，此表解裏未和也，宜十棗湯[184]．若合下不下，則令人脹滿，遍身浮腫也〔仲景〕[185]．○杜壬[186]曰，裏未和者，盖痰與燥氣壅於中焦．故頭痛乾嘔短氣汗出，是痰隔也．非十棗湯不治〔綱目〕[187]．

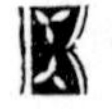

180 '壞病'은 壞證이라고도 하는데, 傷寒太陽病을 잘못 치료하여 생긴 병을 말하기도 하고, 傷寒太陽病이 미처 풀리지 않은 채 少陰經으로 전이된 것을 말하기도 한다. 壞病이 되면 음양의 기가 뒤섞여 증상도 복잡하게 나타나고 치료하기 어렵다.

181 『傷寒論』에는 '依壞法治之'가 '知犯何逆, 以法治之'로 되어 있다. 어떻게 치료를 잘못했는지를 알아서 마땅한 방법으로 치료한다는 뜻이다.

182 『傷寒論』「辨少陽病脈證幷治第九」(앞의 책, 171-172쪽).

183 '漐漐汗出'은 온몸에 촉촉한 정도로 약간의 땀이 나는데, 났다 그쳤다 하는 땀을 말한다.

184 『傷寒論』「辨太陽病脈證幷治下第七」(앞의 책, 128쪽). "太陽中風, 下利嘔逆, 表解者, 乃可攻之. 其人漐漐汗出, 發作有時, 頭痛, 心下痞硬滿, 引脇下痛, 乾嘔短氣, 汗出不惡寒者, 此表解裏未和也, 十棗湯主之."

185 『醫學綱目』 卷之三十一 傷寒部 少陽病「脇滿痛」(앞의 책, 706쪽). '本', 곧 『本事方』을 인용하였다.

186 '杜壬'은 宋代의 醫生으로 『杜壬醫准』 一卷이 있는데 전하지 않는다. 丹波元胤, 『中國醫籍考』 卷四十五「方論二十三」에 그에 관한 기사가 실려 있

소양병의 괴증

태양병이 풀리지 않은 채 〔사기邪氣가〕 소양경으로 옮겨가면 옆구리 아래가 단단하고 그득해지며 헛구역질을 하고 먹지 못하며 추웠다 더웠다 한다. 아직 토하게 하거나 설사시키지 않았는데 맥이 침긴沈緊한 경우에는 소시호탕을 쓰고, 이미 토하게 하였거나 설사시켰거나 땀을 내어 헛소리를 하고 시호탕증이 없어지면 괴병壞病이므로 '괴증을 치료하는 방법'으로 치료한다(『상한론』).

소양병의 협통

소양증으로 촉촉하게 땀이 나고 머리가 아프며 명치가 답답하고 단단해지며 그득해져 옆구리 아래까지 아프고 헛구역질을 하며 숨이 차고 오한이 나지 않으면 이것은 표증表證은 풀렸으나 이증裏證이 아직 풀리지 않은 것이다. 십조탕을 쓴다. 만약 설사시켜야 하는데 설사시키지 않으면 배가 그득해지고 온몸이 붓는다(『상한론』). ◯ 두임杜壬은 "이증裏證이 풀리지 않는 것은 담痰과 조기燥氣가 중초에 꽉 막혔기 때문이다. 그래서 머리가 아프고 헛구역질이 나며 숨이 차고 땀이 나는 것인데, 이것이 담격痰膈이다. 십조탕이 아니면 치료할 수 없다"고 하였다(『의학강목』).

다. "葉少蘊曰, 嘗見杜壬作醫準一卷, 記其平生治人用藥之驗. 其一記郝質子婦産四日, 瘈瘲戴眼, 弓背反張. 壬以爲痙病, 與大豆紫湯獨活湯. 而政和間, 余妻方分娩, 猶在蓐中, 忽作此證. 頭足反接, 相去幾二尺, 家人驚駭, 以數婢張拗之不直. 適記所云, 而藥囊在獨活, 乃急爲之, 召醫未至, 連進三劑, 遂能直, 醫至則愈矣, 更不復用大豆紫湯. 古人處方, 神驗類爾. 但世所用之, 不當其疾. 每易之, 自是家人有臨乳者, 應所須藥物必備, 不可不廣告人. 二方皆在千金第三卷."

187 『醫學綱目』 卷之三十一 傷寒部 少陽病「脇滿痛」(앞의 책, 706쪽). 문장을 재구성하였다. "昔杜壬問孫兆曰, 十棗湯畢竟治甚病. 孫曰, 治太陽中風, 表解裏未和. 杜曰, 何以知裏未和. 孫曰, 頭痛, 心下痞滿, 脇下痛, 乾嘔, 汗出, 此知裏未和也. 杜曰, 公但言病症, 而所以裏未和之故, 要緊總未言也. 孫曰, 某嘗於此未決, 願聽開諭. 杜曰, 裏未和者, 蓋痰與燥氣壅於中焦. 故頭疼乾嘔, 短氣汗出, 是痰膈也, 非十棗不治. 但此湯不得輕用, 恐損人於倏忽, 用藥者愼之."

小柴胡湯

治少陽病，半表半裏，往來寒熱．能和其內熱，解其外邪，傷寒方之王道也．

柴胡 三錢，黃芩 二錢，人蔘，半夏 各一錢，甘草 五分．

右剉作一貼，入薑三棗二，水煎服〔入門〕．○一名三禁湯，以其禁發汗，禁利小便，禁利大便，故只用此藥，乃和解之劑也〔入門〕．○專治少陽半表裏證，及汗下後不解，過經不解，時氣瘟疫，熱入血室等證．其間有五證，尤爲的當．傷寒五六日，心煩喜嘔者一也，寒熱往來者二也，耳聾胸痞者三也，發潮熱者四也，差後發熱者五也．此五證尤爲可服〔入門〕[188]．○一名人蔘湯〔得效〕[189]．

黃芩湯

治少陽半表半裏，裏證多者，宜用此．○一名黃芩芍藥湯 方見大便．

188 『醫學入門』外集 卷三 汗吐下滲和解溫補總方「陽證」'和解'(앞의 책, 318쪽). 문장을 재구성하였다. "小柴胡湯. 又名三禁湯, 禁發汗利大小便者宜此. 本治少陽半表半裏證, 頭痛項強, 耳前後腫或聾, 筋脈拘急, 身疼脇痛, 寒熱往來, 或嘔或渴, 或解或悸, 胸膈痞滿, 煩悶硬痛, 或汗下前後不解. 及瘟疫兩感, 太陽陽明初證, 不敢汗吐與下, 過經不解, 熱入血室等證. 雜病蒸熱, 肌體羸瘦, 爲用最多. 但其間有五證尤爲的當, 傷寒五六日, 胸滿心煩, 喜嘔身熱, 心中咳逆, 不欲食, 或嘔或不嘔者, 一可服. 若因渴欲飮水者, 不可服. 寒熱往來而心悸者, 二可服. 脇下滿硬而痛, 耳聾胸痞, 小便不利, 或渴或不渴者, 三可服. 發潮熱, 四可服. 瘥後發熱者, 五可服. 要知無熱證者, 不可服. 爲藥性頗寒耳. 柴胡

소시호탕

소양병에 반표반리로 추웠다 더웠다 하는 것을 치료한다. 몸 안의 열은 화해시키고 겉의 사기[外邪]는 풀 수 있으니 상한 처방 중의 으뜸이다.

시호 서 돈, 황금 두 돈, 인삼·반하 각 한 돈, 감초 다섯 푼.

위의 약들을 썰어 한 첩으로 하여 생강 세 쪽, 대추 두 개를 넣고 물에 달여 먹는다(『의학입문』). ◯ [소시호탕은] 삼금탕이라고도 하며 [소양병에서는] 땀을 내는 것, 소변을 내보내는 것, 설사시키는 것 이 세 가지를 금하고 오직 이 약만 쓰는데, 이 약이 바로 [세 가지 금기를 어기지 않고] 화해시키는 약이기 때문이다(『의학입문』). ◯ 이 처방은 오로지 소양병의 반표반리증과 땀을 내거나 설사를 시킨 뒤에도 병이 풀리지 않는 것, 전경傳經되었는 데도 병이 풀리지 않는 것, 유행성 전염병, 열입혈실熱入血室 등의 증상을 치료한다. 그중에서도 다음의 다섯 가지 증상에 더 알맞다. 상한에 걸린 지 5일에서 6일째에 가슴이 답답하고 걸핏하면 구역질이 나는 것이 하나이고, 추웠다 더웠다 하는 것이 둘이며, 귀가 잘 들리지 않고 가슴이 막히는 것이 셋이고, 열이 올랐다 내렸다 하는 것이 넷이며, 병이 나은 뒤에도 열이 나는 것이 다섯이다. 이 다섯 가지 증상에는 특히 이 약을 복용하는 것이 좋다(『의학입문』). ◯ 인삼탕이라고도 한다(『세의득효방』).

황금탕

소양의 반표반리증을 치료하는데, 이증裏證이 많은 경우에 이 약을 쓴다. ◯ 황금작약탕이라고도 한다(처방은 「대변문」에 있다).

三錢, 黃芩二錢, 人蔘半夏各一錢, 甘草五分, 薑三片棗二枚. 水煎去渣, 澄淸溫服, 則能入膽."

189 『世醫得效方』 卷第十一 小方科 瘧疾 「驚候」 '人蔘湯'(앞의 책, 184쪽). "人蔘湯. 加枳殼防風, 最能利驚(即小柴胡湯)."

十棗湯

治傷寒有懸飮伏飮, 脇下引痛.

芫花 微炒, 甘遂, 大戟 炒.

右等分爲末, 別取大棗十枚, 水一盞, 煎至半盞, 去棗, 調藥末. 強人一錢, 弱人半錢服. 大便利下水, 以粥補之〔入門〕[190]. ○ 河間曰, 芫花之辛以散飮[191], 二物之苦以泄水[192], 甘遂直達水氣所結之處, 乃泄水之聖藥. 然有毒, 不可輕用〔宣明〕.

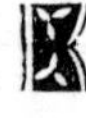

190 『醫學入門』 外集 卷三 外感 傷寒 「傷寒用藥賦」 '結胸熱而有渴, 大小陷胸十棗湯'(앞의 책, 304쪽). 문장을 재구성하였다. "十棗湯. 芫花甘遂大戟各等分爲末, 用大棗十枚, 水一盞, 煎至半盞, 去棗調末五分, 怯弱者, 減半服, 服後大便利下水, 以粥補之. 治太陽傷風, 下利嘔逆, 漐漐汗出, 發作有時, 頭痛, 心下痞硬滿, 引脇下疼, 乾嘔短氣, 不惡寒, 及裏水身凉者宜服. 方意以下利嘔逆爲裏受邪, 可下. 汗出不惡寒, 發作有時爲表已解, 可攻. 頭痛脇疼, 心痞, 乾嘔短氣, 邪熱內蓄而有伏飮, 是裏未和也. 是以用芫花之辛以散飮, 戟甘之苦以瀉水, 大棗之甘益上而勝水."

191 明 許宏의 『金鏡內臺方義』에는 '芫花之辛以散飮'의 '飮'이 '伏飮'으로 되어 있다. 伏飮은 痰飮의 하나로, 담음이 몸 안에 머물러 있으면서 자주 발작하는 병증을 말한다. 가슴에 담음이 몰리면 가슴이 그득하고 숨이 차며 기침을 하면서 가래가 나온다. 만일 한사를 받으면 오싹오싹 춥고 열이 나며 등과 허리가 아프고 눈물이 절로 나며 혹 몸이 떨린다(『동의학사전』).

십조탕

상한에 현음懸飮과 복음伏飮이 있어서 옆구리 아래가 당기고 아픈 것을 치료한다.

원화(살짝 볶는다)·감수·대극(볶는다).

위의 약들을 같은 양으로 가루낸 뒤 따로 대추 열 개를 물 한 잔으로 반 잔이 되게 달여 대추를 건져내고 〔대추 달인 물에〕 약가루를 타서 먹는다. 튼튼한 사람은 한 돈, 약한 사람은 반 돈씩 타서 먹는다. 대변이 물이 〔쫙쫙〕 빠지는 것처럼 잘 나오면 죽을 먹어 보해준다(『의학입문』). ◯ 유완소劉完素는 "원화의 매운맛으로 음飮을 흩어주고, 감수와 대극의 쓴맛으로 수水를 빼낸다. 감수는 수기水氣가 맺힌 곳까지 곧바로 가므로 수를 빼내는 좋은 약이지만 독이 있으므로 가벼이 써서는 안 된다"고 하였다(선명).

192 『醫學入門』에는 '二物'이 '戟甘', 곧 大戟과 甘遂로 되어 있다. 『玉機微義』에는 '二物'로 되어 있다. 『玉機微義』 卷四 「痰飮門」 '金匱十棗湯'(앞의 책, 134쪽). "治懸飮內痛. 芫花(熬)甘遂大戟各等分. 右搗篩以水一升半, 煑大棗十枚, 至八合, 去粗, 內藥末. 強人一錢匕, 羸人半錢, 平旦服之. 不下, 更加半錢, 快下後, 以糜粥自養. 按此出少陰水氣例藥, 芫花之辛以散飮, 二物之苦以泄水, 甘遂直達水氣所結之處, 乃泄水之聖藥. 性有毒, 不可輕用." 『醫學正傳』에는 '二物'이 '大戟'으로 되어 있다. 『醫學正傳』 卷之二 痰飮 「方法」 '十棗湯'(앞의 책, 105쪽). "治懸飮內痛. 芫花(醋炒黑色)甘遂(面包水煮)大戟各等分. 上爲細末, 以水一升半, 煮大棗十枚, 至八合, 去渣, 調藥末, 強人一錢, 弱人五分, 平旦服之. 不下, 更加五分. 下後, 以糜粥調養之. 河間曰, 芫花之辛以散飮, 大戟之苦以泄水, 其甘遂直達水氣所結之處, 乃泄水飮之聖藥也. 然亦有大毒, 人虛者不可輕用."

太陰形證用藥

太陰之爲病，腹滿而吐，食不下，自利[193]益甚，時腹自痛[194]〔仲景〕[195]. ○ 太陰肺爲標，故咽乾身目黃. 脾爲本，故腹滿痛，宜大柴胡湯[196] 方見下. 身黃者[197]，茵蔯蒿湯，如自利不渴[198]，屬藏病，宜理中湯丸〔入門〕[199]. ○ 太陰證，腹痛自利不渴，宜理中湯[200]. 理中丸，四順理中湯丸亦主之〔仲景〕. ○ 腹滿時痛，吐利不渴者，爲太陰，宜四逆湯 方見下，理中湯[201]. 腹滿不減，減不足言[202]，宜大承氣湯 方見下〔仲景〕[203]. ○ 腹滿時痛[204]，復如故，此虛寒從下而上也，當以溫藥和之[205]. 宜理中湯〔仲景〕. ○ 飮食不節，寒中陰經，腹滿閉塞，脣青手足冷，脈沈細[206]，宜治中湯〔仲景〕. ○ 傷寒自利不渴者，屬太陰，以其藏有寒故也. 當溫之，宜用四逆湯[207]〔仲景〕[208].

193 '自利'는 太陽病의 경우 '自下利', 곧 만성 설사를 말한다. 설사나 묽은 변이 하루 서너 번씩 나오 지만 입맛에는 변화가 없고 脾胃가 虛한데다 寒濕邪가 많아서 추워하지만 목이 마르지 않다.

194 여기에서 '自痛'이라고 한 것은 脾土가 虛寒하므로 陽氣가 잠시 통했다가 다시 막혔다가 하게 되며 이에 따라 腹痛이 時作時止하는 것인데, 이는 陽明腑實證의 燥屎 때문에 腹痛하게 되는 것과 구분하기 위함이다(『傷寒論精解』, 531쪽).

195 『傷寒論』 卷第六 「辨太陰病脈證幷治第十」(앞의 책, 174쪽). 여기에는 이 뒤에 '若下之, 必胸下結硬'이라는 구절이 더 있다.

196 『醫學入門』에는 '故腹滿痛, 宜大柴胡湯'이 '腹滿痛, 謂之腑熱, 咽乾腹滿, 手足溫者, 桂枝加大黃湯, 或大柴胡湯'으로 되어 있다.

197 『醫學入門』에는 '身黃者'가 '身目黃者'로 되어 있다.

198 『醫學入門』에는 이 뒤에 '或嘔吐者'라는 구절이 더 있다.

199 『醫學入門』 外集 卷三 外感 傷寒 「仲景張先生傷寒纂要」 '標本'(앞의 책, 256쪽).

200 『醫學入門』에는 이 구절이 '如自利不渴, 或嘔吐者, 屬臟病, 理中湯丸'으로 되어 있다. 『醫學入門』 外集 卷三 外感 傷寒 「仲景張先生傷寒纂要」 '標本'(앞의 책, 256쪽).

201 『增注類證活人書』 卷一 「四問」(앞의 책, 75쪽). "自利不渴, 屬太陰也. 腹滿時痛, 屬太陰也. 自利不渴者, 臟寒也, 當溫之. 宜四逆湯, 理中湯也." 『醫學綱目』 卷之三十一 傷寒部 少陰病 「附吐」(앞의 책, 714쪽). "腹滿時痛而吐者, 太陰病(論見腹滿. 活人云, 理中湯主之).

태음병의 겉으로 드러난 증상과 약을 쓰는 방법

태음병일 때에는 배가 그득하고 토하며 음식이 내려가지 않고 설사가 저절로 나와 점점 더 심해지며 때로 배가 아프다(『상한론』). ◯ 태음경은 폐肺가 표標가 되므로 목구멍이 마르고 몸과 눈이 노랗게 되며, 비脾는 본本이 되므로 배가 그득하고 아프다. 대시호탕을 쓴다(처방은 뒤에 있다). 몸이 노랗게 되었을 때에는 인진호탕을 쓰는데, 만약 저절로 설사를 하지만 갈증이 나지 않으면 장병臟病에 속하므로 이중탕이나 이중환을 쓴다(『의학입문』). ◯ 태음증으로 배가 아프고 저절로 설사를 하지만 갈증이 나지 않으면 이중탕이나 이중환을 쓰는데, 사순이중탕이나 사순이중환도 이를 주치한다(중경). ◯ 배가 그득하면서 때로 아프고 토하며 저절로 설사를 하지만 갈증이 나지 않는 것은 태음병이므로 사역탕(처방은 뒤에 있다)이나 이중탕을 쓴다. 배가 그득한 것이 꺼지지 않거나 조금 꺼져도 별로 꺼졌다고 할 수 없을 때에는 대승기탕(처방은 뒤에 있다)을 쓴다(『금궤요략』). ◯ 배가 그득한데 때로 줄었다 다시 그득했다 하는 것은 허한虛寒한 사기邪氣가 아래에서 위로 치밀어올라오기 때문이다. 따뜻한 약으로 온화하게 해야 하므로 이중탕을 쓴다(중경). ◯ 음식을 적절하게 먹지 못했는데 한사寒邪가 태음경을 침범하면 배가 그득하고 꽉 막히며, 입술이 퍼렇게 되고 손발이 차가워지며 맥은 침세沈細하므로 치중탕을 쓴다(『상한론』). ◯ 상한에 저절로 설사를 하면서 갈증이 나지 않는 것은 태음병에 속하는데, 이는 그 장〔비장脾臟〕에 한사寒邪가 있기 때문이다. 〔이럴 때에는 속을〕 덥게 하여야 하므로 사역탕을 쓴다(『상한론』).

202 『金匱要略方論』에는 이 뒤에 '當須下之'라는 구절이 더 있다.

203 『金匱要略方論』「腹滿寒疝宿食病脈證治第十」(『金匱要略譯釋』, 258쪽. 『金匱要略精解』, 77쪽). 『醫學綱目』 卷之三十一 傷寒部 太陰病「小腹脹」(앞의 책, 708쪽)에도 인용되어 있다.

204 『醫學綱目』에는 '痛'이 '減'으로 되어 있다. 『醫學綱目』 脾胃部 卷之二十四「小腹脹」에서 '仲'을 인용하여 "腹滿, 按之不痛爲虛, 痛者爲實, 可下之. 腹脹時減, 復如故, 此爲寒, 當與溫藥. 腹滿不減, 減不足言, 須當下之, 宜大承氣湯"이라 하였고, 같은 책, 卷之三十一 傷寒部 太陰病「腹滿」에도 '減'으로 되어 있다. 번역에서는 '減'으로 하였다.

205 『醫學綱目』 卷之三十一 傷寒部 太陰病「腹滿」(앞의 책, 708쪽). "腹滿時減復如故, 此虛寒從下而上也, 當以溫藥和之."

206 『醫學綱目』 卷之三十一 傷寒部 太陰病「腹滿續法」(앞의 책, 709쪽). "活. 若飮食不節, 寒中陰經, 胸膈不快, 腹滿閉塞, 唇靑手足冷, 脈沈細. 少情緖, 或腹痛, 急作理中湯加靑皮, 每服一二劑, 胸卽快矣. 枳實理中丸五積散尤妙. 腹脹滿者, 宜桔梗半夏湯(批. 腹滿脈沈細無力者理中)."

207 『傷寒論』에는 '四逆湯'이 '四逆輩'로 되어 있는데, 여기에는 四逆湯을 비롯하여 理中湯, 附子湯 등이 포함된다.

208 『傷寒論』 卷第六「辨太陰病脈證幷治第十」(앞의 책, 175쪽). 여기에는 이 뒤에 '若下之, 必胸下結硬'이라는 구절이 더 있다.

太陰病腹痛

傷寒，陽脈濇，陰脈弦，法當腹中急痛，先與小建中湯 方見虛勞. 不差，再與小柴胡湯〔仲景〕[209]. ○ 太陽病，醫反下之，因而腹滿時痛者，屬太陰，桂枝湯加芍藥主之 凡言加者，謂倍入也. 大便[210]實痛者，桂枝湯加大黃[211]主之〔仲景〕[212]. ○ 傷寒，邪在三陰，內不得交通，故爲腹痛，手足之經，皆會於腹故也〔仲景〕[213].

太陰病腹脹滿

太陰證，下利淸穀，若發汗，則必脹滿〔仲景〕[214]. ○ 發汗後，腹脹滿，宜用厚朴半夏湯〔仲景〕[215].

209 『傷寒論』 卷第三 「辨太陽病脈證幷治中第六」(앞의 책, 101쪽).

210 『傷寒論』에는 '大便實痛者'가 '大實痛者'로 되어 있다.

211 『傷寒論』에는 '桂枝湯加大黃'이 '桂枝湯加大黃湯'으로 되어 있다.

212 『傷寒論』 卷第六 「辨太陰病脈證幷治第十」(앞의 책, 176쪽).

213 『醫學綱目』 卷之三十一 傷寒部 太陰病 「腹痛續法」(앞의 책, 709쪽). 여기에서는 '云'을 인용했다고 하였다.

214 『傷寒論』 卷第六 「辨厥陰病脈證幷治第十二」(앞

태음병으로 배가 아픈 것

상한으로 양맥은 색濇하고 음맥이 현弦하면 배가 당기듯이 아프기 마련인데, 먼저 소건중탕(처방은 「허로문」에 있다)을 쓰고 낫지 않으면 다시 소시호탕을 쓴다(『상한론』). ◯ 태양병에 〔설사시켜서는 안 되는데〕 의사가 도리어 설사를 시켜 배가 그득하고 때로 아픈 것은 태음병에 속하므로 계지탕에 작약을 더 넣은 것으로 주치한다(여기에서 '더 넣는다'고 한 것은 두 배로 넣는다는 말이다). 대변이 꽉 차서 아플 때에는 계지탕에 대황을 더 넣은 것으로 주치한다(『상한론』). ◯ 상한으로 사기邪氣가 삼음경에 있으면 기가 안에서 서로 통하지 못하기 때문에 배가 아프게 되는데, 이는 손발의 경락이 모두 배로 모이기 때문이다(중경).

태음병으로 배가 불러 오르고 그득한 것

태음증으로 소화되지 않은 음식을 설사하는데, 만약 이때 땀을 내면 반드시 배가 불러 오르고 그득해진다(『상한론』). ◯ 땀을 낸 뒤 배가 불러 오르고 그득한 데는 후박반하탕을 쓴다(『상한론』).

의 책, 205쪽). "下利淸穀, 不可攻表, 汗出必脹滿."

215 『傷寒論』 卷第三 「辨太陽病脈證幷治中第六」(앞의 책, 87쪽). 여기에는 처방 명이 '厚朴生薑甘草半夏人蔘湯'으로 되어 있다.

太陰病發黃

傷寒七八日，身黃如橘子色，小便不利，腹微滿，屬太陰[216]，宜茵蔯蒿湯〔仲景〕[217]. ○傷寒，但頭汗出，餘無汗，劑頸而還，小便不利，身必發黃〔仲景〕[218]. ○問曰，白虎證，亦有身熱，煩渴引飮，小便不利，何以不發黃. 答曰，白虎與發黃證相近，但遍身汗出，此爲熱越[219]，白虎證也. 頭面汗出，頸以下無汗，發黃證也〔活人〕[220].

216 『傷寒論』에는 '屬太陰'이 없다.

217 『傷寒論』 卷第五 「辨陽明病脈證并治法第八」(앞의 책, 169쪽).

218 『傷寒論』 卷第五 「辨陽明病脈證并治法第八」(앞의 책, 163쪽). "陽明病, 發熱汗出, 此爲熱越, 不能發黃也. 但頭汗出, 身無汗, 劑頸而還, 小便不利, 渴引水漿者, 此爲瘀熱在裏, 自必發黃, 茵蔯湯主之." 卷第四 「辨太陽病脈證并治下第七」(앞의 책, 120쪽). "太陽病, 脈浮而動數, 浮則爲風, 數則爲熱, 動則爲痛, 數則爲虛, 頭痛發熱, 微盜汗出而反惡寒者, 表未解也. 醫反下之, 動數變遲, 膈內拒痛, 胃中空虛, 客氣動膈, 短氣躁煩, 心中懊憹, 陽氣內陷, 心下因硬, 則爲結胸, 大陷胸湯主之. 若不結胸, 但頭汗出, 餘處無汗, 劑頸而還, 小便不利, 身必發

태음병으로 황달이 생기는 것

상한에 걸린 지 7, 8일이 지나 몸이 귤처럼 노랗게 되고 소변이 잘 나오지 않으면서 배가 약간 그득한 것은 태음병에 속하므로 인진호탕을 쓴다(『상한론』). ◯ 상한으로 머리에서만 땀이 나는데, 몸의 다른 곳에서는 땀이 나지 않고 〔머리에서〕 목까지만 땀이 나면서 소변이 잘 나오지 않으면 반드시 몸에 황달이 생긴다(『상한론』). ◯ "백호탕증에서도 몸에 열이 나고 가슴이 답답하며 갈증이 나서 물을 마시고 소변이 잘 나오지 않는데 왜 황달이 생기지 않는 것인가?"라고 물었다. "백호탕증은 황달과 비슷하지만 온몸에 땀이 날 뿐이다. 이는 열사熱邪가 땀과 같이 나가는 것이므로 백호탕증이다. 머리와 얼굴에서는 땀이 나지만 목 아래로는 땀이 나지 않는 것은 황달 증상이다"라고 대답하였다(『증주유증활인서』).

黃也."

219 '熱越'은 [속에 있던] 熱邪가 땀과 같이 밖으로 나가는 것으로, 傷寒陽明病에 절로 땀이 온몸에 나는 것을 말한다(『동의학사전』).

220 『增注類證活人書』 卷十一 「八十八問」(앞의 책, 245쪽).

理中湯

治太陰腹痛，自利不渴.

人蔘，白朮，乾薑 炮 各二錢，甘草 炙 一錢.

右剉作一貼，水煎服〔入門〕[221].

理中丸

治同上.

以理中湯材作末，蜜丸彈子大，每一丸，溫水化下〔入門〕[222].

四順理中湯

治腹痛自利. 卽理中湯倍[223]甘草一倍，是也. 一名四順湯〔類聚〕[224].

四順理中丸

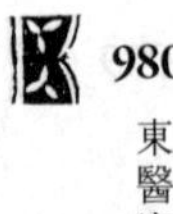

卽理中湯倍甘草一倍爲末，蜜和作丸彈子大也. 一名四順元〔類聚〕[225].

221 『醫學入門』 外集 卷三 傷寒用藥賦 吐汗下滲和解溫補總方 「陰證」 '理中湯'(앞의 책, 320쪽). "治太陰腹痛, 自利不渴, 脈沈無力, 手足或溫或冷, 及蛔厥霍亂等證. 人蔘白朮乾薑各二錢, 甘草一錢半. 水煎溫服."

222 『醫學入門』 外集 卷三 傷寒用藥賦 吐汗下滲和解溫補總方 「陰證」 '理中湯'(앞의 책, 320쪽). 여기에서는 用量이 약간 다르며, 湯과 丸을 쓰는 경우가 다르다. "如作丸, 以前三味俱用五錢甘草三錢爲末, 蜜丸彈子大, 每一丸, 白湯化下. 大便澁者用丸, 利者用湯."

223 『醫方類聚』에는 '倍'가 '加'로 되어 있다.

이중탕

태음병으로 배가 아프고 저절로 설사하지만 갈증은 없는 것을 치료한다.

인삼·백출·건강(싸서 굽는다) 각 두 돈, 감초(굽는다) 한 돈.

위의 약들을 썰어 한 첩으로 하여 물에 달여 먹는다(『의학입문』).

이중환

이중탕과 같은 증상을 치료한다.

이중탕의 약재를 가루내어 꿀로 반죽하여 탄자대의 알약을 만들어 한 알씩 따뜻한 물에 녹여 먹는다(『의학입문』).

사순이중탕

배가 아프고 저절로 설사하는 것을 치료한다. 이중탕에 감초를 두 배로 넣은 것이다. 사순탕이라고도 한다(『의방유취』).

사순이중환

이중탕에 감초를 두 배로 넣고 가루내어 꿀로 반죽하여 탄자대의 알약을 만든 것이다. 사순원이라고도 한다(『의방유취』).

224 『醫方類聚』 卷之五十五 傷寒門二十九 「傷寒活人書括」 '四順湯'(앞의 책, 77쪽).

225 『醫方類聚』 卷之一百 脾胃門二 「簡易方」 '和劑方理中圓'(앞의 책, 340쪽).

治中湯

治太陰腹痛. 卽理中湯加陳皮靑皮等分也〔三因〕[226].

厚朴半夏湯

治傷寒發汗後, 腹脹滿.

厚朴 三錢, 人蔘, 半夏 各一錢半, 甘草 七分半.

右剉作一貼, 入生薑七片, 水煎服〔仲景〕[227].

茵陳蒿湯

治太陰證發黃.

茵陳蒿 一兩, 大黃 五錢, 梔子 二錢.

右剉, 水三盞, 先煎茵陳減半, 納二味煎, 又減半去滓, 溫服日二. 小便當利色正赤[228], 腹漸減, 黃從小便去也〔仲景〕[229].

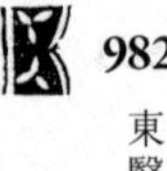

226 『三因極一病證方論』 卷之四 「傷寒證治」 '治中湯'(앞의 책, 48-49쪽). "治太陰傷寒, 手足溫, 自利不渴, 腹滿時痛, 咽乾. 其脈尺寸俱沈細. 人蔘乾薑(炮)白朮甘草(炙)陳皮靑皮各等分. 上銼散, 每服四錢, 水一盞半, 煎七分, 去滓, 食前服."

227 『傷寒論』에서는 이 경우 厚朴生薑甘草半夏人蔘湯이 主之한다고 하였다. 『傷寒論』 卷第三 「辨太陽病脈證幷治中第六」(앞의 책, 87쪽). "發汗後, 腹脹滿者, 厚朴生薑甘草半夏人蔘湯主之. 厚朴生薑甘草半夏人蔘湯方. 厚朴半斤(去皮, 炙, 味苦溫), 生薑半斤(切, 味辛溫), 半夏半斤(洗, 味辛平), 人蔘一兩(味溫), 甘草二兩(炙, 味甘平). 右五味, 以水一

치중탕

태음병으로 배가 아픈 것을 치료한다. 이중탕에 진피와 청피를 같은 양으로 더 넣은 것이다(『삼인극일병증방론』).

후박반하탕

상한에 땀을 낸 뒤 배가 불러 오르고 그득한 것을 치료한다.

후박 서 돈, 인삼·반하 각 한 돈 반, 감초 일곱 푼 반.

위의 약들을 썰어 한 첩으로 하여 생강 일곱 쪽을 넣고 물에 달여 먹는다(중경).

인진호탕

태음증으로 황달이 생긴 것을 치료한다.

인진호 한 냥, 대황 닷 돈, 치자 두 돈.

위의 약들을 썰어 먼저 물 세 잔에 인진호를 달여 반으로 줄어들면 나머지 두 약을 넣고 다시 달여 반으로 줄어들면 찌꺼기를 버리고 하루 두 번 따뜻하게 마신다. 그러면 소변이 잘 나오고 색은 매우 빨가며 배는 점점 꺼지게 되는데, 이는 황달이 소변을 따라 빠져나오기 때문이다(『상한론』).

斗, 煮取三升, 去滓, 溫服一升, 日三服."

228 '正赤'은 大紅이다.

229 『傷寒論』 卷第五 「辨陽明病脈證并治法第八」(앞의 책, 163쪽). "陽明病, 發熱汗出, 此爲熱越, 不能發黃也. 但頭汗出, 身無汗, 劑頸而還, 小便不利, 渴引水漿者, 此爲瘀熱在裏, 自必發黃, 茵蔯湯主之. 茵蔯蒿湯方. 茵蔯蒿六兩(苦微寒), 梔子十四枚(掰, 苦寒), 大黃二兩(去皮, 苦寒). 右三味, 以水一斗, 先煮茵蔯, 減六升, 內二味, 煮取三升, 去滓, 分溫三服, 小便當利, 尿如皂角汁狀, 色正赤, 一宿腹減, 黃從小便去也."

少陰形證用藥

少陰之爲病，脈微細，但欲寐.[230] 盖氣寤則行陽，寐則行陰，必從足少陰始. 故少陰病，但欲寐也〔仲景〕.[231][232] ○ 少陰心爲本，故舌乾口燥，或下利淸水，譫語便閉，宜小承氣湯. 腎爲標，故面寒脣靑，四肢厥冷，指甲靑黑，宜薑附湯〔入門〕.[233] ○ 少陰病，始得之，反發熱脈沈者，麻黃附子細辛湯主之〔仲景〕.[234] ○ 少陰病二三日，用麻黃附子甘草湯微發之，以二三日無證，故微發汗也.[235][236] 無證，謂無吐利厥證也〔仲景〕.[237] ○ 少陰病一二日，口中和，背惡寒，當灸之，宜附子湯〔仲景〕.[238][239] ○ 少陰病二三日，心中煩，不得臥，黃連阿膠湯主之〔仲景〕.[240][241] ○ 少陰病，身體痛，手足寒，骨節痛，脈沈者，附子湯主之〔仲景〕.[242]

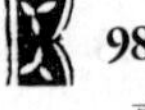

230 『傷寒論』 卷第六 「辨少陰病脈證幷治第十一」(앞의 책, 180쪽).

231 『醫學綱目』에는 '氣'가 '衛氣'로 되어 있다.

232 『醫學綱目』 卷之三十一 傷寒部 少陰病 「但欲寐嗜臥」(앞의 책, 712쪽). 樓英의 注이다.

233 『醫學入門』 外集 卷三 傷寒 「仲景張先生傷寒纂要」 '標本'(앞의 책, 256쪽). "少陰心爲本, 故舌乾口燥, 或遶臍硬痛, 或心下硬痛, 或下利純淸水, 或譫語便閉, 小承氣湯. 腎爲標, 面寒如刀刮, 脣靑不渴吐利, 胸腹絞痛, 四肢厥逆, 指甲黑, 踡臥, 身如被杖, 古薑附湯."

234 『傷寒論』 卷第六 「辨少陰病脈證幷治第十一」(앞의 책, 183쪽).

235 『注解傷寒論』에는 '無證'이 '無裏證'으로 되어 있다. 『注解傷寒論』 卷六 「辨少陰病脈證幷治第十一」(앞의 책, 146쪽).

236 『傷寒論』 卷第六 「辨少陰病脈證幷治第十一」(앞의 책, 180쪽).

소음병의 겉으로 드러난 증상과 약을 쓰는 방법

소음병은 맥이 미세微細하고 자려고만 하는 것이다. 위기衛氣는 깨어 있을 때에는 양경을 돌고, 잠잘 때에는 음경을 돈다. 〔잠잘 때 위기는〕 족소음경에서부터 시작하기 때문에 소음병일 때에는 자려고만 하는 것이다(중경). ◯ 소음은 심장이 본本이기 때문에 혀와 입이 마르고 혹은 물 같은 설사를 하거나 헛소리를 하며 대변이 나오지 않으므로 소승기탕을 쓴다. 신장은 표標이기 때문에 얼굴이 시리고 입술이 파래지며 팔다리가 싸늘하고 손발톱이 검푸르게 되므로 강부탕을 쓴다(『의학입문』). ◯ 소음병에 처음 걸렸을 때 도리어 열이 나고 맥이 침沈한 것은 마황부자세신탕이 주치한다(『상한론』). ◯ 소음병에 걸린 지 2, 3일이 되었을 때에는 마황부자감초탕을 써서 땀을 약간 내는데 2, 3일 동안 별다른 증상〔이증裏證〕이 없었기 때문에 땀을 약간 내는 것이다. '별다른 증상이 없었다'는 것은 토하거나 설사하거나 팔다리가 싸늘한 증상이 없었다는 것이다(『상한론』). ◯ 소음병에 걸린 지 1, 2일이 되어 입맛이 돌아오고 등에 오한이 날 때에는 마땅히 뜸을 뜨고 부자탕을 쓴다(『상한론』). ◯ 소음병에 걸린 지 2, 3일이 지나 가슴속이 답답하고 잠을 자지 못하는 경우는 황련아교탕이 주치한다(『상한론』). ◯ 소음병으로 몸이 아프고 손발이 차며 뼈마디가 아프고 맥이 침한 경우는 부자탕이 주치한다(『상한론』).

237 『醫學綱目』 卷之三十一 傷寒部 少陰病「但欲寐嗜臥」(앞의 책, 712쪽). 樓英의 注이다.

238 '口中和'는 不苦, 不燥, 不渴하면서 입맛이 제대로 돌아선 것을 말한다. 傷寒病의 경과 중 胃陰과 胃氣가 정상으로 회복되어 입이 쓰거나 마르는 증상이 없어지고 음식을 먹으면 제 맛을 느끼는 것이다.

239 『傷寒論』 卷第六 「辨少陰病脈證幷治第十一」(앞의 책, 184쪽).

240 『傷寒論』에는 이 뒤에 '以上'이 더 있다.

241 『傷寒論』 卷第六 「辨少陰病脈證幷治第十一」(앞의 책, 184쪽).

242 『傷寒論』 卷第六 「辨少陰病脈證幷治第十一」(앞의 책, 184쪽).

○ 傷寒欲吐不吐, 心煩, 但欲寐, 五六日自利而渴者, 屬少陰也. 虛故引水自救, 若小便色白者, 以下焦有寒[243], 不能制水, 故色白, 宜四逆湯〔仲景〕[244]. ○ 下痢脈沈而遲, 其人面少赤, 身有微汗[245], 下利清穀, 必鬱冒, 汗出而解. 病人必微厥, 所以然者, 其面戴陽[246], 下虛故也〔仲景〕[247]. ○ 下利腹脹滿, 身體疼痛, 先溫其裏, 乃攻其表. 溫裏宜四逆湯, 攻表宜桂枝湯〔仲景〕[248]. ○ 少陰病吐利, 手足厥冷, 煩燥欲死, 吳茱萸湯主之 方見下[249]. ○ 少陰證, 口中辨, 口中和者, 當溫. 口乾燥者, 當下〔東垣〕[250].

243 『傷寒論』에는 '下焦有寒'이 '下焦虛有寒'으로 되어 있다.

244 『傷寒論』 卷第六 「辨少陰病脈證并治第十一」(앞의 책, 180쪽).

245 『傷寒論』에는 '汗'이 '熱'로 되어 있다. 번역은 '熱'로 하였다.

246 '戴陽'은 下焦에는 寒證이 나타나고, 上焦에는 假熱 증상이 나타나는 병증으로, 下焦의 元氣가 허해지면서 眞陽(元陽)이 위로 떠올라서 생긴다. 양볼이 벌겋게 되고 숨결이 밭으며 권태감이 심해서 말하기 싫어하고 현훈증이 생기며 가슴이 두근거리고 발이 차며 입이 마르고 이가 들뜨며 때

◯ 상한으로 토하고 싶어도 토하지 못하고 가슴이 답답하며 자려고만 하고 5, 6일이 되어 저절로 설사하면서 갈증이 나는 것은 소음병에 속한다. 〔갈증이 나는 것은 진액이〕 허하기 때문에 물을 찾아 보충하려는 것이고, 소변이 맑게 나오는 것은 하초에 찬 기운이 있어 수기水氣를 제어하지 못하기 때문에 맑은 것이다. 사역탕을 쓴다(『상한론』). ◯ 설사를 하고 맥은 침지沈遲하며 얼굴이 약간 벌겋고 몸에 약간 열이 나면서 소화되지 않은 설사를 하면 반드시 답답하고 어지러우면서 정신이 아득해지는데, 이때에는 땀이 나야 풀린다. 환자의 손발은 약간 싸늘해지는데, 이는 얼굴로 양기가 떠오르고〔대양戴陽〕 하초는 허하기 때문이다(『상한론』). ◯ 설사하고 배가 불러 올라 그득하며 온몸이 아플 때에는 먼저 그 이裏를 따뜻하게 한 다음에 표表를 쳐야 한다. 이裏를 따뜻하게 하는 데는 사역탕을 쓰고, 표를 치는 데는 계지탕을 쓴다(『상한론』). ◯ 소음병에 토하고 설사하며 손발이 싸늘하고 가슴이 답답해서 죽을 것 같은 경우에는 오수유탕(처방은 뒤에 있다)이 주치한다. ◯ 소음증은 입안의 상태를 보고 가리는데 입맛이 돌아오면 따뜻하게 하여야 하고, 입이 마르면 설사시켜야 한다(『차사난지』).

로 입과 코에서 피가 나오고 맥은 부대하면서 힘이 없거나 미세하여 잘 나타나지 않는 증상이 나타난다(『동의학사전』).

247 『傷寒論』 卷第六 「辨厥陰病脈證幷治第十二」(앞의 책, 205쪽).

248 『傷寒論』 卷第六 「辨厥陰病脈證幷治第十二」(앞의 책, 206쪽).

249 『傷寒論』 卷第六 「辨少陰病脈證幷治第十一」(앞의 책, 185쪽).

250 『此事難知』 卷上 少陰證 「少陰證口中辨」(앞의 책, 139쪽).

少陰病脈沈

少陰證，口燥，舌乾而渴，尺寸脈俱沈．沈而疾，則大承氣湯．沈而遲，則四逆湯〔東垣〕[251]．

少陰病脈絶

少陰病，下利脈絶，或無脈者，宜通脈四逆湯〔仲景〕[252]．○ 少陰病，下利清穀，手足厥逆，脈微欲絶，身反不惡寒，面赤色者，通脈四逆湯加葱白主之〔入門〕[253]．○ 傷寒吐下後，汗出而厥[254]，四肢拘急不解，脈微欲絶，通脈四逆湯加猪膽汁下之[255]〔仲景〕[256]．○ 少陰病，下利脈微，與白通湯．利不止，厥逆無脈，乾嘔煩者，白通加猪膽汁湯主之．服湯後脈暴出者死，微續者生〔仲景〕[257]．

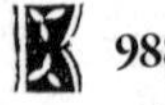

251『此事難知』卷上 少陰證「少陰證口中辨」(앞의 책, 138쪽). "少陰證, 口燥, 舌乾而渴, 脈尺寸俱沈疾, 則大承氣湯, 沈遲則四逆湯."

252『傷寒論』卷第六「辨少陰病脈證幷治第十一」(앞의 책, 185쪽). "或咽痛, 或利止, 脈不出者, 通脈四逆湯主之." 이 문장은『醫學綱目』에서 인용한 것으로 보인다.『醫學綱目』卷之三十一 傷寒部 少陰病「但欲寐嗜臥」(앞의 책, 713쪽). "少陰病, … 若下利脈絶及無脈者, 通脈四逆湯白通加猪膽汁湯."

253『醫學入門』外集 卷三「傷寒用藥賦」'陰證重者四順通脈以濟危'(앞의 책, 309쪽). "通脈四逆湯. 附子五錢, 乾薑二錢半, 甘草二錢, 葱白三莖, 面赤者七莖, 水煎溫服. 治少陰證下利清穀, 微熱厥逆, 反

소음병은 맥이 침하다

소음증은 입과 혀가 마르고 갈증이 나며 척맥尺脈과 촌맥寸脈이 모두 침沈하다. 맥이 침하면서 빠르면 대승기탕을 쓰고, 침하면서 느리면 사역탕을 쓴다(『차사난지』).

소음병으로 맥이 끊어지는 것

소음병으로 설사하면서 맥이 끊어지거나 잡히지 않을 때에는 통맥사역탕을 쓴다(『상한론』). ◯ 소음병으로 소화되지 않은 설사를 하고 손발이 싸늘하며 맥이 미微하여 끊어지려 하고, 몸은 도리어 오한이 나지 않으면서 얼굴이 벌겋게 되는 것은 파흰밑을 더 넣은 통맥사역탕이 주치한다(『의학입문』). ◯ 상한으로 토하거나 설사가 멎은 다음 땀이 나면서 손발이 싸늘하고 팔다리가 오그라들어 펴지지 않고, 맥이 미하면서 끊어지려는 것은 저담즙을 더 넣은 통맥사역탕이 주치한다(『상한론』). ◯ 소음병으로 설사하고 맥이 미하면 백통탕을 쓰고, 설사가 멎지 않고 팔다리가 싸늘하며 맥이 잡히지 않고 헛구역질이 나며 답답한 것은 백통가저담즙탕이 주치한다. 약을 먹은 뒤 맥이 갑자기 뛰면 죽고, 미맥이 계속 이어지면 산다(『상한론』).

 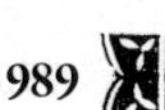

不惡寒, 面赤, 脈微欲絶, 或咽疼乾嘔, 腹痛, 自利不止. 如腹痛去葱加芍藥以利氣, 嘔加薑汁以散之, 利止脈不出加人蔘以補血, 咽痛加桔梗以散結."

254 『傷寒論』에는 '傷寒吐下後'가 '吐已下斷'으로 되어 있다.

255 『傷寒論』에는 '下之'가 '主之'로 되어 있다.

256 『傷寒論』 卷第七 「辨霍亂病脈證幷治第十三」(앞의 책, 213쪽).

257 『傷寒論』 卷第六 「辨少陰病脈證幷治第十一」(앞의 책, 188쪽). 맥이 갑자기 뛰는 것은 虛陽이 완전히 밖으로 드러난 것이며, 미맥이 계속 이어지는 것[微續]은 胃氣가 점차 살아나는 것이다.

少陰病自利

傷寒下利, 心下痞硬, 服瀉心湯後, 以他藥下之, 利不止, 與理中湯, 利益甚. 理中者, 理中焦. 此利在下焦, 赤石脂禹餘粮湯主之〔仲景〕[258]. ○ 少陰病, 下利便膿血, 桃花湯主之〔仲景〕[259]. ○ 少陰病, 至四五日, 腹滿痛, 小便利[260], 或下利, 或嘔者, 宜眞武湯〔仲景〕[261]. ○ 下利欲飮水者, 以有熱故也. 宜白頭翁湯〔仲景〕[262]. ○ 少陰病, 熱利不止, 三黃熟艾湯及薤白湯主之〔仲景〕[263]. ○ 少陰病, 自利純靑水, 心下痛, 口燥乾者, 宜大承氣湯〔仲景〕[264]. ○ 少陰證, 下利辨色. 靑者當下, 色不靑者當溫〔東垣〕[265].

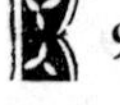

258 『傷寒論』 卷第四 「辨太陽病脈證幷治下第七」(앞의 책, 132쪽). "傷寒服湯藥, 下利不止, 心下痞硬. 服瀉心湯已, 復以他藥下之, 利不止, 醫以理中與之, 利益甚. 理中者, 理中焦, 此利在下焦, 赤石脂禹余糧湯主之. 復利不止者, 當利其小便."

259 『傷寒論』 卷第六 「辨少陰病脈證幷治第十一」(앞의 책, 185쪽). "少陰病, 二三日至四五日, 腹痛, 小便不利, 下利不止便膿血者, 桃花湯主之."

260 『傷寒論』에는 '小便利'가 '小便不利, 或小便利'로 되어 있다.

261 『傷寒論』 卷第六 「辨少陰病脈證幷治第十一」(앞의 책, 189쪽). "少陰病, 二三日不已, 至四五日, 腹痛, 小便不利, 四肢沈重疼痛, 自下利者, 此爲有水氣, 其人或咳, 或小便利, 或下利, 或嘔者, 眞武湯主之."

소음병으로 저절로 설사하는 것

상한으로 설사하고 명치가 단단하고 답답하여 사심탕을 복용한 뒤 다른 약으로 설사시켰으나 설사가 멎지 않아 이중탕을 먹였더니 설사가 더욱 심해졌다. '이중理中'은 중초〔中〕를 다스린다는〔理〕 말인데, 이 설사는 〔원인이〕 하초에 있는 것이므로 적석지우여량탕이 주치한다(『상한론』). ◯ 소음병으로 설사하면서 피고름이 섞여 나오는 데는 도화탕이 주치한다(『상한론』). ◯ 소음병에 걸린 지 4, 5일이 되어 배가 그득하고 아프며, 소변이 잘 나오거나 나오지 않기도 하고 혹 설사가 나거나 구역질이 나는 데는 진무탕을 쓴다(『상한론』). ◯ 설사하면서 물을 마시려고 하는 것은 열이 있기 때문이다. 백두옹탕을 쓴다(『상한론』). ◯ 소음병으로 열리熱利가 멎지 않는 데는 삼황숙애탕과 해백탕이 주치한다(『상한론』). ◯ 소음병으로 저절로 퍼런 물 같은 설사가 나오고 명치가 아프며 입이 마르는 데는 대승기탕을 쓴다(『상한론』). ◯ 소음증은 설사의 색을 보고 구별하는데 푸른빛이 돌면 설사시켜야 하고, 푸르지 않으면 따뜻하게 하여야 한다(『차사난지』).

262『傷寒論』卷第六「辨厥陰病脈證幷治第十二」(앞의 책, 206쪽).

263『增注類證活人書』卷十八「三黃熟艾湯一百」, "治傷寒四五日而大下熱利時作白通湯諸藥多不得止宜服此湯除熱止利."

264『傷寒論』卷第六「辨少陰病脈證幷治第十一」(앞의 책, 191쪽). "少陰病, 自利淸水, 色純靑, 心下必痛, 口乾燥者, 急下之, 宜大承氣湯."

265『此事難知』卷上 少陰證「少陰證下利辨」(앞의 책, 139쪽).

少陰四逆證有二

少陰病四逆[266], 或咳或悸, 或小便不利, 或腹中痛, 或泄利下重, 宜四逆散[267]. ○ 邪熱入深, 則手足漸冷, 此熱厥[268]似陰之證, 宜服四逆散〔入門[269]〕. ○ 傷寒直中陰經, 初來無頭痛, 無身熱, 無渴, 怕寒踡臥, 沈重欲眠, 唇青厥冷, 脈微而欲絶, 或脈伏, 宜四逆湯. 四逆者, 四肢逆冷也〔仲景〕.

少陰病伏氣咽痛

伏氣[270]之病, 謂非時有暴寒[271]中人, 伏氣於少陰經, 始不覺病, 旬月乃發. 脈更微弱, 先發咽痛似傷寒, 非喉痺之病. 必下痢[272], 宜服半夏桂枝湯[273] 方見咽喉 便差[274]. 古方謂之腎傷寒〔活人[275]〕. ○ 少陰, 下利咽痛, 胸滿心煩, 猪膚湯[276]主之〔仲景〕. ○ 少陰病二三日, 咽痛, 可與甘草湯, 不差與桔梗湯〔仲景[277]〕. ○ 少陰病, 咽中痛, 宜半夏散[278]〔仲景[279]〕.

266 '四逆'에 대해 『傷寒明理論』에서는 다음과 같이 이야기하였다. "四逆者, 四肢逆而不溫者是也. 積涼成寒, 積溫成熱, 非一朝一夕之故, 其所由來者漸矣. 傷寒始者, 邪在皮膚, 當太陽陽明受邪之時, 則一身手足盡熱. 當少陰太陰受邪之時, 則手足自溫, 是表邪漸緩而欲傳裏也." 『傷寒明理論』 卷二 「四逆第三十二」(앞의 책, 39쪽).

267 『傷寒論』 卷第六 「辨少陰病脈證并治第十一」(앞의 책, 190쪽).

268 '熱厥'은 熱邪가 극심하여 陽氣가 속에 몰려 있어 밖으로 나가지 못하기 때문에 陰證과 비슷한 手足厥冷이 나타나는 것을 말한다. 심하면 혼미해지기도 한다.

269 『醫學入門』 外集 卷三 「傷寒用藥賦」 '柴芍枳甘何憂熱厥似陰'(앞의 책, 302쪽). 문장을 재구성하였다. "四逆散. 甘草枳實柴胡芍藥各一錢. 爲末, 每二錢, 米飮下. 方意. 以邪漸入深, 則手足漸冷, 是以用枳實之苦, 佐甘草以瀉裏熱, 芍藥之酸以收陰氣, 柴胡之苦以發表熱."

270 '伏氣'는 몸 안에 잠복하고 있는 邪氣를 말하는데, 邪氣를 받아 곧바로 발병하지 않고 일정한 시간이 지나 발병하는 병을 말한다.

소음병의 사역증에는 두 가지가 있다

소음병으로 팔다리가 손발 끝에서부터 싸늘해지고 혹 기침이 나거나 가슴이 두근거리거나 소변이 잘 나오지 않거나 뱃속이 아프거나 혹 설사하면서 뒤가 무직한 데는 사역산을 쓴다. ◯ 열사熱邪가 깊이 들어가서 손발이 점점 차가워지는 것은 열궐熱厥로 음증陰證과 비슷하다. 이런 데는 사역산을 쓴다(『의학입문』). ◯ 상한에 한사寒邪가 곧바로 음경陰經으로 들어가면 처음에는 머리가 아프지 않고 몸에 열도 나지 않으며, 갈증도 없고 찬 것을 싫어하여 몸을 웅크리고 누우며, 몸이 무거워 자려고만 하고 입술이 퍼렇게 되며, 팔다리가 싸늘해지고 맥이 미微하여 끊어질 것 같거나 혹은 복맥伏脈이 나타나는 데는 사역탕을 쓴다. '사역四逆'이란 〔찬 기운이 팔다리의 끝인 손과 발에서부터 거슬러 올라가〕 팔다리가 싸늘해지는 것이다(중경).

소음병일 때 복기로 목구멍이 아픈 것

'복기伏氣'라는 병은 때에 맞지 않게 갑자기 한사寒邪가 침범하면 〔그 한사가〕 소음경에 숨어 있어 처음에는 병이 든지도 모르고 있다가 열흘에서 한 달이 지나 비로소 증상이 나타나는 것을 말한다. 맥은 더욱 미약微弱한데 먼저 목구멍이 아프면서 상한과 비슷하지만 후비병喉痺病은 아니다. 〔목이 아픈 다음에는〕 반드시 설사를 하는데 반하계지탕(처방은 「인후문」에 있다)을 쓰면 곧 낫는다. 옛 의서에서는 이를 '신상한腎傷寒'〔족소음신경의 상한〕이라고 하였다(『증주유증활인서』). ◯ 소음병으로 설사하고 목구멍이 아프며 가슴이 그득하고 속이 답답한 데는 저부탕이 주치한다(『상한론』). ◯ 소음병에 걸린 지 2, 3일 뒤에 목구멍이 아프면 감초탕을 쓰는데, 낫지 않으면 길경탕을 쓴다(『상한론』). ◯ 소음병으로 목구멍이 아프면 반하산을 쓴다(『상한론』).

271 '非時有暴寒'은 제철에 맞지 않는 갑작스러운 추위를 말하는데, 여름철의 지나친 냉방도 비슷한 경우라고 할 수 있다.

272 '喉痺'는 목 안이 벌겋게 붓고 아프며 막힌 감이 있는 인후병을 통틀어 이르는 말이다(『동의학사전』).

273 『增注類證活人書』에는 '必'이 '次必'로 되어 있다.

274 『增注類證活人書』에는 '宜服半夏桂枝湯便差'가 '始用半夏桂甘湯, 此四逆散主之. 此病之一二日便差'로 되어 있다.

275 『增注類證活人書』 卷十 「八十一問」(앞의 책, 234쪽).

276 『傷寒論』 卷第六 「辨少陰病脈證幷治第十一」(앞의 책, 186쪽).

277 『傷寒論』 卷第六 「辨少陰病脈證幷治第十一」(앞의 책, 186쪽).

278 『傷寒論』에는 '半夏散'이 '半夏散及湯'으로 되어 있다.

279 『傷寒論』 卷第六 「辨少陰病脈證幷治第十一」(앞의 책, 187쪽).

少陰病禁忌

少陰病, 脈細沈數, 病爲在裏, 不可發汗〔仲景〕[280]. ○ 少陰病, 但厥無汗, 而強發之, 必動其血, 未知從何道來, 或從口鼻, 或從目出, 是名下厥上竭, 爲難治也〔仲景〕[281].

薑附湯

治傷寒陰證[282]及中寒.

乾薑 炮 一兩, 附子 炮 一枚.

右剉取五錢, 水煎服〔丹心〕[283]. ○ 附子生用, 名曰白通湯[284] 方見下.

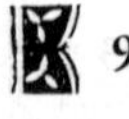

280『傷寒論』卷第六「辨少陰病脈證幷治第十一」(앞의 책, 180쪽).

281『傷寒論』卷第六「辨少陰病脈證幷治第十一」(앞의 책, 182쪽).

282 '傷寒陰證'은 傷寒三陰病 또는 傷寒三陰證이라고도 하는데, 세 개의 陰經에 생긴 병증을 말한다. 太陰病, 少陰病, 厥陰病 등 세 개의 陰病을 말한다. 모두 裏虛한 증에 속한다. 태음병은 脾胃의 虛寒證, 소음병은 心腎의 虛寒證이다. '中寒'은 類中風의 하나로, 평소에 양기가 부족한데다가 갑자기 한사가 침범해서 생긴다. 어지러우면서 혹 정신을 잃고 이를 악물며 말을 하지 못하고 몸이 뻣뻣해지면서 팔다리를 떨며 오한과 열이 나고 땀이 나지 않는다. 또는 오한이 나서 몸을 꼬부리고 손발이 싸늘해지며 온몸이 아프고 설사를 한다. 한사를 없애면서 양기를 도와주는 방법으로 건강부자탕, 오적산 등을 쓴다(『동의학사전』).

283『丹溪心法』卷一「中寒二」'薑附湯'(앞의 책, 210

소음병의 금기

소음병으로 맥이 세細, 침沈, 삭數한 것은 병이 이裏에 있는 것이므로 땀을 내서는 안 된다(『상한론』). ◯ 소음병으로 손발이 싸늘하기만 하고 땀은 나지 않는 경우 억지로 땀을 내면 반드시 혈血을 요동시켜 피가 어디로 나올지 모르는데, 입이나 코로 나오기도 하고 눈으로 나오기도 한다. 이것을 '하궐상갈下厥上竭'이라고 하는데 치료하기 어렵다(『상한론』).

강부탕

상한음증과 중한中寒을 치료한다.

건강(싸서 굽는다) 한 냥, 부자(싸서 굽는다) 한 개.

위의 약들을 썰어 닷 돈씩 물에 달여 먹는다(『단계심법』). ◯ 부자를 날것으로 쓰면 백통탕(처방은 뒤에 있다)이라고 한다.

쪽). "治中寒身體強直, 口噤不語, 逆冷. 乾薑一兩, 附子(生, 去皮臍)一斤. 上剉, 每服三錢, 水煎服. 挾氣攻刺, 加木香半錢. 挾氣不仁, 加防風一錢. 挾濕者, 加白朮. 筋脈牽急, 加木瓜. 肢節痛, 加桂二錢."

284 『丹溪心法』의 薑附湯에서는 附子를 生으로 썼다. 이 처방의 출전은 『濟生方』인데 여기에서는 炮附子를 썼다. 처방 구성은 '乾薑(炮)附子(炮, 去皮臍)甘草(炙)各等分'으로 되어 있다. 王道瑞·申好眞 主編, 『嚴用和醫學全書』(中國中醫學出版社, 2006 所收), 『重輯嚴氏濟生方』 諸寒門 「中寒論治」(앞의 책, 10쪽). 『濟生方』을 인용한 『奇效良方』에서도 炮附子를 썼다. 董宿 輯錄, 田代華 等 点校, 『奇效良方』 卷之四 「寒門」 '薑附湯'(天津科學技術出版社, 2005, 82쪽).

麻黃附子細辛湯

治少陰病, 但欲寐, 發熱脈沈.

麻黃, 細辛 各二錢, 附子 炮 一錢.

右剉作一貼, 水煎服〔仲景〕[285]. ○傷寒無熱惡寒者, 陰經病也. 今少陰病, 始得當無熱而反發熱, 但頭不痛爲異, 乃邪在表也. 脈雖沈, 尤宜溫劑發汗之[286]〔入門〕[287].

麻黃附子甘草湯

治少陰病, 無吐利厥逆, 宜用此微發汗也〔仲景〕[288]. ○卽麻黃附子細辛湯去細辛, 加甘草二錢也〔入門〕[289].

附子湯

治少陰病, 脈沈, 手足寒, 骨節痛. 又治口中和[290], 背惡寒.

白朮 四錢, 茯苓, 芍藥 各三錢, 附子 炮, 人蔘 各二錢.

右剉分二貼 水煎溫服〔入門〕[291].

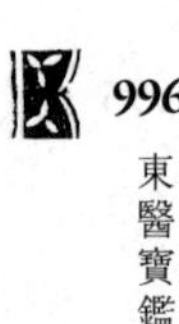

285 『傷寒論』 卷第六 「辨少陰病脈證幷治第十一」(앞의 책, 183쪽). 여기에는 처방 명이 '麻黃細辛附子湯'으로 되어 있다. "少陰病, 始得之, 反發熱, 脈沈者, 麻黃細辛附子湯主之. 麻黃細辛附子湯方. 麻黃二兩(去節, 甘熱)細辛二兩(辛熱)附子一枚(炮, 去皮, 破八片, 辛熱). 右三味, 以水一鬥, 先煮麻黃, 減二升, 去上沫, 內藥, 煮取三升, 去滓, 溫服一升, 日三服."

286 『醫學入門』에는 '尤宜溫劑發汗之'가 다음과 같이 되어 있고, 구성 약재에 대한 설명이 덧붙여 있다. "尤當溫劑, 發汗以散之. 是用附子細辛之辛以溫少陰之經, 麻黃之甘以散少陰之寒."

287 『醫學入門』 外集 卷三 外感 傷寒 「汗吐下滲和解溫補總方」 '陽證'(앞의 책, 314쪽). 『醫學入門』의 처방과 용법은 다음과 같다. 여기에는 생강과 대추가 더 들어 있다. "麻黃細辛各二錢, 熟附半枚(寒甚者一枚), 薑五片棗二枚. 水煎溫服. 取汗至足乃愈. 如嘔吐去細辛倍生薑."

마황부자세신탕

소음병으로 잠만 자려 하고 열이 나며 맥이 침沈한 것을 치료한다.

마황·세신 각 두 돈, 부자(싸서 굽는다) 한 돈.

위의 약들을 썰어 한 첩으로 하여 물에 달여 먹는다(『상한론』). ◯ 상한에 열이 나지 않고 오한이 나는 것은 음경陰經의 병이다. 그런데 소음병의 초기에는 열이 나지 않아야 하는데 도리어 열이 나면서 머리는 아프지 않은 것이 다른 점으로, 이는 사기邪氣가 표表에 있기 때문이다. 이때에는 맥이 침하더라도 오히려 따뜻한 약으로 땀을 내야 한다(『의학입문』).

마황부자감초탕

소음병으로 토하거나 설사하지 않고 궐역증厥逆證이 없는 경우에는 이 약을 써서 땀을 약간 낸다(『상한론』). ◯ 마황부자세신탕에서 세신을 빼고 감초 두 돈을 더 넣은 것이다(『의학입문』).

부자탕

소음병으로 맥이 침沈하고 손발이 차며 뼈마디가 아픈 것과 입맛은 〔쓰거나 마르거나 갈증이 나지 않고〕 돌아왔지만 등에 오한이 나는 것을 치료한다.

백출 너 돈, 백복령·작약 각 서 돈, 부자(싸서 굽는다)·인삼 각 두 돈.

위의 약들을 썰어 두 첩으로 하여 물에 달여 따뜻하게 먹는다(『의학입문』).

288 『傷寒論』 卷第六 「辨少陰病脈證幷治第十一」(앞의 책, 183쪽). "少陰病, 得之二三日, 麻黃附子甘草湯微發汗. 以二三日無證, 故微發汗也." 이 문장과 『醫學綱目』의 '無證'에 대한 樓盈의 注를 재구성하였다. 『醫學綱目』 卷之三十一 傷寒部 少陰病 「但欲寐嗜臥」(앞의 책, 712쪽).

289 『醫學入門』 外集 卷三 外感 傷寒 「汗吐下滲和解溫補總方」 陽證 '麻黃附子甘草湯'(앞의 책, 314쪽).

290 '口中和'는 不苦, 不燥, 不渴하여 음식물을 정상적으로 맛볼 수 있는 것인데, 몸 안에 邪熱이 없고 津液이 넉넉하다는 표현이다.

291 『醫學入門』 外集 卷三 外感 傷寒 「傷寒用藥賦」 '背惡寒而三陽虎湯少陰附湯'(앞의 책, 299쪽). "傷寒二三日, 口中和, 背惡寒者, 此屬少陰, 宜附子湯. … 兼治少陰身痛肢冷, 骨節煩疼. 方意. 以附子之辛以散寒, 蔘朮茯苓之甘以補陽, 芍藥之酸以補陰. 所以然者, 偏陰偏陽則爲病, 火欲實水當平之, 不欲偏勝也."

黃連阿膠湯

治少陰病, 欲寐, 二三日後, 煩心, 不得眠臥.

黃連, 阿膠, 芍藥 各二錢, 黃芩 一錢, 雞子 一箇.

右剉作一貼, 水煎至半, 去滓乃納膠, 再一沸, 又納雞子黃, 攪匀服, 日三〔仲景〕[292]. ○ 一名黃連雞子湯〔入門〕[293].

四逆湯

治傷寒陰證要藥也. 凡三陰脈遲, 身痛並用, 又治四肢逆冷.

甘草 炙 六錢, 乾薑 炮 五錢, 附子 生 一枚.

右剉分二貼, 水煎服〔正傳〕[294].

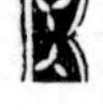

292 『傷寒論』 卷第六 「辨少陰病脈證幷治第十一」(앞의 책, 184쪽). "少陰病, 得之二三日以上, 心中煩, 不得臥, 黃連阿膠湯主之. 黃連阿膠湯方. 黃連四兩(苦寒)黃芩一兩(苦寒), 芍藥二兩(酸平), 雞子黃二枚(甘溫), 阿膠三兩(甘溫). 右五味, 以水五升, 先煮三物, 取二升, 去滓, 內膠烊盡, 小冷, 內雞子黃, 攪令相得, 溫服七合, 日三服."

293 『醫學入門』 外集 卷三 外感 傷寒 「傷寒用藥賦」 '煩躁厥逆自利'(앞의 책, 300쪽). "黃連雞子湯. 黃連一錢半, 黃芩阿膠芍藥各三錢. 水二盞, 煎至一盞, 去渣乘熱, 入阿膠令溶化, 少溫入雞子半枚, 攪匀溫服. 脈經日, 風傷陽, 寒傷陰, 少陰受病, 得之二三日已上, 寒極變熱, 爲陽入陰也. 脈沈無大熱, 心中煩躁不臥, 厥逆自利, 不得汗. 方意. 以陽有餘以苦除之, 芩連之苦以除熱. 陰不足以甘補之. 雞子阿膠之甘以補血. 酸收也, 瀉也, 芍藥之酸收陰氣而

황련아교탕

소음병으로 잠만 자려 하는데 2, 3일이 지나면 가슴이 답답하여 잠을 자지 못하는 것을 치료한다.

황련·아교·작약 각 두 돈, 황금 한 돈, 달걀 한 개.

위의 약들을 썰어 한 첩으로 하여 〔먼저 황련·아교·작약을〕 물에 넣고 달이다가 절반이 되면 찌꺼기를 버리고 아교를 넣는다. 다시 한 번 끓어오르면 달걀노른자를 넣고 잘 섞어서 하루 세 번 먹는다(『상한론』). ○ 황련계자탕이라고도 한다(『의학입문』).

사역탕

상한음증을 치료하는 중요한 약이다. 삼음맥이 지遲하고 온몸이 아픈 데에 두루 쓰며, 팔다리가 손발로부터 싸늘해지는 것도 치료한다.

감초(굽는다) 엿 돈, 건강(싸서 굽는다) 닷 돈, 부자(날것) 한 개.

위의 약들을 썰어 두 첩으로 하여 물에 달여 먹는다(『의학정전』).

瀉邪熱. 所謂宜瀉必以苦, 宜補必以甘, 此方兼之."

294 『醫學正傳』 卷之一 傷寒 「方法」 '四逆湯'(앞의 책, 47-48쪽). "治卽病太陰, 自利不渴, 及三陰證脈沈細而遲, 身體痛者. 附子一枚(去皮, 作八片, 生用), 甘草六錢(炙), 乾薑五錢(炮). 上細切, 分作二服, 每服用水二盞, 煎至一盞, 去渣溫服, 取少汗乃愈."

通脈四逆湯

治少陰病, 下利, 四肢厥冷, 脈微欲絶, 或無脈.

附子 二錢半, 乾薑 一錢半, 甘草 一錢.

右剉作一貼, 水煎服〔仲景〕[295]. ○ 脈絶者[296], 通脈四逆湯煎水, 和猪膽汁半枚[297], 溫服〔仲景〕[298]. ○ 面赤色者, 通脈四逆湯入葱白三莖, 同煎服〔入門〕[299].

白通湯

治少陰病, 下利, 脈微.

乾薑 三錢, 附子 生 半箇, 葱白 三莖.

右剉水煎服〔入門〕[300]. ○ 少陰證, 下利厥逆, 脈不至, 煩躁, 白通湯煎水, 和童尿一合, 猪膽汁半枚服之〔入門〕[301].

295 『傷寒論』 卷第六 「辨少陰病脈證幷治第十一」(앞의 책, 189쪽). 문장을 재구성하였다. "少陰病, 下利淸穀, 裏寒外熱, 手足厥逆, 脈微欲絶, 身反不惡寒, 其人面赤色, 或腹痛, 或乾嘔, 或咽痛, 或利止, 脈不出者, 通脈四逆湯主之. 通脈四逆湯方. 甘草二兩(炙), 附子大者一枚(生用, 去皮, 破八片), 乾薑三兩(強人可四兩). 右三味, 以水三升, 煮取一升二合, 去滓, 分溫再服. 其脈即出者愈. 面色赤者, 加葱九莖. 腹中痛者, 去葱加芍藥二兩. 嘔者, 加生薑二兩. 咽痛者, 去芍藥加桔梗一兩. 利止脈不出者, 去桔梗加人蔘二兩."

296 『傷寒論』에는 '脈絶者'가 '脈微欲絶者'로 되어 있다. 『醫學綱目』이나 『醫學入門』에는 모두 '脈絶者'가 '脈微欲絶者'로 되어 있다. 『醫學綱目』 卷之三十 傷寒部 少陰病 附吐利(앞의 책, 715쪽). "吐已下斷, 汗出而厥, 四肢拘急不解, 脈微欲絶者, 通脈四逆湯加猪膽汁下之." 『醫學入門』 外集 卷三 傷寒 傷寒雜證 「邪犯三焦成霍亂吐利不發則殂」(앞의 책, 280쪽). "少陰, 吐利煩躁, 欲死者, 三味蔘萸湯. 吐利止, 自汗厥逆不渴, 脈微欲絶者, 通脈四逆湯加猪膽汁."

297 白通湯에 人尿 五合과 猪胆汁 一合을 더 넣은 것을 白通加猪胆汁湯이라고 하는데, 본문에서의 '枚'는 '合'을 뜻하는 것으로 보인다.

통맥사역탕

소음병으로 설사를 하고 팔다리가 손발로부터 싸늘해지며 맥이 미微하여 끊어질 것 같거나 맥이 잡히지 않는 것을 치료한다.

부자 두 돈 반, 건강 한 돈 반, 감초 한 돈.

위의 약들을 썰어 한 첩으로 하여 물에 달여 먹는다(『상한론』). ◯ 맥이 끊어지려고 할 경우에는 통맥사역탕을 달인 물에 저담즙 반 홉을 타서 따뜻하게 먹는다(『상한론』). ◯ 얼굴빛이 붉은 경우에는 통맥사역탕에 파흰밑 세 뿌리를 넣고 함께 달여 먹는다(『의학입문』).

백통탕

소음병으로 설사가 나고 맥이 미微한 것을 치료한다.

건강 서 돈, 부자(날것) 반 개, 파흰밑 세 뿌리.

위의 약들을 썰어 물에 달여 먹는다(『의학입문』). ◯ 소음병으로 설사가 나고 손발이 싸늘해지며 맥이 잡히지 않고 답답하여 괴로운 데는 백통탕 달인 물에 동변 한 홉과 저담즙 반 홉을 타서 먹는다(『의학입문』).

 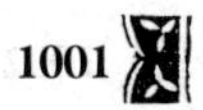

---

298 『傷寒論』 卷第七 「辨霍亂病脈證并治第十三」(앞의 책, 213쪽). "吐已下斷, 汗出而厥, 四肢拘急不解, 脈微欲絶者, 通脈四逆加猪膽汁湯主之."

299 『醫學入門』 外集 卷三 「傷寒用藥賦」 '陰證輕者三白辛黃以踈表'(앞의 책, 309쪽). 여기에서는 葱白三莖이 본 처방에 들어 있고, 面赤者는 七莖을 넣으라고 하였다. "通脈四逆湯. 附子五錢, 乾薑二錢半, 甘草二錢, 葱白三莖. 面赤者七莖, 水煎溫服." 『傷寒論』에서도 七莖을 넣으라고 하였다(앞의 책, 309쪽).

300 『醫學入門』 外集 卷三 傷寒 傳陽變陰 「陰證」(앞의 책, 285쪽). 문장을 재구성하였다. "白通湯. 葱白四莖, 生附子一枚, 乾薑一兩. 水煎溫服. 治少陰客寒, 不能制水, 脈微, 自利不止."

301 『醫學入門』 外集 卷三 傷寒 「傷寒用藥賦」 '白通調冷利無脈煩躁加猪膽'(앞의 책, 307쪽). 문장을 재구성하였다. "白通加猪膽汁湯, 附子一枚, 乾薑三錢, 葱白三莖, 水煎去渣, 入童便二盞, 猪膽汁一枚, 調服. 治少陰厥冷, 下利乾嘔, 脈浮遲而煩躁, 服此湯. 脈暴出者死, 微出者生." 李梴은 童尿와 猪膽을 쓰는 이유에 대해 다음과 같이 설명하였다. "液云, 來復丹用硝石之類, 至陽佐以至陰, 與白通湯佐以人溺, 猪膽汁大意相同." 『醫學入門』 內集 卷二 本草分類 「治瘡門」 '硫黃'(앞의 책, 205쪽).

赤石脂禹餘粮湯

治少陰證, 下利不止, 當治下焦, 宜用此.

赤石脂, 禹餘粮 各二錢半.

右剉碎, 水煎服〔仲景〕.[302]

桃花湯

治少陰病, 下利便膿血.

赤石脂 五錢 半生半炒, 乾薑 二錢, 糯米 一合.

右剉, 水煎至半, 去渣, 別入赤石脂細末一錢, 調服日二〔入門〕.[303]

眞武湯

治少陰病, 腹滿痛, 小便利,[304] 或下利或嘔.

茯苓, 芍藥, 附子 炮 各三錢, 白朮 二錢.

右剉作一貼, 入薑五片, 水煎服〔正傳〕.[305] ○ 古名玄武湯, 後世避諱, 改爲眞武湯.[306]

302『傷寒論』「辨太陽病脈證并治下第七」(앞의 책, 132쪽). 문장을 재구성하였다. "傷寒服湯藥, 下利不止, 心下痞硬. 服瀉心湯已, 復以他藥下之, 利不止, 醫以理中與之, 利益甚. 理中者, 理中焦, 此利在下焦, 赤石脂禹余糧湯主之."

303『醫學入門』外集 卷三 傷寒「傷寒用藥賦」'桃花散石脂丸邪入經而膿膿爲陳積結塊'(앞의 책, 307쪽). 문장을 재구성하였다. 여기에는 처방 명이 '桃花散'으로 되어 있다. "桃花散. 赤石脂五錢半生半炒, 乾薑二錢, 糯米一合. 水煎去渣, 入生石脂末一半, 調服. 治少陰下利膿血, 腹痛, 小便不利, 下利不止, 脈沈, 血寒凝滯, 下必紫黑成塊, 或雜膿血. 方意. 以石脂澁腸胃, 乾薑散寒, 糯米補氣, 下焦裏寒不約者宜."『傷寒論』에는 桃花湯으로 되어 있고, '糯米'가 '粳米'로 되어 있다.『傷寒論』卷第六「辨少陰病脈證并治第十一」(앞의 책, 185쪽). "少陰病, 下利便膿血者, 桃花湯主之. 桃花湯方. 赤石脂一斤(一半全用, 一半篩末, 甘溫), 乾薑一兩(辛熱),

적석지우여량탕

소음병으로 설사가 멎지 않을 때에는 마땅히 하초를 치료해야 하는데 이 약을 쓴다.

적석지·우여량 각 두 돈 반.

위의 약들을 썰고 부수어 물에 달여 먹는다(『상한론』).

도화탕

소음병으로 설사하면서 피고름이 섞여 나오는 것을 치료한다.

적석지 닷 돈(반은 날것, 반은 볶는다), 건강 두 돈, 찹쌀 한 홉.

위의 약들을 썰어 한 첩으로 하여 물에 넣고 반이 되게 달여 찌꺼기를 버리고 따로 곱게 간 적석지가루 한 돈을 타서 하루 두 번 먹는다(『의학입문』).

진무탕

소음병으로 배가 그득하고 아프며, 소변은 잘 나오는데 혹 설사하거나 구역질하는 것을 치료한다.

백복령·백작약·부자(싸서 굽는다) 각 서 돈, 백출 두 돈.

위의 약들을 썰어 한 첩으로 하여 생강 다섯 쪽을 넣고 물에 달여 먹는다(『의학정전』).

◯ 옛날에는 현무탕이라고 하였는데 후세에 피휘避諱하기 위하여 진무탕으로 바꾸었다.

粳米一斤(甘平). 右三味, 以水七升, 煮米令熟, 去滓, 溫服七合, 內赤石脂末, 方寸匕, 日三服. 若一服愈, 余勿服. 少陰病, 二三日至四五日, 腹痛, 小便不利, 下利不止, 便膿血者, 桃花湯主之."

304 『傷寒論』에는 '小便利'가 '小便不利, 或小便利'로 되어 있다.

305 『醫學正傳』 卷之一 傷寒 「方法」 '眞武湯'(앞의 책, 48쪽). "治卽病陰證, 傷寒脈沈細, 身體痛, 或發少陰汗, 致筋惕肉瞤等證. 茯苓芍藥生薑附子(炮去皮)各三錢, 白朮二錢. 上細切, 作一服, 水二盞, 煎至一盞, 去渣溫服. 如咳者, 加五味子乾薑細辛各一錢. 如小便利者, 去茯苓. 如下利者, 去芍藥加乾薑二錢. 如嘔者, 去附子倍生薑."

306 '眞武湯'에서 '眞'은 원래 '玄'이었는데 北宋 때 林億 등이 『傷寒論』을 교정하면서 宋始祖 趙玄郎을 避諱하기 위해 '玄'을 '眞'으로 바꾸었다. '玄'을 避諱한 것은 宋 眞宗 祥符年間부터 시작되었다.

白頭翁湯

治少陰病, 下利欲飮水, 以有熱故也,[307] 宜用此.

白頭翁, 黃柏, 秦皮, 黃連 各一錢半.

右剉作一貼, 水煎服. 且治挾熱下利,[308] 後重而渴〔入門〕.[309]

三黃熟艾湯

治傷寒大下, 熱利不止.

黃芩, 黃連, 黃柏, 熟艾 各一錢半.

右剉作一貼, 水煎服〔活人〕.[310]

薤白湯

治傷寒, 下利如爛肉汁, 赤帶下,[311] 伏氣腹痛.[312]

豆豉 半合 綿裹, 薤白 一握, 梔子 七枚.

右剉, 水二升半, 先煎梔子十沸, 下薤白, 煎至二升, 入豉, 煎至一升二合, 分二服〔活人〕.[313]

307 『醫學入門』 外集 卷三 傷寒 傷寒初證 「渴有汗多自利水入卽吐名逆證」(앞의 책, 274쪽). "下利飮水, 有熱者, 白頭翁湯."

308 '挾熱下利'는 協熱利라고도 하며, 裏寒證에 表熱證을 겸한 설사를 말한다. 寒邪가 제거되지 않았는데 설사를 잘못시켜 脾가 상해서 생긴다. 오슬오슬 춥고 열이 나며 명치 밑이 그득하면서 뜬뜬한 감이 있고 설사가 심하다(『동의학사전』).

309 『醫學入門』 外集 卷三 傷寒 「傷寒用藥賦」 '白頭踈熱利純下清水索黃龍'(앞의 책, 307쪽). "白頭翁湯. 白頭翁黃柏秦皮黃連各一錢. 水煎溫服. 治協熱下利, 後重而渴. 方意. 以腎欲堅, 急食苦以堅之, 利則下焦虛, 是以純苦之劑堅之."

310 『增注類證活人書』 卷十八 「三黃熟艾湯一百」(앞의 책, 463쪽). "治傷寒四五日而大下, 熱利時作, 白通湯諸藥多不得止, 宜服此湯, 除熱止利. 黃芩黃連黃蘗三分, 熟艾半雞子大. 右剉如麻豆大, 以水二大盞, 煎至七分, 去滓溫服."

백두옹탕

소음병으로 설사하면서 물을 마시려고 하는 것을 치료하는데, 물을 마시려고 하는 것은 열이 있기 때문으로 이런 경우에는 이 약을 쓴다.

백두옹·황백·진피·황련 각 한 돈 반.

위의 약들을 썰어 한 첩으로 하여 물에 달여 먹는다. 또한 협열하리協熱下利가 나고 뒤가 무직하며 갈증이 나는 것도 치료한다(『의학입문』).

삼황숙애탕

상한일 때 심하게 설사시켰는데도 열리熱利가 멎지 않는 것을 치료한다.

황금·황련·황백·숙애 각 한 돈 반.

위의 약들을 썰어 한 첩으로 하여 물에 달여 먹는다(『증주유증활인서』).

해백탕

상한으로 썩은 고기즙 같은 설사를 하는 것과 붉은 피가 섞여 나오는 설사〔赤痢〕, 복기伏氣로 배가 아픈 것을 치료한다.

두시 반 홉(천으로 싼다), 해백 한 줌, 치자 일곱 개.

위의 약들을 썰어 물 두 되 반에 먼저 치자를 넣고 열 번 끓어오르게 달이다가 해백을 넣고 두 되가 될 때까지 달인 뒤 여기에 두시를 넣고 한 되 두 홉이 되게 달여 두 번에 나누어 먹는다(『증주유증활인서』).

311 『增注類證活人書』에는 '帶'가 '滯'로 되어 있다. '滯下'는 痢疾을 달리 부른 이름으로, '赤滯下'는 赤痢를 말한다.

312 『增注類證活人書』에는 이 뒤에 '諸熱毒悉皆治之'라는 구절이 더 있다.

313 『增注類證活人書』 卷十八 「薤白湯一百一」(앞의 책, 463쪽).

四逆散

治傷寒病, 手足自熱而至溫, 從溫而至厥, 乃傳經之邪也, 宜用此.[314]

柴胡, 芍藥, 枳實, 甘草 炙 各等分.

右爲末, 每二錢, 淡米飮調服, 日二〔入門〕.[315]

猪膚湯

治少陰, 客熱[316]咽痛[317].

猪膚 一兩.

水一盞煎至五分, 入白蜜一合, 白粉半合, 熬香熟, 和匀服之〔入門〕.[318] ○ 猪水畜[319], 其氣入腎, 是以能解少陰客熱. 白蜜以潤燥除煩, 白粉益氣斷利〔入門〕.[320]

314 『醫學入門』 外集 卷三 傷寒「傷寒雜證」'四肢胃末由熱而溫而冷逆知是傳經之厥'(앞의 책, 275쪽). "傷寒邪在三陽, 則四肢熱. 半表半裏及太陰, 則邪漸入內, 則四肢溫. 傳至少陰厥陰, 則邪入深而陷伏於內, 則四肢厥冷. 然先由熱而後厥者, 傳經熱厥也. 輕則四逆散白虎湯竹葉石膏湯, 重則大柴承氣下之."

315 『醫學入門』 外集 卷三「傷寒用藥賦」'柴芍枳甘何憂熱厥似陰'(앞의 책, 302쪽). "四逆散. 甘草枳實柴胡芍藥各一錢. 爲末, 每二錢, 米飮下. 方意. 以邪漸入深, 則手足漸冷, 是以用枳實之苦, 佐甘草以瀉裏熱, 芍藥之酸以收陰氣, 柴胡之苦以發表熱. 經曰, 熱淫於內, 以酸收之, 以苦發之是也. 如咳者, 肺寒氣逆, 下利者, 肺與大腸爲表裏, 加五味子以收逆氣, 乾薑以散肺寒. 悸者, 氣虛而不能通行, 心下築築然悸動, 加桂枝以導陽氣. 小便不利, 加茯苓以淡滲之, 裏虛腹痛, 加附子以補虛. 泄利後重, 下焦氣滯也, 加韭白以泄氣滯. 凡腎病體有熱者, 皆加服之."

사역산

상한병으로 손발에 저절로 열이 났다가 점차 따뜻해지고 따뜻해졌다가 다시 차가워지는 것을 치료하는데, 이는 다른 경經에서 전경해온 사기邪氣 때문이므로 이 약을 쓴다.

시호·백작약·지실·감초(굽는다) 각 같은 양.

위의 약들을 가루내어 두 돈씩 하루 두 번 묽은 미음에 타서 먹는다(『의학입문』).

저부탕

소음병에 객열客熱로 목구멍이 아픈 것을 치료한다.

저부 한 냥.

저부〔돼지껍질〕를 물 한 잔에 넣고 물이 절반이 되게 끓인 다음 꿀 한 홉과 백분〔쌀가루〕 반 홉을 넣고 좋은 냄새가 나게 달여 익혀 잘 저어서 먹는다(『의학입문』). ◯ 돼지는 수水에 속하는 가축이기 때문에 그 기운은 신腎으로 들어가 소음에 있는 객열을 잘 풀어주고, 꿀은 마른 것을 눅여주며 답답한 것을 없애고, 백분은 기를 더해주고 설사를 멎게 한다(『의학입문』).

316 '客熱'은 밖으로부터 침범한 열사를 말하는데, 여기에서는 傷寒病에서 나타나는 虛熱이나 假熱을 말한다.

317 『醫學入門』에서는 少陰病의 客熱咽痛에는 單甘草湯을 쓴다고 하였다. 『醫學入門』 外集 卷三 傷寒 「傷寒雜證」 '咽痛有熱無熱腎伏暴寒下必利'(앞의 책, 278쪽). "少陰客熱咽痛者, 單甘草湯. 寒熱相搏及亡陽咽痛者, 猪膚湯甘桔湯."

318 『醫學入門』 外集 卷三 「傷寒用藥賦」 '咽痛猪膚甘桔而半桂可起伏寒'(앞의 책, 304쪽). "猪膚湯. 猪膚一兩. 水一盞, 煎至五分, 入白蜜一合, 白粉半合, 熬香熟, 和勻相得服之. 治陽經傳入少陰, 客熱下利, 咽痛胸滿. 及脈陰陽俱緊, 主無汗, 而有汗曰亡陽, 法當咽痛, 此屬少陰."

319 『醫學入門』에는 '猪' 앞에 '以'가 더 있다.

320 猪膚湯의 方意이다.

甘草湯

治少陰, 客熱[321]咽痛.

甘草.

剉每服四錢, 水煎, 日三服〔仲景〕[322].

桔梗湯

治少陰, 寒熱相搏[323]咽痛.

甘草 三錢半, 桔梗 一錢半.

右剉, 水煎服〔仲景〕[324].

半夏散

治少陰, 客寒[325]咽痛[326].

半夏 製, 桂枝, 甘草 炙 各二錢.

右剉作一貼, 水煎, 小小嚥服〔仲景〕[327].

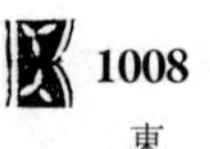

321 『傷寒論』에는 '客熱'이 없다.

322 『傷寒論』 卷第六 「辨少陰病脈證幷治第十一」(앞의 책, 186쪽). "少陰病, 二三日咽痛者, 可與甘草湯, 不差者, 與桔梗湯. 甘草湯方. 甘草二兩. 右一味, 以水三升, 煮取一升半, 去滓, 溫服七合, 日二服."

323 『傷寒論』에는 '寒熱相搏'이 없다.

324 『傷寒論』 卷第六 「辨少陰病脈證幷治第十一」(앞의 책, 186-187쪽). "桔梗湯方. 桔梗一兩, 甘草二兩. 右二味, 以水三升, 煮取一升, 去滓, 分溫再服."

325 『傷寒論』에는 '客寒'이 없다. '客寒'은 찬바람을 맞아서 생긴 오한을 말한다.

326 '客寒咽痛'은 『金匱翼』에 나온다. 尤怡, 『金匱翼』

감초탕

소음병에 객열客熱로 목구멍이 아픈 것을 치료한다.

감초.

감초를 썰어 너 돈씩 물에 달여 하루 세 번 먹는다(『상한론』).

길경탕

소음병에 한과 열이 서로 부딪쳐 목구멍이 아픈 것을 치료한다.

감초 서 돈 반, 길경 한 돈 반.

위의 약들을 썰어 물에 달여 먹는다(『상한론』).

반하산

소음병에 객한客寒으로 목구멍이 아픈 것을 치료한다.

반하(법제한다)·계지·감초(굽는다) 각 두 돈.

위의 약들을 썰어 한 첩으로 하여 물에 달여 조금씩 넘긴다(『상한론』).

 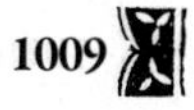

卷五 咽喉「客寒咽痛」(許有玲 校注, 中國中醫藥出版社, 1996, 151쪽). "鍼經云, 寒氣客于會厭, 卒然如啞, 此寒氣與痰涎凝結咽喉之間, 宜以甘辛溫藥治之. 切忌寒凉, 邪鬱不解, 則疾成矣."

327 『傷寒論』 卷第六「辨少陰病脈證幷治第十一」(앞의 책, 187쪽). "少陰病咽中痛, 半夏散及湯主之. 半夏散及湯方. 半夏(洗)桂枝(去皮)甘草(炙)以上各等分. 以上三味, 各別擣篩已, 合治之, 白飮和, 服方寸匕, 日三服. 若不能散服者, 以水一升, 煎七沸, 內散兩方寸匕, 更煎三沸, 下火令小冷, 少少咽之."

厥陰形證用藥

厥陰心包絡爲標，故舌卷厥逆，冷過肘膝[328]，小腹絞痛[329]，三味蔘萸湯，四順湯主之．肝爲本，故男則囊縮，女則[330]乳縮，手足乍冷乍溫[331]，煩滿者，大承氣湯主之〔入門〕[332]．○ 厥陰之爲病，消渴，氣上衝心，心中疼熱，飢不欲食，食則吐蚘〔活人〕[333]．○ 傷寒六七日，煩滿囊縮，其脈尺寸俱微緩者，足厥陰肝經受病也．其脈微浮爲欲愈，不浮爲難愈[334]．脈浮緩者，必囊不縮，外證必發熱惡寒似瘧爲欲愈，宜桂枝麻黃各半湯 方見上．若尺寸俱沈短者，必是囊縮，毒氣入腹[335]，宜承氣湯下之〔活人〕[336]．

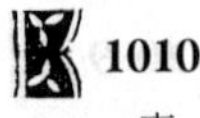

328 『醫學入門』에는 이 뒤에 '吐沫嘔逆, 不渴'이라는 구절이 더 있다.

329 『醫學入門』에는 이 뒤에 '爲寒'이 더 있다.

330 『醫學入門』에는 '女則'이 '女陰挺'으로 되어 있다. '陰挺'은 子宮下垂나 심하면 子宮脫出이 되는 것을 말한다. 陰脫, 陰菌, 陰痔. 產腸不收, 葫蘆頹 등이라고도 한다.

331 『醫學入門』에는 이 뒤에 '大便實, 消渴'이라는 구절이 더 있다.

332 『醫學入門』 外集 卷三 外感 傷寒 「仲景張先生傷寒纂要」 '標本'(앞의 책, 256쪽).

333 『傷寒論』 卷第六 「辨厥陰病脈證幷治第十二」(앞의 책, 195쪽). "厥陰之爲病, 消渴, 氣上撞心, 心中疼熱, 饑而不欲食, 食則吐蛔, 下之利不止." 『增注

궐음병의 겉으로 드러난 증상과 약을 쓰는 방법

궐음경은 심포락心包絡이 표標가 되므로 혀가 말리고 팔다리가 손발 끝에서부터 싸늘해지는데, 찬 기운이 팔꿈치와 무릎 위까지 미치고 아랫배가 꼬이는 듯이 아프다. 삼미삼유탕과 사순탕이 주치한다. 〔궐음경은〕 간肝이 본本이 되므로 남자는 음낭이 오그라들고 여자는 유방이 오그라들며, 손발이 찼다 더웠다 하고 가슴이 답답하며 그득하다. 대승기탕이 주치한다(『의학입문』). ◯ 궐음병이 되면 소갈증이 생기고 기가 가슴으로 치밀어 오르며 가슴이 아프고 열이 나며, 배가 고파도 먹고 싶어하지 않고 먹으면 회충을 토한다(『증주유증활인서』). ◯ 상한병에 걸린 지 6, 7일이 되었을 때 가슴이 답답하고 그득하며 음낭이 오그라들고 척맥尺脈과 촌맥寸脈이 모두 미완微緩하면 족궐음간경에 병이 든 것이다. 그 맥이 미부微浮하면 나으려는 것이고, 맥이 부浮하지 않으면 낫기 어렵다. 맥이 부완浮緩하면 음낭이 반드시 오그라들지 않고 겉으로는 발열과 오한이 학질처럼 번갈아 나는데, 이는 병이 나으려고 하는 것이다. 계지마황각반탕을 쓴다(처방은 앞에 있다). 만약 척맥과 촌맥이 모두 침단沈短하면 음낭이 반드시 오그라드는데, 이는 독기毒氣가 배로 들어간 것이므로 승기탕을 써서 설사시킨다(『증주유증활인서』).

類證活人書』에 나오는 내용은 다음과 같다. "何謂厥陰證. 厥陰肝之經, 主消渴, 氣上衝, 心中疼熱, 饑不欲食, 食則吐蛔, 下之利不止也. 古人云, 辛甘發散爲陽. 謂桂枝甘草乾薑附子之類, 能復而陽氣也. 微用辛甘, 甚則用辛苦. 陰極發躁, 陰證似陽. 學者當以脈別之." 『增注類證活人書』 卷四 「十八問」(앞의 책, 122쪽).

334 『增注類證活人書』에는 '難愈'가 '未愈'로 되어 있으며, 이 뒤에 '宜小建中湯'이라는 구절이 더 있다.

335 『增注類證活人書』에는 '腹'이 '臟'으로 되어 있다.

336 『增注類證活人書』 卷一 「六問」(앞의 책, 76-77쪽).

○ 大抵傷寒病藏府傳變，陽經先受病，故次傳入陰經．以陽主生，故太陽水傳足陽明土，土傳足少陽木，爲微邪[337]也．陰主殺，故木傳足太陰土，土傳足少陰水，水傳足厥陰木．至六七日，當傳厥陰肝木，必移氣剋於脾土，脾再受邪[338]，則五藏六府皆因[339]而危殆，榮衛不通，耳聾囊縮，不知人而死．速用承氣湯下之，可保五生一死[340]〔活人[341]〕．○ 若第六七日，傳厥陰，脈得微緩微浮，爲脾胃脈也．故知脾氣全不受剋，邪無所容，否極泰來[342]，榮衛將復，水升火降，則寒熱作，而大汗解矣〔活人[343]〕．

337 '微邪'는 五邪의 하나로, 五行의 相侮관계로 병이 전해갈 때의 邪氣를 말한다.

338 『增注類證活人書』에는 '邪'가 '賊邪'로 되어 있다.

339 『增注類證活人書』에는 '因'이 '困'으로 되어 있다.

340 『增注類證活人書』에는 '五生一死'가 '五死一生'으로 되어 있다.

341 『增注類證活人書』 卷一 「六問」(앞의 책, 78쪽).

342 『周易』의 否卦와 泰卦에서 나온 말로, 역경이 극에 달하면 바뀌어 좋은 때가 온다는 뜻이다. 天地交를 泰라 하고, 天地不交를 否라고 한다. 泰는 順利하고 通한 것이며, 否는 失利하고 막힌[塞] 것이다.

◯ 일반적으로 상한병은 장부를 옮겨가며 변하는데, 양경陽經이 먼저 병을 받기 때문에 그다음에는 음경陰經으로 옮겨간다. 양陽은 살리는 것을 주관하므로 태양의 수水가 족양명의 토土로 옮겨가고, 토는 족소양의 목木으로 옮겨가서 미사微邪가 된다. 음陰은 죽이는 것을 주관하므로 목이 족태음의 토로 옮겨가고, 토는 족소음의 수로 옮겨가며, 수는 족궐음의 목으로 옮겨간다. 6, 7일이 지나 궐음의 간목肝木으로 옮겨간 기는 반드시 기를 움직여서 비토脾土를 극剋하게 된다. 이때 비가 다시 사기邪氣를 받게 되면 오장육부가 모두 위태롭고, 영기榮氣와 위기衛氣가 통하지 않아 귀가 멀고 음낭이 오그라들며 사람을 알아보지 못하다가 죽는다. 빨리 승기탕을 써서 설사시켜야 하는데, 〔이렇게 하면 여섯 명 중〕 다섯 명은 죽고 한 명은 살릴 수 있다(『증주유증활인서』). ◯ 만약 〔상한병에 걸린 지〕 6, 7일이 되어서 궐음으로 옮겨갔는데 맥이 미완하거나 미부하면 이는 비위脾胃의 맥이 아직 살아 있는 것으로, 이로써 비기脾氣가 완전히 억제를 받은 것이 아니어서 사기가 더 이상 들어갈 곳이 없다는 것을 알 수 있다. 비괘否卦가 극에 달하면 태괘泰卦가 오는 것처럼, 영기와 위기가 점차 회복되어 수기水氣는 위로 올라가고 화기火氣는 아래로 내려가게 되어 오한발열이 나고 땀이 많이 나면서 낫는다(『증주유증활인서』).

343 『增注類證活人書』 卷一 「六問」(앞의 책, 78쪽). 『增注類證活人書』에는 이 앞에 '古人云, 脾熱病則五臟危. 又云, 土敗木賊則死'라는 구절이 더 있다.

厥陰病手足厥冷

凡厥[344]者, 陰陽氣不相順接, 便爲厥. 厥者, 手足逆冷是也〔仲景〕[345]. ○ 若始得之, 手足便厥冷不溫者, 是陰經受邪[346], 可用四逆湯溫之. 若手足自熱而至溫, 從四逆而至厥者, 傳經之邪也. 可用四逆散 方並見上, 必須識此, 勿令誤也〔明理〕[347]. ○ 諸手足逆冷, 皆屬厥陰, 不可汗下. 然有須汗須下者, 謂手足雖逆冷, 時有溫時, 手足掌心必煖, 非正厥逆, 當消息之〔活人〕[348].

厥陰病煩滿囊縮

厥陰證, 手足厥冷, 小腹痛, 煩滿囊縮, 脈微欲絶, 宜當歸四逆湯〔仲景〕. ○ 傷寒六七日, 尺寸脈微緩者, 厥陰受病也. 其證小腹煩滿而囊縮, 宜用承氣湯下之〔仲景〕[349].

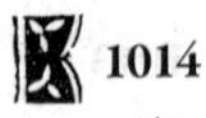

344 '厥'에 대해 『傷寒明理論』에서는 다음과 같이 이야기하였다. "傷寒厥者, 何以明之. 厥者, 冷也, 甚於四逆也. 經曰, 厥者, 陰陽氣不相順接, 便爲厥. 厥者, 手足逆冷是也. 謂陽氣內陷, 熱氣逆伏, 而手足爲之冷也(『傷寒明理論』 卷二 「厥第三十三」, 39쪽)."

345 『傷寒論』 卷第六 「辨厥陰病脈證幷治第十二」(앞의 책, 197쪽).

346 『傷寒明理論』에는 이 뒤에 '陽氣不足'이라는 구절이 더 있다.

347 『傷寒明理論』 卷二 「四逆第三十二」(앞의 책, 38쪽). 문장을 재구성하였다. "若手足自熱而至溫,

궐음병은 손발이 차다

일반적으로 '궐厥'은 음기와 양기가 서로 순조롭게 이어지지 않기 때문에 생기는데, 그러면 곧바로 궐하게 된다. '궐'은 손발 끝에서부터 싸늘해지는 것을 말한다(『상한론』). ◯ 처음 병이 들어 곧바로 손발이 싸늘해지고 다시 따뜻해지지 않는 것은 음경陰經이 사기邪氣를 받았기 때문이므로 사역탕을 써서 따뜻하게 할 수 있다. 만약 손발에서 저절로 열이 나다가 〔식어서〕 따뜻해지고 점차 손발로부터 싸늘해지다가 매우 차게 되는 것은 전경傳經된 사기 때문이다. 이런 때에는 사역산을 쓸 수 있는데(처방은 모두 앞에 있다), 반드시 이와 같은 차이를 잘 알아서 실수하는 일이 없도록 하여야 한다(『상한명리론』). ◯ 손발이 싸늘해지는 것은 모두 궐음厥陰에 속하므로 땀을 내거나 설사시켜서는 안 된다. 그러나 땀을 내거나 설사를 시켜야 되는 경우도 있는데, 비록 손발로부터 싸늘해지더라도 때로 따뜻해지거나 손바닥과 발바닥이 따뜻하다면 진짜 궐역병이 아니므로 잘 살펴야 한다(『증주유증활인서』).

궐음병일 때에는 답답하고 속이 그득하며 음낭이 오그라든다

궐음병으로 손발로부터 싸늘해지고 아랫배가 아프며, 속이 답답하면서 그득하고 음낭이 오그라들며 맥이 미微하여 끊어지려고 하면 당귀사역탕을 쓴다(『상한론』). ◯ 상한병에 걸린 지 6, 7일이 지나 척맥尺脈과 촌맥寸脈이 미완微緩하면 궐음에 병이 든 것이다. 그 증상은 아랫배가 답답하면서 그득하며 음낭이 오그라드는데, 승기탕을 써서 설사시킨다(『상한론』).

從四逆而至厥者, 傳經之邪也, 四逆散主之. 若始得之手足便厥而不溫者, 是陰經受邪, 陽氣不足, 可用四逆湯溫之. 大須識此, 勿令誤也."

348 『增注類證活人書』 卷四 「二十八問」(앞의 책, 137쪽).

349 『傷寒論』의 다음 문장을 재구성한 것인데 문장 중에 '小腹痛'은 없다. "尺寸俱微緩者, 厥陰受病也, 當六七日發. 以其脈循陰器絡於肝, 故煩滿而囊縮. 此三經皆受病, 已入於府, 可下而已(『傷寒論』 卷第二 「傷寒例第三」, 35쪽)." "手足厥寒, 脈細欲絶者, 當歸四逆湯主之(『傷寒論』 卷第六 「辨厥陰病脈證并治第十二」, 200쪽)."

三味蔘萸湯

治厥陰證, 乾嘔吐涎沫, 頭痛. 及少陰證, 厥冷煩燥欲死. 陽明, 食穀欲嘔者, 皆妙.

吳茱萸 三錢, 人蔘 二錢, 生薑 四片, 大棗 二枚.

右剉, 水煎, 溫服〔入門〕[350]. ○一名吳茱萸湯.

當歸四逆湯

治厥陰證, 手足厥冷, 脈微欲絶.

當歸, 白芍藥 各二錢, 桂枝 一錢半, 細辛, 通草, 甘草 各一錢.

右剉作一貼, 入棗二枚[351], 水煎服〔入門〕[352].

350 『醫學入門』 外集 卷三 「傷寒用藥賦」 '陰證'(앞의 책, 321쪽). 문장에 들고남이 있다. "三味蔘萸湯. 治厥陰病, 乾嘔吐涎, 頭痛甚極. 及少陰吐利, 手足逆冷, 煩躁欲死. 陽明, 食穀欲嘔, 得湯反劇, 屬上焦寒等證尤妙. 吳茱萸三錢, 人蔘二錢, 生薑四片, 大棗二枚. 水煎, 溫服. 經曰, 寒淫於內, 治以甘熱, 佐以苦辛. 吳茱萸生薑之辛以溫胃, 人蔘大棗之甘, 以緩脾. 如陰逆厥冷, 唇青面黑, 舌捲囊縮, 加附子細辛."

351 『醫學入門』에서는 '薑五片'을 더 넣었다.

352 『醫學入門』 外集 卷三 「傷寒用藥賦」 '陰證'(앞의 책, 321쪽). 문장에 들고남이 있다. "當歸四逆湯. 治厥陰病, 氣弱手足厥逆, 小腹疼痛, 或嘔噦, 或囊縮, 血虛則脈細欲絶, 亦陰毒要藥也. 當歸白芍藥

삼미삼유탕

궐음증으로 헛구역질을 하고 거품이 섞인 침을 토하며 머리가 아픈 것을 치료한다. 소음증으로 손발이 차가워지고 답답하여 죽을 것 같거나 양명증으로 속이 미식거릴 때에도 좋다.

오수유 서 돈, 인삼 두 돈, 생강 네 쪽, 대추 두 개.

위의 약들을 썰어 물에 달여 따뜻하게 먹는다(『의학입문』). ◯ 오수유탕이라고도 한다.

당귀사역탕

궐음증으로 손발로부터 싸늘해지고 맥이 미微하여 끊어질 것 같은 것을 치료한다.

당귀·백작약 각 두 돈, 계지 한 돈 반, 세신·통초·감초 각 한 돈.

위의 약들을 썰어 한 첩으로 하여 대추 두 개를 넣고 물에 달여 먹는다(『의학입문』).

各二錢, 桂枝一錢半, 細辛通草甘草各一錢, 薑五片棗二枚. 水煎溫服. 經曰, 脈者, 血之府也. 諸血皆屬於心. 通脈者, 必先補心益血. 苦先入心, 當歸之苦以助心血. 心苦緩, 急食甘以緩之, 通草甘棗之甘以緩陰血. 如素有寒氣, 加吳茱倍生薑. 寒甚, 加附子. 脈不至, 加人蔘."

傷寒陽證

凡仲景稱太陽病者，皆表證，發熱惡寒，頭項痛也．若脈大[353]，則與證相應，宜發汗．若脈反微，不與證相應，則不可發汗．但用一二各半湯[354]和之可也〔綱目[355]〕．○ 少陰，身雖有熱而無頭痛．厥陰，有頭痛而無身熱．若身熱而又頭痛，屬陽證，無疑矣〔活人〕．○ 陽證似陰[356]，糞黑而脈滑〔得效[357]〕．○ 身大熱[358]，反不欲近衣，此爲表寒裏熱，屬陽證，宜陽旦湯〔入門〕．○ 陽證宜汗，冬月，麻黃湯桂枝湯[359]．虛者，人蔘順氣散 方見風門．三時，羌活冲和湯〔入門[360]〕．○ 陽證，頭痛身熱，脈浮數，宜香蘇散，芎芷香蘇散，人蔘羌活散 方見風門，蔘蘇飮，十神湯 方見瘟疫．

陽旦湯

治傷寒陽證，身大熱[361]，反不欲近衣．

桂枝，芍藥 各三錢，黃芩 二錢，甘草 一錢．

右剉作一貼，入薑三片棗二枚，水煎服〔入門[362]〕．

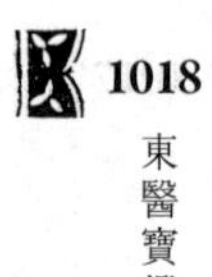

353 『醫學綱目』에는 '大'가 '浮大'로 되어 있다.

354 『醫學綱目』에는 이 뒤에 '等'이 더 있다. '一二各半湯'은 독자적인 처방 명이 아닌 '各半湯'의 종류를 말한다. 이를 桂枝麻黃各半湯과 桂枝二越婢一湯으로 보기도 한다.

355 『醫學綱目』 卷之三十 傷寒部 「太陽病」(앞의 책, 680쪽). '桂枝麻黃各半湯'에 대한 樓英의 注이다.

356 '陽證似陰'은 眞熱假寒과 같은 뜻이다.

357 『世醫得效方』 卷第一 大方脈雜醫科 「集證說」(앞의 책, 4쪽). "陽證似陰, 糞黑而脈滑. 陰證似陽, 面赤而脈微矣."

358 『醫學入門』에는 '身大熱'이 '身冷似氷'으로 되어 있다. "如病因身冷似氷, 而外不欲近衣, 口燥舌乾, 脈沈而滑, 分明表寒裏熱, 所謂熱在骨髓, 寒在皮膚也. 活人先以陽旦湯合白虎湯除熱, 次服桂麻各半湯和表(『醫學入門』 外集 卷三 傷寒 「傷寒初證」 '表裏寒熱', 268쪽)." 『增註類證活人書』에도 '身大寒'으로 되어 있다. "病人有身大熱, 反欲得衣. 有身大寒, 反不欲近衣者. 此名表熱裏寒, 表寒裏熱也. … 病人身大寒, 反不欲近衣, 寒在皮膚, 熱在骨

상한양증

장기張機가 말한 태양병은 모두 표증表證으로, 열이 나고 오한이 들며 머리와 뒷덜미가 아프다. 그런데 그 맥이 대大하면 증상과 서로 맞는 것이므로 마땅히 땀을 내야 한다. 만약 그 맥이 도리어 미微하면 증상과 서로 맞지 않는 것이므로 땀을 내어서는 안 되며, 오직 한두 번 각반탕을 써서 화해시켜야 한다(『의학강목』). ◯ 소음병은 몸에서는 열이 나지만 머리는 아프지 않고, 궐음병은 머리는 아프지만 몸에서는 열이 나지 않는다. 만약 몸에 열이 나면서 머리도 아프다면 양증陽證인 것이 분명하다(활인). ◯ 진열가한증眞熱假寒證은 변이 검고 맥이 활滑하다(『세의득효방』). ◯ 몸이 매우 차지만〔身大寒〕 옷을 입으려고 하지 않는 것은 겉은 차고 속에는 열이 있기 때문인데, 이는 양증에 속하므로 양단탕을 쓴다(『의학입문』). ◯ 양증에는 땀을 내야 하는데 겨울에는 마황탕이나 계지탕을 쓰고, 허하면 인삼순기산(처방은 「풍문」에 있다)을 쓰며, 나머지 계절에는 강활충화탕을 쓴다(『의학입문』). ◯ 양증에 머리가 아프고 몸에서 열이 나며 맥이 부삭浮數하면 향소산, 궁지향소산, 인삼강활산(처방은 「풍문」에 있다), 삼소음, 십신탕(처방은 「온역문」에 있다)을 쓴다.

양단탕

상한양증으로 몸이 매우 차지만〔身大寒〕 도리어 옷을 입으려고 하지 않는 것을 치료한다.

계지·작약 각 서 돈, 황금 두 돈, 감초 한 돈.

위의 약들을 썰어 한 첩으로 하여 생강 세 쪽, 대추 두 개를 넣고 물에 달여 먹는다(『의학입문』).

髓也. 仲景亦無治法, 宜先與白虎加人蔘湯, 熱除差, 以桂枝麻黃各半湯以解其外(『增註類證活人書』「十七問」 卷之三, 116쪽)." 여기에서는 '身大寒'으로 보아 번역하였다.

359 『醫學入門』에는 '桂枝湯'이 없다.

360 『醫學入門』 外集 卷三 傷寒 「正傷寒」 '傷寒惡寒無汗而手足微冷'(앞의 책, 261쪽). "霜降後春分前, 人有衝斥道途, 履霜踢氷, 冒犯寒氣, 卽發爲病, 名曰傷寒. 必先惡寒, 頭痛甚, 鼻無涕, 其聲先輕後重, 口中和, 雖不食亦不惡食, 手足不熱. 病深重者, 必身痛發熱. 冬月, 麻黃湯. 輕淺者, 陶氏麻黃湯. 虛者, 人蔘順氣散. 三時, 羌活冲和湯小柴胡湯. 通用, 麻黃杏仁飮. 此專辨無汗爲傷寒, 盖風暑濕皆有汗, 惟寒泣血無汗. 至於初證傳變雜證, 俱詳後段."

361 이곳의 '身大熱'도 '身大寒'으로 보아야 할 것이다.

362 『醫學入門』 外集 卷三 傷寒 「正傷寒」 '陰旦陽旦表裏寒熱堪誇'(앞의 책, 300쪽). "治裏熱表寒, 如夏至後, 更加知母石膏或升麻, 不然恐有發黃斑出之變."

傷寒陰證

凡傷寒, 四肢厥冷, 吐利不渴, 靜踡, 此陰證之常也. 須察其脈有力無力, 如重按無力或無脈, 便是伏陰, 急與五積散加附子. 如脈有力, 是陽證[363]也. 不可不辨〔入門〕[364]. ○ 三陰經血分自受寒[365], 謂之陰證. 傷寒微者, 寒邪外襲漸入經絡, 宜麻黃附子細辛湯, 或辛黃三白湯. 甚者, 卒中陰經, 初起無頭痛身熱, 便惡寒厥冷, 或胸腹痛, 嘔吐下利. 太陰用附子理中湯, 少陰用附子湯, 厥陰用當歸四逆湯〔入門〕[366]. ○ 傷寒, 有口沃白沫, 或唾多流冷涎, 俱是寒證[367]. 宜吳茱萸湯, 理中湯. 切忌冷藥〔醫鑑〕[368]. ○ 傷寒陰證, 宜陰旦湯, 人蔘養胃湯, 藿香正氣散, 不換金正氣散, 正陽散. ○ 陰證似陽[369], 面赤而脈微〔入門〕[370].

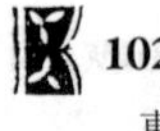

363 『醫學入門』에는 '陽證'이 '陽證似陰'으로 되어 있다.

364 『醫學入門』 外集 卷三 傷寒「傳陽變陰」'陰證常變察其有力無力'(앞의 책, 285쪽). 문장을 재구성하였다. "厥冷吐利, 不渴靜踡, 此陰證之常也. 若發熱面赤, 煩躁飮冷, 脈大, 掀衣去被, 此陰證之變也. 若認作陽證, 投凉必死. 須察脈有力無力, 如重按無力, 或全無者, 便是伏陰, 急與五積散, 通解表裏之寒, 甚加薑附. 如果有力, 乃陽證似陰也, 不可不辨. 陰證無脈者, 薑酒半盞服之, 或吞四順丸. 又病人有痛處, 當知痛甚者脈必伏. 如無痛證用此法, 脈不來者死. 如原無正脈, 須覆手取之, 乃陰陽錯亂也, 宜和合陰陽."

365 '自受寒'은 '直中三陰' 또는 '直中陰經'이라고도 한다. 邪氣가 직접 陰經에 침범한 것을 말한다. 邪氣가 三陽經을 거치지 않고 직접 三陰經에 침범한 것을 말한다(『동의학사전』). 『醫學入門』 外集 卷三 病機「仲景張先生傷寒纂要」'三陰利用乎變法有中有傳'(앞의 책, 257쪽). "若不自陽經傳來, 直中三陰之經, 初起厥逆腹痛, 自利不渴, 太陰自受寒也. 上證加之嘔吐, 少陰自受寒也. 于加之小便清利, 厥陰自受寒也."

366 『醫學入門』 外集 卷三 傷寒「傳陽變陰」(앞의 책, 285쪽). 문장을 재구성하였다. "三陰經血分自受寒, 謂之陰證, 有微甚不同. 微者, 寒邪自背輸漸入少陰. 故表鬱亦能發熱, 但終不如陽證熱甚, 亦或

상한음증

상한으로 팔다리가 싸늘해지고 토하며 설사하는데, 갈증은 없고 가만히 웅크리고만 있는 것이 음증陰證의 일반적인 증상이다. 반드시 맥에 힘이 있는지 없는지를 살펴야 하는데, 꾹 눌러서 힘이 없거나 맥이 뛰지 않으면 이것은 곧 복음伏陰이므로 급히 오적산에 부자를 넣어 쓴다. 맥에 힘이 있으면 이것은 양증陽證이다. 잘 구별하여야 한다(『의학입문』). ◯ 삼음경의 혈분血分이 곧장 한사寒邪를 받은 것을 음증이라고 한다. 상한병이 미약한 경우는 한사가 겉에서 침범하여 점차 경락으로 들어왔을 때로 이때에는 마황부자세신탕이나 신황삼백탕을 쓴다. 〔그러나 상한병이〕 심한 경우는 〔한사가〕 갑자기 음경으로 곧장 들어온 것으로, 처음에는 머리도 아프지 않고 몸에 열도 나지 않다가 문득 오한을 느끼면서 팔다리가 싸늘해지고 혹 가슴과 배가 아프기도 하며 토하거나 설사를 한다. 태음병에는 부자이중탕을 쓰고, 소음병에는 부자탕을 쓰며, 궐음병에는 당귀사역탕을 쓴다(『의학입문』). ◯ 상한으로 입에 게거품을 물거나 침이 많고 냉연冷涎이 흐르면 이는 모두 한증이므로 오수유탕, 이중탕을 쓴다. 찬약을 쓰면 절대로 안 된다(『고금의감』). ◯ 상한음증에는 음단탕, 인삼양위탕, 곽향정기산, 불환금정기산, 정양산을 쓴다. ◯ 진한가열증眞寒假熱證은 얼굴은 붉으나 맥은 미微하다(입문).

頭疼, 但肢厥脈沈爲異. 古法麻黃附子細辛湯, 麻黃附子甘草湯, 附子細辛湯. 近用辛黃三白湯. 微而腹痛, 手足淸冷, 便閉者, 桂枝加芍藥湯, 甘草乾薑湯, 理中丸. 有表復有裏者, 人蔘三白湯, 或附子細辛湯加大黃. 甚者, 不自表分漸入, 或上從鼻入, 或下從足入, 卒中陰經. 初起無頭疼身熱, 但惡寒厥冷, 或胸腹滿痛嘔利, 間有熱者, 虛陽之氣外浮耳. 太陰腹痛自利, 附子理中湯. 痛甚, 理中合小建中湯. 尿澁, 理中合五苓散. 少陰口和背惡寒, 身痛虛渴, 或發熱脈沈下利者, 名夾陰傷寒, 附子湯. 少陰下利淸穀, 或咽痛脈微者, 四逆湯. 利不止脈欲絶者, 白通湯. 無脈者, 白通加猪膽汁湯. 厥陰下利小腹痛, 或消渴吐蛔者, 當歸四逆湯. 凡陰證唇靑舌黑, 或白苔或卷強者, 用生薑頻擦唇口, 擦後黑轉爲紅乃吉."

367 『古今醫鑑』에는 '唾'가 '睡'로 되어 있다.

368 『古今醫鑑』 卷三 傷寒 「六經證」 '治'(앞의 책, 62쪽). "一看傷寒有口沃白沫, 或睡多流冷涎, 俱是有寒. 吳茱萸湯, 理中眞武湯之類, 看輕重用, 切忌涼藥. 或用甘溫補元氣, 四君子湯加附子. 血虛用仲景八味丸, 此條雜病亦然."

369 '陰證似陽'은 眞寒假熱과 같은 뜻이다.

370 이 문장은 『世醫得效方』에서 인용한 것으로 보인다. 『世醫得效方』 卷第一 大方脈雜醫科 「集證說」(앞의 책, 4쪽). "陽證似陰, 糞黑而脈滑. 陰證似陽, 面赤而脈微矣."

五積散

治感傷風寒, 頭痛身疼, 四肢逆冷, 胸腹作痛, 嘔吐泄瀉, 或內傷生冷, 外感風冷, 並皆主之.

蒼朮 二錢, 麻黃, 陳皮 各一錢, 厚朴, 桔梗, 枳殼, 當歸, 乾薑, 白芍藥, 白茯苓 各八分, 白芷, 川芎, 半夏, 桂皮 各七分, 甘草 六分.

右剉作一貼, 入薑三片葱白三莖, 水煎服〔入門〕.[371]

○ 一方, 除白芷肉桂[372], 餘材慢火炒令色變, 攤冷, 入桂芷[373], 名曰熟料五積散. 不炒者, 名曰生料五積散〔海藏〕.[374]

辛黃三白湯

治陰證傷寒, 在表經者.[375]

人蔘, 白朮, 白芍藥 各二錢, 白茯苓, 當歸 各一錢, 細辛, 麻黃 各五分.

右剉作一貼, 入薑三片棗二枚, 水煎服〔入門〕.[376]

371 『醫學入門』 外集 卷七 通用古方詩括 「寒」(앞의 책, 606쪽). 문장을 재구성하였다. "白芷川芎芍藥甘草茯苓當歸肉桂各三分, 陳皮麻黃各六分, 厚朴乾薑各四分, 桔梗一分半, 枳殼五分, 半夏二分, 蒼朮七分半, 薑葱煎服. … 此方大治感冒寒邪, 頭疼身痛項強, 拘急惡寒, 嘔吐腹痛及傷寒發熱, 頭疼惡風, 內傷生冷, 外感風寒, 並寒濕客于經絡, 腰脚痠疼, 及婦人經脈不調及腹痛帶下等證."

372 『醫學綱目』에는 '白芷'가 '枳殼'으로 되어 있다.

373 『醫學綱目』에는 '桂芷'가 '枳殼肉桂'로 되어 있다.

374 『醫學綱目』 卷之三十 傷寒部 「太陽病發熱續法」(앞의 책, 687쪽). 여기에 나오는 五積散은 用量과 修治法이 다르다. "海. 五積散. 治陰經傷寒, 脾胃不和, 及感寒邪. 白茯苓厚朴芍藥當歸麻黃(去節)半夏(薑制)各三兩, 乾薑(炮)兩半, 人蔘川芎各二兩, 甘草兩半, 白芷四兩, 枳殼五兩, 陳皮蒼朮(新者)二十四兩, 桔梗十二兩, 肉桂一兩. 上除枳殼肉桂外, 余並爲粗末, 於大鍋內, 文武火炒令黃熟不至

오적산

풍한에 상하여 머리가 아프고 몸이 쑤시며 팔다리가 손발로부터 싸늘해지고 가슴과 배가 아프면서 토하고 설사하는 것을 치료하는데, 혹 안으로 날것과 찬 음식에 상하고 밖으로 풍랭에 상한 것도 모두 주치한다.

창출 두 돈, 마황·진피 각 한 돈, 후박·길경·지각·당귀·건강·백작약·백복령 각 여덟 푼, 백지·천궁·반하·계피 각 일곱 푼, 감초 여섯 푼.

위의 약들을 썰어 한 첩으로 하여 생강 세 쪽, 파흰밑 세 뿌리를 넣고 물에 달여 먹는다(『의학입문』).

◯ 다른 처방에는 백지와 육계를 뺀 나머지 약재를 약한 불로 색이 변할 때까지 볶은 것을 펼쳐 식힌 뒤 여기에 육계와 백지를 넣는데, 이것을 숙료오적산이라고 한다. 볶지 않은 것은 생료오적산이라고 한다(해장).

신황삼백탕

상한음증에 〔사기邪氣가〕 표表의 경락에 있는 것을 치료한다.

인삼·백출·백작약 각 두 돈, 백복령·당귀 각 한 돈, 세신·마황 각 다섯 푼.

위의 약들을 썰어 한 첩으로 하여 생강 세 쪽, 대추 두 개를 넣고 물에 달여 먹는다(『의학입문』).

焦, 用紙攤在板上候冷, 入枳殼肉桂末和勻, 入瓷盒內, 每服二錢, 水一盞, 薑三片, 同煎服. 若傷寒, 葱白一莖, 豆豉七粒, 同煎, 連服取汗. 若脾胃不和, 內傷冷物, 渾身疼痛, 頭昏無力, 胸膈不利, 飮食不下, 氣脈不和, 四肢覺冷, 或睡里虛驚, 至晩心躁困倦, 卽入鹽少許同煎. 若陰經傷寒, 手足逆冷, 及虛汗不止, 脈細疾, 面靑而嘔, 更宜加附子同煎. 加減多少, 並在臨時消息之(袖珍方, 無人蔘).

375 『醫學入門』에는 '表經'이 '表'로 되어 있다.

376 『醫學入門』 外集 卷三 外感 傷寒 「傷寒用藥賦」(앞의 책, 309쪽). "陰證輕者, 三白辛黃以踈表. 辛黃三白湯. 人蔘白朮白芍各一錢, 白茯當歸五分, 細辛麻黃各二分, 薑三片棗一枚, 水煎溫服. 治陰證傷寒在表, 如脈沈發熱口和加附子. 五臟見證, 加藥同麻黃湯, 見後." 『醫學入門』에서는 陰證이 가벼운 경우에는 이 처방을 쓰고, 重한 경우에는 四順通脈丸을 쓴다고 하였다.

陰旦湯

治陰證傷寒, 身大熱, 欲近衣, 此爲內寒外熱也.

桂枝 二錢, 黃芩, 乾薑 各一錢半, 芍藥, 甘草 各一錢.

右剉作一貼, 入棗二枚, 水煎服〔入門〕[377].

人蔘養胃湯

治傷寒陰證及外傷風寒, 內傷生冷, 憎寒壯熱, 頭痛身疼.

蒼朮 一錢半, 陳皮, 厚朴, 半夏 製 各一錢二分半, 茯苓, 藿香 各一錢, 人蔘, 草果, 甘草 炙 各五分.

右剉作一貼, 入薑三片棗二枚烏梅一箇, 水煎服, 令微汗濈濈然, 自然解散. 若有餘熱, 以蔘蘇飮, 款款[378]調之〔入門〕[379].

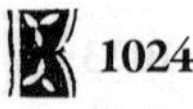

377 『醫學入門』 外集 卷三 外感 傷寒 「傷寒用藥賦」(앞의 책, 300쪽). "陰旦陽旦, 表裏寒熱堪誇. 陰旦湯. 黃芩乾薑各三錢, 芍藥甘草各二錢, 桂枝四錢, 棗二枚. 水煎溫服. 治陰證, 身大熱, 欲近衣, 肢節痛, 口不燥而虛煩者, 此爲內寒外熱也."

378 '款', 정성 관. '款款'은 '정성을 다해 忠實하다'는 뜻인데, 여기에서는 '천천히'라는 뜻으로 쓰였다.

379 『醫學入門』 外集 卷三 外感 傷寒 「傷寒用藥賦」(앞의 책, 298쪽). "人蔘養胃湯. 蒼朮一錢, 陳皮厚朴半夏各七分半, 茯苓藿香各五分, 甘草二分, 烏梅一箇, 人蔘草菓各四分, 薑三片棗二枚. 煎熱服取汗, 有汗溫服. 治外感風寒, 內傷生冷, 憎寒壯熱, 頭目昏疼, 肢體拘急, 不問風寒二證及夾食停痰皆效. 兼治飮食傷脾, 或外感風寒濕氣, 發爲痎瘧及山嵐瘴疫尤妙. 如虛寒加附子肉桂." '水煎服' 이하의 내용은 나오지 않는다. 이 내용은 『太平惠民和劑局方』

음단탕

상한음증으로 몸에 열이 많이 나지만 〔도리어〕 옷을 입으려고 하는 것을 치료한다. 이는 속은 차면서 겉에는 열이 있기 때문이다.

계지 두 돈, 황금·건강 각 한 돈 반, 작약·감초 각 한 돈.

위의 약들을 썰어 한 첩으로 하여 대추 두 개를 넣고 물에 달여 먹는다(『의학입문』).

인삼양위탕

상한음증과 겉으로는 풍한에 상하고 속으로는 날것과 찬 음식에 상하여 오한이 나고 고열이 나며, 머리가 아프고 온몸이 쑤시는 것을 치료한다.

창출 한 돈 반, 진피·후박·반하(법제한다) 각 한 돈 두 푼 반, 복령·곽향 각 한 돈, 인삼·초과·감초(굽는다) 각 다섯 푼.

위의 약들을 썰어 한 첩으로 하여 생강 세 쪽, 대추 두 개, 오매 한 개를 넣고 물에 달여 먹은 뒤 약간 촉촉하게 땀을 내면 저절로 풀린다. 만약 열이 남아 있으면 삼소음으로 천천히 조리한다(『의학입문』).

에 나온다. 『太平惠民和劑局方』 卷二 傷寒 「淳佑新添方」(앞의 책, 71쪽). "人蔘養胃湯. 治外感風寒, 內傷生冷, 憎寒壯熱, 頭目昏疼, 肢體拘急, 不問風寒二證, 均可治療. 先用濃被蓋睡, 連進此藥數服, 以薄粥湯之類佐之, 令四肢微汗濈濈然. 俟汗乾, 則徐徐去被, 謹避外風, 自然解散. 若原自有汗, 亦須溫潤以和解之. 或有余熱, 則以蔘蘇飲款款調之."

藿香正氣散

治傷寒陰證，頭痛身疼，如不分表裏證，以此導引經絡[380]，不致變動.

藿香 一錢半，紫蘇葉 一錢，白芷，大腹皮，白茯苓，厚朴，白朮，陳皮，半夏 製，桔梗，甘草 炙 各五分.

右剉作一貼，入薑三片棗二枚，水煎服〔醫鑑〕[381].

380 藿香正氣散은 外感風寒[表]과 內傷濕滯[裏]를 모두 치료하는 처방이다. 곧 外散風寒하고 內化濕濁하여 表裏가 뒤섞인 증상을 理氣和中하는 처방이다. 여기에서 '導引經絡'이라는 말은 表裏의 邪氣를 바로잡아[正] 和解시킨다는 의미로 보인다. '藿香正氣散'이라는 처방 명 중의 '正氣'라는 말의 뜻일 것이다. 藿香은 매운맛과 따뜻한 성질로 체표의 邪氣를 풀어주고, 방향성을 활용해 습기를 날려주어 表裏를 모두 치료하는 이 처방의 君藥이 된다. 鄧中甲, 오재근 옮김, 『鄧中甲 방제학 강의』 제15장 거습제 제1절 조습화위 128 「곽향정기산」(물고기숲, 2019, 856-861쪽) 참조.

381 『古今醫鑑』 卷五 霍亂 「方」(앞의 책, 127쪽). "藿香正氣散. 治四時不正之氣, 寒溫時疫, 山嵐瘴氣, 雨濕熏蒸. 或中寒腹痛吐利, 中暑冒風, 中濕身重泄瀉, 或不服水土, 脾胃不和, 或飮食停滯, 復感外邪, 頭痛發熱, 戰栗惡寒, 或嘔吐惡心, 膈膈滿悶, 一切氣逆不安之症, 並能調治. 藿香二錢, 紫蘇一錢五

곽향정기산

상한음증으로 머리가 아프고 몸이 아픈 것을 치료한다. 표증表證과 이증裏證이 나뉘지 않는 증상이라면 이 약을 써서 경락을 바로잡아 〔화해시켜 이 병이 다른 병으로〕 변동되지 않게 한다.

곽향 한 돈 반, 자소엽 한 돈, 백지·대복피·백복령·후박·백출·진피·반하(법제한다)·길경·감초(굽는다) 각 다섯 푼.

위의 약들을 썰어 한 첩으로 하여 생강 세 쪽, 대추 두 개를 넣고 물에 달여 먹는다(『고금의감』).

分, 陳皮一錢, 厚朴(薑制)一錢, 半夏(薑制)一錢, 白朮一錢(炒), 茯苓一錢, 大腹皮一錢, 桔梗一錢, 白芷一錢, 甘草(炙)一錢. 上銼一劑, 生薑三片棗二枚, 水煎熱服." 여기에서의 主治는 『東醫寶鑑』과 다르다. 『東醫寶鑑』에서 말한 主治는 『太平惠民和劑局方』의 十神湯에서 인용한 것이다. 『太平惠民和劑局方』 卷二 「續添諸局經驗秘方」(앞의 책, 80쪽). "十神湯. 治時令不正, 瘟疫妄行, 人多疾病. 此藥不問陰陽兩感, 或風寒濕痺, 皆可服. 川芎甘草(炙)麻黃(去根節)升麻各四兩, 乾葛十四兩. 上爲細末, 每服三大錢, 水一盞半, 生薑五片, 煎至七分, 去滓, 熱服, 不以時候. 如發熱頭痛, 加連須葱白三莖. 如中滿氣實, 加枳殼數片同煎服. 雖產婦嬰兒老人皆可服餌. 如傷寒不分表裏證, 以此導引經絡, 不致變動, 其功效非淺."

不換金正氣散

治傷寒陰證, 頭痛身疼, 或寒熱往來.

蒼朮 二錢, 厚朴, 陳皮, 藿香, 半夏, 甘草 各一錢.

右剉作一貼, 入薑三片棗二枚, 水煎服〔入門〕[382].

正陽散

治陰證傷寒.

麻黃 一錢半, 陳皮, 大黃, 生乾薑, 肉桂, 芎藭, 附子 炮, 半夏 製, 甘草 炙 各七分, 吳茱萸 五分.

右剉作一貼, 入薑三片棗二枚, 水煎服, 取汗〔本事〕[383].

382 『醫學入門』 外集 卷三 「傷寒用藥賦」(앞의 책, 293쪽). "風寒暑濕邪㾗, 藿香正氣預防. 不換金正氣散. 厚朴陳皮藿香半夏蒼朮各一錢, 甘草五分, 薑三片棗二枚. 水煎溫服. 治四時感冒傷寒, 時氣溫疫, 山嵐瘴氣, 但覺四肢拘急, 心腹滿悶, 飮食不化, 或有吐利惡寒等證, 却未發熱者, 宜此先正胃氣以預防之. 兼治霍亂吐瀉, 下利赤白, 不服水土等證. 如感冒, 更加頭疼發熱胸滿者, 藿香正氣散. 如前證更身痛者, 人蔘敗毒散九味羌活湯."

383 『普濟本事方』에는 처방 명이 '正元散'으로 되어 있다. 『普濟本事方』 卷第九 「傷寒時疫下」(앞의 책, 62쪽). "正元散. 治傷寒. 如覺傷寒吹著四肢, 頭目百骨節疼痛, 急煎此藥服. 如人行五裏, 再服. 或進三服, 出汗立瘥. 若患陰毒傷寒, 入退陰散半錢同

불환금정기산

상한음증으로 머리가 아프고 온몸이 쑤시거나 혹 추웠다 더웠다 하는 것을 치료한다.

창출 두 돈, 후박·진피·곽향·반하·감초 각 한 돈.

위의 약들을 썰어 한 첩으로 하여 생강 세 쪽, 대추 두 개를 넣고 물에 달여 먹는다(『의학입문』).

정양산

상한음증을 치료한다.

마황 한 돈 반, 진피·대황·생건강·육계·작약·부자(싸서 굽는다)·반하(법제한다)·감초(굽는다) 각 일곱 푼, 오수유 다섯 푼.

위의 약들을 썰어 한 첩으로 하여 생강 세 쪽, 대추 두 개를 넣고 물에 달여 먹은 뒤 땀을 낸다(『보제본사방』).

煎. 或傷冷傷食, 頭昏氣滿, 及心腹諸疾, 服之無有不見效. 麻黃(去節, 秤)陳皮(去白)大黃(生)甘草(炙)乾薑(炮)肉桂(去粗皮, 不見火)芍藥附子(炮, 去皮臍)茱萸(揀淨, 湯泡十次, 焙)半夏(湯洗七次)各等分. 上麻黃加一半, 茱萸減一半, 同爲末, 每服一大錢, 水一盞, 生薑三片棗一個, 煎至七分, 熱呷. 如出汗以衣被蓋覆, 切須候汗乾方去衣被."

傷寒表證

凡傷寒初得病二三日，頭痛身體痛，惡寒發熱，皆表證也〔局方〕[384]．○凡仲景稱太陽病者，皆表證，發熱惡寒，頭項痛也[385]〔綱目〕[386]．○發熱惡寒，身體痛而脈浮者，表證也．表證者，惡寒是也．惡寒[387]屬太陽，宜汗之〔活人〕[388]．○項強几几[389]，爲太陽表證．几 音殊 如短羽鳥，不能飛騰，動先伸引其頭也．項背強者，動亦如之[390]．一[391]云無翅鳥欲飛貌〔明理〕．○傷寒表證，通用麻黃杏仁飮，寒傷榮宜麻黃湯，風傷衛宜桂枝湯，三時發表宜九味羌活湯〔入門〕[392]．○表證，宜香蘇散，十神湯，人蔘敗毒散，香葛湯，葱白散，蔘蘇飮，芎芷香蘇散，小靑龍湯，神朮散，消風百解散．○表證，無汗宜羌活冲和湯，有汗宜防風冲和湯 方見下，表裏不解宜雙解散〔河間〕．

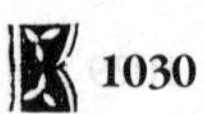

384『醫學綱目』卷之三十 傷寒部 傷寒通論「續傷寒通論」(앞의 책, 673쪽).『活人書』를 인용하여 다음과 같은 구절이 나온다. "發熱惡寒, 身體痛而脈浮者, 表證也. 表證者, 惡寒是也. 惡寒者, 屬太陽, 宜汗之."

385『醫學綱目』에는 이 뒤에 '強'이 더 있다.

386『醫學綱目』卷之三十 傷寒部「太陽病」'桂枝麻黃各半湯'(앞의 책, 680쪽).

387『增注類證活人書』에는 '惡寒'이 '惡寒者, 表之虛'로 되어 있다.

388『增注類證活人書』卷三 十三問「表證」(앞의 책, 101쪽).

389 '几几'는 項強의 모양을 나타낸 말인데, '几(案席궤)'와는 상관없는 글자이다. 成無已의 注는『說文解字』를 따른 것으로(鳥之短羽飛几几也), 이에 대해 錢超塵은 拘強한 모양이며 발음은 'jǐn'[緊]이

상한표증

상한병에 걸린 지 2, 3일째에 머리가 아프고 몸이 아프며 오한이 나고 열이 나는 것은 모두 표증表證이다(국방). ◯ 장기張機가 태양병이라고 말한 것은 모두 표증으로, 열이 나고 오한이 나며 머리와 목뒤가 뻣뻣하면서 아프다(『의학강목』). ◯ 열이 나고 오한이 나며 몸이 아프면서 맥이 부浮한 것은 표증이다. 오한이 나는 것이 바로 표증인데, 오한은 태양에 속하므로 땀을 내야 한다(『증주유증활인서』). ◯ 목뒤가 뻣뻣한 것[几几]은 태양표증이다. '뻣뻣하다'('几'의 음은 '수'이다)는 것은 깃이 짧은 새가 날아오르지 못하여 [애써] 날려고 먼저 목을 쭉 빼는 모양과 같다. 목과 등이 뻣뻣한 사람이 움직일 때에도 이와 같다. 어떤 곳에서는 날개 없는 새가 [애써] 날려고 하는 모양이라고 하였다(『상한명리론』). ◯ 상한표증에는 보통 마황행인음을 쓰는데, 한사寒邪로 영혈榮血이 상한 경우에는 마황탕을 쓰고, 풍사風邪로 위기衛氣가 상한 경우에는 계지탕을 쓴다. 봄·여름·가을에 발표發表할 때에는 구미강활탕을 쓴다(『의학입문』). ◯ 표증에는 향소산, 십신탕, 인삼패독산, 향갈탕, 총백산, 삼소음, 궁지향소산, 소청룡탕, 신출산, 소풍백해산을 쓴다. ◯ 표증에 땀이 나지 않을 경우에는 강활충화탕을 쓰고, 땀이 날 경우에는 방풍충화탕(처방은 뒤에 있다)을 쓰며, 겉과 속이 모두 풀리지 않았을 경우에는 쌍해산을 쓴다(하간).

라고 하였다. 拘強은 근육이 오그라들어 단단하고 뻣뻣해진 것으로 拘急과 같은 뜻이다. 『傷寒論校注』「校注後記」(앞의 책, 329-333쪽).

390 『傷寒明理論』에는 '動' 뒤에 '則'이 더 있다.

391 『傷寒明理論』 卷一 「項強第十二」(앞의 책, 14쪽). 문장을 재구성하였다. "太陽病, 項背強几几 … 几, 音殊. 几, 引頸之貌. 几, 短羽鳥也. 短羽之鳥, 不能飛騰, 動則先伸引其頭爾. 項背強者, 動亦如之, 非若几案之几而偃屈也."

392 『醫學入門』 外集 卷三 「傷寒用藥賦」(앞의 책, 291쪽). "太陽無汗寒傷榮, 臘月麻黃湯爲最. 太陽有汗風傷衛, 臘月桂枝湯可先. 易老沖和湯(卽九味羌活湯)治風寒而發於三季, 陶氏沖和湯分陰陽以救乎雙傳."

麻黃杏仁飮

治傷寒太陽經, 發熱惡寒, 頭痛無汗, 脈浮緊.

麻黃, 桔梗, 前胡, 黃芩, 陳皮, 半夏 製 各一錢, 杏仁, 細辛 各八分, 防風 七分, 甘草 四分.

右剉作一貼, 入生薑三片, 水煎服〔入門〕.[393]

香蘇散

治四時傷寒, 頭痛身疼, 發熱惡寒, 及傷風傷濕傷寒, 時氣瘟疫.

香附子, 紫蘇葉 各二錢, 蒼朮[394] 一錢半, 陳皮 一錢, 甘草 灸 五分.

右剉作一貼, 入薑三片葱白二莖, 水煎服〔入門〕.[395]

芎芷香蘇散

治傷寒傷風表證, 頭項強, 百節痛, 陰陽未分, 皆可服.[396]

香附子, 紫蘇葉 各二錢, 蒼朮 一錢半, 陳皮, 川芎, 白芷 各一錢, 甘草 五分.

右剉作一貼, 入薑三片棗二枚, 水煎服〔得效〕.[397]

393 『醫學入門』 外集 卷三 傷寒 「傷寒用藥賦」 '傷寒輕者'(앞의 책, 290쪽). "治太陽發熱惡寒, 頭痛無汗, 脈浮緊而咳嗽. 如夏月去麻黃加蘇葉, 自汗去麻黃加桂枝芍藥, 表熱換柴胡, 口渴, 加天花粉, 胸滿, 加枳殼, 喘急, 加瓜蔞仁."

394 『醫學入門』에는 '蒼朮'이 없다.

395 『醫學入門』 外集 卷三 「傷寒用藥賦」 '感寒香蘇五積散 養胃大溫'(앞의 책, 297-298쪽). "香蘇散. 香附紫蘇各二錢, 陳皮一錢, 甘草五分, 薑葱煎服取汗. 治四時感寒, 頭疼發熱惡寒. 如頭痛甚加川芎白芷, 無汗加麻黃."

396 『醫方類聚』 卷五十六에 『管見大全良方』을 인용하여 나온다(『의방유취』 제5분책 제56권 「상한문 30」, 113쪽). "香附子(炒, 去毛)紫蘇各三兩, 陳皮

마황행인음

상한태양병으로 열이 나고 오한이 나며 머리가 아프고 땀이 나지 않으며 맥이 부긴浮緊한 것을 치료한다.

마황·길경·전호·황금·진피·반하(법제한다) 각 한 돈, 행인·세신 각 여덟 푼, 방풍 일곱 푼, 감초 너 푼.

위의 약들을 썰어 한 첩으로 하여 생강 세 쪽을 넣고 물에 달여 먹는다(『의학입문』).

향소산

사계절의 상한으로 머리가 아프고 몸이 아프며 열이 나고 오한이 나는 것과 상풍, 상습, 상한, 유행병과 돌림병을 치료한다.

향부자·자소엽 각 두 돈, 창출 한 돈 반, 진피 한 돈, 감초(굽는다) 다섯 푼.

위의 약들을 썰어 한 첩으로 하여 생강 세 쪽, 파흰밑 두 뿌리를 넣고 물에 달여 먹는다(『의학입문』).

궁지향소산

상한과 상풍표증으로 목뒤가 뻣뻣하고 모든 뼈마디가 아픈 것과 음증陰證과 양증陽證이 나눠지 않은 경우에도 모두 복용할 수 있다.

향부자·자소엽 각 두 돈, 창출 한 돈 반, 진피·천궁·백지 각 한 돈, 감초 다섯 푼.

위의 약들을 썰어 한 첩으로 하여 생강 세 쪽, 대추 두 개를 넣고 물에 달여 먹는다(『세의득효방』).

(去白)川芎白芷各二兩, 炙甘草一兩." 여기에는 蒼朮이 없다.

397 『世醫得效方』 卷第十 大方脈雜醫科 風證「頭痛」'芎芷香蘇散'(앞의 책, 161쪽). 主治가 다르다. "治傷風, 鼻中清涕, 自汗, 頭疼, 或發熱." 이 처방은 香蘇散에 川芎과 白芷를 더한 것이다. 香蘇散은 『世醫得效方』, 卷第一 大方脈雜醫科 傷寒「和解」'香蘇散'에 나온다(앞의 책, 12쪽). "治四時傷寒傷風, 傷濕傷食, 大人小兒皆可服. 香附子五兩(炒去毛), 紫蘇(去根)二兩半, 陳皮二兩, 甘草二兩, 蒼朮二兩. 切上剉散, 每服四錢, 水盞半, 生薑三片, 葱白二根煎, 不拘時候, 得汗爲妙."

十神湯

治兩感風寒, 頭痛寒熱, 無汗.

香附子, 紫蘇葉, 升麻, 赤芍藥, 麻黃, 陳皮, 川芎, 乾葛, 白芷, 甘草 各一錢.

右剉作一貼, 入薑三片葱白二莖, 水煎服〔入門〕[398].

人蔘敗毒散

治傷寒時氣, 發熱頭痛, 項強肢體煩疼, 及傷風咳嗽, 鼻塞聲重.

羌活, 獨活, 柴胡, 前胡, 枳殼, 桔梗, 川芎, 赤茯苓, 人蔘, 甘草 各一錢.

右剉作一貼, 入薑三片薄荷少許, 水煎服〔醫鑑〕[399]. ○ 本方加天麻地骨皮等分, 名曰人蔘羌活散. ○ 加荊芥穗防風等分, 名曰荊防敗毒散.

398『醫學入門』外集 卷三「傷寒用藥賦」'冒風蔘蘇十神 敗毒更速'(앞의 책, 298쪽). "十神湯. 紫蘇香附陳皮甘草乾葛赤芍升麻白芷川芎麻黃各五分, 薑葱煎熱服. 治風寒兩感, 及時行溫疫, 頭疼寒熱, 無汗等證. 此方, 去芎芷麻黃, 名蘇葛湯. 內乾葛專解陽明瘟疫風邪. 若太陽傷寒發熱用之, 是引賊入陽明, 多發斑疹, 今世槩用, 誤哉."

399『古今醫鑑』卷三 傷寒「六經證」'治'(앞의 책, 57쪽). 문장에 들고남이 있다. "人蔘敗毒散. 治傷寒頭痛, 壯熱惡風, 及風痰咳嗽, 鼻塞聲重. 四時溫疫熱毒, 頭面腫痛, 痢疾發熱, 諸般瘡毒. 柴胡甘草桔梗人蔘羌活獨活川芎茯苓枳殼前胡. 右銼, 每服一

십신탕

풍한사風寒邪에 양감되어 머리가 아프고 오한이 나면서 열이 나고 땀이 나지 않는 것을 치료한다.

향부자·자소엽·승마·적작약·마황·진피·천궁·갈근·백지·감초 각 한 돈.

위의 약들을 썰어 한 첩으로 하여 생강 세 쪽, 파흰밑 두 뿌리를 넣고 물에 달여 먹는다(『의학입문』).

인삼패독산

상한이나 유행병으로 열이 나고 머리가 아프며 목뒤가 뻣뻣해지고 팔다리와 몸이 화끈거리듯 아픈 것과 상풍傷風으로 기침이 나며 코가 막히고 목소리가 가라앉는 것을 치료한다.

강활·독활·시호·전호·지각·길경·천궁·적복령·인삼·감초 각 한 돈.

위의 약들을 썰어 한 첩으로 하여 생강 세 쪽, 박하 조금을 넣고 물에 달여 먹는다(『고금의감』). ◯ 이 처방에 천마와 지골피를 같은 양으로 더 넣은 것을 인삼강활산이라고 한다. ◯ 형개수와 방풍을 같은 양으로 더 넣은 것을 형방패독산이라고 한다.

兩, 生薑薄荷煎服. 咳嗽加半夏. 熱毒加黃連黃芩黃柏山梔. 風熱加荊芥防風, 名荊防敗毒散. 消風散和合, 名消風敗毒散. 酒毒加乾葛黃連. 瘡毒加金銀花連翹. 去人蔘, 名連翹敗毒散."

香葛湯

治傷寒, 不問陰陽兩感[400], 頭痛寒熱.

蒼朮, 紫蘇葉, 白芍藥, 香附子, 升麻, 乾葛, 陳皮 各一錢, 川芎, 白芷, 甘草 各五分.

右剉作一貼, 入薑三片葱白二莖豉七粒, 水煎服〔得效〕[401].

葱白散

治四時傷寒傷風, 頭痛體熱煩渴.

麻黃 二錢, 蒼朮, 白朮, 川芎 各一錢半, 石膏, 乾葛, 甘草 各七分半.

右剉作一貼, 入薑三片葱白二莖, 水煎服〔局方〕[402].

400 '兩感'은 兩感傷寒을 가리키는 것으로 보인다. 그냥 '兩感'이라고 하면 兩感傷寒의 준말이거나 風과 寒 두 邪氣가 동시에 침범한 것을 이르는 말로 쓰인다. 『世醫得效方』에서는 이 뒤에 따로 '或風寒濕瘴'이라는 구절이 나오므로 여기에서의 '兩感'은 兩感傷寒의 뜻으로 쓰인 듯하다.

401 『世醫得效方』 卷第一 大方脈雜醫科 和解「香葛湯」(앞의 책, 12쪽). "治四時感冒不正之氣, 頭痛身疼, 項強寒熱, 嘔惡痰嗽, 腹痛洩瀉. 不問陰陽兩感, 或風寒濕瘴, 服之大效. 紫蘇(去根)白芍藥香附子(炒去毛)川升麻白乾葛薄陳皮各一兩, 白芷大川芎各半兩, 蒼朮(米泔浸, 切, 炒黃色)一兩, 大甘草半兩. 右剉散, 每服四大錢. 水一盞半, 生薑三片煎, 熱服, 不拘時候. 如發熱無汗, 遍體疼痛, 加葱白二根, 豆豉七粒煎熱服, 得汗即解. 嘔, 去蒼朮加白朮數片藿香數葉. 中脘脹滿, 大便秘, 加枳實檳榔各半錢. 有痰, 加半夏半錢. 咳嗽, 加五味子七粒. 鼻塞, 加桑白皮三寸. 腹痛, 加枳殼半片去穰切. 洩

향갈탕

상한에 음증이나 양증, 양감상한兩感傷寒을 불문하고 머리가 아프며 오한과 열이 나는 것을 치료한다.

창출·자소엽·백작약·향부자·승마·갈근·진피 각 한 돈, 천궁·백지·감초 각 다섯 푼.

위의 약들을 썰어 한 첩으로 하여 생강 세 쪽, 파흰밑 두 뿌리, 두시 일곱 알을 넣고 물에 달여 먹는다(『세의득효방』).

총백산

사계절의 상한과 상풍으로 머리가 아프고 몸에 열이 나며 가슴이 답답하고 갈증이 나는 것을 치료한다.

마황 두 돈, 창출·백출·천궁 각 한 돈 반, 석고·갈근·감초 각 일곱 푼 반.

위의 약들을 썰어 한 첩으로 하여 생강 세 쪽, 파흰밑 두 뿌리를 넣고 물에 달여 먹는다(『태평혜민화제국방』).

瀉, 加木瓜二片. 老人産婦嬰兒皆可服. 如傷寒不分表裏, 以此藥導引經絡, 不致變動, 其功非淺. 如熱多, 口渴心煩, 臟腑堅, 或加前胡. 無汗, 可加麻黃. 太過, 加麻黃根. 時行寒濕洩瀉, 頭疼發熱自汗, 大效."

402 『太平惠民和劑局方』 卷之二 吳直閣增諸家名方 「葱白散」(앞의 책, 75쪽). 문장에 들고남이 있다. "解四時傷寒, 頭痛壯熱, 項背拘急, 骨節煩疼, 憎寒惡風, 肢體困倦, 大便不調, 小便赤澁, 嘔逆煩渴, 不思飮食. 又傷風感寒, 頭痛體熱, 鼻塞聲重, 咳嗽痰涎. 山嵐瘴氣, 時行疫癘, 並皆治之. 川芎蒼朮(米泔浸)白朮各二兩, 麻黃(去根節)三兩, 甘草(爁)石膏(煅)乾葛(焙)各一兩. 右件爲細末, 每服二錢, 水一盞, 生薑三片葱白二寸, 煎至七分, 熱服不拘時候. 如要出汗, 並煎三服, 被蓋, 汗出爲度."

蔘蘇飮

治感傷風寒, 頭痛發熱咳嗽, 及內因七情, 痰盛胸滿潮熱.

人蔘, 紫蘇葉, 前胡, 半夏, 乾葛, 赤茯苓 各一錢, 陳皮, 桔梗, 枳殼, 甘草 各七分半.

右剉作一貼, 入薑三片棗二枚, 水煎服〔易簡〕.

小靑龍湯

治傷寒表不解, 因心下有水氣, 乾嘔氣逆, 發熱咳喘.

麻黃, 芍藥, 五味子, 半夏 製 各一錢半, 細辛, 乾薑, 桂枝, 甘草 灸 各一錢.

右剉作一貼, 水煎服. 服此渴者, 裏氣溫, 水欲散也[403]〔正傳[404]〕.

神朮散

治傷寒傷風, 頭痛體疼, 惡寒無汗.

蒼朮 二錢, 荊芥, 藁本, 乾葛, 麻黃, 甘草 灸 各一錢.

右剉作一貼, 入薑三片葱白二莖, 水煎服〔集驗[405]〕.

403 『醫學入門』에서는 갈증이 나면 이 약을 다시 복용하라고 하였다. 『醫學入門』 外集 卷三 「傷寒用藥賦」 水乘表而發咳 靑龍小劑 '小靑龍湯'(앞의 책, 295쪽). "凡服此渴者, 裏氣溫, 水欲散也, 宜再服之."

404 『醫學正傳』 卷之一 傷寒 「方法」 '小靑龍湯'(幷加減法)(앞의 책, 44-45쪽). 문장에 들고남이 있다. "治太陽表證未解, 心下有水氣, 乾嘔發熱而咳. 麻黃芍藥各二錢, 細辛乾薑(炮)甘草(炙)桂枝各一錢五分, 五味子七枚, 半夏二錢. 右細切, 作一服, 用水三盞, 先煮麻黃減半盞, 掠去上沫, 納諸藥煮取一盞, 去滓溫服, 連進三服. 如表證未解而渴甚者, 本方中去半夏加栝蔞根一錢. 如嘔而微利, 熱而咳, 本方中加蕘花龍眼大. 如太陽汗後, 飮水多, 咳而喘,

삼소음

풍과 한에 상하여 머리가 아프고 열이 나며 기침을 하는 것과 내인칠정內因七情으로 담이 성하고 가슴이 그득하며 조열이 나는 것을 치료한다.

인삼·자소엽·전호·반하·갈근·적복령 각 한 돈, 진피·길경·지각·감초 각 일곱 푼 반.

위의 약들을 썰어 한 첩으로 하여 생강 세 쪽, 대추 두 개를 넣고 물에 달여 먹는다(이간).

소청룡탕

상한표증이 아직 풀어지지 않았는데 명치에 수기水氣가 있어 헛구역질을 하고 기가 치밀어오르며 열이 나고 기침을 하며 숨이 찬 것을 치료한다.

마황·작약·오미자·반하(법제한다) 각 한 돈 반, 세신·건강·계지·감초(굽는다) 각 한 돈.

위의 약들을 썰어 한 첩으로 하여 물에 달여 먹는다. 이 약을 먹고 갈증이 나는 것은 속의 기운이 따뜻해져서 수기가 흩어지려는 것이다(『의학정전』).

신출산

상한과 상풍으로 머리가 아프고 몸이 쑤시고 아프며, 오한이 나고 땀은 나지 않는 것을 치료한다.

창출 두 돈, 형개·고본·갈근·마황·감초(굽는다) 각 한 돈.

위의 약들을 썰어 한 첩으로 하여 생강 세 쪽, 파흰밑 두 뿌리를 넣고 물에 달여 먹는다(집험).

本方中去麻黃加杏仁泥一錢重. 如太陽咳嗽表未解, 心下有水氣而小便不利者, 本方中去麻黃加茯苓一錢五分. 如水寒相搏, 咳逆不止者, 本方中去麻黃加附子一錢."

405 『의방유취』 권62 상한문 36 「왕씨집험방」 '신출산'(앞의 책, 431쪽). 문장에 들고남이 있다. 여기에서는 뜨거울 때 먹고 땀이 나면 낫는다고 하였다. "治傷寒傷風, 頭疼身痛, 腰滯腿疼, 發熱惡寒無汗. 蒼朮(米泔沈炒)二錢, 荊芥穗藁本(去土)乾葛麻黃(去根節)甘草. 右等分, 㕮咀, 每服四錢, 水一錢半, 生薑三片葱白三根, 煎至一錢, 熱服. 輕者一服, 汗出瘥."

消風百解散

治感傷風寒, 頭痛身疼, 鼻塞聲重.

荊芥, 蒼朮, 白芷, 陳皮, 麻黃 各一錢, 甘草 五分.

右剉作一貼, 入薑三片葱白二莖, 水煎服〔入門〕[406].

雙解散

治傷寒表裏不解.

滑石 三錢, 甘草 一錢, 石膏, 黃芩, 桔梗 各七分, 防風, 川芎, 當歸, 赤芍藥, 大黃, 麻黃, 薄荷, 連翹, 芒硝, 荊芥, 白朮, 梔子, 各五分.

右剉作一貼, 入薑三片葱白三莖豉半合, 同煎服.

此方, 乃益元散與防風通聖散合劑也[407]. 益元散通裏, 通聖散發表, 兩得其宜也〔河間〕[408].

406 『醫學入門』 外集 卷七「通用古方詩括」'消風百解散'(앞의 책, 601-602쪽). 여기에서는 四時傷寒을 치료한다고 하였다. "荊芥芷陳皮麻黃蒼朮比, 甘草攢成薑葱煎頭疼發熱咳嗽使. 荊芥蒼朮白芷陳皮麻黃各八分, 甘草四分, 薑葱煎服. 治四時傷寒, 頭疼發熱, 鼻塞聲重. 如咳嗽, 加烏梅."

407 『醫學入門』 外集 卷三「傷寒用藥賦」'春溫'(앞의 책, 293쪽). "卽防風通聖散合益元散等分, 薑葱豆豉煎服. 欲吐則探吐, 欲下則下, 欲汗則汗, 故名雙解散. 治風寒暑濕, 饑飽勞役, 內外諸邪所傷, 以致氣血怫鬱, 變成積熱, 發爲汗病, 往來寒熱, 痼痓驚悸等證, 小兒瘡疹尤妙. 如自利去硝黃, 自汗去麻黃."

소풍백해산

풍과 한에 상하여 머리가 아프고 몸이 쑤시고 아프며, 코가 막히고 목소리가 가라앉는 증상을 치료한다.

형개·창출·백지·진피·마황 각 한 돈, 감초 다섯 푼.

위의 약들을 썰어 한 첩으로 하여 생강 세 쪽, 파흰밑 두 뿌리를 넣고 물에 달여 먹는다(『의학입문』).

쌍해산

상한에 표表와 이裏가 모두 풀리지 않은 것을 치료한다.

활석 서 돈, 감초 한 돈, 석고·황금·길경 각 일곱 푼, 방풍·천궁·당귀·적작약·대황·마황·박하·연교·망초·형개·백출·치자 각 다섯 푼.

위의 약들을 썰어 한 첩으로 하여 생강 세 쪽, 파흰밑 세 뿌리, 두시 반 홉을 넣고 함께 달여 먹는다. 이 처방은 익원산과 방풍통성산을 합방한 것이다. 익원산은 이裏를 통하게 하고, 통성산은 표表를 발산시키니 두 가지 효과를 모두 얻을 수 있다(『황제소문선명론방』).

408 『黃帝素問宣明論方』 卷六 「傷寒門」 '雙解散'(앞의 책, 261-262쪽). 『醫學入門』의 해당 항목을 참조하여 문장을 재구성한 것으로 보인다. 문장에 들고남이 많다. "治風寒暑濕, 飢飽勞役, 內外諸邪所傷, 無問自汗, 汗後雜病, 但覺不快, 便可通解得愈, 小兒生瘡疹, 使利出快, 亦能氣通宣而愈. 益元散七兩, 防風通聖散七兩, 右二藥一處相和, 名爲雙解散, 益元散方在痢門, 通聖散方在風門, 各七兩, 攪勻, 每服三錢, 水一盞半, 入葱白五寸, 鹽豉五十粒, 生薑三片, 煎至一盞, 溫服."

傷寒裏證

傷寒裏熱者, 若火熏蒸, 自內達表, 惟下之一法而已〔入門〕[409]. ○發熱汗出, 不惡寒反惡熱, 乃陽明裏證也, 宜下之. ○陽明爲病, 胃家[410]實也. 胃實則潮熱譫語, 承氣湯下之〔明理〕. ○陽明病, 潮熱, 不大便六七日, 恐有燥屎. 欲知之法, 少與小承氣湯. 轉屎氣[411]者, 有燥屎, 可攻. 若不轉屎氣者, 無燥屎, 愼不可攻也. 若攻之, 必脹滿不能食〔仲景〕[412]. ○發熱汗出[413], 不惡寒反惡熱者屬裏, 卽陽明證也. 發汗後不惡寒, 但惡熱者, 胃實也[414], 宜調胃承氣湯〔仲景〕[415]. ○大柴胡三承氣, 攻熱邪傳裏〔丹心〕. ○下藥, 大承氣最緊, 小承氣次之, 調胃承氣又次之, 大柴胡湯又次之〔東垣〕[416].

409 『醫學入門』外集 卷三 傷寒 傷寒初證「身惡寒」(앞의 책, 269쪽).

410 '胃家'는 胃, 小腸, 大腸 등 胃腸을 합해서 이른 말이다(『동의학사전』).

411 『傷寒論』에는 '屎氣'가 '矢氣'(방귀)로 되어 있다. '屎氣'는 放屁, 곧 放氣, 방귀를 뜻한다. '屁', 방귀 비. '轉矢氣'는 방귀를 뀐다는 뜻의 宋代 俗語이다.

412 『傷寒論』卷第五「辨陽明病脈證幷治法第八」'小承氣湯方' 문장을 재구성하였다. "陽明病, 潮熱, 大便微硬者, 可與大承氣湯. 不硬者, 不與之. 若不大便六七日, 恐有燥屎, 欲知之法, 少與小承氣湯, 湯入腹中, 轉矢氣者, 此有燥屎, 乃可攻之. 若不轉矢氣者, 此但初頭硬, 後必溏, 不可攻之, 攻之, 必脹滿不能食也. 欲飮水者, 與水則噦. 其後發熱者,

상한이증

상한으로 속에 열이 있을 때에는 마치 불로 찌는 것 같은데, 〔이 열은〕 속에서 겉으로 나온 것이므로 오로지 설사시키는 방법밖에 없다(『의학입문』). ◯ 열이 나고 땀이 나는데, 찬 것을 싫어하지〔惡寒〕 않고 도리어 뜨거운 것을 싫어하는〔惡熱〕 증상은 양명이증陽明裏證이므로 설사시켜야 한다. ◯ 양명병은 위장胃腸이 실한 것이다. 위가 실하면 조열潮熱이 나고 헛소리를 하는데 승기탕으로 설사시킨다(명리). ◯ 양명병에 조열이 있고 6, 7일 동안 대변을 보지 못하면 굳은 변이 있을 수 있다. 이것을 알아보는 방법은 소승기탕을 조금 먹여보아 방귀를 뀌면 굳은 변이 있는 것이므로 설사를 시킬 수 있다. 방귀를 뀌지 않으면 굳은 변이 없는 것이므로 설사를 시켜서는 안 된다. 만약 설사시키면 반드시 배가 그득하게 불러 올라 음식을 먹지 못하게 된다(『상한론』). ◯ 열이 나고 땀이 나는데 찬 것을 싫어하지 않으면서 도리어 뜨거운 것을 싫어하는 것은 이裏에 속하니 곧 양명증이다. 땀을 낸 후 찬 것을 싫어하지 않고 뜨거운 것을 싫어하기만 하면 위가 실한 것이므로 조위승기탕을 쓴다(중경). 대시호탕과 〔소승기탕, 대승기탕, 조위승기탕의〕 세 가지 승기탕은 열사熱邪가 속으로 전해진 것을 설사시켜 내보낸다(단심). ◯ 설사시키는 약 중에서 대승기탕이 가장 세고, 소승기탕이 그다음이며 조위승기탕이 그다음이고 대시호탕이 그다음이다(동원).

必大便復硬而少也, 以小承氣湯和之. 不轉矢氣者, 慎不可攻也."

413 『傷寒論』에서는 '發熱汗出'이 아니라 '發汗後'로 보았다.

414 『傷寒論』에는 '胃'가 없다.

415 『傷寒論』 卷第三 「辨太陽病脈證幷治中第六」(앞의 책, 89쪽). "發汗後, 惡寒者, 虛故也. 不惡寒, 但熱者, 實也. 當和胃氣, 與調胃承氣湯."

416 이 말은 『增注類證活人書』에 처음 나온다. 『增注類證活人書』 卷五 三十五問 「仲景有宜下之, 有微和其胃氣者」(앞의 책, 150쪽). "又問, 轉藥孰緊. 答曰, 大乘氣最緊, 小乘氣次之, 調胃乘氣湯又次之, 大柴胡又次之. 仲景治法, 蕩滌熱積, 皆用湯液, 不得用圓子, 藥不可不知也."

○ 如不惡寒反惡熱, 發渴譫語, 腹滿而喘, 手足濈然汗出, 急下之, 宜大承氣湯. 如邪未深, 恐有燥屎, 小腹痛, 宜用小承氣. 微和胃氣, 勿令大泄. 如不惡寒, 但實者, 當和胃氣, 調胃承氣主之〔東垣〕[417]. ○已上三法, 不可差. 差則無者生之, 有者遺之. 假令調胃承氣證, 用大承氣, 則愈後元氣不復, 以其氣藥犯之. 若大承氣證, 用調胃承氣, 則愈後神痴不清, 以其無氣藥也. 小承氣湯證, 用大承氣, 則下利不止, 變而成虛[418]. 後人合三藥爲一方[419], 號爲三一承氣, 殊失仲景本意〔綱目〕. ○裏證宜下, 通用三一承氣湯, 六一順氣湯, 陶氏黃龍湯.

417 『醫學綱目』 卷之三十 傷寒部 「傷寒通論」 續傷寒通論 '三一承氣湯辨'(앞의 책, 676쪽). "實則瀉之, 人所共知, 如緩急輕重之劑, 則臨時消息焉. 如不惡寒反惡熱, 發渴譫語, 腹滿而喘, 手足濈然汗出, 急下之, 宜大承氣湯. 如邪未深, 恐有燥糞, 少腹痛, 小承氣湯試之. 腹中轉矢氣者, 有燥糞也, 乃可攻之, 不轉矢氣者, 初硬後溏, 尙未可攻, 攻之則腹滿不能食. 若腹不通, 止與小承氣湯微和胃氣, 勿令大泄. 如發汗不惡寒, 但實者, 胃實也, 當和胃氣, 調胃承氣湯主之."

418 『醫學綱目』 卷之三十 傷寒部 「傷寒通論」 續傷寒通論(앞의 책, 676쪽).

419 여기에서 말하는 '後人'은 劉完素를 가리키는 것으로 보인다. 『傷寒直格』에서 그는 다음과 같이

◯ 만약에 찬 것은 싫어하지 않으면서 도리어 뜨거운 것은 싫어하며, 갈증이 나고 헛소리를 하며 배가 그득하면서 숨이 차고 손발에 약간씩 계속 땀이 나면 급히 설사시켜야 하는데, 대승기탕을 쓴다. 만약 사기邪氣가 깊이 들어가지 않았고 굳은 변이 있는 것 같으며 아랫배가 아픈 경우에는 소승기탕으로 위기胃氣를 약간 조화시켜야지 심하게 설사시켜서는 안 된다. 만약 오한은 없고 대변이 막혔을 경우에는 위기를 고르게 하여야 하는데, 조위승기탕이 주치한다(동원). ◯ 이상의 세 가지 방법에 착오가 있어서는 안 된다. 착오가 생기면 병이 없던 사람은 병이 생기고, 병이 있던 사람은 병이 낫지 않는다. 예를 들어 조위승기탕을 써야 할 증상에 대승기탕을 쓰면 병이 나은 뒤에 원기가 회복되지 않는데, 이는 〔대승기탕에 기를 치는〕 기약氣藥이 원기를 침범했기 때문이다. 만약 대승기탕을 써야 할 증상에 조위승기탕을 쓰면 병이 나은 뒤에도 정신이 멍하고 맑지 못한데, 이는 〔조위승기탕에 기를 보하는〕 기약이 없기 때문이다. 소승기탕을 써야 할 증상에 대승기탕을 쓰면 설사가 멎지 않고 허증虛證이 된다. 그 뒤 어떤 사람이 이 세 가지 처방을 합하여 하나의 처방으로 만들어 삼일승기탕이라고 한 것은 실로 장기張機의 본뜻을 크게 저버린 것이다(강목). ◯ 이증裏證은 설사시켜야 하는데 삼일승기탕, 육일순기탕, 도씨황룡탕을 두루 쓴다.

이야기하였다. 『傷寒直格』 卷中 主療「諸可下症」 '三一承氣湯'(『河間醫集』, 556쪽). "通治大小調胃三承氣湯證. … 是以可急下之者, 宜大承氣也, 故雖大柴胡亦可通用, 而復無急下之證也, 或可微下及微和胃氣者, 小承氣湯調胃承氣爲後先之次, 由是觀之而緩下急下, 善開發而難鬱結, 通用者大承氣湯最爲妙也. 故今加甘草名曰三一承氣湯, 通治三承氣湯於效甚速, 而無加害也, 然以其甘草味能緩急潤燥, 而又善以和合諸藥, 而能成功, 故本草云國老子也. 是以大承氣湯得其甘草, 則尤妙也. 然此一方是三承氣湯合而爲一也, 善能隨證消息, 但有此方, 不須復用大小調胃承氣等湯也."

小承氣湯

治傷寒裏證, 小熱小實小滿, 宜緩下者, 用此.

大黃 四錢, 厚朴, 枳實 各一錢半.

右剉作一貼, 水煎服〔入門〕[420].

大承氣湯

治傷寒裏證, 大熱大實大滿, 宜急下者, 用此.

大黃 四錢, 厚朴, 枳實, 芒硝 各二錢.

右剉作一貼, 水二大盞, 先煎枳朴, 煎至一盞, 乃下大黃, 煎至七分, 去滓入硝, 再一沸, 溫服〔入門〕[421].

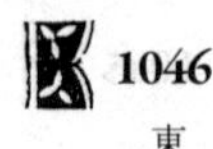

420 『醫學入門』 外集 卷三 傷寒 汗吐下滲和解溫補總方 陽證「下」'小承氣湯'(앞의 책, 317쪽). 문장에 들고남이 있다. "治裏證已見三四, 臍腹脹滿而不甚堅硬, 或胸滿潮熱不惡寒, 狂言而喘. 視其病之小熱小實小滿者, 宜大黃五錢, 厚朴枳實各二錢, 煎服同前, 得利卽止." '煎服同前'이란 小承氣湯 앞에 나오는 『醫學入門』 大承氣湯의 煎法을 말한다. 여기에서는 厚朴과 枳實을 먼저 달인 뒤 大黃을 넣게 되어 있다.

421 『醫學入門』 外集 卷三 傷寒 汗吐下滲和解溫補總方 陽證「下」'大承氣湯'(앞의 책, 317쪽). 문장에 들고남이 있다. 여기에서는 大黃을 반드시 酒煨해서 써야 한다고 하였다. "治陽明病, 脈實身重, 汗出不惡寒, 譫語煩躁, 五六日不大便, 臍腹脹滿硬痛, 煩渴而喘, 手足心並腋下濈濈汗出, 少陰口燥咽乾. 晡熱胃熱, 當消穀引飮, 今反不能食者, 內必有

소승기탕

상한이증으로 열이 조금 나고 대변이 조금 막혀 있으며 배가 조금 그득하여 완만하게 설사시켜야 할 때 이 약을 쓴다.

대황 너 돈, 후박·지실 각 한 돈 반.

위의 약들을 썰어 한 첩으로 하여 물에 달여 먹는다(『의학입문』).

대승기탕

상한이증으로 열이 심하게 나고 대변이 꽉 차 있으며 배가 몹시 그득하여 급하게 설사시켜야 할 때 이 약을 쓴다.

대황 너 돈, 후박·지실·망초 각 두 돈.

위의 약들을 썰어 한 첩으로 하여 큰 대접으로 물 두 대접에 먼저 지실과 후박을 넣고 한 대접이 될 때까지 달인 뒤 다시 대황을 넣고 10분의 7이 될 때까지 달여 찌꺼기를 버리고 여기에 망초를 넣어 다시 한 번 끓여서 따뜻하게 먹는다(『의학입문』).

燥屎, 若能食者, 但便硬耳. 又脈滑而數者有宿食. 凡病大熱大實大滿者宜. 大黃厚朴芒硝枳實各二錢半. 水一盞, 先煎枳朴減三分, 下大黃煎二三沸, 去渣, 下芒硝煎一二沸, 溫服. 得利卽止, 未利再服. 其大黃須用酒煨, 若生用峻下, 則必爲邪熱於至高之分, 是以愈後多患頭目等疾."

調胃承氣湯

治傷寒裏證, 大便硬, 小便赤, 譫語潮熱.

大黃 四錢, 芒硝 二錢, 甘草 一錢.

右剉作一貼, 先煎大黃甘草, 至半, 去渣, 入芒硝再一沸, 溫服〔入門〕[422]. ○ 三承氣, 須分三焦受病而用之. 若三焦傷者, 痞滿燥實堅俱全, 是用大承氣. 大黃滌熱, 枳實瀉實, 厚朴消痞, 芒硝潤燥軟堅. 若上焦傷者, 有痞滿實而無燥堅, 是用小承氣. 厚朴消痞, 枳實瀉滿, 大黃滌熱. 若中焦傷者, 無痞滿而有燥實堅, 是用調胃承氣. 大黃滌熱, 芒硝潤燥軟堅, 甘草和中而已〔入門〕[423].

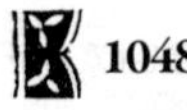

422 『醫學入門』 外集 卷三 傷寒 汗吐下滲和解溫補總方 陽證「下」'調胃承氣湯'(앞의 책, 317쪽). 문장에 들고남이 있다. "治傷寒二三日不解, 蒸蒸熱而不滿腹, 如仰臥腹中轉失氣, 必有燥屎. 及太陽邪熱入於陽明裏之裏, 故不惡寒反惡熱, 大便硬, 小便赤, 譫語而嘔, 日晡潮熱, 狂斑煩亂, 脈來洪實者, 宜大黃四錢, 芒硝三錢, 甘草一錢. 煎服同前. 如發狂走罵者, 陰不足也, 宜加當歸."

423 『醫學入門』 外集 卷三 傷寒 汗吐下滲和解溫補總方 陽證「下」'調胃承氣湯'(앞의 책, 317쪽). 문장을 재구성하였다. "是以三承氣湯, 宜分三焦受病而用之. 若三焦傷者, 痞滿燥實堅俱全, 是以大承氣湯用大黃枳實之苦, 泄滿實以滌熱. 厚朴之苦溫, 消痞下氣. 芒硝之鹹寒, 潤燥軟堅. 上焦傷者, 有痞

조위승기탕

상한이증으로 대변이 굳고 소변이 붉으며 헛소리를 하고 조열이 나는 것을 치료한다.

대황 너 돈, 망초 두 돈, 감초 한 돈.

위의 약들을 썰어 한 첩으로 하여 먼저 대황과 감초를 넣고 물이 반이 될 때까지 달여 찌꺼기를 버린 뒤 망초를 넣고 다시 한 번 끓여서 따뜻하게 먹는다(『의학입문』). ◯ 세 가지 승기탕은 반드시 삼초三焦가 각각 병을 받는 부위에 따라 구분하여 써야 한다. 만약 삼초가 모두 상하여 기氣가 막혀 속이 그득한데다〔痞滿〕 대변이 마르고〔燥〕 꽉 차 있으며〔實〕 굳기까지 했으면〔堅〕 대승기탕을 쓴다. 대황은 열을 끄고, 지실은 대변이 꽉 차 있는 것을 빼내며, 후박은 막힌 것을 없애고, 망초는 마른 것을 적셔주어 굳은 것을 무르게 한다. 만약 상초上焦가 상하여 기가 막혀 속이 그득하고 대변이 꽉 차 있으나 말라 굳지 않았으면 소승기탕을 쓴다. 후박은 기가 막힌 것을 풀어주고, 지실은 속이 그득한 것을 없애며, 대황은 열을 끈다. 만약 중초中焦가 상하여 기가 막혀 속이 그득하지는 않으나 대변이 마르고 꽉 차 있으며 굳었을 때에는 조위승기탕을 쓴다. 대황은 열을 끄고, 망초는 마른 것을 적셔 굳은 것을 무르게 하며, 감초는 위기胃氣를 고르게 한다(『의학입문』).

滿實而無燥堅, 是以小承氣湯, 用枳朴除痞滿, 大黃泄實熱, 不用芒硝, 因不甚燥, 恐傷下焦血分眞陰, 謂下伐其根也. 中焦傷者, 無痞滿而有燥實堅, 是以調胃承氣湯, 用甘草和中, 芒硝潤燥, 大黃泄實, 不用枳朴, 恐傷上焦虛無之氣."

大柴胡湯

治傷寒病, 少陽轉屬陽明, 身熱, 不惡寒反惡熱, 大便堅, 小便赤, 譫語, 腹脹潮熱.

柴胡 四錢, 黃芩, 芍藥 各二錢半, 大黃 二錢, 枳實 一錢半, 半夏 一錢.

右剉作一貼, 入薑三片棗二枚, 水煎服〔正傳〕[424]. ○ 小柴胡去[425]人蔘甘草, 加芍藥大黃枳實也. 以芍藥下安太陰, 使邪氣不納, 以大黃去地道不通, 以枳實去心下痞悶也〔海藏〕[426].

三一承氣湯

治傷寒雜病, 入裏之深, 大小便不通者.

甘草 三錢, 大黃, 厚朴, 枳實, 芒硝 各一錢半.

右剉作一貼, 入薑三片, 煎至半, 去渣, 入芒硝, 再一沸, 溫服〔得效〕[427].

424 『醫學正傳』 卷之一 傷寒 「方法」 '大柴胡湯'(앞의 책, 46쪽). 문장에 들고남이 있다. 여기에는 人蔘이 들어 있다. "治傷寒內實大便難, 身熱不惡寒反惡熱者. 柴胡四錢, 黃芩芍藥各二錢五分, 半夏二錢, 人蔘一錢, 大黃二錢, 枳實一錢五分. 右細切, 作一服, 加生薑三片大棗二枚, 水二盞, 煎八分, 去渣, 溫服, 以利爲度, 未利再投一服."

425 『此事難知』에는 '去'가 '減'으로 되어 있다.

426 『此事難知』 卷上 「陽明證」 '大柴胡湯'(앞의 책, 135쪽). "治有表復有裏. 有表者, 脈浮或惡風, 或惡寒頭痛, 四證中或有十二尙在者乃是, 十三日過經不解是也. 有裏者, 譫言妄語, 擲手揚視, 此皆裏之急者也. 欲汗之則裏已急, 欲下之則表證仍在, 故以小柴胡中藥調和三陽, 是不犯諸陽之禁. 以芍藥下安太陰, 使邪氣不納. 以大黃去地道不通. 以枳實去心下痞悶, 或濕熱自利. 若裏證已急者, 通宜大柴胡湯, 小柴胡減人蔘甘草加芍藥枳實大黃是也. 欲緩下之, 全用小柴胡加枳實大黃亦可."

427 이 처방은 『世醫得效方』이 아니라 『黃帝素問宣明論方』에서 처음 나온다. 『黃帝素問宣明論方』 卷

대시호탕

상한병에 소양병이 양명병으로 옮겨가서 몸에 열이 나는데, 찬 것은 싫어하지 않으면서 오히려 뜨거운 것을 싫어하고 대변이 굳고 소변이 붉으며, 헛소리를 하면서 배가 불러오르고 조열이 나는 것을 치료한다.

시호 너 돈, 황금·작약 각 두 돈 반, 대황 두 돈, 지실 한 돈 반, 반하 한 돈.

위의 약들을 썰어 한 첩으로 하여 생강 세 쪽, 대추 두 개를 넣고 물에 달여 먹는다(『의학정전』). ◯〔이 처방은〕 소시호탕에서 인삼과 감초를 빼고 작약·대황·지실을 넣은 것이다. 작약으로 아래쪽의 태음을 안정시켜 사기邪氣가 들어가지 못하도록 하고, 대황으로 대변이 막힌 것을 통하게 하며, 지실로 명치 아래가 막혀서 답답한 것을 없앤다(『차사난지』).

삼일승기탕

상한잡병에 사기가 속으로 깊숙이 들어가 대소변이 나오지 않는 것을 치료한다.

감초 서 돈, 대황·후박·지실·망초 각 한 돈 반.

위의 약들을 썰어 한 첩으로 하여 생강 세 쪽을 넣고 물이 반이 될 때까지 달여 찌꺼기를 버린 뒤 망초를 넣고 다시 한 번 끓여서 따뜻하게 먹는다(득효).

六「傷寒門」'三一承氣湯'(앞의 책, 255-256쪽). "治傷寒雜病, 內外所傷, 日數遠近, 腹滿咽乾, 煩渴譫妄, 心下按之鞕痛, 小便赤澁, 大便結滯. 或濕熱內甚, 而爲滑泄, 熱甚喘咳悶亂, 驚悸狂顚, 目疼口瘡, 舌腫喉痺, 癰瘍, 陽明胃熱發斑, 脈沈, 可下者. 小兒熱極, 風驚潮搐, 宿喘昏塞, 並斑疹黑陷, 小便不通, 腹滿欲死. 或斑疹後熱不退, 久不作痂, 或作斑紋. 瘡癬久不已者, 怫熱內成疹癖堅積, 黃瘦痛疾. 久新卒暴心痛, 風痰酒膈, 腸垢積滯. 久壅風熱, 暴傷酒食, 煩心悶亂, 脈數沈實. 或腎水陰虛, 陽熱獨甚, 而僵仆卒中. 一切暴瘖不語(一名失音), 畜熱內甚, 陽厥極深, 脈反沈細欲絶, 或表之沖和, 正氣與邪熱幷之於裏, 則裏熱亢極, 陽極似陰, 反爲寒戰, 脈微而絶. 或風熱燥甚, 客於下焦, 而大小便澁滯不通者. 或産婦死胎不下, 及兩感表裏熱甚, 須可下者. 大黃半兩(錦文), 芒硝半兩, 厚朴半兩(去皮), 枳實半兩, 甘草一兩. 右剉如麻豆大, 水一盞半, 生薑三片, 煎至七分, 內硝, 煎二沸, 去滓服."

六一順氣湯

治傷寒熱邪傳裏，大便結實，口燥咽乾，譫語發狂，潮熱自汗，胸腹滿痛等證，以代大小調胃三一承氣，大柴胡大陷胸等湯之神方也.

大黃 二錢，枳實，厚朴，芒硝，柴胡，黃芩，芍藥，甘草 各一錢.

右剉作一貼，入薑三片，水煎至半，去滓，入鐵銹水三匙調服〔入門〕[428].

陶氏黃龍湯

治熱邪傳裏，胃中燥糞結實，心下硬痛，純下清水.

大黃 二錢，芒硝 一錢半，枳實，厚朴 各一錢，人參，當歸，甘草 各五分.

右剉作一貼，入薑三片棗二枚，水煎溫服〔入門〕[429].

428 『醫學入門』에는 처방 명이 '陶氏六一順氣湯'으로 되어 있다. 문장에 들고남이 있다. 『醫學入門』 外集 卷三 傷寒 汗吐下滲和解溫補總方 陽證「下」'陶氏陶氏六一順氣湯'(앞의 책, 317쪽). "治傷寒熱邪傳裏, 大便結實, 口燥咽乾, 怕熱譫語, 揭衣狂妄, 揚手擲足, 斑黃陽厥, 潮熱自汗, 胸腹滿硬, 澆臍疼痛等證. 是以代大小調胃三一承氣, 大柴胡大陷胸等湯之神方也. 大黃枳實厚朴芒硝柴胡黃芩芍藥甘草. 煎法如前, 臨熟入鐵淬水三匙調服, 立效. 取鐵性沈重, 最能墜熱, 開結故也."
'陶氏'는 陶華(1369-1450?)로 明代의 醫家이다. 字는 尙文, 號는 節庵, 節庵道人이며, 余杭(浙江

육일순기탕

상한병에 열사熱邪가 속으로 전해져 대변이 꽉 차고 입과 목이 마르며, 헛소리하면서 미쳐 날뛰고 조열이 나며 땀이 저절로 나고 가슴과 배가 그득하면서 아픈 것을 치료한다. 대승기탕, 소승기탕, 조위승기탕, 삼일승기탕, 대시호탕, 대함흉탕 등을 대신하여 쓸 수 있는 매우 좋은 처방이다.

대황 두 돈, 지실·후박·망초·시호·황금·작약·감초 각 한 돈.

위의 약들을 썰어 한 첩으로 하여 생강 세 쪽을 넣고 물이 반이 될 때까지 달인 뒤 찌꺼기를 버리고 쇠 녹물 세 숟가락을 타서 먹는다(『의학입문』).

도씨황룡탕

열사가 속으로 전해져 뱃속에 마른 변이 꽉 차고 명치끝이 단단하고 아프면서 맑은 물 같은 설사를 하는 것을 치료한다.

대황 두 돈, 망초 한 돈 반, 지실·후박 각 한 돈, 인삼·당귀·감초 각 다섯 푼.

위의 약들을 썰어 한 첩으로 하여 생강 세 쪽, 대추 두 개를 넣고 물에 달여 따뜻하게 먹는다(『의학입문』).

 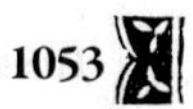

省) 사람이다. 『傷寒六書』(『陶氏傷寒全書』) 六卷, 『癰疽神秘驗方』, 『傷寒點點金書』, 『傷寒全生集』 등의 저서가 있다.

429 『醫學入門』 外集 卷三 「傷寒用藥賦」 '陶氏黃龍湯' (앞의 책, 307쪽). "大黃二錢, 芒硝一錢半, 枳實厚朴各一錢, 甘草人蔘當歸各五分. 年老氣血虛者, 去芒硝. 薑三片棗二枚, 桔梗三分, 水煎一沸, 熱服. 治熱邪傳裏, 胃中燥糞結實, 心下硬痛, 純下清水. 多是日逐自飮藥水下利, 非外寒也, 宜急下之. 身有熱者, 宜用此湯, 身無熱者, 六一順氣湯."

傷寒半表半裏證

○ 半表裏極難識, 有言身前後者, 有言身上下者, 有言太陽陽明之間者. 身後爲太陽, 身前爲陽明, 少陽居中, 寒熱莫定, 此以身之前後而言也, 小柴胡湯主[430]少陽之半表裏也. 膀胱寒水, 近陽明燥金, 水多則寒, 燥多則熱, 亦往來寒熱. 五苓散分利膀胱之半表裏也. 理中湯治吐瀉不定, 上下之半表裏也〔入門〕[431]. ○ 發熱, 脈弦細, 頭痛者, 屬半表半裏, 卽少陽證也〔仲景〕[432]. ○ 傷寒表證當汗, 裏證當下, 不易之法也. 然而假令脈浮而大, 是表證當汗. 又發熱煩渴, 小便赤, 却當下. 此表裏俱見, 雙解散[433]主之〔河間〕. ○ 假令不大便六七日, 頭痛身熱, 是裏證. 又小便淸, 知不在裏, 因在表, 須當發汗, 此兩證俱見, 宜桂枝湯〔河間〕.

430 『醫學入門』에는 '主'가 '解', 곧 '和解시킨다'로 되어 있다.

431 『醫學入門』 外集 卷三 傷寒 「傳陽變陰」 '利半表而溫半裏'(앞의 책, 287쪽). 문장을 재구성하였다. "半表裏極難識, 有言身前後者, 有言身上下者, 有言太陽陽明之間者, 小柴胡解小陽之半表裏也. 身後爲太陽, 身前爲陽明, 小陽居中, 或從前或從後, 寒熱莫定, 此以身之前後而言也. 五苓散分利膀胱之半表裏也. 膀胱寒水, 近陽明燥金, 水多則寒, 燥多則熱, 故亦往來寒熱也, 此以太陽陽明之間而言也. 理中湯治吐瀉不定, 上下之半表裏也, 以身之上中下而言."

432 『傷寒論』 卷第五 「辨少陽病脈證幷治第九」(앞의 책, 171쪽). 『傷寒論』에는 '屬半表半裏'라는 구절

상한 반표반리증

반표반리半表半裏는 매우 알기 어려운데, 몸의 앞뒤로 보는 사람도 있고 위아래로 보는 사람도 있으며, 태양과 양명의 사이로 보는 사람도 있다. 몸의 뒤는 태양이고, 몸의 앞은 양명이 되며, 소양은 그 중간에 있기 때문에 〔몸의 앞뒤로 왔다 갔다 하여〕 한열寒熱이 일정하지 않다. 이것은 〔반표반리를〕 몸의 앞뒤로 본 것으로 소시호탕이 소양의 반표반리증을 주치한다. 〔태양〕 방광한수膀胱寒水는 양명조금陽明燥金과 가까이 있어서 〔태양〕 방광의 수기水氣가 많아지면 차가워지고, 〔양명의〕 조기燥氣가 많아지면 열이 나므로 〔이때에도〕 역시 추웠다 더웠다 하게 된다. 오령산은 방광의 반표반리를 나누어 잘 통하게 하고, 이중탕은 토하거나 설사하는 것이 일정하지 않은 위아래의 반표반리를 주치한다(『의학입문』). ◯ 열이 나고 맥이 현세弦細하며 머리가 아픈 것은 반표반리에 속하는데, 곧 소양증이다(『상한론』). ◯ 상한의 표증表證에는 땀을 내야 하고, 이증裏證에는 설사시켜야 한다는 것은 불변의 법칙이다. 그러나 예를 들어 맥이 부浮하면서 대大하면 이는 표증이므로 땀을 내야 하지만, 거기에다 또 열이 나고 답답하면서 갈증이 나며 소변이 붉으면 〔이는 이증이므로 땀을 낼 것이 아니라〕 도리어 설사시켜야 한다. 이는 표증과 이증이 함께 나타나는 것으로 쌍해산이 주치한다(하간). ◯ 가령 대변을 6, 7일 동안 보지 못하여 머리가 아프고 몸에 열이 나는 것은 이증이지만, 거기에다 또 소변이 맑으면 〔사기邪氣가〕 속에 있지 않고 겉에 있기 때문이므로 땀을 내야 한다. 이는 표증과 이증이 함께 나타나는 것으로 계지탕을 쓴다(하간).

이 없다. 이 문장은 『醫學綱目』에서 인용한 것이다. 『醫學綱目』 卷之三十 傷寒部 「太陽病」 '表裏發熱'(앞의 책, 681쪽).

433 『增注類證活人書』에는 '雙解散'이 五苓散으로 되어 있다. 『醫學綱目』도 마찬가지이다.

○ 假令心下滿，口不欲食，大便硬，脈沈數[434]，是裏證當下．又頭汗出，微惡寒，手足冷，却當汗，此半在表半在裏也．小柴胡湯主之〔河間〕[435]． ○ 治表裏內外俱熱之證，表者，或脈浮，或頭痛，或惡風，或惡寒．裏者，或譫言妄語，或揚手擲足，欲汗則裏證已急，欲下則表證尙存，通宜大柴胡湯〔海藏〕． ○ 傷寒須分表裏．若表裏不分，汗下差誤，豈爲上工．且如均是發熱，身熱不渴爲表有熱，小柴胡加桂枝主之．厥而脈滑，爲裏有熱，白虎湯加人蔘主之． ○ 均是水氣，乾嘔微利，發熱而咳，爲表有水，小靑龍湯主之．身凉表證罷，咳而脇下痛，爲裏有水，十棗湯主之． ○ 均是惡寒，有熱而惡寒者，發於陽也，麻黃，桂枝，小柴胡主之．無熱而惡寒者，發於陰也，附子湯，四逆湯主之． ○ 均是身體痛，脈浮，發熱頭痛，身體痛者，爲表未解，麻黃湯主之．脈沈，自利身體痛者，爲裏不和，四逆湯主之〔海藏〕[436]．

434 『增注類證活人書』에는 '數'이 '細'로 되어 있다.

435 '河間'으로 인용된 이 문장은 『增注類證活人書』에 나오는 것이다. 『增注類證活人書』 卷三 十五問 「表裏兩證俱見」(앞의 책, 113쪽). 문장에 들고남이 있다. "傷寒表證當汗, 裏證當下, 不易之法也. 發表攻裏, 本自不同. 甘遂神丹, 不可以合飮, 桂枝承氣, 安可以並進. 然而假令病人脈浮而大, 是表證, 當汗. 其人發熱煩渴, 小便赤, 却當下. 此是表裏證俱見, 五令散主之. 假令, 傷寒不大便六七日, 頭痛有熱者, 是裏證, 當下. 其人小便淸者, 知不在裏, 仍在表, 當須發汗. 此是兩證俱見, 則未可下, 宜桂枝湯. 假令, 病人心下滿, 口不慾食, 大便硬, 脈沈細, 是裏證, 當下. 其人頭汗出, 微惡寒, 手足冷, 却當汗. 此兩證俱見者, 仲景所謂, 半在裏半在表也. 小柴胡湯主之." 『醫學綱目』 卷之三十 傷寒部 「續傷寒通論」에도 『增注類證活人書』를 인용하여 나온다(앞의 책, 673쪽).

436 이상의 문장은 『醫學綱目』에서 인용한 王好古의

◯ 가령 명치 밑이 그득하여 먹고 싶지 않으며, 대변이 단단하고 맥이 침삭沈數한 것은 이증이므로 마땅히 설사시켜야 하는데, 머리에서 땀이 나고 오한이 약간 나며 손발이 차면 도리어 땀을 내야 한다. 이는 〔사기가〕 반은 겉에 있고 반은 속에 있는 것으로 소시호탕이 주치한다(하간). ◯ 겉과 속, 안과 밖에 모두 열이 있는 증상을 치료하는데, 겉에 〔열이〕 있으면 맥이 부浮하거나 머리가 아프거나 바람을 싫어하거나 으슬으슬 춥다. 속에 열이 있으면 헛소리를 하거나 손발을 내젓는다. 땀을 내려고 하니 이증이 이미 심하여 급하〔게 치료해야 할 것 같〕고, 설사를 시키려고 하니 아직도 표증이 남아 있〔어서 땀을 내야 할 것 같〕을 때에는 대시호탕을 두루 쓴다(해장). ◯ 상한은 표리表裏를 나누어야 하는데, 만약 표리를 나누지 않고 땀을 내거나 설사시키는 것을 잘못 하면 어찌 훌륭한 의사라고 할 수 있겠는가? 표증과 이증에는 모두 열이 나는데, 열이 나지만 갈증이 나지 않는 것은 겉에 열이 있기 때문이므로 소시호탕에 계지를 더 넣은 것이 주치한다. 손발이 싸늘한데 맥이 활滑한 것은 속에 열이 있기 때문이므로 백호탕에 인삼을 더 넣은 것이 주치한다. ◯ 〔표증과 이증에〕 모두 수기水氣가 있어 헛구역질을 하고 설사를 약간 하며 열이 나면서 기침하는 것은 겉에 수기가 있는 것이므로 소청룡탕이 주치한다. 몸이 차고 표증은 없어졌으나 기침을 하고 옆구리 아래가 아픈 것은 이裏에 수기가 있는 것이므로 십조탕이 주치한다. ◯ 〔표증과 이증〕 모두 으슬으슬 추운 증상이 있는데, 열이 나면서 으슬으슬 추운 것은 병이 양경陽經에서 생긴 것이므로 마황탕, 계지탕, 소시호탕이 주치한다. 열이 나지 않고 으슬으슬 추운 것은 병이 음경陰經에서 생긴 것이므로 부자탕, 사역탕이 주치한다. ◯ 〔표증과 이증에〕 모두 몸이 아픈 증상이 있는데, 맥이 부하며 열이 나고 머리와 몸이 아픈 것은 표증이 아직 풀리지 않은 것이므로 마황탕이 주치한다. 맥이 침하고 저절로 설사를 하면서 몸이 아픈 것은 속이 고르지 못한 것이므로 사역탕이 주치한다(해장).

문장을 재구성한 것이다. 『醫學綱目』 卷之三十 傷寒部 「續傷寒通論」 '大柴胡湯'(앞의 책, 673-674쪽). "治表裏內外俱熱之症. 治有表者, 或脈浮, 或頭痛, 或惡風, 或惡寒, 四症中或有一二尙在者, 乃十三日過經不解是也. 治有裏者, 或譫語, 或妄語, 或擲手揚視, 此皆裏之急者也. 若欲汗之, 則裏症已急, 欲下之, 則表症尙在, 通宜大柴胡湯. … 治傷寒須分表裏, 若表裏不分, 汗下差誤, 豈爲上工. 且如均是發熱, 身熱不渴, 爲表有熱, 小柴胡加桂枝主之. 厥而脈滑, 爲裏有熱, 白虎加人蔘主之. 均是水氣, 乾嘔微利, 發熱而咳, 爲表有水, 小青龍加芫花主之. 體凉表症罷, 咳而脇下痛, 爲裏有水, 十棗湯主之. 均是惡寒, 有熱而惡寒者, 發於陽也, 麻黃桂枝小柴胡主之. 無熱而惡寒者, 發於陰也, 附子四逆主之. 均是身體痛, 脈浮發熱, 頭痛身體痛者, 爲表未解, 麻黃湯主之. 脈沈自利, 身體痛者, 爲裏不和, 四逆湯主之."

傷寒陰厥

○厥者, 手足逆冷,[437] 是也.[438] 其手足指頭微寒者, 謂之淸, 此疾爲輕〔活人〕.[439] ○陰厥者, 初得病, 便四肢逆冷, 脈沈微而不數, 足多攣, 臥時[440]惡寒, 或引衣自覆, 不飮水, 或下利淸穀, 或淸便自調.[441] 外證, 多惺惺而靜. 宜四逆湯, 通脈四逆湯, 當歸四逆湯〔活人〕.[442] ○陰厥者, 無頭痛,[443] 無身熱, 吐利不渴, 靜踡而臥,[444] 手足盡冷, 乃厥陰所主, 陰陽之氣, 不相接連而然. 太陰厥, 手足指頭微冷者, 理中湯. 少陰厥, 脛寒足冷, 甚則手至臂足至膝者, 四逆湯.[445] 厥陰厥, 一身盡冷者, 當歸四逆湯. 厥逆煩燥者, 不治〔入門〕.[446] ○小便數, 微惡寒者, 陽氣不足也. 心煩, 足踡者, 陰氣不足也〔入門〕.[447] ○厥陰證, 四肢厥冷, 脈沈遲, 按之無力, 則爲陰, 當溫之, 宜四逆湯〔海藏〕. ○陰厥, 指爪常冷, 足踡臥, 不渴, 淸便如常. 外證, 惺惺〔得效〕.[448]

437 '逆冷'은 찬 기운[冷]이 四肢 末端에서부터 위로 거슬러 올라가기[逆] 때문에 逆冷이라고 하였다. 찬 기운이 손끝에서 팔꿈치까지, 발끝에서 무릎까지 올라가는 것이다.

438 『增注類證活人書』 卷四 二十八問 「手足逆冷」(앞의 책, 134-135쪽). "此名, 厥也. 厥者, 逆也. 陰陽不相順接, 手足逆冷也. 陽氣衰, 陰氣盛, 陰勝於陽, 故陽脈爲之逆, 不通於手足, 所以逆冷也."

439 『增注類證活人書』 卷四 十八問 「陰證」(앞의 책, 121-122쪽). "手足指頭微寒冷, 謂之淸(音去聲), 此未消喫四逆. 蓋疾輕故也. 只可服理中乾薑之類. 大段重者, 用四逆湯, 無脈者, 用通脈四逆湯也." "三陰中寒, 微則理中湯, 稍厥或中寒下利, 則乾薑甘草湯"에 대한 注이다.

440 『增注類證活人書』에는 '時'가 '而'로 되어 있다.

441 '淸便自調'에서 '淸'은 廁(뒷간 칙)이다. 『說文解字』에서 "廁, 淸也"라고 하였다. '自調'에서의 '自'는 '自利'의 '自'와 마찬가지로 외부의 자극 없이 스스로, 저절로 잘한다는 뜻으로 보통 때와 같다는 말이다. 『增注類證活人書』에는 이 뒤에 '或小便

상한음궐

◯ '궐厥'이란 손발 끝에서부터 싸늘해지는 것이다. 손가락과 발가락 끝이 조금 찬 것을 '청궐淸厥'이라고 하는데, 이것은 가벼운 병이다(『증주유증활인서』). ◯ 음궐陰厥이란 처음 병이 들면 문득 팔다리가 손발 끝에서부터 싸늘해지고 맥은 침미沈微하면서 삭數하지 않으며, 대개 다리에 경련이 일고 누워서 으슬으슬 떨며 혹은 옷을 끌어다 스스로 덮기도 하는데, 물을 마시지 않고 혹은 소화되지 않은 설사를 하기도 하며 대소변은 보통 때처럼 잘 보기도 한다. 겉으로 드러나는 증상은 대개 정신이 맑고 차분해 보인다. 사역탕, 통맥사역탕, 당귀사역탕을 쓴다(『증주유증활인서』). ◯ 음궐은 머리가 아프지 않고 몸에 열이 없으며, 토하고 설사를 하나 갈증은 나지 않고 가만히 몸을 웅크리고 누우려고 하며 손발이 모두 차다. 이는 궐음경이 주관하는 것으로, 음양의 기가 서로 연결되지 않아서 그런 것이다. 태음궐太陰厥은 손가락과 발가락 끝이 약간 차가운데, 이때에는 이중탕을 쓴다. 소음궐少陰厥은 정강이가 차고 발이 냉하며 심하면 손에서 팔까지, 발에서 무릎까지 싸늘한데 이때에는 사역탕을 쓴다. 궐음궐厥陰厥은 온몸이 다 찬데, 이때에는 당귀사역탕을 쓴다. 손발 끝에서부터 싸늘해지면서 가슴이 답답한 것은 치료하지 못한다(『의학입문』). ◯ 소변을 자주 보고 약간 으슬으슬 추운 것은 양기가 부족하기 때문이다. 가슴이 답답하고 다리를 오므리는 것은 음기가 부족하기 때문이다(『의학입문』). ◯ 궐음증으로 팔다리가 싸늘해지고 맥이 침지沈遲하여 꾹 눌러도 힘이 없는 것은 음증으로 따뜻하게 하여야 하므로 사역탕을 쓴다(해장). ◯ 음궐은 손가락과 발가락 끝이 늘 차고 다리를 오므리고 누우며 갈증이 나지 않고 대소변은 보통 때처럼 잘 본다. 겉으로 드러나는 증상은 정신이 맑아 보인다(『세의득효방』).

 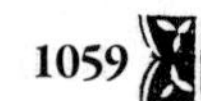

數, 外證多惺惺而靜, 脈雖沈實, 按之遲而弱者, 知其冷厥也'라는 구절이 더 있다.

442 『增注類證活人書』의 해당 구절에 대한 注이다. "四逆湯, 理中湯, 通脈四逆湯, 當歸四逆湯, 當歸四逆加茱萸生薑湯, 白通加猪膽湯, 皆可選用也."

443 『醫學入門』에는 이 뒤에 '未厥前'이라는 구절이 더 있다.

444 『醫學入門』에는 이 뒤에 '乃陰邪獨勝而然'이라는 구절이 더 있다.

445 『醫學入門』에는 이 뒤에 '通脈四逆湯'이라는 구절이 더 있다.

446 『醫學入門』 外集 卷三 傷寒 「傳陽變陰」 '陰厥'(앞의 책, 285쪽).

447 『醫學入門』 外集 卷三 「傷寒用藥賦」 '芍藥甘草湯'(앞의 책, 300쪽).

448 『世醫得效方』 卷第一 大方脈雜醫科 「集證說」(앞의 책, 4쪽). 문장에 들고남이 있다. "陰厥則指爪常冷, 足多攣卧, 惡寒, 自引衣蓋覆, 不飮水, 或下利或清便如常, 小便數. 外證, 惺惺而靜."

傷寒陽厥

○陽厥者，初得病，必身熱，頭痛，外有陽證．至四五日，方發厥，厥至半日，却身熱．盖熱氣深，方能發厥，若微厥却發熱者，熱深[449]故也．其脈雖伏，按之滑者，爲裏熱．或飮水，或揚手擲足，或煩燥不得眠，大便秘，小便赤．外證，多昏憒，承氣湯，白虎湯，隨證用之〔活人〕[450]． ○下證悉俱，而見四逆者，是因失下，血氣不通，四肢便厥．醫不識，疑爲陰厥，便進熱藥，禍如反掌．大抵熱厥，須脈沈伏而滑者[451]，手雖冷，時復指爪溫，須承氣湯下之〔活人〕[452]． ○厥陰證，四肢逆冷，爪甲青，脈沈疾，按之有力，則爲陽，當下之，宜大承氣〔海藏〕．

449 『增注類證活人書』에는 '深'이 '微'로 되어 있다.

450 『增注類證活人書』 卷四 二十八問 「手足逆冷」(앞의 책, 135-136쪽). 문장을 재구성하였다. "熱厥者, 初中病, 必身熱, 頭痛, 外別有陽證. 至二三日乃至四五日, 方發厥. 兼熱厥者, 厥至半日, 却身熱. 蓋熱氣深, 則方能發厥, 須在二三日後也. 若微厥卽發熱者, 熱微故也. 其脈雖沈伏, 按之而滑, 爲裏有熱. 其人或畏熱, 或飮水, 或揚手擲足, 煩躁不得眠, 大便秘, 小便赤. 外證多昏憒者, 知其熱厥也(白虎湯, 承氣湯, 隨證用之)."

상한양궐

◯ 양궐陽厥은 처음 병이 생겼을 때 반드시 몸에 열이 나고 머리가 아프며 겉으로는 양증이 나타난다. 4, 5일이 지나야 비로소 손발이 싸늘해지는데, 손발이 싸늘해지고 한나절이 지나면 도리어 몸에서 열이 난다. 대개 열기熱氣가 깊이 들어가야 비로소 손발이 싸늘해지기 마련인데, 손발이 약간만 싸늘해졌다가 도리어 열이 나는 것은 열이 아직 미약하기 때문이다. 이 증상의 맥이 복伏하나 꾹 누르면 활滑해지는 것은 속에 열이 있기 때문이다. 그러므로 물을 마시거나 팔다리를 내젓거나 갑갑하여 가만히 있지를 못하고 잠을 이루지 못하며 대변이 막히고 소변이 붉다. 겉으로 드러나는 증상은 정신이 맑지 않게 보이는 경우가 많은데, 승기탕이나 백호탕을 증상에 맞게 쓴다(『증주유증활인서』). ◯ 설사시켜야 할 증상이 모두 나타나면서도 팔다리가 싸늘해지는 것은 설사시킬 시기를 놓쳐 혈기血氣가 통하지 않아서 팔다리가 싸늘해진 것이다. 의사가 제대로 알지 못하고 이를 음궐陰厥이라고 여겨 곧 열 내는 약을 쓰면 곧바로 화禍가 닥친다. 대체로 열궐熱厥이란 맥이 침복沈伏하나 〔꾹 눌러보면〕 활한 것인데, 손은 차지만 때로 손끝에 온기가 돌아온다. 이때에는 승기탕으로 설사시켜야 한다(『증주유증활인서』). ◯ 궐음증으로 팔다리가 손발 끝에서부터 싸늘해지고 손발톱이 파래지며 맥이 침질沈疾한데 꾹 눌러 힘이 느껴지면 양증이므로 설사시켜야 한다. 이때에는 대승기탕을 쓴다(해장).

451 『增注類證活人書』에는 이 뒤에 '頭上有汗'이라는 구절이 더 있다.

452 『增注類證活人書』 卷四 二十八問 「手足逆冷」(앞의 책, 136-137쪽).

○陽厥者, 未厥前, 有頭痛, 有身熱. 陽邪深入, 陷伏於內, 而後發厥. 微厥半日間, 却又發熱, 熱氣下行, 則腹痛下利,[453] 或[454]便膿血. 若不便血, 則熱氣上行, 必爲喉痺〔入門〕.[455] ○傷寒邪在三陽, 則四肢熱. 半表裏及太陰, 則邪漸入內. 故四肢溫. 至少陰厥陰, 邪入深而陷伏於內, 則四肢厥冷. 然先由熱後厥者, 傳經熱厥也. 輕則四逆散,[456] 重則大柴胡承氣湯下之〔入門〕.[457] ○熱厥, 脈沈伏而滑, 頭上有汗, 手掌溫, 指梢亦溫, 便宜下〔入門〕.[458]

453 『醫學入門』에는 이 뒤에 '後重稠粘黃赤'이라는 구절이 더 있다.

454 『醫學入門』에는 '或'이 '必'로 되어 있다.

455 『醫學入門』 外集 卷三 傷寒 傳陽變陰 「陽厥」(앞의 책, 285쪽).

456 『醫學入門』에는 이 뒤에 '白虎湯竹葉石膏湯'이라는 구절이 더 있다.

457 『醫學入門』 外集 卷三 傷寒 「傷寒雜證」 '叉手冒心'(앞의 책, 275쪽).

458 『醫學入門』 外集 卷三 傷寒 「傷寒雜證」 '叉手冒心'(앞의 책, 275쪽).

◯ 양궐은 팔다리가 싸늘해지기 전에 먼저 머리가 아프고 몸에서 열이 난다. 양사陽邪가 깊이 들어가 속에 숨은 뒤에야 손발이 싸늘해진다. 손발이 약간 싸늘해졌다가 한나절 뒤에 도리어 다시 열이 난다. 열기가 아래로 내려가면 배가 아프고 설사를 하는데 〔반드시〕 대변에 피고름이 섞여 나와야 한다. 만약 대변에 피가 섞여 나오지 않으면 열기가 위로 올라가 반드시 후비喉痺가 된다(『의학입문』). ◯ 상한의 사기邪氣가 삼양三陽에 있으면 팔다리에 열이 나고, 반표반리半表半裏와 태음太陰에까지 이르면 사기가 점점 안으로 들어가므로 팔다리가 따뜻해진다. 소음少陰과 궐음厥陰에 이르러 사기가 깊이 들어가 안에 숨어 있으면 팔다리가 싸늘해진다. 먼저 열이 난 뒤에 싸늘해지는 것은 전경열궐傳經熱厥이다. 가벼우면 사역산을 쓰고, 심하면 대시호탕이나 승기탕으로 설사시킨다(『의학입문』). ◯ 열궐은 맥이 침복하나 〔꾹 누르면〕 활하고 머리에서 땀이 나며, 손바닥이 따뜻하고 손끝도 따뜻하면 바로 설사시킨다(『의학입문』).

陰陽厥輕重

○傷寒[459]至四五日而厥者, 必發熱. 前熱者, 後必厥. 厥深者, 熱亦深. 厥微者, 熱亦微〔仲景〕[460]. ○傷寒厥四日, 熱反三日, 復厥五日, 其病爲進. 厥多熱少, 陽氣退, 故爲進也〔仲景〕[461]. ○傷寒發熱四日, 厥反三日[462], 厥少熱多, 其病當自愈〔仲景〕[463]. ○傷寒病, 厥五日, 熱亦五日, 設六日當復厥, 不厥者, 自愈. 厥終不過五日, 以熱五日, 故知自愈〔仲景〕[464]. ○熱多厥少者, 易愈. 厥多熱少者, 難已〔入門〕[465].

辨陰陽厥法

○陰陽二厥, 脈皆沈, 所以使人疑之. 然陰厥, 脈沈遲而弱. 陽厥, 脈沈伏而滑. 又陽厥, 指爪時一溫. 陰厥, 常冷〔得效〕[466]. ○若未辨陰陽, 且與理中湯試之. 陽厥則便熱, 陰厥則不熱〔得效〕.

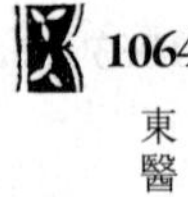

---

459 『傷寒論』에는 이 뒤에 '一二日'이라는 구절이 더 있다.

460 『傷寒論』 卷第六 「辨厥陰病脈證幷治第十二」(앞의 책, 197쪽).

461 『傷寒論』 卷第六 「辨厥陰病脈證幷治第十二」(앞의 책, 199쪽).

462 『傷寒論』에는 이 뒤에 '復熱四日'이라는 구절이 더 있다.

463 『傷寒論』 卷第六 「辨厥陰病脈證幷治第十二」(앞의 책, 199쪽).

464 『傷寒論』 卷第六 「辨厥陰病脈證幷治第十二」(앞의 책, 197쪽).

음궐과 양궐의 가볍고 심한 것

○ 상한에 걸린 지 4, 5일이 되어 손발이 싸늘해지면 반드시 열이 난다. 먼저 열이 난 경우에는 뒤에 반드시 손발이 싸늘해진다. 손발이 심하게 싸늘하면 열도 심하고, 손발이 경미하게 싸늘하면 열 역시 경미하다(『상한론』). ○ 상한병에 손발이 4일 동안 싸늘하다가 도리어 3일 동안 열이 나고, 다시 5일 동안 싸늘해지면 그 병은 심해질 것이다. 손발이 싸늘해지는 경우가 많고 열이 적은 것은 양기가 쇠퇴해진 것이므로 병이 더 심해질 것이다(『상한론』). ○ 상한으로 4일 동안 열이 난 뒤 도리어 3일 동안 손발이 싸늘해지면 싸늘한 것이 적고 열이 많은 것이므로 병은 저절로 낫는다(『상한론』). ○ 상한병에 5일 동안 손발이 싸늘했는데 도리어 5일 동안 열이 났을 경우 6일째에는 다시 손발이 싸늘해져야 하는데 싸늘해지지 않으면 저절로 낫는다. 손발이 싸늘한 것은 5일을 넘지 않는데, 열이 5일 동안 났기 때문에 저절로 나을 것임을 알 수 있다(『상한론』). ○ 열이 많이 나고 〔손발이〕 싸늘해지는 것이 적으면 쉽게 낫는다. 손발이 싸늘해지는 것이 많고 열이 적게 나면 낫기 어렵다(『의학입문』).

음궐과 양궐을 분별하는 법

○ 음궐陰厥과 양궐陽厥은 모두 맥이 침沈하기 때문에 〔음궐인지 양궐인지〕 헷갈리게 된다. 그러나 음궐은 맥이 침지沈遲하고 약하며, 양궐은 맥이 침복沈伏하나 활滑하다. 또한 양궐일 때에는 손끝이 때로 따뜻해지나 음궐일 때에는 늘 차다(『세의득효방』). ○ 만약 음궐인지 양궐인지 분별할 수 없을 때에는 이중탕을 복용하게 하여 시험해본다. 양궐이면 바로 열이 나고, 음궐이면 열이 나지 않는다(득효).

 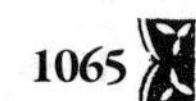

465 『醫學入門』 外集 卷三 傷寒 「傳陽變陰」 '陰證' 陰厥(앞의 책, 285쪽).

466 『世醫得效方』 卷第一 大方脈雜醫科 「集脈說」(앞의 책, 1쪽).

厥有藏厥蚘厥

○ 躁無暫定而厥者, 爲藏厥〔活人〕.[467] ○ 藏厥者, 發躁無休息時且發熱, 七八日, 脈微, 膚冷而躁, 或吐或瀉, 無時暫安者, 乃厥陰眞藏氣盡,[468] 故曰藏厥.[469] 仲景無治法, 四逆湯冷飮救之. 又少陰厥而吐利發躁, 亦不治, 三味蔘萸湯救之〔入門〕.[470] ○ 靜而復煩, 吐虫而厥者, 爲蚘厥 詳見虫門〔活人〕.[471]

467 『增注類證活人書』卷十五「烏梅丸」(앞의 책, 375쪽). 문장에 들고남이 있다. "傷寒, 脈微而厥, 至七八日, 膚冷, 其人躁, 無暫安時者, 此爲臟厥."

468 '眞藏氣'에서 '眞'은 다른 맥이 섞여 나타나지 않는다는 뜻이다. 해당하는 臟의 氣만 나타나는 것이다. 예를 들어 弦脈은 肝脈인데, 微弦하여 고르고 조화로운 맥이다. 微弦한 맥이란 3분의 2는 胃氣, 3분의 1은 弦氣가 뛰는 것을 말하는데, [이 두 맥이] 같이 뛰는 것을 微弦한 맥이라고 한다. 3분의 3이 모두 弦하여 胃氣가 없으면 眞藏脈이 나타난다. 五臟은 모두 胃에서 기운을 받아 각 臟의 기는 스스로 寸口까지 이르지 못하고, 반드시 胃氣에 의지해야 이를 수 있다. 각각 자신의 기가 왕성한 때에만 스스로 寸口에 이를 수 있다. 그런데 병이 심하게 되어 胃氣가 그와 더불어 寸口까지 이르지 못하게 되므로 眞臟의 기가 홀로 나타나게 된다

궐에는 장궐과 회궐이 있다

◯ 한시도 가만히 있지 못하면서 손발이 싸늘한 것은 장궐臟厥이다(『증주유증활인서』). ◯ 장궐은 조급해져서 한시도 가만히 있지 못하며 열이 나는데, 〔병이 든 지〕 7, 8일이 되면 맥이 미微하고 살갗이 차가우면서 조급해한다. 혹은 토하거나 설사하기도 하면서 잠시도 가만히 있지 못하는 것은 바로 궐음厥陰의 진장기眞臟氣가 다한 것이다. 그러므로 장궐이라고 한다. 장기張機에게는 치료법이 없어 〔나는〕 사역탕을 달여 차갑게 복용하게 하여 치료하였다. 또한 소음궐少陰厥로 토하고 설사하며 조급해하는 것 역시 〔장기는〕 치료하지 못한다고 하였지만 삼미삼유탕으로 치료하였다(『의학입문』). ◯ 진정되었다가 다시 가슴이 답답해지며 충蟲을 토하면서 손발이 싸늘해지는 것은 회궐蚘厥(자세한 것은 「충문」에 있다)이다(활인).

(『東醫寶鑑』「雜病篇」'診脈').

469 『增注類證活人書』 卷四 二十八問 「手足逆冷」(앞의 책, 138쪽). "若傷寒發厥, 至七八日, 膚冷而躁, 無時暫安者, 爲臟厥, 此爲難治."

470 이 문장은 『醫學入門』에서 인용한 것이다. 『醫學入門』 外集 卷三 傷寒 「傳陽變陰」 '臟厥'(앞의 책, 285쪽).

471 『醫學綱目』 卷之三十二 傷寒部 「合病幷病汗下吐後等病」 '煩躁'(앞의 책, 741쪽). "躁無暫定而厥者, 爲臟厥. 靜而復煩, 吐虫而厥者, 爲蛔厥, 烏梅丸主之." 여기에서는 '成', 곧 『傷寒明理論』에서 인용했다고 하였는데 『傷寒明理論』에는 나오지 않는다.

厥與四逆不同

○ 四逆者, 四肢不溫也. 厥者, 手足逆冷也. 傷寒邪在三陽, 則手足必熱. 傳到太陰, 手足自溫. 至少陰, 則邪熱漸深, 故四肢逆而不溫. 及至厥陰, 則手足厥冷, 是又甚於逆. 其四逆散凉藥[472], 以治四肢不溫. 其四逆湯熱藥, 以治寒極而成逆厥者也. 四肢通冷, 比之手足獨冷則有間. 夫死者, 以四逆言之. 可治者, 以厥冷言. 則亦可見四逆與手足厥冷之有輕重淺深矣. 盖四肢通冷, 其病爲重. 手足獨冷, 其病爲輕也. 四肢與手足, 却有所分, 以四字加於逆字之上, 是通指手足臂脛以上言也. 以手足二字加於厥逆, 厥冷之上, 是獨指手足言也. 盖以四逆爲四肢通冷, 厥爲手足獨冷也〔東垣〕[473].

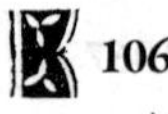

472 『醫經溯洄集』에는 '凉藥'이 '寒藥'으로 되어 있다.

473 『醫經溯回集』 卷下 「傷寒四逆厥辯」(앞의 책, 458-459쪽)(中國醫學大成續編 第五册 『東垣十書』 所收). 문장을 재구성하였다. "成無己註傷寒論有云, 四逆者, 四肢不溫也. 厥者, 手足冷也. 傷寒邪在三陽, 則手足必熱. 傳到太陰, 手足自溫. 至少陰, 則邪熱漸深. 故四肢逆而不溫. 及至厥陰, 則手足厥冷, 是又甚於逆. 經曰, 少陰病四逆, 其人或咳或悸, 或小便不利, 腹中痛, 或泄痢下重者, 四逆散主之. 方用柴胡枳實芍藥甘草, 四者皆寒冷之物, 而專主四逆之疾, 是知四逆非虛寒之證也. 四逆與厥相近而非. 經曰, 諸四逆厥者, 不可下. 是四逆與厥有異也. 吁, 斯言也. 所謂彌近理, 而大亂眞者歟. 竊嘗考之, 仲景言四逆與厥者非一, 或曰四逆, 或曰厥, 或曰厥逆, 或曰厥冷, 或曰厥寒, 或曰手足逆冷, 或曰手足厥逆, 或曰手足厥冷, 或曰手足厥逆冷, 細詳其義, 俱是言寒冷耳. 故厥逆二字, 每每互言, 未嘗分逆爲不溫, 厥爲冷也, 然四肢與手足却有所分. 其以四字加於逆字之上者, 是通指手足臂脛以上言也. 其以手足二字加於厥逆, 厥冷等之上, 及無手足二字者, 是獨指手足言也. 旣曰不溫, 卽爲冷矣, 尙何異乎. 仲景所謂諸四逆厥者, 不可下, 蓋以四逆爲四肢通冷, 厥爲手足獨冷, 而臂與脛以上不冷耳, 不謂逆厥有不溫與冷之別也. 故又曰, 厥者, 手足逆冷是也. 以逆冷二字釋厥字, 足見逆卽厥, 厥卽逆也. 故字書曰, 厥者, 逆也. 雖然逆厥雖俱爲寒

궐과 사역은 같지 않다

○ 사역四逆은 팔다리가 따뜻하지 않은 것이다. 궐厥은 손발이 싸늘한 것이다. 상한에 사기邪氣가 삼양三陽에 있으면 손발에서 반드시 열이 나는데, 〔사기가〕 옮겨가 태음에 이르면 손발은 저절로 따뜻해진다. 소음에 이르면 사열邪熱이 점점 깊이 들어가므로 팔다리가 차갑고 따뜻하지 않다. 궐음까지 이르게 되면 손발이 싸늘해지는데, 이것은 사역보다 심하다. 사역산은 서늘한 약으로 팔다리가 따뜻하지 않은 것을 치료한다. 사역탕은 뜨거운 약으로 차가움이 극히 심하여 생긴 '역'〔사역〕과 '궐'〔수족궐랭〕이 된 것을 치료한다. 팔다리가 모두 차가운 것은 손발만 싸늘한 것과 차이가 있다. 죽는 것은 사역의 경우를 말하고, 치료할 수 있는 것은 궐랭厥冷의 경우를 말하니 사역과 수족궐랭에 가볍고 중하고 얕고 깊은 차이가 있음을 알 수 있다. 팔다리가 모두 차가우면 병이 중한 것이고, 손발만 차가우면 병이 가벼운 것이다. 팔다리와 손발은 구분이 되는데, '사四'를 '역逆' 자 앞에 덧붙인 것은 손발과 팔뚝, 정강이 위까지 통틀어 말한 것이다. '수족手足'이라는 두 글자를 '궐역厥逆' 또는 '궐랭' 앞에 덧붙인 것은 손발만을 말하는 것이다. 대개 사역은 팔다리가 모두 차가운 것이고, 궐은 손발만 차가운 것이다(동원).

冷, 而却有陰陽之殊焉. 熱極而成逆厥者, 陽極似陰也. 寒極而成逆厥者, 獨陰無陽也. 陽極似陰, 固用寒藥. 獨陰無陽, 固用熱藥. 仲景以四逆散寒藥治四逆一條, 此陽極似陰之四逆也. 其無四逆湯熱藥治四逆之條者, 安知其非本有而失之乎. 且四逆湯之名, 由四逆之冷而立也. 今以四逆湯治手足厥冷, 豈非逆厥之不異乎. 旣以四逆爲四肢不溫, 厥爲手足獨冷, 何故不名治厥之藥爲四厥湯乎. 成氏於四逆散, 治四逆條下, 謂四逆爲熱邪所爲, 及於明理論, 謂四逆非虛寒之證矣. 至於少陰病, 死證二條下, 却謂四逆爲寒甚, 若此者得不自悖其說乎. 是知四逆亦猶厥之有寒有熱, 固不可謂四逆專爲熱邪所作也. 但四肢通冷, 比之手足獨冷, 則有間耳. 故仲景曰, 少陰病, 吐利躁煩四逆者, 死. 又曰, 少陰病, 四逆, 惡寒而身踡, 脈不至, 不煩而躁者, 死. 又曰, 少陰病, 吐利, 手足厥冷, 煩躁欲死者, 吳茱萸湯主之. 此三條者, 二爲死, 一爲可治. 雖通由諸證兼見而然. 然死者, 以四逆言. 可治者, 以厥冷言. 則亦可見四逆與手足厥冷之有輕重淺深矣. 夫四肢通冷, 其病爲重. 手足獨冷, 其病爲輕, 雖婦人小子亦能知之. 成氏乃謂厥甚於逆, 何邪. 若能知四逆, 厥之所以異者, 在於獨指手足言. 與兼指臂脛以上言, 則不勞創爲不溫與冷之曲說, 而自然貫通矣."

傷寒陰毒

○傷寒三陰病深, 必變爲陰毒.[474] 其證, 四肢厥冷, 吐利不渴, 靜踡而臥, 甚則咽痛, 鄭聲, 加以頭痛頭汗, 眼睛內痛, 不欲見光, 面唇指甲青黑, 手背冷汗, 心下結硬, 臍腹築痛,[475] 身如被杖, 外腎氷冷.[476] 其脈, 附骨取之則有, 按之則無. 宜甘草湯正陽散.[477] 陽氣乍復, 或生煩躁者, 返陰丹復陽丹[478]用之, 不可凉藥〔入門〕.[479] ○又此證, 面靑舌黑, 四肢厥冷, 多睡〔入門〕.[480] ○積陰感於下, 則微陽消於上. 故其候四肢沈重逆冷, 腹痛,[481] 咽喉不利,[482] 或心下脹滿結硬, 燥渴, 虛汗不止, 或時狂言, 爪甲面色靑黑, 六脈沈細, 而一息七至以來. 速於氣海關元, 各灸二三百壯,[483] 以手溫煖爲效.[484] 仍服還陽散,[485] 退陰散〔本事〕.[486]

474 『醫學入門』에는 이 뒤에 '有初證遽然而成者, 有誤服寒藥. 或吐下後變而成者, 盖以房勞損腎, 生冷傷脾, 內已伏飮, 外又感寒致之, 內外皆陰陽氣暴絶故耳. 外證比常陰證'이라는 구절이 더 있다.

475 '築痛'은 腹大動脈이 뛰는 것에 따라 마치 절구를 찧는 것처럼 아픈 것을 말한다. '築', 쌓을 축, 절굿공이.

476 『醫學入門』에는 이 뒤에 '或便膿血'이라는 구절이 더 있다.

477 『醫學入門』에는 이 뒤에 '或玄武湯加人蔘選用, 陽氣復而大汗解矣'라는 구절이 더 있다.

478 『醫學入門』에는 이 뒤에 '金液丹'이 더 있다.

479 『醫學入門』 外集 卷三 傷寒「傳陽變陰」陰毒 '冷汗甲靑. 而六脈沈細身痛若鞭'(앞의 책, 286쪽).

480 『醫學入門』 外集 卷三「傷寒用藥賦」'正陽散'(앞의 책, 309-310쪽).

상한음독

◯ 상한에 삼음병三陰病이 심해지면 반드시 음독陰毒으로 변한다. 그 증상은 팔다리가 싸늘해지고 토하며 설사하는데, 갈증은 나지 않고 가만히 웅크리고 누워 있는 것이다. 심하면 목구멍이 아프고 헛소리를 되풀이하여 중얼거리며, 게다가 머리가 아프고 머리에서 땀이 나며 눈알이 아파서 빛을 보려고 하지 않는다. 얼굴과 입술, 손발톱이 검푸르고 손등에서 식은땀이 나며 명치가 꽉 막히고 배꼽 주위가 툭툭 뛰면서 아프다. 온몸이 두들겨맞은 것처럼 아프고 음낭은 얼음같이 차며, 맥은 뼈까지 눌러야 잡히고 그냥 눌러서는 잡히지 않는다. 감초탕, 정양산을 쓴다. 양기가 잠시 회복되어 혹 가슴이 답답해지면 반음단이나 복양단을 써야 하며, 서늘한 약을 써서는 안 된다(『의학입문』). ◯ 또한 이 병은 얼굴이 퍼렇고 혀가 검으며 팔다리가 싸늘하고 잠을 많이 잔다(『의학입문』). ◯ 〔음독이 점점 심해지려는 경우의 증후는〕 쌓인 음기가 하초로 몰려가 미약한 양기는 상초에서 쇠약해진다. 따라서 그 증상은 팔다리가 무겁고 싸늘하며 배가 심하게 아프고, 목구멍이 불편하거나 명치가 불러 오르면서 무언가가 뭉쳐 딴딴해지고 입이 타며 갈증이 나고 식은땀〔허한〕이 멎지 않는다. 때로 미친 소리를 하고 손발톱과 얼굴빛이 검푸르게 된다. 촌구맥이 모두 침세沈細하고 한 번 숨쉴 때 맥이 일곱 번씩 뛰면 빨리 기해와 관원에 각각 이삼백 장씩 손과 발이 따뜻해질 때까지 뜸을 뜬다. 이어서 환양산, 퇴음산을 복용한다(『보제본사방』).

 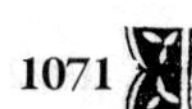

481 『普濟本事方』에는 이 뒤에 '轉甚'이 더 있다. 심상치 않다는 뜻이다.

482 '咽喉不利'는 숨을 들이쉬거나 내쉬기가 껄끄럽고 목구멍에 무언가 맺혀 있는 듯하며, 침을 삼키거나 뱉기 힘들고 막힌 느낌이 있거나 아픈 등의 증상이다.

483 『普濟本事方』에는 '氣海關元, 各灸二三百壯'이 '氣海或關元, 灸三二百壯'으로 되어 있다. 곧 氣海나 關元穴 중 하나에 뜸을 뜬다는 말이다.

484 『普濟本事方』에는 '手溫煖'이 '手足溫和煖'으로 되어 있다.

485 『普濟本事方』에는 이 뒤에 '金液丹來蘇丹玉女散'이라는 구절이 더 있다.

486 『普濟本事方』 卷第九 「傷寒時疫下」 '陰毒漸深候'(앞의 책, 62쪽).

○ 陰毒沈困之候，六脈附骨，取之方有，按之則無．一息八至已上，或不可數至，此則藥餌難爲功矣．宜灸臍下[487]二三百壯，更以還陽散等熱藥助之．如手足不和煖者，不可治〔本事〕.[488] ○ 傷寒陰毒之病，面青身痛如被杖[489]，咽喉痛．五日可治，七日不可治，甘草湯主之〔仲景〕.[490] ○ 陰毒，宜用正陽散附子散白朮散迴陽救急湯熨臍法.[491] ○ 一人傷寒，四肢逆冷，臍下築痛，身疼如被杖，盖陰毒也[492]，急服金液丹來復丹 方並見下 等藥．其脈遂沈而滑[493]，證雖陰而有陽脈，可生．仍灸臍下[494]百壯，乃手足溫，陽回得汗而解〔本事〕.[495]

487『普濟本事方』에는 '下'가 '中'으로 되어 있다.

488『普濟本事方』卷第九「傷寒時疫下」'陰毒沈困之候'(앞의 책, 62쪽).『普濟本事方』에는 '宜灸臍下' 이후의 문장이 다음과 같이 되어 있다. "但於臍中灼艾, 如半棗大, 三百壯以來, 手足不和暖者, 不可治也. 又復和暖, 則以前硫黃及熱藥助之. 若陰氣散陽氣來, 卽漸減熱藥以治之, 以取差矣."

489『金匱要略』에는 '面'이 '面目'으로 되어 있다.

490『金匱要略』卷上「百合狐惑陰陽毒病證治第三」'升麻鱉甲湯方'(李克光 主編,『金匱要略譯釋』, 101쪽). 여기에는 '甘草湯'이 '升麻鱉甲湯去雄黃蜀椒'로 되어 있다.

◯ 음독이 심하여 축 가라앉은 경우의 증후는 촌구맥이 모두 뼈까지 눌러야 겨우 잡히고 그냥 눌러서는 잡히지 않으며, 한 번 숨쉴 때 맥이 여덟 번 이상 뛰거나 셀 수 없이 빠르게 뛰는데, 이때에는 약만으로는 효과를 보기 어렵다. 당연히 배꼽 주위가 툭툭 뛰면서 아프다. 배꼽 아래〔기해와 단전〕에 이삼백 장씩 뜸을 뜬 뒤 다시 환양산 등과 같은 뜨거운 약으로 도와주어야 한다. 만약 손발이 따뜻해지지 않으면 치료할 수 없다(『보제본사방』). ◯ 상한음독의 병은 얼굴이 퍼렇고 몸이 마치 몽둥이로 두들겨맞은 것처럼 아프며 목구멍도 아프다. 5일 이내이면 치료할 수 있으나 7일이 지나면 치료할 수 없다. 감초탕을 쓴다(『금궤요략』). ◯ 음독에는 정양산, 부자산, 백출산, 회양구급탕과 울제법熨臍法을 쓴다. ◯ 어떤 사람이 상한으로 팔다리가 싸늘해지고 배꼽 주위가 툭툭 뛰면서 아프며 온몸이 두들겨맞은 것처럼 아팠는데, 이는 음독 때문이었다. 급히 금액단과 내복단(처방은 모두 뒤에 있다) 같은 약을 먹였다. 그러자 맥이 침沈하지만 활滑하게 되었는데, 비록 음증이지만 양의 맥〔활맥滑脈〕이 나타났으므로 살 수 있었다. 이어서 배꼽 아래〔기해와 단전〕에 뜸 백 장을 뜨니 손발이 따뜻해지고 양기가 회복되어 땀이 나면서 병이 나았다(『보제본사방』).

491 '熨臍法'은 溫臍法이라고도 하며 약재를 뜨겁게 볶아 직접 배꼽에 찜질하거나 약을 가루내어 떡처럼 만들어 배꼽 위에 붙이고 불을 쬐어 뜨겁게 하는 방법을 말한다. '熨', 눌러 덥게 할 위, 눌러 덥게 하다, 다리다.

492 『普濟本事方』에는 '陰毒'이 '陰證'으로 되어 있다.

493 『普濟本事方』에는 이 뒤에 '沈者陰也, 滑者陽也'라는 구절이 더 있다.

494 『普濟本事方』에는 '臍下'가 '氣海丹田'으로 되어 있다.

495 『普濟本事方』 卷第九 「傷寒時疫下」 '破陰丹'(앞의 책, 57-58쪽). 문장에 들고남이 있다.

正陽散

治傷寒陰毒證.

附子 炮 一兩, 乾薑 炮, 甘草 炙 各二錢半, 皂角 一挺, 麝香 一錢.

右爲末, 每二錢, 水一盃, 煎至五分, 和滓[496], 熱服. 一方用白湯調下〔得效〕[497].

甘草湯

治陰毒.

甘草 炙, 升麻, 當歸, 桂枝 各一錢, 雄黃, 川椒 各一錢半, 鱉甲 酥炙 三錢.

右剉作一貼, 水煎服. 毒從汗出, 未汗再服〔入門〕[498]. ○ 一名升麻鱉甲湯〔仲景〕[499].

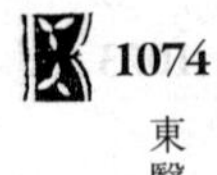

496 『世醫得效方』에는 '和滓'가 없다.

497 『世醫得效方』 卷第一 大方脈雜醫科 「傷寒」 通治 '正陽散'(앞의 책, 22쪽). "治陰毒傷寒. 面靑, 口張出氣, 心下硬, 身不熱, 只額上有汗, 煩渴不止, 舌黑, 四肢俱冷. 甘草一分(炙微赤剉), 麝香一錢(細硏入), 附子一兩(炮裂剉, 去皮臍), 乾薑一分. 右爲末. 每服二錢, 水一中盞, 煎至五分, 不拘時熱服."

498 『醫學入門』에는 처방 명이 '陰毒甘草湯'으로 되어 있다. 『醫學入門』 外集 卷三 「傷寒用藥賦」 '陰毒甘草湯'(앞의 책, 310쪽). "甘草升麻當歸桂枝各一錢, 雄黃川椒各一錢半, 鱉甲三錢. 水煎溫服. 良久再服, 毒當從汗出, 未汗再服. 治陰毒畏寒, 身體重痛, 腹疼背強, 咽痛嘔逆, 恍惚失驚, 氣短神昏, 爪甲靑黑, 手足冷汗, 頭面烘熱等證."

정양산

상한음독증을 치료한다.

부자(싸서 굽는다) 한 냥, 건강(싸서 굽는다)·감초(굽는다) 각 두 돈 반, 조각 한 꼬투리, 사향 한 돈.

위의 약들을 가루내어 두 돈씩 물 한 잔이 절반이 되게 달여 찌꺼기와 같이 뜨겁게 먹는다. 다른 처방에서는 끓인 물에 타서 먹는다고 하였다(『세의득효방』).

감초탕

음독을 치료한다.

감초(굽는다)·승마·당귀·계지 각 한 돈, 웅황·천초 각 한 돈 반, 별갑(연유를 발라서 굽는다) 서 돈.

위의 약들을 썰어 한 첩으로 하여 물에 달여 먹는다. 〔약을 먹으면〕 독이 땀으로 나오는데, 땀이 나지 않으면 다시 먹는다(『의학입문』). ◯ 승마별갑탕이라고도 한다(『금궤요략』).

499 『金匱要略方論』「百合狐惑陰陽毒病脈證治第三」(『金匱要略譯釋』, 40쪽. 『金匱要略精解』, 101쪽). 여기에서는 升麻鱉甲湯은 陽毒에 쓰며, 陰毒에는 升麻鱉甲湯에서 雄黃과 川椒를 빼고 쓴다고 하였다. 그러나 『醫壘元戎』이나 『證治準繩』에서는 『醫學入門』이나 『東醫寶鑑』처럼 原方을 그대로 썼다. "陽毒之爲病, 面赤斑斑如錦紋, 咽喉痛, 唾膿血. 五日可治, 七日不可治, 升麻鱉甲湯主之. 陰毒之爲病, 面目青, 身痛如被杖, 咽喉痛. 陰毒之爲病, 面目青, 身痛如被杖, 咽喉痛. 五日可治, 七日不可治, 升麻鱉甲湯去雄黃, 蜀椒主之."

返陰丹

治陰毒. 脈伏及陽脫無脈, 厥冷不省.

硫黃 五兩, 硝石, 太陰玄精石 各二兩, 乾薑, 附子, 桂心 各五錢.

爲末, 用鐵銚, 先鋪玄精, 次鋪硝石各一半, 中間鋪硫黃末, 又布硝石玄精餘末盖上, 以小盞合着, 用炭三斤, 燒令得所,[500] 勿令烟出, 急取瓦盆合着地上,[501] 候冷取出, 入餘藥同爲末. 糊丸梧子大, 艾湯下三十丸, 汗出爲度〔入門〕.[502]

復陽丹

治陰毒面靑, 肢冷脈沈.[503]

蓽澄茄, 木香, 吳茱萸, 全蝎, 附子 炮, 硫黃 各五錢, 乾薑 一錢.

右爲末, 酒糊和丸梧子大, 薑湯下三十丸, 復以熱酒, 投之取汗〔入門〕.[504]

500 '得所'는 得其所로, 거기에 알맞은 자리를 얻다는 뜻이다.

501 『醫學入門』에는 이 뒤에 '四面灰蓋, 勿令煙出'이라는 구절이 더 있다.

502 『醫學入門』 外集 卷三 「傷寒用藥賦」 '返陰丹'(앞의 책, 310쪽). 문장에 들고남이 있다. "硫黃五兩, 硝石太陰玄精石各二兩, 乾薑附子桂心各五錢, 爲末, 用鐵銚先鋪玄精, 次鋪硝石各一半, 中間鋪硫黃末, 又將硝石玄精餘末蓋上, 以小盞合着, 用炭三斤, 燒令得所, 勿令煙出, 急取瓦盆合著地上, 四面灰蓋, 勿令煙出, 候冷, 取出入餘藥, 同爲末, 糊丸梧子大, 每三十丸, 艾湯頓下, 汗出爲度. 治陰毒心煩頭痛, 肢冷面靑, 腹脹脈伏, 及氣虛陽脫無脈, 不省人事, 傷寒陰厥."

반음단

음독으로 맥이 복伏한 것과 양기가 모두 빠져 맥이 잡히지 않고 손발이 싸늘하며 정신이 없는 것을 치료한다.

유황 닷 냥, 초석·태음현정석 각 두 냥, 건강·부자·계심 각 닷 돈.

위의 약들을 가루내어 쇠그릇에 현정석 절반을 깔고 그 위에 초석 절반을 깐 뒤 유황 가루를 편다. 그 위에 남은 초석과 현정석 가루를 다 덮이도록 펴고 작은 잔으로 꼭 덮는다. 숯 세 근으로 적당하게 불을 때서 연기가 새어나가지 않도록 한다. 〔숯이 다 탔으면〕 빨리 그릇을 꺼내 땅 위에 〔내려놓고〕 동이로 꼭 덮은 다음 〔빈틈없이 재로 덮어 연기가 새어나가지 않게 하여〕 식힌 뒤 꺼낸다. 여기에 나머지 약을 넣고 가루내어 풀로 반죽하여 오자대의 알약을 만들어 쑥 달인 물로 서른 알씩 먹는데, 땀이 날 때까지 먹는다(『의학입문』).

복양단

음독으로 얼굴이 퍼렇고 팔다리가 싸늘하며 맥이 침沈한 것을 치료한다.

필징가·목향·오수유·전갈·부자(싸서 굽는다)·유황 각 닷 돈, 건강 한 돈.

위의 약들을 가루내어 술로 쑨 풀로 반죽하여 오자대의 알약을 만들어 생강 달인 물로 서른 알씩 먹는다. 이어서 뜨거운 술을 마셔 땀을 낸다(『의학입문』).

503 『醫學入門』에는 이 구절이 '治傷寒面青肢冷, 心腹脹, 脈沈細'로 되어 있다.

504 『醫學入門』 外集 卷三 「傷寒用藥賦」 '復陽丹'(앞의 책, 310쪽).

還陽散

治陰毒, 面靑肢冷, 心躁腹痛.

硫黃爲末, 每二錢, 新汲水調下. 良久, 或寒一起, 熱一起[505], 再服, 汗出而差〔本事〕[506].

退陰散

治傷寒陰毒.

川烏, 乾薑 等分.

右爲粗末, 炒令轉色, 放冷再爲細末, 每一錢, 鹽一捻, 水少許, 同煎溫服〔本事〕[507].

附子散

治傷寒陰毒.

附子 炮 二錢半, 桂心, 當歸, 白朮 各二錢, 半夏 製, 乾薑 炮 各一錢.

右剉作一貼, 入薑三片, 水煎服〔得效〕[509].

505 『普濟本事方』에는 '熱一起'가 '或熱一起'로 되어 있고, 이 뒤에 '更看緊慢'이라는 구절이 더 있다. '緊慢'은 強弱이나 緩急, 긴요함과 불필요함 등을 말한다.

506 『普濟本事方』 卷第九 「傷寒時疫下」 '還陽散'(앞의 책, 62쪽).

507 『普濟本事方』 卷第九 「傷寒時疫下」 '退陰散'(앞의 책, 62쪽). 문장에 들고남이 있다. "治陰毒傷寒, 手足逆冷, 脈沈細, 頭痛腰重. 連進三服. 小小傷冷, 每服一字, 散內同煎, 入鹽一撚. 陰毒傷寒咳逆, 煎一服細細熱呷便止. 川烏(炮去皮臍)乾薑(炮)各等分. 上爲粗末, 炒令轉色, 放冷再擣爲細末, 每服一錢, 水一盞, 鹽一撚, 煎半盞, 去滓溫服."

508 '자밤'은 나물이나 양념 따위를 엄지와 검지, 중지

환양산

음독으로 얼굴이 퍼렇고 팔다리가 싸늘하며 가슴이 답답하고 조급해지며 배가 아픈 것을 치료한다.

유황을 가루내어 두 돈씩 새로 길어온 물에 타서 먹는다. 한참 뒤에 혹 한기가 나거나 열이 나기도 하는데 다시 먹으면 땀이 나면서 병이 낫는다(『보제본사방』).

퇴음산

상한음독을 치료한다.

천오·건강 각 같은 양.

위의 약들을 거칠게 가루내어 색이 변하도록 볶은 뒤 식혀서 다시 곱게 가루낸다. 약 한 돈과 소금 한 자밤[508]에 물을 조금 넣고 같이 끓여서 따뜻하게 먹는다(『보제본사방』).

부자산

상한음독을 치료한다.

부자(싸서 굽는다) 두 돈 반, 계심·당귀·백출 각 두 돈, 반하(법제한다)·건강(싸서 굽는다) 각 한 돈.

위의 약들을 썰어 한 첩으로 하여 생강 세 쪽을 넣고 물에 달여 먹는다(『세의득효방』).

의 세 손가락을 모아서 그 끝으로 집을 만한 분량을 세는 단위이다. 참고로 '핀치pinch'는 꼬집이라고도 하는데, 이는 엄지와 검지 두 손가락으로 꼬집듯이 집는 단위이다.

509 『世醫得效方』 卷第一 大方脈雜醫科 「傷寒」 通治 '附子散'(앞의 책, 18쪽). 문장에 들고남이 있다. "治陰毒傷寒爲病, 手足冷, 腰背強, 頭疼腹痛. 或煩渴, 精神恍惚, 額與手背時出聲鄭重, 爪甲唇面色青黑. 多因脾腎虛寒伏陰, 重感于寒所致. 或因服冷藥過腹脹滿, 昏不知人. 附子(炮, 去皮臍)三分, 桂心當歸(去尾)白朮各半兩(去蘆), 半夏(湯泡去滑)乾薑各一分. 上剉散. 每服三錢, 水二盞, 生薑三片, 煎至六分, 不以時熱服, 衣覆取汗."

白朮散

治傷寒陰毒, 四肢逆冷, 心胸煩躁.

川烏 炮, 桔梗, 白朮, 附子 炮, 細辛 各五錢, 乾薑 炮 二錢半.

右爲末, 每二錢, 水煎服〔丹心〕[510].

迴陽救急湯

治傷寒陰證及陰毒, 四肢厥冷, 脈沈細, 唇青面黑.

人參, 白朮, 白茯苓, 陳皮, 半夏, 乾薑 炮, 肉桂, 附子 炮, 五味子, 甘草 灸 各一錢.

右剉作一貼, 入薑七片, 水煎服〔醫鑑〕[511].

510『丹溪心法附餘』卷之一 外感門上 中寒三 '白朮散'(앞의 책, 106쪽). '活人方'을 인용했다고 하였다. 문장에 들고남이 있다. "川烏(泡, 去皮臍)桔梗(去蘆)白朮附子(泡, 去皮臍)細辛各一兩, 乾薑炮半兩. 上爲末, 每服二錢, 水一盞, 煎六分, 熱服, 不拘時."

511『古今醫鑑』卷三「中寒」'迴陽救急湯'(앞의 책, 74쪽). 문장에 들고남이 있다. "批. 按此方治虛寒溫補之劑. 治傷寒初起, 無頭疼, 無身熱, 便就惡寒, 四肢厥冷, 或過于肘膝, 或腹痛吐瀉, 或口吐白沫冷涎, 或戰栗面如刀亂, 引衣踡臥不渴, 脈來沈遲無力, 卽是直中陰經眞寒證, 不從陽經傳來者. 人參白朮茯苓陳皮半夏乾薑肉桂附子五味子甘草.

백출산

상한음독으로 팔다리가 손발 끝에서부터 싸늘하고 가슴이 답답하면서 조급한 것을 치료한다.

천오(싸서 굽는다)·길경·백출·부자(싸서 굽는다)·세신 각 닷 돈, 건강(싸서 굽는다) 두 돈 반.

위의 약들을 가루내어 두 돈씩 물에 달여 먹는다(『단계심법부여』).

회양구급탕

상한음증과 음독으로 팔다리가 싸늘하고 맥이 침세沈細하며 입술이 퍼렇고 얼굴이 검은 것을 치료한다.

인삼·백출·백복령·진피·반하·건강(싸서 굽는다)·육계·부자(싸서 굽는다)·오미자·감초(굽는다) 각 한 돈.

위의 약들을 썰어 한 첩으로 하여 생강 일곱 쪽을 넣고 물에 달여 먹는다(『고금의감』).

上銼一劑, 生薑三片, 水煎服. 嘔吐涎沫, 或小腹痛, 加鹽炒吳茱萸. 無脈者, 加猪膽汁一匙. 泄瀉不止, 加黃芪升麻. 嘔吐不止, 加生薑汁. 倉卒無藥, 可用葱熨法, 或灸關元, 氣海二三十壯. 使熱氣通其內, 逼邪出于外, 以復陽氣稍得蘇醒. 灌入生姜汁, 然后煎服迴陽救急湯."

熨臍法

治陰毒危急，體冷無脈，氣息欲絶，或不省人事.

大葱白把切去葉，扎餅二三寸許，連作四五餅. 先將麝香硫黃各一字，塡臍內，放葱餅於臍上，以熨斗[512]火熨之. 如餅爛，再換新餅又熨之，以葱氣入腹爲效，手足溫有汗卽差. 更服四逆湯以溫其內，如熨後手足指尙冷，甲下肉黑者，死〔活人〕[513].

○ 又法

釅醋拌麩[514]皮炒熨，納布袋中，蒸熱熨之，尤速效〔海藏〕[515].

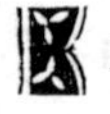

512 '熨斗'는 옷을 다리는 다리미를 말하며, 火斗 또는 金斗라고도 하였다. '斗'는 북두칠성을 뜻하며 商代의 형벌을 가하는 刑具에서 나온 것으로 본다. '熨', 찜질할 위. 다릴 울.

513 『增注類證活人書』 卷十六 「葱熨法十五」(앞의 책, 396-397쪽). 문장에 들고남이 있다. "治氣虛陽脫, 體冷無脈, 氣息欲絶, 不省人. 及傷寒陰厥, 百藥不效. 葱以索纏如繩許大, 切去根及葉, 唯存白長二寸許, 如大餠餤, 先以火焫一面, 令通熱, 又勿令灼人乃以熱處搭病人臍, 連臍下其上, 以熨斗滿貯火熨之. 令葱餅中熱氣, 鬱鬱入肌肉中. 須預作三四餅, 一餅壞不可熨, 又易一餅良久. 病人當漸醒, 手足溫有汗卽差. 更服四逆湯輩, 溫其內, 昔曾有患傷寒, 冥冥不知人, 四體堅冷如石, 藥不可入, 用此遂差." 만드는 법과 사용법이 다른데, 예로 여기에서는 먼저 피를 실로 묶고 잎과 뿌리를 자르라고

배꼽에 찜질하는 법(울제법)

음독으로 위급하여 몸이 싸늘하고 맥이 잡히지 않으며 숨이 끊어지려고 하면서 간혹 정신이 없는 것을 치료한다.

〔한 손에 움켜쥘 만큼의〕 대파 한 단을 썰어 잎〔과 잔뿌리〕을 버린 뒤 〔파의 흰 부분만〕 두세 치 길이로 묶어서 떡처럼 만드는데 계속 네댓 개를 만든다. 먼저 사향과 유황을 각 한 자씩 배꼽에 채우고 배꼽 위에 파 떡을 놓은 다음 다리미로 찜질하는데, 파 떡이 문드러지면 새것으로 바꾸어 다시 찜질한다. 파의 기운이 배로 들어가면 효과가 있는 것인데, 손과 발이 따뜻해지고 땀이 나면서 곧 낫는다. 이어서 사역탕을 복용하여 속을 따뜻하게 한다. 만약 이 방법을 쓴 뒤에도 손가락과 발가락이 여전히 싸늘하고 손발톱 밑의 살이 검으면 죽는다(『증주유증활인서』).

◯ 또 다른 방법

진한 식초로 버무린 밀기울을 잘 볶아서 찜질하는데, 〔뜨거울 때〕 베주머니에 넣고 그 뜨거운 증기와 열로 찜질하면 앞의 방법보다 효과가 빠르다(해장).

하였으며 麝香과 硫黃을 쓰지 않는다. 또한 "如熨後手足指尙冷, 甲下肉黑者, 死"라는 구절이 없다. 『醫學綱目』도 마찬가지이다. 『醫學綱目』 卷之三十一 傷寒部 厥陰病 「陰毒續法」 '火焰散'(앞의 책, 728쪽).

514 『醫學綱目』에는 '熨'이 '熱'으로 되어 있다.

515 『醫學綱目』 卷之三十一 傷寒部 厥陰病 「陰毒續法」 '火焰散'(앞의 책, 728쪽). 문장에 들고남이 있다. "治陰症諸藥不效, 并湯水不下, 身冷脈絶, 氣息短, 不知人. 用葱白熨法, 莫若用釅醋拌麩皮炒熟, 注布袋中, 蒸熨, 比上法尤速."

傷寒陽毒

○ 傷寒三陽病深, 必變爲陽毒, 或有失於汗下, 或本陽證, 誤投熱藥, 使熱毒入深, 發爲狂亂, 面赤眼紅, 身發斑黃, 或下利黃赤, 六脈洪大, 名曰陽毒發斑, 宜黑奴丸, 白虎湯, 三黃石膏湯, 消斑青黛飮 方見皮部〔醫鑑〕[516]. ○ 陽毒爲病, 面赤斑斑如錦紋[517], 咽喉痛, 唾[518]膿血, 五日可治, 七日不可治, 宜陽毒升麻湯, 陽毒梔子湯, 葛根湯, 外用水漬法〔活人〕[519]. ○ 傷寒先觀兩目, 或赤或黃赤, 爲陽毒, 六脈洪大有力, 燥渴者[520], 輕則三黃石膏湯, 三黃巨勝湯[521], 重則大承氣湯下之〔醫鑑〕[522].

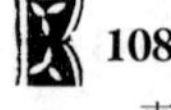

516 『古今醫鑑』 卷三 傷寒「六經證」'治'(앞의 책, 61-62쪽). 문장에 들고남이 있다. "又有失于汗下, 或本陽證, 誤投熱藥, 使熱毒入深, 陽氣獨盛, 陰氣暴絶, 登高而歌, 棄衣而走, 罵詈叫喊, 燥渴欲死, 面赤眼紅, 身發斑黃, 或下利純青水, 或下利黃赤, 六脈洪大, 名陽毒證. 輕則消斑青黛飮, 重則三黃石膏湯去麻黃豆豉加大黃芒硝下之, 令陰氣復而大汗解矣."

517 '錦紋'은 단청에서 무늬를 수놓은 비단처럼 여러 가지 색으로 꾸민 현란하고 아름다운 기하학적 문양을 말한다.

518 『增注類證活人書』에는 '唾'가 '下'로 되어 있다. 번역은 『增注類證活人書』를 따랐다.

519 『增注類證活人書』 卷十六 「陽毒升麻湯十七」(앞의 책, 397-398쪽). 문장에 들고남이 있다. "治傷寒一二日, 便成陽毒, 或服藥吐下之後, 便成陽毒.

상한양독

◯ 상한으로 삼양병三陽病이 심해지면 반드시 양독陽毒으로 변한다. 한법이나 하법을 잘못 썼거나 혹은 원래 양증인데 뜨거운 약을 잘못 쓰면 열독이 깊이 들어가 광증을 일으켜 얼굴과 눈이 모두 붉어지고 몸에는 누런 반진이 생기며 혹은 붉은 피가 섞인 누런 설사를 하면서 여섯 가지 맥이 모두 홍대洪大해지는데, 이를 양독발반陽毒發斑이라고 한다. 흑노환, 백호탕, 삼황석고탕, 소반청대음(처방은 「피문」에 있다)을 쓴다(『고금의감』). ◯ 양독으로 병이 들면 얼굴이 붉어지면서 금문 같은 반진이 생기며 목구멍이 아프고 피고름이 섞인 대변을 본다. 병이 든 지 5일이면 치료할 수 있지만 7일이 지나면 치료할 수 없다. 양독승마탕, 양독치자탕, 갈근탕으로 치료하며, 외용으로는 수지법水漬法을 쓴다(『증주유증활인서』). ◯ 상한일 때에는 먼저 두 눈을 살펴보아야 하는데 붉거나 누렇게 되면 양독이 생긴 것이다. 여섯 가지 맥이 모두 홍대하고 힘이 있으며 조갈이 나는 경우 병이 가벼울 때에는 삼황석고탕, 삼황거승탕을 쓰고, 심할 때에는 대승기탕을 써서 설사시켜야 한다(『고금의감』).

腰背痛, 煩悶不安, 面赤狂言, 或走或見鬼或下利, 脈浮大數, 面赤斑斑如錦紋, 喉咽痛, 下膿血. 五日可治, 七日不可治也."

520 '燥渴'은 입안에 침이 마르면서 목이 마른 것을 말한다. 肺胃의 열이나 陰虛로 진액이 부족해서 생긴다. 脾虛, 腎虛, 血虛, 水濕, 痰飮, 瘀血, 脾虛로 水液을 돌리지 못해 생기기도 한다.

521 『古今醫鑑』에는 '三黃巨勝湯'이 없다.

522 『古今醫鑑』 卷三 傷寒 「六經證」 '治'(앞의 책, 60쪽).

黑奴丸

治陽毒發斑，煩躁大渴，脈洪數[523].

麻黃，大黃 各二兩，黃芩，釜底煤，芒硝，竈堗墨，梁上塵，小麥奴 各一兩.

右爲末，蜜丸彈子大，每一丸，新汲水化服，須臾振寒[524]，汗出而解，未汗再服〔入門〕[525]. ○ 陽毒及壞傷寒，醫所不治，精魂已竭，心下尙煖[526]，斡開[527]其口，灌藥下咽卽活，若不大渴，不可與此藥〔活人〕[528].

三黃石膏湯

治陽毒發斑，身黃眼赤，狂叫欲走，譫語，六脈洪大.

石膏 三錢，黃芩，黃連，黃柏，山梔仁 各一錢半，麻黃 一錢，香豉[529] 半合.

右剉作一貼，入薑三片，細茶[530]一撮，水煎服〔醫鑑〕[531].

523 『醫學入門』에는 '脈洪數'이 '脈洪大數實'로 되어 있다.

524 『醫學入門』에는 '振寒'이 '發寒'으로 되어 있다.

525 『醫學入門』 外集 卷三 「傷寒用藥賦」 '黑努丸'(앞의 책, 301쪽). 여기에서는 모든 약을 各等分하라고 하였다.

526 『增注類證活人書』에는 '尙'이 '纔'(겨우 재)로 되어 있다.

527 '斡開'에서 '斡'(관리할 알)은 '비틀다(旋轉)'는 뜻이다. 환자가 입을 꽉 다물고 있기(口噤) 때문에 억지로 비틀어서 입을 벌린다는 뜻이다.

528 『增注類證活人書』 卷十六 「黑奴丸二十」(앞의 책, 400-401쪽). 문장에 들고남이 있다. 여기에서는 麻黃을 修治하여 三兩 썼다. "時行熱病六七日，未得汗，脈洪大或數，面赤目瞪，身體大熱，煩躁，狂言欲走，大渴甚. 又五六日已上不解，熱在胸中，口噤不能言，爲壞傷寒，醫所不治爲死，或人精魂已竭，心下纔暖，發開其口，灌藥下咽卽活. 兼治陽毒及發斑. 大黃二兩，釜底煤(硏入)黃芩芒硝竈突墨(硏入)梁上塵小麥奴各一兩，麻黃(去節泡，一二沸

흑노환

양독으로 반진이 생기고 가슴이 답답하면서 조급해지며 갈증이 심하게 나고 맥이 홍삭洪數한 것을 치료한다.

마황·대황 각 두 냥, 황금·부저매(가마솥 밑의 그을음)·망초·조돌묵(부엌 굴뚝의 그을음)·양상진(대들보 위의 먼지)·소맥노(밀깜부기) 각 한 냥.

위의 약들을 가루내어 꿀로 반죽하여 탄자대의 알약을 만들어 한 알씩 새로 길어온 물에 타서 개어 먹는다. 조금 있으면 몸이 부들부들 떨리며 오한이 나고 땀이 나면서 풀린다. 땀이 나지 않으면 다시 먹는다(『의학입문』). ◯ 양독과 괴상한壞傷寒은 의사도 치료하지 못하지만 정精과 혼魂이 이미 다 없어졌어도 명치 밑이 아직 따뜻한 경우에는 입을 억지로 벌려 약을 목구멍으로 넘기면 살 수 있다. 그러나 갈증이 심하지 않은 경우는 이 약을 써서는 안 된다(『증주유증활인서』).

삼황석고탕

양독발반陽毒發斑으로 몸이 누렇고 눈이 붉으며 미친 듯이 부르짖으면서 내달리려 하고 헛소리를 하며 여섯 가지 맥이 모두 홍대洪大한 것을 치료한다.

석고 서 돈, 황금·황련·황백·산치자 각 한 돈 반, 마황 한 돈, 두시 반 홉.

위의 약들을 썰어 한 첩으로 하여 생강 세 쪽, 세다 한 자밤을 넣고 물에 달여 먹는다(『고금의감』).

 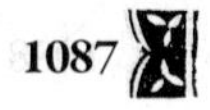

焙乾秤)三兩. 右件搗羅爲細末, 煉蜜爲丸如彈子大, 以新汲水研下一丸. 渴者, 但與冷水盡足飮之, 須臾當寒, 寒竟汗出便差. 若日移五尺不汗, 衣前法服一丸, 差卽止, 須微利. 小麥奴乃小麥未熟時叢中不成麥, 捻之成黑勃是也, 無此亦得. 此藥須是病人大渴倍常, 燥盛渴者, 乃可與之. 不渴, 若與之翻爲禍耳."

529 '香豉'는 淡豆豉, 곧 豆豉를 말한다.

530 '細茶'는 '세다' 또는 '세차'라고도 하는데, 녹차의 어린 잎을 덖은 것이다.

531 『古今醫鑑』卷三 傷寒「六經證」'方'(앞의 책, 68-69쪽). 문장에 들고남이 있다. 여기에는 약의 용량이 나오지 않는다. "三黃石膏湯. 治陽毒發斑發黃, 身如塗朱, 眼珠如火, 狂叫欲走, 六脈洪大, 燥渴欲死, 鼻乾而赤, 齒燥, 過經不解, 已成壞症. 表裏皆熱, 欲發其汗, 熱病不退, 又復下之, 大便遂頻, 小便不利. 亦有錯治溫症而成此症者. 又有發汗後三焦大熱, 脈洪譫語不休, 晝夜喘息, 鼻時加衄, 狂叫欲走. 黃連黃芩黃柏山梔麻黃石膏豆豉. 上銼一服, 生薑三片, 細茶一撮, 水煎溫服."

陽毒升麻湯

治傷寒陽毒, 面赤狂言, 或見鬼, 脈浮大數.

黃芩 二錢, 升麻, 射干, 人蔘 各一錢, 犀角 一錢半, 甘草 七分.

右剉作一貼, 水煎服, 出汗則解〔活人〕.[532]

陽毒梔子湯

治陽毒.

石膏 二錢, 升麻, 黃芩, 杏仁, 柴胡 各一錢, 梔子, 赤芍藥, 知母, 大靑 各七分, 甘草 五分.

右剉作一貼, 入薑五片, 豉百粒, 同煎服〔活人〕.[533]

葛根湯

治陽毒.

葛根 二錢, 黃芩, 大黃 醋炒, 梔子, 朴硝, 甘草 各一錢半.

右剉作一貼, 水煎服〔海藏〕.[534]

532『增注類證活人書』卷十六「陽毒升麻湯十七」(앞의 책, 397-398쪽). 문장에 들고남이 있다. "治傷寒一二日, 便成陽毒, 或服藥吐下之後, 變成陽毒, 腰背痛, 煩悶不安, 面赤, 狂言或走, 或見鬼, 或下利, 脈浮大數, 面赤斑斑如錦紋, 喉咽痛, 下膿血, 五日可治, 七日不可治也. 升麻二分, 犀角屑一分, 射干一分, 黃芩一分, 人蔘一分, 甘草一分. 右剉如麻豆大, 大以水三升, 煎取一升半, 去滓, 飮一湯盞, 食頃, 再服, 溫覆, 手足出汗, 汗出則解, 不解重作."

533『增注類證活人書』卷十六「梔子仁湯十九」(앞의 책, 399쪽). 여기에는 처방 명이 '梔子仁湯'으로 되어 있고,『醫學綱目』에는 본문과 같이 '陽毒梔子湯'으로 되어 있다(『醫學綱目』卷之三十一 傷寒部 少陽病「陽毒續法」(앞의 책, 707쪽). 문장에 들

양독승마탕

상한양독으로 얼굴이 붉고 미친 소리를 하는데, 간혹 귀신을 보기도 하며 맥이 부浮하고 대삭大數한 것을 치료한다.

황금 두 돈, 승마·사간·인삼 각 한 돈, 서각 한 돈 반, 감초 일곱 푼.

위의 약들을 썰어 한 첩으로 하여 물에 달여 먹는다. 땀이 나면 낫는다(『증주유증활인서』).

양독치자탕

양독을 치료한다.

석고 두 돈, 승마·황금·행인·시호 각 한 돈, 치자·적작약·지모·대청 각 일곱 푼, 감초 다섯 푼.

위의 약들을 썰어 한 첩으로 하여 생강 다섯 쪽, 두시 백 알을 넣고 함께 달여 먹는다(『증주유증활인서』).

갈근탕

양독을 치료한다.

갈근 두 돈, 황금·대황(식초에 축여 볶는다)·치자·박초·감초 각 한 돈 반.

위의 약들을 썰어 한 첩으로 하여 물에 달여 먹는다(해장).

고남이 있다. "治陽毒傷寒壯熱, 百節疼痛. 梔子仁一兩, 柴胡一兩(半去苗), 川升麻二兩, 黃芩二兩, 赤芍藥一兩, 大青一兩, 石膏一兩, 知母一兩, 甘草半兩(炙赤, 剉), 杏仁二兩(湯浸, 去皮尖, 雙仁者麸炒微黃). 右件搗麤末, 每服抄四錢, 以水一中盞, 入生薑半分豉一百粒, 煎至六分, 去滓, 不許時候, 溫服."

534 『醫學綱目』 卷之三十一 傷寒部 少陽病 「陽毒續法」(앞의 책, 707쪽). 여기에는 '葛根湯'이 '葛根散'으로 되어 있고, 약을 씹어서 달이라고 하였다. 문장에 들고남이 있다. "治陽毒身熱如火, 頭痛躁渴, 咽喉乾痛. 葛根七錢半, 黃芩大黃(醋炒), 甘草山梔朴硝各半兩. 上㕮咀, 水煎服."

三黃巨勝湯

治陽毒, 發狂極甚, 姑[535]以劫之.

卽前三黃石膏湯去麻黃豆豉, 加芒硝大黃入薑一片棗二枚. 水煎, 臨熟, 入泥漿淸水[536]二匙, 調服〔入門[537]〕.

水漬法

治陽毒, 大熱發狂, 不能制伏.

靑布五六尺疊摺, 新水浸之, 搭病人胸上, 須臾蒸熱, 又浸水又搭之, 日數十易爲佳〔得效[538]〕. ○ 又法. 菉豆煮湯一鍋, 稍溫, 用靑布數重, 蘸湯, 搭於胸膈, 冷則在蘸湯搭之. 日數十易, 被盖覆得汗而愈. 盖菉豆靑布性涼[539], 能退熱故也〔丹心[540]〕.

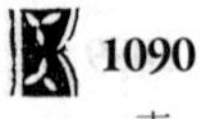

535 '姑', 시어미 고. 잠시.

536 '泥漿淸水'는 황토로 된 땅을 파서 구덩이를 만들어 물을 그 가운데에 붓고 저어서 탁하게 만들어 놓은 다음 잠시 기다린 뒤 가라앉은 맑은 물을 말한다(『精校註譯 東醫寶鑑』 雜病篇 上, 323쪽의 注 410). '泥漿'은 진흙탕물이다.

537 『醫學入門』 外集 卷三 「傷寒用藥賦」 '陽盛拒陰, 陶氏三黃巨勝湯可劫'(앞의 책, 310쪽). 여기에는 처방 명이 '陶氏三黃巨勝湯'으로 되어 있다. 문장에 들고남이 있다. "陶氏三黃巨勝湯, 卽前三黃石膏湯去麻黃豆豉, 加芒硝大黃薑一片棗二枚, 水煎, 臨熟入泥漿淸水二匙調服. 治陽毒發斑, 狂亂妄言, 大渴叫喊, 目赤脈數, 大便燥實, 上氣喘急, 舌卷囊縮, 難治, 姑以此湯劫之.

538 『世醫得效方』 卷第一 大方脈雜醫科 傷寒 「撮要」 '水漬法'(앞의 책, 8쪽). 문장에 들고남이 있다. "以

삼황거승탕

양독으로 심하게 미친 것을 치료하는데, 〔이 처방으로〕 잠시 증상을 억누를 수 있다.

앞의 삼황석고탕에서 마황과 두시를 빼고 망초와 대황을 더 넣어 생강 한 쪽, 대추 두 개를 넣고 물에 달인 뒤 약이 다 되면 이장청수 두 순가락을 타서 먹는다(『의학입문』).

수지법

양독으로 열이 몹시 나고 미쳐서 억누를 수 없는 것을 치료한다.

청포(쪽물 들인 천) 대여섯 자를 여러 겹 접어서 새로 길어온 물에 적시어 앓는 사람의 가슴 위에 얹어놓고 천이 금방 뜨거워지면 다시 물에 적시어 〔식혀서〕 가슴 위에 얹어놓는다. 하루에 수십 차례 갈아주는 것이 좋다(『세의득효방』). ◯ 또 다른 방법으로는 녹두를 한 솥 삶아서 약간 식으면 청포를 여러 겹 겹쳐서 녹두 삶은 물에 담갔다가 가슴 위에 얹어놓는다. 식으면 다시 녹두 삶은 물에 담갔다가 가슴 위에 얹어놓는데, 하루에 수십 차례 반복한 뒤 이불을 덮고 땀을 내면 낫는다. 〔낫는 이유는〕 녹두와 청포의 성질이 서늘해서 열을 물리치기 때문이다(단심).

疊布數重, 新水漬之, 稍捩去水, 搭于胸上. 須臾蒸熱, 又漬令冷, 如前用之. 仍數易新水, 日數十易. 熱甚者置病患于水中, 熱勢纔退則已, 亦良法也."

539 『丹溪心法附餘』에는 이 뒤에 '盖熱則腠理開通, 汗自出而病解矣'라는 구절이 더 있다.

540 『丹溪心法附餘』「溫熱病治例」'湯漬法'(앞의 책, 139쪽). 문장에 들고남이 있다.

陰盛隔陽

傷寒陰盛隔陽[541], 其證身冷反躁, 欲投井中[542], 唇靑面黑, 渴欲飮水復吐, 大便自利黑水, 六脈沈細而疾或無〔入門〕[543]. ○ 病人身冷, 脈沈細而疾, 煩躁而不飮水者, 陰盛隔陽也〔活人〕[544]. ○ 陰盛隔陽, 大虛證也. 身熱而脈不鼓擊, 或身冷而欲坐井中, 欲漱水而不入口, 非眞熱也. 宜霹靂散, 迴陽返本湯〔入門〕[545]. ○ 一人患傷寒, 六脈沈伏不見, 深按至骨, 則若有力[546], 頭疼身溫煩躁, 指末皆冷[547], 胸中滿惡心, 醫皆不識[548].

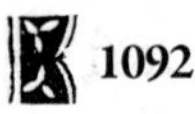

541 '陰盛隔陽'은 '陰盛格陽'으로도 쓰고, 그냥 '格陽'이라고도 한다. 몸 안에 陰寒이 몹시 성하여 양기를 몸 겉면으로 밀어내기 때문에 나타나는 眞寒假熱 징후를 말한다(『동의학사전』).

542 『醫學入門』에는 이 뒤에 '肢體沈重'이라는 구절이 더 있다.

543 『醫學入門』 外集 卷三 「傷寒用藥賦」 '陰躁回陽' (앞의 책, 310쪽). '霹靂散'에 대한 설명이다.

544 『增注類證活人書』 卷四 二十七問 「身冷脈細沈疾煩躁而不飮水」(앞의 책, 134쪽).

545 『醫學入門』 外集 卷三 傷寒 傳陽變陰 「陰盛拒陽」 (앞의 책, 286쪽). 문장에 들고남이 있다. "大虛證也, 身熱而脈不鼓擊, 此言陰陽隔絶, 必死之證, 不特極與毒而已. 病人身寒厥冷, 其脈滑數, 按之鼓擊於指下者, 非眞寒也. 此名陽盛拒陰, 宜三黃臣勝湯. 身熱脈數, 按之不擊, 或身冷而欲坐井中, 欲漱水而

음성격양

상한일 때 음성격양陰盛隔陽의 증상은 몸은 찬데 도리어 〔열이 나는 것처럼〕 가슴이 답답해져 가만히 있지를 못하고 우물 속으로 뛰어들려고 하며, 입술은 퍼렇고 얼굴은 검으며 갈증이 나서 물을 마시고 싶어도 마시면 다시 토하고 검은 물 같은 설사를 하며, 촌구맥〔六脈〕이 모두 침세沈細하면서 빠르거나 잡히지 않기도 한다(『의학입문』). ◯ 환자의 몸이 차고 맥이 침세하고 빠른데, 가슴이 더워지면서 갑갑하여 가만히 있지 못하면서 물을 마시려고 하지 않는 것이 음성격양이다(『증주유증활인서』). ◯ 음성격양은 몹시 허해서 생긴 증상으로 몸에 열이 있어도 맥이 세게 뛰지 않는데, 몸이 찬데도 우물 속에 앉아 있으려고 하거나 물을 입에 물고 있으려고 하면서도 삼키지 않는 것은 진짜 열증이 아니다. 벽력산, 회양반본탕을 쓴다(『의학입문』). ◯ 어떤 사람이 상한에 걸려 촌구맥이 침복沈伏하여 잡히지 않는데 뼈까지 깊게 눌러야 약간 뛰는 듯하고, 머리가 몹시 아프며 몸은 따뜻하고 가슴이 더워지면서 갑갑하여 가만히 있지를 못하는데, 손발 끝은 모두 차고 가슴속이 그득하며 메스꺼웠다. 의사들이 모두 〔무슨 병인지〕 알지 못하였다.

不入口者, 非眞熱也. 此名陰盛拒陽, 宜霹靂散."

546 『類證普濟本事方』에는 '若有力'이 '弱緊有力'으로 되어 있다. 『醫學綱目』에는 본문과 같이 되어 있다.

547 『類證普濟本事方』에는 '胸'이 없다. 『醫學綱目』에는 본문과 같이 되어 있다.

548 『類證普濟本事方』에는 이 뒤에 '只用調氣藥'이라는 구절이 더 있다.

許學士診之曰, 此陰中伏陽也, 仲景法中無此證. 若用熱藥, 則爲陰所隔, 不能導引眞陽, 反生客熱[549]. 若用冷藥, 則眞火愈消, 須用破散陰氣, 導達眞火之藥, 用返陰丹[550]二百粒作一服, 冷鹽湯下, 不時煩躁狂熱, 手足躁擾. 許曰, 俗所謂換陽[551]也, 須臾稍定. 略睡, 汗出身冷矣〔本事〕[552]. ○若飮水者, 非此證也〔活人〕[553].

549 '客熱'은 幷發하여 나타나는 병으로 인해 생기는 열을 말한다.

550 『普濟本事方』에는 '返陰丹'이 '破陰丹'으로 되어 있다.

551 '換陽'은 還生으로, 죽었다가 다시 살아나는 것을 말한다.

552 『普濟本事方』 卷第八 傷寒時疫 「破陰丹」 '治陰中伏陽'(앞의 책, 442쪽). 문장에 들고남이 있다. "頃年鄕人李信道得疾, 六脈沈不見, 深按至骨, 則弱緊有力, 頭疼身溫, 煩燥, 指末皆冷, 中滿惡心, 更兩醫矣, 醫皆不識, 止供調氣藥. 予因診視曰, 此陰中伏陽也. 仲景法中無此證, 世人患此者多, 若用熱藥以助之, 則爲陰邪隔絶, 不能導引眞陽, 反生客熱. 用冷藥, 則所伏眞火愈見消鑠, 須用破散陰氣, 導達眞火之藥, 使火升水降, 然後得汗而解. 予授此藥二百粒, 作一服, 冷鹽湯下, 不半時煩燥狂熱, 手足燥擾, 其家大驚. 予曰, 俗所謂換陽也, 無恐須臾稍定, 略睡已得汗, 自昏達旦方止, 身凉而病除." 醫學全書

허숙미許叔微가 진찰하더니 "이것은 음 속에 양이 잠복해 있는 것인데 장기張機의 이론 중에는 이런 증상이 없다. 만약 뜨거운 성질의 약을 쓰면 음이 막고 있기 때문에 진양眞陽을 끌어내지 못하고 도리어 객열客熱을 생기게 하며, 차가운 성질의 약을 쓰면 진화眞火가 더욱 없어질 것이다. 반드시 〔막고 있는〕 음기를 깨서 흩뜨리고 진화를 끌어내는 약을 써야 한다"라고 하였다. 반음단 이백 알을 만들어 한 번에 끓였다가 차갑게 식힌 소금물로 먹였다. 그러자 환자가 갑자기 번조증이 나서 미쳐 날뛰고 가만히 있지를 못하며 심하게 열이 나면서 손발을 휘저었다. 〔사람들이 모두 놀랐다. 그러나〕 허숙미는 "이것이 흔히 사람들이 말하는 '환생한다'고 하는 것이다. 조금 있으면 진정될 것이다"라고 하였다. 〔환자가〕 잠깐 잠이 들었다가 〔저녁부터 새벽까지〕 땀이 나더니 몸이 식었다(『보제본사방』). ◯ 물을 마시면 이 음성격양이 아니다(『증주유증활인서』).

『許叔微』에 수록된 『普濟方』에서는 마지막 문장에 葉本을 근거로 '無恐'을 보충하였다(『許叔微』, 中國中醫學出版社, 2006, 145쪽). 『醫學綱目』 卷之三十二 傷寒部 合病幷病汗下吐後等病 「煩躁續法」 '破陰丹'(앞의 책, 741쪽)에도 인용되어 있다.

553 『增注類證活人書』 卷四 二十七問 「身冷脈細沈疾煩躁而不飮水」(앞의 책, 134쪽).

陽盛拒陰

傷寒陽盛拒陰[554], 其證身體厥冷, 其脈滑數, 按之鼓擊於指下, 非眞寒也, 此大熱證也. 脈數而身反盡寒, 宜三黃巨勝湯 方見上.

554 '陽盛拒陰'은 陽盛格陰을 달리 이르는 말이다. 몸 안에 열이 몹시 성해서 陰寒을 몸 겉으로 밀어내기 때문에 나타나는 眞熱假寒 증후를 말한다(『동의학사전』). 邪氣가 몸속 깊숙이 잠복하여 陽氣를 가로막아 陽氣가 밖으로 나오지 못하기 때문에 假寒 증상이 생긴다.

양성거음

상한일 때 양성거음陽盛拒陰의 증상은 몸이 싸늘하고 맥은 활삭滑數하며 누르면 세게 뛰는데, 이것은 진짜 한寒이 아니고 열이 매우 심한 증상이다. 맥은 삭數한데 몸이 도리어 매우 차면 삼황거승탕(처방은 앞에 있다)을 쓴다.

陰極似陽

陽邪不深，不能至于厥逆．陰邪不甚，不能至於煩躁．此水極似火，火極似水，謂之反化[555]，亢極則害之之義也[556]．陰證之極，火浮於外，發躁擾亂，狀若陽證，然身雖煩躁而引衣自覆，口雖燥渴而漱水不下，脈必沈細無力，此陰極似陽也．宜通脈四逆湯〔入門〕[557]． ○ 煩極而反發厥，乃陰所致，言熱極則反，與陰盛發躁一同．必以四逆湯理中湯治之〔入門〕[558]．

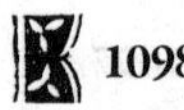

555 '反化'는 사물의 발전이 극에 달하면 반대의 것으로 변화하는 것을 말한다.『老子』에서는 "反者, 道之動"이라고 하였다.

556『醫學入門』에는 이 뒤에 '陽證潮汗秘赤, 滿渴狂譫, 甚則斑血喘急, 然熱極忽然熱伏於內, 故身寒四肢厥逆, 狀若陰證. 但身雖冷而不欲近衣, 神雖昏而氣色光潤, 脈必沈滑而有力, 此陽極似陰也. 宜大柴胡湯下之, 或白虎湯竹葉石膏湯. 陰證厥冷吐利, 不渴靜蜷, 甚則咽痛鄭聲, 然寒極忽然'이라는 문장이 더 있다. 이 문장은 뒤의 '陽極似陰'에 나온다.

557『醫學入門』外集 卷三 傷寒 表裏陰陽汗吐下溫解

음극사양

양사陽邪가 심하지 않으면 손발이 싸늘해지는 증상까지 나타나지는 않고, 음사陰邪가 심하지 않으면 가슴이 더우면서 갑갑해지는 증상까지 나타나지는 않는다. 수水가 〔발전의〕 극에 달하면 화火와 비슷해지고, 화가 〔발전의〕 극에 달하면 수와 비슷해지는 것을 '반화反化'라고 하는데, 〔발전이〕 극도에 이르면 몸을 해친다는 뜻이다. 음증이 극에 달하면 화가 겉으로 떠올라 가슴이 더워지면서 갑갑하고 가만히 있지 못하는 것이 마치 양증과 비슷하다. 그러나 몸은 비록 더워지면서 갑갑해도 스스로 옷을 끌어다 덮고, 입은 마르고 갈증이 나지만 물로 입만 축이고 삼키지는 않으며, 맥은 반드시 침세沈細하고 힘이 없다. 이것이 음극사양陰極似陽이다. 통맥사역탕을 쓴다(『의학입문』). ◯ 갑갑한 것이 극에 달했는데 도리어 팔다리가 싸늘해지는 것은 음陰 때문에 그러한 것이다. 말하자면 열이 극도에 달하면 도리어 음이 성하여 가만히 있지 못하게 되는 것과 같다. 반드시 사역탕이나 이중탕을 써서 치료해야 한다(『의학입문』).

五法 「陰陽極者從治非訛」(앞의 책, 259쪽).

558 『醫學入門』 外集 卷三 傷寒 傷寒初證 「煩燥」(앞의 책, 271쪽).

陽極似陰

陽證之極, 熱伏於內, 故身凉四肢厥逆. 狀若陰證, 但身雖冷而不欲近衣, 神雖昏而氣色光潤, 脈必沈滑而有力, 此陽極似陰也. 宜大柴胡湯或白虎湯〔入門〕[559]. ○陰陽錯雜之證[560], 宜用從治法. 從治者, 反治也. 熱藥冷飮, 冷藥熱飮, 或熱藥爲君而佐以凉藥, 或冷藥爲君而佐以熱劑, 是也〔入門〕[561].

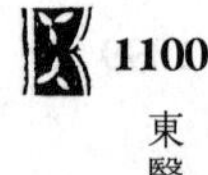

559 『醫學入門』 外集 卷三 傷寒 表裏陰陽汗吐下溫解五法 「陰陽極者從治非訛」(앞의 책, 259쪽). 여기에는 '竹葉石膏湯'이 더 있다.

560 『醫學入門』에는 '陰陽錯雜之證'이라는 구절이 없다.

561 『醫學入門』 外集 卷三 傷寒 表裏陰陽汗吐下溫解五法 「陰陽極者從治非訛」(앞의 책, 259쪽).

양극사음

양증이 극에 달하면 열이 안으로 숨어 들어가기 때문에 몸이 차고 팔다리가 싸늘해지는 것이다. 마치 음증陰證과 비슷하지만 몸은 차면서도 옷을 입으려고 하지 않고 정신은 희미하나 얼굴이 빛나면서 윤기가 있으며, 맥은 반드시 침활沈滑하면서 힘이 있다. 이것이 양극사음陽極似陰이다. 대시호탕이나 백호탕을 쓴다(『의학입문』). ◯ 음증과 양증이 섞여 있는 증상에는 종치법從治法을 쓴다. 종치는 곧 반치反治이다. 성질이 뜨거운 약을 차게 해서 먹거나 차가운 약을 뜨겁게 해서 먹는 것이다. 혹은 뜨거운 약을 군약君藥으로 하면서 차가운 약을 좌약佐藥으로 쓰거나 혹은 차가운 약을 군약으로 하면서 뜨거운 약을 좌약으로 쓰는 것이다(『의학입문』).

霹靂散

治陰盛隔陽證.[562]

附子一箇炮過, 以冷灰培[563]半時[564]許, 取出切半箇細剉, 入臘茶一錢水一盞, 煎至六分, 去渣入熟蜜半匙, 放冷服之.[565] 須臾躁止得睡, 汗出差〔入門〕.[566] ○ 一方, 附子一枚, 燒存性, 冷灰焙爲末, 入臘茶二錢, 分作二貼, 每取一貼, 水一盞, 蜜半匙同煎, 放冷服. 名曰黑龍散〔寶鑑〕.[567]

迴陽返本湯

治陰盛隔陽.

附子 炮, 乾薑 炮, 人蔘, 陳皮, 麥門冬, 五味子, 甘草 炙, 臘茶各一錢.

右剉作一貼, 以清泥漿[568]二盞同煎, 去滓入蜜五匙調和, 放冷服之, 取汗爲效. 面赤者, 入葱白七莖, 黃連少許, 同煎服〔入門〕.[569]

562 『醫學入門』에는 이 뒤에 '身冷反躁, 欲投井中, 肢體沈重, 唇靑面黑, 渴飮水復吐, 大便自利黑水, 六脈沈細而疾或無'라는 구절이 더 있다.

563 『醫學入門』에는 '培'(북돋을 배)가 '焙'(불에 쬘 배)로 되어 있다.

564 '半時'에서 '時'는 時辰을 말한다. 하루가 十二時辰이므로 오늘날의 시간으로 보면 2시간이다.

565 『醫學入門』에는 '放冷服之'가 '調匀頓冷服之'로 되어 있다.

566 『醫學入門』 外集 卷三 「傷寒用藥賦」 '陰躁回陽'(앞의 책, 310쪽).

567 '黑龍散'은 『聖濟總錄』에 나온다. 『聖濟總錄』 卷二十一 傷寒門 「傷寒可溫」(人民衛生出版社, 1962, 上册, 353쪽). '寶鑑'은 『衛生寶鑑』을 가리키는 것

벽력산

음성격양증을 치료한다.

부자 1개를 싸서 구운 다음 식은 재에 1시간 정도 묻어두었다가 꺼내어 반을 잘게 썬다. 좋은 차 한 돈과 물 한 잔을 넣고 10분의 6이 되게 달여 찌꺼기는 버리고 졸인 꿀 반 숟가락을 넣고 식혀서 먹는다. 조금 지나면 날뛰던 것이 멈추고 잠이 들어 땀이 나면서 낫는다(『의학입문』). ○ 다른 처방에서는 부자 한 개를 소존성으로 태워 식은 재에 묻어두었다가 가루내어 좋은 차 두 돈을 넣고 두 첩으로 나누어 한 첩씩 먹는데, 물 한 잔에 꿀 반 숟가락을 넣어 함께 달인 뒤 식혀서 먹는다. 흑룡산이라고 한다(보감).

회양반본탕

음성격양을 치료한다.

부자(싸서 굽는다)·건강(싸서 굽는다)·인삼·진피·맥문동·오미자·감초(굽는다)·납다 각 한 돈.

위의 약들을 썰어 한 첩으로 하여 이장청수 두 잔에 넣고 달여서 찌꺼기는 버린 뒤 꿀 다섯 숟가락을 넣어 잘 타서 식혀 먹는데, 땀이 나면 효과가 있는 것이다. 얼굴이 붉으면 파흰밑 일곱 뿌리와 황련을 조금 넣어 함께 달여 먹는다(『의학입문』).

으로 보이는데, 여기에는 이 처방이 없다.

568 '淸泥漿'은 '泥漿淸水'와 같은 말이다.

569 『醫學入門』 外集 卷三 「傷寒用藥賦」 '陰躁回陽' (앞의 책, 310쪽).

傷寒雜證[570]

有頭痛身痛百節痛，惡寒惡熱，往來寒熱，看面目舌色，合病[571]幷病[572]，煩躁戰慄，動悸動氣等證.

570 '雜證'은 '雜病'과 같은 말인데, 어떤 病證과 직접적인 관련 없이 나타나는 별개의 증상을 말한다.

571 '合病'은 두 개 또는 세 개의 陽經이 함께 병드는 것을 말한다(『동의학사전』).

572 '幷病'은 한 개 經의 병이 다 낫기도 전에 또 다른 經으로 傳經되어 두 개 經의 증상이 같이 나타나는 것을 말한다(『동의학사전』).

상한잡증

상한의 잡증에는 머리가 아픈 것과 몸이 아프며 온몸의 뼈마디가 아픈 것, 추운 것을 싫어하거나 더운 것을 싫어하는 것과 추웠다가 더웠다 하는 것이 있다. 얼굴과 눈, 혀의 색을 보는 것, 합병合病과 병병幷病, 가슴이 갑갑하여 가만히 있지 못하는 것과 몸을 떠는 것, 가슴이 두근거리는 것과 배가 툭툭 뛰는 것 등이 있다.

傷寒頭痛身疼百節痛

傷寒頭痛身疼腰痛, 以至牽連百骨節俱痛. 此太陽傷寒, 榮血不利故也〔仲景〕[573]. ○ 傷寒頭痛, 知邪在經也. 不頭痛, 則知邪不在經也〔海藏〕[574]. ○ 太陽之證, 頭痛身熱脊強〔入門〕[575]. ○ 三陽之病, 有頭痛, 三陰無頭痛, 惟厥陰與督脈會於頭巓, 故有頭痛〔入門〕[576]. ○ 風寒入肌, 血脈凝滯, 所以身痛. 太陽身痛, 拘急而已. 少陽身痛, 必脇硬嘔渴. 少陰[577]身痛, 下利煩滿. 陰毒身痛, 宛如被杖[578]〔入門〕[579].

573『普濟方』卷百二十七 傷寒門「辨太陽病脈證幷治法中第六」. "太陽病, 頭痛發熱, 身疼腰痛, 骨節疼痛, 惡風, 無汗而喘者, 麻黃湯主之"에 대한 注에 나온다. "此太陽傷寒也, 寒則傷營, 頭痛身疼腰痛, 以至牽連骨節疼痛者, 太陽經營血不利也."

574『此事難知』卷上 太陽證「脈知可解不可解」(앞의 책, 129쪽).

575『醫學入門』外集 卷三 傷寒「六經正病」'太陽則頭疼身熱脊強'(앞의 책, 254쪽). "此太陽正病也. 以後凡言太陽證, 卽頭疼身熱脊強也. 凡言表證者, 亦卽太陽證也."

576『醫學入門』外集 卷三「傷寒初證」'巓痛厥飮所司, 而脾腎從足至頸'(앞의 책, 268쪽). "三陰無頭疼. 太陰少陰脈至頸胸而還, 惟厥陰上系與督脈會於巓頂, 下頏顙連目出額, 必兼乾嘔吐沫, 卻無身熱, 亦與陽證不同, 三味蔘萸湯主之."

577『醫學入門』에는 '少陰'이 '厥陰少陰'으로 되어 있다.

578『醫學入門』에는 '陰毒身痛, 宛如被杖'이 '陰毒身痛

상한으로 머리가 아픈 것, 몸이 아픈 것, 온몸의 뼈마디가 아픈 것

상한에 머리가 아프고 몸이 아프며 허리가 아픈데, 온몸의 뼈마디까지 다 아픈 것은 태양경이 한사寒邪에 상하여 영혈榮血이 잘 돌지 못하기 때문이다(중경). ◯ 상한에 머리가 아프면 사기邪氣가 경락에 있다는 것을 알 수 있고, 머리가 아프지 않으면 사기가 경락에 있지 않다는 것을 알 수 있다(『차사난지』). ◯ 태양병의 증상은 머리가 아프고 열이 나며 등줄기가 뻣뻣한 것이다(『의학입문』). ◯ 삼양경이 병들면 머리가 아프고, 삼음경이 병들면 머리가 아프지 않다. 오직 궐음경만이 독맥督脈과 정수리에서 만나기 때문에 머리가 아프게 된다(『의학입문』). ◯ 풍한의 사기가 기부肌膚에 들어가면 혈맥血脈이 꽉 막히게 되므로 몸이 아프다. 태양병으로 몸이 아픈 것은 당기기만 하는데, 소양병으로 몸이 아플 때에는 반드시 옆구리가 뜬뜬해지면서 구역질과 갈증이 난다. 소음병으로 몸이 아플 때에는 설사를 하면서 가슴이 답답하고 그득하며, 음독陰毒으로 몸이 아플 때에는 몽둥이로 두들겨맞은 것 같다(『의학입문』).

如杖'으로 되어 있다. '宛如'는 宛似, 宛若, 犹如와 같은 말로, 마치 ~같다는 뜻이다.

579 『醫學入門』 外集 卷三 傷寒「傷寒初證」'體痛有陰陽血風之纖悉'(앞의 책, 273쪽). 문장에 들고남이 있다. "風寒入肌, 血脈凝滯, 所以身痛, 太陽身痛, 拘急而已. 脈浮緊, 便淸, 宜分有汗無汗治之. 少陽身痛, 必脇硬嘔渴, 小柴加瓜湯和之. 汗後, 身痛不休, 脈沈遲者, 桂枝加蔘湯. 又有痛無常處, 按之不可得, 短氣, 脈濇者, 宜再汗之. 太陽病七八日, 脈細惡寒, 陰陽俱虛者, 不可發汗吐下, 宜小柴胡湯. 誤汗, 令人耳聾. 素有熱者, 黃芪健中湯. 素無熱者, 芍藥附甘湯. 厥陰少陰身痛, 下利煩滿, 脈沈緊者, 先溫以四逆湯, 玄武湯後發以桂枝湯. 血虛勞倦身痛者, 補中益氣湯黃芪健中湯, 風邪在陽明, 不榮於表, 一身重痛者, 葛根湯. 陰毒身痛如杖, 瘀血身痛發黃, 中濕痛難轉側, 風濕一身盡痛, 見各條. 瘡家誤汗身痛, 必發痓, 葛根湯或桂枝湯以求之."

惡寒惡熱往來寒熱

傷寒之病, 邪之客於表者爲寒, 邪與陽相爭, 則爲寒矣. 邪之入於裏者爲熱, 邪與陰相爭, 則爲熱矣. 邪在半表半裏, 外與陽爭而爲寒, 內與陰爭而爲熱.[580] 是以往來寒熱, 宜小柴胡湯和解之〔活人〕.[581] ○病有發熱惡寒者, 發於陽也. 無熱惡寒者, 發於陰也. 發於陽者, 七日愈. 發於陰者, 六日愈. 以陽數七, 陰數六故也〔仲景〕.[582] ○陽微惡寒, 陰微發熱, 寒多易愈, 熱多難愈〔入門〕.[583] ○發汗後, 病不解, 反惡寒者, 虛也. 芍藥甘草湯[584]主之〔仲景〕.[585] ○惡風者, 見風至則惡矣. 必居密室之內, 幃帳之中, 則坦然自舒. 惡寒者, 則不待風而自寒. 雖身大熱而不欲去衣者, 是也. 活人云, 惡寒者, 不當風而自憎寒. 惡風者, 當風而憎寒〔綱目〕.[586] ○病人脈微而澁者, 其人亡血. 病當惡寒, 後乃發熱, 無休止時, 夏月盛暑, 欲着複衣, 冬月盛寒, 欲裸其身. 所以然者, 陽微則惡寒, 陰弱則發熱也. 此由醫者過爲汗令陽氣微, 又大下令陰氣弱. 夏月陽氣在表, 胃中虛冷, 陽氣內微, 不能勝冷, 故欲着複衣. 冬月陽氣在裏, 胃中煩熱, 陰氣內弱, 不能勝熱, 故欲裸其身也〔仲景〕.[587]

580『傷寒明理論』에는 이 뒤 문장이 "表里之不拘, 內外之不定, 或出或入, 由是而寒熱且往且來也. 是以往來寒熱, 屬半表半里之證, 邪居表多則多寒, 邪居里多則多熱, 邪氣半在表半在裏, 則寒熱亦半矣. 審其寒熱多少, 見其邪氣淺深矣. 小柴胡湯, 專主往來寒熱"로 되어 있다.

581『傷寒明理論』 卷一「寒熱第四」(앞의 책, 5쪽).

582『傷寒論』「辨太陽病脈證幷治法上第五」(앞의 책, 49쪽).

583『醫學入門』 外集 卷三 傷寒 傷寒初證 「下後熱」(앞의 책, 273쪽).

584『傷寒論』에는 '芍藥甘草湯'이 '芍藥甘草附子湯'으로 되어 있다.

585『傷寒論』 卷第三 「辨太陽病脈證幷治中第六」(앞

추운 것을 싫어하는 것, 더운 것을 싫어하는 것, 추웠다 더웠다 하는 것

상한병에 사기邪氣가 겉에 머물러 있으면 추워지는데, 이는 사기가 양기와 싸우기 때문에 추워지는 것이다. 사기가 속으로 들어가면 더워지는데, 이는 사기가 음기와 싸우기 때문에 더워지는 것이다. 사기가 반표반리半表半裏에 있으면서 겉에서 양기와 싸우면 추워지고, 속에서 음기와 싸우면 더워지므로 추웠다 더웠다 하는 것이다. 소시호탕으로 화해시킨다(활인). ◯ 병에 걸렸을 때 열이 나면서 추운 것을 싫어하는 것은 병이 양陽에서 생긴 것이고, 열이 나지 않으면서 추운 것을 싫어하는 것은 병이 음陰에서 생긴 것이다. 양에서 생긴 것은 7일째에 낫고 음에서 생긴 것은 6일째에 낫는데, 7은 양수陽數이고 6은 음수陰數이기 때문이다(『상한론』). ◯ 〔병에 걸렸을 때 몸의〕 양기가 약하면 추운 것을 싫어하고 음기가 약하면 열이 나는데, 심하게 추워하면 쉽게 낫고 심하게 열이 나면 낫기 어렵다(『의학입문』). ◯ 땀을 낸 뒤에도 병이 낫지 않고 도리어 추운 것을 싫어하면 허한 것이다. 작약감초탕이 주치한다(『상한론』). ◯ 오풍惡風은 바람 맞는 것을 싫어하는 것이다. 닫힌 방 안이나 장막 속에 있어야만 마음이 편하여 몸을 편다. 오한惡寒은 바람을 맞지 않아도 추운 것으로, 비록 몸에 열이 몹시 나도 옷을 벗으려고 하지 않는 것이다. 『활인서』에서 "오한은 바람을 맞지 않아도 저절로 추운 것을 싫어하는 것이고, 오풍은 바람을 맞아야 추운 것을 싫어하는 것이다"라고 하였다(『의학강목』). ◯ 환자가 맥이 미삽微澁한 것은 망혈亡血인데, 오한이 난 뒤에 열이 계속 난다. 여름에 몹시 더운데도 옷을 껴입으려 하고, 겨울에 몹시 추운데도 발가벗으려고 한다. 그 까닭은 양기가 약해지면 추운 것을 싫어하고, 음기가 약해지면 열이 나기 때문이다. 이는 의사들이 잘못해 땀을 지나치게 흘리게 하여 양기를 약해지게 하고, 또 설사를 지나치게 시켜서 음기를 약해지게 하였기 때문이다. 여름에는 양기가 겉에 있어서 위胃 속은 허하고 차며, 양기가 속에서 약하여 찬 기운을 이기지 못하기 때문에 옷을 껴입으려고 하는 것이다. 겨울에는 양기가 속에 있어서 위 속은 답답하고 열이 나며, 음기가 속에서 약하여 열을 이기지 못하기 때문에 발가벗으려고 하는 것이다(『상한론』).

의 책, 88쪽).

586 『醫學綱目』 卷之三十 傷寒部 「太陽病」 '惡風續法' (앞의 책, 689쪽).

587 『傷寒論』 卷第一 「辨脈法第一」(앞의 책, 9-10쪽). "師曰, 病人脈微而澁者, 此爲醫所病也. 大發其汗, 又數大下之, 其人亡血, 病當惡寒, 後乃發熱, 無休止時, 夏月盛熱, 欲著復衣, 冬月盛寒, 欲裸其身, 所以然者, 陽微則惡寒, 陰弱則發熱, 此醫發其汗, 令陽氣微, 又大下之. 令陰氣弱, 五月之時, 陽氣在表, 胃中虛冷, 以陽氣內微, 不能勝冷, 故欲著復衣. 十一月之時, 陽氣在裏, 胃中煩熱, 以陰氣內弱, 不能勝熱, 故欲裸其身. 又陰脈遲澁, 故知血亡也."

○ 傷寒雖裏證悉具，若有一毫惡寒者，爲表邪未盡，須先解表，乃攻裏也〔入門〕[588]. ○ 發熱惡寒，近似傷寒者，有五種．脈浮而緊[589]，發熱惡寒者，傷寒也．脈浮而數[590]，發熱惡寒，或有痛處，是欲作癰疽也．脈浮而澁，發熱惡寒，或膈滿嘔吐，此傷食也．脈浮而滑，發熱惡寒[591]，或頭眩嘔吐，是風痰也．脈浮而弦，發熱惡寒，或欲思飮食，此欲作瘧疾也〔本事〕[592].

芍藥甘草湯

治汗後惡寒.

桂枝 二錢，甘草 炙 一錢半，芍藥，白朮，附子 炮 各一錢.

右剉作一貼，水煎服〔仲景〕[593].

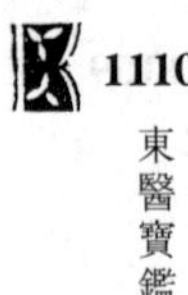

588 『醫學入門』 外集 卷三 傷寒 傷寒初證 「身惡寒」 '有熱無熱陰陽班班'(앞의 책, 268쪽). 문장에 들고 남이 있다. "或下證悉具，但有一豪惡寒者，爲表邪未淨，須先解表，候不惡寒，乃可攻下."

589 『本事方』에는 '緊'이 '數'으로 되어 있다.

590 『本事方』에는 '數'이 '緊'으로 되어 있다.

591 『本事方』에는 '惡寒'이 '背寒'으로 되어 있다.

592 『普濟本事方』 卷第九 傷寒時疫下(앞의 책, 65쪽). "發熱惡寒，近似傷寒者，有五種. 脈浮而數，其人發熱而惡寒者，傷寒之候也. 脈浮而緊，其人發熱惡寒，或有痛處，是欲作癰疽也. 脈浮而反澁，其人發熱而惡寒，或膈實而嘔吐，此是傷食也. 脈浮而滑，其人發熱背寒，或頭眩嘔吐，此是風痰之證也. 脈浮而弦，其人發熱而惡寒，或思飮食，此欲作瘧證也."

◯ 상한병에 비록 이증裏證이 모두 나타나도 추운 것을 싫어하는 것이 조금이라도 있으면 겉에 있는 사기가 아직 다 없어진 것이 아니기 때문에 먼저 겉의 사기를 풀고 난 다음 속의 사기를 치료해야 한다(『의학입문』). ◯ 열이 나고 추운 것을 싫어하는 것이 상한과 비슷한 병에는 다섯 가지가 있다. 맥이 부긴浮緊하면서 열이 나고 추운 것을 싫어하는 것은 상한이다. 맥이 부삭浮數하면서 열이 나고 추운 것을 싫어하며 혹은 아픈 부위가 있는 것은 옹저癰疽가 생기려고 하는 것이다. 맥이 부삽浮澁하면서 열이 나고 추운 것을 싫어하며 혹 가슴이 그득하고 토하는 것은 음식에 상한 것〔傷食〕이다. 맥이 부활浮滑하면서 열이 나고 추운 것을 싫어하며 혹 머리가 어지럽고 토하기도 하는 것은 풍담風痰이다. 맥이 부현浮弦하면서 열이 나고 추운 것을 싫어하며 혹 음식을 먹으려고 하는 것은 학질이 생기려고 하는 것이다(『보제본사방』).

작약감초탕

땀을 낸 뒤에 추운 것을 싫어하는 것을 치료한다.

계지 두 돈, 감초(굽는다) 한 돈 반, 작약·백출·부자(싸서 굽는다) 각 한 돈.

위의 약들을 썰어 한 첩으로 하여 물에 달여 먹는다(『상한론』).

 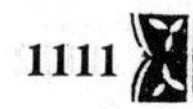

593 『傷寒論』卷第三「辨太陽病脈證并治中第六」(앞의 책, 88쪽). 여기에는 처방 명이 '芍藥甘草附子湯'으로 되어 있고, 처방 중의 桂枝와 白朮이 없다. "發汗, 病不解, 反惡寒者, 虛故也, 芍藥甘草附子湯主之. 芍藥甘草附子湯方. 芍藥甘草三兩(炙) 附子一枚(炮, 去皮, 破八片). 右三味, 以水五升, 煮取一升五合, 去滓, 分溫三服. 疑非仲景."

傷寒看面目舌色

少陰病下利[594], 脈沈而遲, 其人面少赤[595], 必鬱冒[596], 汗出而解[597], 所以然者, 其面戴陽[598], 下虛故也〔仲景〕[599]. ○太陽病, 發汗不徹, 面色緣緣正赤色者, 陽氣怫鬱在表, 當解之〔仲景〕[600]. ○面戴陽者, 面雖赤而不紅活, 乃下虛也[601]. 又曰, 陰盛者, 面赤而黯. 陽盛者, 面赤而光〔入門〕[602]. ○傷寒陰證, 無頭痛, 無身熱[603], 躁悶面赤, 飮水不得入口, 乃氣弱無根虛火[604]泛上, 名曰戴陽證, 陶氏益元湯主之〔入門〕[605]. ○欲愈之病目皆黃, 眼胞忽陷定知亡〔脈訣〕[606]. ○傷寒六七日, 若脈和平, 其人大煩. 目重瞼內際皆黃者, 爲欲解也〔脈經〕[607]. ○傷寒目赤爲陽毒, 目黃爲黃疸〔入門〕.

594 『傷寒論』에서는 '厥陰病篇'에 나온다.

595 『傷寒論』에는 이 뒤에 '身有微熱, 下利淸穀者'라는 구절이 더 있다.

596 '鬱冒'는 갑자기 속이 답답하면서 어지럼증이 나다가 심해지면 잠시 동안 정신을 잃는 증상을 말한다(『동의학사전』).

597 『傷寒論』에는 이 뒤에 '病人必微厥'이라는 구절이 더 있다.

598 '戴陽'은 下焦에는 寒症, 상초에는 假熱 증상이 나타나는 병증을 말한다. 下焦의 원기가 허해지면서 眞陽이 위로 떠올라서 생긴다(『동의학사전』).

599 『傷寒論』 卷第六 「辨厥陰病脈證幷治第十二」(앞의 책, 205쪽).

600 『傷寒論』 卷第三 「辨太陽病脈證幷治中第六」(앞의 책, 80쪽). 『傷寒論』의 문장을 재구성하였다. "二陽幷病, 太陽初得病時, 發其汗, 汗先出不徹, 因轉屬陽明, 續自微汗出, 不惡寒. 若太陽病證不罷者, 不可下, 下之爲逆, 如此可小發汗. 設面色緣緣正赤者, 陽氣怫鬱在表, 當解之熏之."

601 『醫學入門』 外集 卷三 傷寒 傷寒雜證 「戴陽」(앞의 책, 274쪽).

602 『醫學入門』 外集 卷三 傷寒 傷寒雜證 「怫鬱」(앞의 책, 274쪽).

603 『醫學入門』에는 '無'가 '有'로 되어 있다.

604 張介賓에 의하면 虛火의 원인은 陰虛 또는 陽虛이며, 그 증상은 無根之火, 格陽之火, 失位之火, 陰虛之火 네 가지로 나뉜다. 『景岳全書』 十五卷 雜證謨 火證 「論虛火」, 李志庸 主編, 『張景岳醫學

상한에는 얼굴, 눈, 혀의 색을 본다

소음병에 〔삭지 않은〕 설사를 하고 맥이 침지沈遲하면서 얼굴이 약간 붉으면 반드시 정신이 혼미해지는데 이는 땀이 나면서 풀린다. 그 이유는 양기陽氣가 얼굴로 떠올라〔戴陽〕 아래가 허해지기 때문이다(『상한론』). ◯ 태양병에 땀을 완전히 내지 못하여 얼굴빛이 계속해서 몹시 붉은 것은 양기가 위로 치솟아 겉에 몰려 있기 때문이므로 반드시 풀어주어야 한다(『상한론』). ◯ 얼굴로 양기가 떠오른 경우 얼굴이 비록 붉더라도 생기가 없는 것은 아래가 허해졌기 때문이다. 음이 성한 사람은 얼굴이 붉되 어둡고, 양이 성한 사람은 얼굴이 붉되 광택이 난다(『의학입문』). ◯ 상한음증일 때에는 머리가 아프지 않고 열도 나지 않는데 초조하면서 가슴이 답답하고 얼굴이 붉으면서 물을 삼키지 못한다. 이는 기가 약하여 뿌리 없는 허화虛火가 위로 떠올랐기 때문으로 대양증戴陽證이라고 한다. 도씨익원탕이 주치한다(『의학입문』). ◯ 병이 나으려고 하면 눈초리가 누렇게 되는데, 눈두덩이 갑자기 푹 꺼지면 반드시 죽는다(『맥결』). ◯ 상한병에 걸린 지 6, 7일째에 맥은 조화롭고 고른데 가슴이 몹시 답답하고 눈이 무거우며 눈꺼풀 안쪽 가장자리가 모두 누렇게 되는 것은 병이 나으려는 것이다(『맥경』). ◯ 상한병에 눈이 붉은 것은 양독陽毒이고, 눈이 누런 것은 황달이다(『의학입문』).

 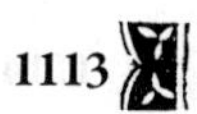

全書』(中國中醫藥出版社, 1999, 1,061쪽). "凡虛火證, 卽假熱證也, 余於首卷寒熱眞假篇, 已言之詳矣, 然猶有未盡者, 如虛火之病源有二, 虛火之外證有四, 何也. 蓋一曰陰虛者能發熱, 此以眞陰虧損, 水不制火也. 二曰陽虛者亦能發熱, 此以元陽敗竭, 火不歸源也, 此病源之二也. 至若外證之四, 則一曰陽戴於上, 而見於頭面咽喉之間者, 此其上雖熱而下則寒, 所謂無根之火也. 二曰陽浮於外, 而發於皮膚肌肉之間者, 此其外雖熱而內則寒, 所謂格陽之火也. 三曰陽陷於下, 而見於便溺二陰之間者, 此其下雖熱而中則寒, 所謂失位之火也. 四曰陽亢乘陰, 而見於精血髓液之間者, 此其金水敗而鉛汞乾, 所謂陰虛之火也, 此外證之四也. 然證雖有四, 而本惟二, 或在陰虛, 或在陽虛, 而盡之矣."

605 『醫學入門』 外集 卷三 「傷寒用藥賦」 '戴陽'(앞의 책, 301쪽).

606 『脈訣』 卷之四 「察色觀病生死候歌」(『국역 왕숙화 맥결』, 224쪽).

607 『傷寒論』 卷第一 「辨脈法第一」(앞의 책, 14쪽). "脈陰陽俱緊, 至於吐利, 其脈獨不解, 緊去人安, 此爲欲解. 若脈遲至六七日, 不欲食, 此爲晚發, 水停故也, 爲未解. 食自可者, 爲欲解, 病六七日, 手足三部脈皆至, 大煩而口噤不能言, 其躁擾者, 必欲解也. 若脈和, 其人大煩, 目重瞼內際黃者, 此爲欲解也."

○傷寒熱病，目不明，謂[608]神[609]水已竭，不能照[610]物，病已篤矣．急以六一順氣湯下之〔醫鑑〕[611]．○熱病在腎，令人渴舌焦黃赤，飮水不止[612]，目無精光者，死不治〔仲景〕[613]．○舌上白胎者[614]，邪未入府，屬半表半裏，以小柴胡湯和解之．舌生黃胎者，熱已入胃，調胃承氣湯下之．舌上黑胎或生芒刺者，是腎水剋心火，急以大承氣下之[615]，此熱已極也〔醫鑑〕[616]．○治法[617]．取井水浸靑布片子，淨洗舌上後，以生薑片浸水，時時刮舌，黑胎自退〔醫鑑〕[618]．

陶氏益元湯

治傷寒戴陽證．

甘草 炙 二錢，附子 炮，乾薑 炮，人蔘 各一錢，五味子 二十粒，麥門冬，黃連，知母 各七分，熟艾 三分．

右剉作一貼，入生薑五片棗二枚葱白三莖[619]，水煎，臨熟入童尿三匙，去滓放冷服之〔入門〕[620]．

608 『古今醫鑑』에는 '謂'가 '此'로 되어 있다.

609 『證治準繩』 雜病에서는 "神水者, 由三焦而發源, 先天眞一之氣所化, 在目之內. 在目之外, 則目上潤澤之水是也"라고 하였다(『中醫學辭典』, 1,346쪽). 房水와 淚液을 가리킨다. 근대 서양의학에서의 房水는 眼房水(aqueous humor)라고도 하며, 눈의 각막과 虹彩 사이(전안방) 및 虹彩와 수정체 사이(후안방)를 가득 채운 물 모양의 투명한 액을 말하는데, 림프와 비슷한 성질이 있으며 고형성분은 식염이 0.7%, 단백질이 약 0.02%, 포도당이 약 0.1%이며, 굴절률은 1.336이고 후안방의 모양체 또는 홍채에서 분비되며, 대부분은 모양체 정맥으로 흘러간다고 한다. [네이버 지식백과-두산백과] '안방수(aqueous humor, 眼房水)'.

610 '照'는 『說文解字』에서 밝게 아는 것이라고 하였다(照, 明也). 『管子』 「內業」에 "照乎知萬物"이라는 용례가 나온다.

611 『古今醫鑑』 卷三 傷寒 「六經證」 方 '六一順氣湯'(앞의 책, 57쪽).

612 『脈經』에는 이 뒤에 '腹大而脹'이라는 구절이 더 있다.

613 『脈經』 卷七 「熱病陰陽交并少陰厥逆陰陽竭盡生死證第十八」(앞의 책, 470쪽). "熱病在腎, 令人渴口乾, 舌焦黃赤, 晝夜欲飮不止, 腹大而脹, 尙不厭

◯ 상한과 열병일 때 눈이 잘 보이지 않는 것은 신수神水가 이미 말라서 사물을 비추어 알아보지 못하는 것으로 병이 이미 깊어진 것이다. 급히 육일순기탕을 써서 설사시켜야 한다(『고금의감』). ◯ 열병이 신腎에 있어서 갈증이 나고 혀가 타들어가 누렇고 붉게 되며 끊임없이 물을 마시고 눈동자에 광채가 없으면 치료하지 못하고 죽는다(중경). ◯ 혀에 백태가 낀 것은 사기邪氣가 아직 부腑에 들어가지 않아서 반표반리에 속하는 것으로 소시호탕으로 화해시킨다. 혀에 황태가 낀 것은 열이 이미 위胃로 들어간 것으로 조위승기탕으로 설사시킨다. 혀에 흑태가 끼었거나 혓바늘이 돋은 것은 신수腎水가 심화心火를 억누른 것으로 급히 대승기탕으로 설사시킨다. 이는 열이 이미 극에 달한 것이다(『고금의감』). ◯ 치료하는 방법은 우물물에 담갔던 쪽빛 천 조각으로 혓바닥을 깨끗하게 씻어낸 뒤 물에 담갔던 생강 조각으로 혀의 백태를 수시로 긁어내면 흑태가 저절로 없어진다(『고금의감』).

도씨익원탕

상한대양증을 치료한다.

감초(굽는다) 두 돈, 부자(싸서 굽는다)·건강(싸서 굽는다)·인삼 각 한 돈, 오미자 스무 알, 맥문동·황련·지모 각 일곱 푼, 숙애 서 푼.

위의 약들을 썰어 한 첩으로 하여 생강 다섯 쪽, 대추 두 개, 파흰밑 세 뿌리를 넣고 물에 달인다. 끓을 때쯤 동변 세 숟가락을 넣고 찌꺼기를 버린 뒤 식혀서 먹는다(『의학입문』).

 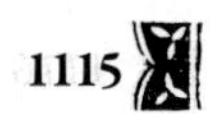

飮, 目無精光, 死不治."

614 『脈經』에는 '白'이 '黃白'으로 되어 있다.

615 『古今醫鑑』에는 이 뒤에 '不治'가 더 있다.

616 『古今醫鑑』 卷三 傷寒 「六經證」 治(앞의 책, 60쪽). "看口舌, 黃白色者, 邪未入腑, 屬半表半里, 宜小柴胡湯和解. 舌上黃苔者, 胃腑有邪熱, 宜調胃承氣湯下之. 大便燥實, 脈沈有力而大渴者, 方可下. 舌上黑苔生芒刺者, 是腎水克心火也, 不治. 急用大承氣下之. 此邪熱已極也."

617 『古今醫鑑』에는 '治法'이 '劫法'으로 되어 있다.

618 『古今醫鑑』 卷三 傷寒 「六經證」 治(앞의 책, 60쪽). "劫法. 用井水浸青布片子, 舌上洗淨, 後以生薑片子浸水, 時時刮之, 其苔自退."

619 『醫學入門』에는 '五'가 '一'로 되어 있다.

620 『醫學入門』 外集 卷三 「傷寒用藥賦」 '戴陽'(앞의 책, 301쪽). "陶氏益元湯. 甘草二錢附子炮乾薑人蔘各一錢, 五味子二十粒, 麥門冬黃連知母各七分, 艾三分, 葱三莖, 薑一片棗二枚, 水煎, 臨熟入童便三匙, 頓冷服. 治無頭疼, 有身熱, 躁悶面赤, 飮水不得入口, 乃氣弱無根虛火泛上, 名曰戴陽證. 是以用附子之鹹補腎, 薑葱之辛潤腎, 甘草蔘麥甘以緩之, 五味酸以收之, 連艾知母苦以發之. 經曰, 火淫於內, 治以鹹冷, 佐以苦辛, 以甘緩之, 以酸收之, 以苦發之, 降之是也."

傷寒合病

合病者, 一陽先病, 或一陽隨病, 或二陽同病, 或三陽同病, 不傳[621]者謂之合病. 通用羌活冲和湯[622]〔入門〕[623]. ○ 三陽合病, 頭痛面垢, 譫語遺尿, 中外俱熱, 自汗煩渴, 或腹滿身重, 白虎湯主之〔仲景〕[624].

621 '傳'은 傳經으로, 邪氣가 한 개의 經에서 다른 經으로 옮겨가면서 병이 진전되는 것을 말한다.

622 『醫學入門』에는 '羌活冲和湯'이 '九味羌活湯'으로 되어 있는데, 이는 羌活冲和湯의 異名이다. 『醫學入門』에는 羌活冲和湯 뒤에 石膏와 知母, 枳殼을 더한다고 하였는데, 『古今醫鑑』에서는 渴證이 있으면 石膏와 知母를 더 넣으라고 하였다.

623 『醫學入門』 外集 卷三 傷寒「正傷寒」'三陽合病自利而汗下審在經入府'(앞의 책, 262쪽).

624 『傷寒論』 卷第五 「辨陽明病脈證并治法第八」(앞의 책, 157쪽). 문장을 재구성하였다. "三陽合病, 腹滿身重, 難以轉側, 口不仁而面垢, 譫語遺尿. 發汗則譫語, 下之則額上生汗, 手足逆冷. 若自汗出者, 白虎湯主之."

상한합병

합병合病이라는 것은 하나의 양경陽經이 먼저 병이 들었는데 다른 하나의 양경이 따라서 병이 들거나, 두 양경이 동시에 병들거나 세 양경이 동시에 병드는 것으로, 다른 경經으로 전경傳經되지 않는 것을 합병이라고 한다. 강활충화탕을 두루 쓴다(『의학입문』).

◯ 삼양합병三陽合病은 머리가 아프고 얼굴에 때가 낀 것 같으며 헛소리를 하면서 자신도 모르게 소변이 나오고 속과 겉에 모두 열이 있으며 저절로 땀이 나면서 가슴이 답답하고 갈증이 나는데, 배가 그득하고 몸이 무겁기도 하다. 백호탕이 주치한다(『상한론』).

傷寒幷病

幷者, 催幷逼迫之意. 始初二陽合病後, 一陽氣盛, 一陽氣衰, 幷歸於一經獨重, 初證亦不解罷,[625] 通用羌活冲和湯〔入門〕.[626]

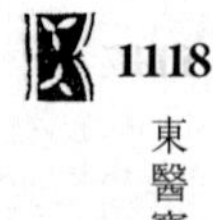

625 『醫學入門』에는 이 뒤에 '陽明幷太陽者, 太陽證未解, 陽明證又至, 麻黃湯合升麻葛根湯. 如太陽證重, 加太陽經藥. 陽明證重, 加陽明經藥, 後倣此. 少陽幷太陽者, 太陽證未解, 少陽證又至, 麻黃湯合小柴胡湯. 頭痛項強, 眩冒如結胸狀者亦宜'라는 구절이 더 있다.

626 『醫學入門』 外集 卷三 傷寒「正傷寒」'三陽幷病' (앞의 책, 262쪽).

상한병병

'병幷'이란 재촉하고 핍박한다는 뜻이다. 처음 두 양경陽經이 함께 병이 들었는데 후에 한 양경은 기가 성해지고 다른 한 양경은 기가 쇠약해지면, 〔병이 모두 쇠약한〕 하나의 경으로 몰려서 〔그 경의 병만〕 심해지는데 초기의 증상도 없어지지 않는다. 강활충화탕을 두루 쓴다(『의학입문』).

傷寒煩燥

煩[627]乃心中懊憹[628], 欲吐之貌. 躁[629]則手掉足動, 起臥不安. ○ 心熱則煩, 腎熱則躁. ○ 煩爲輕, 躁爲重. ○ 先煩而漸燥者爲陽證[630], 不煩而便發燥者爲陰證[631]〔入門〕[632]. ○ 煩主氣, 躁主血. 肺主皮毛, 氣熱則煩. 腎主津液, 血熱則躁. 故用梔子以治肺, 豆豉以潤腎[633]. 宜黃連雞子湯甘草乾薑湯芍藥甘草湯〔入門〕[634]. ○ 煩燥者, 懊憹不得眠也. 懊憹者, 鬱悶不舒之貌. 煩者氣也, 火入於肺也, 燥者血也, 火入於腎也, 梔子豉湯主之〔仲景〕. ○ 煩者身熱也, 邪氣不爲汗解, 蒸[635]於經絡, 鬱於肌表, 故生熱煩也〔類聚〕. ○ 傷寒下後, 心煩腹滿[636], 宜梔子厚朴湯[637]. ○ 煩躁不大便, 續[638]臍痛, 發作有時者, 有燥屎也, 宜下之〔仲景〕[639]. ○ 病人脈已解, 而日暮微煩者, 以病新差, 人強與穀, 脾胃氣尙弱, 不能消穀, 故令微煩熱, 損穀則愈〔仲景〕[640]. ○ 煩躁者, 氣隨火升也〔丹心〕[641].

---

627 '煩'은 『說文解字』에 따르면 熱頭痛이다. '煩'은 火(불 화)와 頁(머리 혈 정)으로 이루어진 글자로, 머리에 열이 나면서 아픈 것이다. '煩'에는 답답하다는 뜻 이외에도 마음대로 되지 않아 안타깝다는 뜻도 있다.

628 『東醫寶鑑』 雜病篇 卷三 內傷 「嘈雜」에서는 "懊憹, 乃虛煩之劇者, 懊者懊惱之懊, 憹者鬱悶之貌, 卽心中懊惱. 煩憹, 鬱然不舒暢, 憒然無柰, 比之煩悶而甚者也. 許學士所謂懊憹, 終夕不得臥, 心中無曉會處者, 是也"라고 하였다.

629 '躁'(성급한 조)는 원래 '懆'(근심할 조)로 썼다. 煩躁에는 안타까움이나 조급함과 같은 심리적인 증상이 같이 있다. 그래서 『證治準繩』에서는 '煩躁'를 「神志門」에 넣었다.

630 『醫學入門』에는 이 뒤에 '分表裏汗吐下治之'라는 구절이 더 있다.

631 『醫學入門』에는 이 뒤에 '宜溫中'이라는 구절이 더 있다.

632 『醫學入門』 外集 卷三 傷寒 傷寒初證 「煩燥」(앞의 책, 271쪽).

633 『醫學入門』에는 이 뒤에 '但肺熱非心火乘之乎. 凡煩躁見吐利, 厥逆無脈及結胸者, 死'라는 구절이

상한병의 번조증

'번煩'은 가슴속이 괴로워 토하려는 모습이고, '조躁'는 손과 발을 내저으면서 일어나거나 눕거나 편안하지 않은 것이다. ◯ 심心에 열이 있으면 '번'하게 되고, 신腎에 열이 있으면 '조'하게 된다. ◯ '번'은 가벼운 것이고, '조'는 심한 것이다. ◯ 먼저 '번'하다가 점차 '조'해지는 것은 양증이고, '번'하지 않다가 갑자기 '조'가 생기는 것은 음증이다(『의학입문』). ◯ '번'은 기氣가 주관하고, '조'는 혈血이 주관한다. 폐肺는 피부와 털을 주관하여 기분氣分에 열이 있으면 '번'하게 된다. 신腎은 진액을 주관하여 혈분血分에 열이 있으면 '조'하게 된다. 그러므로 치자를 써서 폐를 치료하고, 두시를 써서 신장을 윤택하게 하여야 한다. 황련계자탕, 감초건강탕, 작약감초탕을 쓴다(『의학입문』). ◯ 번조는 오뇌懊憹하여 잠을 자지 못하는 것이다. '오뇌'는 꽉 막혀서 답답하여 편하지 않은 모양이다. '번'은 기병으로 화火가 폐로 들어간 것이다. '조'는 혈병으로 화가 신으로 들어간 것이다. 치자시탕이 주치한다(중경). ◯ '번'은 몸에 열이 나는데, 사기邪氣가 땀으로 풀리지 않고 경락을 훈증해 〔발산된 진액이〕 살갗과 겉에 몰려 있기 때문에 열이 나고 '번'이 생긴다(유취). ◯ 상한으로 설사한 뒤 가슴이 답답하고 배가 그득하면 치자후박탕을 쓴다. ◯ 번조하면서 대변을 보지 못하는데 배꼽 주위가 때때로 아프면 굳은 변이 있는 것이므로 설사시켜야 한다(『상한론』). ◯ 환자의 맥은 이미 좋아졌는데 해질 무렵에 약간 '번'한 것은 병이 막 나은 환자에게 억지로 음식을 먹였는데 비위의 기운이 아직 약하여 음식을 제대로 소화시키지 못하였기 때문이다. 그러므로 약간 번열이 나게 되는 것이니 음식을 줄이면 낫는다(『상한론』). ◯ 번조는 기가 화를 따라 위로 올라가서 생기는 것이다(단심).

더 있다.

634 『醫學入門』外集 卷三 傷寒 傷寒初證「煩燥」(앞의 책, 271쪽).

635 '蒸'은 邪氣가 진액을 덥혀서 발산시키는 것이다(『동의학사전』).

636 『傷寒論』에는 이 뒤에 '臥起不安者'라는 구절이 더 있다.

637 『傷寒論』卷第三「辨太陽病脈證幷治中第六」(앞의 책, 94쪽).

638 『傷寒論』에는 '繞'이 '繞'(두를 요)로 되어 있다.

639 『傷寒論』卷第五「辨陽明病脈證幷治法第八」(앞의 책, 164쪽). 문장에 들고남이 있다. "病人不大便五六日, 繞臍痛, 煩躁, 發作有時者, 此有燥屎, 故使不大便也. 病人煩熱, 汗出則解, 又如虐狀, 日晡所發熱者, 屬陽明也. 脈實者宜下之. 脈浮虛者, 宜發汗. 下之與大承氣湯, 發汗宜桂枝湯."

640 『傷寒論』卷第七「辨陰陽易差後勞復病證幷治第十四」(앞의 책, 217쪽).

641 『醫學綱目』卷之九 陰陽臟腑部「調攝宜禁」(앞의 책, 148쪽).

煩躁吉凶

內熱[642]曰煩，謂心中鬱煩也．外熱曰躁，謂氣外熱躁也．內熱爲有根之火，故但煩不躁及先煩後躁者，皆可治．外熱爲無根之火，故但躁不煩及先躁後煩者，皆不可治也[643]〔明理〕． ○ 所謂煩躁者，謂先煩漸至躁也．所謂躁煩者，謂先發躁迤[644]逦復煩也，從煩至躁爲熱，未有不漸煩而躁者也．先躁後煩，謂怫怫然更作躁悶，此爲陰盛隔陽也．雖大躁欲於泥水中臥，但水不得入口，是也．此氣欲絶而爭，譬如燈將滅而暴明[645]〔明理〕．

煩躁脚攣

傷寒脉浮，自汗出，小便數，心煩，微惡寒，脚攣急，反與桂枝湯[646]，此誤也．得之便厥，咽中乾，煩躁吐逆，作甘草乾薑湯與之，以復其陽．若厥愈足溫者，更作芍藥甘草湯與之[647]，其脚遂伸[648]〔仲景[649]〕．

642 '內熱'은 裏熱 또는 內火라고도 한다. 『三因極一病證方論』에서는 "虛煩者, 方論中所謂心虛煩悶, 是也. 大抵陰虛生內熱, 陽盛生外熱, 外熱曰燥, 內熱曰煩"(『三因極一病證方論』 卷之九 「虛煩證治」, 111쪽)이라고 하였다. 內熱, 外熱 문제는 『傷寒論』 卷第五 「辨少陽病脈證幷治第九」에 나오는 "傷寒六七日, 無大熱, 其人躁煩者, 此爲陽去入陰故也"에 대한 해석에서 나왔다. 方有執은 이 문장에서의 陰陽을 表裏로 보았다. 『傷寒論條辨』 卷之四 「辨少陽病脈證幷治第五」, 陳居偉 校注, 『傷寒論條辨』(學苑出版社, 2009, 126쪽).

643 『醫學綱目』 卷之三十二 傷寒部 合病幷病汗下吐後等病 「煩躁」(앞의 책, 741쪽).

644 『醫學綱目』에는 '迤'(비스듬할 이, 비스듬히 가다)

번조의 예후

속에 열이 있는 것을 '번煩'이라고 하는데, 가슴속이 꽉 막혀 답답한 것이다. 겉에 열이 있는 것을 '조躁'라고 하는데, 기가 밖으로 나와 열이 나서 〔팔다리를〕 가만두지 못하는 것이다. 속에 있는 열은 뿌리가 있는 화火이기 때문에 '번'하지만 '조'하지 않는 경우나 먼저 '번'한 뒤에 '조'하는 경우는 모두 치료할 수 있다. 겉에 있는 열은 뿌리가 없는 화이기 때문에 '조'하지만 번하지 않는 경우나 먼저 '조'한 뒤에 '번'하는 경우는 모두 치료할 수 없다(명리). ○ 이른바 '번조煩躁'라는 것은 먼저 '번'하다가 점차 '조'해지는 것을 말한 것이고, '조번躁煩'이라는 것은 먼저 '조'하다가 점차 '번'하는 것을 말한 것이다. '번'하다가 '조'한 것은 열 때문인데, 점차적으로 '번'하다가 '조'해지지 않는 경우는 없다. 먼저 '조'하다가 후에 '번'하면 갑갑해하면서 갑자기 〔팔다리를〕 가만히 두지 못하고 답답한 것을 말하는 것인데, 이는 음이 성하여 양을 막은 것〔陰盛格陽〕이다. 비록 팔다리를 가만히 두지 못하여 흙탕물 속에라도 들어가 누우려고 하지만 물은 조금도 삼키지 못한다. 이는 기가 끊어지려고 발버둥치는 것인데, 마치 등잔불이 꺼지려고 하다가 갑자기 밝아지는 것과 같다(명리).

번조증에 다리가 오그라드는 것

상한병에 맥이 부浮하고 땀이 저절로 나면서 소변을 자주 보며, 가슴이 답답하면서 오한이 약간 나고 다리가 오그라들면서 켕길 때 도리어 계지탕을 쓰는 것은 잘못이다. 계지탕을 쓰면 곧바로 손발이 싸늘해지고 목이 마르며 갑갑하여 날뛰면서 토하게 되는데, 감초건강탕을 써서 양기를 회복시켜야 한다. 만약 손발이 싸늘한 것이 낫고 발이 따뜻해진 경우에 다시 작약감초탕을 쓰면 곧 다리가 펴지게 된다(『상한론』).

가 '邐'(이어질 리, 비스듬히 이어지다)로 되어 있다. '迤'와 '迆'(비스듬할 이), '邐'는 같이 쓴다. '逦'는 '邐'와 같은 자이다.

645 『醫學綱目』 卷之三十二 傷寒部 合病幷病汗下吐後等病「煩躁」(앞의 책, 741쪽).

646 『傷寒論』에는 이 뒤에 '欲攻其表'라는 구절이 더 있다.

647 『傷寒論』에는 '遂'가 '即'으로 되어 있다.

648 『傷寒論』에는 이 뒤에 '若胃氣不和, 譫語者, 少與調胃承氣湯. 若重發汗, 復加燒鍼者, 四逆湯主之'라는 구절이 더 있다.

649 『傷寒論』「辨太陽病脈證幷治法上第五」(앞의 책, 61쪽).

懊憹怫鬱

有人傷寒八九日，身熱無汗，時時譫語，時因[650]下後，大便不通，已三日矣．非躁非煩，非寒非痛，終夜不得臥，但心中無曉會處[651]．許學士診之曰，此懊憹[652]怫鬱[653]，二證俱作也．胃中有燥屎，服承氣湯．下燥屎二十枚，得利而解．仲景云，陽明病下之，心中懊憹微煩，胃中有燥屎也．又云，小便不利，大便難時，有微熱怫鬱，有燥屎也．內經[654]曰，胃不和則臥不安，此夜所以不得眠也．胃中燥大便堅者，必譫語也．非煩非躁，非寒非痛，所以心中懊憹也〔本事[655]〕．

650 '時因'은 때맞추어 거기에 필요한 일을 한다는 뜻이다. 『管子』「幼官」에서 "時因勝之終, 无方勝之幾"라고 하였는데, 郭沫若은 "時因當作因時"라고 하였다(『管子校注』, 『郭沫若全集』 第五卷).

651 『普濟本事方』에는 이 뒤에 '或時發一聲, 如歎息之狀, 醫者不曉是何症'이라는 구절이 더 있다. 許叔微(앞의 책, 153쪽).

652 '懊憹'는 가슴이 몹시 답답하여 괴로워서 참기 힘든 증상을 말한다(『동의학사전』). 煩悶하여 생긴다. 『素問』「六元正紀大論」에서 "目赤心熱, 甚則瞀悶懊憹, 善暴死"라고 하였다. 朱肱의 『酒經』 卷上에서는 "北人不善偸甜, 所以飮多令人膈上懊憹"라고 하였다.

653 '怫鬱'은 기운이 몰려서 속이 몹시 답답한 것을 말한다(『동의학사전』). 근심이나 화를 격하게 내서 생긴다. 『楚辭』 東方朔 七諫「沈江」에 "不顧地以貪

오뇌와 불울

어떤 사람이 상한병에 걸린 지 8, 9일째에 열은 나지만 땀은 나지 않고, 때로 헛소리를 하기에 설사를 시켰더니 그 뒤로 3일 동안 대변이 나오지 않았다. 조증躁證도 아니고 번증煩證도 아니며 한증寒證도 아니고 통증痛證도 아닌데 밤새도록 자지 못하여 〔다른 의사들이 무슨 병인지〕 알 수가 없었다. 허학사〔허숙미許叔微〕가 진찰하고 나서 "이것은 오뇌懊憹와 불울怫鬱의 두 가지 병증이 같이 있어서 이렇게 된 것이다. 뱃속에 마른 변이 있으니 승기탕을 써야 한다"라고 하였다. 〔승기탕을 복용하니〕 마른 변 스무 덩어리 정도를 눈 뒤에 나았다. 장기張機는 "'양명병에 설사를 시켜도 가슴속이 오뇌하고 약간 번한 것은 뱃속에 마른 변이 있기 때문이다'라고 하였고, 또 '소변이 잘 나오지 않고 대변 보기가 어려울 때가 있으며 약간 열이 나고 불울한 것은 마른 변이 있기 때문이다'라고 하였다. 『내경』에서 '위기胃氣가 고르지 못하면 누워도 편안하지 못하다'고 하였는데, 이것이 밤새 잠을 자지 못한 까닭이다. 위 속이 말라서 대변이 굳으면 반드시 헛소리를 한다. 번증도 아니고 조증도 아니며 한증도 아니고 통증도 아닌 것은 가슴속의 오뇌 때문이다"라고 하였다(『보제본사방』).

名兮, 心怫鬱而內傷"이라는 말이 있고, 『後漢書』 卷二四 「馬援傳」에 "今壺頭竟不得進, 大衆怫鬱行死, 誠可痛惜"이라는 말이 있다.

654 『素問』 「逆調論篇第三十四」.

655 『普濟本事方』 卷第九 「傷寒時疫下」 '小承氣湯'(앞의 책, 60-81쪽). "有人病傷寒八九日, 身熱無汗, 時時譫語, 時因下利, 大便不通三日矣. 非煩非躁, 非寒非痛, 終夜不得臥, 但心中無曉會處. 或一時發一聲, 如歎息之狀. 醫者不曉是何症. 予診之曰, 此懊憹怫鬱, 二證俱作也. 胃中有燥屎, 宜承氣湯. 下燥屎二十餘枚, 得利而解. 仲景云, 陽明病下之, 心中懊憹微煩, 胃中有燥屎者可攻之. 又云, 病者小便不利, 大便乍難乍易, 時有微熱, 怫鬱不得臥者, 有燥屎也. 承氣湯主之. 素問曰, 胃不和則臥不安, 此夜所以不得眠也. 仲景云, 胃中燥, 大便堅者, 必譫語, 此非躁非煩, 非寒非痛, 所以心中懊憹也."

黃連雞子湯

治少陰病, 煩躁不得臥, 卽上黃連阿膠湯也[656](入門)[657].

甘草乾薑湯

治煩躁吐逆而厥.

甘草 炙 四錢, 乾薑 炮 二錢.

右剉作一貼, 水煎服(仲景)[658].

芍藥甘草湯

治煩躁脚攣急 方見上[659].

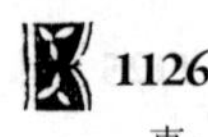

656 이 처방은『東醫寶鑑』雜病篇「寒上」'少陰形證用藥'에 나온다.

657『醫學入門』外集 卷三「傷寒用藥賦」'煩躁厥逆自利 或無汗而不眠兮'(앞의 책, 300쪽). "黃連雞子湯. 黃連一錢半, 黃芩阿膠芍藥各三錢, 水二盞, 煎至一盞, 去渣乘熱, 入阿膠令溶化, 少溫入雞子半枚, 攪勻溫服. 脈經曰, 風傷陽寒傷陰, 少陰受病, 得之二三日已上, 寒極變熱, 爲陽入陰也. 脈沈無大熱, 心中煩躁不臥, 厥逆自利, 不得汗. 方意, 以陽有餘以苦除之, 芩連之苦以除熱. 陰不足以甘補之, 雞子阿膠之甘以補血, 酸收也瀉也, 芍藥之酸收陰氣而瀉邪熱. 所謂宜瀉必以苦, 宜補必以甘, 此方兼之."

658『傷寒論』卷第二「辨太陽病脈證幷治法上第五」,「甘草乾薑湯方」(앞의 책, 61-62쪽). "甘草四兩(炙), 乾薑二兩(炮). 右二味, 以水三升, 煮取一升

황련계자탕

소음병에 번조증이 나서 잠들지 못하는 것을 치료한다. 앞에 나온 황련아교탕과 같은 처방이다(『의학입문』).

감초건강탕

번조증이 나고 토하면서 손발이 싸늘한 것을 치료한다.

감초(굽는다) 너 돈, 건강(싸서 굽는다) 두 돈.

위의 약들을 썰어 한 첩으로 하여 물에 달여 먹는다(『상한론』).

작약감초탕

번조증이 나면서 다리가 오그라들고 켕기는 것을 치료한다(처방은 앞에 있다).

五合, 去滓, 分溫再服."

659 『傷寒論』 卷第二 「辨太陽病脈證幷治法上第五」, 「芍藥甘草湯方」(앞의 책, 62쪽). "白芍藥甘草各四兩(炙). 右二味, 以水三升, 煮取五合, 去滓, 分溫再服之." 『東醫寶鑑』 外形篇 「腹門」에 나오는 芍藥甘草湯의 처방은 '白芍藥四錢, 甘草二錢'으로 되어 있고, 雜病篇 「寒上」에 나오는 처방은 發汗後惡寒에 쓰는 것으로 '桂枝二錢, 甘草(炙)一錢半, 芍藥白朮附子(炮)各一錢'으로 되어 있다. 『醫學入門』에는 처방이 '白芍甘草各三錢'으로 되어 있다. 이 처방은 '煩躁厥逆欲吐, 或溲難而脚踡'에 쓰는 처방으로 『醫學入門』에서 제시된 芍藥甘草湯을 가리키는 것으로 보인다.

梔子豉湯

傷寒汗下後[660], 虛煩不得眠. 劇者, 必反覆顚倒, 心中懊憹, 此主之〔仲景〕[661]. ○按之心下軟者, 虛煩也.

梔子 七箇, 豉 半合.

右剉, 水二盞, 先煎梔子至一盞, 納豉再煎至七分, 去滓溫服, 得吐止, 未吐再服〔仲景〕[662]. ○若胸滿少氣加甘草, 名曰梔豉甘草湯. ○若胸滿而嘔加生薑, 名曰梔豉生薑湯〔入門〕[663]. ○懊憹者, 心鬱不舒也. 其證或因誤下[664], 正氣內虛, 陽邪內陷, 結於其間, 重則爲結胸也〔回春〕[665].

梔子厚朴湯

治傷寒下後, 心煩腹滿, 臥起不安.

梔子 一錢半, 厚朴 三錢, 枳實 二錢.

右剉作一貼, 水煎服〔仲景〕[666].

660 『傷寒論』에는 '傷寒汗下後'가 '發汗吐下後'로 되어 있다.

661 『傷寒論』 卷第三 「辨太陽病脈證幷治中第六」, 「梔子豉湯」(앞의 책, 92쪽). "梔子十四個, 香豉四合(綿裹). 右二味, 以水四升, 先煮梔子, 得二升半, 內豉, 煮取一升半, 去滓, 分爲二服, 溫進一服. 得吐者, 止後服."

662 『傷寒論』 卷第三 「辨太陽病脈證幷治中第六」(앞의 책, 92쪽). 「梔子豉湯方」. 처방은 '梔子十四箇, 香豉四合(綿裹)'으로 되어 있다.

663 『醫學入門』 外集 卷三 傷寒用藥賦 「胸滿虛而有嘔梔豉甘草生薑」(앞의 책, 306쪽). 문장을 재구성하였다. "梔豉甘草湯. 山梔四枚, 豆豉五錢, 甘草二錢. 水煎溫服. 治胸滿少氣, 熱傷氣也, 故加甘草於

치자시탕

상한병에 땀을 내고 설사시킨 뒤 허번증虛煩證이 나서 잠들지 못하는 것을 치료한다. 심한 경우는 반드시 계속 뒤척이면서 가슴속이 오뇌懊憹하게 되는데, 이를 주치한다(『상한론』). ◯ 손으로 눌러보아 명치끝이 무른 것이 허번증이다.

치자 일곱 개, 두시 반 홉.

위의 약들을 썰어 물 두 잔에 먼저 치자를 넣고 한 잔이 되게 달인 뒤 두시를 넣고 다시 일곱 푼이 되게 달여 찌꺼기를 버리고 따뜻하게 먹는데, 토하면 더 먹지 않고 토하지 않으면 다시 먹는다(『상한론』). ◯ 만약 가슴이 그득하고 기운이 없으면 감초를 더 넣는데, 이를 치시감초탕이라고 한다. ◯ 만약 가슴이 그득하고 구역질이 나면 생강을 더 넣는데, 이를 치시생강탕이라고 한다(『의학입문』). ◯ 오뇌는 가슴이 답답하고 편치 않은 것이다. 이 증상은 〔표증表證에〕 어쩌다 잘못 설사시켜서 정기正氣가 속에서 허해지고 양사陽邪가 속으로 들어가 그 사이에 맺힌 것인데 더 심해지면 결흉이 된다(『만병회춘』).

치자후박탕

상한병에 설사시킨 뒤 가슴이 답답하고 배가 그득하여 눕거나 일어나거나 편하지 않은 것을 치료한다.

치자 한 돈 반, 후박 서 돈, 지실 두 돈.

위의 약들을 썰어 한 첩으로 하여 물에 달여 먹는다(『상한론』).

梔豉湯中以補氣. 梔豉生薑湯. 梔子四枚, 豆豉五錢, 生薑一兩. 水煎溫服. 治胸滿作嘔, 熱搏而氣逆也, 故加生薑於梔豉湯中以散逆氣."

664 『萬病回春』에는 '因誤下'가 '因表症誤下'로 되어 있다.

665 『萬病回春』 卷之二 傷寒 「傷寒總論」(앞의 책, 80쪽).

666 『傷寒論』 卷第三 「辨太陽病脈證并治中第六」(앞의 책, 94쪽). 「梔子厚朴湯方」. "梔子十四枚(擘), 厚朴四兩(炙), 枳實四枚(水浸, 炙令黃). 以上三味, 以水三升半, 煮取一升半, 去滓, 分二服. 溫進一服, 得吐者, 止後服."

傷寒戰慄[667]

黃帝曰, 人之振寒者, 何氣使然. 岐伯曰, 寒氣客于皮膚, 陰氣盛陽氣虛, 故爲振寒寒慄〔靈樞〕[668]. ○ 戰者, 身爲之戰搖也. 慄者, 心戰是也. 正與邪爭, 則鼓慄[669]而戰, 但虛而不至爭, 則心[670]聳[671]動而振也. 戰之與振, 振輕而戰重也〔明論〕[672]. ○ 諸乘寒者, 則爲厥鬱[673]冒不仁, 以胃無穀氣, 脾澁不通, 口急不能言, 戰而慄也〔仲景〕[674].

667 일반적으로 '戰慄'은 몸이 으슬으슬 추우면서 떨리는 증상을 말한다. '戰慄'에서 떨린다는 의미의 '戰'은 뒤에 '顫'(떨릴 전, 손발이 떨리다)으로 쓰게 되는데, '顫'은 손발이 떨려서 머리를 가만히 두지 못하는 것이다(『說文解字』, "顫, 頭不正也"). '慄'은 『爾雅』「釋詁」에서 "慄, 懼也"라고 하였다. 나누어 보자면 '戰'은 몸이 떨리는 것이고, '慄'은 마음이 떨리는 것이다.

668 『靈樞』「口問篇第二十八」.

669 '鼓慄'은 寒慄鼓含을 줄여 말한 것으로, 振慄이라고도 한다. '寒慄'은 惡寒으로 몸이 떨린다는 뜻이며, '鼓含'은 惡寒으로 온몸이 떨리면서 上下의 齒牙를 부딪히는 것을 말한다. 溫瘧이나 瘧疾에서 종종 이런 증상이 나타난다.

670 『傷寒明理論』에는 '心'이 '止'로 되어 있다.

671 '聳', 솟을 용, 두려워할 송.

672 『傷寒明理論』 卷二 「振第三十」과 「戰慄第三十一」(앞의 책, 36-38쪽)의 내용을 재구성한 것이다. 『東醫寶鑑』에서는 『傷寒明理論』에서 말한 內外의 구분을 빼고 인용하였다. "「振」 傷寒振者, 何以明之. 振者森然若寒, 聳然振動者是也. 傷寒振者, 皆責其虛寒也. 至於欲汗之時, 其人必虛, 必蒸蒸而振, 卻發熱汗出而解, 振近戰也, 而輕者爲振矣. 戰爲正與邪爭, 爭則爲鼓慄而戰, 振但虛而不至爭, 故止聳動而振也. 下後複發汗振寒者, 謂其表裏俱虛也. 亡血家發汗, 則寒慄而振者, 謂其血氣俱虛也. 諸如此者, 止於振聳爾. 其振振欲擗地者, 有身爲振振搖者. 二者皆發汗過多, 亡陽經虛, 不能自主持, 故身爲振搖也, 又非若振慄之比. 經曰, 若吐若下後, 心下逆滿, 氣上衝胸, 起則頭眩,

상한전율

황제가 "사람이 오한이 나면서 몸을 떠는 것은 어떤 기운 때문에 그렇게 된 것인가?"라고 물었다. 기백岐伯이 "찬 기운이 살갗에 들어와 머물면 음기는 왕성해지고 양기는 허해지므로 추워서 떨게 된다"고 대답하였다(『영추』). ◯ '전戰'이란 몸이 떨리는 것이고, '율慄'이란 마음이 〔두려워서〕 떨리는 것이다. 정기正氣와 사기邪氣가 싸우면 심하게 떨게 되는데, 〔정기가〕 허하여 〔사기와〕 싸울 정도가 되지 못하면 마음만 떨린다. '전'과 '진振'의 관계를 이야기하자면 '진'은 가벼운 것이고, '전'은 심한 것이다(『상한명리론』). ◯ 한사寒邪가 침범하면 손발이 싸늘해지고 어지러워 때때로 정신을 잃으며 감각이 무뎌진다. 이는 위胃에는 곡기가 없고 비脾의 기운은 막혀서 잘 통하지 않기 때문으로, 입을 악다물어 말을 할 수 없으면서 벌벌 떤다(『상한론』).

發汗則動經, 身爲振振搖者, 茯苓桂枝白朮甘草湯主之. 太陽病, 發汗不解, 其人仍發熱, 心下悸, 頭眩身瞤動, 振振欲擗地者, 眞武湯主之. 二湯者, 皆溫經益陽, 滋血助氣之劑, 經虛陽弱得之, 未有不獲全濟之功者.「戰慄」傷寒戰慄, 何以明之. 戰慄者, 形相類而實非一也. 合而言之, 戰慄非二也. 析而分之, 有內外之別焉. 戰者, 身爲之戰搖者是也. 慄者, 心戰是也. 戰之與慄, 內外之診也. 昧者通以爲戰慄也. 通爲戰慄, 而不知有逆順之殊. 經曰, 胃無穀氣, 脾澁不通, 口急不能言, 戰而慄者. 即此觀之, 戰之與慄, 豈不異哉. 戰之與振, 振輕而戰重也. 戰之與慄, 戰外而慄內也. 戰慄者, 皆陰陽之爭也. 傷寒欲解, 將汗之時, 正氣內實, 邪不能與之爭, 則便汗出而不發戰也. 邪氣欲出, 其人本虛, 邪與正爭, 微者爲振, 甚者則戰, 戰退正勝而解矣. 經曰, 病有戰而汗出, 因得解者何也. 其人本虛, 是以發戰者是也. 邪氣外與正氣爭則爲戰, 戰其愈者也. 邪氣內與正氣爭則爲慄, 慄爲甚者也. 經曰, 陰中於邪, 必內慄也. 表氣微虛, 裏氣不守, 故使邪中於陰也. 方其裏氣不守, 而爲邪中於正氣, 正氣怯弱, 故成慄也. 戰者正氣勝, 慄者邪氣勝也. 傷寒六七日, 欲解之時, 當戰而汗出. 其有但心慄而鼓頷, 身不戰者, 已而遂成寒逆. 似此證多不得解, 何者. 以陰氣內盛, 正氣太虛, 不能勝邪, 反爲邪所勝也. 非大熱劑, 與其灼艾, 又焉得而御之."

673 '鬱冒'는 갑자기 속이 답답하면서 眩暈이 나다가 심해지면 잠시 정신을 잃는 것을 말한다.

674 『傷寒論』卷第一「平脈法第二」(앞의 책, 27-28쪽).

○ 戰者，身振而動．慄者，心戰而惕．邪正相爭，正氣勝則戰，邪氣勝則慄．戰則病欲愈，慄則病欲甚．戰屬陽，故大汗以解，不必藥也．慄屬陰，陽爲陰所制，故心寒[675]足踡．鼓頷厥冷，便尿妄出，不知人事，宜理中四逆湯〔入門〕．○ 若原係熱邪，表證慄者，羌活冲和湯．裏證慄者，大柴胡湯〔入門〕[676]．○ 有戰而汗解者，太陽也．有不戰而汗解者，陽明也．有不戰不汗而解者，少陽也．老人虛弱，發戰而汗不行，隨卽昏悶者，不治〔入門〕[677]．

675 '心寒'의 원뜻은 더 바랄 것이 없어져서(失望) 마음이 아픈 것이다. 번역에서는 가슴속이 서늘해진다고 하였는데, 여기에는 마음이 떨린다는 의미도 포함되어 있다.

676 『醫學入門』 外集 卷三 傷寒「傷寒雜證」'戰'(앞의 책, 283쪽). 문장을 재구성하였다. 여기에서도 內外의 구분을 빼고 인용하였다. "戰者, 身振而動. 慄者, 心戰而惕. 邪氣外與正爭, 正氣勝則戰. 邪氣內與正爭, 邪氣勝則慄. 戰則病欲愈, 慄則病欲甚. 戰屬陽, 故一戰搖之間而眞陽鼓動, 大汗而解, 不必藥也. 慄屬陰, 陰無勝陽之理, 故恐懼不戰而承乎陽, 於是陽反爲陰所制, 心寒足踡, 鼓頷厥冷, 便溺妄出, 不知人事, 純乎陰而陽敗, 遂成寒證. 宜理中四逆, 甚則養正丹, 并灸關元穴, 若復躁極而不得臥者, 不治. 若原係傳經熱證, 口燥咬牙, 雖厥冷有時溫和, 脈大而數, 表證慄者, 羌活冲和湯. 裏證

◯ '전'이란 〔추워서〕 몸이 떨리는 것이고, '율'이란 마음이 떨려서 〔추위를〕 두려워하는 것이다. 사기와 정기가 서로 싸워서 정기가 이기면 몸이 떨리고, 사기가 이기면 마음이 떨린다. 몸이 떨리면 병이 나으려는 것이고, 마음이 떨리면 병이 심해지려는 것이다. 몸이 떨리는 것은 양에 속하므로 땀을 많이 흘리면 낫기 때문에 반드시 약을 쓸 필요는 없다. 마음이 떨리는 것은 음에 속하므로 양기가 음기에 억눌려 가슴속이 서늘하고 몸을 웅크리면서 턱을 떨며 손발이 싸늘해지고 대소변이 멋대로 나오며 정신을 잃게 되는데, 이중사역탕을 쓴다(『의학입문』). ◯ 만약 본래 열사熱邪로 인한 병인데 표증表證으로 마음이 떨리면 강활충화탕을 쓰고, 이증裏證으로 마음이 떨리면 대시호탕을 쓴다(『의학입문』). ◯ 몸을 떨다가 땀이 나면서 낫는 것은 태양병이고, 떨지 않다가 땀이 나면서 낫는 것은 양명병이며, 떨지도 않고 땀도 나지 않으면서 낫는 것은 소양병이다. 노인이나 허약한 사람이 몸은 떠는데 땀은 나지 않고 곧바로 정신이 혼미해지면 치료할 수 없다(『의학입문』).

慄者, 大柴胡湯."

677 『醫學入門』 外集 卷三 傷寒 瘥爲死證及婦人傷寒 「戰汗」(앞의 책, 287-288쪽). 문장을 재구성하였다. "戰者, 邪正相爭也. 有戰而汗解者, 太陽也, 脈必浮緊而芤, 浮爲在表, 芤爲正氣虛, 故與邪戰而後解也. 有不戰而汗解者, 陽明也, 脈必浮數不芤, 浮爲表, 不芤爲正氣不虛, 故不戰而汗解也. 有不戰不汗而解者, 少陽也, 雖有寒熱表邪, 寸關尺大小浮沈遲數同等而無偏勝, 不日陰陽和平而自解矣. 又柴胡證誤以藥下, 而柴胡證仍在不爲逆, 更與小柴胡服之, 必蒸蒸汗出而解. 日中得病者, 夜半解. 夜半得病者, 日中解. 凡身寒鼓頷戰慄, 急與薑米湯, 熱飲以助其陽. 老人虛弱, 發戰而汗不行, 隨卽昏悶者, 不治. 又渴甚飮過者, 黑奴證也, 亦汗出而解."

傷寒動悸[678]

傷寒過多[679]，其人叉手自冒心，心下悸，欲得按，甚則身振振欲擗地，宜桂枝甘草湯〔仲景〕[680]. ○發汗後，臍下悸，欲作奔豚[681]，宜茯苓桂甘湯〔仲景〕[682]. ○脈結代，心動悸，宜炙甘草湯[683] 方見脈部[684]. ○撮空神昏者，陶氏升陽散火湯〔入門〕[685].

桂枝甘草湯

治心悸，欲得按.

桂枝 四錢，甘草 炙 二錢.

右剉作一貼，水煎服〔仲景〕[686].

678 '動悸'는 가슴이 두근거리는 것으로, '悸'와 같은 뜻으로 쓰인다(『동의학사전』).

679 『傷寒論』에는 '傷寒'이 '發汗'으로 되어 있다.

680 『傷寒論』 卷第三 「辨太陽病脈證幷治中第六」(앞의 책, 86쪽).

681 '奔豚'은 奔豚疝, 奔豚疝氣, 腎積이라고도 하며, 疝症의 하나이다. 아랫배와 고환이 아프면서 명치로 기운이 치미는 것을 말한다. 腎에 積이 있을 때 寒邪를 받거나, 속에서 眞氣가 허하고 水氣가 몰린데다 기가 부딪쳐서 생긴다. 腎에 있는 邪氣를 없애고 통증을 멈추는 방법으로 奪命丹, 胡蘆巴圓을 쓰거나 理中湯에서 白朮을 빼고 肉桂와 赤茯苓을 넣어 쓴다. 땀을 내거나 설사시키지 말아야 한다. 『東醫寶鑑』에서는 배꼽 아래에 動氣가 있는 것을 분돈이라고 하였다(『동의학사전』).

682 『傷寒論』 卷第三 「辨太陽病脈證幷治中第六」(앞의 책, 86쪽). 여기에는 처방 명이 '茯苓桂枝甘草大棗湯'으로 되어 있다.

상한동계

상한병에 땀을 지나치게 많이 내면 두 손을 모아 가슴을 덮어서 가슴이 두근거리는 것을 가라앉히려고 하는데, 심하면 몸을 떨면서 쓰러지려고 한다. 계지감초탕을 쓴다(『상한론』). ◯ 땀을 낸 뒤 배꼽 아래가 뛰는 것은 분돈奔豚이 생기려고 하는 것인데, 이때에는 복령계감탕을 쓴다(『상한론』). ◯ 맥이 결대結代하고 가슴이 두근거리면 구감초탕을 쓴다(처방은 「맥문」에 있다). ◯ 헛손질을 하며 정신이 혼미할 때에는 도씨승양산화탕을 쓴다(『의학입문』).

계지감초탕

가슴이 두근거려서 손으로 가슴을 누르려고 하는 것을 치료한다.

계지 너 돈, 감초(굽는다) 두 돈.

위의 약들을 썰어 한 첩으로 하여 물에 달여 먹는다(『상한론』).

683 『醫學入門』 外集 卷三 傷寒 傳陽變陰 「陰盛拒陽」(앞의 책, 286쪽). "脈結者, 炙甘草湯." 여기에는 처방 명이 '炙甘草湯'으로 되어 있다.

684 『東醫寶鑑』 外形篇 卷三 「脈」.

685 『醫學入門』 外集 卷三 傷寒 傷寒雜證 「叉手冒心」(앞의 책, 275쪽).

686 『傷寒論』 卷第三 「辨太陽病脈證幷治中第六」(앞의 책, 86쪽).

茯苓桂甘湯

治臍下悸, 欲作奔豚.

茯苓 六錢, 桂枝 四錢, 甘草 炙 二錢.

右剉作一貼, 入棗五枚, 以甘爛水[687]二鍾[688], 先煮茯苓減二分, 納諸藥煮取一鍾, 去滓, 日三服〔仲景〕[689].

陶氏升陽散火湯

治撮空證. 此因肝熱乘肺, 元氣虛弱, 不能主持[690], 以致譫語神昏[691], 叉手冒心, 或撮空摸床.

人蔘, 當歸, 芍藥, 柴胡, 黃芩, 白朮, 麥門冬, 陳皮, 茯神, 甘草 各一錢.

右剉作一貼, 入薑三片棗二枚, 入熟金[692], 同煎服〔入門〕[693].

687 '甘爛水'는 '甘瀾水'로도 쓰며 勞水, 揚泛水라고도 한다. [강물이나 냇물같이] 흐르는 물을 큰 그릇에 담고 국자로 떠서 높이 들고 드리워 쏟아서 구슬 같은 거품이 무수히 일어나면서 서로 부딪치게 한 물을 말한다(『동의학사전』). 『傷寒論』의 '作甘瀾水法'은 "取水二鬥, 置大盆內, 以杓揚之, 水上有珠子五六千顆相逐, 取用之"로 되어 있다. 甘爛水를 쓰는 목적은 取其淸揚而不助水邪之性, 不逆氣而能益養脾胃에 있다.

688 '鍾'은 술이나 차, 물 등의 액체를 담아 마시는 그릇으로, 죽을 담는 용도로도 쓰였다. 여기에서는 용량 단위로서의 斛斗(섬과 말)를 말한다. 『左傳』「襄二十九年」조에서 "餼國人粟, 戶一鍾"이라고 하였는데, 註에서는 六斛四斗曰鍾이라고 하였다. 一斛은 十斗이다. 조선시대에 사용된 鍾은 大中小로 구분되었다(『태종실록』 6년 9월 12일, 『태종실록』 8년 8월 1일). 鍾의 크기를 구분하는 분명한 기준은 알 수 없지만 1417년(태종 17) 무렵 성균관에서 사용된 鍾은 사발沙鉢 하나 정도의 용량이었음을 알 수 있다(『태종실록』 17년 6월 12일). 위키실록, http://dh.aks.ac.kr/sillokwiki/index.php/%EC%A2%85(%E9%8D%BE). 참고로

복령계감탕

배꼽 아래가 뛰면서 분돈奔豚이 되려는 것을 치료한다.

복령 엿 돈, 계지 너 돈, 감초(굽는다) 두 돈.

위의 약들을 썰어 한 첩으로 하여 대추 다섯 개를 넣고 감란수 두 사발〔鐘〕에 먼저 복령을 넣고 10분의 2가 줄어들게 달인 뒤 나머지 약들을 넣고 한 사발〔鐘〕이 되게 달여 찌꺼기를 버리고 하루 세 번 먹는다(『상한론』).

도씨승양산화탕

헛손질하는 것을 치료한다. 이는 간肝의 열이 폐肺에 침범하여 원기가 허약해져서 〔폐가 온몸의 기를〕 주관하지 못하기 때문에 헛소리를 하고 정신이 혼미해지며 두 손으로 가슴을 누르거나 혹은 헛손질하면서 침상을 더듬게 되는 것이다.

인삼·당귀·작약·시호·황금·백출·맥문동·진피·백복신·감초 각 한 돈.

위의 약들을 썰어 한 첩으로 하여 생강 세 쪽, 대추 두 개, 숙금熟金을 넣고 함께 달여 먹는다(『의학입문』).

조선시대의 사발은 대체로 입지름 18cm, 높이 9cm 전후가 많다.

689 『傷寒論』 卷第三 「辨太陽病脈證幷治中第六」(앞의 책, 86쪽). "茯苓半斤, 桂枝四兩(去皮), 甘草二兩(炙), 大棗十五枚. 右四味, 以甘瀾水一斗, 先煮茯苓, 減二升, 內諸藥, 煮取三升, 去滓, 溫服一升, 日三服."

690 '主持'는 장악하다, 주관하다는 뜻이다. 여기에서는 肝經의 熱邪가 肺에 침범하여 肺主一身之氣를 하지 못하는 상황을 말한다.

691 『醫學入門』에는 이 뒤에 '不省人事. 溺利者可治, 不利者死. 如有痰加薑汁半夏, 便燥譫渴加大黃, 泄漏加升麻炒白朮'이라는 구절로 되어 있다.

692 '熟金'은 生金을 冶煉하여 만든 純金을 말한다. 『本草綱目』 金石部 第八卷 金石之一 「金」에서 金의 主治는 "鎭精神, 堅骨髓, 通利五臟邪氣"라고 하였고, 「金漿」에서는 "金乃西方之行, 性能制木, 故療驚癎風熱"이라고 하였다.

693 『醫學入門』 外集 卷三 「傷寒用藥賦」 '升陽散火叉手冒心是寶'(앞의 책, 302쪽).

傷寒動氣

動氣者，爲築築[694]然動跳於腹[695]者，是也〔明理〕[696]. ○ 病人先有五積在腹[697]中，或臍上下左右，復因傷寒，新邪與舊積，相摶而痛，築築然跳動，名曰動氣．大槩[698]虛者，理中湯去白朮加肉桂．熱者，宜柴胡桂枝湯〔入門〕. ○ 五積中，惟臍下奔豚衝心最急，桂枝湯加桂一倍〔入門〕[699].

694 '築築然'은 마치 절굿공이로 무엇을 찧는 것같이 맥이 위로 툭툭 뛰는 모습을 말한다. '築'은 흙으로 담을 쌓을 때 쓰는 나무 절굿공이이다. 『左傳』 宣公十一年 "稱畚筑, 程土物"에 대한 孔穎達의 注에서 "筑者, 筑土之杵"라고 하였다.

695 『醫學入門』에는 '腹'이 '臍'로 되어 있다.

696 『傷寒明理論』 卷三 「動氣第四十二」(앞의 책, 48쪽). "傷寒動氣, 何以明之. 動氣者, 爲築築然動於腹中者是矣. 髒[臟]氣不治, 隨髒所主, 發洩於臍之四旁, 動跳築築然, 謂之動氣. 難經曰, 肝內證, 臍左有動氣, 按之牢若痛. 心內證, 臍上有動氣, 按之牢若痛. 肺內證, 臍右有動氣, 按之牢若痛. 腎內證, 臍下有動氣, 按之牢若痛. 是髒氣不治, 腹中氣候發動也. 動氣應藏, 是皆眞氣虛, 雖有表里攻發之證, 即不可汗下."

697 『醫學入門』에는 '腹'이 '臍'로 되어 있다.

698 '槩'(평미레 개)는 '槪'와 같은 자이다. 『醫學入門』에는 이 글자가 없다.

699 『醫學入門』 外集 卷三 傷寒 「傷寒雜證」 '妄施三法動積氣, 奔豚上衝尤甚'(앞의 책, 280쪽). 문장을

상한동기

동기動氣는 배 안에서 〔방아를 찧듯이 아래에서 위로〕 툭툭 치듯이 맥이 뛰는 것이다(『상한명리론』). ◯ 환자에게 먼저 뱃속이나 배꼽의 상하좌우에 〔오장五臟의〕 오적五積이 있었는데 다시 한사寒邪에 상하여 새로운 사기邪氣와 오래된 적積이 서로 부딪쳐 아프면서 툭툭 치듯이 맥이 뛰는 것을 동기라고 한다. 대개 〔크게〕 허하면 이중탕에서 백출을 빼고 육계를 더 넣어 쓰며, 열이 있으면 시호계지탕을 쓴다(『의학입문』). ◯ 오적 중에서 오직 배꼽 아래에 분돈奔豚이 생겨 가슴까지 치밀어오르는 경우가 가장 위급한 것인데, 급히 계지탕에 계지를 두 배로 넣어 쓴다(『의학입문』).

재구성하였다. "其人先有五積在臍中, 或臍上下左右, 復因傷寒邪氣衝動, 新邪與舊積, 相搏而痛. 或醫人不識病者原有痞積, 妄施汗吐下, 發動其積氣, 築築然跳動, 名曰動氣. 動右肺氣, 則咽乾鼻燥衄渴, 飮卽吐水. 動左肝氣, 則筋惕肉瞤, 身熱欲踡. 動上心氣, 則掌熱作渴, 氣上衝心. 動下腎氣, 則心煩骨痛, 食則嘔吐, 或下利淸穀. 大槪虛者, 通用理中湯去白朮加肉桂. 頭眩惕瞤, 汗多者, 防朮牡蠣湯, 少建中湯. 腹滿身微熱, 欲踡者, 甘草乾薑湯. 心煩骨痛吐食者, 大橘皮湯. 熱者通用, 柴胡桂枝湯. 煩渴者, 竹葉石膏湯. 衄血煩渴者, 五苓散. 心痞下利淸穀者, 甘草瀉心湯. 氣上衝心者, 李根湯. 五積惟臍下奔豚衝心最甚, 多因汗下心虛, 而腎氣乘虛上衝, 有若江豚拜浪然, 桂枝湯加桂一倍. 若不上衝者, 不可妄與. 臍下動甚, 頭眩身振者, 茯苓桂甘大棗湯. 吐後去棗加白朮. 蓋白朮閉氣, 止加暫用, 惟桂瀉奔豚, 苓伐腎邪, 奔豚妙藥也."

動氣在右

不可發汗, 發汗則衄而渴, 心苦煩, 飮水卽吐,[700] 宜五苓散.[701] ○ 不可下, 下之則津液內竭, 咽燥鼻乾, 頭眩心悸[702](明理).[703]

動氣在左

不可發汗, 發汗則頭眩, 汗不出,[704] 筋惕肉瞤,[705] 宜防風白朮牡蠣湯.[706] ○不可下, 下之則腹內拘急, 食不下, 動氣更劇, 身雖有熱, 臥則欲踡[707](明理).[708]

700 『傷寒明理論』에는 이 뒤에 '是發汗而動肺氣者也'라는 구절이 더 있다.

701 『增注類證活人書』 卷十六 「表證十三」(앞의 책, 108쪽). 여기에서는 이 구절이 "服五苓散一二服, 次服竹葉湯"으로 되어 있다. 『醫學綱目』에는 '一二服'이 '三服'으로 되어 있다. 『醫學綱目』 卷之三十二 傷寒部 合病幷病汗下吐後等病 「動氣」(앞의 책, 747쪽).

702 『傷寒明理論』에는 이 뒤에 '是下之而動肺氣者也'라는 구절이 더 있다.

703 『傷寒明理論』 卷三 「動氣」(앞의 책, 48쪽).

704 『傷寒明理論』과 『醫學綱目』에는 '出'이 모두 '止'로 되어 있다. 번역에서는 이를 따랐다.

705 『傷寒明理論』에는 이 뒤에 '是發汗而動肝氣者也'라는 구절이 더 있다.

706 이 처방은 『活人書』에 나온다. 『增注類證活人書』

동기가 오른쪽에 있는 경우

〔이때에는〕 땀을 내서는 안 된다. 땀을 내게 되면 코피가 나면서 갈증이 나고 가슴이 괴롭고 답답하며 물을 마시면 바로 토한다. 오령산을 쓴다. ◯ 〔이때에는〕 설사를 시켜서는 안 된다. 설사를 시키면 진액이 안에서 말라붙어 목구멍이 마르고 콧속이 마르며 어지럽고 가슴이 두근거린다(『상한명리론』).

동기가 왼쪽에 있는 경우

〔이때에는〕 땀을 내서는 안 된다. 땀을 내게 되면 머리가 어지럽고 땀이 그치지 않으며 힘줄과 살이 떨린다. 방풍백출모려탕을 쓴다. ◯ 〔이때에는〕 설사를 시켜서는 안 된다. 설사를 시키면 뱃속이 켕기고 먹은 음식이 내려가지 않으며 동기가 더 심해진다. 몸에서는 비록 열이 나면서도 누우면 〔팔다리의 힘줄이 오그라들어〕 몸을 웅크리려고 한다(『상한명리론』).

卷三「表證十三」(앞의 책, 108쪽). 여기에서는 이 구절이 "先服防風白朮牡蠣湯. 汗止, 次當服建中湯"으로 되어 있다.

707 『傷寒明理論』에는 이 뒤에 '下之而動肝氣者也'라는 구절이 더 있다.

708 『傷寒明理論』 卷三「動氣」(앞의 책, 48쪽). 『醫學綱目』 卷之三十二 傷寒部 合病幷病汗下吐後等病「動氣」(앞의 책, 747쪽)에도 나온다.

動氣在上

不可發汗, 發汗則氣上衝, 正在心端[709], 宜甘李根湯[710]. ○不可下, 下之則掌握熱煩, 身上浮冷, 熱汗[711]自泄, 欲得水自灌[712]〔明理〕[713].

動氣在下

不可發汗, 汗之則無汗, 心中大煩, 骨節苦疼, 目暈惡寒, 食則反吐, 穀不能進[714], 宜大橘皮湯[715]. ○不可下, 下之則腹脹滿, 卒起頭眩, 食則下淸穀, 心下痞[716]〔明理〕[717].

709 『傷寒明理論』에는 이 뒤에 '是發汗而動心氣者也'라는 구절이 더 있다. '正在'는 한창 진행 중이다, 왕성하게 진행 중이라는 뜻이다.

710 이 처방은 『活人書』에 나온다. 『增注類證活人書』 卷十六 「表證十三」(앞의 책, 108쪽). 여기에는 처방 명이 '李根湯'으로 되어 있다.

711 '熱汗'은 陽汗이라고도 한다. 몹시 힘들 때 열이 나면서 진기眞氣가 섞여 흐르는 땀을 말한다. 이때에는 땀이 나도 열이 내리지 않고, 내려도 다시 열이 나면서 땀이 흐른다. 대개 口渴이나 煩躁, 面紅目赤, 大便秘結, 小便短黃, 舌質紅, 苔黃乾, 脈數 등의 열성 증상이 나타난다.

712 『傷寒明理論』에는 이 뒤에 '是下之而動心氣者也'라는 구절이 더 있다.

713 『傷寒明理論』 卷三 「動氣」(앞의 책, 48쪽).

714 『傷寒明理論』에는 이 뒤에 '是發汗而動腎氣者也'

동기가 위에 있는 경우

〔이때에는〕 땀을 내서는 안 된다. 땀을 내게 되면 기가 위로 치밀어올라 심장 밑에서 왕성하게 된다. 감리근탕을 쓴다. ◯ 〔이때에는〕 설사를 시켜서는 안 된다. 설사를 시키면 손바닥에 열이 나면서 답답하고 몸 겉으로는 찬 기운이 도는데도 진땀〔熱汗〕이 저절로 흐르고 물을 찾아 마시려고 한다(『상한명리론』).

동기가 아래에 있는 경우

〔이때에는〕 땀을 내서는 안 된다. 땀을 내려고 하여도 땀은 나지 않고 가슴속이 몹시 답답하고 뼈마디가 심하게 아프면서 눈앞이 아찔하고 오한이 나며 먹으면 바로 토하여 음식을 먹지 못한다. 대귤피탕을 쓴다. ◯ 〔이때에는〕 설사를 시켜서는 안 된다. 설사를 시키면 배가 그득하게 불러 오르고 갑자기 현기증이 나며 밥을 먹으면 삭지 않은 설사를 하고 명치끝이 그득해진다(『상한명리론』).

라는 구절이 더 있다.

715 이 처방은 『活人書』에 나온다. 『增注類證活人書』 卷十六 「表證十三」(앞의 책, 108쪽). 여기에는 이 뒤에 '吐止後, 服小建中湯. 以此見古人愼用表藥如此'라는 구절이 더 있다.

716 『傷寒明理論』에는 이 뒤에 '是下之而動腎氣者也'라는 구절이 더 있다.

717 『傷寒明理論』 卷三 「動氣」(앞의 책, 49쪽).

柴胡桂枝湯

治傷寒動氣築痛.

柴胡 二錢, 桂枝, 黃芩, 人蔘, 芍藥 各一錢, 半夏 製 八分, 甘草 炙 六分.

右剉作一貼. 入薑五片棗二枚. 水煎服〔仲景〕.[718]

防風白朮牡蠣湯

治動氣誤發汗, 筋惕肉瞤.

防風, 牡蠣粉, 白朮 各等分.

右爲末, 每二錢, 酒或米飮調下, 日二三〔仲景〕.[719]

718 『傷寒論』 卷第四 「辨太陽病脈證幷治下第七」(앞의 책, 125쪽). "傷寒六七日, 發熱微惡寒, 支節煩疼, 微嘔, 心下支結, 外證未去者, 柴胡桂枝湯主之. 桂枝(去皮)黃芩一兩半, 人蔘一兩半, 甘草一兩(炙), 半夏二合半(洗), 芍藥一兩半, 大棗六枚(擘), 生薑一兩半(切), 柴胡四兩. 右九味, 以水七升, 煮取三升, 去滓, 溫服一升." 『醫學綱目』 卷之三十 傷寒部 傷寒通論 「太陽病」 '柴胡加桂枝湯方'(앞의 책, 681쪽). 여기에는 처방 명이 '柴胡加桂枝湯'으로 되어 있고 용량이 다르다. "柴胡加桂枝湯方. 柴胡一兩, 桂枝黃芩人蔘芍藥生薑各半兩, 半夏四錢, 大棗三枚, 甘草(炙)三錢. 上㕮咀, 每服五錢, 水煎溫服."

시호계지탕

상한병에 동기動氣로 〔뱃속에서〕 툭툭 치듯이 뛰면서 아픈 것을 치료한다.

시호 두 돈, 계지·황금·인삼·작약 각 한 돈, 반하(법제한다) 여덟 푼, 감초(굽는다) 여섯 푼.

위의 약들을 썰어 한 첩으로 하여 생강 다섯 쪽, 대추 두 개를 넣고 물에 달여 먹는다(중경).

방풍백출모려탕

동기動氣에 잘못 땀을 내어 힘줄과 살이 떨리는 것을 치료한다.

방풍·모려분·백출 각 같은 양.

위의 약들을 가루내어 두 돈씩 하루 두세 번 술이나 미음에 타서 먹는다(중경).

719 『增注類證活人書』 卷十六 「防風白朮牡蠣湯」(앞의 책, 383쪽). “治發汗多, 頭眩汗出, 筋惕肉瞤. 防風(獨莖者, 去蘆頭)牡蠣粉(炒黃)白朮各等分. 上搗羅爲細末, 每服二錢, 以酒調下, 米飮亦得, 日進二三服. 汗止, 便服小建中湯.”

甘李根湯

治動氣誤發汗, 氣上衝, 正在心端.

李根皮[720] 五錢, 桂枝 一錢半, 當歸, 芎藥, 茯苓, 黃芩 各一錢, 半夏, 甘草 各五分.

右剉作一貼, 入薑三片, 水煎服〔入門〕[721].

大橘皮湯

治動氣誤發汗, 心煩骨痛, 目暈吐食.

陳皮 三錢, 青竹茹 二錢, 人蔘, 甘草 各一錢.

右剉作一貼, 入薑五片棗三枚, 水煎服〔仲景〕[722].

720 '李根皮'는 벚나무속 장미목 장미과 자두나무 *Prunus salicina Lindl.*를 말한다. 자두[紫桃] 또는 오얏나무, 李라고도 한다. 味苦鹹, 性寒. 歸經은 心肝腎經이며 淸熱, 下氣, 解毒한다. 主治는 氣逆奔豚, 濕熱痢疾, 赤白帶下, 消渴, 脚氣, 丹毒, 瘡癰 등이다.

721 『醫學入門』 外集 卷三 「傷寒用藥賦」 '動氣衝心' (앞의 책, 306쪽). 여기에는 처방 명이 八味李根湯으로 되어 있고, 처방의 용량이 다르다. "當歸芎藥茯苓黃芩各二錢, 桂枝三錢, 甘草半夏各一錢, 甘李根白皮一兩. 水煎溫服. 治動氣在上, 發汗則氣上衝, 心不得息."

722 『增注類證活人書』 卷十六 「表證十三」(앞의 책, 108쪽). "動氣在下, 不可發汗, 發汗則無汗, 心中大

감리근탕

동기動氣에 잘못 땀을 내어 기가 위로 치밀어올라 심장 밑에서 왕성하게 된 것을 치료한다.

이근피 닷 돈, 계지 한 돈 반, 당귀·작약·복령·황금 각 한 돈, 반하·감초 각 다섯 푼.

위의 약들을 썰어 한 첩으로 하여 생강 세 쪽을 넣고 물에 달여 먹는다(『의학입문』).

대귤피탕

동기動氣에 잘못 땀을 내어 가슴이 답답하고 뼈마디가 아프며 눈앞이 아찔하고 음식을 먹으면 토하는 것을 치료한다.

진피 서 돈, 청죽여 두 돈, 인삼·감초 각 한 돈.

위의 약들을 썰어 한 첩으로 하여 생강 다섯 쪽, 대추 세 개를 넣고 물에 달여 먹는다(중경).

煩, 骨節疼痛, 目暈惡寒, 食則反吐, 穀不得入. 先服大橘皮湯, 吐止後, 服小建中湯. 橘皮一兩半(去白), 甘草(炙)半兩, 人蔘一分, 竹茹半升. 上銼如痲豆大, 每服五錢, 生薑四片, 棗子一枚, 以水二鐘, 煎取一盞, 去滓分二服."『醫學綱目』卷之三十一 傷寒部 少陰病「吐續法」'大橘皮湯'(앞의 책, 715쪽)에도 나온다. 처방의 용량이 다르다. "治動氣在下, 不可發汗, 發又無汗, 心煩, 骨節疼痛, 目暈惡寒, 食則反吐, 穀不得入. 先服大橘皮湯, 吐止後宜建中湯. 陳皮一兩半, 生薑一兩, 棗子八枚, 甘草(炙)半兩, 人蔘一錢, 竹茹半升. 上水三大盞, 煮取一盞, 分二服. 病人直患嘔吐, 而脚弱或疼, 乃是脚氣, 當作脚氣治之."

東醫寶鑑 雜病篇 卷之二 終

동의보감 잡병편 제이권 끝

역자 후기

『동의보감』 제2권(「외형편」)이 출간된 지 16년이 지났다. 독자와의 약속을 지키지 못했다. 송구스러울 뿐이다. 제3권 「잡병편」을 출간하면서 몇 가지 역주譯注의 원칙과 달라진 부분 및 감사의 말씀을 적는다.

『동의보감』 제1, 2권에서도 그러했지만 우리는 제3권에서도 처방의 구성과 특히 용량을 정확히 명시하기 위해 노력하였다. 우리가 『동의보감』 번역을 처음 시작할 때 인용된 처방의 약재 용량이 많은 경우 인용한 처방과 차이가 큰 것에 주목하고, 이를 어떻게 이해할지 고민했었다. 그때 떠오른 말이 "세상에 속이지 않는 것은 『만병회춘萬病回春』과 『의학입문醫學入門』뿐이다"라는 어르신들의 말씀이었다. 그것도 매우 단호한 어조의 말씀이었다. 한 분이 그렇게 말씀하시면 다른 어르신들도 모두 "그렇지"라고 화답했었다. 한의학에 입문했을 때에는 그 말씀이 무슨 뜻인지 잘 몰랐지만 지금 와서 생각해보면 그런 일이 벌어지는 데에는 아마도 의학계에 소위 '비방秘方'이라는 전통이 하나의 요인으로 작용한 것은 아닐까 한다.

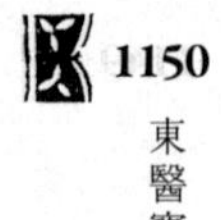

원래 비방이란 문자〔추상화된 지식과 기술〕가 아니라 입에서 입으로, 손에서 손〔구체적인 지식과 기술〕으로 전해지는 교육 체계에서 나온 지식과 기술의 전달 방식이다. 이는 동서東西를 막론하고 어디에나 존재했던 역사이다. '히포크라테스 선서'〔'피타고라스 선서'라고 해야 정확할 것이다〕에서는 이렇게 말한다. "나는 이 지식을 나 자신의 아들들에게, 그리고 나의 은사들에게, 그리고 의학의 법에 따라 규약과 맹세로 맺어진 제자들에게 전하겠노라. 그러나 그 외의 누구에게도 이 지식을 전하지 않겠노라(당연히 이 구절은 근대화의 모순이 집약된 제2차 세계대전 이후 제정된 1948년 제네바 선언에서는 삭제된다)."

'비방'을 만들고 그것을 유지하게 한 또 하나의 전통은 "그 사람이 전해받을 만한 사람이 아니면 전하지 마라(『素問』 「氣交變大論」, '非其人不傳')"라는 것이다. 이런 전통 속에서는 끝없는 이윤과 명예 그리고 권력 추구에 눈이 먼 사람들에게는 진리를 알려주지 말아야 한다. 의학은 돈만 있다고, 머리가 좋다고 해서 누구나 배울 수 있는 것이 아니다.

또한 비방은 그것이 나온 집단의 발전은 물론 구체적인 과학과 기술 자체를 발전시키는 원동력이기도 했으며, 도덕적으로도 그 집단을 지켜온 것이다. 이런 전통 속에서 처방의 약재는 공개하되 용량은 가린다는, 비방이라는 개념이 나오지 않았을까 생각해본다.

이런 맥락에서 『동의보감』에서는 비방의 전통에서 벗어나 있는 것으로 판단되는 『만병회춘』과 『의학입문』의 처방은 별다른 변경 없이 거의 그대로 인용하고 있는 반면, 다른 책에서 인용할 때에는 상당 부분을 가감했다고 본다. 이를 기존에는 우리의 풍토와 체질을 고려한 것이라고 보았다. 그러한 면도 있었을 것이다. 그러나 우리는 '비방'이라는 전통도 일정 부분 작용했을 것이라고 생각한다. 이는 어르신들께서 제자들에게 "네가 경락經絡을 알고 본초本草를 안다면 한 가지 약이라도 함부로 넣고 뺄 수 없을 것이다"라는 말씀을 하시곤 했는데, 이런 분들께서 『만병회춘』이나 『의학입문』 이외의 의서를 함부로 무시하지는 않았을 것이라는 믿음도 우리의 판단을 뒷받침하고 있다.

당연한 말이지만 의학은 정확해야 한다. 변증이 정확해야 하고 그것에 따른 올바른 치법治法이 나와야 한다. 침을 놓는 혈穴자리 하나, 처방에 들어가는 약재 하나도 허투루 다룰 수 없다. 그래서 이번 번역에서는 처방의 구성과 용량에 더욱 주의를 기울였다. 그러다보니 『동의보감』에서 인용한 책의 원문을 더 많이 제시하게 되었다.

또 우리는 수치修治와 제법製法에도 많은 주의를 기울였다. 아무리 처방이 잘 되었다고 해도 그것을 제대로 만들지 못하면 효과는 달라질 것이다. 도제식 교육에서는 약을 채집하고 수치하는 것에서부터 약을 만드는 온갖 세세한 부분까지 배우게 되지만 오늘날의 교육 체계에서는 거의 불가능하다. 그런 만큼 수치와 제법은 지금의 우리에게는 낯선 것일 수밖에 없다. 더군다나 과거의 의서에는 너무 당연하여 굳이 서술할 필요가 없어 생략된 부분도 있을 것이다. 요리에 비유하자면 '갖은양념'을 굳이 설명하지 않고 넘어가는 것과 비슷하다. 물론 여기에는 양념, 나아가 요리의 개념 자체가 다르다는 문제도 있다.

원래 요리는 권력을 위한 것이었다. 그러던 것이 권력의 분산과 함께 요리가 민중으로까지 확산되었다. 권력을 위한 요리에는 제국의 통치를 위해 필요한 고정된 식재료〔관료 등의 국가기구〕가 있다. 권력은 권력을 이용해 식재료를 확보할 수 있다. 이에 따라 고정된 레시피〔법〕가 만들어진다. 그러나 민중의 요리는 그럴 수 없다. 권력이 없기 때문에 모든 식재료를 갖출 수 없다. 말 그대로 자기가 가지고 있는, 그때그때 '자기가 갖은' 식재료와 '자기가 갖은' 양념으로 요리할 수밖에 없다(박석준, 「방제에서 탕약으로」; 등중갑 지음, 오재근 옮김, 『방제학 강의』, 부록3 참조).

따라서 갖은양념은 그 종류나 양이 정해져 있지 않다. 고정되어 있지 않고 그때그때의 조건에 따라 들어가는 것이 달라진다. 이는 추상이 아니라 구체의 과학과 기술이다. 구체의 과학과 기술에서는 언제나 조건이 달라지기 때문에 그 모든 경우를 일일이 다 설명할 수 없다. 그러므로 대체적인, 추상적인 틀만 제시하고 구체적인 부분에 대해서는 언급하지 않는 것이다(이는 오늘날의 우리에게는 '가리는 것', '감추는 것'으로 보일 것이다). 바로 이것이 이른바 '비방'이라는 것이다.

추상의 과학과 기술에 익숙한 오늘날의 우리로서는 그 구체를 알기 어렵다. 요즘 세대가 '갖은양념'이 무엇인지 모르는 것처럼. 우리는 그러한 한계 속에서 최대한 그 비방에 접근할 수밖에 없다. 마치 갖은양념을 파 몇 그램, 마늘 몇 그램이라는 식으로 정하는 것처럼 말이다. 따라서 가능하면 인용한 책은 물론 다른 책들도 참고하여 수치나 제법을 자세히 설명하기 위해 노력하였다.

그중의 한 예가 '炙甘草'와 '甘草炙'의 번역이다. 우리는 '자감초'는 구운 감초를 쓰는 것으로, 그리고 '감초자'는 감초를 쓰되 이를 굽는다는 의미로 보았다. 그래서 '자감초 한 돈'이라고 하면 '구운 감초 한 돈'이라는 뜻이고, '감초자 한 돈'은 '굽지 않은 감초 한 돈을 굽는 것'으로 보고 번역하였다.

이와 더불어 약재 자체의 문제도 내재되어 있다. 『동의보감』 시대의 약재와 오늘날의 약재가 서로 같은 것인지, 다르다면 어떤 것인지를 밝히는 작업도 필요하다. 이는 『동의보감』의 「탕액편」에서 본격적으로 다루어질 내용이어서 이번 번역본에서는 몇 가지를 제외하고는 포함하지 않았다.

다만 한 가지 지적하고 싶은 것은 예를 들어 감초라고 해도 감초의 종種 자체가 다양할 뿐만 아니라 산지產地에 따라서도 효과에 적지 않은 차이가 있다는 점이다. 같은 종, 같은 산지라고 해도 시대의 변화에 따라 효과의 차이가 있을 것이다. 예를 들어 어르신들께서는 요즈음 인삼은 옛날 인삼에 비해 3분의 1 정도밖에 효과가 나지 않는다는 말씀을 자주 하셨다. 그러나 현실에서는 녹용 같은 고가의 약재를 제외하면 종이나 산지, 시대의 문제에는 그다지 관심을 보이지 않는 것 같다. 이런 문제는 「탕액편」을 번역하면서 집중적으로 다루고자 한다.

이런저런 이유로 이번 번역본에서는 출전의 원문 인용이 많아졌다. 사소한 차이는 무시했지만 뜻에 변화가 생길 수 있거나 보충 설명이 필요한 경우, 동의보감과 다른 해석이지만 참조할 가치가 있는 부분은 가능하면 인용하였다. 어떤 사람은 이런 작업이 중요한 것이 아니라 『동의보감』의 정신이 더 중요하다고 말하기도 한다. 그러나 '『동의보감』의 정신'은 『동의보감』에 대한 정확한 이해로부터 출발해야 할 것이다. 사소한 차이는 상관없을지 모르지만 예를 들어 음陰을 양陽으로, 또는 한寒을 열熱로 바꾸어 인용한 구절을 보면 그것이 의도적인 것인지 아니면 단순한 착오로 인한 것인지를 구분하지 않고는 '『동의보감』의 정신'을 운운할 수는 없을 것이다. '정신'을 운운하는 것보다 더 중요할 뿐만 아니라 위험하기도 한 것은 그러한 부정확한 이해에 바탕을 두고 임상이 이루어지고 있다는 점이다. 우리가 굳이 출전을 밝히고 원문과 대조하며 그 근거를 일일이 제시한 것은 현학적인 취미나 학문적인 형식을 갖추기 위해서가 아니라 이를 바탕으로 본격적인 연구가 이루어질 수 있을 것이라는 바람 때문이다.

제3권 「잡병편」을 번역하고, 역주 작업을 진행하는 과정에서 따로 분석해보지는 않았지만 『동의보감』의 편집 체계나 내용에서 제1권(「내경편」)이나 제2권(「외형편」)과는 일정한 변화가 있다는 느낌을 받았다. 그중 가장 두드러진 것이 인용 방식이나 인용 서적의 간소화이다. 이것이 의도적인 것인지 아니면 불가피하게 허준許浚 혼자서 또는 허준의 제자들이 대신 편찬했기 때문인지는 아직 판단하기 어렵다. 이 문제는 좀더 세밀하게 연구해야 할 것으로 보인다.

제3권 「잡병편」의 출간에 앞서 양해를 구하고 싶은 것이 있다. 역주에 인용된 책에 일부 변경이 있었는데, 이를 일일이 다 밝히지 못한 곳도 있을 것이라는 점이다. 굳이 변명하자면 역주자가 제2권 출간 이후 16년간 참고문헌을 포함한 책을 일곱 번 이상 이사를 하는 과정에서 『동의보감』의 참고문헌만큼은 따로 챙기려고 하였으나 일부 파손되거나 분실되기도 하였다. 거기에 2023년 7월에는 수해를 입어 한의원이 물에 잠기는 바람에 약 1,000권 정도의 책을 버리게 되었는데, 그중에 참고문헌의 일부가 포함되어 있었다. 다시 구할 수 있는 것은 구했지만 구할 수 없는 것은 어쩔 수 없이 다른 판본으로 대체하였다. 이를 일일이 밝히지 못하여 죄송할 뿐이다.

마지막으로 감사의 말씀을 드린다.

먼저 16년의 시간을 기다려준 출판사 측(대표 김학원)에 감사하고 싶다. 이제라도 책을 낼 수 있는지 묻는 역주자에게 "시작했으니 완간까지 가자"며 오히려 역주자를 위로해주었다. 또 한 사람은 원고가 언제 끝날지, 그래서 편집을 언제 시작해야 할지 기약할 수 없는 상황에서 기다려준 박민애 편집자이다.

그리고 꾸준히 강독에 참가하고 발표를 해준 동의과학연구소 식구들께도 감사드린다. 번역에 참가한 회원은 동의과학연구소 『동의보감』 편찬위원회 명단에 정리하였다. 편찬위원은 아니지만 김주영(한의사, 보건복지부) 선생은 특히 약재와 관련된 소중한 정보를 일러주었으며, 오재근(대전대 한의대 교수) 선생은 역자의 무리한 요구를 묵묵히 받아주며 온갖 자료를 찾아주었다. 여전한 웃음으로 늘 응원해주고 있는 이동관(남양주시 이동관한의원장) 선생도 잊을 수 없다. 모두에게 감사드린다.

인생의 선배이자 선생님이신 분들의 이름은 혹여 그 이름에 누가 될까 싶어 이곳에 올리기도 조심스럽다. 다만 동의과학연구소와 함께 내 인생의 가장 소중한 시간을 함께한 한국의철학회의 모든 선생님들께 존경과 감사의 말씀을 드린다.

처음 『동의보감』 제1권을 출간했을 때(2002)만 해도 번역본은 허민 선생의 번역본(동양종합통신대학, 1964)과 북한에서 번역한 책(『동의보감』, 평양 의학출판사, 1962; 평양 과학백과출판사, 1982; 서울 여강출판사, 1993 재편집 출간) 정도가 전부였다. 그 뒤 원진희 선생이 역주를 단 책(『精校註譯 東醫寶鑑』, 신우문화사, 2005)과 윤석희 선생 등이 옮긴 책(『동의보감』, 동의보감출판사, 2005), 그리고 진주표 선생이 주석을 단 책(수정증보판『(신대역) 동의보감』, 법인문화사, 2009) 등이 출간되었다. 이번 번역에서는 이 책들의 도움을 많이 받았다. 감사의 말씀을 드린다.

무엇보다도 감사한 분들은 아직까지도 잊지 않고 휴머니스트의 『동의보감』을 기다려준 독자들일 것이다. 다시 한 번 죄송하고도 감사한 마음을 전하고 싶다.

그리고 지난 1권에서 밝혔어야 했는데 감사의 말에서 누락된 분이 있다. 그는 흔쾌히 도장道藏 관련 자료를 보내준 이대승 선생(도교 연구자로 현재 전주대에 계신 것으로 알고 있다)이다. 이 자리를 빌려 불찰의 잘못을 용서받고 싶다.

2024년 8월 1일 역주자를 대표하여 박석준이 쓰다.

추기追記

『동의보감』 제3권을 발간하면서 이렇게 늦어지게 된 것에 대한 변명과 역주자의 한 사람인 본인의 아주 사사로운 감정을 말씀드리고자 한다.

지난 16년은 본인에게 있어 참으로 많은 일이 일어난 시간이었다. 그중 『동의보감』 번역과 관련하여 중요한 일은 2005년부터 윤구병, 김교빈, 강신익, 이현구 선생님 등과 함께 준비하여 민족의학연구원을 만든 일이다(2007년 사단법인으로 등록). 민족의학연구원이 작성한 '동의보감 400주년 기념사업'에 『동의보감』 번역이 포함되어 있었기 때문이다. 그러나 여러 문제로 보건복지부에 의해 기념사업 자체가 다른 곳으로 이관되고, 이후 본인은 민족의학연구원을 나오게 되어 『동의보감』 번역은 다시 동의과학연구소의 일이 되었다. 그리고 안산에서 요양병원을 개원했지만(2011) 이후의 10년은 개인으로서는 '잃어버린 10년'이 되어버렸다. 2011년에는 본인의 아버님이시자 동의과학연구소의 고문이신 우천又川 박인상 선생님께서 돌아가셨고 이어 어머님도 돌아가셨다. 그동안 『동의보감』 제1, 2권을 출판할 수 있었던 것은 각 권마다 최소 2, 3년 정도의 시간 동안 진료를 하지 않고 오로지 『동의보감』에 전념할 수 있도록 우천 선생님께서 배려해주셨기 때문이었는데 그 버팀목이 사라진 것이다.

경제적인 것만이 아니었다. 아버지의 밭을 물려받아 농사를 짓기 시작한 어떤 사람이 "아버님께서 3일만 살아 돌아오셨으면…… 모르는 것을 여쭤보기라도 할 텐데"라며 한탄했던 말이 실감났다. 나 역시 환자를 진료하면서, 『동의보감』을 번역하면서 막힐 때마다 아버님 생각이 났다. 그러나 더 이상 물어볼 곳도, 기댈 곳도 없었다.

이외에도 안산에서 같이 일하고 있던 간호사의 아들이 세월호에 갇혔다가 기적적으로 살아 돌아왔다(2014). 누구나 그러했겠지만 그 충격과 아픔으로 아무것도 할 수 없었다. 떠밀리다시피 다시 서울로 돌아왔다. 그러나 상처받은 몸과 마음은 쉽게 아물지 못하고 결국 병원에 입원하게 되었다(2015).

『동의보감』 번역은 거기에서 끝날 수도 있었다. 이때 번역을 다시 가능하게 한 것은 동의과학연구소 회원들이었다. 코로나19(2017-2019) 등으로 중단되기도 했지만 한 달에 한두 번씩 꾸준히 강독회를 가졌다. 동의과학연구소의 회원들이 아니었으면 번역은 이어질 수 없었을 것이다. 그러나 출판 계획을 세울 수는 없었다. 아직 나의 몸과 마음이 출판을 감당할 수 없었기 때문이었다.

2017년 선배 박찬교와 벗 강순옥이 살고 있는 괴산으로 내려갔다. 새로 만난 벗들인 고故 정우창, 오철수, 이태근(지금 한의원 이름에 '흙살림'이 들어가 있는 것은 이 친구와의 만남을 기념하기 위한 것이다), 이우성 등이 도움을 주었다. 눈비산의 이재화, 조희부 선생님도 도움을 주셨다. 그리고 『논어』로 시작된 고전 강독 모임의 벗들(김기태, 김래원, 배대우, 서동석, 성복현, 윤형준, 이용욱, 정진혁 등)을 만났다. 음악도 내 몸과 마음을 감싸주었다(한의사이자 오디오 평론가인 최윤욱 선생은 내게 좋은 음악을 선물해주었다). 백정관 실장은 오랫동안 변함없이 한의원의 온갖 일을 도맡아 처리해주었다.

무엇보다도 괴산에서 새로운 환자들을 만났다. 이들이야말로 나를 살려주었을 뿐만 아니라 『동의보감』의 출판을 가능하게 해준 분들이다. 내가 도시에서 한의원을 하고 있을 때에는 병의 치료를 고민했다면, 죽음이 일상적인 요양병원에서는 어떻게 살아야 잘 사는지를 고민하게 되었고, 괴산에 내려와서는 어떻게 하면 잘 죽는지를 고민하게 되었다.

농촌의 한의원은 말 그대로 야전野戰병원이다. 마치 전쟁터에서의 군인이 그러하듯이 환자들은 조금만 치료가 되면 다시 논밭으로 달려나간다. 나이가 8, 90이 넘어도 논밭으로 나간다. 앓는 병도 허리와 무릎, 어깨…… 등 모두 똑같다. 몸을 가누기도 쉽지 않은 분들이 대부분 보호자 없이 혼자서 한의원을 찾아온다. 대중교통도 마땅치 않아 1시간 이상 땡볕을 걸어서 오기도 한다. 놀 줄도 모르고 도시같이 색다른 것에 대한 욕망도 없다. 자기 몸을 '제대로' 고치려는 욕망조차 없다. 그러다 더 이상 논밭에 나갈 수 없을 정도로 몸이 망가지고 나면 "왜 맨날 아프면서 죽지도 않고 오래 사는 겨?"라고 묻는다.

삶이 문제가 아니라 죽음이 문제였다. 잘 사는 것이 아니라 잘 죽는 것이 문제였던 것이다. 삶에 대한 태도가 죽음을 결정하는 것이 아니라 반대로 죽음에 대한 태도가 삶을 결정하는 것이었다.

야전병원의 의사가 되어 죽을 때까지 전사戰士들을 치료하다 그들과 같이 죽는 게 바로 나라는 생각이 들었다. 그러자 삶에 대한 의지가 살아났다. 몸과 마음이 조금씩 살아났다. 나부터 그곳에서 살다가 '잘 죽어가는 마을'을 만들고 싶다는 의지가 살아났다. 『동의보감』을 출판하려는 의지가 살아났다.

감사의 말을 쓰다보니 나를 만든 팔 할(10분의 8)은 바람이 아니라 사람이었다는 사실을 깨닫는다. 오늘의 나를 있게 하고 앞으로도 살아가게 하는 것, 그것은 바로 사람이었다. 나는 제멋대로 부는 바람에 휩쓸려 제멋대로 살아온 것이 아니라 다른 사람들이 만들어주는 대로 살아온 것이었다. 내 몸뚱이부터 부모님께서 주신 것〔선천지정先天之精〕이고, 태어나 내 몸뚱이를 키워준 것도 내가 아닌 물질〔후천지정後天之精〕이었다.

어떤 사람은 자식이 병과 굶주림으로 죽어가는 것을 보면서 책을 썼다고 한다. 어떤 사람은 책을 한 권 낼 때마다 장기臟器를 하나씩 떼어냈다고 한다. 누군가에게는 그저 한 번 보고 지나치는 책일지 모르지만 어떤 책이든 거기에는 그 사람의 삶이 오롯이 새겨져 있다. 역주 작업을 하면서 다양한 사람들의 다양한 책을 들여다보고 있자면 한 줄 한 줄에 새겨진 그 사람의 얼굴이 떠오르곤 한다. 때로는 기뻐하고 때로는 분노하고 때로는 좌절하여 지쳐 있는 얼굴들이 떠오른다. 단어 하나를 고르기 위해 고심하고 있는, 소심하게 머뭇거리고 있는, 때로는 다른 글의 오류를 찾아내고는 득의양양得意揚揚해하고 있는 그런 얼굴들이 떠오른다. 우리가 펴낸 『동의보감』 제1, 2권을 다시 읽으며 바로 그런 나의 얼굴을 마주하게 된다.

이제 다시 『동의보감』 제3권을 내놓는다. 완간까지 얼마나 시간이 걸릴지, 그때까지 우리가 살아 있을지 아무것도 확실한 것은 없다. 그렇지만 누군가 지켜봐주는 사람이 있다면, 기다려주는 사람이 있다면, 누군가 우리의 얼굴을 읽는 사람이 있다면 이 작업은 계속 이어질 수 있을 것이다.

끝으로 가족에게 낯부끄러운 미안함과 한없는 고마움을 전한다.

2024년 9월 1일 박석준이 쓰다.

사서류辭書類

김승동 편저, 『역사상사전』, 부산대학교출판부, 1998.

東洋學硏究所 編纂, 『訓蒙字會』, 檀國大學校出版部, 1971.

의서류醫書類

江瓘 著, 潘桂娟·侯亞芬 校注, 『名醫類案』, 中國中醫藥出版社, 1996.

裘沛然 主編, 『中國醫學大成三編』 第三册, 岳麓出版社, 1994.

裘沛然 主編, 『中國醫學大成三編』 第一册, 岳麓出版社, 1994.

김경일 옮김, 『상한론』, 바다출판사, 2015.

頓寶生·王盛民 主編, 『雷公炮炙論通解』, 三秦出版社, 2001.

董宿 輯錄, 田代華 等 点校, 『奇效良方』, 天津科學技術出版社, 2005.

杜琮·張超中 注釋, 『黃庭經今釋 太乙金華宗旨今釋』, 中國社會科學出版社, 1996.

鄧中甲, 오재근 옮김, 『鄧中甲 방제학 강의』, 물고기숲, 2019.

文體端·蔡鐵如 整理, 『肘後備急方』, 『中華醫書集成』 第八册 方書類1, 中醫古籍出版社, 1999.

四庫醫學叢書 『醫說 外』, 上海古籍出版社, 1991.

成無已, 張國駿 校注, 『傷寒明理論』, 中國中醫藥出版社, 2007.

盛增秀 主編, 『王好古醫學全書』, 中國中醫藥出版社, 2004.

盛增秀 主編, 『王好古醫學全集』, 中國中醫藥出版社, 2004.

宋乃光 主編, 『劉完素醫學全書』, 中國中醫藥出版社, 2006.

嚴世藝·李其忠 編纂, 『三國兩晉南北朝醫學總集』, 人民衛生出版社, 2009.

葉明花·蔣力生 輯著, 『朱權醫學全書』, 中國古籍出版社, 2016.

王國辰 主編, 『滑壽醫學全書』, 中國中醫藥出版社, 2006.

龍伯堅·龍武昭 編著, 『黃帝內經集解 素問』, 天津科學技術出版社, 2004.

尤怡, 許有玲 校注, 『金櫃翼』, 中國中醫藥出版社, 1996.
劉景超 主編, 『許叔微』, 中國中醫學出版社, 2006.
劉完素, 張立平 校注, 『素問運氣論奧』, 學苑出版社, 2008.
柳長華 主編, 『陣士鐸醫學全書』, 中國中醫藥出版社, 1999.
劉志龍 整理, 『中華醫書集成』 第二十册, 中醫古籍出版社, 1999.
陸拯 主編, 『王肯堂醫學全書』, 中國中醫藥出版社, 1999.
윤창렬·이남구·김선호·현토 해석, 『懸吐完譯 黃帝內經素問 王氷注』 下, 주민, 2004.
이경우 옮김, 『譯解編註 黃帝內經素問』 1, 여강출판사, 1994.
李克光 主編, 『金匱要略譯釋』, 上海科學技術出版社, 1993.
李玉清 等 主編, 『滑壽醫學全書』, 中國中醫藥出版社, 2006.
李殿義 外 校注, 『本草衍義 本草衍句合集』, 山西科學技術出版社, 2012.
張介賓, 『類經圖翼』, 人民衛生出版社, 1965.
張登本 等 主編, 『王冰醫學全書』, 中國中醫藥出版社, 2006.
張立平 校注, 『素問入式運氣論奧 校注』, 學苑出版社, 2008.
張立平 校注, 『註解傷寒論』, 學苑出版社, 2009.
田思勝 主編, 『朱肱·龐安時 醫學全書』, 中國中醫藥出版社, 2006.
丁光迪 主編, 『諸病源候論』, 人民衛生出版社, 1991.
程林 刪定, 『新安醫籍總刊』, 安徽科學技術出版社, 1992.
趙佶 校注, 『聖濟總錄』, 人民衛生出版社, 1962.
中國醫學大成續篇編委會, 『中國醫學大成續篇』 第五册, 岳麓出版社, 1992.
『中華醫書集成』 第十三册 外科類一, 中醫古籍出版社, 1999.
陳貴廷 主編, 『本草綱目通釋』 上下, 學苑出版社, 1992.
蔡鐵如 主編, 『中華醫書集成』 第八册 方書類1, 中醫古籍出版社, 1999.
韓學杰·張印生 主編, 『孫一奎醫學全書』, 中國中醫藥出版社, 1999.
허준 지음, 동의문헌연구실 옮김, 진주표 주석, 『수정증보판 신대역 동의보감』, 법인문화사, 2009.
허준 지음, 윤석희·김형준 외 옮김, 『동의보감』, 동의보감출판사, 2005.

제가류諸家類 및 기타其他

郭慶藩, 『莊子集釋』, 中華書局, 2006.
모로하시 데쓰지, 최수빈 옮김, 『십이지 이야기』, 바오, 2004.
方以智·王雲五 主編, 『物理小識』, 臺灣商務印書館, 1968.
成百曉 譯註, 『懸吐完譯 書經集傳』上, 傳統文化研究會, 1998.
邵雍, 노영균 옮김, 『皇極經世書』 一 「纂圖之要上」, 대원출판, 2002.
윤석민·권면주·유승섭, 『쉽게 읽는 선가귀감언해 下』, 박이정, 2006.

李道純, 『中和集』, 上海古籍出版社, 1989.
이창일, 『소강절의 철학』, 심산, 2007.
蔣力生 等 校注, 『雲笈七籤』, 華夏出版社, 1996.
『藏外道書』, 巴蜀書社, 1994.
朱喜, 黎靖德 編, 王星賢 點校, 『朱子語類』一, 中華書局, 1994.
『中華道藏』 第十九册, 華夏出版社, 2004.

인터넷 자료

국가생물종지식정보시스템 http://www.nature.go.kr/main/Main.do
国家中医药管理局(中國)
http://www.natcm.gov.cn/kejisi/gongzuodongtai/2018-03-24/3270.html
文淵閣本 四庫全書 電子版 https://www.docin.com/p-1118915640.html
四庫全書(中國)
https://zh.wikisource.org/wiki/%E5%9B%9B%E5%BA%AB%E5%85%A8%E6%9B%B8
서울대학교병원 의학정보 http://www.snuh.org/
송상열, 민족의학신문 https://www.mjmedi.com/news/articleView.html?idxno=52786
위키실록, http://dh.aks.ac.kr/sillokwiki/index.php/%EC%A2%85(%E9%8D%BE)
 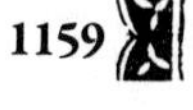
中國哲學書電子化計劃 https://ctext.org/zh(中國)
한국고전종합DB https://db.itkc.or.kr/
한국전통지식포탈 https://koreantk.com/ktkp2014/
한국학 디지털 아카이브 http://yoksa.aks.ac.kr/main.jsp
漢典 https://www.zdic.net/(中國)

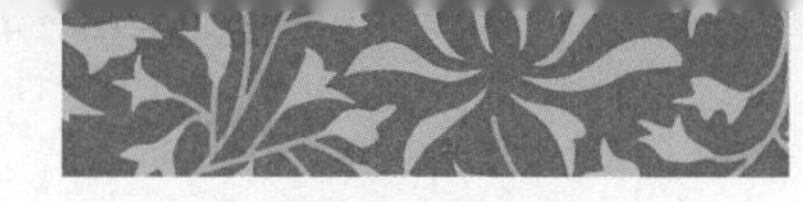

東醫寶鑑

活用篇

동의보감 활용편

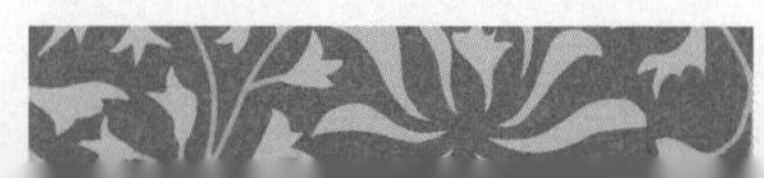

본초 색인

〔ㄱ〕

 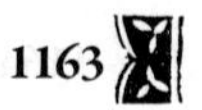

〔ㅂ〕

〔ㅅ〕

〔ㅈ〕

〔ㅊ〕

〔ㅌ〕

〔ㅍ〕

〔ㅎ〕

 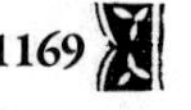

처방 색인

〔ㄷ〕

〔ㅁ〕

〔ㅂ〕

〔ㅅ〕

〔ㅇ〕

〔ㅈ〕

〔ㅊ〕

〔ㅌ〕

〔ㅍ〕

〔ㅎ〕

병증 색인

〔ㄴ〕

〔ㅂ〕

〔ㅅ〕

〔ㅇ〕

〔ㅈ〕

〔ㅊ〕

〔ㅎ〕

 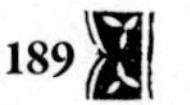

동의보감 제3권 잡병편 Ⅰ
–A형(국배판)

1판 1쇄 발행일 2024년 12월 9일

엮은이 허준
옮긴이 동의과학연구소

발행인 김학원
발행처 (주)휴머니스트출판그룹
출판등록 제313-2007-000007호(2007년 1월 5일)
주소 (03991) 서울시 마포구 동교로23길 76(연남동)
전화 02-335-4422 **팩스** 02-334-3427
저자·독자 서비스 humanist@humanistbooks.com
홈페이지 www.humanistbooks.com
유튜브 youtube.com/user/humanistma **포스트** post.naver.com/hmcv
페이스북 facebook.com/hmcv2001 **인스타그램** @humanist_insta

편집주간 황서현 **편집** 김주원 박민애 **디자인** 이준용 김준희
조판 홍영사 **용지** 화인페이퍼 **인쇄** 청아디앤피 **제본** 다인바인텍

ISBN 979-11-7087-274-0 94510
979-11-7087-273-3 94510 (세트)